검사 절차 Testing Procedures

개정 5판

관절가동 측정법

정 형 국 외 옮김

Fifth Edition

MEASUREMENT OF JOINT MOTION

A GUIDE TO GONIOMETRY

Cynthia C. Norkin, PT, EdD
Associate Professor Emerita
Division of Physical Therapy
College of Health Sciences and Professions
Ohio University
Athens, Ohio

D. Joyce White, PT, DSc
Associate Professor
Department of Physical Therapy
College of Health Sciences
University of Massachusetts Lowell
Lowell, Massachusetts

Photographs by Jason Torres, Jocelyn Greene Molleur, and Lucia Grochowska Littlefield
Illustrations by Timothy Wayne Malone and Graphic World Illustration Services

영 문 출 판 사

■ **옮긴이** (가나다 순)

김용수 신성대학교 물리치료과 교수
문상은 마산대학교 물리치료과 교수
박승규 세한대학교 물리치료학과 교수
박찬후 김천대학교 스포츠재활과 교수
안창식 을지대학교 물리치료학과 교수
양회송 청암대학교 물리치료과 교수
엄기매 여주대학교 물리치료과 교수
이건철 경남정보대학교 물리치료과 교수
정형국 안산대학교 물리치료과 교수
최병옥 신구대학교 물리치료과 교수

Measurement of Joint Motion: A Guide to Goniometry, 5E

by Cynthia C. Norkin, PT, EdD. & D. Joyce White, PT, DSc

모든 사용자는 제품 (약물)에 동봉된 표기사항을 주의 깊게 검토하고 필요한 경우에 전문가와 상담을 통하여 전문가가 추천하는 적용량과 금기사항 등과 표기된 내용에 차이가 있는 지를 확인한 후 사용 (적용)하는 것을 권장한다. 이러한 것들은 특히 드물게 사용하는 약물이나 신제품으로 시장에 출시된 제품인 경우에 매우 중요하다. 적용량과 적용형태의 위험에 대한 책임은 사용자에게 있으며, 사용자들이 표기내용에서 불일치 또는 부정확성을 발견할 경우 저자 (표기자)와 출판사 (제조사)에게 연락 줄 것을 요청한다.

관절가동 측정법 개정 5판

2019년 7월 12일 초판인쇄
2019년 7월 19일 초판발행

지은이 : Cynthia C. Norkin, PT, EdD
D. Joyce White, PT, DSc
옮긴이 : 정형국 외
발행인 : 박병조
발행처 : 도서출판 영문출판사
등　록 : 1987년 12월21일 제2-419호
주　소 : 서울시 강남구 삼성동 69-1
전　화 : (02) 514-5590, 776-5590
팩　스 : (02) 756-8943
홈페이지 : www.ymsbook.net
E-mail : yeongmunsa@empal.com
정　가 : 45,000원
ISBN 978-89-7224-448-6 93510

※파본은 교환해 드립니다.

서문
Preface

관절 움직임의 측정은 팔다리와 척추의 정밀한 신체검사 중의 주요 요소이며, 보건 전문가가 환자의 손상을 확인하고, 재활 상태를 평가하는데 도움을 준다. 관절각도 측정 방법의 표준화를 고려한 충분한 설명과 사진이 첨부된 종합 교재에 대한 필요성 (교육과 임상실습용)이 있어, 1985년에 *Measurement of Joint Motion ; A Guide to Goniometry*의 첫 판을 발간하고 계속 발전시켜 왔다. 우리는 신체의 각 관절을 대상으로 검사자세, 고정, 끝느낌, 측각기 정렬 등에 대해 토론하고 설명했다. 본 책은 여러 보건 전문 교육 프로그램에 의해 가장 많이 사용 되었고, 다양한 임상 분야에 참고문헌으로 사용되었다.

후속 판들은 ROM에 영향을 주는 요소로서 근육길이 검사를 포함하게 되었고, 이것은 미국물리치료 협회 *Guide to Physical Therapy Practice*에서 사용된 측정 절차와 통합되었다. 독자들이 ROM과 관련된 관절 구조와 근육에 대한 시각적 상기를 할 수 있도록 그림과 해부학적 설명을 제공했다. 뼈운동형상학과 관절운동형상학, 관절 제한의 관절주머니 패턴과 비관절주머니 패턴도 설명하고 있다. 독자들이 측각기 정렬을 정확하게 할 수 있도록 뼈 해부학적 표식점 그림과 표면 해부학 사진도 첨가시켰다. 척추 ROM 측정을 위한 경사계 기법과 특정 팔다리 관절의 ROM 측정을 위한 또 다른 자세와 정렬 방법을 제시하여, 임상에서 잘 이용할 수 있도록 했다.

첫 판을 출간한 후, 관절 움직임 측정에 대한 많은 연구들이 수행되었다. 결과적으로 최근의 판은 관절 측정의 신뢰도와 타당도에 대한 장 뿐 만 아니라 측정절차에 초점을 맞춘 연구 단락을 포함시켰다. 다양한 기능 과제에 요구되는 움직임과 표준 ROM 값을 설정하는 연구 소견이 제공되었고, 매 판마다 업데이트되었다. 연령, 성별, 신체질량, 여가/작업 활동 등과 같은 피검자의 특성의 ROM에 대한 효과 뿐만 아니라, 검사자세, 측정도구의 종류 등과 같은 검사과정의 효과에 대한 근거를 각 장마다 설명했다. 임상가들은 환자의 손상을 확인하고 재활 목표를 설정할 때, 이것들을 근거중심 직무에 통합하는 노력을 해 왔다.

이번 5판에서 우리는 쉽게 접근할 수 있는 포맷에 현재의 정보를 제공하는 방법을 계속 찾는 과정의 일환으로써 몇 가지 변화를 주었다. 유니버설 측각기, 경사계 및 스마트폰으로 이루어진 관절 움직임 평가에 대한 신뢰도의 연구 소견을 업데이트한 새로운 표와 텍스트를 첨가시켰다. 처음으로, 이들 표는 ROM 값의 변화가 환자의 실제 변화를 반영하는지를 알기 위해, SEM (표준오차)과 MDC (최소감지변화)와 같은 신뢰도의 절대값을 포함시켰다. 독자들의 통계검증의 적용과 이해를 돕기 위해 2가지 연습을 3장에 첨가시켰다. 다양한 기능 과제를 수행하는데 요구되는 관절 움직임에 대한 오늘날의 연구 결과를 쉽게 찾을 수 있도록 이들 표 안에 제시했다. 검사자세, 고정, 측각기/경사계의 배치 등에 대한 필수 정보를 포함한 각 관절의 요약 가이드가 부록 B에 제시되어 있다. 부가적으로, 개념을 더 잘 설명하고 학습을 강화할 수 있는 80개 이상의 사진과 그림을 통해 독자들은 많은 것을 얻을 수 있을 것이다.

수년에 걸친 많은 변화에도 불구하고, 본 책은 논리적이고 명확하게 관절각도측정을 계속 제시할 것이다. 1장은 ROM과 근육길이를 평가하는 측각기 사용에 대한 기본 개념을 설명한다. 관절운동형상학적 움직임, 뼈운동형상학적 움직임, 능동 ROM과 수동 ROM의 요소, 저가동성, 과가동성, 그리고 관절움직임에 영향을 주는 요소들이 포함되어 있다. 끝느낌과 관절 제한인 관절주머니 패턴과 비관절주머니 패턴을 포함시켜 현재의 정형도수치료의 개념을 이해하도록 독자들을 돕고 있고, 또 관절움직임을 측정할 때 관절구조와 근육길이를 고려함으로써 그것들을 더 잘 이해할 수 있도록 돕는다.

2장은 단계별 과정을 통해 독자들이 각도측정 평가의 기술 (검사자세, 고정, 측정도구 사용, 측각기 정렬, 결과 기록)을 마스터하도록 돕는다. 정신운동 기술 (psychomotor skill) 개발에 도움이 되는 연습과 학습을 도와주는 이론적인 개념의 직접 적용도 독자들의 학습에 도움이 될 것이다.

3장은 측정의 타당도와 신뢰도에 대해 설명하고 있다. 관절 움직임에 대한 타당도와 신뢰도의 연구 결과는 각도측정의 설명에 대한 독자 이해를 돕도록 요약되어 있다. 독자들이 측정에 대한 신뢰도를 평가할 수 있도록 예제와 연습과 함께 신뢰도를 평가하는 수학적 방법을 제시했다.

4장에서 13장은 팔, 다리, 척추, 턱관절의 각도 측정 절차에 대한 정보를 상세히 제공하고 있다. 그리고 근육길이 검사절차를 포함시켰다. 이들 각 장은 다음과 같은 논리적인 전개 과정을 가지고 있다: 관절 구조에 대한 개요, 뼈운동형상학적 움직임, 관절운동형상학적 움직임, 관절주머니 패턴에서부터 특별한 측정 절차에 이르기 까지. 각 관절과 움직임을 위한 해부학적 표식점, 검사자세, 고정, 검사운동, 정상 끝느낌, 측각기 정렬에 대한 정보를 제시하여 평가에 대한 일관적인 접근을 강화하고 있다. 사진, 그림 및 캡처의 광범위한 사용은 강사들의 반복 시범의 필요성을 없애 주고, 독자들에게 절차를 알 수 있는 영구적인 기준을 제공해 준다. 각 장의 끝부분에는 정상 ROM 값; ROM에 대한 연령, 성별 및 기타 요소의 효과; 기능적 ROM; 측정 절차의 신뢰도와 타당도 등에 대한 현재의 문헌을 고찰하고 있다. 이러한 구성은 독자들이 본 책을 통해 각도 측정을 더 쉽게 학습을 할 수 있도록 하고 있으며, 또 독자들로 하여금 근거중심 직무를 위한 연구 문헌에 초점을 맞추고 있다. 그리고 독자들이 찾고자 하는 것을 잘 찾을 수 있도록 돕는다.

우리는 이번 5판이 근거중심 직무를 지지하는 관절 움직임과 근육길이에 대한 임상 측정의 포괄적 내용을 제공하고 있다고 믿는다. 우리는 이 책이 각도측정을 더 쉽게 가르치고 학습할 수 있도록 도움을 줄 뿐 만 아니라, 표준화를 향상시키고, 또 이들 검사의 신뢰도와 타당도를 향상시킬 수 있길 희망한다.

우리의 책이 높은 질을 가지는 것은 물론, 친사용자 중심의 책이 되도록, 우리들의 노력에 대한 피드백을 독자들이 우리에게 제공해 주길 원한다.

CCN
DJW

역자서문

Reverse Letter Preface

ROM 측정과 도수근력검사는 모든 물리치료사들이 반드시 수행할 수 있어야 하며, 물리치료적 검사의 기본 바탕이 된다. 1985년에 *Measurement of Joint Motion ; A Guide to Goniometry*의 첫 판이 발간된 이후, 관절가동범위의 검사는 지속적으로 발전되어 왔다. 이 책은 관절가동범위 검사를 다룬 교재 중에서 가장 좋은 교재임은 두말할 것도 없고, 전 세계의 많은 물리치료사들이 이 책을 통해 공부했거나 현재에도 공부하고 있다. 이 책은 ROM 검사에 영향을 주는 근육의 길이 검사도 다루고 있다.

이번 5판은 현 시대에 맞게 이전 판에 약간의 변화를 주고 있다. 유니버설 측각기, 경사계 및 스마트폰으로 이루어진 관절 움직임 평가에 대한 신뢰도의 연구 소견을 업데이트한 새로운 표와 텍스트를 첨가시켰다. 이 책이 관절가동범위에 대한 모든 내용을 다루고 있어 다소 방대한 느낌이 들지만, 독자들은 다양한 정보를 얻을 수 있는 장점도 있다. 1~3장 까지는 이론적인 내용을 다루고 있고, 4-13장은 신체 분절에 대한 측정 절차를 다루고 있다.

독자들이 이 책을 쉽게 이해할 수 있도록 노력했지만, 부족함이 많을 것으로 생각된다. 이 책이 번역 출판되어 나오기 까지 많은 분들의 도움이 있었고, 특히 박병조 사장님과 직원분들에게 감사드린다.

역자 일동

감사의 글
Acknowledgments

우리는 이 책의 개발과 출판에 도움을 주신 많은 사람들의 공헌에 감사드린다. 우리는 3장 (측각기 측정의 타당도와 신뢰도)와 8장 (엉덩관절)을 업데이트해 준 연구자이자 교육자인 David Scalzitti와 Erin Hartigan에게 감사드린다. 뉴욕에 있는 J. Torres Photography의 사진작가인 Jason Torres는 5판을 위해 자신의 기술과 경험을 쏟아 부었다. 우리는 Massachusetts Lowell 대학의 물리치료 연구소가 많은 시간동안 인내와 기술을 가지고 작업에 참여해 준 것에 대해 감사드린다. 3판과 4판에서 사진 작업을 해준 고 Jocelyn Molleur와 1판과 2판의 사진 작업을 해준 Lucia Grochowska Littlefield도 이 책이 출판되는데 중요한 역할을 해 주었다. 많은 재능을 가진 Ohio 주의 예술가인 Timothy Malone는 해부학적 지식과 자질을 이용해 과거의 판 뿐만 아니라, 이번 판에서 훌륭한 그림을 그려주었다.

우리는 5판을 위해 연구 지지를 제공하고 사진 촬영에 동의해 준 동료 Erika Lewis와 Kyle Coffey, 뿐만 아니라 Jessica LeBlanc, Conor Nordengren, Samantha Rollings, Rachel Blakeslee, Chris Fournier Colleen DeCotret, Rebecca D'Amour, Alexander White, Claudia Van Bibber 등에게도 감사드린다.

우리는 F.A Davis의 출판인 Margaret Biblis, 편집자 Melissa Duffield, 개발 편집자 Laura Horowitz에게 감사드린다. 또한 내용 개발 책임자인 George Lang, 개발 편집 매니저인 Jennifer Pine, 편집 매니저 Cindy Breuninger, 출판 메니저 Sharon Lee, 예술 디자인 매니저 Carolyn O'Brien, 삽화 코디네이터 Katherine L. Margeson, 프로젝트 에디터 Elizabeth Stepchin, 행정 조수 Nichole Liccio, 프로젝트 매니저 Marsha Hall 등에게 감사드린다. 우리는 이 책을 수년 동안 사용하고, 원고를 고찰해 주고, 통찰력 있는 코멘트를 해 준 학생, 교수, 임상가들에게 무한한 감사를 드린다.

마지막으로, 우리는 지속적인 격려와 지지를 보내온 우리들의 가족에게 감사드린다: Cynthia의 딸인 Alexandra와 그녀의 딸들인 Taylor와 Kimberly; 그리고 Joyce의 남편인 Jonathan과 그의 아들인 Alexander와 Ethan. 우리는 항상 고마움을 간직하고 살 것이다.

기고가
Contributing Authors

Erin Hartigan, PT, DPT, PhD, OCS, ATC
Associate Professor
Physical Therapy Department
University of New England
Portland, Maine

David A. Scalzitti, PT, PhD
Assistant Professor
Program in Physical Therapy
George Washington University
Washington, DC

공헌자
Reviewers

Becca D. Jordre, PT, DPT, GCS
Associate Professor
Physical Therapy Department
The University of South Dakota
Vermillion, South Dakota

Heather MacKrell, PT, PhD
Physical Therapist Assistant Program Director
Health Sciences Department
Calhoun Community College
Tanner, Alabama

Jill Manners, MS, MPT, LAT, ATC, PT
Program Director and Professor
Athletic Training Education Program
Western Carolina University
Cullowhee, North Carolina

Mary T. Marchetti, PT, PhD, GCS
Assistant Professor
Physical Therapy Department
Duquesne University
Pittsburgh, Pennsylvania

Rebecca A Reisch, PT, PhD, DPT, OCS
Associate Professor
Physical Therapy Department
Pacific University
Hillsboro, Oregon

Kimberly Varnado, PT, DPT, OCS, FAAOMPT
Assistant Professor
Physical Therapy Department
Midwestern University
Glendale, Arizona

저자에 대해
About the Authors

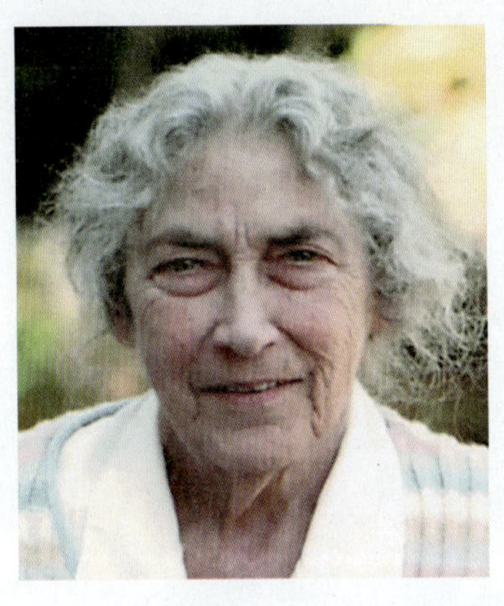

Dr. Cynthia C. Norkin은 오하이오 대학교 물리치료학과 명예 교수이다. 그녀는 Bouve-Boston 대학교에서 물리치료사 자격을 받았고, 터프츠 대학교에서 이학박사를 받았다. 그리고 보스톤 대학교에서 물리치료학 석사와 교육학 박사를 받았다. 그녀는 오하이오 대학교에 물리치료학과를 설립했고, 11년 동안 학과장을 역임했다. 과거 10년 동안 보스톤 대학교 물리치료학과에서 조교수를 역임했고, Dr. White와 함께 "Measurement of Joint Motion: A Guide to Goniometry". 을 집필했다. Dr. Norkin은 Joint Structure and Function: A Comprehensive Analysis 5판의 공동 저자이다.

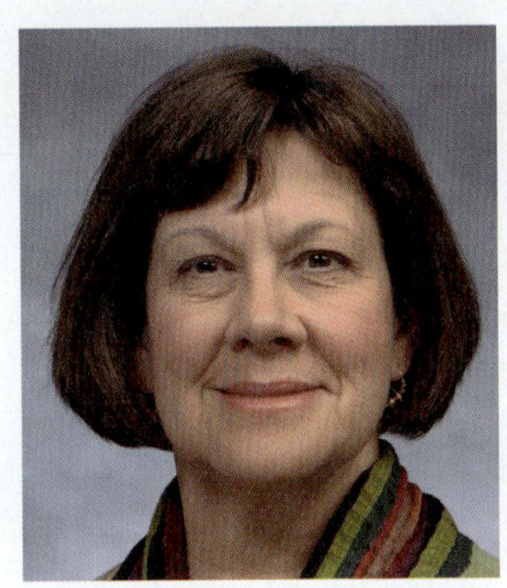

Dr. Joyce White는 매사추세츠 로웰 대학교 물리치료학과 부교수이다. 그녀는 코네티컷 대학교에서 물리치료학 이학사 학위를 받았고, 보스톤 대학교에서 물리치료학 석사 학위와 이학박사 (역학전공) 학위를 받았다. 그녀의 연구, 교육 및 임상 경험은 팔다리 근육뼈대계 질환의 원인, 평가 및 치료에 초점을 맞추었다. 그녀는 이들 분야에서 많은 연구물과 책, 컨퍼런스 페이퍼를 산출했다. 그녀는 미국물리치료사협회로부터 Dorothy Briggs Memorial Scientific Inquiry Award을 받았다. 또 그녀는 매사추세츠 로웰 대학교로부터 25년 동안 가르쳐 온 우수 교수상을 받았다. 그녀는 보스톤 대학교 사르젠트 칼리지에서 academic appointment를 취득했다.

간략한 내용
Brief Contents

차례
Contents

제 9 장 무릎, 347

제 10 장 발목과 발, 379

제 13 장 턱관절, 569

부록

제 I 부

관절측정과 근육길이 검사에 대한 소개

INTRODUCTION TO GONIOMETRY AND MUSCLE LENGTH TESTING

이 책은 ROM과 근육길이를 어떻게 평가하는지를 알려주기 위해 설계되었다. 제 I 부는 관절 측정을 이해하는데 필요한 절차와 원리에 대한 정보를 다루고 있다. 검사자는 관절운동과 근육길이를 측정함에 있어 이런 정보를 잘 적용하고 심리운동 기술을 발달시킬 수 있도록 적절한 간격을 두고 연습해야 한다. 각도계나 경사계와 같은 다양한 측정도구를 소개하고, 검사자가 이들 도구를 잘 사용할 수 있도록 한다. 각도계 측정의 타당도와 신뢰도를 연구하여 임상에서 이들 기법을 적절하게 사용할 수 있도록 한다. 제 II~제 IV 부는 팔과 다리, 척추 및 턱관절의 가동범위 측정과 근육길이 검사의 절차를 설명하고 있다.

학습목적

기본 개념, 절차 및 타당도와 신뢰도에 대한 장들을 포함하여 제 I 부를 완전히 공부하면, 여러분은 다음을 할 수 있을 것이다:

1. 정의할 수 있을 것이다:
   - 관절측정
   - 운동형상학
   - 관절운동형상학
   - 뼈운동형상학
   - 가동범위
   - 끝느낌
   - 근육길이검사
   - 신뢰도
   - 타당도
2. 다음 동작에 대한 적절한 면과 축을 확인할 수 있을 것이다:
   굽힘–폄, 벌림–모음, 돌림
3. 비교할 수 있을 것이다:
   - 능동가동범위, 능동–보조 가동범위, 수동가동범위
   - 관절운동형상학적 운동과 뼈운동형상학적 운동
   - 부드러운 느낌, 팽팽한 느낌, 딱딱한 느낌
   - 저가동성과 과가동성
   - 운동제한의 관절주머니패턴과 비관절주머니패턴
   - 각도계와 경사각도계
   - 검사간 신뢰도와 검사자간 신뢰도
   - 표면 타당도, 내용 타당도, 준거관련 타당도, 구인 타당도

4. 다음의 중요성을 설명할 수 있을 것이다:
   - 검사자세
   - 고정
   - ROM의 임상적 판단
   - 뼈표식점의 촉진
   - 시작자세와 끝자세의 기록

5. 팔꿉관절 운동의 평가를 수행할 수 있다:
   - 절차에 대한 명확한 설명
   - 권장 검사자세에서 적절한 배치
   - 몸쪽관절의 적절한 고정
   - 가동범위 끝지점에 대한 올바른 결정
   - 끝느낌의 올바른 확인
   - 적절한 뼈표식점의 촉진
   - 각도계의 정확한 정렬
   - 각도계와 경사계의 올바른 읽기와 측정의 기록화

6. 근육길이검사의 예제를 제공할 수 있다:

7. 표준편차, 변동계수, 상관계수, 표준오차, 최소 감지 변화 등을 포함하여, 검사간 신뢰도 검사와 검사자간 신뢰도 검사를 수행하고 설명할 수 있을 것이다.

제 1 장

기본 개념
Basic Concepts

관절각도측정 (Goniometry)

Goniometry란 용어는 각각 각도와 측정을 의미하는 그리스어 "gonia"와 "metron"에서 유래되었다. 그러므로 관절각도측정은 인체 관절에서 일어나는 각도의 측정을 의미한다. 검사자는 측각기로 불리는 측정도구를 신체 분절 (측정하고자 하는 관절의 몸쪽 뼈와 먼쪽 뼈)에 배치함으로써 각도를 측정한다. 관절각도측정은 특정 관절의 위치와 그 관절의 가동범위를 알기 위해 이용된다.

예: 팔꿉관절은 측정도구를 위팔뼈 (몸쪽분절)와 아래팔 (먼쪽분절)에 배치함으로써 평가되고, 특정 관절의 위치나 전체 가동범위를 측정한다 (그림 1.1).

관절각도측정은 관절과 주변 물렁조직을 포괄적으로 검사하는 중요한 부분이다. 일반적으로 포괄적인 검사는 현재 증상, 기능 능력, 일상생활동작, 직업적, 사회적, 여가적 활동, 그리고 병력 등에 대한 정확한 설명을 얻기 위해 환자와의 인터뷰와 환자 기록지의 리뷰를 통해 시작된다. 인터뷰 이후에 뼈와 물렁조직을 평가하기 위한 관찰과 피부와 손톱 상태의 관찰이 대개 이루어진다. 피부 온도와 물렁조직 변형의 질을 확인하고, 또 해부학적 구조물에 대한 통증의 위치를 확인하기 위해 부드러운 촉진을 이용한다. 그리고 다리 길이, 다리 둘레, 신체 체적 등과 같은 인체 측정을 실시할 수 있다.

검사자는 검사를 하는 동안 비정상의 움직임과 움직임에 대한 환자의 의지를 확인하기 위해 환자의 능동관절운동의

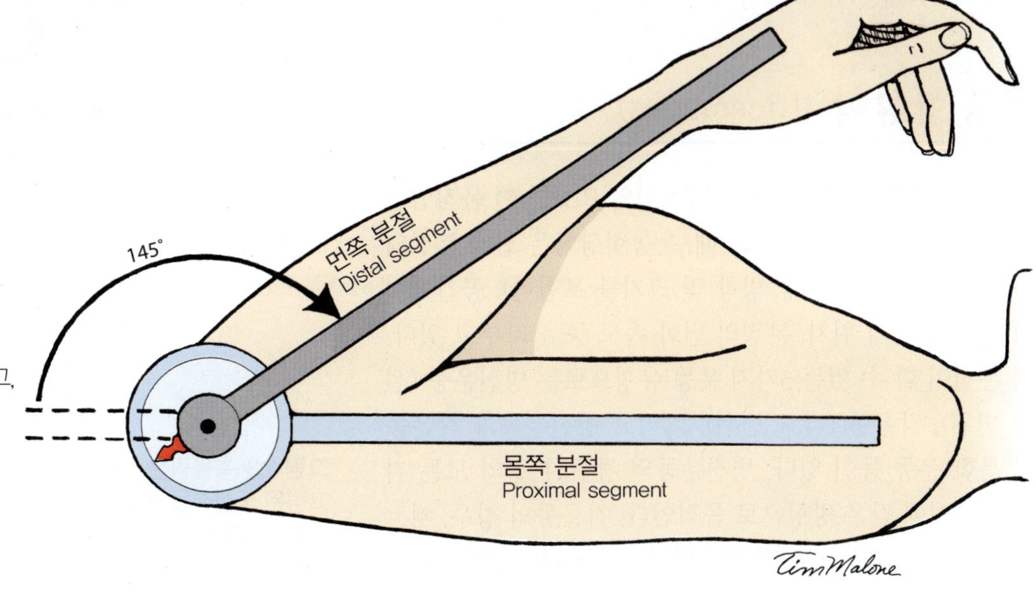

그림 1.1 누운 자세를 취한 사람의 왼쪽 팔을 보여주고 있다. 측정도구를 몸쪽분절 (위팔뼈)과 먼쪽분절 (아래팔)을 따라 배치하고, 측정도구의 중심을 팔꿉관절의 축에 배치하였다. 먼쪽분절을 몸쪽분절 쪽으로 움직였을 때 (팔꿉관절을 굽힘할 때), 전체 가동범위를 측정할 수 있다.

수행도 허용한다. 만약 비정상의 능동운동이 일어나면, 검사자는 관절 제한에 대한 원인을 확인하기 위해 수동운동을 수행한다. 검사자는 수동운동의 수행을 통해 움직임이 제한된 조직, 통증이 있는 조직, 그리고 움직임의 정도를 평가할 수 있다. 능동관절운동과 수동관절운동의 양 뿐만 아니라 비정상적으로 고정된 관절 위치를 측정하고 기록하기 위해 관절각도측정을 이용한다.

능동관절운동과 수동관절운동을 검사한 이후에는, 손상된 해부학적 구조물을 확인하기 위해 등척성 저항 운동, 관절 완전성 검사, 가동성 검사, 그리고 특정 신체 부위에 대한 특수검사 등을 이용한다. 근육 수행력 검사와 신경학적 기능 검사도 포함될 수 있다. 그리고 진단영상 촬영과 병리검사도 필요할 수 있다. Medicar, Medicaid 및 기타 건강보험회사 등이 기능적 결과 측정 (functional outcome measure)을 종종 요구하기도 한다.

다른 정보와 결합된 관절각도 데이터가 다음을 위한 토대를 제공할 수 있다:

- 손상의 존재, 부재 및 변화 등의 결정
- 진단 설정
- 예후, 치료 목적, 관리계획
- 재활 목표에 대한 진전 또는 진전 부족의 평가
- 치료의 수정
- 동기 부여
- 치료 기법 (예, 운동, 약물치료 및 수술 이후의 결과 측정)의 효율성에 대한 연구
- 보조기와 적응 장비의 제작

운동형상학 (Kinematics)

운동형상학은 움직임을 일으키는 힘의 요소를 뺀 움직임만의 연구이다. 인체를 고려할 때, 운동형상학은 신체 분절의 움직임 (움직임의 형태, 방향 및 크기를 포함한), 공간에서의 신체 분절의 위치, 분절의 변화 속도 등을 다루고 있다. 뼈 분절이 할 수 있는 3가지 운동 유형으로는 병진운동 (선형 변위), 각운동 (각도 변위), 그리고 병진운동과 각운동의 복합 운동 등이 있다. 병진운동의 경우, 분절의 모든 지점이 동시에 같은 방향으로 움직인다. 각운동의 경우, 뼈는 고정된 축을 중심으로 회전을 한다. 이들 3가지 운동 유형은 운동형상학의 세부 분야에서 더 자세히 다루어질 것이다: 관절운동형상학과 뼈운동형상학. 관절운동형상학의 초점이 관절면들이 어떻게 움직이고 서로 작용하는가에 있는 반면, 뼈운동형삭학의 초점은 뼈 분절의 움직임에 있다.

관절운동형상학 (Arthrokinematics)

관절 움직임은 다른 관절면에 대한 한 관절면의 움직임 결과로 일어난다. **관절운동형상학**은 관절면의 움직임을 나타나는 용어로 사용된다. 관절면의 움직임은 활주 (slide), 축

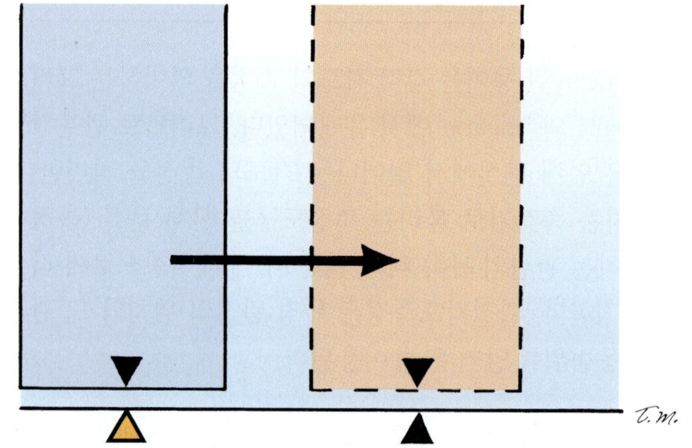

그림 1.2 활주는 병진운동으로서, 가동 관절면의 한 지점은 반대쪽 관절면의 새로운 지점에 계속 만난다. 그리고 가동 관절면의 모든 지점은 동일한 거리를 주행한다.

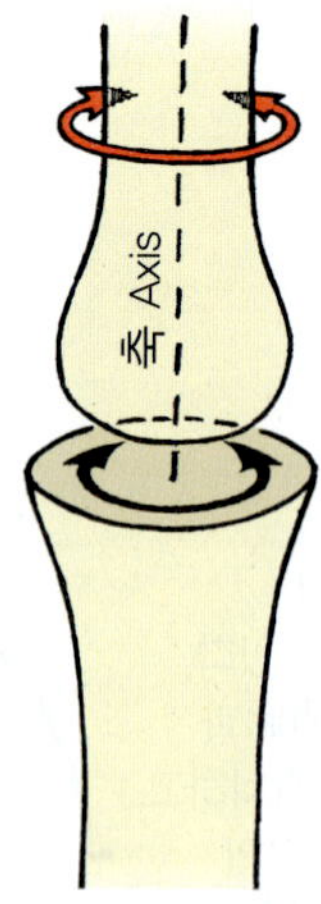

그림 1.3 축돌림은 회전운동으로서, 가동 관절면의 모든 지점이 고정된 중심축을 중심으로 회전을 한다. 운동축의 가까운 곳에 있는 가동 관절면의 지점들은 멀리 떨어진 지점들보다 더 짧은 거리로 움직인다.

돌림 (스핀, spin) 및 **굴림 (roll)**으로 표시된다. 활주는 병진운동으로서, 제동된 바퀴가 지면에 미끄러지듯이 한 관절면이 다른 관절면 위에서 미끄러지는 것을 의미한다 (그림 1.2). 축돌림은 각운동으로서, 팽이가 돌아가는 모양과 비슷하다. 가동관절면의 모든 지점은 고정된 운동축을 중심으로 회전을 한다 (그림 1.3). 굴림은 각운동으로서, 흔들의자의 굴림이나 도로 위를 달리는 자동차 바퀴의 움직임과 비슷하다 (그림 1.4).

인체의 경우는 대개 활주, 축돌림 및 굴림이 서로 결합되어 일어나고, 뼈의 각운동을 일으킨다. 활주와 굴림이 결합된 움직임을 굴림-활주 운동이라고 하고, 순수한 굴림을 할 때 일어날 수 있는 한쪽 관절면의 압박과 분리를 지연시켜 관절의 움직임을 증가시킨다. 굴림-활주 운동에서 굴림과 활주의 방향은 가동 관절면의 형태에 따라 달라진다. 만약 볼록한 관절면이 움직이면 뼈의 각운동과 같은 방향으로 굴림이 발생하고, 반대방향으로 활주가 일어난다 (그림 1.5A). 반대로 오목한 관절면이 움직이면, 뼈가 각운동을 할 때 굴림과 활주가 뼈의 움직임 방향과 같은 방향으로 일어난다 (그림 1.5B).

운동의 양, 가동범위 끝에서의 저항, 그리고 환자의 증상에 대한 효과를 알아보기 위해 관절운동형상학적 운동을 검사한다. 관절운동형상학적 운동의 범위는 매우 작아서 각도계나 줄자로 측정할 수 없다. 관절운동형상학적 운동은 검사자의 주관적 경험으로 통해 반대쪽 신체 분절의 움직임이나 비슷한 연령대와 성별의 가동범위를 비교하기 위해 이루어진다. 관절운동형상적 운동의 가동범위를 기술하기 위해 0~6점 척도를 주로 이용한다 (표 1.1). 관절운동형상적 운동은 "종속운동"이나 "조인트 플레이"로도 불린다.

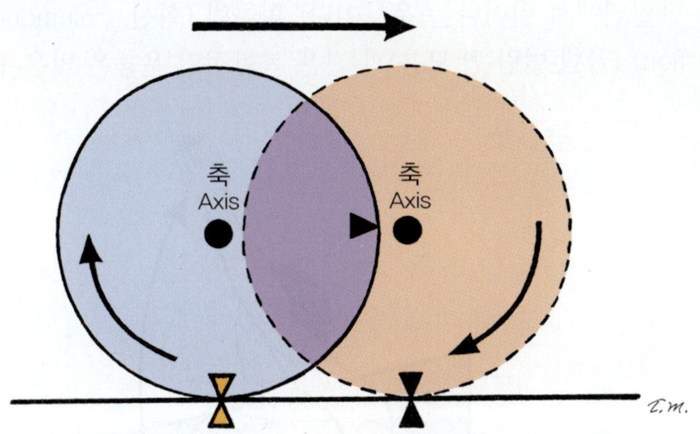

그림 1.4 굴림은 회전운동으로서, 가동 관절면의 새로운 지점이 반대쪽 관절면의 새로운 지점과 만난다. 오른쪽의 경우처럼, 회전의 축도 움직인다.

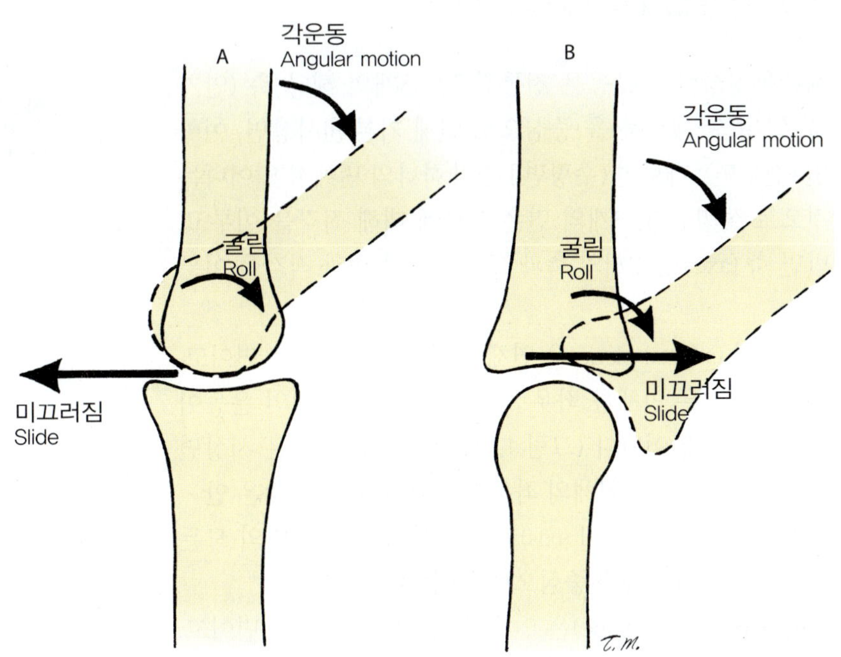

그림 1.5 (A) 가동 뼈의 관절면이 볼록하면, 굴림과 뼈의 각운동 방향과 반대 방향으로 활주가 일어난다. (B) 가동뼈의 관절면이 오목하면, 굴림과 뼈의 각운동 방향과 같은 방향으로 활주가 일어난다.

표 1.1 관절운동형상학적 관절운동 등급 (종속운동/조인트 플레이)

등급	관절 상태
0	강직
1	상당한 저가동
2	약간의 저가동
3	정상
4	약간의 과가동
5	상당한 과가동
6	불안정한 상태

뼈운동형상학 (Osteokinematics)

뼈운동형상학은 관절면의 움직임보다는 뼈 몸통의 움직임으로 간주된다. 대개 뼈몸통의 움직임은 고정축을 중심으로 일어나는 움직임처럼, 각운동으로 기술된다. 관절측정은 뼈몸통의 각운동에 의해 생성된 각도를 측정하는 것이다. 뼈몸통이 각운동을 할 때, 운동축도 약간의 병진 이동을 한다: 그러나 대부분의 임상가들은 뼈운동형상학적 운동을 회전운동의 측면에서 기술하고 있고, 뼈운동형상학적 운동을 측정하기 위해 각도계를 이용한다.

면과 축 (Planes and Axes)

뼈운동형상학적 운동은 전통적으로 3개의 해당 축 (안가축, 앞뒤축, 세로축)을 중심으로 인체 **기본면**[시상면, 이마면 (전두면), 가로면 (수평면)] 중의 하나의 면에서 일어나는 것으로 설명된다. 3개의 면은 서로에 대해 직각을 이루고, 반면 축 (axes)은 2개의 축과 그리고 해당 면과 직각을 이룬다.

시상면 (sagittal plane)은 인체의 앞뒤를 통과하는 면이고, 정중시상면은 인체를 좌우로 나눈다. 굽힘과 폄의 운동이 시상면에서 일어난다 (그림 1.6). 굽힘과 폄의 축은 시상면과 수직을 이루고, 인체의 좌우를 통과한다. 시상축은 **안 · 가쪽 축** (medial-lateral axis)으로도 불리고, 시상면의 모든 운동이 안 · 가쪽축을 중심으로 일어난다.

이마면 (frontal plane)은 인체의 좌우를 통과하는 면이고, 인체를 앞뒤 절반으로 나누는 면이다. 이마면에서 일어나는 운동으로는 벌림과 모음이 있다 (그림 1.7). 벌림과 모음이 일어나는 운동축을 **앞뒤축**이라 한다. 이 축은 이마면과 수직을 이루고, 인체의 앞뒤로 통과하는 축이다. 그러므로 앞뒤축은 시상면상에 위치한다.

가로면 (transverse plane)은 수평면이고, 인체를 위와 아래로 나눈다. 각운동은 **세로축** (수직축)을 중심으로 가로면 (수평면)상에서 일어난다 (그림 1.8). 세로축은 가로면과 수직을 이루고, 머리에서 발쪽으로 통과한다.

앞에서 설명된 뼈운동형상적 운동은 단일축을 중심으로 단일면에서 일어나는 운동이다. 휘돌림 (회선, circumduction) (굽힘-벌림-폄-모음)과 같은 복합적인 운동은 많은 관

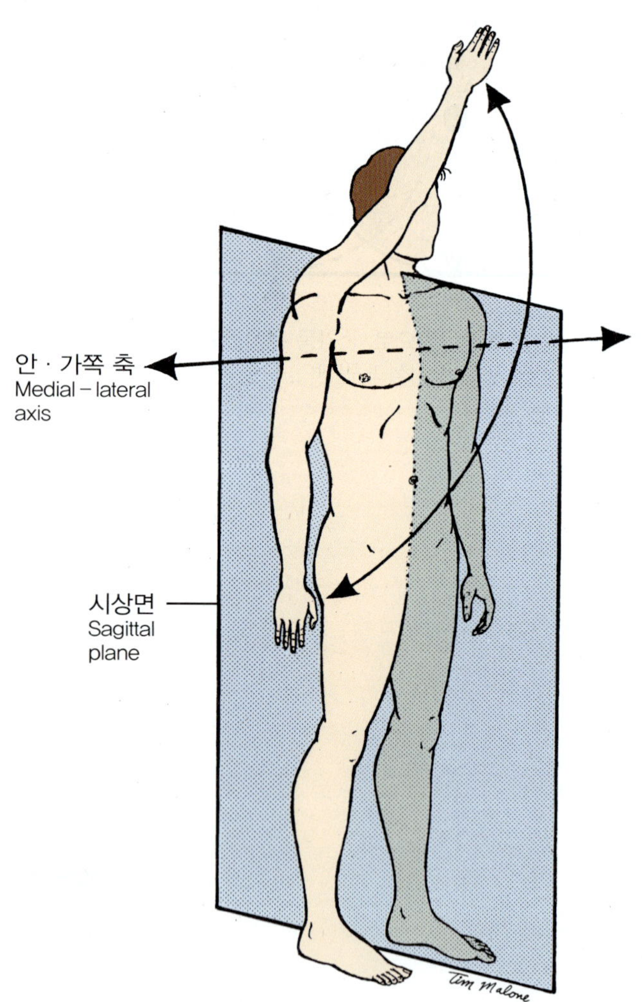

그림 1.6 음영으로 처리된 부위가 시상면이다. 시상면은 인체의 앞쪽에서 뒤쪽으로 진행한다. 시상면의 운동은 안 · 가쪽 축을 중심으로 일어나며, 시상면에서 일어나는 움직임은 팔과 다리의 굽힘이나 폄과 같은 운동이다.

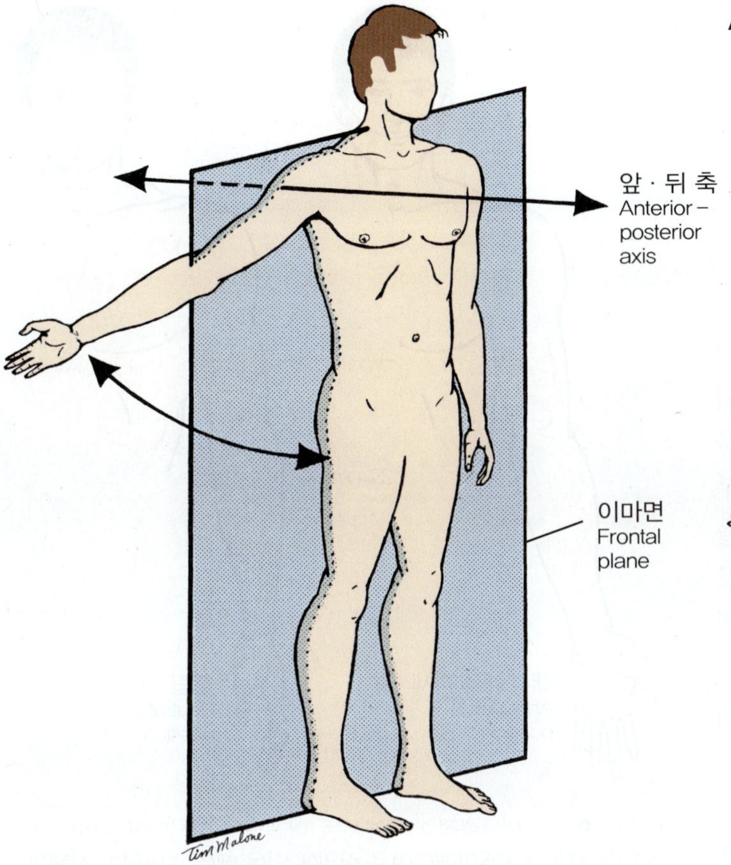

앞 · 뒤 축
Anterior – posterior axis

이마면
Frontal plane

그림 1.7 이마면은 음영으로 처리된 부위이고, 인체의 한쪽 측면에서 다른쪽 측면으로 진행한다. 이마면의 운동은 앞뒤축을 중심으로 일어나고, 팔과 다리의 벌림이나 모음이 여기에 해당된다.

절에서 일어날 수 있지만, 측정도구가 단일축을 중심으로 설계되어 있기 때문에, 이들 운동을 측정하는데 제약이 따른다. 각도계를 이용한 관절측정은 단일 운동면에서 일어나는 운동만 측정할 수 있다.

관절에서 일어날 수 있는 운동의 종류는 관절의 구조에 따라 다양하다. 손가락 마디뼈사이관절과 같은 일부 관절은 단일축을 중심으로 단일면에서만 일어나는 상당히 큰 가동범위를 가지고 있다: 즉, 안가축을 중심으로 시상면상에서 굽힘과 폄이 일어난다. 단일면의 움직임만 허용하는 관절은 자유도 1을 가진 것으로 간주된다. 마디뼈사이관절은 자유도 1을 갖는다. 오목위팔관절 (glenohumeral joint)과 같은, 다른 관절들은 3개의 축을 중심으로 3개의 면에서 일어나는 움직임을 허용한다: 안가축을 중심으로 시상면에서 일어나는 굽힘과 폄, 앞뒤축을 중심으로 이마면에서 일어나는 벌림과 모음, 그리고 세로축을 중심으로 가로면에

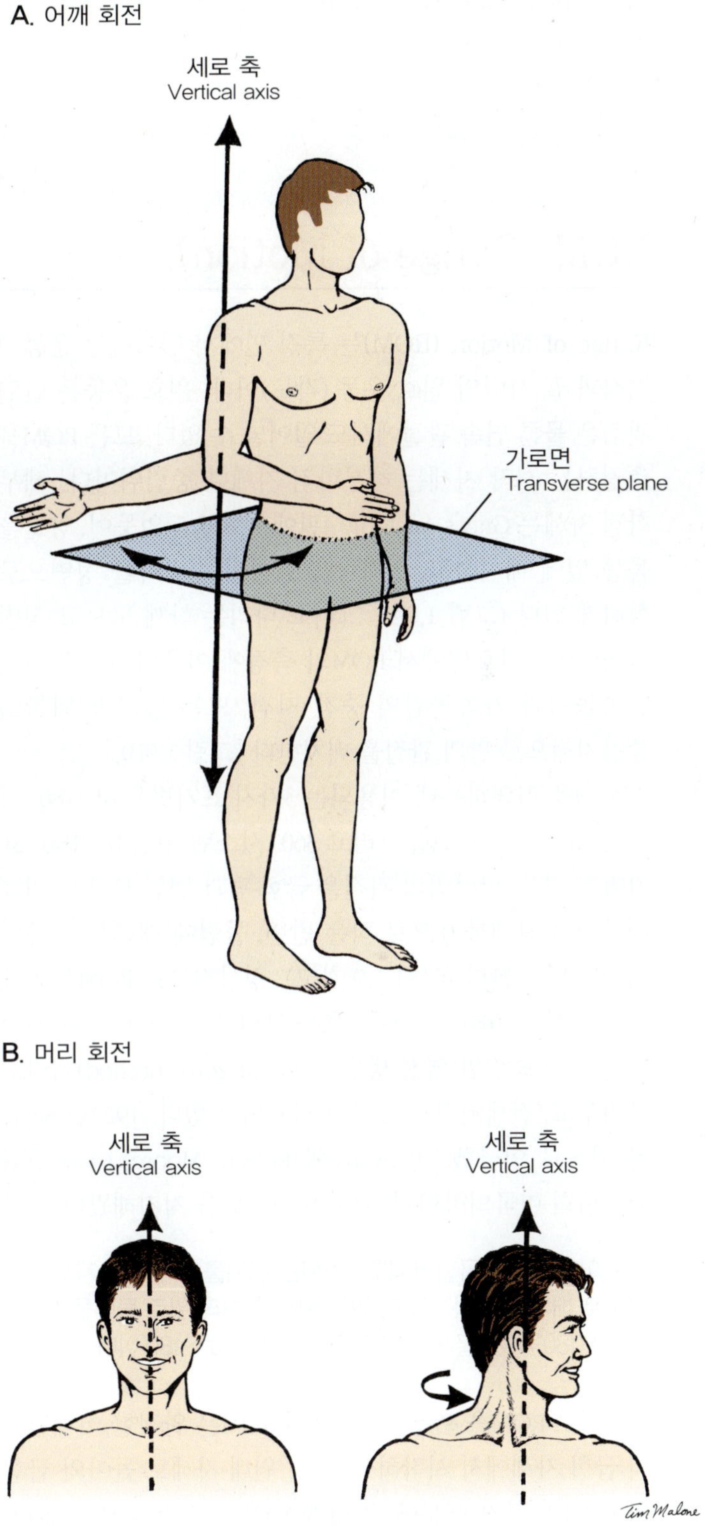

A. 어깨 회전

세로 축
Vertical axis

가로면
Transverse plane

B. 머리 회전

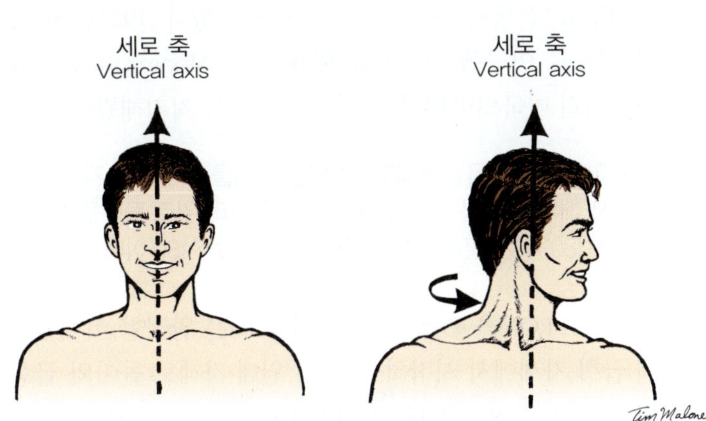

그림 1.8 가로면은 음영으로 처리되어 있다. 이 면에서 일어나는 움직임은 수직축을 중심으로 일어난다. 가로면의 운동으로는 어깨관절의 돌림 (A)과 머리의 돌림 (B), 또는 아래팔의 엎침과 뒤침 등이 있다.

서 일어나는 돌림 등이 일어나기 때문에 오목위팔관절은 자유도 3을 갖는다.

각 관절의 면과 축, 그리고 측정될 관절 운동은 4장에서 13장에 걸쳐 설명될 것이다.

ROM (Range of Motion)

Range of Motion (ROM)는 특정 면에서 일어나는 운동의 시작과 끝 사이의 원호 운동 (각도)이다. 원호 운동은 단일 관절은 물론 연속 관절에서도 일어날 수 있다. 모든 ROM을 측정하는 시작 자세는 해부학적 자세나 중립위이다. 해부학적 자세는 Gray's Anatomy 4판에서 서술되었듯이, 양팔을 몸통 옆에 배치하고, 손가락을 펌하여 손바닥을 정면으로 향하게 한다 (그림 1.9A). 그리고 다리는 함께 모으고 정면을 향한다. 가로면에서 ROM의 측정에 이용되는 중립위는 안쪽돌림과 가쪽돌림의 중간 지점, 또는 엎침과 뒤침의 중간지점으로 팔의 관절을 배치한다 (그림 1.9B).

ROM을 정의하는데 이용되는 3가지 표기법은 0°−180° 시스템, 180°−0° 시스템, 그리고 360° 시스템이다. **0°−180° 표기법**의 경우, 팔다리의 관절은 굽힘-폄과 벌림-모음을 위해 해부학적 자세를 0°으로 하는 반면, 돌림에 대해서는 중립위를 0°으로 한다 (그림 1.9 참고). 정상적으로 ROM은 0°에서 시작한 후, 180°쪽으로 원호를 그린다. 이런 0°−180° 표기법은 소위 **중립위 영점 방법** (neutral zero method)이라고 불리우고, 전세계적으로 널리 사용되고 있다. 1923년 Silver가 최초로 언급했으며, Cave와 Robert, Moore, 미국 정형외과협회 미국의학협회 등이 이 시스템을 지지해왔다.

> 예: 어깨관절의 굽힘에 대한 ROM은 어깨를 해부학적 자세 (0°)로 배치하고 시작하고, 팔을 완전히 머리 위로 들어올린 자세 (180°)에서 끝낸다. 이것의 표기법은 0°~180°이다.

실제로 ROM을 측정할 때, 폄의 ROM은 완전한 어깨관절의 굽힘 자세에서 시작하여, 다시 원래 자세로 돌아와 굽힘의 ROM과 같기 때문에, 폄의 ROM을 측정할 필요가 없다. 그러나 폄의 ROM 측정이 영점 자세를 지나서 까지 측정되는 경우는 반드시 가동범위를 측정해야 한다 (그림 1.10). 폄 ROM의 기록은 영점 시작 자세를 넘어서 일어나는 폄에서만 대개 이루어진다. **젖힘** (hyperextension)이란 용어는 정상적인 폄 ROM 보다 더 큰 폄일 때 이용된다.

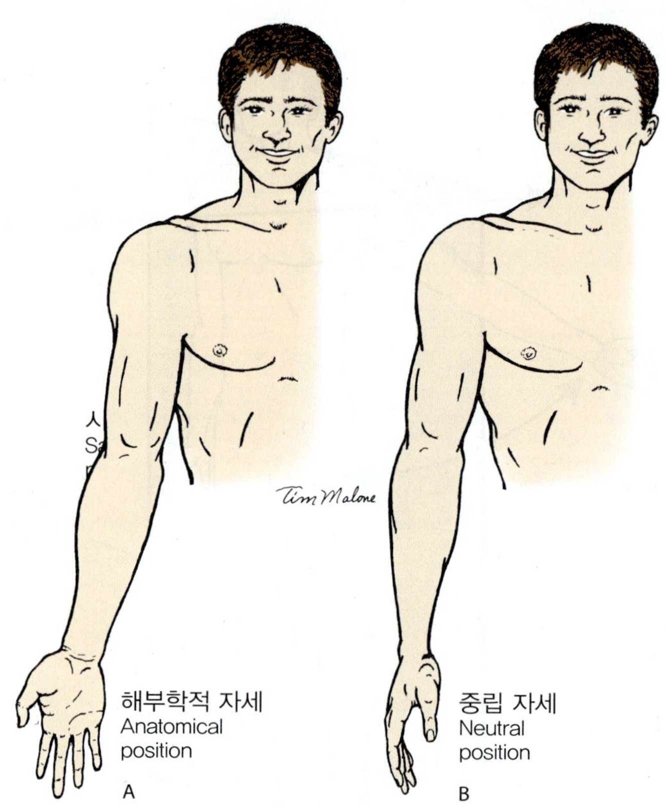

그림 1.9 (A) 해부학적 자세에서는, 아래팔이 뒤침되어 손바닥이 정면을 향한다. (B) 아래팔이 중립위에 있을 때는 손바닥이 신체의 측면쪽으로 향한다.

나머지 2가지 표기법을 설명하고자 한다. **180°−0° 시스템**은 Clark에 의해 최초로 제시되었고, 해부학적 자세를 180°로 규정하고, 180°에서 시작하여 0° 쪽으로 진행한다. **360° 시스템**은 West에 의해 제시되었고, 해부학적 자세를 180°로 규정한다. 폄과 모음의 ROM은 180°에서 시작하여 360°으로 진행한다. 이들 두 시스템은 0°−180° 시스템보다 설명하기 어려워서, 많이 이용되지 않고 있다. 그러므로 본 책도 이들 시스템을 다루지 않을 것이다.

능동 ROM (Active Range of Motion)

능동 ROM은 사람의 수의운동에 의해 만들어지는 원호 운동이다. 검사자는 피검자의 능동 ROM을 통해 움직이려는 의지, 협응력, 근력 및 ROM에 대한 정보를 얻을 수 있다. 능동 ROM을 수행하는 동안 통증이 발생하면, 수축성 조직

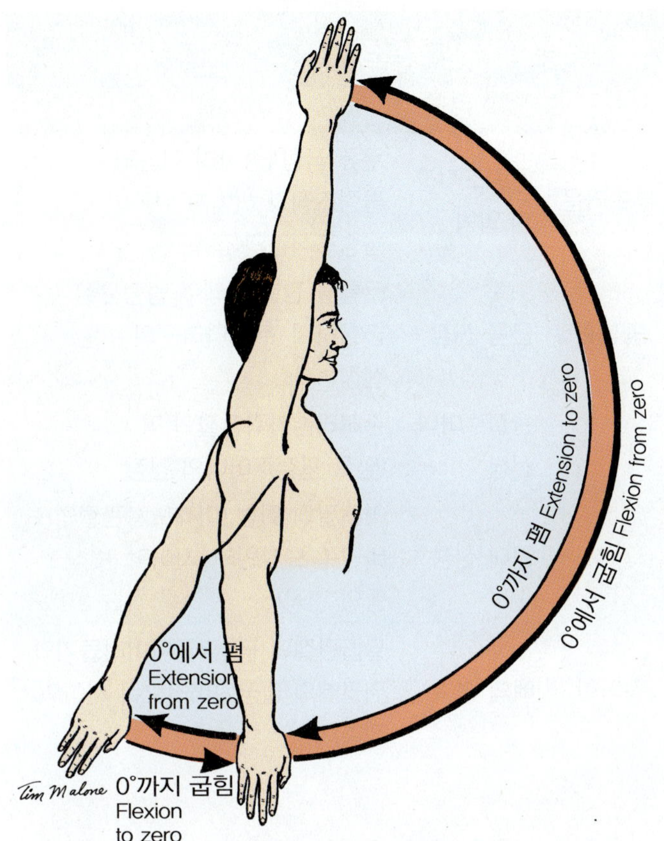

그림 1.10 어깨관절의 굽힘과 폄은 해부학적 자세에서 시작한다. 굽힘의 ROM은 0° 자세에서 앞쪽으로 진행하여 180°까지 이른다. 긴 화살표는 각도계로 측정되는 굽힘의 ROM을 보여준다. 폄의 ROM은 0° 자세에서 뒤쪽으로 진행한다. 짧은 화살표는 각도계로 측정되는 폄의 ROM을 나타낸다.

(즉, 근육, 힘줄, 뼈막 등)이 수축하거나 신장되어 통증이 발생할 수 있다. 통증은 비수축성 조직 (인대, 관절주머니, 점액주머니, 근막 및 피부 등) 때문에도 발생할 수 있다. 능동 ROM 검사는 신체 검진에 초점을 맞추는데 도움을 주는 좋은 선별검사 기법이다. 피검자가 통증없이 능동 ROM을 쉽게 완전히 수행할 수 있다면, ROM에 대한 검사를 더 이상 할 필요가 없다. 그러나 능동 ROM시 제한이 있거나, 통증이 있거나 또는 어색한 동작을 한다면, 문제점을 정확하게 파악하기 위해 부가적인 검사를 수행해야 한다.

능동보조 ROM은 사람의 수의적 운동과 함께, 외적 힘에 의한 도움으로 일어나는 운동이다. 검사를 하는 동안, 외적 힘은 검사자에 의해 제공된다. 다른 외적 힘의 예로서, 환자의 손상되지 않은 신체 부위나 기계 장치에 의해서도 이루어질 수 있다.

수동 ROM (Passive Range of Motion)

수동 ROM은 피검자의 능동 움직임 없이 검사자에 의해서만 이루어지는 ROM을 의미한다. 피검자는 이완해야 하고, 운동을 일으키는 데 어떤 능동적인 작용도 하지 않아야 한다. 일반적으로 수동 ROM은 능동 ROM보다 약간 더 크게 일어나는데, 그 이유는 개별 관절이 수의적 조절로 일어나지 않는 움직임을 조금 더 갖고 있기 때문이다. 능동 ROM의 정상 끝지점에서 부가적인 수동 ROM이 일어날 수 있는데, 그 이유는 관절의 주위 조직이 신장되고, 이완된 근육의 부피가 줄어들기 때문이다. 이런 부가적인 수동 ROM은 관절이 외적 힘을 흡수하기 때문에 관절 구조물을 보호하는데 도움을 준다.

검사자는 수동 ROM을 통해 관절면의 손상유무와 관절주머니, 인대, 근육, 근막 및 피부 등의 신장성에 대한 정보를 얻을 수 있다. 능동 ROM과 수동 ROM 사이를 비교함으로써, 관련 관절 구조물이 허용하는 운동 범위 (수동 ROM)에 대한 정보와 관절 움직임을 생산하는 환자의 능력 (능동 ROM)을 알 수 있다. 근육 약증과 같은 손상의 경우에는, 수동 ROM과 능동 ROM에서 상당한 차이가 나타날 수 있다.

예: 검사자는 근육마비 환자가 완전한 수동 ROM을 가지고 있지만, 동일 관절에서 능동 ROM을 할 수 없음을 알 수 있다. 본 예의 경우, 완전한 수동 ROM을 허용할 만큼 관절면과 관절주머니, 인대, 근육, 힘줄, 근막 및 피부 등의 신장성이 충분하고, 근력의 부족으로 그 관절의 능동 운동을 하지 못한다.

만약 수동 ROM 동안 통증이 발생한다면, 종종 비수축성 조직의 움직임, 신장 및 충돌 때문에 통증이 발생할 수 있다. 비수축성 조직 뿐만 아니라 수축성 조직의 신장으로 수동 ROM의 끝지점에서 통증이 발생할 수 있다. 수동 ROM 동안의 통증은 수축성 조직의 수축 때문에 일어나는 것은 아니다. 검사자는 통증을 일으키는 움직임 (능동과 수동)을 비교하고, 통증의 위치를 체크함으로써 손상된 조직이 관련되는지를 먼저 결정할 수 있다. 검사자는 수동 ROM을 하는 동안, 끝느낌을 주의깊게 파악하고 또 조직 긴장과 통증의 위치를 파악하여 ROM을 제한하는 구조물에 대한 정보를 추가적으로 얻을 수 있다.

끝느낌 (End-Feel)

수동 ROM의 정도는 검사될 관절의 독특한 구조물에 의해 결정된다. 어떤 관절은 관절주머니가 특정 방향으로 ROM을 제한하도록 만들어진 반면, 다른 관절은 인대가 ROM을 제한하도록 만들어져 있다. 움직임을 제한하는 다른 정상적인 요소로는 근육, 근막 및 피부 등과 같은 물렁조직의 수동 긴장, 물렁조직간의 압박, 그리고 관절면의 접촉 등이 있다.

ROM을 제한하는 구조물의 종류는 움직임의 끝지점에서 약간의 과압박을 적용하는 검사자에 의해 감지되는 자신만의 독특한 느낌을 가지고 있다. 이런 느낌은 검사자가 느끼는 움직임의 장벽과 같은 것으로써, **끝느낌**이라 불린다. 끝느낌의 특성을 알 수 있는 능력은 많은 연습과 예민성을 통해 향상될 수 있다. 끝느낌의 결정은 ROM의 끝지점을 찾고, 또 여러 종류의 정상 끝느낌과 비정상 끝느낌을 구분하기 위해 느리고 조심스럽게 수행되어야 한다. 검사자는 여러 종류의 끝느낌을 구분하는 능력을 갖춤으로써 제한된 구조물의 종류를 확인할 수 있다. Cyriax, Kaltenborn과 Paris 등은 여러 종류의 정상 (생리적) 끝느낌과 비정상 (병리적) 끝느낌을 설명했다. 정상 끝느낌을 설명하는 표 1.2와 비정상 끝느낌을 설명하는 표 1.3은 이들 학자들의 업적으로 설명되었지만, Kaltenborn의 업적과 가장 비슷하다.

최근에 이르러서 연구자들이 끝느낌의 타당도와 신뢰도에 대한 연구를 수행하기 시작했다. Petersen과 Hayes가 비정상 끝느낌이 정상 끝느낌보다 통증을 더 심하게 발생한다는 Cyriax 이론을 연구했다. 그들은 연구에 포함된 두 관절 (무릎관절과 어깨관절)에서 일부 비정상 끝느낌이 정상 끝느낌보다 더 심하게 통증이 발생했음을 통해 Cyriax의 이론이 일부 옳았음을 발견했다. Hayes와 Petersen는 무릎관절과 어깨관절에서 Cyriax의 3가지 정상 끝느낌과 6가지 비정상 끝느낌을 동일 검사자가 확인했을 때, 일반적으로 좋은 신뢰도를 보였음을 확인했다. 그러나 동일 끝느낌에 동의하는 다른 검사자의 능력은 좋지 않았다. Manning 등은 C2–C3에서 C6–C7까지 각 목뼈 관절의 끝느낌, 통증 유발 및 저가동성 등을 확인하는 신뢰도 연구를 수행했다. 임상적으로 수용가능한 신뢰도는 통증이 발생하는 쪽이 아닌, 통증이 없는 쪽의 아래쪽 목뼈의 관절 가동성과 끝느낌에서 확인되었다.

표 1.2 정상적인 끝느낌

끝느낌	구조물	예
부드러운	물렁조직간의 압박	무릎 굽힘 (종아리 뒤쪽의 물렁조직과 허벅지 뒤쪽의 물렁조직간의 접촉)
팽팽한	근육 신장	무릎을 폄한 상태로 엉덩관절 굽힘하기 (뒤넙다리근의 수동 신장)
	관절주머니 신장	손허리손가락관절의 폄 (앞쪽 관절주머니의 긴장)
	인대 신장	아래팔의 뒤침 (아래노자관절의 바닥쪽 노자인대, 사이막, 빗삭 등의 긴장)
딱딱한	뼈의 접촉	팔꿉관절의 폄 (팔꿈치머리돌기와 위팔뼈의 팔꿈치머리오목 사이의 접촉)

4장에서 11장에 걸쳐, 우리는 정상 끝느낌과 각 관절의 ROM과 움직임을 제한하는 구조물을 설명할 생각이다. 이 분야에 대한 문헌적 연구가 부족하기 때문에, 우리가 제시하는 설명은 관절 움직임을 평가해 왔던 우리들의 경험과 해부학 지식, 그리고 생체역학 지식을 토대로 한 것이다. 특정 신체 부위의 ROM을 제한하는 구조물에 대해 전문가들간에 이견이 존재한다. 정상적인 사람간에도 신체 구조물의 변형이 존재하기 때문에, 우리가 설명하는 끝느낌과 다른 끝느낌이 나타날 수 있다. 검사자들은 여러 종류의 끝느낌을 구분하기 위해 많은 연습을 수행해야 한다. 이런 목적을 위해 **2장의 연습** 1을 포함시켰다.

저가동성 (Hypomobility)

저가동성이란 용어는 피검자의 연령과 성별을 고려하여, 해당 관절의 정상 수동 ROM보다 수동 ROM이 실질적으로 감소된 것을 의미한다. ROM시 끝느낌이 빨리 느껴지거나 기대했던 느낌이 아닐 수 있다. 수동 ROM의 제한은 비정상의 관절면이나 관절주머니, 인대, 근육, 근막, 피부 등의 수동 단축, 그리고 이들 구조물의 염증 등과 같은 다양한 원인

표 1.3 비정상적인 끝느낌

끝느낌	구조물	예
부드러운	팽팽하거나 딱딱한 끝느낌을 가진 관절에서 부드러운 끝느낌이 나타나거나, 또는 ROM 시 빨리 또는 너무 늦게 부드러운 끝느낌이 나타나는 경우. 물렁한 느낌	물렁조직 부종 윤활염
팽팽한	부드럽거나 딱딱한 끝느낌을 가진 관절에서 팽팽한 끝느낌이 나타나거나, 또는 ROM 시 빨리 또는 너무 늦게 팽팽한 끝느낌이 나타나는 경우.	근긴장 증가 관절주머니, 근육, 인대, 근막 등의 단축
딱딱한	부드럽거나 팽팽한 끝느낌을 가진 관절에서 딱딱한 끝느낌이 나타나거나, 또는 ROM 시 빨리 또는 너무 늦게 딱딱한 끝느낌이 나타나는 경우. 뼈가 부딪히는 느낌이나 뼈가 막히는 느낌	연골연화증 골관절염 관절내의 유리체 화골성 근염 골절
비어 있는	실제로 느껴지는 끝느낌이 아님. 즉, 통증 때문에 ROM의 끝지점에 도달하지 못하는 경우. 환자의 보호성 근육 스플린팅이나 근경련을 제외하고는, 어떤 저항 느낌이 일어나지 않음	급성 관절염 윤활주머니염 농 골절 심리적 질환

으로 발생한다. 저가동성은 골관절염, 류마티스 관절염, 유착성 관절주머니염, 척추질환 등과 같은 많은 정형외과적 문제와 당뇨병과 같은 대사성 질환과 관련이 있다. ROM 감소는 일반적으로 골절로 인한 고정이나 화상으로 인한 흉터조직의 결과로도 일어날 수 있다. 뇌졸중, 머리손상, 뇌성마비, 복합부위통증증후군 등과 같은 신경학적 질환도 수의적 움직임 소실, 근긴장의 증가, 고정 및 통증 때문에 저가동성을 일으킬 수 있다. 저가동성은 손과 발목의 기능 손상에도 영향을 줄 수 있다.

제한된 운동의 관절주머니패턴 (Capsular Patterns of Restricted Motion)

Cyriax는 전체 관절주머니의 병리 상태가 모든 또는 거의 대부분의 수동 운동을 제한하는 독특한 패턴을 가진다고 제안했고, 이런 제한 패턴을 **관절주머니 패턴 (capsular pattern)**이라고 했다. 각 관절의 관절주머니 패턴은 운동 제한의 정도가 고정된 숫자로 나타나는 것이 아니라, 운동 제한이 다른 움직임에 대해 고정된 비율로 나타난다.

> 예: 팔꿉관절의 관절주머니 패턴은 폄보다 굽힘에서 제한이 더 크다. 팔꿉관절의 정상적인 수동 굽힘은 0~150°에 이른다. 만약 관절주머니의 병변이 가벼운 편이라면, 수동 굽힘의 ROM은 5~135°가 되어 굽힘의 마지막 15°와 폄의 마지막 5°가 소실된다. 관절주머니의 병변이 심한 편이라면, 수동 굽힘의 ROM이 10~120°될 것이고, 적어도 굽힘이 30° 소실되고, 폄이 10° 소실된다.

관절주머니 패턴은 관절에 따라 다양하게 나타난다 (표 1.4). Cyriax와 Kaltenborn이 제시했듯이, 각 관절의 관절주머니 패턴은 4장–10장의 초반부에 설명될 것이다. 관절주머니 패턴의 원인에 대한 가설을 검증하고 또 각 관절에 대한 관절주머니 패턴을 결정하는 부가적인 연구가 필요할 것이다. 몇몇 연구들은 무릎관절염이나 무릎관절증을 가진 환자를 대상으로 Cyriax의 관절주머니 패턴을 검증했다. 비록 다른 의견이 존재하지만, 그들은 무릎관절에 대한 Cyriax의 관절주머니 패턴을 지지했고, Cyriax이 제안한 운동 제한 비율보다 운동 제한의 비율을 폭넓게 설명하였다. 엉덩관절을 대상으로한 관절주머니 패턴의 2개 연구는 비골관절염 환자에 비해 골관절염 환자에게서 모든 방향의 움직임이 감소되었음을 발견했지만, Kaltenborn과 Cyriax에 의해 제시된 특정 제한 패턴에 관해 의문을 가지게 되었다.

Hertling과 Kessler는 관절주머니 패턴의 원인에 대한 Cyriax의 개념을 확장시켰다. 그들은 관절주머니 패턴을 일으키는 조건을 두 가지 범주로 나누었다:

1. 상당한 관절삼출물이나 윤활액 염증
2. 관절주머니 섬유화

관절삼출물과 윤활액 염증은 외상성 관절염, 감염성 관절염, 급성 류마티스성 관절염, 통풍 등과 같은 상태를 동반한다. 이 상태는 과도한 관절 윤활액에 의해 관절주머니가 팽창하게 되고, 또 많은 윤활액을 수용할 수 있는 관절 자세를

표 1.4 팔다리 관절의 관절주머니 패턴

관절	제한된 운동
오목위팔관절	가쪽돌림의 소실이 가장 크고, 벌림의 소실이 중간 정도되고, 안쪽돌림의 소실이 가장 적다.
팔꿉치 복합체 (위팔자관절, 위팔노관절, 몸쪽노자관절)	폄보다 굽힘의 소실이 큼. 심한 경우를 제외하고는 돌림은 완전하고 통증이 없다.
아래팔 (몸쪽 노자관절과 먼쪽 노자관절)	뒤침과 엎침이 동등하게 소실되는데, 이것은 팔꿈치의 굽힘과 폄의 제한이 뚜렷할 때 일어남.
손목 (노손목관절과 중간손목관절)	굽힘과 폄이 동등하게 소실되고, 자쪽치우침과 노쪽치우침이 약간 소실됨 (Cyriax) 모든 움직임이 동등하게 소실됨 (Kaltenborn)
손	
손목손허리관절-1번	벌림 소실 (Cyriax); 폄보다 굽힘의 소실이 큼 (Kaltenborn)
손목손허리관절-2-5번	모든 움직임이 동등하게 소실됨
손허리손가락관절	굽힘과 폄이 동등하게 소실됨 (Cyriax)
마디뼈사이관절	모든 움직임이 제한되지만, 다른 움직임보다 굽힘의 소실이 큼 (Kaltenborn)
엉덩관절	안쪽돌림과 굽힘이 가장 많이 소실되고, 벌림은 중간 정도 소실되고, 폄이 가장 작게 소실됨. 모음과 가쪽돌림은 거의 소실되지 않음 (Cyriax) 안쪽돌림이 가장 크게 소실되고, 그 다음 폄, 벌림, 굽힘 및 가쪽돌림 순으로 적게 소실됨 (Kaltenborn)
무릎관절 (정강넙다리관절)	폄보다 굽힘이 더 많이 소실됨
발목 (목말다리관절)	발등굽힘보다 발바닥굽힘이 더 많이 소실됨
목말밑관절	안쪽번짐 소실
중간발목관절	안쪽번짐 소실 (모음, 안쪽돌림); 다른 움직임은 완전함
발	
발허리발가락관절-1번	굽힘보다 폄이 더 많이 소실됨
발허리발가락관절-2-5번	폄보다 굽힘이 더 많이 소실됨
마디뼈사이관절	굽힘보다 폄이 더 많이 소실됨

출처: Dyrek, DA: Assessment and Treatment Planning Strategies for Musculoskeletal Deficits. In O'Sullivan, SB and Schmotz, TJ (eds): Physical Rehabilitation: Assessment and Treatment ed 3. FA Davis, Philadelphia, 1994. Capsular patterns are from Cyriax and Kaltenborn.

취하게 만든다. 관절주머니의 팽창과 보호성 근경련에 의한 통증은 관절의 운동을 억제하여, 관절주머니 패턴을 일으킨다.

관절주머니 섬유화는 종종 만성 관절주머니염증, 관절 고정 및 급성 관절주머니 염증 때 일어난다. 이 상태는 관절주머니의 뮤코다당류 (mucopolysaccharide)에 대한 콜라겐 비율을 증가시키고, 또 콜라겐의 구조를 변화시킨다. 전체 관절주머니의 신장성 감소 결과는 관절주머니 패턴을 일으킨다.

제한된 운동의 비관절주머니 패턴 (Noncapsular Patterns of Restricted Motion)

관절주머니 패턴과 완전히 다르게 나타나는 수동 운동 제한을 **비관절주머니 패턴**이라고 한다. 대개 비관절주머니 패턴은 전체 관절주머니의 문제가 아닌 다른 원인에 의해 나타난다. 비관절주머니 패턴을 일으키는 일반적인 조건으로는, 관절내 문제 (internal joint derangement), 관절주머니의 일부 유착, 인대 단축, 근육 좌상, 근육 구축 등이 있다. 거의 모든 운동을 제한하는 관절주머니 패턴에 비해, 비관절주머니 패턴은 1개 또는 2개의 관절 움직임만을 제한한다.

예: 위팔두갈래근의 좌상은 팔꿉관절 수동 폄의 끝지점에서 제한과 통증을 일으킨다. 팔꿉관절의 수동 굽힘에는 어떤 영향도 주지 않는다.

과가동성 (Hypermobility)

과가동성이란 용어는 피검자의 연령과 성별을 고려하여 해당 관절의 정상 수동 ROM보다 증가되는 수동 ROM을 의미한다. 예를 들어, 성인이 가지는 팔꿉관절 폄의 정상 ROM은 0°이다. 성인의 경우, 팔꿉관절의 폄이 30°이상이면, 정상 ROM을 너무 초과한 것이고, 과가동성임을 의미할 수 있다. 아동은 성인에 비해 일반적으로 더 큰 ROM을 가진다. 예를 들면, 성인의 평균 발등굽힘 ROM이 12~20°에 비해, 생후 6~72시간된 신생아의 평균 발등굽힘 ROM은 59°인 것으로 밝혀졌다. 이들 아동에게 나타나는 운동의 증가는 그들 연령대에서는 정상적인 것이다. 만약 운동의 증가가 예상 연령을 지나서까지 지속된다면, 비정상으로 고려되고, 과가동성이 나타난 것으로 간주된다.

과가동성은 과도한 관절 운동을 방지하는 인대, 관절주머니, 근육 등과 같은 물렁조직이 이완됨으로써 일어난다. 어떤 경우에서는 과가동성이 비정상적인 관절면 때문에 일어나기도 한다. 과가동성의 흔한 원인은 관절의 외상이다. 그리고 Marfan 증후군, 류마티스성 관절염, 불완전골형성증 및 Ehlers-Danlos 증후군 등과 같은 결합조직의 심각한 선천성 질환이 있을 때도 과가동성이 일어날 수 있다. Ehlers-Danlos 증후군과 관련된 연구에 따르면, 관절 과가동성 이외에, 모든 신체 시스템에 증상이 발생하고 근육뼈대성 통증이 발생한다고 했다.

과가동성 증후군 (hypermobility syndrome, HMS)이나 양성 관절가동성 증후군 (benign joint hypermobility syndrome, BJHS)이란 용어는 근육뼈대계 증상으로 인한 과가동성을 설명하는데 이용된다. 선천적으로 비정상적인 콜라겐과 규칙적인 신체 운동도 이들 환자의 관절 이완에 영향을 주는 것으로 간주된다. 전통적으로, 과가동성 증후군의 진단은 다른 질환을 배제하는데 이용되고, Beighton 점수가 최소 4점 (표 1.5)이 되어야 하고, 또 4개 이상의 관절에서 관절통증이 3개월 이상 지속되는 것이다. 어떤 연구자들은 이런 기준이 아동에게는 맞지 않다고 주장한다. 그 이유는 브라질의 4~7세 아동 1120명의 샘플 중에서 65%가 Beighton 점수가 4점 이상이었기 때문이다. Jelsma 등도 매우 높은 과가동성 유병률을 발견했다. 그들은 3~9세 아동의 경우는 5점을 기준으로 했고, 10~16세는 4점을 기준으로 했다. 그리고 그들은 7점 기준이 가장 적절하다고 제시했다. 그들은 확고한 기준 점수와 Beighton 가동성 과제를 위한 표준 측정 사용법에 대한 국제적 동의의 필요성을 강조했다. 부가적인 관절 운동과 관절외징후 (extra-articular sign)를 포함하는 다른 기준도 제시되었다.

Grahame에 따르면, 다음과 같은 관절 운동도 고려되어야 한다: 90° 이상의 어깨 가쪽돌림, 60° 이상의 목뼈 옆굽힘, 60° 이상의 먼쪽마디뼈사이관절의 젖힘, 그리고 90° 이상의 첫 번째 발허리발가락관절의 폄. Grahame의 소견 이외에, Smith, Jermane와 Easton도 BJHS 연구를 체계적으로 했고, BJHS가 없는 환자에 비해 관절 위치감각이 떨어짐을 발견했다. Smits-Engelsman, Klerks 및 Kirby도 6~12세의 독일 아동 551명을 대상으로 일반화된 과가동성 측정법인

표 1.5 Beighton의 과가동성 점수

할 수 있는 능력	점수
엄지가 수동으로 아래팔과 나란하게 배치된다.	
오른쪽	1
왼쪽	1
90°이상 MCP 관절이 수동으로 폄된다.	
오른쪽	1
왼쪽	1
10°이상 팔꿈치가 젖힘된다.	
오른쪽	1
왼쪽	1
10°이상 무릎이 젖힘된다.	
오른쪽	1
왼쪽	1
무릎을 폄하고 몸통을 굽힘할 때 손바닥이 지면 위에 배치될 수 있다.	1
Beighton의 총점 = 모든 점수 합계	0–9

출처: Beighton, P., Solomon, L., and Soskolne, CL: Articular mobility in an African population. Ann Rheum Dis 32:23, 1973.

Beighton 점수의 타당도를 평가했다. 자격을 갖춘 물리치료사가 수동 ROM을 측정하기 위해 측각기를 사용하여 아동을 평가했다. 아동의 35% 이상이 Beighton 점수 5/9 이상을 받았다. 그들은 다음과 같이 결론을 내렸다: 측각기가 8-12세 아동의 관절 가동성을 평가할 수 있는 적절한 도구라고 했고, 또 Grahame이 제시했던 것처럼 Beighton 점수를 향상시키는 부가적인 아이템이 필요없다고 했다.

ROM에 영향을 주는 요소 (Factors Affecting Range of Motion)

ROM은 개인에 따라 다르고, 연령, 성별, 그리고 능동 또는 수동 수행에 영향을 받는다. ROM에 대한 연령과 성별의 효과에 대한 광범위한 연구들은 팔과 다리, 그리고 척추를 대상으로 수행되었다. 신체질량지수 (BMI), 작업활동, 여가활동과 같은 피검자의 특성과 관련된 다른 요소들도 ROM에 영향을 주지만, 연령과 성별만큼 광범위하게 연구되지 않았다. 그리고 검사자세, 사용된 측정도구의 종류, 검사자의 경험, 그리고 하루의 시간 등과 같은, 검사절차와 관련된 요소들도 ROM 측정에 영향을 주는 것으로 확인되었다. ROM에 대한 연령과 성별의 효과를 연구한 내용들을 본 장의 뒷부분에 제시했다. 검사자를 돕기 위해 각 관절에 대한 연령과 성별의 효과에 대한 자세한 정보를 4~13장의 끝부분에 제시했다. 피검자의 특성과 검사절차의 효과에 대한 정보도 포함시켰다.

ROM이 손상되었는지를 확인하기 위해서는, 그 관절의 ROM 수치를 동일 연령대와 동일 성별의 ROM 수치와 비교해야 하고, 또 동일한 측정방법을 사용했던 연구들과도 비교해야 한다. 그러나 종종 이런 상황이 불가능할 수 있는데, 그 이유는 연령과 성별에 대한 연구가 모든 연령층에서 이루어지지 않았기 때문이다. 그런 상황에서는 반대쪽 팔다리가 손상되지 않고 운동활동이나 작업활동을 선택적으로 이용할 수 있다면, 그 ROM이 반대쪽 팔다리의 동일 관절의 ROM과 비교되어야 한다. 대부분의 연구들을 보면, 오른쪽과 왼쪽 팔다리의 ROM 간에 뚜렷한 차이가 없음을 알 수 있다. 스트레스의 노출 증가에 영향을 준 Allender 등의 연구를 제외하고는, 우세한 팔의 ROM이 비우세한 팔의 ROM에 비해 적게 나타난 연구는 거의 존재하지 않았다. 반대쪽 팔다리와 ROM을 비교할 수 없다면, 그 ROM은 미국정형외과협회의 핸드북이나 다른 표준 교재가 제시하는 평균 ROM 값과 비교되어야 한다. 그러나 이들 교재의 일부는, 표본 집단 뿐만 아니라 검사자세와 측정도구가 확인되지 않는다.

몇몇 표준 교재와 연구에 의해 제시된 평균 ROM 수치를 4장–13장의 끝부분에서 표로 제시했다. 이 표에서 제시된 평균 ROM 수치는 정상 ROM과 비정상 ROM을 확인하는 일반적인 지침으로만 적용해야 한다. 참고문헌에 따라 평균 ROM의 수치는 상당한 차이를 보인다.

연령 (Age)

팔다리와 척추의 ROM에 대한 연령의 효과를 확인하기 위해 많은 연구들이 수행되었다. 신생아, 유아, 또는 2세 이하 소아의 팔다리관절의 ROM에 대한 연령의 효과에 있어서 연구자들 사이에 어느 정도 일반화된 동의가 존재한다. 연령의 효과는 관절과 운동에 따라 다르게 나타나지만, 성별의 효과는 거의 없는 것처럼 보인다; 즉, 남성과 여성은 비슷하게 영향을 받는다. 매우 어린 연령대는 성인과 비교해 엉덩관절의 굽힘, 벌림 및 가쪽돌림, 발목의 발등굽힘, 및 팔꿉관절의 운동에서 더 큰 움직임을 보인다. 그리고 이 들 연령대에서는 엉덩관절의 폄, 무릎관절의 폄 및 발바닥 굽힘 등의 제한이 정상적인 것으로 간주된다. 미국정형외과협회와 미국의학협회에 따르면, 이들 연령대의 평균값은 성인의 평균값보다 2배 이상의 표준편차를 가지고 있다고 한다. 그러므로 이런 연령 기준은 신생아, 유아, 2세 이하의 소아까지만 이용되어야 한다.

폭넓은 연령층을 연구한 대부분의 연구자들에 따르면, 고령층이 젊은층에 비해 팔다리의 ROM이 다소 적었다고 한다. 고령층의 ROM에서 연령과 관련된 변화는 특정한 관절과 운동에서 일어나고, 여성과 남성에서 큰 차이를 보였다. Allender 등에 따르면, 손목의 굽힘-폄 ROM, 엉덩관절의 돌림 ROM 및 어깨관절의 돌림 ROM이 연령의 증가에 따라 감소했고, 엄지의 손허리손가락관절의 굽힘 ROM은 운동의 감소를 보이지 않았다고 한다. Roach와 Miles는 젊은층 집단 (25~39세)과 고령층 집단 (60~74세)을 대상으로 연구한 결과에서, 엉덩관절과 무릎관절에서 평균 능동 운동의 감소가 적게 일어났음 (3~5°)을 알아냈다. 엉덩관절의 폄 ROM을 제외하고는, 운동 감소가 운동 범위의 15% 미만으로 나타났다. Stubbs, Fernandez와 Glenn은 25~54세의 남성을 연구한 결과에서 23개 관절 중 11개 관절에서 4~30%의 감소가 일어났음을 알아냈다. James와 Parker는 70~92세를 대상으로 연구한 결과, 10개의 능동 다리 운동과 수동 다리 운동에서 체계적인 감소가 일어났음을 알아냈다. Steinberg 등은 동일 연령대 (8-16세)의 댄서 그룹과 비댄서 그룹을 연구한 결과, 관절과 운동 뿐만 아니라, 활동에 따라 연령의 차이가 나타났음을 알아냈다. 예를 들어, 엉덩관절 굽힘과 안쪽돌림의 ROM과 무릎 굽힘의 ROM은 양쪽 모든 그룹에서 연령의 증가에 따라 감소했지만, 발바닥굽힘과 엉덩관절의 가쪽돌림의 ROM은 비댄서 그룹에서만 연령의 증가에 따라 감소되었고, 댄서 그룹에서는 변화가 없었다.

팔다리와 마찬가지로, 척추의 ROM에 대한 연령의 효과도 특정 움직임에서만 나타났다. Youdas 등은 10년씩마다 여성과 남성 모두를 연구한 결과, 목의 폄에서 약 5°의 능동 운동이 감소되고, 목의 굽힘, 옆굽힘 및 돌림에서 3° 감소가 일어났음을 알아냈다. Chen 등은 목뼈 ROM에 대한 연령의 효과를 다룬 문헌을 고찰하여, 능동 목뼈 ROM이 10년마다 4°씩 감소되었다고 결론을 내렸는데, 이것은 Youdas 등의 연구 결과에 비슷했다. Salo 등은 220명의 건강한 여성 (20~59세)을 대상으로 연구하였으며, 앞쪽굽힘을 제외한 나머지 모든 목뼈의 수동 ROM이 연령의 증가에 따라 감소되었음을 알아냈다. Lansade 등은 비침습 적외선 시스템을 이용하여 목뼈 ROM에 대한 연령의 효과를 연구한 결과, 20-93세 사이에서 10년마다 매우 적은 감소 (0.55~0.79°)가 나타났음을 밝혀냈다.

많은 연구자들은 등뼈와 허리뼈에서 연령 증가에 따른 ROM 감소가 얼마나 크게 일어났는지에 대한 다양한 결과를 도출해 냈다. Loebl은 등뼈-허리뼈의 가동성 (굽힘-폄)이 연령 증가에 따라 10년 주기로 평균 8°씩 감소되었음을 확인했다. Fitzgerald 등은 20년 간격으로 허리뼈의 옆굽힘과 폄에서 체계적인 감소를 발견했지만, 돌림과 앞쪽굽힘에서는 큰 감소를 확인하지 못했다. Fitzgerald와는 반대로, Intolo 등은 16개의 논문을 토대로 체계적인 문헌고찰과 메타 분석을 통해 허리뼈 가동범위에 대한 연령의 효과를 연구한 결과, 주로 40~50세와 60세 이후에서 굽힘, 폄 및 옆굽힘에서 ROM 감소를 확인했다. 그러나 허리뼈 돌림에 대한 연령의 효과는 뚜렷하지 않았다. Trudelle-Jackson 등은 백인과 아프리카계 미국인 여성 (20~83세)을 대상으로 허리뼈의 굽힘과 폄을 비교했다. 젊은 그룹 (20~39세)의 굽힘과 폄 ROM은 중간층 그룹 (40~59세)과 고령층 그룹 (60세 이상)보다 훨씬 컸다. 부가적으로 중간층 그룹과 고령층 그룹 사이에서 폄 ROM의 차이가 뚜렷했지만, 굽힘 ROM에서는 이런 차이가 나지 않았다. 허리뼈 굽힘의 감소는 2.4~7.3°였지만, 폄의 차이는 4.9~10.8°였다. 양쪽 인종 모두는 연령의 증가에 따라 굽힘과 폄이 감소되는 경향을 보였다.

성별 (Gender)

팔다리와 척추의 ROM에 대한 성별의 효과는 특정 관절과 움직임에서만 나타났다. 성별에 따른 ROM은 여성이 남성보다 ROM이 약간 더 높다고 보고되었다. 일반적으로 성별 차이는 아동때보다 성인의 경우에서 크게 나타났다.

Bell과 Hoshizaki은 18~88세의 여성이 남성보다 17개의 관절 중 14개의 관절에서 더 큰 유연성을 보였다고 보고하였다. 아프리카인을 대상으로 연구한 Beighton, Solomon, Soskolne와 동료들은 0~80세의 여성이 남성 배우자 보다 더 큰 가동성을 가졌다고 보고하였다. 60~84세의 고령층을 대상으로 28개 관절을 연구한 Walker 등은 60~84세의 성인을 대상으로 28개 관절부위의 ROM을 측정하였는데, 그 결과 여성은 8개 관절부위에서 더 큰 ROM을 가졌고, 남성은 4개 관절 부위에서 더 큰 ROM을 가졌지만, 다른 관절에서는 성별에 따른 차이가 없었다고 보고하였다. Almquist 등은 모든 연령대 (15~60세 이상)에서 여성이 남성보다 무릎 ROM이 10~20% 정도 더 컸음을 알아냈다. Kalscheur 등은 63~86세 사이의 남성과 여성을 대상으로 24개 부위의 팔 관절과 목뼈의 ROM을 측정하였는데, 그 결과 성별차이는 14개 관절부위에서만 발견이 되었고, 이들 모든 부위는 남성 노인보다 여성 노인의 ROM이 더 컸다고 보고하였다. Lansade 등은 70-79세 그룹을 제외하고는, 성별의 효과가 3차원 목뼈 가동범위에 대해 뚜렷한 영향을 주지 못했음을 알아냈다.

근육길이 검사 (Muscle Length Testing)

최대**근육길이** (maximal muscle length)는 근육힘줄 단위가 최대로 늘어난 상태이다. 이때의 길이는 뼈에 부착된 몸쪽 부착점과 먼쪽부착점 사이의 간격이 최대이다. 근육길이를 임상적으로 직접 측정할 수 없지만, 그 대신 근육이 통과하는 관절의 ROM 끝지점을 확인하여 근육길이를 간접적으로 측정할 수 있다. 관절면의 손상 유무와 관절주머니, 인대, 근막 및 피부의 신장성 이외에도, 근육길이가 관절의 수동 ROM에 영향을 준다. 근육길이 검사의 목적은 비활성인 대항근이나 다른 구조물에 의해 관절이 저가동성을 가지는지 아니면, 과가동성이 있는지를 추정하기 위한 것이다. 문제가 있는 구조물을 추정함으로써, 전문가들은 특별하고 효율적인 치료절차를 선택할 수 있다.

근육의 이는곳과 닿는곳이 통과하는 관절의 숫자로 근육을 분류할 수 있다. **한관절 근육** (one-joint muscle)은 하나의 관절만 통과하기 때문에 한 관절의 운동에만 영향을 준다. **두관절 근육** (two-joint muscle)은 두 개의 관절을 통과하기 때문에 양쪽 관절 모두의 운동에 영향을 주고, **다관절 근육**은 여러 관절의 운동에 영향을 준다.

한관절 근육의 길이 측정과 그 관절의 수동 ROM 측정 사이에는 다른 점이 존재하지 않는다. 한관절 근육은 완전한 ROM이 허용될 수 있는 충분한 길이를 가지고 있다. 한관절 근육이 정상 상태보다 단축되어 있다면, 근육 수축의 반대 방향으로 이루어지는 수동 ROM이 감소된다. 그 구조물이 얕은층에 있는 조직이라면, 검사자는 ROM의 끝지점에서 근육힘줄 단위의 장력을 촉진할 수 있다. 그리고 피검자는 긴장된 근육과 힘줄 부위에서 통증을 호소할 수 있다. 이런 징후와 증상은 근육의 단축이 관절 제한의 원인임을 확증하는 데 도움을 준다.

한관절 근육이 비정상적으로 느슨해져 있다면, 관절주머니와 인대의 수동 장력이 초기에 정상 ROM을 유지할 수 있다. 그러나 시간이 경과함에 따라, 이들 관절 구조물은 대개 늘어나게 되고, 그 관절의 수동 ROM이 증가한다. 한관절 근육의 간접적인 길이 측정방법은 관절 ROM 측정과 동일하기 때문에, 우리는 한관절 근육의 길이 측정에 대한 특별한 방법을 제시하지 않았다.

예: 긴모음근, 큰모음근, 짧은모음근과 같은 한관절 근육인 엉덩관절 모음근의 길이는 엉덩관절의 수동 벌림 ROM을 통해 측정된다. 이들 엉덩관절 모음근의 간접적인 길이 측정은 엉덩관절의 벌림 ROM 검사방법과 동일하다 (그림 1.11).

한관절 근육과는 반대로, 두관절 근육과 다관절 근육의 길이는 동시에 모든 관절에서 완전한 수동 ROM을 허용하지 않는다. 근육이 통과하는 모든 관절에서 완전한 길이나 ROM을 허용하지 못하는 능력을 **수동 불충분** (passive insufficiency)이라 부른다. ROM을 검사하는 한관절 위로 두관절 근육이나 다관절 근육이 지나간다면, 피검자는 그 근육의 수동 장력이 ROM을 제한하지 않는 자세를 취해야 한다. 그 관절의 완전한 ROM과 충분한 근육 길이를 확보하기 위해서는, 평가하지 않는 관절위의 근육 부분도 모두 느슨해져야 한다. 근육을 느슨하게 만드는 방법은 근육의 이는곳과 닿는곳을 수동으로 가깝게 위치하는 것이다.

예: 위팔세갈래근은 팔꿉관절과 어깨관절을 통과하는 두관절 근육이다. 위팔세갈래근은 어깨관절과 팔꿉관절을 완전하게 굽힐 때 수동 불충분성을 갖는다. 그래서 검사자가 팔꿉관절의 굽힘 ROM을 측정할 때는, 어깨관절을 중립위치를 유지해야 한다. 즉, 팔꿉관절이 완전하게 펴될 수 있도록 위팔세갈래근의 길이가 충분하게 늘어나야 한다 (그림 1.12).

두관절 근육의 길이를 측정하기 위해서, 피검자는 근육

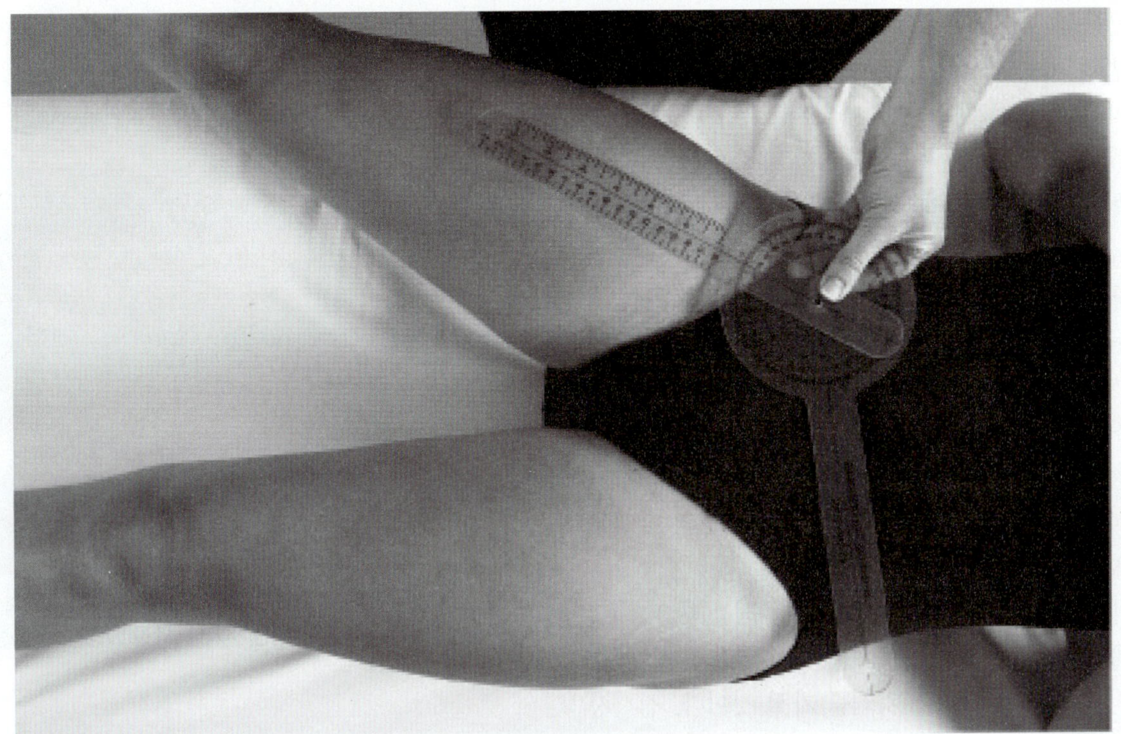

그림 1.11 엉덩관절만 지나가는 모음근의 길이를 측정하는 간접 방법은 엉덩관절의 수동 ROM 측정법과 동일하다.

이 통과하는 몸쪽 관절이나 먼쪽 관절 중 어느 하나의 관절 지점에서 근육이 신장되는 자세를 취한다. 한 관절의 자세를 유지하는 동안 검사자는 완전한 ROM이 이루어지도록 두 번째 관절인 다른 관절을 움직이면서 그 근육을 신장시킨다. 이 때의 끝느낌은 신장된 근육의 수동 긴장 때문에 팽팽해지는 느낌이다. 두관절 근육의 길이 측정은 두 번째 관절에서의 근육작용과 반대되는 방향으로 이루어지는 수동 ROM으로 이루어진다.

예: 위팔세갈래근과 같은 두관절 근육을 평가하기 위해서는, 어깨를 완전하게 굽힘하도록 만든다. 위팔세갈래근의 장력이 느껴질 때까지 팔꿈치를 굽힘한다. 위팔세갈래근의 길이 측정은 어깨를 굽힘한 자세에서 팔꿉관절의 수동 굽힘 ROM 검사로 이루어진다 (그림 1.13).

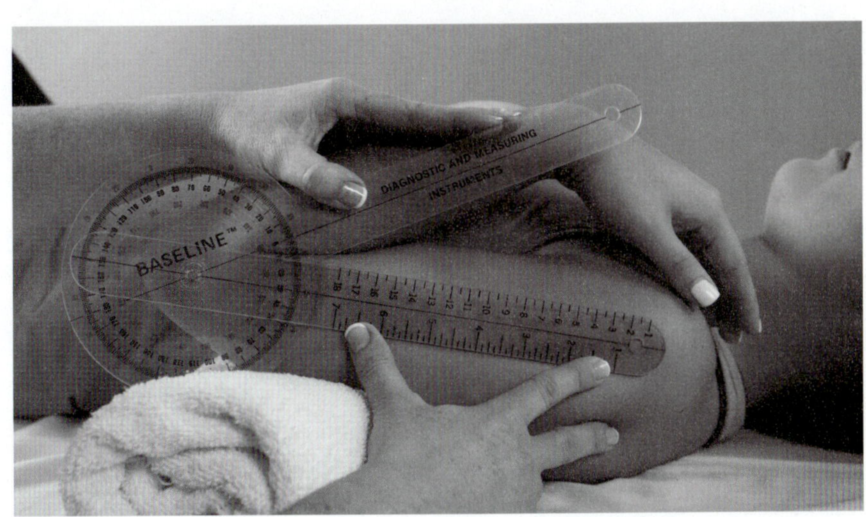

그림 1.12 팔꿉관절의 굽힘 ROM을 측정할 때, ROM을 제한할 수 있는 위팔세갈래근의 수동불충분성을 피하기 위해 어깨관절을 중립위로 유지해야 한다.

다관절 근육의 길이 측정은 두관절 근육길이 측정에 이용되는 방법과 비슷한 방법으로 이루어진다. 그러나 피검자는 마지막 한 관절을 제외하고, 나머지 모든 관절에서 근육이 신장될 수 있도록 자세를 취하고 유지해야 한다. 검사자는 완전한 ROM이 이루어지도록 마지막 관절을 움직여 주면서 그 근육을 신장시킨다. 끝느낌은 신장된 근육의 긴장 때문에 팽팽해지는 느낌이다. 다관절 근육의 길이 측정은 근육 수축과 반대되는 방향으로 이루어지는 수동 ROM의 간접 방법으로 이루어진다. 두관절 근육과 다관절 근육을 간접적으로 평가하는 가장 흔한 근육길이 검사법들이 4~12장에 제시될 것이다. 근육길이 검사의 끝지점에서 관절 각도에 대한 기준 수치와 이들 검사의 신뢰도와 타당도에 대한 정보도 잘 제시되어 있다.

다음 장에서, 검사자는 관절 측정에 이용되는 여러 측정 도구를 배울 것이고, 또 끝느낌을 확인하는데 도움을 줄 수 있도록 고안된 연습에 참여할 기회를 가질 것이다. 검사자가 도구의 사용과 ROM 기록의 숙련성을 향상시키는데 도움을 줄 수 있는 부가적인 연습이 제공될 것이다.

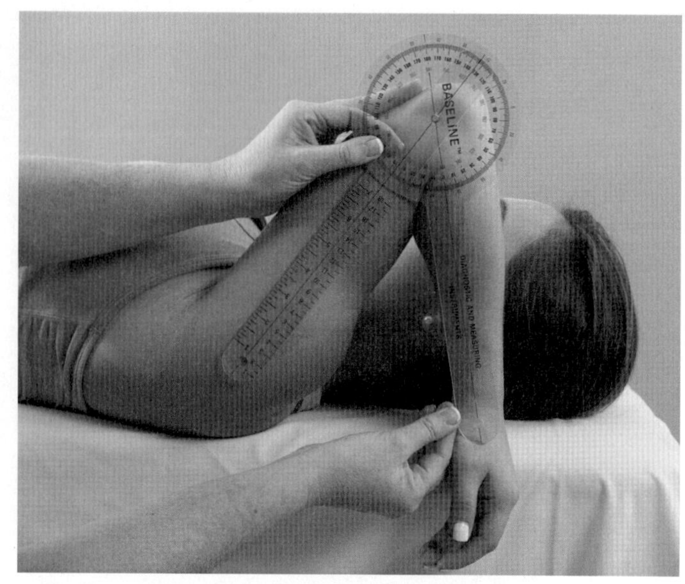

그림 1.13 두관절을 지나는 위팔세갈래근의 길이를 측정하기 위해서는, 어깨관절을 굽힘한 상태에서 팔꿉관절의 굽힘을 측정한다.

참고문헌

1. Rondinelli, RD (ed): Guides to the Evaluation of Permanent Impairment, ed 6. American Medical Association Chicago, 2008.
2. Ward, SR: Biomechanical Applications to Joint Structure and Function. In Levangie, P, and Norkin, C (eds): Joint Structure and Function: A Comprehensive Analysis, ed 5. FA Davis, Philadelphia, 2011.
3. MacConaill, MA, and Basmajian, JV: Muscles and Movement: A Basis for Human Kinesiology, ed 2. Robert E. Krieger, New York, 1977.
4. Kisner, C, and Colby, LA: Therapeutic Exercise, ed 5. FA Davis, Philadelphia, 2007.
5. White, DJ: Musculoskeletal Examination. In O'Sullivan, SB, Schmitz, TJ, and Fulk, GD (eds): Physical Rehabilitation, ed 6. FA Davis, Philadelphia, 2014.
6. Kaltenborn, FM: Manual Mobilization of the Extremity Joints, ed 5. Olaf Norlis Bokhandel, Oslo, 1999.
7. Standring, S (ed): Gray's Anatomy, ed 41. Elsevier, New York, 2015.
8. Silver, D: Measurement of the range of motion in joints. J Bone Joint Surg 21:569, 1923.
9. Cave, EF, and Roberts, SM: A method for measuring and recording joint function. J Bone Joint Surg 18:455, 1936.
10. Moore, ML: The measurement of joint motion. Part II: The technic of goniometry. Phys Ther Rev 29:256, 1949.
11. American Academy of Orthopaedic Surgeons: Joint Motion: Methods of Measuring and Recording. AAOS, Chicago, 1965.
12. Greene, WB, and Heckman, JD (eds): The Clinical Measurement of Joint Motion. American Academy of Orthopaedic Surgeons, Rosemont, IL, 1994.
13. Clark, WA: A system of joint measurement. J Orthop Surg 2:687, 1920.
14. West, CC: Measurement of joint motion. Arch Phys Med Rehabil 26:414, 1945.
15. Cole, TM, and Tobis, JS: Measurement of Musculoskeletal Function. In Kottke, FJ, and Lehmann, JF (eds): Krusenn's Handbook of Physical Medicine and Rehabilitation, ed 4. WB Saunders, Philadelphia, 1990.
16. James, B, and Parker, AW: Active and passive mobility of lower limb joints in elderly men and women. Am J Phys Med Rehabil 68:162, 1989.
17. Gunal, I, et al: Normal range of motion of the joints of the upper extremity in male subjects, with special reference to side. J Bone Joint Surg Am 78 (A):1401, 1996.
18. Smahel, Z, and Klimova, A: The infl uence of age and exercise on the mobility of hand joints: 1: Metacarpophalangeal joints of the three-phalangeal fi ngers. Acta Chirurgiae Plasricae 46:81, 2004.
19. Cyriax, J: Textbook of Orthopaedic Medicine: Diagnosis of Soft Tissue Lesions, ed 8. Bailliere Tindall, London, 1982.
20. Paris, SV: Extremity Dysfunction and Mobilization. Institute Press, Atlanta, 1980.
21. Petersen, cm, and Hayes, KW: Construct validity of Cyriax's selective tension examination. Association of end-feels with pain at the knee and shoulder. J Orthop Sports Phys Ther 30:512, 2000.
22. Hayes, KW, and Petersen, cm: Reliability of assessing end-feel and pain and resistance sequence in subjects with painful shoulders and knees. J Orthop Sports Phys Ther 31 (8):432.445, 2001.
23. Manning, DM, et al: Reliability of a seated three-dimensional passive intervertebral motion test for mobility, end-feel, and pain provocation patients with cervicalgia. J Man Manip Ther 3:135, 2012.
24. Moore, KL, and Dalley, AF: Clinically Oriented Anatomy, ed 5. Lippincott, Williams & Wilkins, Baltimore, 2005.
25. Kapandji, IA: Physiology of the Joints, Vol 1, ed 2. Churchill Livingstone, London, 1970.
26. Kapandji, IA: Physiology of the Joints, Vol 2, ed 2. Williams & Wilkins, Baltimore, 1970.
27. Kapandji, IA: Physiology of the Joints, Vol 3, ed 2. Churchill Livingstone, London, 1970.
28. Steindler, A: Kinesiology of the Human Body. Charles C. Thomas, Springfi eld, IL, 1955.
29. Levangie, PL, and Norkin, CC: Joint Structure and Function: A Comprehensive Analysis, ed 5. FA Davis, Philadelphia, 2011.
30. Newmann, DA: Kinesiology of the Musculoskeletal System. Mosby, St. Louis, 2010.
31. Steultjens, MPM, et al: Range of joint motion and disability in patients with osteoarthritis of the knee or hip. Rheumatology 39:955, 2000.
32. Hermann, KM, and Reese, CS: Relationship among selected measures of impairment, functional limitation, and disability in patients with cervical spine disorders. Phys Ther 81:903, 2000.
33. Rao, SR, et al: Increased passive ankle stiffness and reduced dorsifl exion range of motion in individuals with diabetes mellitus. Foot Ankle Int 27:617, 2006.
34. Sauseng, S, Kastenbauer, T, and Irsigler, K: Limited joint mobility in selected hand and foot joints in patients with type 1 diabetes mellitus: A methodology comparison. Diabetes Nutr Metab 15:1, 2002.
35. Richard, RL, and Ward, RS: Burns. In O'Sullivan, SB, and Schmitz, TJ (eds): Physical Rehabilitation: Assessment and Treatment, ed 5. FA Davis, Philadelphia, 2014.
36. Johnson, J, and Silverberg, R: Serial casting of the lower extremity to correct contractures during the acute phase of burn care. Phys Ther 75:262, 1995.
37. deSouza Campos, C, Jr, Bracht, MA, and Dos Santos, MJ: The effect of joint hypomobility on precision grip force. J Hand Ther 26 (4):323, 2013.
38. Beazell, JR, et al: Treatment of lateral knee pain in addressing tibiofi bular hypomobility in a recreational runner. N Am J Sports Phys Ther 4 (1):21, 2009.
39. Fritz, JM, et al: An examination of the selective tissue tension scheme, with evidence for the concept of a capsular pattern of the knee. Phys Ther 78:1046, 1998.
40. Hayes, KW, Petersen, C, and Falconer, J: An examination of Cyriax's passive motion tests with patients having osteoarthritis of the knee. Phys Ther 74:697, 1994.
41. Biji, D, et al: Validity of Cyriax's concept capsular pattern for the diagnosis of osteoarthritis of hip and/or knee. Scand J Rheumatol 27:347, 1998.
42. Klassbo, M, and Harms-Ringdahl, K: Examination of passive ROM and capsular pattern in the hip. Physiother Res Int 8:1, 2003.
43. Hertling, DH, and Kessler, RM: Management of Co mmon Musculoskeletal Disorders, ed 4. Lippincott, Williams & Wilkins, Philadelphia, 2005.
44. Waugh, KG, et al: Measurement of selected hip, knee and ankle joint motions in newborns. Phys Ther 63:1616, 1983.

45. Castori, M: Ehler-Danlos syndrome, hypermobility type: An underdiagnosed hereditary connective tissue disorder with mucocutaneous, articular and systemic manifestations. G Ital Dermatol Venereol 1:13, 2013.
46. Everman, DB, and Robin, NH: Hypermobility syndrome. Pediatr Rev 19:111, 1998.
47. Smith, TO, et al.: Do people with benign joint hypermobility syndrome (BJHS) have reduced proprioception? A systematic review and meta-analysis. Rheumatol Int 33 (11):2709, 2013.
48. Grahame, R: Hypermobility not a circus act. Int J Clin Pract 54:314, 2000.
49. Russek, LN: Hypermobility syndrome. Phys Ther 79:59, 1999.
50. Lamari, NM, Chueire, AG, and Cordeiro, JA: Analysis of joint mobility patterns among preschool children. Sao Paulo Med J 123:119, 2005.
51. Beighton, P, Solomon, L, and Soskolne, CL: Articular mobility in an African population. Ann Rheum Dis 32:23, 1973.
52. Remvig, L, Jensen, DV, and Ward, RC: Are diagnostic criteria for general joint hypermobility and benign joint hypermobility syndrome based on reproducible and valid tests? A review of the literature. J Rheumatol 34:798, 2007.
53. Jelsma, LD, et al: The relationship between joint mobility and motor performance in children with and without the diagnosis of developmental coordination disorder. BMC Pediatr 13:35, 2013.
54. Smits-Engelsman, B, Klerks, M, and Kirby, A: Beighton score: A valid measure for generalized hypermobility in children. J Pediatr 158 (1):119, 2011.
55. Stefanyshyn, DJ, and Ensberg, JR: Right to left differences in the ankle joint complex range of motion. Med Sci Sports Exerc 26:551, 1993.
56. Mosley, AM, Crosbie, J, and Adams, R: Normative data for passive ankle plantar fl exion-dorsifl exion fl exibility. Clin Biomech 16:514, 2001.
57. Escalanate, A, et al: Determinants of hip and knee fl exion range: Results from the San Antonio Longitudinal Study of Aging. Arthritis Care Res 12:8, 1999.
58. Allender, E, et al: Normal range of joint movements in shoulder, hip, wrist and thumb with special reference to side: A comparison between two populations. Int J Epidemiol 3:253, 1974.
59. Escalante, A, Lichtenstein, MJ, and Hazuda, HP: Determinants of shoulder and elbow fl exion range: Results from the San Antonio Longitudinal Study of Aging. Arthritis Care Res 12:277, 1999.
60. Kendall, FP, et al: Muscles: Testing and Function With Posture and Pain, ed 5. Lippincott, Williams & Wilkins, Philadelphia, 2005.
61. Reese, NB, and Bandy, WD: Joint Range of Motion and Muscle Length Testing. WB Saunders, Philadelphia, 2010.
62. Drews, JE, Vraciu, JK, and Pellino, G: Range of motion of the joints of the lower extremities of newborns. Phys Occup Ther Pediatr 4:49, 1984.
63. Phelps, E, Smith, LJ, and Hallum, A: Normal range of hip motion of infants between nine and 24 months of age. Dev Med Child Neurol 27:785, 1985.
64. Wanatabe, H, et al: The range of joint motions of the extremities in healthy Japanese people: The differences according to age. Nippon Seikeigeka Gakkai Zasshi 53:275, 1979. Cited in Walker, JM: Musculoskeletal development: A review. Phys Ther 71:878, 1991.
65. Schwarze, DJ, and Denton, JR: Normal values of neonatal limbs: An evaluation of 1000 neonates. J Pediatr Orthop 13:758, 1993.
66. Broughton, NS, Wright, J, and Menelaus, MB: Range of knee motion in normal neonates. J Pediatr Orthop 13:263, 1993.
67. Roach, KE, and Miles, TP: Normal hip and knee active range of motion: The relationship to age. Phys Ther 71:656, 1991.
68. Steinberg, N, et al: Range of joint movement in female dancers and non-dancers aged 8~16 years: Anatomical and clinical implications. Am J Sports Med 34 (5):814, 2006.
69. Stubbs, NB, Fernandez, JE, and Glenn, WM: Normative data on joint ranges of motion for 25- to 54-year-old males. Int J Ind Ergon 12:265, 1993.
70. Walker, JM, et al: Active mobility of the extremities in older subjects. Phys Ther 64:919, 1984.
71. Bell, RD, and Hoshizaki, TB: Relationship of age and sex with range of motion: Seventeen joint actions in humans. Can J Appl Sport Sci 6:202, 1981.
72. Kalscheur, JA, Costello, PS, and Emery, LJ: Gender differences in range of motion in older adults. Phys Occup Ther Geriatr 22:77, 2003.
73. Almquist, PO, et al: Knee motion in healthy individuals related to age and gender. J Orthop Res 31 (1):23, 2013.
74. Lansade, C, et al: Three-dimensional analysis of the cervical spine kinematics: Effect of age and gender in healthy subjects. Spine 34 (26):2900, 2009.
75. Youdas, JW, et al: Normal range of motion of the cervical spine: An initial goniometric study. Phys Ther 72:770, 1992.
76. Chen, J, et al: Meta-analysis of normative cervical motion. Spine 24:1571, 1999.
77. Salo, PK, et al: Quantifying the effect of age on passive range of motion of the cervical spine in healthy working-age women. J Orthop Sports Phys Ther 39:478, 2009.
78. Loebl, WY: Measurement of spinal posture and range of spinal movement. Ann Phys Med 9:103, 1967.
79. Fitzgerald, GK, et al: Objective assessment with establishment of normal values for lumbar spinal range of motion. Phys Ther 63:1776, 1983.
80. Intolo, P, et al: The effect of age on lumbar range of motion: A systematic review. Man Ther 14:596, 2009.
81. Trudelle-Jackson, E, et al: Lumbar spine fl exion and extension extremes of motion in women of different age and racial groups. Spine 35 (16):1539, 2010.
82. Gajdosik, RL, et al: Comparison of four clinical tests for assessing hamstring muscle length. J Orthop Sports Phys Ther 18:614, 1993.
83. Tardieu, G, Lespargot, A, and Tardieu, C: To what extent is the tibiacalcaneum angle a reliable measurement of the triceps surae length: Radiological correction of the torque-angle curve. Eur J Appl Physiol 37:163, 1977.
84. Gajdosik, RL: Passive extensibility of skeletal muscle: Review of the literature with clinical implications. Clin Biomech 16:87, 2001.
85. Gajdosik, RL, Hallett, JP, and Slaughter, LL: Passive insuffi ciency of two-joint shoulder muscles. Clin Biomech 9:377, 1994.

제 2 장

절차
Procedures

관절측각기측의 능력은 검사자가 측정할 각 관절의 구조와 기능을 알아야 함을 필요로 한다. 검사자는 ROM과 근육길이를 측정하기 위한 심리운동 스킬을 향상시켜야 한다. 본 장은 검사자가 ROM의 끝지점을 인지하고 끝느낌을 잘 알 수 있도록, 그리고 측정과정에 필요한 도구와 도구의 눈금을 읽는 것을 돕기 위해 고안된 "연습" 단락을 가지고 있다. 본 장은 12 단계 검사 순서의 초기 부분에 해당하는 포지셔닝과 고정을 다루고 있고, 뼈표식점의 위치와 촉진, 그리고 측정된 ROM과 근육길이를 기록하는 방법들을 설명하고 있다.

자세취하기 (Positioning)

검사자세는 관절측각기측과 근육길이를 측정하는데 권장하는 신체의 자세를 의미한다. 포지셔닝은 관절측각기측에 있어서 중요한 부분인데, 그 이유는 ROM을 측정할 때 관절을 영점 시작자세로 정렬하고, 또 근육길이를 측정할 때 근육이 통과하는 마지막 관절을 제외한 모든 관절 위의 다관절 근육을 길게 늘이는데 이용되기 때문이다. 마지막 관절은 근육을 더 많이 신장하는 쪽으로 움직이고, 근육 길이를 결정한다. 관절측각기측과 근육길이 검사 모두에서, 포지셔닝은 검사할 신체 부위쪽에 서거나 앉아야 하는 검사자에게 있어 중요한 부분이다. 만약 검사자가 피검자 가까이에 자세를 유지한다면, 검사자의 신체 역학이 향상될 것이고, 또 검사자의 허리 손상을 예방할 수 있다. 포지셔닝은 피검자에게도 중요한 부분이다. 왜냐하면 편안하고 안전한 자세는 피검자를 이완시킬 뿐만 아니라 관절 주위의 물렁조직 (관절주머니, 인대, 근육) 긴장을 감소시키는데 도움을 준다. 이들 물렁조직 중 1개 이상의 조직이 긴장되는 검사자세는 동일의 물렁조직이 이완되어 있을 때보다 ROM의 제한을 초래할 것이다. 그러나 근육길이를 검사할 때, 모든 조직이 신장되고 긴장되는 반대 자세를 이용할 필요도 있을 것이다. 다음의 예서도 알 수 있듯이, 다양한 검사자세의 이용은 엉덩관절의 굽힘에 대한 ROM 변화를 일으킬 수 있다.

예: ROM에 대한 근육길이의 효과를 고려해 보자. 무릎을 굽힘한 검사자세 (그림 2.1A)는 뒤넙다리근을 이완시켜, 무릎을 폄한 검사자세 (그림 2.1B)때 보다 더 큰 엉덩관절의 굽힘 ROM을 허용한다. 무릎을 폄했을 때, 엉덩관절 굽힘은 뒤넙다리근의 긴장으로 인해 조기에 제한될 것이다. 2개 관절 이상을 통과하는 뒤넙다리근과 같은 근육들은 그들이 지나가는 모든 관절 (예로, 무릎관절과 엉덩관절)에서 동시에 충분한 길이로 늘어나지 못한다. 2관절에 걸쳐 신장된 뒤넙다리근의 긴장은 엉덩관절의 완전한 굽힘을 방해할 것이다. 무릎의 굽힘은 무릎관절 부위에서 뒤넙다리근을 이완시켜, 엉덩관절에서의 완전한 ROM을 허용하는 근육의 길이를 감소시킨다. ROM 검사에서 반대 근육의 이완을 위한 포지셔닝과는 달리, 근육길이 검사는 근육의 신장을 필요로 한다.

연속적인 측정을 수행할 때 중요한 점은 검사자가 동일한 검사자세를 이용하고, 물렁조직의 상대적 긴장이 이전 측정과 동일하도록 하루 중 같은 시간대에 검사를 수행하는 것이다.

동일 자세에서 이루어진 ROM 측정의 비교는 비슷한 결과를 도출해 내야 한다. 연속 ROM 측정을 할 때 다른 자세를 이용하거나 다른 검사자가 측정을 시도할 때는, 여러 가능성이 측정때 나타나고, 비교의 기준이 사라질 것이다. 연속 측정에서 발생하는 차이점은 구조물 변화의 결과 때문

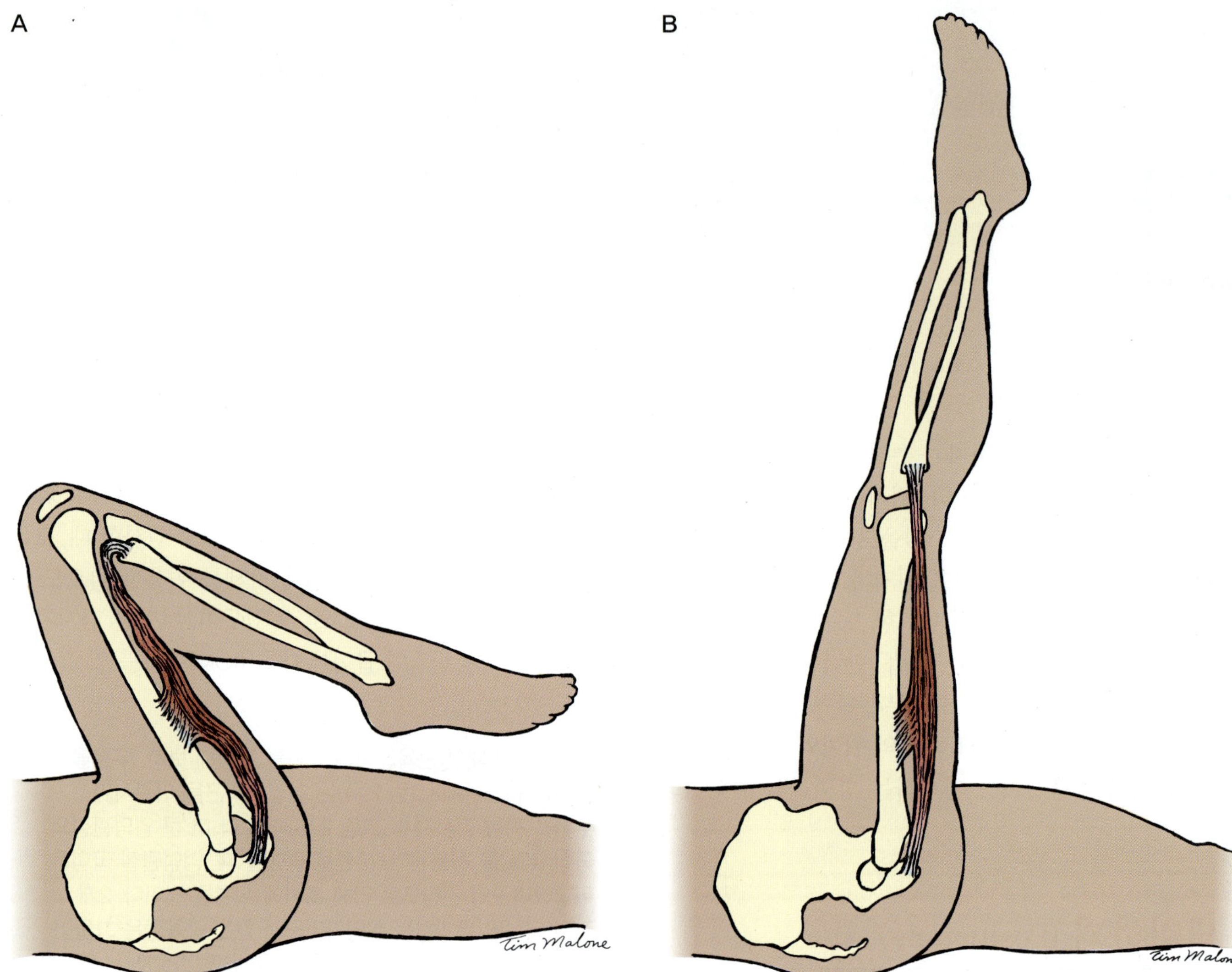

그림 2.1 ROM 검사할 때와 근육길이 검사할 때는 포지셔닝이 달라진다. (A) 엉덩관절 굽힘 ROM은 뒤넙다리근을 이완하기 위해 무릎을 굽힘하고 측정한다. 왜냐하면 무릎을 폄했을 때는 뒤넙다리근의 긴장이 발생하여 엉덩관절의 굽힘을 방해하기 때문이다. (B) 뒤넙다리근의 근육길이를 측정할 때는 뒤넙다리근이 적절하게 늘어날 수 있도록 무릎을 폄하고 엉덩관절을 굽힘해야 한다.

이나, 다른 검사자세나 다른 검사자 때문에 일어날 수 있다.

검사자세 (testing positions)는 누운자세, 엎드린 자세, 앉은 자세 및 선 자세 등 다양한 신체 자세를 포함한다. 검사자가 한번의 검사 때 여러 관절과 움직임을 검사할 의도를 가지고 있다면, 피검자를 움직이지 않도록 하는 관절측정 방법을 계획해야 한다. 예를 들어, 피검자가 엎드린 자세를 취한다면, 다른 자세로 바꾸기 전에 엎드린 자세에서 할 수 있는 모든 검사를 수행해야 한다. 신체 자세에 따른 관절측정을 다루는 표 2.1은 검사자가 관절을 측정하는데 도움을 줄 것이다.

본 책에서 다루는 검사자세의 시리즈는 위에 설명된 5가지 가이드라인을 따르도록 고안되어 있다. 요약을 위해, 검사자세는 다음을 따를 것이다:

1. 검사받을 피검자가 편안하고 안전하고 안정된 자세를 취하도록 한다.
2. ROM을 검사할 때, 영점 시작자세로 측정될 관절을 배치한다.
3. ROM을 검사할 때, 완전하고 방해를 받지 않는 관절 움직임을 허용한다.

4. 근육길이를 검사할 때 움직임을 측정한 한 관절만 남겨놓고, 나머지 모든 관절에서 근육이 늘어난 자세를 취하도록 배치한다.
5. 관절의 몸쪽분절을 고정해야 한다.

만약 환경이나 피검자의 제한 때문에 권장된 검사자세를 만들 수 없다면, 검사자는 특정 관절의 측정을 어떻게 달성할 것인지를 결정하기 위해 창조성을 발휘해야 한다. 다른 자세를 선택하여 권장 검사자세와 동일한 5가지 기능을 제공해야 한다. 부가적으로, 검사자는 피검자의 기록지에 검사자세를 정확하게 기술해야 한다. 왜냐하면 이것은 모든 후속 검사를 동일한 검사자세에서 수행할 수 있도록 하기 위함이다.

표 2.1 신체 자세에 의한 관절 측정

관절/신체 영역	자세			
	엎드린 자세	누운 자세	앉은 자세	선 자세
어깨	폄		굽힘 벌림 안쪽돌림 가쪽돌림	
팔꿈치		굽힘		
아래팔			엎침 뒤침	
손목			모든 동작	
손			모든 동작	
엉덩관절	폄 가쪽돌림* 안쪽돌림*	굽힘 벌림 모음	안쪽돌림 가쪽돌림	
무릎		굽힘		
발목과 발	목말밑관절 안쪽번짐 목말밑관절 가쪽번짐	발등굽힘 발바닥굽힘 안쪽번짐 가쪽번짐 중간발목 안쪽번짐 중간발목 가쪽번짐	발등굽힘 발바닥굽힘 안쪽번짐 가쪽번짐 중간발목 안쪽번짐 중간발목 가쪽번짐	
발가락		모든 동작	모든 동작	
목뼈		돌림†	굽힘 폄 옆굽힘 돌림	
등뼈–허리뼈			돌림	굽힘 폄 옆굽힘 돌림†
턱관절			모든 동작	

* 다른 자세
† 경사각도기로 측정

고정 (Stabilization)

ROM을 위한 검사자세는 피검자의 몸통과 몸쪽 분절을 고정하는 데 도움을 주고, 운동으로부터 그 검사될 관절을 분리시킬 수 있다. 여러 관절에서 일어나는 복합된 운동을 측정하기 보다는 그 운동으로부터 한 관절만 분리하여 측정하면, 제대로 된 움직임을 측정할 수 있다. 자세 유지를 통한 고정은 검사자에 의해 제공되는 도수 고정을 보강해 줄 수 있다.

예: 엉덩관절 안쪽돌림의 측정은 앉은 자세에서 이루어진다 (그림 2.2A). 체중에 의해 골반 (몸쪽 분절)이 부분적으로 고정되고 있지만, 엉덩관절을 돌림할 때 피검자가 몸통과 골반을 움직이게 된다. 검사자와 피검자에 의해 부가적인 고정이 제공되어야 한다 (그림 2.2B). 검사자는 검사받을 쪽의 엉덩뼈능선을 아랫방향으로 눌러줌으로써 골반에 도수 고정을 제공한다. 피검자는 골반의 고정을 유지할 수 있도록 자신의 체중으로 검사받을 골반쪽으로 이동한다.

대부분의 측정에 있어, 검사자에 의한 도수 고정의 크기는 먼쪽 분절을 움직이는 동안 몸쪽 분절을 제대로 고정할 만큼 충분해야 한다. 만약 관절 검사 동안, 먼쪽 분절과 몸쪽 분절이 모두 움직인다면, ROM의 끝지점을 결정하기 어려울 것이다. 고정하는 방법은 연습을 통해 이루어져야 한다. 왜냐하면 검사자가 한 손으로 먼쪽 분절을 움직이는 동안, 다른 손으로 몸쪽 분절을 고정해야 하기 때문이다. 엉덩관절 ROM을 측정할 경우에는, 종종 몸쪽 분절을 고정하는 다른 사람이 있거나 ROM을 검사한 후 먼쪽 분절을 고정하는 도움을 받아야 측각기를 정확하게 배치할 수 있다. 몸쪽 분절을 고정하는 기법과 ROM의 끝지점을 결정하는 기법은 관절측각기측의 기본으로써, 측각기나 경사각도기의 사용 방법을 배우기 전에 완전하게 숙달해야 한다. **연습 1**은 검사자가 고정하는 방법을 배우는 데 도움을 주고, 또 ROM의 끝지점과 끝느낌을 익히는 데 도움을 주도록 고안되었다.

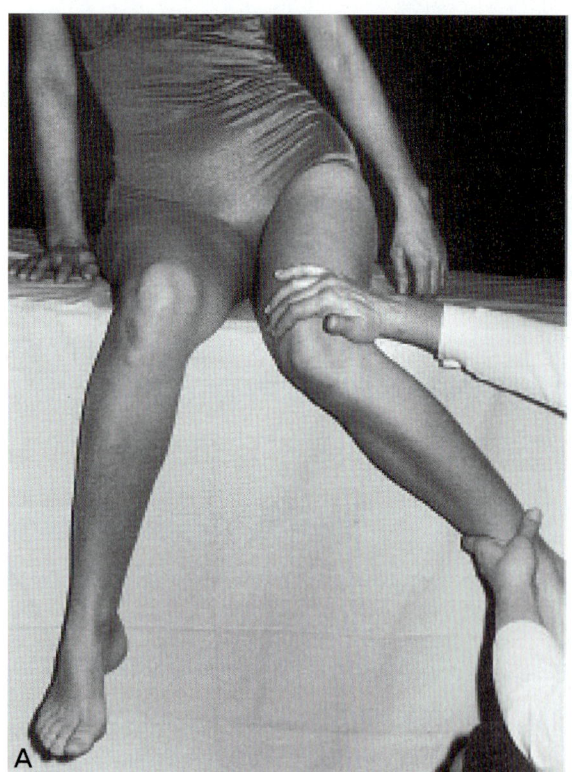

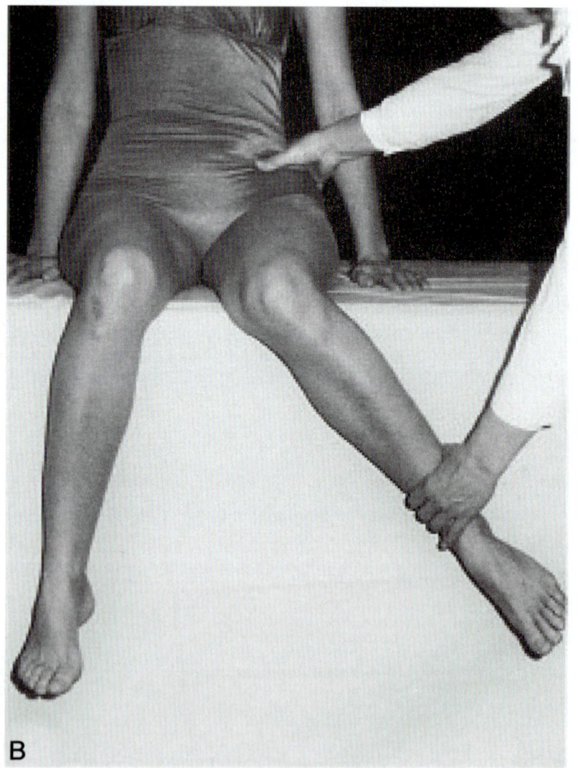

그림 2.2 (A) 부적절한 고정의 결과. 검사자는 피검자의 골반과 몸통을 제대로 고정할 수 없다. 그러므로 엉덩관절의 안쪽돌림을 수행할 때 골반의 가쪽경사와 몸통의 옆굽힘이 일어난다. 안쪽돌림의 범위는 실제보다 더 크게 일어나는데, 그 이유는 골반과 몸통의 부가적인 움직임이 일어나기 때문이다. (B) 적절한 고정의 사용. 수동 ROM을 검사하는 동안 검사자는 오른손으로 골반을 고정한다 (골반이 테이블로부터 떨어지지 않도록 한다). 피검자는 자신의 체중을 왼쪽으로 이동시켜 골반의 고정을 돕는다. 피검자는 테이블 위에 양쪽으로 배치함으로써 몸통을 곧게 유지한다.

연 습 1

ROM의 끝지점과 끝느낌을 확인하기

본 연습 단락은 검사자가 ROM의 끝지점을 확인하고, 또 3가지 끝느낌 (부드러운, 팽팽한, 딱딱한 느낌) 간의 차이를 구분할 수 있도록 돕기 위해 고안된 것이다.

팔꿉관절의 굽힘: 부드러운 끝느낌 (수동 ROM)
활동: 5장의 그림 5.13 참고

1. 연습할 피검자를 선택한다.
2. 피검자는 팔을 몸통 옆에 붙인 누운 자세를 취한다. 팔꿉관절의 완전한 폄을 마련하는 공간을 확보하기 위해 위팔뼈의 먼쪽 끝단에 타월을 감아서 배치한다. 아래팔은 완전한 뒤침 자세를 취하고, 손바닥이 천장 방향을 향하도록 한다.
3. 어깨관절의 굽힘을 막기 위해 한 손으로 위팔뼈의 먼쪽끝단 (몸쪽분절)을 고정한다.
4. 다른 손으로, 움직임을 방해하는 저항이 느껴질 때까지 팔꿉관절이 완전히 굽힘되도록 아래팔을 천천히 움직인다.
5. 굽힘이 더 이상 이루어지지 않을 때까지 저항의 반대 방향으로 부드럽게 압박을 가한다. 조심스럽게 저항의 질을 체크한다. 이런 부드러운 끝느낌은 아래팔의 앞쪽 근육과 위팔뼈의 앞쪽 근육이 서로 압박되어 일어난다.
6. 무릎 굽힘시에 발생하는 부드러운 끝느낌 (ROM 검사 절차: 무릎과 9장의 그림 9.6 참고)과 팔꿉관절의 부드러운 느낌을 비교해 본다.

발목의 발등굽힘: 팽팽한 끝느낌 (수동 ROM)
활동: 10장의 그림 10.11 참고

1. 연습할 피검자를 선택한다.
2. 피검자는 종아리가 테이블의 가장자리에 걸쳐 지도록 무릎을 적어도 30°굽힘하는 앉은 자세를 취한다.
3. 무릎의 폄과 엉덩관절의 움직임을 막기 위해 한 손으로 정강뼈와 종아리뼈의 먼쪽끝단을 고정한다.
4. 다른 손을 발허리뼈의 바닥면에 배치한다. 그 다음, 움직임을 방해하는 저항이 느껴질 때까지 완전한 발등굽힘 범위로 발을 천천히 움직인다.
5. 발등굽힘이 더 이상 이루어지지 않을 때까지 저항의 반대 방향으로 발을 민다. 조심스럽게 저항의 질을 체크한다. 이런 팽팽한 끝느낌은 가자미근의 아킬레스힘줄, 세모인대의 뒤쪽 부분, 뒤정강종아리인대, 발꿈치종아리인대, 뒤쪽 관절주머니 등의 장력에 의해 일어나고, 또 정강뼈와 종아리뼈의 장부구멍 안으로 목말뼈가 들어가기 때문에 일어난다.
6. 손허리손가락관절 (MCP)의 폄에서 발생하는 팽팽한 느낌 (손가락 MCP 폄을 위한 ROM 검사 절차를 참고하고, 또 7장의 그림 7.12을 참고한다)과 발등굽힘시 발생하는 팽팽한 느낌을 비교해 본다.

팔꿉관절의 폄: 딱딱한 끝느낌 (수동 ROM)
활동: 연습할 피검자를 선택한다.

1. 피검자는 팔을 몸통 옆에 붙인 누운 자세를 취한다. 팔꿉관절의 완전한 폄을 마련하는 공간을 확보하기 위해 위팔뼈의 먼쪽 끝단에 타월을 감아서 배치한다. 아래팔은 완전한 뒤침 자세를 취하고, 손바닥이 천장 방향을 향하도록 한다.
2. 한 손을 둘둘감은 타월 위에 배치하고 먼쪽 위팔뼈 뒤쪽면을 고정한다. 그리고 어깨관절의 폄을 막기 위해 위팔뼈 (몸쪽분절)를 고정한다.
3. 다른 손으로, 움직임을 방해하는 저항이 느껴질 때까지 팔꿉관절이 완전히 폄되도록 아래팔을 천천히 움직인다.
4. 폄이 더 이상 이루어지지 않을 때까지 저항의 반대 방향으로 부드럽게 압박을 가한다. 조심스럽게 저항의 질을 체크한다. 끝느낌이 딱딱하면 더 이상 움직임이 일어나지 않는다. 이런 딱딱한 끝느낌은 자뼈의 팔꿈치머리돌기와 위팔뼈의 팔꿈치머리오목이 서로 접촉되기 때문이다.
5. 손목 굽힘시에 발생하는 부드러운 끝느낌 (ROM 검사 절차: 손목과 6장의 그림 6.18 참고)과 팔꿉관절의 부드러운 느낌을 비교해 본다.

측정도구 (Measurement Instruments)

관절운동과 근육길이를 측정하는 데 다양한 도구가 사용된다. 이들 도구는 줄자에서부터 유니버설 측각기와 디지털 측각기 까지 다양하다. 검사자는 측정 목적, 측정할 관절, 도구의 정확성, 편리성, 가격, 용이성, 크기, 그리고 신뢰도와 타당도의 기록 등에 따라 적절한 측정도구를 선택할 수 있다.

유니버설 측각기 (Universal Goniometer)

유니버설 측각기는 임상 시설에서 ROM을 측정하는데 가장 많이 이용되는 도구이다. Moore가 유니버설 측각기를 디자인했고, 다양성 때문에 "universal"이라는 단어를 부여했다. 유니버설 측각기는 거의 모든 신체 관절의 자세와 운동을 측정하는 데 사용될 수 있다. 본 책이 제시하는 측정방법의 대부분은 유니버설 측각기를 이용한 것이다. 미국의학협회의 Guides to the Evaluation of Permanent Impairment 6판은 팔과 다리의 ROM 측정을 위해 유니버설 측각기를 권장하고 있다. Guides to the Evaluation of Permanent Impairment 5판은 이중 경사각도기를 이용해 척추의 ROM 측정을 권장했다. 그러나 6판에서는 경사각도기에 대한 내용을 다루지 않고 있다. 그 이유는 척추 움직임을 측정하는데 경사각도기가 신뢰도/타당도에서 충분한 증거를 제시하지 못했기 때문이다.

측각기의 구성 (Goniometer Construction)

유니버설 측각기는 플라스틱 (그림 2.3)이나 금속 (그림 2.4)으로 만들어지고, 다양한 크기와 형태를 가진다. 일반적인 디자인으로는 한 개의 몸통과 얇고 긴 두 개의 팔 (고정팔과 가동팔)로 구성되어 있다. 비교적 혁신적인 측각기로는 중력 수준의 측각기인데, 측각기의 한쪽팔만이 움직인다. 중력 수준은 측각기 팔이 수직이나 수평되게 만든다.

유니버설 측각기의 몸통 (body)은 분도기와 비슷하고, 반

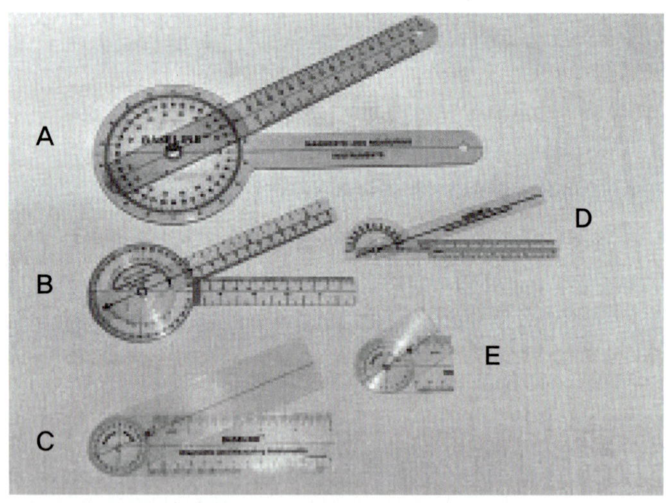

그림 2.3 플라스틱 유니버설 측각기는 다양한 형태와 크기로 이용되고 있다. 어떤 측각기는 원형의 몸통 (A, B, C)을 가지고 있고, 다른 측각기는 반원형의 몸통 (D)을 가지고 있다. 14인치의 측각기 (A)는 엉덩관절, 무릎관절, 어깨관절 등 큰 관절을 측정하는데 이용된다. 한쪽 팔의 레벨은 검사자로 하여금 팔을 수평이나 수직으로 배치하도록 돕는다. 6인치 또는 8인치 측각기 (B, C, D)는 손목과 발목과 같은 중간 크기의 관절을 측정하는데 이용된다. 작은 측각기 (E)는 손가락과 발가락을 쉽게 측정하기 위해 6인치 측각기 (C)를 절단한 것이다.

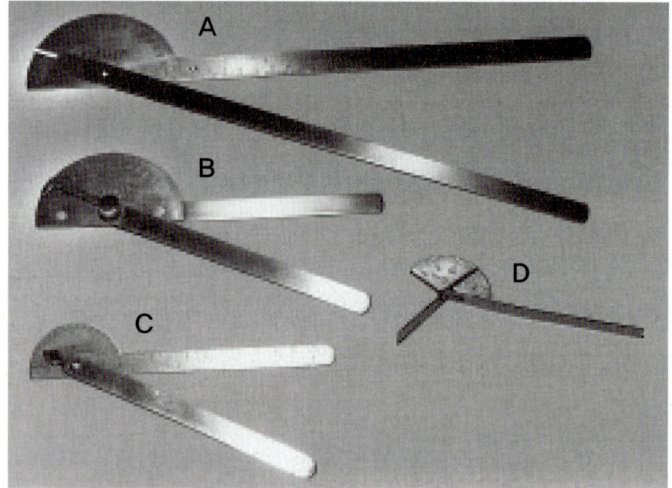

그림 2.4 이들 금속 측각기는 다양한 크기를 가지고 있고, 모든 측각기가 반원형의 몸통을 가진다. 원형의 몸통을 가진 금속 측각기도 이용될 수 있다. 작은 측각기 (D)는 관절 움직임을 측정하는 동안, 손가락과 발가락의 앞쪽면이나 등쪽면 만을 측정하도록 설계되어 있다. 측각기 A와 B는 몸통의 눈금을 읽을 수 있도록 가동팔의 컷-아웃 부위를 가지고 있는 반면, 측각기 C와 D는 가동팔의 포인터를 가지고 있다.

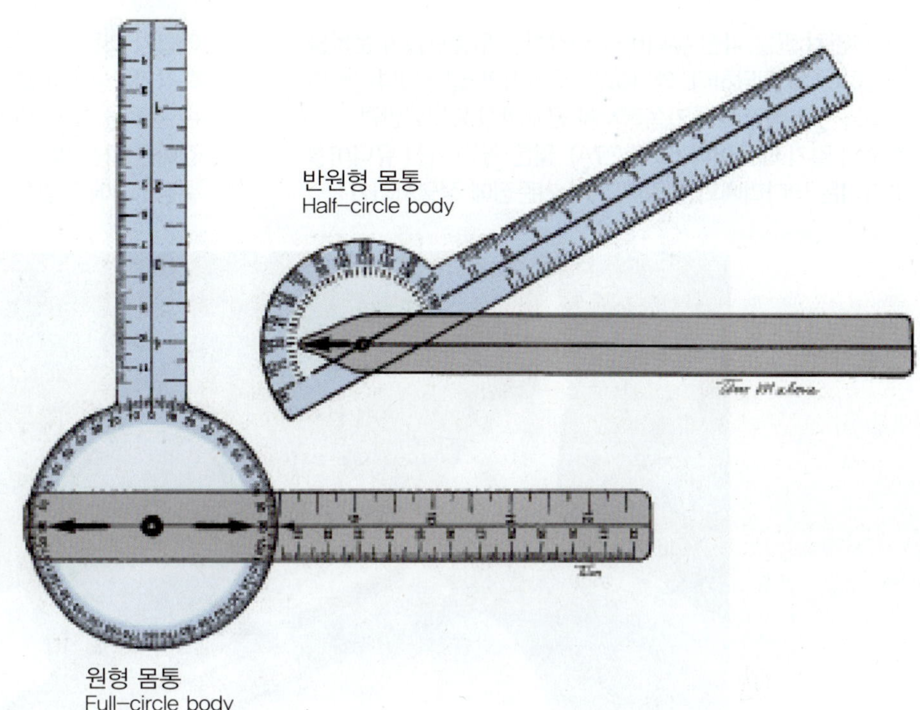

그림 2.5 측각기의 몸통은 반원형 (위쪽)이나 원형 (아래쪽)으로 되어 있다. 측각기 몸통의 눈금은 대개 1°씩이나 5°씩으로 되어 있다.

원형이나 원형으로 되어 있다 (그림 2.5). 반원형 측각기의 눈금은 0~180°이나 180~0°로 구성되어 있다. 원형 측각기의 눈금은 0~180°이나 180~0°, 또는 0~360°이나 360~0°로 구성되어 있다. 대개 원형 측각기는 180°의 눈금과 360° 눈금을 모두 가지고 있다. 눈금의 간격은 1~10°로 다양하지만, 가장 일반적인 것이 1°간격의 눈금과 5°간격의 눈금이다.

전통적으로, 유니버설 측각기의 팔 (arms)은 측각기의 몸통에 어떻게 붙어 있는지에 따라서 가동팔과 고정팔로 디자인된다 (그림 2.6). 고정팔 (stationary arm)은 측각기 몸통에 붙어 있는 구조물로서, 몸통과 분리되어 움직일 수 없다. 대부분의 플라스틱 측각기의 가동팔 (moving arm)은 리벳에 의해 몸통의 중심에 붙어, 몸통과 분리되어 움직일 수 있다. 가동팔은 다음과 같은 여러 특징 중 한 가지 이상의 특징을 가진다: 눈금 포인터, 팔 길이 전체로 뻗어 있는 검은색 또는 흰색선, 절단된 부분 (창문) 등. 방사선상으로 ROM을 측정하는데 사용되는 측각기는 팔길이 전체에 뻗어 있는 불투명한 흰색선과 몸통의 불투명한 기준점을 가지고 있다. 이런 특징은 검사자가 눈금을 쉽게 읽는데 도움이 된다.

팔의 길이는 1인치에서 14인치까지 이르며, 측정도구에 따라 다양하다. 다양한 팔의 길이는 관절의 크기에 맞도록 측정도구의 크기를 맞추려는 제조자의 의도를 반영하는 것이다. 적어도 한 제조사의 측각기는 8인치에서 28인치로 연장될 수 있는 팔을 가지고 있다.

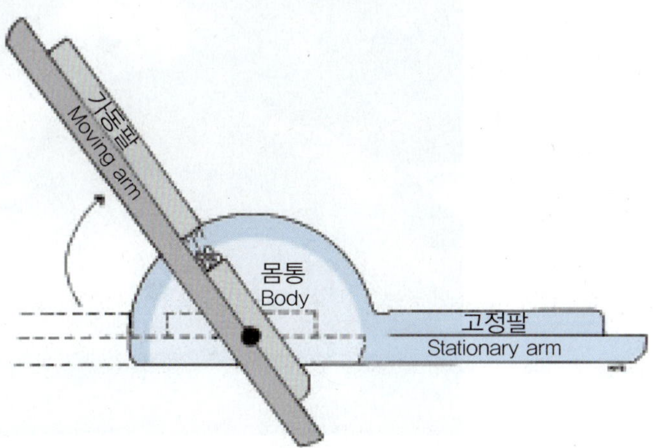

그림 2.6 유니버설 측각기의 몸통은 반원형이다. 고정팔 (강조를 위한 파란색을 칠함)은 몸통과 하나로 통합되어 있다. 가동팔 (강조를 위한 회색을 칠함)은 몸통으로부터 자유롭게 움직일 수 있도록 리벳으로 몸통에 부착되어 있다. 본 예에서, 컷아웃 부분 (대개 창문으로써 언급됨)은 중심과 가동팔의 끝지점에서 발견된다. 창문은 검사자가 측각기 몸통의 눈금을 잘 읽을 수 있도록 만든다.

예: 14인치 팔을 가진 유니버설 측각기는 무릎관절의 운동을 측정하는 데 적당하다. 왜냐하면, 측각기의 팔이 넙다리뼈의 큰뼈돌기와 정강뼈의 가쪽복사뼈 근처까지 도달할만큼 충분히 길기 때문이다 (그림 2.7A). 짧은 팔을 가진 유니버설 측각기는 넙다리뼈와 정강뼈의 뼈 기준점에 정렬시키기 어렵기 때문에, 사용하기도 어렵다 (그림 2.7B). 긴 팔을 가진 측각기를 손의 MCP 관절 측정에 사용하는 것도 어색하다. 손 관절을 측정하도록 설계된 측각기는 대개 4~6인치의 길이를 가진 팔을 가지고 있어, 손가락과 엄지의 작은 크기를 측정하기에 적합하다.

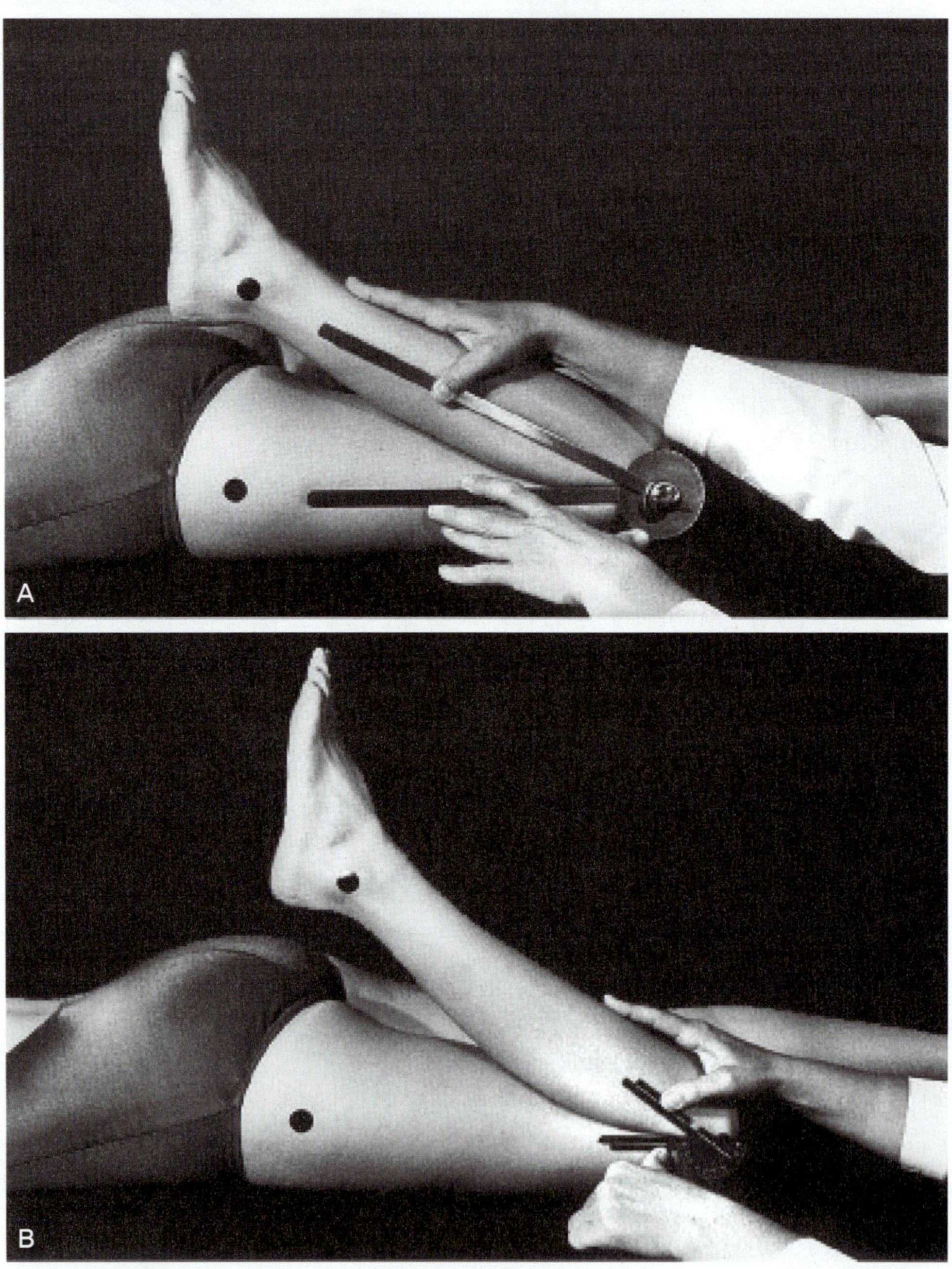

그림 2.7 올바른 크기의 측각기를 선택하는 것은 관절 움직임을 더 쉽게 측정할 수 있도록 만든다. (A) 검사자는 무릎 굽힘을 측정하기 위해 긴 팔을 가진 원형 몸통의 도구를 사용하고 있다. 측각기의 팔은 팔을 정렬시키는데 이용되는 몇 인치의 뼈표식점 (흑색 점) 내에서 관절의 먼쪽 분절과 몸쪽 분절을 따라 연장된다. 표식점과 팔의 끝단은 측각기의 정렬을 더 쉽게 만들며, 팔을 정확하게 정렬되는데 도움을 준다. (B) 작은 반원형 금속 측각기는 무릎 굽힘을 측정하기에는 좋지 못한 선택이다. 그 이유는 표식점이 측각기 팔의 끝지점으로부터 멀리 떨어져 있어 정확하게 정렬하기가 어렵기 때문이다.

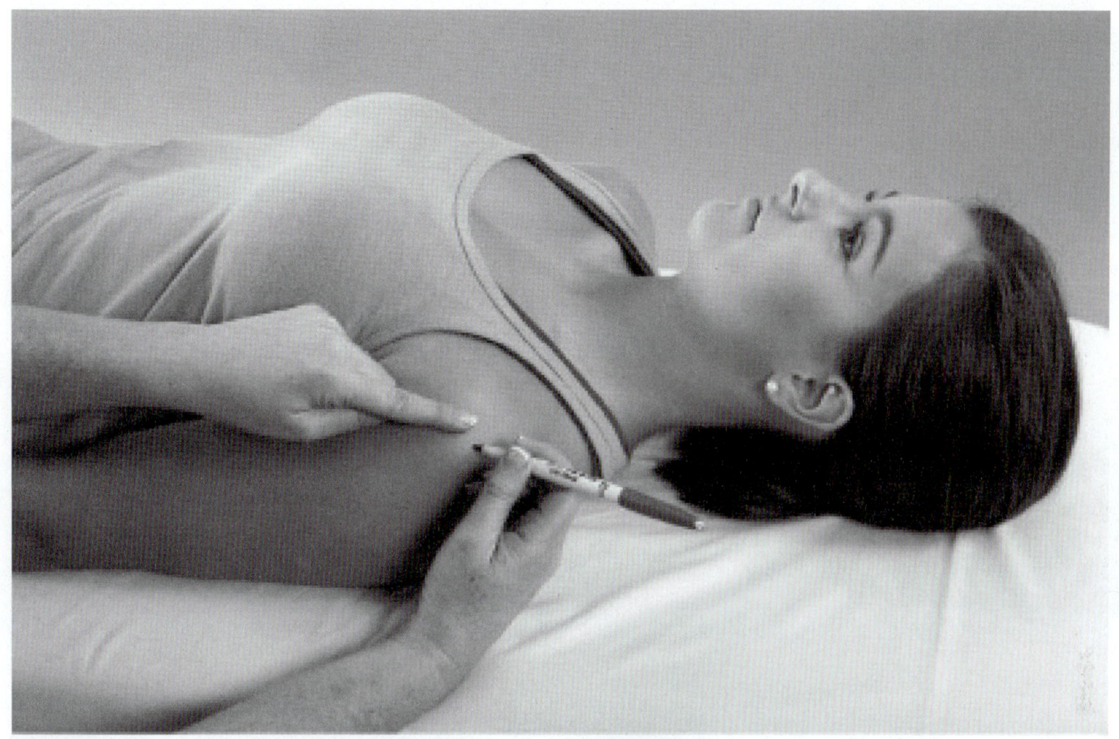

그림 2.8 검사자는 왼쪽 봉우리돌기의 위치를 표시하기 위해 수성용 잉크펜을 사용하고 있다. 뼈표식점이 쉽게 관찰되도록 피검자는 옷을 벗어야 한다. 종종 검사자는 검지와 가운데손가락을 사용해 뼈표식점을 촉진한다.

정렬 (Alignment)

측각기의 정렬은 관절의 몸쪽분절과 먼쪽분절에 부착되는 측각기 팔의 정렬을 의미한다. 검사자는 관절 분절을 정확하게 알 수 있는 **뼈표식점**을 배우고 사용해야 한다. 모든 관절 측정에 이용되는 이들 뼈표식점은 쉽게 위치를 확인되고 촉진될 수 있도록 완전히 노출되어야 한다 (그림 2.8). 주의 깊은 확인, 촉진 및 측각기 팔의 정렬은 뼈표식점과 함께 측정의 정확성과 일관성을 향상시킨다.

일반적으로, 고정팔은 관절 몸쪽분절의 세로축과 평행하게 정렬되고, 가동팔은 먼쪽분절의 세로축과 평행하게 정렬된다 (그림 2.9). 몇몇 경우, 측각기나 피검자에 의한 제한 때문에, 측각기의 팔을 반대로 배치해야 할 경우가 있다. 즉, 고정팔을 먼쪽분절에 배치하고, 가동팔을 몸쪽분절에 배치해야 할 경우가 있다 (그림 2.10).

그러나 측각기로 측정되는 각도는 몸쪽분절과 먼쪽분절에 부착되는 측각기 팔의 종류에 관계없이 똑같을 것이다. 그러므로 우리는 관절의 몸쪽분절에 부착되는 측각기의 팔을 **몸쪽팔**로, 먼쪽분절에 부착되는 측각기의 팔을 **먼쪽팔**

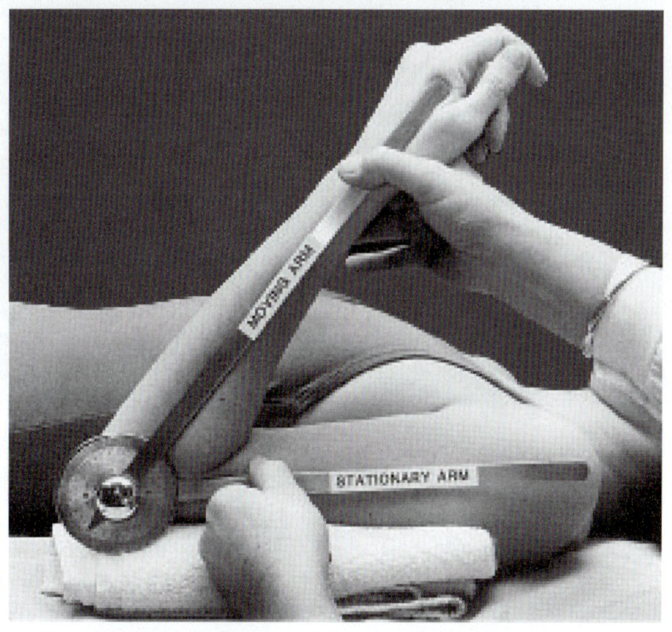

그림 2.9 팔꿉관절 굽힘 ROM을 측정하기 위해 원형 측각기를 사용할 때, 대개 고정팔을 몸쪽분절 (위팔뼈)에 부착하고, 가동팔을 먼쪽분절 (아래팔)에 부착한다. 그러나 만약 측각기 팔의 위치가 바뀌어도, 동일한 각도가 측정될 것이다.

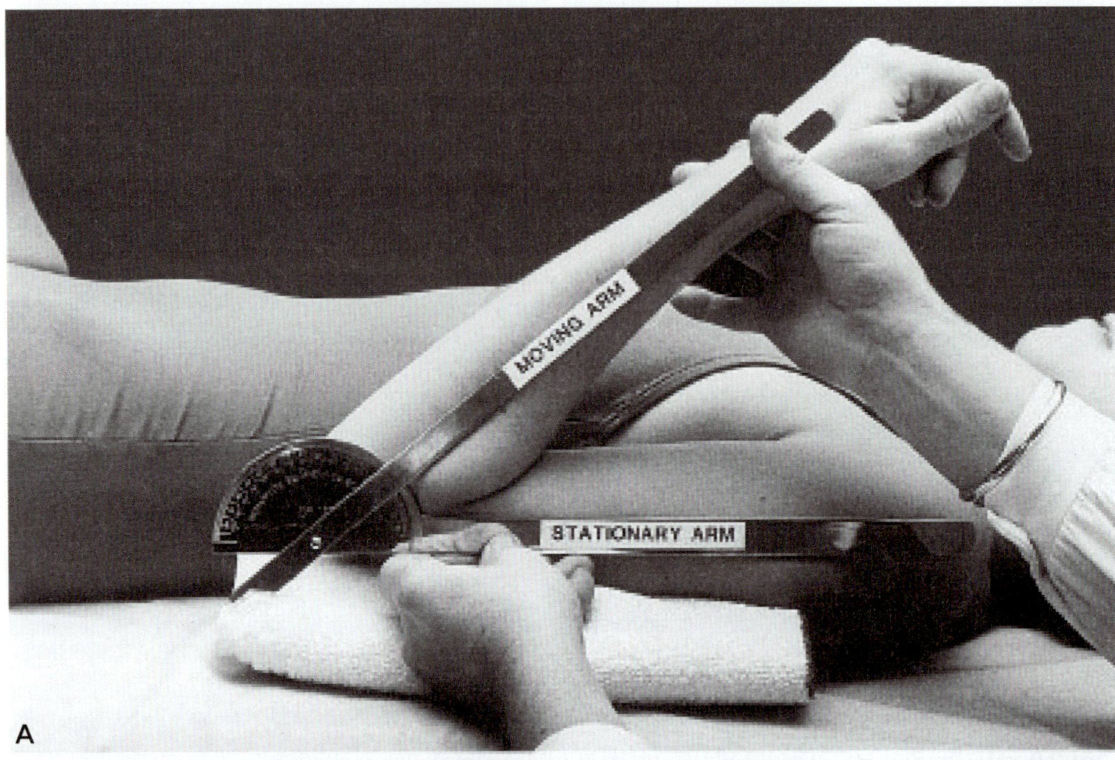

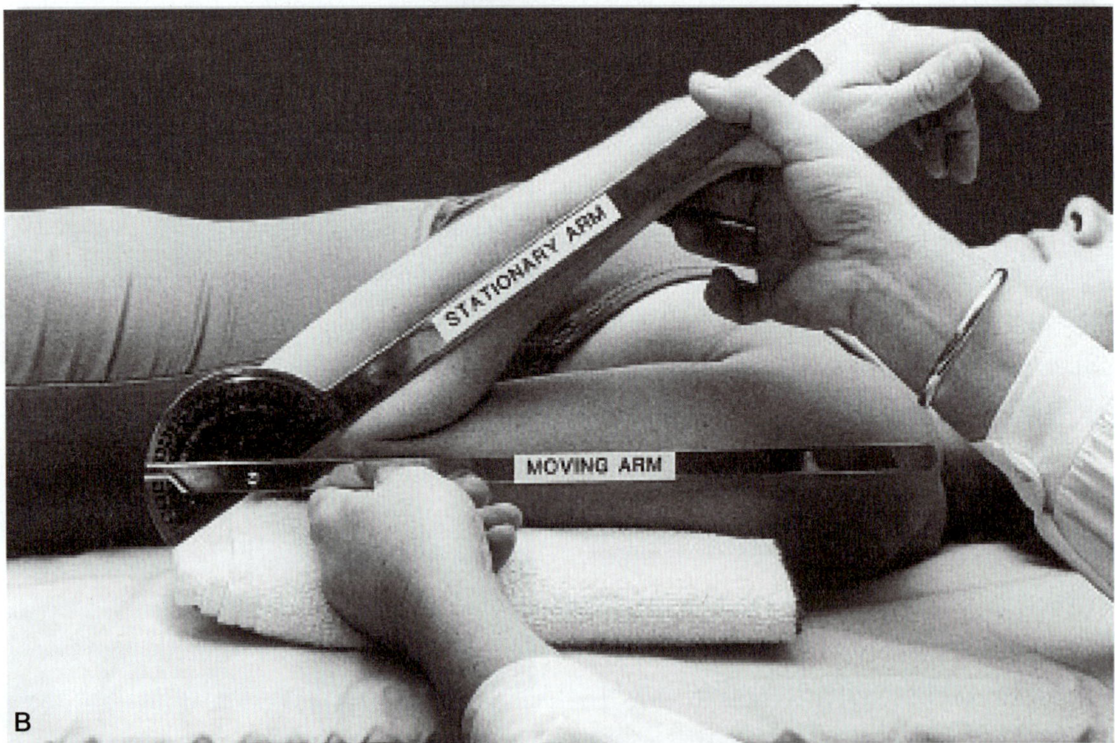

그림 2.10 (A) 팔꿉관절의 굽힘을 측정하기 위해 검사자가 반원형 측각기를 사용할 때, 아래팔에 가동팔을 배열하면, 포인터가 측각기 몸통을 벗어나 움직여 눈금을 읽을 수 없을 것이다. (B) 배열된 측각기 팔의 위치를 바꾸면 (즉, 고정팔을 먼쪽분절에 배치하고, 가동팔을 몸쪽분절에 배치하면), 포인터가 측각기 몸통 안에서 움직여, 포인터로 눈금을 읽을 수 있다.

이라는 용어로 사용할 것이다 (그림 2.11). 해부학적 뼈표식점은 측각기 팔의 정렬이 올바른지를 확인하는 기준점으로 작용한다.

측각기의 **축 (fulcrum)**은 대개 측정하고자 하는 관절의 운동축 (또는 근처)에 배치된다. 그러나 관절이 움직일 때 운동축의 위치가 변하기 때문에, 측각기 축의 위치가 적절하게 조정되어야 한다. Moore는 주의깊은 몸쪽팔과 먼쪽팔의 정렬이 운동축에 측각기 축이 근접되도록 한다고 제안했다. 그러므로 몸쪽분절과 먼쪽분절에 부착되는 측각기 팔의 배치가 운동축에 배치되는 측각기 축의 배치보다 더 강조되어야 한다.

관절 위치와 움직임을 측정할 때 발생하는 실수는 검사자가 측각기 팔을 주의깊게 적용하지 않을 때 일어난다. 측각기 팔을 정렬하고 눈금을 읽을 때, 검사자는 시차 (parallax)를 피하기 위해 측각기 눈금과 눈을 평행하게 위치시켜야 한다. 만약 검사자의 눈이 측각기보다 높거나 낮으면, 시차가 발생할 수 있다. 결과적으로, 정렬과 눈금이 왜곡될 수 있다. 대개 측각기는 다양한 눈금을 가지고 있다: 0-180° 또는 180-0°. 검사자는 측정을 위해 올바른 척도가 무엇인지를 결정해야 한다. 만약 측정을 하기 전에 눈대중이 먼저 이루어지면, 눈금을 잘못 읽을 수 있는 커다란 실수가 발생할 수 있다. 다른 실수로는 눈금의 간격을 잘못 읽는 것이다. 예를 들어, 어떤 측각기의 가장 작은 눈금이 5°인데, 1°로 잘못 읽을 수 있다. 이 사례에서 볼 때, 검사자는 95°의 수치를 91°로 잘못 읽을 수 있다.

가격 (Cost)

유니버설 측각기의 가격은 구성 물질 (스테인레스 스틸 또는 플라스틱), 크기 및 특정 관절 측정을 위한 특별한 특징 등에 따라 다양하다. 유니버설 측각기의 가격 범위는 6인치의 플라스틱이 5 달러 정도이고, 14인치의 스테인레스 스틸이 약 75 달러 정도이다. 손가락 관절을 측정하도록 고안된 특별한 유니버설 측각기는 20-100 달러 까지 다양하다. 일반적으로 유니버설 측각기는 가격이 저렴하고, 관절 측정과 근육길이 측정에 가장 많이 사용되고 있다.

검사자는 유니버설 측각기의 구성과 정렬에 대한 단락을 읽었다면, **연습 2와 연습 3**을 수행해야 한다.

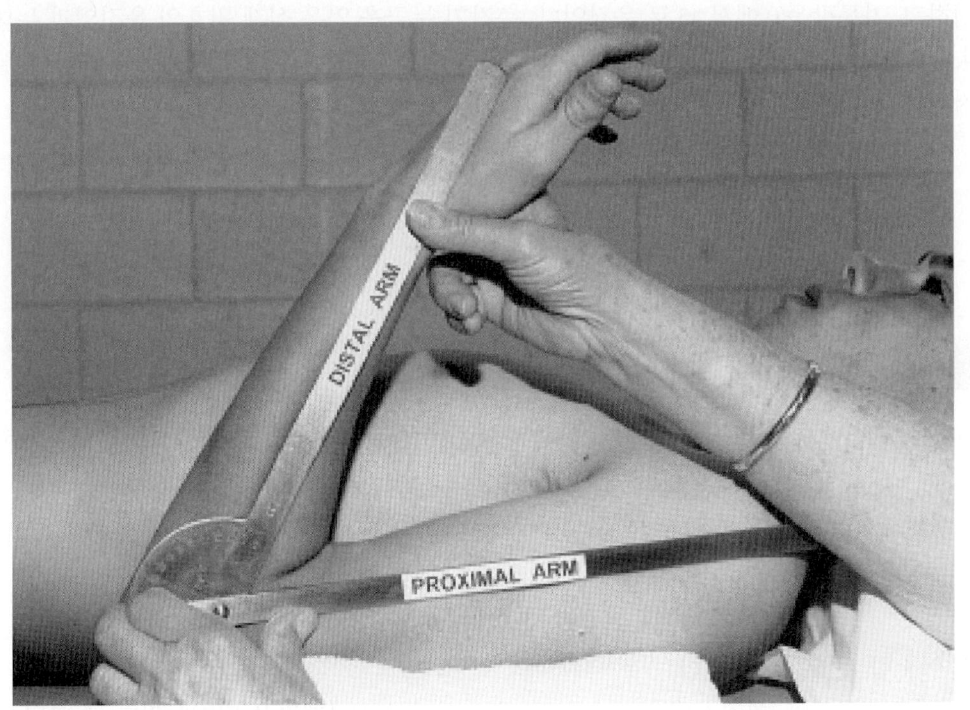

그림 2.11 "몸쪽팔"이라는 용어는 몸쪽 분절에 부착되는 측각기의 팔을 의미하고, 반대로 "먼쪽팔"이라는 용어는 먼쪽분절에 부착되는 측각기의 팔을 의미한다. 팔꿉관절 굽힘을 측정할 때, 몸쪽팔은 위팔뼈에 배열하고, 먼쪽팔은 아래팔에 배열한다.

연 습 2

유니버설 측각기

다음 활동은 검사자가 유니버설 측각기와 친숙해지는데 도움을 주도록 고안된 활동들이다.

장비: 플라스틱이나 금속으로 만들어진 원형 유니버설 측각기나 반원형 유니버설 측각기

활동:

1. 측각기를 선택한다.
2. 측각기 몸통을 확인함으로써 선택된 측각기의 종류 (반원형인지, 아니면 원형인지)를 확인한다.
3. 가동팔과 고정팔을 구분한다 (고정팔이 몸통에 붙어 있음을 명심한다).
4. 컷아웃 부분이나 포인터를 가지고 있는지를 확인하기 위해 가동팔을 관찰한다.
5. 가동팔의 중심선을 찾고, 눈금의 숫자에 맞춘다.
6. 측각기 몸통을 확인하고, 다음 질문에 답을 한다:
   a. 한쪽 또는 양쪽에 눈금이 있는가?
   b. 측각기 몸통을 통해 눈금을 읽을 수 있는가?
   c. 이용되는 간격이 무엇인가?
   d. 몸통에 1개, 2개 또는 더 이상의 눈금이 있는가?
7. 양쪽 손으로 측각기를 잡는다. 측각기가 길게 일자를 그리도록 측각기의 양쪽 팔을 배열한다. 측각기의 팔이 이런 자세를 취하면, 눈금을 확인하여 0°를 읽는다.
8. 고정팔을 제자리에 고정하고, 가동팔을 움직이면서 가동팔의 포인터나 제거된 창문 (컷아웃)을 통해 눈금의 숫자를 확인해 본다. 가동팔을 0°에서 45°, 90°, 150° 및 180°로 움직인다.
9. 고정팔을 고정하고, 가동팔을 0°에서 45°로 움직인다. 측각기 눈금을 읽은 실제 원호의 움직임과 눈대중을 비교해 본다. 다른 원호의 움직임을 견적해 보고, 실제 움직임과 움직임의 눈대중을 비교해 본다.
10. 가동팔을 제자리에 고정하고, 다른 원호를 그리면서 고정팔을 움직인다.
11. 다른 종류의 측각기를 사용해 단계 2에서 단계10을 반복해 본다.

연 습 3

팔꿉관절 굽힘을 위한 측각기 정렬

다음 활동은 유니버설 측각기를 어떻게 정렬시키고 눈금 읽은 방법을 검사자가 잘 배울 수 있도록 구성된 활동들이다.

장비: 다양한 크기의 플라스틱이나 금속으로 만들어진 원형 유니버설 측각기나 반원형 유니버설 측각기; 피부에 표시할 수 있는 펜이나 연필.

활동:

1. 측각기와 함께 연습할 사람을 선택한다.
2. 피검자는 누운 자세를 취한다. 피검자의 왼팔을 몸통 옆에 배치하고 아래팔을 뒤침시킨다 (손바닥이 천장 쪽을 향하도록). 팔꿈치가 완전히 폄될 수 있도록 먼쪽 위팔뼈 밑에 타월을 감아서 배치한다 (5장의 그림 5.14 참고).
3. 다음의 뼈표식점을 찾아서 표시한다: 봉우리돌기, 위팔뼈의 가쪽위융기, 노뼈머리, 노뼈붓돌기) (그림 5장의 그림 5.9-

5.12 참고).

4. 기준 표식점으로서 봉우리돌기와 가쪽위융기를 이용하여, 측각기의 몸쪽팔을 위팔뼈 세로축을 따라 배치한다. 시차를 피하기 위해, 정렬시키는 과정 동안 측각기가 눈높이에 있도록 검사자의 자세를 취해야 한다.
5. 기준 표식점으로서 노뼈머리와 노뼈붓돌기를 이용하여, 노뼈의 세로축을 따라 먼쪽팔을 배치한다 (그림 5장의 그림 5.14 참고).
6. 측각기 축은 가쪽 관절위융기 근처에 있어야 한다. 측각기 몸통이 지지면에 의해 비껴나 있는지를 체크한다.
7. 측각기 팔의 정렬을 다시 체크하고, 필요하다면 정렬을 다시 조정한다.
8. 측각기의 눈금을 읽는다.
9. 피검자의 팔에서 측각기를 떼어 내고, 다음 관절 자세를 측정하기 위해 다시 배치한다.
10. 굽힘 ROM (ROM의 끝지점을 포함해)을 측정할 때 피검자의 아래팔을 여러 자세로 움직인다. 각 관절 위치에서, 측각기를 배열하고 눈금을 읽는다. 명심해야 할 것은 검사자가 측각기를 정렬하는 동안, 피검자의 아래팔을 지지해야 한다는 점이다 (그림 5.15 참고).
11. 피검자의 오른쪽 팔을 대상으로 단계 3에서 단계 10까지 반복해 본다.
12. 다른 크기와 형태의 측각기를 이용해 단계 4에서 단계 10까지 반복해 본다.
13. 다음 질문에 답하시오:
    a. 측각기 팔의 길이가 정렬의 정확성에 영향을 주었는가? 설명하시오.
    b. 측각기 팔의 길이가 이번 측정에 가장 적절한다고 권장할 수 있는가? 그 이유는?
    c. 사용된 측각기의 종류 (반원형 또는 원형)가 관절 정렬이나 눈금 읽기에 영향을 주었는가? 설명하시오.
    d. 검사했던 신체 쪽이 측각기를 정렬하는 검사자의 능력에 어떤 차이점을 만들었는가? 그 이유는?

중력 측각기 (경사계, Inclinometers)

비록 유니버설 측각기 만큼 많이 사용되지 않지만, 몇가지 도수 측각기와 디지털 측각기가 임상에서 사용되고 있다. **중력 측각기** 또는 **경사계**는 관절 위치와 움직임을 측정하기 위해 포인터와 액체 수평기에 대한 중력의 효과를 이용하고 있다 (그림 2.12). **진자 측각기**는 360°의 분도기와 그 중심에 가중 포인터가 매달려 있다. 진자 측각기는 1934년에 Fox와 Van Breemen에 의해 최초로 소개되었다. 그리고 **액체 측각기**가 1956년에 Schenkar에 의해 최초로 소개되었고, 공기방울이 들어 있는 원형의 액체 공간으로 구성되어 있다. 이것은 목수들이 사용하는 수평기 (carpenter's level)와 비슷하지만, 원형 안에 360°의 눈금이 그려져 있다.

몇몇 경사계는 측정하는 관절의 먼쪽분절에 부착되거나 고정된다. 먼쪽 분절의 긴축과 중력선 사이의 각도를 측정한다. 특정 상황의 경우에는 경사계가 유니버설 측각기보다 더 쉽게 사용될 수 있는데, 그것은 경사계를 뼈표식점이나 운동축 위에 배치되지 않고, 일관성을 위해 특정 지점에 배치되어 있기 때문이다. 해부학적 뼈표식점 위에 잘못 배치되면, 정확한 측정을 할 수 없다. 부가적으로, 정확한 측정을 하기 위해 측정되는 관절의 몸쪽 분절에 수직이나 수평으로 배치되어야 한다. 만약 그렇지 못하면, 측정을 결정할 때 조절이 이루어져야 한다. 작은 관절에 경사계를 배치하기 어렵고, 또 물렁조직 변형이나 부종 부위에도 배치하기 어렵다.

어떤 경사계는 척추의 움직임을 측정하기 위해 특별히 사용된다. Performance Attainment 에 의해 제조된 목뼈 ROM (CROM) 장비와 등-허리 ROM (BROM) 장비가 좋은 예로서 플라스틱 틀 위에 경사계가 설치된 형태이다. CROM (그림 2.13A)은 머리에 고정된 플라스틱 틀에 3개의 경사계가 설치된 형태이다. 머리 측면의 틀에 설치된 경사계는 목

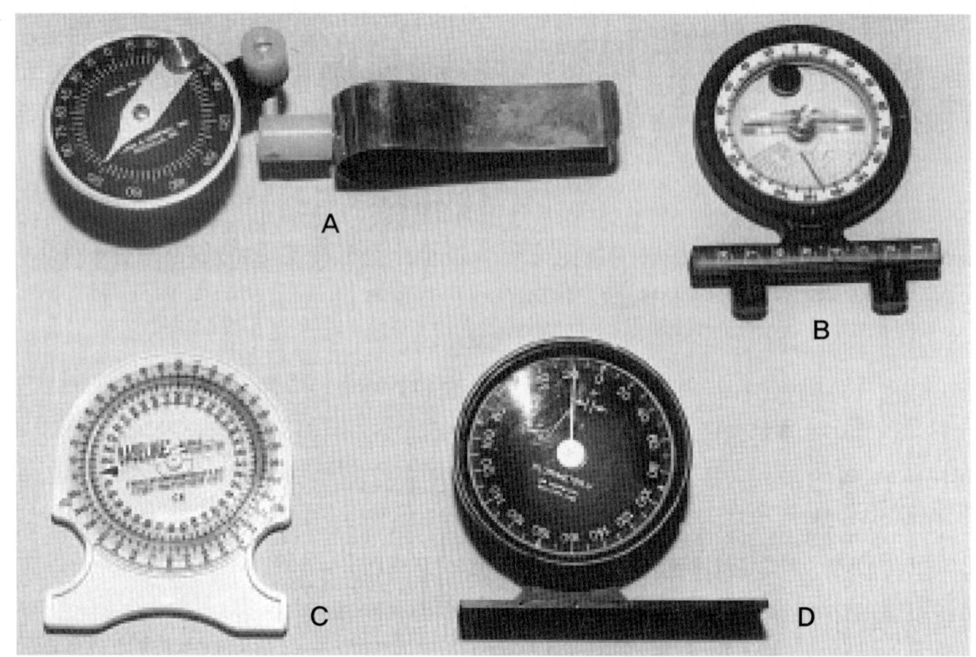

그림 2.12 각종 중력형 각도계는 중력의 수직 당김에 대한 각도계의 위치를 알아내기 위해 가중 지시점 (A, B, D)이나 버블 (C)을 이용한다. 모든 종류의 경사계는 시작위치가 가중지시점이나 버블이 영점의 눈금에 맞춰지는 회전형 다이얼을 가지고 있다.

의 옆굽힘을 측정하기 위한 것이다. 플라스틱의 앞쪽 틀에 부착된 경사계는 목의 굽힘과 폄을 측정하기 위한 것이다. 머리 위에 설치된 나침반 경사계는 목의 돌림을 측정하기 위한 것이다. 나침반 경사계는 수평면의 움직임을 측정하기 위해 지구의 자기장에 반응하고, 어깨 주위에 설치된 자기장 멍에와 연결되어 있다. BROM (그림 2.13B)은 CROM과 비슷한 정렬을 가진다. 즉, 골반을 둘러싸는 자기장 멍에와 그에 수평으로 결합된 나침반 경사계를 가지고 있다.

비록 유니버설 측각기와 중력 측각기 모두가 임상에서 많이 사용되고 있지만, 그것들을 상호교환하여 사용할 수 없다. 예를 들어, 검사자가 피검자의 무릎관절 ROM을 측정하기 위해, 화요일에는 유니버설 측각기를 사용하고, 수요일에는 중력 측각기를 사용해서는 안 된다. 이들 측각기가 약간 다른 결과를 산출하기 때문에, ROM 변화에 대한 판단을 비교할 수 없다. 임상에서 유니버설 측각기가 적합성이 좋고 폭넓게 사용되기 때문에, 본 책은 유니버설 측각기를 사용하는 팔다리 관절의 측정에 초점을 맞출 것이다. 그러나 척추와 턱관절을 다루는 단락에서는 유니버설 측각기뿐만 아니라, 경사계나 줄자의 사용에도 설명할 것이다.

가격 (Cost)

일반적으로, 경사계는 유니버설 측각기보다 비싼 편이다. 버블 경사계의 가격이 60~180 달러인 반면, Acumar Single 디지털 경사계의 가격은 약 300 달러이다. CROM이나 BROM과 같이 특별한 경사계의 가격은 약 380~400 달러이다.

검사자는 경사계에 대한 정보를 공부한 후, **연습** 4와 **연습** 5를 수행해야 한다.

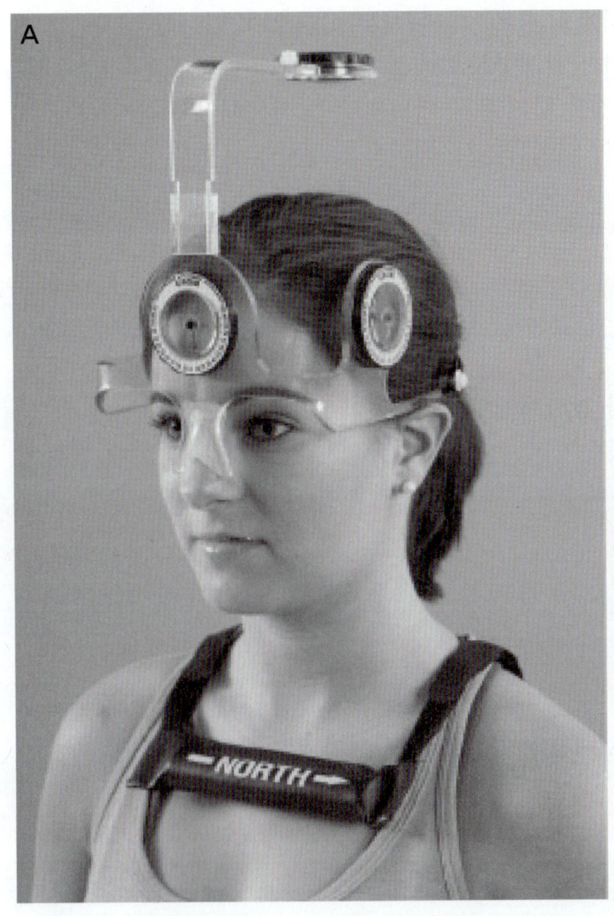

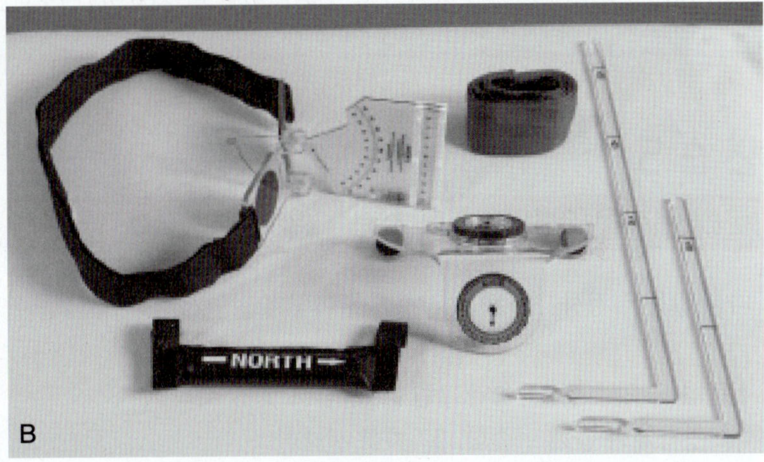

그림 2.13 (A) 목뼈 ROM (CROM) 장비는 머리에 고정되는 플라스틱 틀에 3개의 경사계가 부착된. 한 경사계는 머리 측면에 부착되어 있어, 머리의 가쪽 움직임을 측정한다. 두 번째 경사계는 머리 앞쪽에 부착되어 있고, 굽힘과 폄을 측정하는데 이용된다. 머리 위에 위치한 나침반 경사계는 피검자의 어깨 주위를 감싸는 자기장 멍에와 연결되어 있고, 돌림을 측정하는데 이용된다. (B) 등허리 ROM (BROM) 장비도 수평으로 부착된 나침반 경사계를 가지고 있다. 이것은 돌림을 측정하기 위해 골반을 둘러싸고 있는 자기장 멍에와 연결되어 있다.

연 습 4

경사계

다음 활동은 검사자가 경사계와 친해질 수 있도록 고안된 활동이다.

장비: 버블 경사계와 진자 경사계

활동:

1. 버블 경사계의 얼굴은 무엇처럼 보이는가? 진자 경사계는? 버블 경사계의 투명한 원형 서클에서 무엇을 볼 수 있는가? 진자 경사계의 얼굴에서 무엇을 볼 수 있는가? 2개 장비의 닮은 점은 무엇이고, 다른 점은 무엇인가?
2. 버블 경사계를 자신의 두 다리 위에 수직으로 세운다. 플라스틱 서클에 있는 안쪽 눈금과 가쪽 눈금을 확인한다. 진자 경사계가 동일한 정렬을 가지는가?
   a. 각 도구에서 증가량은 동일한가? 버블 경사계는 0에서 350까지 눈금이 있고, 진자 경사계는 0에서 50까지의 눈금이 있다.

b. 만약 여러분이 가쪽 눈금을 "0"으로 맞추어 놓았다면, 버블 경사계의 안쪽 눈금에서는 어떤 일이 일어나는가?
c. 버블 경사계에서 가쪽 눈금은 시계방향으로 돌아가는가 아니면 반시계방향으로 돌아가는가?
d. 만약 여러분이 버블 경사계를 오른쪽으로 경사지게 했다면, 측정을 하기 위해 어느 눈금을 사용해야 하는가? 만약 여러분이 진자 경사계를 오른쪽으로 경사지게 했다면, 무슨 일이 일어나는가? 왼쪽으로 경사지게 했다면 무슨 일이 일어나는가?

3. 버블 경사계의 안쪽 눈금과 가쪽 눈금 모두가 "0"이라면, "0"으로부터 가로질러 읽히는 눈금은 무엇인가? 진자 경사계에서 "0"으로부터 가로질러 읽히는 눈금은 무엇인가?
4. 버블 경사계에서 액체를 "0" 지점에 유지하는 것이 어렵다는 것을 알았는가? 진자 경사계에서 "0"위치를 유지하는 것이 어렵다는 것을 알았는가?
5. 만약 여러분이 앞쪽으로 몸을 숙일 때 또는 뒤쪽으로 숙일 때 버블 경사계에 있는 액체에서 어떤 일이 일어나는가?
6. 어떤 도구가 더 쉽게 조작하고 눈금을 읽기가 더 쉬운가? 그 이유는?

연 습 5

목뼈 돌림을 위한 경사계 정렬

다음 활동은 검사자가 버블 경사계를 어떻게 정렬시키고, 눈금을 어떻게 읽는지를 돕는데 고안된 활동들이다.

활동: 11장의 그림 11.42와 그림 11.43 참고

1. 경사계와 함께 연습할 피검자를 선택한다.
2. 피검자는 양 팔을 몸통에 붙이고 누운 자세를 취한다. 머리는 중립위를 유지한다.
3. 피검자의 머리 꼭대기를 볼 수 있도록 테이블 끝에서 서거나 앉는다.
4. 피검자의 머리를 오른쪽과 왼쪽으로 움직이기 위해 양 손을 사용하고, ROM의 끝지점에 도달했는지를 확인한다.
5. 움직임을 완전히 수행할 때까지 그 움직임을 반복하도록 피검자에게 주문한다.
6. 피검자의 머리를 다시 중립위로 배치한다.
7. 피검자의 이마에 경사계를 배치한다. 피부와의 접촉을 유지하면서, 여러분은 경사계를 "0"으로 만든다.
8. 피검자에게 머리를 오른쪽으로 움직이도록 주문한다.
9. 머리를 움직이는 동안 이마에 경사계를 그대로 유지시킨다. 끝부분이 위나 아래쪽으로 치우쳐서는 안된다.
10. ROM의 끝지점에서 올바르게 눈금을 읽는다.
11. 여러분의 소견을 기록한다.
12. 중립위로 머리를 다시 배치하고, 경사계를 "0"로 만든다.
13. 피검자에게 왼쪽으로 머리를 움직이도록 주문함으로써 활동을 반복한다.
14. 머리를 움직이는 동안 이마에 경사계를 그대로 유지시킨다.
15. 여러분의 소견을 기록한다.
    a. 오른쪽이나 왼쪽 중에서 어느 쪽이 경사계를 유지하기가 더 어려운지를 경험했는가?
    b. 경사계에 대해 여러분이 좋아하는 것은 무엇이고, 싫은 점은 무엇인가?

전자 측각기 (Electrogoniometers)

1959년 Karpovich와 Karpovich에 의해 최초로 소개된 **전자 측각기**는 동적 각도 측정을 얻는 연구에 주로 이용된다. 대부분의 장비는 유니버설 측각기와 비슷하게 두 개의 팔을 가지고 있으며, 팔을 몸쪽분절과 먼쪽분절에 부착시킨다. 전위차계 (potentiometer)가 두 개의 팔에 연결되어 있다. 관절 위치의 변화는 전위차계의 저항에 변화를 일으킨다. 전압의 변화는 관절 움직임의 양을 가리켜 주기 위해 이용될 수 있다.

어떤 전자 측각기는 진자 측각기와 비슷하다. 관절위치의 변화는 진자와 작은 저항기 사이의 접촉에 변화시킨다. 저항기와의 접촉은 관절 운동을 나타내는 전류에 변화를 준다.

각도 변위를 측정하는 전위차계는 스트레인 게이지와 등속성 동력계와 통합되어 있다. 유연성 스트레인 게이지에 의해 연결된 2개의 플라스틱 앤드-블록을 가진 플렉시블 (유연성) 전자 측각기는 1개 또는 2개 운동면에 있는 엔드-블록 사이의 각도 변위를 측정하기 위해 고안되었지만, 돌림을 측정할 수 없다. 염전계 (torsiometer, 단일축)는 아래팔의 뒤침이나 엎침과 같은 1개 운동면의 돌림을 측정하기 위해 고안되었다. 그러나 염전계 연구에서 Shiratsu와 Coury는 염전계 센서의 신뢰도와 정확성이 센서와 움직임 사이에서 변화되었음을 발견했다. 그들은 다음과 같은 결론을 내렸다: 전위차계는 염전계보다 신뢰성이 좋고 정확하다.

무릎관절 움직임을 정량화하기 위해 이용되는 측정 도구 (표준 측각기, 액체-중력 경사계, 사진, 운동분석 시스템)의 체계적 문헌고찰을 통해, 동적 측정을 위한 전위차계와 3D 운동분석 시스템이 가장 신뢰성이 있고 낮은 측정 실수를 보였음을 발견했다. 정적 관절 위치를 정량화하기 위해, 측각기와 경사계 다음으로 가장 적은 측정 실수를 가진 순차적 MRI와 2D 운동분석 시스템이 뒤를 따른다. Perriman 등은 등뼈 뒤굽음을 측정할 때 플렉시블 전자 측각기가 가장 좋은 정확성와 검사-재검사 신뢰도를 가졌음을 발견했다.

가격 (Cost)

전자 측각기는 대부분의 측각기와 경사계보다 훨씬 비싼 편이지만, 자기장 동작 캡쳐 시스템 Flock of Bird (40,000 달러)과 컴퓨터 기준 비디오 운동분석 시스템 (150,000~200,000 달러) 등과 같은 대부분의 운동분석 시스템보다는 훨씬 저렴한 편이다.

Burnfield와 Norkin은 운동분석 시스템과 대조적으로, 전자 측각기는 보행 동안 관절 움직임을 저렴하게 측정할 수 있는 수단이라고 제안했다.

방사선 사진 (Radiography)

수년 동안, X 선 영상에 의해 만들어진 방사선 사진은 측각기와 경사계로 만들어진 관절 위치의 측정을 검증하는 표준이었다. 그러나 이 방법은 사람이 방사능에 노출되는 중요한 결점을 가졌다. 또다른 문제는 필름을 만드는데 너무 많은 시간이 걸린다는 점이다. 필름 대신에 X선 디지털 센서를 이용하는 디지털 방사선 사진은 방사능을 덜 사용하고, 인스턴트 영상을 제공해 준다. 이런 새로운 기법은 중요한 발달이고, 미래에는 디지털 방사선 사진이 새로운 표준으로 사용될 수 있을 것 같다.

사진 (Photography)

관절 각도를 측정하는 측각기를 사진에 직접 사용하는 방법은 관절 움직임과 근육길이를 측정하는 또다른 방법이다. 이런 형태의 ROM 측정은 "good" – "excellent"의 신뢰도를 가진 것으로 보고되었다. 사진은 과거에도 ROM을 측정하기 위해 사용되었지만, 전통적인 측각기보다 시간과 비용의 측면에서 비효율적인 결과를 보였다. 필름을 만드는 것보다 비용과 시간이 적게 드는 디지털 사진은 작은 디지털 카메라나 폰으로 쉽게 프린팅되고 전송되지만, Bennett 등에 따르면, 디지털 영상은 여전히 시간 소요가 비교적 길고, 디지털 카메라, 컴퓨터 및 각도 측정 소프트웨어가 비싼 편이어서 구입하기가 어렵다. Dunleavy, Cooney 및 Gormley 등에 의해 발견된 다른 문제점은 카메라의 수직 관점으로부터 사진 각도가 돌림될 때 일어나는 perspective error이다. 분명한 것은 검사자가 ROM을 할 때 피검자의 팔다리를 움직이고 있다면, 검사자는 카메라를 바르게 작용할 수 없고, 검사자는 카메라를 사용하는 동안에는 끝느낌을 알 수 없거나 뼈표식점을 촉진할 수 없다.

스마트폰 (Smartphones)

적절한 소프트웨어 애플리케이션 (TiltMeter)을 이용한 아이폰이나 안드로이드 작동 시스템 폰과 같은 스마트폰이 built-in-tilt sensitive 시스템을 이용하면 경사계로 이용될 수 있다. 이런 능력은 스마트폰이 미래에 임상 시설에서 이용될 수 있는 가능성을 증가시킨다. 부가적으로, Dr. Goniometer와 같은 몇몇 애플리케이션은 스마트폰을 촬영된 신체 부위의 디지털 사진 위에 가동 각도 (moveable angle)를 중첩시킬 수 있다. 그러나 현재 임상 시설에서 스마트폰의 사용을 지지할 만큼 스마트폰 애플리케이션의 신뢰도와 타당도에 대한 증거가 불충분하지 않다.

어깨 움직임을 측정한 유니버설 측각기와 TiltMeter 경사계를 비교했던 Anderson 등에 의한 연구는 이들 두 도구를 상호교환할 수 없다는 결론을 내렸다. 같은 검사자가 같은 도구를 사용하여 측정했을 때만 그 도구를 임상에서 이용할 수 있다는 것이다. Kolber와 Hanely는 버블 경사계와 아이폰 앱을 이용하여 허리뼈 측정을 하였고, 이를 비교했다. 이들은 엄격한 측정 절차를 준수했을 때 두 도구가 좋은 검사간 신뢰도와 검사자간 신뢰도를 가졌고, 또 동시타당성 (concurrent validity)을 가졌음을 밝혀냈다. 그러나 Anderson 등과 같이, 이들도 이들 도구를 상호교환적으로 사용하는 것에 대해 주의를 주었다.

눈대중 (Visual Estimation)

어떤 검사자들이 측정도구보다 관절위치와 움직임을 측정하는데 눈대중을 이용하고 있지만, 우리는 눈대중에 대한 연습을 권장하지 않는다. 뼈표식점을 덮는 물렁조직이 지나치게 두꺼운 사람의 경우에는 눈대중을 권장하기도 하지만, 대부분의 학자들은 눈대중보다 측각기로 측정했을 때가 정확하고 신뢰도가 높다고 보고하였다. 숙련된 검사자에 의한 눈대중이라고 하더라도, 눈대중은 측각기에 의한 측정보다 더 많은 주관적인 정보를 제공한다. 측각기로 측정하기 전에 눈대중을 먼저 수행하면, 측각기의 눈금 확인을 잘 못하는 실수를 줄이는 데 도움을 줄 수 있다. 측각기 측정이 눈대중과 너무 큰 차이를 보인다면, 측각기의 눈금을 잘못 읽었을 가능성이 크다. 그러나 눈대중의 지식이 측각기 측정의 결과에 영향을 줄 수 있는 가능성은 존재한다.

기록하기 (Recording)

관절 측정값은 수치표, 그림차트, 평가양식에 기록된다. 사용된 방법이 무엇이든간에, 기록 (recording)은 정확한 측정을 설명할 수 있도록 충분한 정보를 제공해야 한다. 다음과 같은 항목이 기록에 포함시키는 것을 권장한다:

- 피검자의 성명, 연령 및 성별
- 검사자의 성명
- 측정 날짜와 시간
- 사용된 측각기/경사계의 종류
- 신체의 측면과 검사되는 관절 움직임 (예를 들어, 왼쪽 무릎관절의 굽힘)
- ROM을 측정할 때 시작자세의 각도와 끝자세의 각도를 포함한다. 근육길이를 측정할 때는 움직임 끝자세의 각도만 포함한다.
- 측정된 운동의 종류 (수동 운동인지 능동 운동인지)
- 불편이나 통증과 같은 주관적 정보; 즉, 검사하는 동안 피검자에 의해 보고된 내용
- 보호성 근경련, 염발음, 또는 관절주머니 패턴과 비관절주머니 패턴 등과 같은 검사 동안 검사자에 의해 얻어진 객관적인 정보 (보호성 근경련, 염발음, 관절주머니 패턴이나 비관절주머니 패턴 등)
- 권장되는 검사자세로부터 벗어난 편위를 완전하게 기록한다.

피검자가 능동운동이나 수동운동 동안, 통증없이 정상적인 ROM을 갖는다면, 그 ROM을 N (정상) 이나 WNL (정상한계범위내)로 표기한다. ROM이 정상인지를 확인하기 위해, 검사자는 자신이 측정한 관절 ROM 수치와 동일한 측정방법과 같은 연령과 성별을 검사한 다른 ROM 값 (4장에서 13장에 걸쳐 있는 연구 소견 단락에 제시된)과 비교해 본다. 성인의 정상 ROM 값은 각 관절의 ROM을 측정하기 전에 대개 제시된다. 반대측 사지가 손상되지 않거나 운동활동이나 작업활동에서 선택적으로 이용된다면, 측정하고자 하는 그 관절의 ROM은 피검자의 반대측 사지의 동일 관절의 ROM과 비교를 되어야 한다.

ROM 값의 기록은 그 ROM을 완벽하게 정의하기 위해 시작자세의 수치와 끝자세의 수치를 모두 포함해야 한다. 굽힘 50°와 같은 전체 ROM만 기록한다면, 시작자세와 끝자세

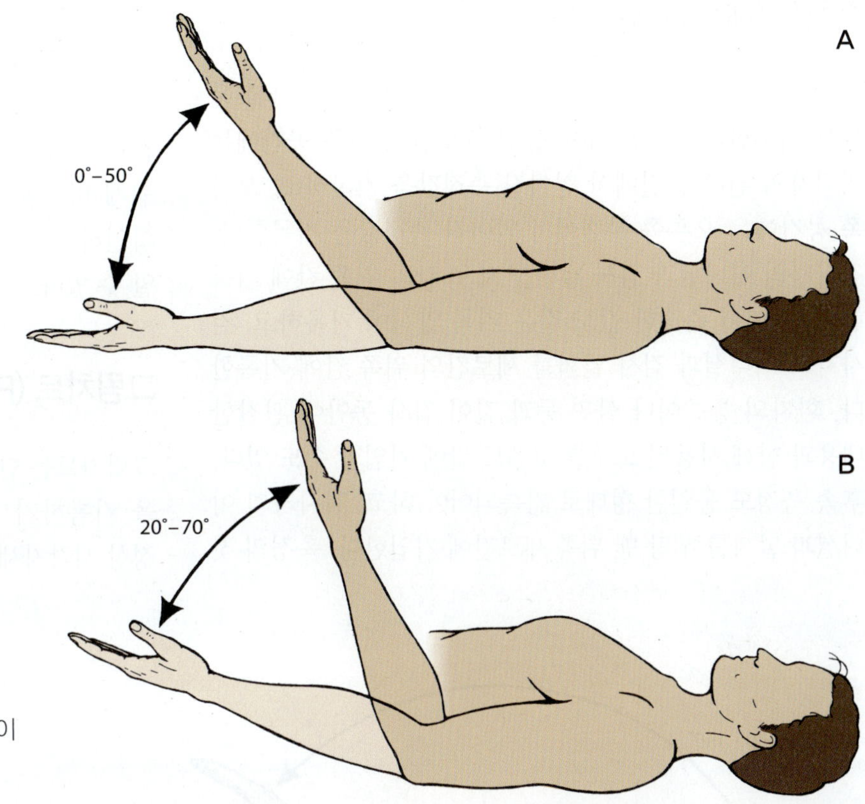

그림 2.14 (A) ROM의 기록은 ROM의 시작 뿐만 아니라 끝을 포함해야 한다. 이 그림에서 보면, 움직임은 0°에서 시작하여 50°에서 끝난다. (B) 이 그림에서 보면, 움직임은 20°에서 시작하여 70°에서 끝난다. 그래서 전체 범위는 50°이다. 원호의 움직임이 서로 다르지만, 위의 두 사람은 모두 전체 범위가 50°이다.

에 대한 정보는 제공되지 않는다. 이와 같이, 굽힘 -20°이라고 기록하면, 잘못된 설명으로 오해받기 쉬운데, 그 이유는 굽힘의 감소가 ROM의 시작자세와 끝자세 모두 일어날 수 있기 때문이다.

굽힘 ROM이 0°에서 시작하고 50°에서 끝나면, 그 ROM은 0~50°으로 기록된다 (그림 2.14A). 굽힘이 20°에서 시작하고 70°에서 끝나면, 20~70°의 굽힘으로 기록된다 (그림 2.14B). 위의 두 예는 전체 ROM이 50°로 같지만, ROM의 원호는 완전히 다르다.

ROM의 시작자세와 끝자세 모두를 기록했기 때문에 측정을 정확하게 설명할 수 있다. 이 운동에 대한 정상 ROM이 0~140°라고 가정하면, 0~50°의 굽힘 ROM을 가진 피검자는 굽힘 ROM의 끝지점에서 움직임이 부족하다는 것이다. 20~70°의 굽힘 ROM을 가진 피검자라면, 굽힘 ROM의 시작자세와 끝자세 모두에서 움직임이 부족하다는 것이다. **저가동성** (hypomobile)이라는 용어는 이 관절의 모두에서 적용될 수 있는데, 그 이유는 정상 ROM보다 운동이 적기 때문이다.

가끔 정상 ROM보다 더 큰 운동이 발생하는 반대 상황이 일어나기도 하는데, 이것을 **과가동성** (hypermobile)이라 한다. 만약 팔꿉관절이 과가동하다면, 팔꿉관절의 굽힘을 측정하는 시작자세는 0°가 아니라, 젖힘된 상태일 것이다. 만약 팔꿉관절이 20° 젖힘되었다면, 굽힘 ROM의 시작자세는 20°의 젖힘으로 기록될 것이다 (그림 2.15). 20°가 제한된 굽힘이 아니라 젖힘이라는 것을 명확하게 하기 위해, 시작자세가 "0"이라는 것을 포함시켜, 0°가 ROM 내에 있다는 것을 밝혀야 한다. ROM이 젖힘 20°에서 시작하여 굽힘 150°에서 끝나는 ROM은 굽힘 20°~0°~150°로 기록된다.

0°에서 시작하지 않거나 또는 미숙성하게 끝나는 ROM은 저가동성을 의미한다. ROM 내에 보편적인 시작자세를 의미하는 0°가 표기된 것은 과가동성을 의미한다.

수치표 (Numerical tables)

일반적으로 수치표는 기록 양식의 중심 세로칸에 관절 운동을 기록한다 (그림 2.16). 중심 세로칸의 왼쪽 공간에는 피검자의 왼쪽 분절에서 얻어진 측정값을 기록하고, 오른쪽 공간에는 오른쪽 분절에서 얻어진 측정값을 기록한다. 검사자의 이니셜과 검사 날짜를 세로 칸의 위쪽 칸에 기록한다. 연이어 측정한 값도 같은 기록 양식에 기록하고, 검사자의 이니셜과 검사 날짜를 세로칸의 위쪽 칸에 기록한다. 환자의 통증이나 불편 등과 같이 검사 동안에 관찰한 내용과 함께 사용된 도구를 코멘트 칸에 기입할 수도 있다. 후속 측정도 동일한 형태로 기록되어야 하고, 검사자의 이니셜과 날짜를 해당 맨 위쪽 세로칸에 기입한다. 측정의 첫 번째 세트는 중심 세로칸의 옆칸에 기록되고, 후속 측정의 값는 그 다음 옆칸에 기록된다 (그림 2.16). 반대로, 측정의 첫 세트가 왼쪽에 기록될 수도 있다. 그 다음 후속 측정의 값이 차례로 기록될 수도 있다. 이 기록 양식은 측정값을 쉽게 비교할 수 있는 장점을 가지고 있어, 문제의 운동을 확인하고, 그런 다음 시간의 경과에 따른 재활 반응을 쉽게 알 수 있다.

그림차트 (Pictorial charts)

그림차트는 단독으로 사용되거나 수치표와 함께 ROM 측정을 기록하기 위해 사용된다. 대개 그림차트는 움직임의 정상 시작자세와 끝자세 모두를 가지고 있다 (그림 2.17).

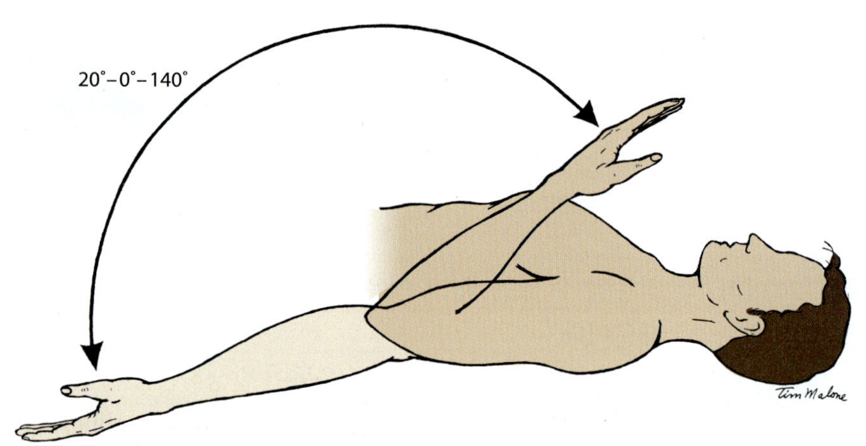

그림 2.15 피검자의 팔굽관절은 20°로 젖힘되어 있다. 이 경우 움직임은 20° 젖힘에서 시작하여 0°를 지나 140° 굽힘된다.

Name *Paul Jones* Age *57* Gender *M*

Left					Right			
		JW	*JW*	Examiner	*JW*			
		4/1/16	*3/18/16*	Date	*3/18/16*			
		0-98	*0-73*	Hip Flexion	*0-118*			
		0-5	*0-5*	Extension	*0-12*			
		0-28	*0-18*	Abduction	*0-32*			
		0-12	*0-6*	Adduction	*0-15*			
		0-35	*0-24*	Medial rotation	*0-42*			
		0-40	*0-35*	Lateral rotation	*0-44*			
				Comments: *14" universal goniometer*				

그림 2.16 수치표는 피검자의 오른쪽 엉덩관절과 왼쪽 엉덩관절의 ROM 측정 결과를 기록한다. 검사자는 ROM 세로칸의 맨 위쪽칸에 자신의 이니셜과 측정 날짜를 기입한다. 오른쪽 엉덩관절은 2016.03.18.에 한번만 측정되고, 왼쪽 엉덩관절은 두 번 측정되었다: 2016.03.18.과 2016.04.01.

시상면–이마면–가로면–돌림 기록 방법 (Sagittal–Frontal–Transverse–Rotation method, SFTR)

미국에서 많이 사용되는 편이 아니지만, Gerhardt와 Russe에 의해 개발된 또다른 기록 방법은 **시상면–이마면–가로면– 돌림 방법 (SFTR)**이 있다. SFTR의 경우에는 해당 운동면의 모든 움직임을 기록하기 위해 3개의 숫자를 사용한다. 첫 번째와 마지막 숫자는 그 운동면의 ROM의 끝지점을 의미하고, 중간 숫자는 시작자세를 의미하는데, 정상적인 움직임일 때는 "0"이 될 수 있다. SFTR는 글자로 작성될 수도 있고, 또는 표 안에 숫자로 표기될 수 있다.

시상면의 경우는 S로 표기되고, 첫 번째 숫자는 폄 ROM의 끝지점을 의미하고, 중간 숫자는 시작자세를, 그리고 마지막 숫자는 같은 면에서의 반대 운동 (즉, 굽힘) ROM을 의미한다.

예를 들어, 피검자가 50°의 어깨관절 폄 ROM과 170°의 굽힘 ROM을 가지고 있다면, 이 운동의 기록은 다음과 같이 기록될 것이다: 어깨관절 S: 50°-0°-170°. 이런 측정 시스템을 이용하는 다른 운동면의 움직임 기록에 대한 정보를 알고 싶으면, 표 2.2를 참고하길 바란다.

만약 해부학적 자세로부터 변화가 있다면, 측정 동안의 팔다리 자세를 체크한다. 표기 (F90)는 굽힘 90° 자세에서 측정이 이루어졌음을 의미한다. 예를 들어, 피검자가 엉덩관절 굽힘 90° 자세에서 측정했을 때 45°의 엉덩관절 가쪽돌림 ROM과 35°의 안쪽돌림 ROM을 가지고 있다면, 이 운동의 기록은 엉덩관절 R: (F90) 45°–0°–35°으로 표기될 것이다.

저가동성을 표기할 때는, 중간숫자로 "0" 대신에 다른 숫자로 표기하거나 ROM의 끝지점을 의미하는 첫 번째 숫자와 마지막 숫자를 정상 수치보다 낮은 숫자로 표기한다.

예를 들어, 팔꿉관절의 굽힘 ROM이 제한되어, 피검자가 20~90°에서만 운동할 수 있다면, 다음과 같이 기록한다: 팔꿉관절 S: 0°–20°–90°. 시작자세는 20°이고, 굽힘 ROM의 끝지점이 90°이다. 관절이 고정된 경우에는 두 개의 숫자로만 표기한다. 고정자세의 운동을 명확하게 표기하기 위해 0점 시작자세를 포함시킨다. 그러므로 팔꿉관절 S: 0°–40°는 팔꿉관절이 40° 굽힘에서 고정되었음을 의미한다.

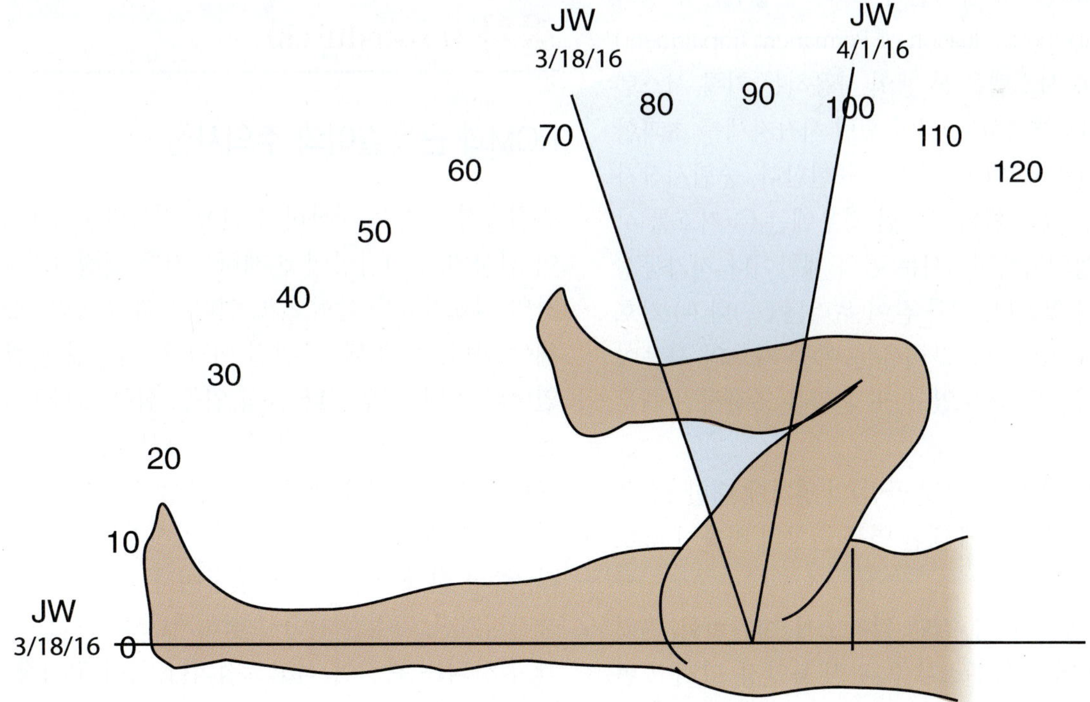

그림 2.17 이 그림차트는 왼쪽 엉덩관절의 굽힘 ROM 측정 결과를 기록하고 있다. 2016년 3월 18일에 측정된 값은 0~73°로 표시되었고, 2016년 4월 1일에 측정된 값은 0°~98°도로 표시되었다. 향상된 ROM 값을 강조하기 위해 파란색 음영으로 나타냈다 (출처: Range of Motion Test, New York University Medical Center, Rusk Institute of Rehabilitation Medicine.)

표 2.2 시상면–이마면–가로면–돌림 기록 방법

운동면	첫 번째 수치	중간 수치	마지막 수치
시상면	폄	시작 (0)	굽힘
	굽힘	시작 (0)	발바닥굽힘
이마면	벌림	시작 (0)	모음
	척추 왼쪽 옆굽힘	시작 (0)	척추 오른쪽 옆굽힘
가로면	가로벌림	시작 (0)	가로모음
돌림	가쪽돌림	시작 (0)	안쪽돌림
	아래팔 뒤침	시작 (0)	아래팔 엎침
	발목 가쪽번짐	시작 (0)	발목 안쪽번짐
	척추 왼쪽 돌림	시작 (0)	척추 오른쪽 돌림

미국의학협회의 영구손상 평가 가이드 방법 (American Medical Association Guide to Evaluation of Permanent Impairment Method)

미국의학협회의 영구손상 평가 가이드 6판도 ROM의 기록을 위해 0–180 시스템을 이용하고 있다. 중립시작자세는 0°로 기록되고, 180°쪽으로 움직인다. 그러나 영구손상 평가 가이드 (Guides to the Evaluation of Permanent Impairment)가 제시하는 기록 시스템은 본 책이 사용하는 기록 시스템과는 다르다. AMA 책에서는, 폄이 중립 시작자세를 초과할 때는 젖힘으로 간주하고 (+) 기호로 표현한다. 중립시작자세에서 달성될 수 없는 폄이 부족한 경우에는 (-) 기호를 사용한다. 미국정형외과학회에서는 폄의 제한이나 저가동성을 (-)로 표기하지 않는다. 이와 같이 우리는 (+)나 (-) 기호의 사용을 피하고 있는데, 그 이유는 이들 기호의 사용이 다른 설명을 불러일으킬 수 있고, 또 혼란을 조장하기 때문이다.

근육뼈대계 (팔, 다리, 척추 및 골반)의 평가에 대한 3장을 포함한, 주요 신체 시스템에 대한 영구 손상의 비율이 AMA 책에 제공되어 있다.

제한된 능동운동, 강직증, 절단, 감각소실, 혈관변화, 근력소실, 통증, 관절 염발음, 관절부종, 관절 불안정, 그리고 변형 등을 측정하고, 신체의 손상 백분율로 전환한다. 신체에 대한 손상의 전체 백분율은 팔다리의 손상 백분율로 전환되고, 끝으로 전신에 대한 손상 백분율로 전환된다. 피검자의 장애 수준과 고용주와 보험회사로부터 예상되는 보상을 결정하기 위해 종종 다른 정보와 함께, 이런 영구 손상의 비율이 이용된다. 장애에 대한 보상을 원하는 영구 손상 피검자를 다루는 의사와 물리치료사는 보다 자세히 AMA 책을 참고해야 할 것이다.

절차 (Procedures)

ROM과 근육길이의 주의사항

관절측정 평가를 시작하기 전에, 검사자는 ROM과 근육길이 검사의 주의사항이 존재하는지를 결정하기 위해 피검자의 의료기록을 살펴보고, 인터뷰 과정 동안 정보를 수집해야 한다. 관절 탈구, 관절 아탈구, 불안정 골절, 힘줄 및 인대의 파열, 감염이나 급성 염증, 심한 골다공증 등과 같은 어떤 주의사항을 의심하거나 확신할 수 있다. 검사자는 ROM이 치유과정을 방해하고, 급성 손상이나 최근의 수술 이후에 발생하는 조직손상을 증가시키는지를 고려해야 한다. 측정 절차가 피검자의 통증이나 근경련을 유발하거나 증가시키면, 측정 절차를 수정하거나 중단시킬 수 있다. 만약 검사되는 관절이 석고고정이나 외적 고정장비에 의해 고정되었다면, 물론 ROM 측정이 불가능할 수 있다. 이런 문제가 해결되었다면, ROM이나 근육길이를 측정하는 측각기 측정을 시작할 수 있다.

검사를 위한 준비사항 (Preparation for Testing)

본 단락은 유니버설 측각기로 검사 절차를 수행할 수 있도록 검사자를 준비시키는 연습 단락을 포함하고 있다. 처음에는 동료와 함께 검사 절차를 연습한다. 검사자가 절차를 통해 자신감을 가지면, 마지막 연습으로 진행하고 팔꿉관절 굽힘 ROM의 검사를 수행한다. 검사자는 5장 (팔꿉관절과 아래팔)을 참고하여 연습의 단계를 수행한다.

ROM이나 근육길이의 시작을 측정하기 전에, 다음의 정보를 고려해볼 필요가 있다:

- ROM이나 근육길이 검사시 금기증이나 주의사항을 있는지를 알아본다.
- 검사할 관절이나 움직임을 결정한다.
- 신체 자세에 따른 검사 순서를 구체화한다.
- 측각기나 경사계, 타월 롤 및 기록양식 등과 같은 필수 장비를 수집한다.
- 피검자를 위한 절차의 설명을 준비한다.

절차의 설명 (Explanation of Procedure)

아래에 기록된 단계와 예를 통해 검사자는 관절측정의 설명에 대한 양식을 피검자에게 제공해 준다.

단계 (Steps)

1. 여러분 스스로 소개하고, 방문의 목적을 설명한다.
2. 측각기와 경사계를 어떻게 사용하는지를 설명과 시전해 보인다. 그리고 피검자가 그 도구를 살펴볼 수 있도록 한다.
3. 해부학적 뼈표식점을 설명과 시전해 보인다. 그리고 왜 신체 부위를 노출시켜야 하는지를 설명한다.
4. 검사 자세를 설명과 시전해 보인다. 그리고 왜 포지셔닝이 중요한지를 설명한다.
5. 검사자와 피검자의 역할을 설명하고 시전해 보인다.
6. 피검자의 이해와 참여할 의지를 확인한다.

설명과 검사절차 동안, 피검사자가 잘 알아들을 수 있도록 의학 용어보다는 일반 용어를 사용한다. 검사자는 피검자와 좋은 교감을 갖도록 노력해야 하고, 평가 과정에 피검자의 참여를 유도한다. 검사자는 다음의 예를 읽고, **연습 6**을 연습해야 한다.

예: 팔꿉관절 굽힘 ROM 측정을 위한 측각기 검사 절차의 설명

1. 자신을 소개하고, 절차를 설명한다.

소개: 나의 이름은 __ 이고, 나의 직업은 __ 이다.

설명: 나는 당신이 팔꿈치를 움직이는 데 어느 정도 어려움을 갖고 있음을 이해한다. 나는 당신의 팔꿈치가 갖고 있는 운동의 범위가 정상 수치와 같은지, 적게 나타나는지, 또는 더 크게 나타나는지를 알아보기 위해 측정할 것이다. 나는 이런 정보를 치료 프로그램의 계획에 이용할 것이고, 또 효율성을 평가하는 데 이용할 것이다.

시범: 피검자가 관절 운동을 알 수 있도록 검사자는 자신의 팔꿈치를 굽힘하고 폄한다.

2. 측각기를 설명하고 시전해 보인다.

설명: 측정을 하기 위해 측각기라는 도구를 사용할 것이다. 이것은 각도기와 비슷하고 두 개의 팔을 가지고 있다. 이것을 여러분의 신체 바깥 부분에 부착하고, 그 다음 여러분의 팔꿈치에 붙인다.

시범: 검사자는 피검자에게 측각기를 보여주고, 질문이 있으면 꼭 질문을 하도록 권장한다. 그 다음, 검사자는 자신의 팔꿈치에다 측각기를 정렬시켜, 측각기가 어떻게 사용되는지를 피검자에게 보여준다.

3. 해부학적 뼈표식점에 대해 설명과 시전해 보인다.

설명: 정확한 측정을 얻기 위해, 나는 해부학적 뼈표식점을 확인할 것이다. 이 표식점은 내가 측각기의 팔을 정렬하는 데 도움을 줄 것이다. 뼈표식점이 중요하기 때문에, 셔츠나 블라우스를 탈의하도록 당신에게 주문할 수도 있다. 또 뼈표식점을 찾기 위해, 손가락으로 당신의 피부를 누를 수도 있다.

시범: 검사자는 피검자에게 노뼈 붓돌기와 같은, 해부학적 뼈표식점을 쉽게 확인할 수 있음을 보여준다.

4. 권장 검사자세를 설명과 시전해 보인다.

설명: 관절측정을 보다 쉽고 정확하게 할 수 있는 특정한 검사자세가 설정되어 있음을 피검자에게 알려준다. 가능하면, 나는 이 자세를 이용할 것이다. 그리고 도움이 필요하거나 불편하다면 언제든지 나에게 알려주기 바란다.

시범: 앉은 자세나 누운 자세

5A. 능동운동 동안, 검사자와 피검자의 역할에 대해 설명과 시전해 보인다.

설명: 내가 당신의 팔을 움직이는 것과 동일한 동작을 정확하게 취하도록 당신에게 주문할 것이다.

시범: 검사자는 피검자의 팔을 수동으로 움직인 다음, 피검자에게 같은 동작을 취하도록 주문을 한다.

5B. 수동운동 동안 검사자와 피검자의 역할에 대한 설명과 시전해 보인다.
설명: 나는 당신의 팔을 움직인 후, 측정을 시도할 것이다. 당신은 이완해야 하고 모든 것을 나에게 맡겨야 한다. 이 측정은 당신에게 불편감을 주지 않을 것이다. 필요하다면 언제든지 나에게 알려주기 바란다.
시범: 검사자는 피검자의 팔꿉관절의 굽힘 ROM으로 팔을 부드럽고 천천히 움직인다.

6. 피검자의 이해와 참여 의지를 확인한다.
설명: 어떤 질문이 있습니까? 시작할 준비가 되었습니까?

검사절차 (Testing Procedure)

설명을 제공한 후, 검사자는 검사절차를 실시해야 하고, 피검자가 검사절차를 이해하는지를 확인해야 한다. 검사절차는 다음과 같은 12개 단계로 이루어져 있다.

단계 (Steps)

1. 피검자는 권장되는 검사자세를 취하도록 한다. 가능하면 침대나 테이블 측면에 위치해야 한다.
2. 관절의 몸쪽분절을 고정한다.
3. 먼쪽분절을 시작자세로 가져간다. 0점자세를 취할 수 없다면, 0점 시작자세에 가까운 자세로 가져간다. 먼쪽분절을 수동 ROM의 끝지점까지 천천히 움직이고, 끝느낌을 느껴본다. 팔을 움직이는 동안 불편한 점이 있는지를 피검자에게 물어본다.
4. ROM을 눈으로 검사한다.
5. 먼쪽분절을 시작자세로 다시 만든다.
6. 해부학적 뼈표식점을 촉진한다.
7. 측각기를 정렬한다.
8. 시작자세의 눈금을 읽고 기록한다. 측각기를 제거한다.
9. 몸쪽분절을 고정한다.
10. 먼쪽분절을 완전 ROM으로 움직인다.
11. 측각기를 다시 정렬한다. 필요하다면 해부학적 뼈표식점을 다시 촉진해 본다.
12. ROM의 눈금을 읽고 기록한다.

12 단계로 이루어진 **연습 6**은 팔꿉관절 평가에 대한 검사절차의 기회를 검사자에게 제공해 준다. 검사자가 연습 없이도 이들 활동을 순차적으로 할 수 있을 때까지 이런 연습을 수행해야 한다.

이런 연습을 완전히 익혔다면, 검사자는 환자를 대상으로 측각기 측정을 잘 할 수 있도록 준비되어 있어야 한다.

연 습 6

측각기 검사 절차의 설명

장비: 유니버설 측각기
활동: 피검자와 함께 다음의 6단계를 연습한다.

1. 자신을 소개하고, 측각기 검사의 목적을 설명한다. 여러분 스스로 ROM을 시전해 보인다.
2. 피검자에게 측각기를 보여주고, 관절 ROM을 어떻게 사용하는지를 시전해 보인다. 피검자가 도구를 보고 싶어 한다면 도구를 보여준다.
3. 왜 뼈표식점을 찾고 촉진해야 하는지를 설명해 본다. 여러분 자신에게 뼈표식점이 어떻게 위치하는지를 시전해 보이고, 옷을 왜 탈의하는지를 설명해 준다.
4. 자세의 변화가 왜 필요한지를 설명하고 시전해 보인다.
5. 절차에서 피검자의 역할을 설명한다. 절차에서 여러분의 역할을 설명하고 시전해 보인다.
6. 여러분의 설명에 대한 피검자의 이해를 확인한다.

연습 7

팔꿉관절 굽힘 ROM의 측각기 측정을 위한 검사 절차

장비: 유니버설 측각기, 피부 마킹 연필, 기록 양식, 연필

활동: 5장의 그림 5.9에서 그림 5.15 까지 참고

1. 피검자는 팔을 몸통 옆에 붙인 누운 자세를 취한다. 팔꿉관절의 완전한 폄을 마련하는 공간을 확보하기 위해 위팔뼈의 먼쪽 끝단에 타월을 감아서 배치한다. 아래팔은 완전한 뒤침 자세를 취하고, 손바닥이 천장 방향을 향하도록 한다.
2. 어깨관절의 굽힘을 막기 위해 위팔뼈의 먼쪽 끝단을 고정한다.
3. 아래팔을 영점 시작 자세로 움직이고, 움직임이 0°를 초과해서 움직이는지를 알아본다. 수동 굽힘 ROM의 끝지점까지 이동한다. 끝느낌을 평가한다. 대개 끝느낌은 아래팔의 앞쪽 근육과 위팔뼈 앞쪽 근육이 접촉하기 때문에 부드러운 끝느낌이다. 피검자에게 움직일 때 어떤 불편이 있는지를 물어본다 (5장의 그림 5.13 참고).
4. ROM의 시작과 끝을 시작적으로 판단한다.
5. 아래팔을 다시 시작 자세로 움직인다.
6. 뼈표식점 (봉우리돌기, 위팔뼈의 가쪽관절위융기, 노뼈머리 및 노뼈 붓돌기)을 촉진하고, 피부 연필로 표시한다 (5장의 그림 5.9에서 그림 5.12까지 참고).
7. 측각기의 팔과 축을 정렬시킨다. 기준점으로서 봉우리돌기와 가쪽관절위융기를 이용해 몸쪽팔을 위팔뼈의 가쪽 중심선에 배치한다. 기준점으로써 노뼈머리와 노뼈 붓돌기를 이용해, 먼쪽팔을 노뼈의 가쪽 중심선을 따라 배치한다. 측각기의 축을 위팔뼈의 가쪽관절위융기 근처에 배치한다.
8. 측각기의 눈금을 읽고 시작자세를 기록한다 (5장의 그림 5.14 참고). 측각기를 제거한다.
9. 몸쪽분절 (위팔뼈)을 고정한다.
10. 수동 ROM을 수행한다. 여러분은 가능 범위를 완수해야 한다.
11. ROM의 끝이 달성되면, 측각기를 재배치하고 다시 측정한다. 필요하다면 해부학적 표뼈식점을 다시 촉진한다.
12. 측각기의 눈금을 읽고 그 눈금을 기록한다. 측각기의 정확한 눈금을 읽을 수 있도록 여러분이 읽은 눈금과 눈대중을 비교해 본다.

참 고 문 헌

1. Sabari, JS, et al: Goniometric assessment of shoulder range of motion: Comparison of testing in supine and sitting positions. Arch Phys Med Rehabil 79:64, 1998.
2. Marshall, mm, Morzall, JR, and Shealy, JE: The effects of complex wrist and forearm posture on wrist range of motion. Hum Factors 41:205, 1999.
3. Werner, SL, and Plancher, KD: Biomechanics of wrist injuries in sports. Clin Sports Med 17:407, 1998.
4. Simoneau, GG, et al: Infl uence of hip position and gender on active hip internal and external rotation. J Orthop Sports Phys Ther 28:158, 1998.
5. Kebaetze, M, McClure, D, and Pratt, NA: Thoracic position effect on shoulder range of motion, strength, and three-dimensional scapular kinematics. Arch Phys Med Rehabil 80 (8):945, 1999.
6. Van Dillen, LR, et al: Effect of knee and hip position on hip extension range of motion in individuals with and without low back pain. J Orthop Sports Phys Ther 30:307, 2000.
7. Gates, JJ, Gupta, A, and McGarry, MH: The effect of glenohumeral internal rotation defi cit due to posterior capsular contracture on passive glenohumeral joint motion. Am J Sports Med 40 (12):2794, 2012.
8. Carey, MA, et al: Reliability, validity and clinical usability of a digital goniometer. Work 36 (1):55, 2010.
9. Lafayette Instrument Evaluation. 2016. Retrieved from www.lafayettee-valuation.com.
10. Halo Medical Devices. 2016. Retrieved from www.halomedicaldevices.com.
11. PT in Motion Magazine. Online Buyer's Guide. 5 (7):58, 2013.
12. Kolber, MJ, et al: The reliability and concurrent validity of scapular plane shoulder elevation measurements using a digital inclinometer and goniometer. Physiother Theory Pract 28 (2):161, 2012.
13. Kolber, MJ, and Hanley, WJ: The reliability and concurrent validity of measurements to quantify lumbar spine mobility: An analysis of an iPhone application and gravity based inclinometry. Int J Sports Phys Ther 7 (3), 2012.
14. Blonna, D, et al: Validation of a photography-based goniometry method for measuring range of motion. J Shoulder Elbow Surg 21:29, 2012.
15. Bennett, D, et al: Measurement of knee joint motion using digital imaging. Int Orthop 33 (6):1627, 2009.
16. Dunleavy, C, Cooney, M, and Gormley, J: Procedural considerations for photographic-based joint angle measurements. Physiother Res Int 10 (4):190, 2005.
17. O'Neill, BJ, et al: Digital photography for assessment of shoulder range of motion: A novel clinical and research tool. Int J Shoulder Surg 7 (1):23, 2013.
18. Naylor, JM, et al: Validity and reliability of using photography for measuring knee range of motion: A methodological study. BMC Musculoskelet Disord 12:77, 2012.
19. Tucker, WS, and Ingram, RL: Reliability and validity of measuring scapular elevation using an electrical inclinometer. J Electromyogr Kinesiol 22 (3):419, 2012.
20. Penning, LI, et al: Reproducibility of a 3-dimensional gyroscope in measuring shoulder antefl exion and abduction. BMC Musculoskelet Disord 13:135, 2012.
21. Anderson, DS, et al: Reliability and validity of an iPhone inclinometer as compared to a universal goniometer as a tool for measuring joint motion of the shoulder in apparently healthy subjects. Orthop Pract 25 (1):34–38, 2012.
22. Shin, SA, et al: Within-day reliability of range of motion measurement with a smart phone. Man Ther 17 (4):298, 2012.
23. Moore, ML: The measurement of joint motion. Part II: The technic of goniometry. Phys Ther Rev 29:256, 1949.
24. Moore, ML: Clinical Assessment of Joint Motion. In Basmajian, JV (ed): Therapeutic Exercise, ed 4. Williams & Wilkins, Baltimore, 1984.
25. Rondinelli, RD (ed): Guides to the Evaluation of Permanent Impairment, ed 6. American Medical Association, Chicago, 2009.
26. Cocchiarella, L, and Anderson, GBJ (eds): Guides to the Evaluation of Permanent Impairment, ed 5. American Medical Association, Chicago, 2001.
27. Fox, RF, and Van Breemen, J: Chronic Rheumatism, Causation and Treatment. Churchill, London, 1934, p 327.
28. Schenkar, WW: Goniometry: An improved method of joint motion measurement. N Y State J Med 56:539, 1956.
29. Clarkson, HM: Musculoskeletal Assessment: Joint Motion and Muscle Testing, ed 3. Wolters Kluwer Lippincott Williams & Wilkins, Philadelphia, 2013.
30. Performance Attainment Associates. Product descriptions. 2016. Retrieved from http://www.spineproducts.com.
31. Petherick, M, et al: Concurrent validity and intertester reliability of universal and fl uid-based goniometers for active elbow range of motion. Phys Ther 68:966, 1988.
32. Rheault, W, et al: Intertester reliability and concurrent validity of fl uid-based and universal goniometers for active knee fl exion. Phys Ther 68:1676, 1988.
33. Goodwin, J, et al: Clinical methods of goniometry: A comparative study. Disabil Rehabil 14:10, 1992.
34. Rome, K, and Cowieson, F: A reliability study of the universal goniometer, fl uid goniometer, and electrogoniometer for the measurement of ankle dorsifl exion. Foot Ankle Int 17:28, 1996.
35. Karpovich, PV, and Karpovich, GP: Electrogoniometer: A new device for study of joints in action. Fed Proc 18:79, 1959.
36. Kettelkamp, DB, et al: An electrogoniometric study of knee motion in normal gait. J Bone Joint Surg Am 52:775, 1970.
37. Knutzen, KM, Bates, BT, and Hamill, J: Electrogoniometry of postsurgical knee bracing in running. Am J Phys Med Rehabil 62:172, 1983.
38. Carey, JR, Patterson, JR, and Hollenstein, PJ: Sensitivity and reliability of force tracking and joint-movement tracking scores in healthy subjects. Phys Ther 68:1087, 1988.
39. Torburn, L, Perry, J, and Gronley, JK: Assessment of rearfoot motion: Passive positioning, one-legged standing, gait. Foot Ankle Int 19:688, 1998.
40. Clapper, MP, and Wolf, SL: Comparison of the reliability of the Ortho-Ranger and the standard goniometer for assessing active lower extremity range of motion. Phys Ther 68:214, 1988.
41. Greene, BL, and Wolf, SL: Upper extremity joint movement: Comparison of two measurement devices. Arch Phys Med Rehabil 70:288, 1989.

42. Ball, P, and Johnson, GR: Reliability of hindfoot goniometry when using a fl exible electrogoniometer. Clin Biomech 8:13, 1993.
43. Shiratsu, A, and Coury, HJ: Reliability and accuracy of different sensors of a fl exible electrogoniometer. Clin Biomech 18 (7):682, 2003.
44. Piriyaprasarth, P, and Morris, ME: Psychometric properties of measurement tools for quantifying knee joint position and movement: A systematic review. Knee 14 (1):2, 2006.
45. Perriman, DM, et al: Validation of the fl exible electrogoniometer for measuring thoracic kyphosis. Spine 15 (14):35, 2010.
46. Burnfi eld, J, and Norkin, C: Examination of Gait. In O'Sullivan, S, Schmitz, TJ, and Fulk, GD (eds): Physical Rehabilitation, ed. 6. FA Davis, Philadelphia, 2014.
47. American Academy of Orthopaedic Surgeons: Joint Motion: Method of Measuring and Recording. AAOS, Chicago, 1965.
48. Youdas, JW, Bogard, CL, and Suman, VJ: Reliability of goniometric measurements and visual estimates of ankle joint range of motion obtained in a clinical setting. Arch Phys Med Rehabil 74:1113, 1993.
49. Watkins, MA, et al: Reliability of goniometric measurements and visual estimates of knee range of motion obtained in a clinical setting. Phys Ther 71:90, 1991.
50. Youdas, JW, Carey, JR, and Garrett, TR: Reliability of measurements of cervical spine range of motion: Comparison of three methods. Phys Ther 71:98, 1991.
51. Greene, WB, and Heckman, JD: The Clinical Measurement of Joint Motion. American Academy of Orthopaedic Surgeons, Rosemont, IL, 1994.
52. Van de Pol, RJ, van Triffel, E, and Lucas, C: Inter-rater reliability for measurement of passive physiological range of motion of upper extremity joints is better if instruments are used: A systematic review. J Physiother 56 (1):7, 2010.
53. Gerhardt, JJ, and Russe, OA: International SFTR Method of Measuring and Recording Joint Motion. Hans Huber, Bern, 1975.
54. Gerhardt, JJ: Clinical measurement of joint motion and position in the neutral-zero method and SFTR: Basic principles. Int Rehabil Med 5:161, 1983.
55. Kisner, C, and Colby, LA: Therapeutic Exercise, ed. 5. FA Davis, Philadelphia, 2012.
56. Hertling, D, and Kessler, RM: Management of Co mmon Musculoskeletal Disorders, ed 4. Lippincott Williams & Wilkins, Philadelphia, 2006.
57. Johansson, C, and Chinworth, SA: Mobility in Context: Principles of Patient Care Skills. FA Davis, Philadelphia, 2012.

제 3 장

측각기 측정의 타당도와 신뢰도

Validity and Reliability of Goniometric Measurement

타당도 (Validity)

측각기 (goniometry)가 의미 있는 정보를 제공하기 위해서는 측정이 타당해야 한다. **타당도** (validity)는 "측정으로부터 설명될 수 있는 유용한 설명의 정도"이다. 또 다르게 설명하자면, 도구의 타당도는 측정이 다양한 변이에 대한 실제의 값을 얼마나 정확하게 표현하고, 특정 목적을 위해 이런 측정을 얼마나 잘 이용할 수 있는가를 의미한다. 관절 측정의 목적은 관절에서 일어나는 각도를 측정하는 것이다. 그러므로 타당한 관절 각도 측정은 실제 관절각도를 나타나는 방법이고, 임상의사결정에 이용될 수 있는 데이터를 제공하는 방법이다. 관절 측정으로 얻어진 관절 각도는 특정 관절 위치를 묘사하는데 이용되고, 시작 관절 위치와 끝 관절 위치를 비교하여 ROM을 측정하는데 이용된다. 본 단락에서는 관절 움직임의 측정과 관련된 4종류의 타당도를 설명할 것이다: 표면 타당도, 내용 타당도, 준거 타당도 및 구성 타당도.

표면 타당도 (Face Validity)

표면타당도는 일반적으로 도구가 무엇을 측정하고자 하는 것을 측정하는 것이다. 관절각도 측정에 대한 많은 논문들은 표면 타당도를 특별하게 설명하지 않는데, 그 이유는 표면 타당도를 일반적으로 검증하지 않기 때문이다. 오히려 유니버설 측각기 팔의 정렬에 의해 생성된 각도는 관절을 이루는 몸쪽분절과 먼쪽분절에 의해 형성된 각도를 의미한다고 생각된다.

하나의 추론은 측각기 정렬의 변화는 관절 각도의 변화를 의미하고 ROM을 나타낸다는 것이다. Portney와 Watkins는 표면타당도가 ROM 측정과 같은 몇몇 검사를 위해 쉽게 설정되는데, 그 이유는 도구가 직접적인 관찰 (direct observation)을 통해서 다양한 관심분야의 변이를 측정할 수 있기 때문이다.

내용 타당도 (Content Validity)

내용타당도는 도구가 적절히 측정되는지를 판단함으로써 결정되고, 관심 변이의 영역 (내용과 질)을 나타낸다. 내용타당도와 표면타당 모두는 의견에 근거를 둔다. 하지만 표면타당도는 가장 기본적인 타당도인 반면에 내용타당도는 좀 더 구체적이고, 주의를 요하는 타당도로서 관심의 내용과 친숙해져야 한다. Gajdosik와 Bohannon은 "물리치료사는 자신들의 해부학 지식과 시진, 뼈 촉진, 그리고 측각기의 정확한 정렬을 통해 대부분의 ROM 측정에 관한 타당도를 결정한다. 일반적으로 ROM의 측정값과 더불어 지식과 기술을 정확하게 적용할 때에 내용타당도를 명확히 할 수 있는 충분한 근거를 제공할 수 있다."라고 하였다.

준거 타당도 (Criterion-Related Validity)

준거타당도는 도구로 측정된 값과 잘 설정된 기준을 비교해 봄으로써 측정도구의 타당도를 결정하는 것이다. 만약 측정이 도구를 통해 이루어지고, 준거가 거의 동시에 이루어진다면, **동시타당도** (concurrent validity)를 검사한다. 동시타당도는 준거타당도의 한 유형이고, 관절 측정을 보고하는데 가장 많이 이용되는 타당도이다. 준거타당도는 상관관계와 같은 통계 방법을 통해 객관적으로 평가될 수 있다. 관절 측정의 관점에서, 검사자는 매우 기본적인 수준에서 특정 측각기의 구조에 대해 의문을 제기할 수도 있으며, 측각기의 단위가 정확하게 원의 단위를 나타내고 있는 것을 고려해야 한다. 측각기의 각도는 분도기의 각도와 비교될 수 있다. 대개 측각기의 구성은 적절하고, 동시타당도는 관절위치의 측정이 실제 각도를 반영하는지에 초점을 맞추어야 한다. 이런 경우, 방사선 사진에 의해 얻어진 관절위치의 측정이 실제 관절각도를 나타내는 기준 수치로서 작용할 것이다.

사지관절에 대한 준거 타당도 연구 (Criterion-Related Validity Studies of Extremity Joints)

사지관절을 위한 측각기 측정과 방사선 촬영의 동시타당도를 검사했던 몇가지 전통적인 연구가 여기에 요약되어 있다. 측각기와 방사선 사진을 비교한 또다른 연구들이 4장에서 13장의 연구 소견 단락에 포함되어 있다. 게다가 최근의 문헌고찰에 따르면, 무릎관절 위치에 대한 유니버설 측각기와 방사선 사진 사이, 그리고 스마트폰 측정과 방사선 촬영 사이에서 강한 동시 타당도가 있다고 보고했다.

Gogia 등은 30명을 대상으로 방사선과 측각기를 이용하여 무릎관절의 위치를 측정하였다. 무릎관절의 위치는 0~120° 인데, 두 종류의 측정결과는 높은 상관관계[상관계수 (r)=0.97]과 일치성[검사자간 상관계수 (ICC)=0.98]를 보였다. 따라서 무릎관절에 대한 측각기를 이용한 측정은 타당성이 높음을 알 수 있다. Enwemeka는 10명을 대상으로 방사선 촬영과 측각기를 이용한 측정을 통해 무릎관절 ROM에 대한 타당도를 연구하였다. 그 결과 ROM이 30~90° 굽힘 범위 내에서는 두 측정방법 사이에는 유의한 차이가 없었다 (두 측정방법 사이의 평균차이는 0.5~3.8°였다). 그러나 ROM이 0~15°굽힘 시에는 유의한 차이가 발견되었다 (평균차이는 4.6°). Ahlback와 Lindahl은 14명을 대상으로 엉덩관절 굽힘과 폄에 대해 측각기로 측정한 결과, 방사선 측정값과 매우 일치하였음을 보고하였다. Kato 등은 16개의 몸쪽마디뼈사이관절의 가쪽면과 등쪽면에서 세 종류의 측각기로 측정한 다음, 방사선측정과 비교하였다. 그 결과로서, 측각기 측정과 방사선 측정 사이의 평균차이는 0.5~3.3° 정도였다.

척추에 대한 준거 타당도 연구 (Criterion-Related Validity Studies of the Spine)

비록 몇몇 학자들이 기준점으로서 방사선 측정의 사용에 의문을 가지고 있지만, 척추의 ROM을 측정하는데 이용되는 여러 도구들이 방사선 측정과 비교되어 왔다. 중력 측각기로 측정한 목뼈 ROM을 대조한 3개 횡단면 연구는 동시 타당도가 높았음을 알아냈다. 11명의 성인을 연구한 Herrmann은 머리와 목의 굽힘-폄의 방사선 측정과 진자 측각기 측정 사이에서 높은 상관관계 (r=0.97)와 일치도 (ICC=0.98)를 보였다고 보고하였다. Ordway 등은 CROM 장비, 컴퓨터 추적 시스템, 방사선 측정을 이용해 건강한 20명을 대상으로 목뼈 굽힘과 폄을 동시에 측정했다. 비록 뒤통수뼈와 C7사이 각도를 CROM 장비와 방사선으로 측정한 값에서 차이가 있었지만, 뒤통수선과 수직선 사이에 의해 결정된 각도를 CROM 장비와 방사선으로 측정했을 때 유의한 차이가 없었다. Tousignant 등은 31명을 대상으로 목뼈와 위쪽 등뼈를 포함하여 목뼈 굽힘과 폄의 각도를 CROM 장비와 방사선으로 측정하였다. 그 결과, 두 측정방법 사이에서 높은 상관관계 (r=0.97)가 있었음을 보고하였다. Tousignant 등에 의한 부가적인 연구는 목뼈의 돌림과 옆굽힘 사이의 동시 타당도에서 높은 상관관계가 있었음을 보고했다.

허리뼈에 대해 임상적인 ROM 측정법과 방사선을 이용한 측정법을 비교한 결과, 높은 정도에서 낮은 정도의 타당도가 발견되었다. Macrae와 Wright는 342명을 대상으로 Schober 방법과 수정된 Schober 방법을 이용하여 허리뼈의 굽힘 각도를 측정한 다음, 방사선상에서 나타난 결과를 비교하였다. 그 결과, Schober 방법과 방사선을 이용한 방법 사이의 상관계수는 0.90 (표준오차=6.2°)이었고, 수정된 Schober 방법과 방사선 방법 사이에 상관계수는 0.97 (표준오차=3.3°)이었다. Portek 등은 11명의 남성을 대상으로 연구하였는데, 피부 견인 방법과 방사선 측정 사이, 그리고 단일 경사계와 방사선 측정 사이를 연구한 결과, 허리뼈의 굽힘과 폄 ROM 사이에는 유의한 차이가 발견되지 않았으며, 상관계수 (0.42~0.57)도 낮게 나타났다고 했다. 그러나 이들 사이의 비교는 적절치가 않았는데, 그 이유는 측정이 동시에 이루어진 것이 아니라, 다양한 검사자세를 통해 순차적으로 이루어졌기 때문이다. 방사선과 피부 견인 방법은 선 자세에서 실시된 반면, 경사계의 굽힘 측정은 앉은 자세에서, 그리고 폄의 측정은 엎드린 자세에서 이루어졌기 때문이다.

Burdett, Brown와 Fall은 단일 경사계와 방사선을 이용하여 27명을 대상으로 연구한 결과, 허리뼈 굽힘 각도는 중등도의 상관관계 (fair correlation) (r=0.73)를 보였고, 허리뼈 폄은 매우 낮은 상관관계 (very poor correlation) (r=0.15)를 보였다. Mayer 등은 단일 경사계, 이중 경사계, 그리고 방사선을 이용하여 12명을 대상으로 허리뼈 굽힘과 폄 각도를 측정하였으며, 그 결과로서 측정방법 사이에는 통계학적인 차이가 발견되지 않았다. Saur 등은 54명의 만성 허리 통증 환자를 대상으로 실시한 연구에서 허리뼈 굽힘 각도는 두 개의 경사계와 방사선을 이용한 각도 사이에는 높은 상관관계 (r=0.98)이었다고 보고하였고, 허리뼈 폄은 중등도의 상관관계 (r=0.75)가 있었다고 보고하였다. Samo 등은 이중 경사계와 방사선을 이용하여 30명의 피검자에 대해 굽힘과 폄 각도를 측정하였다. 그 결과, 굽힘 각도는 방사선을 이용할 경우 경사계를 이용해서 측정한 값보다 11~15° 정도로 높게 나타났으며, 폄의 각도는 오히려 약 4~5° 정도로 낮게 나타났다고 보고하였다.

구성 타당도 (Construct Validity)

구성타당도는 추상적인 개념 (구성)을 측정하거나 추론적인 설명 (inferred interpretation)을 위해 사용되는 도구의 능력이다. 재활 전문가는 사람의 기능에 대한 추정을 만들기 위해 ROM 측정을 이용할 수 있다. 기능적 과제 동안에 관찰된 관절 ROM을 보고한 연구들의 결과를 측정 절차를 다룬 4장에서 13장에 수록시켰다. 이들 연구의 소견은 기능제한을 피하는데 필요한 관절 움직임을 정량화하는 것이다. 이들 연구에 따르면, 심한 팔꿉관절 제한이나 손목의 ROM 제한이 있다하더라도, 이웃한 관절이 보상작용을 하면, 많은 기능적 과제를 수행할 수 있다는 것이다.

몇몇 연구들은 기능적 과제를 수행하는 환자의 능력과 ROM 수치 사이의 상관관계를 측정했다.

Hermann과 Reese는 목뼈 장애가 있는 80명의 환자를 대상으로 손상 (impairment), 기능제한, 그리고 장애 (disability)와의 상관관계에 대해 연구했다. 그 결과, 손상과 기능제한 사이에서 높은 상관관계 (r=0.82)가 있음을 발견하였으며, 특히 목뼈 근육의 근력과 통증보다는 ROM이 더 높은 상관관계가 있었다고 보고하였다. Triffitt은 어깨관절 장애를 가진 125명의 환자를 대상으로 어깨관절 ROM과 9가지 기능 운동의 수행 능력 사이에 높은 상관관계가 있음을 발견했다. Wagner 등은 뒤센형 근이영양증 환자 18명을 대상으로 수동적인 손목관절굽힘, 폄, 노쪽치우침과 자쪽치우침, 그리고 손목관절 폄근과 굽힘근의 근력을 측정하였다. 그 결과, 기능적인 손운동 수행의 어려움과 노쪽치우침 사이 (r=-0.76~-0.86)와, 손목관절 폄근력 (r=-0.61~-0.83) 사이에는 높은 상관관계가 있었다. 그러나 다른 연구들은 ROM과 근력 사이에 약한 연관성을 보였다. 예를 들어, Waddell 등은 경사계로 허리엉치의 움직임을 측정했고, Roland-Morris Low Back Pain Disability Questionnaire의 결과와 비교했다 (허리엉치 굽힘의 r=-0.47이고, 허리엉치 폄의 r=-0.33). ROM과 기능 사이의 완벽에 못 미치는 상관관계는 놀라운 일이 아니다. 왜냐하면, 기능이 여러 차원으로 일어나고, 관절 움직임과 같이 신체의 구조와 기능에 관련된 한 요소의 손상이 작은 성분만 담당하기 때문이다.

신뢰도 (Reliability)

측정이 타당하려면, 측정이 실제 관심의 변인이어야 하고, 또 같은 조건아래에서 측정을 반복했을 때 동일한 수치 결과가 나타나야 한다. **신뢰도**란 동일 조건하에서 동일 피검자에 대해 동일한 변이를 연속해서 측정했을 때 측정변이 사이의 일치성을 의미한다. 측각기 측정이 동일 피검자의 관절 각도나 ROM을 동일 조건 아래에서 연속으로 측정했을 때 동일한 결과가 나타난다면, 높은 신뢰도를 가지는 것이다. 상관관계가 높은 측정값은 측정오차가 적다는 것이다. 측정이 타당도와 신뢰도가 높다고 가정하면, 검사자는 기능부전이 없는지, 기능부전이 존재하는지, 기능부전에 변화가 있는지를 결정하는데 자신감 있게 그 결과를 사용할 수 있다. 예를 들어, 신뢰도가 매우 높은 측각기 측정은 관절 제한이 있는지 결정하기 위해 사용되기도 하고, 재활의 목표를 설정하기 위해 환자를 사정하는 데 사용되기도 하며, 치료 중재의 효과를 판정하기 위해서도 사용된다.

의미가 없고 그래서 여전히 타당하지 않아도 높은 일관

성을 얻을 수 있다하더라도, 측정이 타당한 것으로 고려하기 위해서는 일관성이 필요하다. 비신뢰성 측정은 일관성도 없고, 같은 피검자를 같은 조건으로 동일 변이를 반복으로 측정했을 때 동일한 결과를 얻을 수 없다. 이런 일관성 부족과 높은 실수는 타당성을 나쁘게 만들 것이다. 낮은 신뢰도와 타당도를 가진 측정은 객관성이 떨어지고, 임상의사결정 과정에 사용되어서는 안된다.

측각기의 신뢰도 연구의 요약 (Summary of Goniometric Reliability Studies)

측각기 측정법의 신뢰도는 많은 연구의 초점이 되어 왔다. 많은 연구 디자인과 측정방법을 살펴보면 이에 관한 많은 연구결과를 비교하기가 어렵다는 것을 알 수 있다. 하지만 언급된 몇몇의 연구결과를 요약해 볼 수 있다. 이 연구결과에 대한 개요가 여기에 제시되어 있다. 신뢰도에 관한 더 많은 정보가 필요하다면 4~13장을 참고하기 바란다. 독자들은 이번 주제와 관련된 몇 편의 논문이나 몇 권의 책을 찾아보길 원한다.

유니버설 측각기를 이용한 사지의 관절 위치와 ROM의 측정은 일반적은 good (우수)-excellent (최우수)의 신뢰도를 가지는 것으로 알려졌다. 많은 신뢰도 연구가 팔과 다리의 관절을 대상으로 수행되었다. 몇몇 연구들은 측정 관절을 고정된 자세로 하고 신뢰도를 검사했고, 반면 다른 연구들은 수동 ROM이나 능동 ROM을 측정한 신뢰도를 검사했다. 고정된 관절 자세에서 수행된 연구들은 대개 ROM을 측정했던 연구보다 높은 신뢰도를 가지는 것으로 보고되었다. 이런 결과는 관절이 고정된 위치에서 측정하는 것보다 ROM을 측정할 경우 변이와 오차가 더 많이 발생하기 때문인 것으로 생각된다. ROM을 측정할 때 발생할 수 있는 또 다른 오차 요인은 관절축이 움직이는 것이며, 수동 ROM을 측정할 때 검사자에 의해 적용되는 도수의 힘이 다양하기 때문이고, 또 능동 ROM을 측정할 때는 피검자의 노력이 다양하기 때문이다.

측각기를 이용한 ROM의 신뢰도는 관절과 운동에 따라 다소 달라질 수 있다. 비록 반대의 결과가 있기는 하지만, 팔관절의 ROM 측정은 다리관절 보다는 신뢰도가 더 높다는 것이 몇몇 연구자에 의해 발견되었다. 신뢰도의 차이는 다른 관절에서 보고되었고, 또 동일 관절의 다른 움직임에서도 보고되었다. 예를 들어, Hellebrandt, Duvall 및 Moore는 팔관절에 대해 연구를 실시하였는데, 그 결과, 손목의 굽힘, 어깨관절의 안쪽돌림과 벌림의 각도는 팔의 다른 운동을 측정한 것보다 신뢰도가 더 낮다고 보고하였다. Low는 손목의 폄 각도가 팔꿉관절의 굽힘 각도보다 신뢰도가 더 낮다고 보고하였다. Greene과 Wolf는 어깨관절의 돌림과 손목의 운동이 팔꿉관절의 운동과 그 외 다른 어깨관절의 운동보다 변이가 더 많다고 보고하였다. 유니버설 측각기를 이용한 목뼈와 등뼈의 ROM 측정에 대한 신뢰도 연구는 팔다리 관절의 연구보다 신뢰도가 더 낮다고 일반적으로 알려져 있다. 척추의 운동을 측정하는 신뢰도를 향상시키기 위해 많은 도구와 기술이 개발되어 왔다. Gajdosik와 Bohannon은 어떤 특정한 관절과 운동을 측정하는 신뢰도는 관절자체의 복잡성에 의해 영향을 받는다고 하였다. 인접한 관절의 움직임과 다관절 근육에 의해 영향을 받는 운동의 측정은 단일 경첩관절의 운동을 측정하는 것보다 신뢰도가 떨어진다. 뼈를 촉진하기 어렵다는 점과 무거운 신체 분절을 수동으로 움직여야 한다는 점 등이 다리와 척추의 ROM 측정의 신뢰도를 떨어뜨리는 데 큰 역할을 한다.

관절 측정에 대한 많은 연구에 따르면, 검사자간 신뢰도 (inter-tester reliability) 보다는 검사간신뢰도 (intratester reliability)가 더 높다는 것이다. 다른 검사자들에 의한 연속적으로 측정보다 동일 검사자에 의해 수행되는 연속 측정이 더 신뢰도가 높다는 것이다. 이 사실은 유니버설 측각기나 특수 측각기 (joint-specific goniometer), 진자 측각기 (pendulum goniometer), 줄자, 유연한 자 등과 같은 다른 도구를 이용해서 팔다리나 척추의 관절위치나 ROM을 측정한 연구결과를 통해 알 수 있다. 단지 몇몇 연구만이 검사간 신뢰도보다 검사자간 신뢰도가 더 높다고 보고했다. 대부분의 연구에서 알 수 있는 것은 동일 검사자가 수행한 반복측정 사이의 시간간격이 서로 다른 검사자에 의해 수행된 측정에서 발생하는 시간간격보다 상당히 더 크게 나타났다.

Boone 등은 6개 팔다리 관절을 대상으로 한 검사자가 유니버설 측각기를 이용하여 3.7~4.0°의 평균 표준편차를 보고한 반면, Bovens 등은 9개 관절의 움직임을 측정했고, 2.5~8.1°의 평균 표준편차를 보고했다. 이들 연구에서 보고된 평균 표준편차의 평균은 각각 3.9°와 4.8°였다. 이들 소견에 대한 하나의 설명은 적어도 5° (1의 표준편차)-10° (2의 표준편차)의 차이가 동일 검사자에 의해 수행된 관절 움직임의 향상과 악화를 보여주는데 필요하다. 이것은 95% 신뢰도 수준에서 1~7° (평균=3.5°)의 검사간 표준오차값 (SEM)과 4~21° (평균 MDC=9.6°)의 최소감지변화 (MDC)값을 보고했던 30개 관절을 연구한 최근 (12명의 여성 성인)의 연구와 어느 정도 일치를 보인다. 1명 이상이 측각기로 관절을 측정할 때, 평균표준편차의 평균이 Boone 등의 연구에서는 4.7°증가했고, Bovens 등의 연구에서는 5.9°증가했다. 이것은 1명 이상의 검사자들이 반복 측정을 수행할 때 적어도 6~12° (1-2 표준편차)의 차이가 실제 변화를 보여주는데 필요하다는 것을 의미한다. 이들 수치는 사지 관절을 측정하는 측각기의 실수에 대한 일반적인 가이드라인으로서만 작용해야 한다. 독자들은 검사간 신뢰도와 검사자간 신뢰도에 대한 특정 관절 정보를 다루는 4장에서 13장의 연구소견 단락을 참고하길 바란다.

측각기 측정의 신뢰도는 측정 절차에 의해 영향을 받는다. 몇몇 연구들은 모든 연구자들이 일관성 있고 잘 정의된 검사자세와 측정 방법을 이용했을 때 검사자간 신뢰도가 향상되었음을 발견했다. 만약 검사자가 여러 자세와 측정 방법을 사용했을 때는 검사자간 신뢰도가 낮았다.

몇몇 연구자들은 한 번의 측정과 여러 측각기 측정의 평균값과 비교해 신뢰도를 연구했다. Low는 한 번의 측정법에 대한 신뢰도를 증가시키기 위해 여러 가지 측정도구의 평균값을 이용할 것을 추천하였다. Cobe와 Hewitt도 또한 몇 가지 측정법의 평균값을 이용했다. 그러나 Boone 등은 동일 검사자에 의해 수행되는 반복 측정 사이에 유의성이 없었다고 보고하면서 검사자가 수행하는 측정은 반복 측정값의 평균값을 이용하는 것이 더 신뢰도가 높다고 하였다. Rothstein, Miller 및 Roettger는 무릎관절과 팔꿉관절의 ROM 연구에서, 두 번 측정의 평균값에서 결정된 검사자간 신뢰도가 단일 검사에서 결정된 검사자간 신뢰도보다 약간만 상승했음을 밝혀냈다.

각도 측정법을 다룬 책의 저자들은 엉덩관절과 어깨관절 등과 같이 큰 신체분절의 관절을 측정하는데 긴팔을 가진 유니버설 측각기를 사용하도록 제안하고 있다. 팔의 길이가 짧은 측각기는 손목관절과 손가락과 같은 작은 분절의 관절을 측정할 때 효과적이라고 추천하고 있다. Robson은 수학적 모델을 사용하여 긴팔의 측각기가 짧은 팔의 측각기보다 더 정확하게 측정할 수 있음을 밝혀냈다. 긴팔의 측각기는 측각기축의 배치에서 실수를 줄일 수 있다. 그러나 Rothstein, Miller 및 Roettger는 무릎관절과 팔꿉관절의 ROM 측정에서 큰 플라스틱 측각기, 큰 금속 측각기기 또는 작은 플라스틱 측각기를 이용했을 때 신뢰도에서 차이가 없음을 알아냈다. Riddle, Rothstein 및 Lamb들도 큰 측각기나 작은 측각기를 이용하여 어깨관절의 ROM을 측정했을 때, 둘 사이의 신뢰도에는 유의한 차이가 없었다고 보고하였다.

수많은 연구들이 ROM 측정에 사용되는 여러 측정도구의 신뢰도와 측정값을 비교하였다. 유니버설 측각기, 진자 측각기, 액체 측각기, 특정 관절을 위한 측각기 (joint-specific goniometer), 줄자 및 와이어 트래싱 등이 비교되었던 도구들이다. 임상 측정 도구를 비교한 연구들은 어깨관절, 팔꿉관절, 손목관절, 손, 엉덩관절, 무릎관절, 발목관절, 목뼈 및 등허리뼈 등에 수행되었다. 많은 연구결과들은 측정값과 측정도구 사이의 신뢰도에서 차이가 있다고 보고하였지만, 이와는 반대로 어떤 연구들은 아무런 차이가 없다고 하였다. 체계적 문헌고찰은 도구를 이용한 팔관절의 ROM 측정이 눈대중보다 더 신뢰성이 있었다고 했다.

결론적으로, 신뢰도 연구와 임상 경험에 비추어 봤을 때, 우리는 각도 측정법에 대한 신뢰도를 향상시키기 위해 다음과 같은 방법을 추천한다 (표 3.1). 검사자는 측각기의 팔을 정확하게 일치시키기 위해 일관되고, 몸쪽분절을 고정하고, 정교한 검사자세를 유지해야 하며, 해부학적 표식점을 주의깊게 촉진해야 한다. 수동 ROM을 연속적으로 측정하는 경우에는, 검사자는 움직이고자 하는 피검자의 신체분절에 가해지는 도수 힘의 양을 똑같이 적용해야 한다. 능동 ROM을 연속적으로 측정하는 경우, 피검자는 운동을 일으키는데 필요한 힘의 양을 똑같이 발휘해야 한다. 측정값의 변이를 줄이기 위해, 동일한 종류의 측정 도구를 이용해 반복 측정해야 한다. 예를 들어, 검사자는 첫 번째 측정은 유니버설 측각기로 측정하고, 두 번째 측정은 경사계로 측정하는 것이 아니라, 모든 측정을 유니버설 측각기로 반복 측정해야 한다. 대부분의 검사자들은 큰 분절의 관절을 측정할 때는 긴 팔의 측각기를 사용하고, 작은 분절의 관절을 측정할 때는 짧은 팔의 측각기를 사용하는 것이 더 쉽고,

표 3.1 관절각도 측정의 신뢰도를 향상시키는 권장 사항
• 일관성이 있고, 정교한 검사 자세를 이용한다.
• 원하지 않는 움직임을 막기 위해 검사할 관절의 몸쪽 분절을 고정한다.
• 측각기를 정렬하기 위해, 일관성이 있고, 정교하고, 주의깊게 촉진되는 해부학적 뼈표식점을 이용한다.
• 수동 ROM을 연속으로 수행할 때 동일한 손의 힘을 사용하여 신체분절을 움직인다.
• 일관된 방향을 제공한다. 예를 들어, 연속의 능동 ROM 측정 동안 신체 분절을 움직이기 위해 동일하게 노력하도록 피검자에게 주문한다.
• 동일한 도구를 이용해 연속 측정을 수행한다.
• 측정될 관절의 크기에 맞는 측각기를 사용한다.
• 만약 검사자가 경험이 부족하다면, 한번의 측정보다는 여러 번의 측정을 통해 측정값을 기록한다.
• 서로 다른 검사자보다는 동일한 검사자가 여러 번 측정을 수행하도록 한다.
• 측정 도구를 일정한 간격으로 보정한다.

더 정확하다는 것을 알고 있다. 경험이 부족한 검사자들은 신뢰도를 높이기 위해 몇 번을 측정해서 평균값을 사용하기를 원할 수도 있다. 하지만 좋은 기법을 사용하는 경험이 많은 검사자는 한 번의 측정만으로도 충분하다. 임상가는 다른 검사자에 의한 측정보다는 동일한 방법을 같은 검사자에 의한 측정이 더 신뢰성이 있음을 명심해야 한다. 마지막 권장사항은 알려진 기준으로 얻어진 각도를 체크함으로써 일정한 간격으로 도구를 보정하는 것이다. 이런 권장사항은 얻어진 측정이 실제 각도의 반영을 보장하도록 제공하고, 경사계와 스마트폰 등과 같은 도구에 특별히 타당하다.

측정 신뢰도를 평가하는 통계 방법 (Statistical Methods of Evaluating Measurement Reliability)

임상 측정에는 3가지 주요변이가 있다: (1) 실제 생물학적인 변이, (2) 시간적인 변이, (3) 측정오차이다. **실제 생물학적 변이** (true biological variation)란 나이, 성별, 인종, 유전자, 병력, 상태 등과 같은 요소에 의해 발생하는 개인적인 측정 변이를 말한다. **시간적인 변이** (temporal variation)란 피검자의 의학적 상태, 활동수준, 정서상태, 하루주기의 리듬 등과 같은 요소의 변화에 의해 발생하는 즉, 동일인의 시간차에 의해 발생하는 측정변이를 말한다. **측정오차** (measurement error)란 검사자, 측정 도구, 절차 방법 등과 같은 요소에 의해 발생하는 동일 조건, 즉 서로 다른 시간 조건에서 동일인에게서 발생하는 측정변이를 말한다. 예를 들어, 검사자의 기술적인 수준과 경험수치, 측정 도구의 정확성, 측정방법의 표준화 등이 측정오차의 양에 영향을 미친다. 측정 각도를 반영하는 신뢰도는 측정오차와는 별개이다. 따라서 신뢰도가 높은 측정은 측정오차가 상대적으로 낮다.

통계학은 수치 데이터의 변이를 평가하고, 그로 인해 측정 신뢰도를 하기 위해 사용된다. 신뢰도를 표현하는 통계방법으로의 간단한 흐름은 검사자로 하여금 각도 측정을 올바르게 설명하고 관절 측정에 대한 문헌을 이해하도록 돕는 것을 포함한다. 이런 토의는 표준편차와 상관계수를 포함한 변인의 측정을 제시함으로써 시작한다. 이것 다음에는 피어슨 (Pearson) 상관분석법, 등급 내 상관계수 등을 포함한 상대적 신뢰도의 측정을 토의한다. 이런 통계 검증을 보여주는 예를 제시하고 있다. 본 단락은 측정의 원래 단위에서 측정과 관련된 오차의 양을 제공하는 신뢰도의 절대값에 대한 토의를 함으로써 마무리할 것이다. 토의된 측정 수치는 표준오차와 최소감지변화를 포함한다. 부가적인 정보를 위해, 이들 모든 통계 검증을 사용한다는 가정하에서 독자들은 참고문헌을 참고하길 원한다.

본장의 끝부분은 측각기 측정을 할 때와 제시된 측정의 계산을 수행할 때, 그들의 일관성을 잘 평가하도록 4가지 연습 단락을 검사자에게 제공하고 있다. 많은 저자들은 임상가들이 직원과 환자 사이의 신뢰도를 평가하기 위해 자신들의 연구를 수행할 것을 권하고 있다. Miller는 그런 연구를 수행하기 위해 단계별 순서 (step-by-step procedure)를 제안했다.

변인의 수치 (Measures of Variation)

표준편차 (Standard Deviation)

생의학 문헌에서, 변이를 설명하기 위해 사용하는 가장 흔한 통계적 수치는 표준편차이다. **표준편차**는 자료의 평균값에 대한 편차값의 제곱근이다. 표준편차는 SD, s, 또는 sd로 표기한다. 만약 각각의 자료를 x로 표현하면, 숫자는 n이며, 합계의 표시는 ∑가 사용되고, 이 때 평균은 X로 표현하며, 다음과 같다:

$$SD = \sqrt{\frac{\sum(x-\bar{x})^2}{n-1}}$$

표준편차는 원 데이터에서 볼 수 있는 것처럼 동일 단위로 표현된다. 예로 각도를 측정할 때는 표준편차의 단위는 각도 (°)가 될 것이다. 만약 데이터가 정상 분포를 그린다면, 평균을 기준으로 위아래 1만큼의 표준편차는 모든 집단의 약 68%을 포함할 것이고, 평균을 기준으로 위아래의 2만큼의 표준편차는 95%을 포함할 것이다. 큰 표준편차값은 연속 측정에서 큰 가변성을 의미한다.

여러 표준편차가 단일 측정 연구로부터 결정될 수 있다. 이들 표준편차는 여러 가지 평균에 대한 데이터 분산을 의미한다. 이들 표준편차 중의 2가지를 여기에서 설명할 것이다. 하나의 표준편차는 생물학적 변인을 포함한 피검자 그룹에서 얻어낸 측정 평균에 대한 **피검자간의 변인**을 주로 나타낸다. 이 표준편차는 피검자가 같은 연령과 성별을 가진 다른 피검자가 비교했을 때 비정상 ROM을 갖고 있는지에 대한 것이다. 다른 표준편차는 **피검자내 변이** (intrasubject variation)이며, 이것은 측정오차에 관한 것이다. 피검자의 관절이 각 측정을 할 때마다 동일한 자세에서 이루어졌다라고 가정하면, 이런 표준편차는 검사자가 측정에서 일관성과 신뢰성을 얻었음을 의미할 것이다.

이들 두 가지의 표준편차를 어떻게 결정하는지에 대해 예시가 제공된다. 표 3.2은 5명의 피검자를 대상으로 ROM을 측정한 값을 제시하고 있다. 각 피검자는 같은 검사자에 의해 총 3번의 반복측정을 받았다*.

생물학적 변이를 암시하는 표준편차 (피검자간 변이)는 각 피검자에 대한 평균 ROM을 측정한 계산에 의해 결정된다. 5명의 피검자에게 측정한 평균값 (ROM)은 표 3.2의 마지막 줄에서 볼 수 있다. 5명의 피검자에게서 측정한 ROM의 총 평균값은 56° 이다. 총 평균은 X으로 표시되어 있다. 표준편차는 5명 각각의 평균과 총 평균사이의 차이 값에 의해 결정된다. 그 차이 값은 제곱해서 더해진다. 총합 (sum)은 표준편차를 계산하기 위해 정의식에서 사용된다. 생물학적 변이를 의미하는 표준편차 계산법은 표 3.3에서 볼 수 있다.

예시에서 생물학적 변이를 의미하는 표준편차는 13.6°이다. 이 표준편차는 일차적으로 피검자간 변이이다. 피검자간 변이를 아는 것은 피검자가 동일한 나이와 성별의 다른 사람과 비교했을 때 비정상적인 ROM을 갖고 있는지 아닌지 파악하는 데 도움이 된다. 측정값이 정상분포라고 가정한다면, 이 표준편차를 설명하는 방법 중 하나는 피검자의 평균 ROM이 68%라는 것은 42.4°와 69.6°사이에 있다 (총 평균 56°에 대해 ±1의 표준편차)는 것을 예상할 수 있다. 우리는 피검자의 평균 ROM의 95%가 28.8°와 83.2°사이에 있다 (총 평균 56°에 대해 ±2° 의 표준편차)는 것을 예상할 수 있다.

측정오차를 의미하는 표준편차 (피검자내 변이)도 각 피검자에게 처음 측정한 평균 ROM을 계산해 보면 알 수 있다. 그러나 이런 표준편차는 피검자에게 3번 반복 측정한 값과 평균값 사이의 차이를 통해 결정할 수 있다. 차이값은 제곱한 다음 더해주면 된다. 총합은 표준편차를 위해 정의식에서 사용된다. 예시된 피검자의 정보를 사용하여 측정오차를 의미하는 표준편차를 계산하는 것이 표 3.4에 제시되어 있다.

표 3.2에 언급되었고, 각 피검자를 표 3.4에서 볼 수 있는 것과 똑같은 방식으로 계산했다면, 피검자 1에 대한 표준편차는 5.3°이며, 피검자 2의 표준편차는 2.6°이며, 피검자 3은 4.0°이고, 피검자 4는 3.6°이고, 피검자 5는 3.0°가 된다. 모든 피검자를 합한 평균과 표준편차는 5명의 피검자의 표준편차값의 합을 통해 알 수 있으며, 피검자의 수로 나누면 된다:

$$SD = \frac{5.3+2.6+4.0+3.6+3.0}{5} = \frac{18.5}{5} = 3.7°$$

---

* 계산을 잘 설명하기 위해 5명의 피검자를 포함시켰다. 이상적인 신뢰도 연구는 적절한 통계를 확보하기 위해 5명 이상의 피검자를 포함시키는 것이 좋다.

표 3.2 5명의 피검자를 대상으로 3번의 반복 ROM 측정으로 얻어진 각도 (°)

대상자	1번째 측정	2번째 측정	3번째 측정	총합	3회 측정 평균값 ($\bar{x}$)
1	57	55	65	177	59
2	66	65	70	201	67
3	66	70	74	210	70
4	35	40	42	117	39
5	45	48	42	135	45

총 평균 $(\bar{X}) = \dfrac{(59+67+70+39+45)}{5} = 56^\circ$

표 3.3 생물학적 변이를 의미하는 표준편차의 계산

대상자	3회 측정 평균값 ($\bar{x}$)	총 평균 ($\bar{X}$)	($\bar{x} - \bar{X}$)	$(\bar{x} - \bar{X})^2$
1	59	56	3	9
2	67	56	11	121
3	70	56	14	196
4	39	56	–17	289
5	45	56	–11	121

$\sum(\bar{x} - \bar{X}) = 9+121+196+289+121 = 736^\circ$; $SD = \sqrt{\dfrac{\sum(\bar{x}-\bar{X})^2}{(n-1)}} = \sqrt{\dfrac{736}{(5-1)}} = \sqrt{184} = 13.6^\circ$

표 3.4 1번 피검자를 대상으로 측정 오차를 의미하는 표준편차의 계산

측정 (x)	평균 ($\bar{X}$)	($\bar{x} - \bar{X}$)	$(\bar{x} - \bar{X})^2$
57	59	–2	4
55	59	–4	16
65	59	6	36

$(\bar{x}) = \dfrac{57+55+65}{3} = 59^\circ$; $SD = \sqrt{\dfrac{\sum(\bar{x}-\bar{X})^2}{(n-1)}} = \sqrt{\dfrac{56}{(3-1)}} = \sqrt{28} = 5.3^\circ$

본 예시에서 피검자내 변이를 의미하는 표준편차는 3.7° 이다. 각각의 피검자에 대해 반복해서 측정한 것이 짧은 시간 내에 이루어졌을 경우, 표준편차는 측정오차를 나타내기에 적절한 편이다. 본 예시에서 알 수 있듯이, 측정오차(3.7°)를 의미하는 표준편차는 생물학적 변이 (13.6°)를 의미하는 표준편차보다 훨씬 작은 편이다. 측정오차를 계산하기 위해 표준편차를 설명하는 하나의 방법은 반복측정한 피검자의 약 68%는 측정오차로 인해 반복측정한 평균값에서 3.7°정도 (1만큼의 표준편차)된다는 것을 예상할 수 있다. 따라서 피검자의 반복측정 값의 약 95%는 측정오차 때

문에 반복측정한 평균값이 7.4°정도 (2만큼의 표준편차) 된다는 것을 예상할 수 있다. 표준편차가 작을수록 측정오차 또한 감소하며 신뢰도는 증가한다.

변동계수 (Coefficient of Variation)

간혹, 표준편차보다는 변동율 (percentage of variation)을 계산하는 것이 더 도움이 된다. **변동계수** (coefficient of variation)란 평균과 표준편차와 관련된 차이를 계산하는 것이기 때문에 차이값을 비교하는 것이다. 변동계수는 평균을 표준편차로 나눈 값이며, %로 표현된다. 공식은 다음과 같다:

$$CV = \frac{SD}{\bar{x}} = (100)\%$$

표 3.2에 제시된 예에서 생물학적 변이를 암시하는 변동계수는 생물학적 변이를 위해 표준편차를 사용한다 (표준편차는 13.6°이다).

$$CV = \frac{13.6}{56}(100)\% = 24.3\%$$

측정오차를 의미하는 변동계수는 측정오차를 위해 표준편차를 사용한다 (표준편차는 3.7°이다).

$$CV = \frac{3.7}{56}(100)\% = 6.6°$$

이 예에서 측정오차 (6.6%)에 대한 변동계수는 생물학적 변이 (24.3%)에 대한 변동계수보다 작다.

측정오차를 의미하는 변동계수의 또 다른 이름은 **반복에 대한 변동계수** (coefficient of variation of represent)라고 한다. 반복에 대한 변동계수가 낮을수록 측정오차가 감소하고, 신뢰도는 높아진다. 이런 통계는 측정값이 다른 두 개 이상의 변이에 대한 신뢰도를 비교할 때 특히 유용하다 (예를 들어, 인치 (inches)와 각도 (degree)로 기록한 두 가지 ROM을 비교할 때이다). 그러나 변동계수는 평균값에 의해 크게 영향을 받는다. 예를 들어, 5°의 측정오차를 의미하는 표준편차는 만약 평균 ROM이 150°었을 때는 약 3%의 변동계수를 초래할 것이고, 반면 평균 ROM이 20°였을 때는 25%의 변동계수를 초래할 것이다.

신뢰도의 상대 수치: 상관계수 (correlation coefficients)

상관계수란 전통적으로 두 개의 변이사이의 상관관계를 측정할 때 사용된다. 결과는 −1.0 ~ +1.0로 나타내며, 하나의 변이와 다른 변이가 얼마나 일치하고 있는지를 의미한다. +1의 값은 완벽한 양의 선형 상관관계가 있다는 것을 의미하고, 반대로 −1의 값은 완전히 음의 선형의 상관관계가 있다는 것을 의미한다. 상관계수가 0이라는 것은 두 개의 변이 사이에는 선형의 상관관계가 전혀 없다는 것을 의미한다. 두 개의 반복측정값이 높은 상관관계가 있고, +1에 가깝기 때문에 상관계수는 측정값의 신뢰도를 나타낼 수도 있다. 본 장의 앞부분에서 설명했듯이, 상관계수는 관절 움직임을 측정하는 2가지 장비사이의 동시 타당도를 실증하는데 이용될 수도 있다. 상관계수를 이용한 신뢰도를 설명하는 여러 가지 기준값이 기술되어 왔다. 예를 들어, Portney와 Watkins는 다음과 같이 상관계수에 대한 일반적인 가이드라인을 제시했다: 0.50미만의 상관계수는 낮은 신뢰도를 의미하고, 0.50~0.75의 상관계수는 중간정도의 신뢰도를 의미하고, 0.75 이상의 상관계수는 높은 신뢰도를 의미한다고 했다. 그러나, 그들은 이들 수치가 데이터를 설명하는데만 사용되어야 하며, 엄격한 컷오프하는 기준점으로서 사용되어서는 안된다고 했다.

피어슨 상관계수 (Pearson Product Moment Correlation Coefficient)

각도 측정은 비율 데이터를 만들고 통계의 사용을 위한 기준이 충족된다면, 두 측정 사이의 관련성을 계산하기 위해 피어슨 상관계수가 사용될 수 있다. 피어슨 상관계수는 약어로 r로 표시하며, 공식은 아래와 같다. 통계기법이 상관관계를 나타낼 때 사용된다면, x는 두 번 측정의 신뢰도를 의미하는데 사용될 때, x는 첫 번째 측정이고, y는 두 번째 측정이다.

$$r = \frac{\sum(x-\bar{x})(y-\bar{y})}{\sqrt{\sum(x-\bar{x})^2}\sqrt{\sum(y-\bar{y})^2}}$$

표 3.2의 예를 참고할 때, 피어슨 상관계수는 5명의 피검자에 대해 처음 측정한 ROM값과 두 번째 측정한 ROM값 사이의 관계를 결정하기 위해 사용된다. 본 예를 통해 피어슨

상관계수를 측정하는 방법은 표 3.5에서 볼 수 있다. r=0.98 이라는 것은 첫 번째 측정한 값과 두 번째 측정한 값 사이에 높은 양의 선형의 상관관계가 있다는 것을 의미한다. 다른 말로 두 가지 측정법은 상관관계가 높다는 것을 의미한다.

피어슨 상관계수는 두 번 측정이 일치하는지를 의미하기 보다는 두 번 측정사이의 연관관계를 나타낸다. 따라서 두 가지 측정값이 동일한지 결정하기 위해서는, 상관관계를 제시하는 1차 방정식을 알아내야 한다. 만약 상관관계를 나타내는 1차 방정식이 기울기 1를 가지고 있고, 절편이 0이라면, 1를 의미하는 r 값은 두 개의 측정이 동일하다는 것을 의미한다.

그러나 기울기가 1이 아니거나 절편이 0이 아니라면, r의 값은 두 측정의 연관관계를 의미하고, 일치를 의미하지 않는다.

1차 방정식, 즉, $y=a+bx$일 경우에는, x는 첫 번째 측정값을 말하며, y는 두 번째 측정값을 말하며, a는 절편 (intercept)이며, b는 기울기 (slope)를 말한다. 기울기의 공식은 다음과 같다:

$$b=\frac{\sum(x-\bar{x})(y-\bar{y})}{\sum(x-\bar{x})^2}$$

절편에 대한 방정식은

$$a=\bar{y}-b\bar{x}$$

표 3.5의 데이터를 이용해서, 기울기와 절편의 계산은 다음과 같다:

$$b=\frac{648.6}{738.8}=0.88$$

$$a=55.6-(0.88\times 53.8)=55.6-47.34=8.26°$$

첫 번째와 두 번째 측정값 사이의 상관관계를 표시하는 가장 좋은 선형 방정식 (1차 방정식)의 예는 $y=8.26+0.88x$이다. 비록 r 값이 높은 상관관계를 의미하지만, 두 번의 측정값은 선형관계가 아니라는 것을 의미한다.

상관계수를 설명하는 과정에서의 고려할 점은 상관계수 값이 측정범위 (range of measurement)에 따라 확연하게 영향을 받는다는 점이다. 측정한 피검자 사이의 생물학적 변이가 클수록 r 값이 커지고, 따라서 r 값은 -1 또는 +1에 가깝게 된다. 또 다른 제한점은 피어슨 상관계수가 단지 두 개의 변이나 시간차이에 따른 상관관계만 계산할 수 있다는 사실이다. 기억해야 할 부가적인 제한점은 r이 표본 변수의 요점 견적 (point-estimate)이고, 진짜 표본값의 견적으로서 r의 신뢰구간을 고려해야 한다는 점이다.

표 3.5 ROM 측정의 첫 번째 측정 (x)와 두 번째 측정 (y)에 대한 피어슨 상관계수의 계산

대상자	x	y	$(x-\bar{x})$	$(y-\bar{y})$	$(x-\bar{x})(y-\bar{y})$	$(x-\bar{x})^2$	$(y-\bar{y})^2$
1	57	55	3.2	−0.6	−1.92	10.24	0.36
2	66	65	12.2	9.4	114.68	148.84	88.36
3	66	70	12.2	14.4	175.68	148.84	207.36
4	35	40	−18.8	−15.6	293.28	353.44	243.36
5	45	48	−8.8	−7.6	66.88	77.44	57.76
					$\sum$= 648.60	$\sum$= 738.80	$\sum$= 597.20

$$\bar{x}=\frac{(57+66+66+35+45)}{5}=53.8°\ ;\ \bar{y}=\frac{(55+65+70+40+48)}{5}=55.6°$$

$$r=\frac{\sum(x-\bar{x})(y-\bar{y})}{\sqrt{\sum(x-\bar{x})^2}\sqrt{\sum(y-\bar{y})^2}}=\frac{648.6}{\sqrt{738.8}\sqrt{597.2}}=\frac{648.6}{(27.2)(24.4)}=0.98$$

등급내 상관계수 (Intraclass Correlation Coefficient)

상관계수와 선형 방정식 사이의 계산과 설명상의 오류를 피하기 위해, 신뢰도를 평가하기 위해 **등급내 상관계수** (intraclass correlation coefficient)를 사용하기도 한다. 등급내 상관계수는 약어로 ICC로 표시한다. ICC도 동시에 두 번 이상의 측정값을 비교할 때 사용된다. 이런 통계 기법은 서로 다른 변이값을 비교하는 분산분석 (analysis of variance) 모델을 이용하면 된다. ICC는 피검자와 관련이 있는 변이의 비율 즉, 피검자의 양의 오차값과 연관성이 있는 변이의 총합으로 표현된다. ICC의 이론상 한계는 0.0과 +1.0 사이값이다; +1은 완벽하게 일치 (오차변이가 없음) 하는 것이고, 반대로 0은 일치하지 않음 (오차변이가 큼)을 의미한다.

연구설계, 연구목적, 그리고 측정방법에 따라 ICC 값을 결정하는데에는 6가지 공식이 있다. 3가지 모델에 대해 설명하고자 한다. 먼저 첫 번째 모델은 각 피검자가 다른 검사자에 의해 측정되고, 검사자들은 모든 검사자의 대표성을 갖는다. 두 번째 모델은 각 피검자는 같은 검사자에 의해 측정되고, 검사자들은 모든 검사자들의 대표성을 갖는다. 세 번째 모델은 각 피검자는 동일 검사자가 측정하지만, 검사자들은 다른 검사자들과 일반화되지 않는다. 세 가지 모델 중 첫 번째 모델은 단일측정 결과 (1)를 비교할 때 사용되고, 반대로 두 번째 모델은 여러 번 측정한 값 (k)을 비교할 때 사용된다. ICC의 또 다른 공식은 괄호안의 숫자로 표현된다. 첫 번째 숫자는 모델을 의미하며, 두 번째 숫자는 형식을 의미한다. 더 많은 정보, 즉, 예나 공식이 필요할 경우에는 독자들은 뒷부분에 제시된 책이나 논문을 참고하기 바란다.

5명을 대상으로한 ROM 측정의 예제 (표 3.2)에서, 변수의 반복 측정 분석이 수행되었고, ICC (3,1)가 0.94로 측정되었다. 이런 ICC 모델을 사용한 이유는 각 측정이 같은 검사자에 의해 수행되었고, 여러 번의 측정에 대한 평균값이 아니라 단일 측정값을 비교한 것이기 때문이다. ICC 값은 세 번의 반복측정 사이에서 높은 상관관계를 보였다. 하지만 이 값은 피어슨 상관계수보다 약간 낮았는데, 그 이유는 ICC의 계산이 일치와 연관성을 모두 고려하기 때문이다. ICC의 계산은 피어슨 상관계수의 계산과 다르다. 왜냐하면 3번의 측정이 2번이 측정과 비교되기 때문이다. ICC 값의 설명을 권장하기 위해, 임상 연구에 대한 교재를 참고하기 바란다. 명심해야 할 것은 이들 값이 엄격한 컷오프의 기준점이 아니라, 설명하는데 필요한 것이다.

피어슨 상관계수처럼, ICC도 피검자 간의 측정범위에 영향을 받는다. 피검자의 동질성이 높을수록 결과를 추적하는 ICC의 능력은 감소하며, ICC는 상관관계가 낮게 나타난다. 상관계수는 측정범위에 민감하게 반응하고, 측정단위로 신뢰도를 계산할 수 없기 때문에 몇몇 전문가들은 신뢰도를 분석할 때 반복측정한 값 (피검자내 표준편차)이나 표준오차를 더 선호하기도 한다. 게다가, 상관계수처럼, ICC의 값은 표본변수의 요점 견적이고, 요점 견적 주위의 신뢰구간을 고려해야 한다.

신뢰도의 절대 수치 (Absolute Measures of Reliability)

본 장의 앞부분에서, 표준편차의 가변성의 측정으로 간주되었다. 표준편차는 신뢰도의 절대 수치인데, 그 이유는 원래 측정과 동일한 단위로 표기되기 때문이다. 표준편차와 같은 절대 수치는 측정의 일치성에 대한 감각을 임상가에게 제공하고, ROM이나 관절 각도를 측정하는 사람에게 쉽게 설명할 수 있다.

측정에 대한 표준오차 (Standard Error of Measurement)

측정에 대한 표준오차는 원래 측정과 같은 단위로 표기되고, 신뢰도 측정의 또다른 절대 수치이다. Dubois의 주장에 의하면, **측정에 대한 표준오차**는 획득된 점수를 알고 있을 때 실제 예측값에 대한 오차값의 표준편차와 유사하다고 하였다. 실제값은 영원히 알려지지 않지만, 이 값을 예측하기 위해 몇몇 공식이 개발되어 왔다. 측정오차는 **SEM**[†]로 표기된다.

[†]다른 통계 기법인 평균 표준오차는 측정의 표준오차가 자주 혼동된다. 평균의 표준오차도 측정의 표준오차와 동일한 단위를 사용하는데, 이로 인해 혼동이 더 많이 일어난다. 이들 2개의 통계 기법은 똑같은 것이 아닐 뿐만 아니라, 다르게 설명되어야 된다. 평균의 표준오차는 여러 표본집단으로 얻어지는 평균 분포의 표준편차이다. 평균의 표준오차는 동일한 크기의 미래 샘플로부터 얼마나 다른 변이가 평균으로부터 예측되는지를 나타내고 있다. 우리들이 평균의 변이보다는 신뢰도를 측정할 때 개별 측정의 변이들에 관심이 있기 때문에, 반복 측정의 표준오차나 또는 측정의 표준오차가 사용하기 더 적절한 통계 검증이다.

표 3.6 차이의 표준편차를 이용한 첫 번째 (x)와 두 번째 (y) ROM 측정에 대한 측정 표준오차의 계산

대상자	x	y	(x − y)	$(x-y)-(\bar{X}_{diff})$	$[(x-y)-(\bar{X}_{diff})]^2$
1	57	55	2	3.8	14.44
2	66	65	1	2.8	7.84
3	66	70	−4	−2.2	4.84
4	35	40	−5	−3.2	10.24
5	45	48	−3	−1.2	1.44
			$\sum = -9$		$\sum = 38.80$

차이의 평균 $(x-y) = \bar{X}_{diff} = \frac{\sum(x-y)}{n} = \frac{-9}{5} = -1.8°$

차이의 표준편차 $(SD_{diff}) = \sqrt{\frac{\sum(x-y)-(\bar{X}_{diff})]^2}{(n-1)}} = \sqrt{\frac{38.80}{4}} = \sqrt{9.7} = 3.11°$

측정의 표준오차 $(SEM) = \frac{SD_{diff}}{\sqrt{2}} = \frac{3.11}{\sqrt{2}} = \frac{3.11}{1.41} = 2.2°$

SEM을 예상하는 하나의 방법은 검사-재검사 신뢰도 연구에서처럼, 반복 측정으로 얻어진 점수 사이의 차이점을 고려하는 것이다. 즉, 관절 움직임의 2번 반복 측정 사이의 차이점을 결정하고, 그 다음 모든 다른 점수의 표준편차를 결정한다. 검사-재검사 차이의 표준편차는 SEM을 얻기 위해 다음의 공식을 이용한다.

$$SEM = \frac{SD_{diff}}{\sqrt{2}}$$

SEM도 반복측정의 분산분석 (ANOVA)모델을 통해 예측될 수 있다. 이 공식은 2번 보다 더 많은 반복 측정을 할 때 유용하다. 본 경우에서는 SEM이 오차변이의 제곱근과 같다. 오차 변이는 평균 제곱의 오차나 피검자내 평균 제곱으로 고려될 수 있다. 오차 변이의 값은 ANOVA 요약 표로부터 자주 이용될 수 있다.

$$SEM = \sqrt{\text{error variance}}$$

SEM을 견적내는 3번째 방법은 반복 측정의 변이로부터 나온 정보를 신뢰도 계수와 통합하는 것이다. 만약 반복측정으로부터 나온 합동 (pooled) 표준편차를 SDp이라 표시하면, 등급내 상관계수와 같은 상관계수는 ICC로 표기되고, 피어슨 상관계수는 *r*로 표기되고, SEM의 공식은 다음과 같다:

$$SEM = SD_p\sqrt{1-ICC}$$

또는 만약 피어슨 상관계수가 신뢰도를 위해 사용된다면,

$$SEM = SD_p\sqrt{1-r}$$

표 3.2의 예제로 되돌아가 보면, SEM은 이들 3가지 방법으로 견적될 수 있다. 첫째, 첫 번째 측정과 두 번째 측정 차이의 표준편차를 이용한 SEM의 계산은 표 3.6에서 볼 수 있다. 2.2° SEM의 결과 값은 관찰점수의 안정성을 의미한다. SEM이 표준편차의 특별한 경우이기 때문에, 실제 측정의 약 68%가 관찰 측정의 2.2°내에 있을 것이다.

우리는 표 3.2의 5명을 대상으로한 연구에서 3가지 모든 측정을 사용할 수도 있고, 또 SEM을 견적내는 반복 측정의 분산분석의 결과값을 사용할 수도 있다. ANOVA의 오차변이가 10.9라면, SEM은 3.3°이거나 또는 오차변이의 제곱근과 같다. 본 사례에서, SEM의 값은 2번의 측정 때보다 더

큰데, 그 이유는 본 예제에서 3번째 측정이 더해졌기 때문이다.

이와 같이, 우리는 SEM을 견적내기 위해 반복 ANOVA 측정에서 얻어진 ICC의 값을 이용할 수도 있다. 여러분이 회상해 볼 때, 위의 예제에서 ICC의 값은 0.94이고, 5명에 대한 합동 표준편차의 값은 생물학적 변이를 의미하는 표준편차의 값과 동일하다.

$$\text{SEM} = 13.6\sqrt{1-0.94} = 13.6\sqrt{0.06} = 3.3°$$

3번의 반복 측정을 이용한 이들 양쪽 분석은 3.3°의 SEM 값을 얻었다. 이것은 실제 측정의 68%는 관찰측정의 3.3° 내에 있다는 것을 우리에게 알려 주거나 또는 실제 측정의 95%가 관찰 측정의 6.6°내에 있음을 알려 준다.

최소감지변화 (Minimal Detectable Change)

거론할 마지막 절대 수치는 **최소감지변화 (MDC)**라는 개념이다. 이것은 측정오차 중에서 가장 작은 변화를 의미한다. MDC는 일어난 변화가 어떠한지를 결정하는 최소값을 제공하기 위해 측정의 신뢰도에 관련된 정보를 이용한다. 문헌에서 볼 때, MDC는 minimal detectable difference (MDD), minimal important difference, 또는 smallest detectable difference (SDD)로도 간주되고 있다. 90%의 신뢰구간에서의 MDC는 다음의 공식을 통해 측정의 표준오차로부터 계산된다. 1.65는 90% 신뢰구간에서의 z 점수를 의미한다[†].

SEM과 같이, MDC도 원래 측정과 동일한 단위로 표현된다.

$$\text{MDC}_{90} = \text{SEM} \times \sqrt{2} \times 1.65$$

SEM이 2의 제곱근으로 나누어지는 검사-재검사 차이의 표준편차로부터 계산되기 때문에, MDC는 다음처럼 계산될 것이다:

$$\text{MDC}_{90} = \text{SD}_{\text{diff}} \times 1.65$$

[†] z 점수는 관찰과 평균사이의 차이이고, 표준편차로 나누어진다[$(x-\bar{x})$/SD]. z 점수는 표준편차 단위로 표기되고, 평균이 0이고, 표준편차가 1인 정상 분포에 적용된다. 이것은 관찰의 확률을 얻기 위해 이용될 수 있다.

우리는 문헌에서 다른 신뢰구간에서 MDC 값을 볼 수 있다. 예를 들어, 95% 신뢰구간의 MDC 공식은 다음과 같고, MDC90°보다 작은 변화에 대해 더 큰 값을 가질 것이다:

$$\text{MDC}_{95} = \text{SEM} \times \sqrt{2} \times 1.96$$

or

$$\text{MDC}_{95} = \text{SD}_{\text{diff}} \times 1.96$$

3번 반복 ROM을 측정한 예로 돌아가서, 3.3°의 SEM 값을 이용하여, MDC90°를 계산하면, 7.7°가 된다.

$$\text{MDC}_{90} = 3.3 \times \sqrt{2} \times 1.65 = 7.7°$$

이런 MDC의 설명은 피검자의 90%가 ROM에서 변화가 없다는 것을 의미하고, 측정 오차 때문에 측정 사이에서 7.7°까지 무작위의 요동이 일어날 것임을 의미한다. 다른 방법으로 표현하자면, 반복 측정 사이의 7.7°보다 큰 차이는 시간의 ROM 90%에서 실제 변화를 나타내는 것 같다. 우리가 본 예에서 상당히 높은 상관계수를 가졌다 하더라도 (ICC=0.94), 데이터 내의 가변성은 7.7°의 MDC를 초래했다. 절대 오차의 측정에 대한 관절 정보를 더 자세히 알고 싶으면, 4장에서 13장에 이르는 연구소견 단락을 참고하기 바란다. 명심해야 할 것은 절대 신뢰도의 이런 측정은 얻어진 측정의 표본집단에 대해 특별하고, 측정을 얻기 위해 이용된 절차에 특별하다는 것이다.

신뢰도를 평가하는 연습 (Exercises to Evaluate Reliability)

연습 8과 연습 9는 각도 측정을 할 때 검사자가 신뢰도를 평가하는데 유용할 것이다. 표준편차와 변동계수의 계산은 지식이 실제 적용에 의해 강화된다는 믿음에 포함된다. **연습 8**은 **검사간 신뢰도**를 검증하는 것이다. 검사간 신뢰도는 동일 관절 자세의 반복 측정이나 동일 검사자에 의한 ROM 값사이의 일치 정도를 의미한다. 검사간 신뢰도 연구는 질문에 답한다: 검사자는 자신의 측정을 얼마 정확하게 재생산할 수 있는가? **연습 9**는 **검사자간 신뢰도**를 검증하는 것이다. 검사자간 신뢰도는 같은 관절이나 또는 서로 다른 검사자가 반복 측정한 ROM 사이의 일치정도를 말한다. 검사자간 신뢰도 연구에 대한 질문은 다음과 같다: 검사자가 얼마나 정확하게 다른 검사자가 측정한 값을 재현해낼 수 있는가? **연습** 10과 **연습** 11은 2 시점에서 반복된 측정으로부터 **측정의 표준오차**와 **최소감지변화**를 얻기 위해 다른 방법들을 이용하는 연습을 제공한다. 연습 11은 피어슨 상관계수를 계산하는 연습을 제공한다. 이들 4가지 각각의 연습들은 다른 통계에 대한 값을 얻기 위해, 학습자들이 계산기, 스프레드시트, 컴퓨터 등을 사용할지라도, 이들 값을 계산하는 교육을 제공한다.

연 습 8

검사간 신뢰도

1. 피검자와 유니버설 측각기를 선택한다.
2. 피검자의 팔꿉관절 굽힘 ROM을 3번 측정한다. 그 다음 2장의 연습 7에 요약된 단계들을 따른다.
3. 각 측정값은 기록지 (다음 페이지)의 세로축 x에 기록한다.
4. 측정값을 비교한다. 만약 측정값이 5° 이상 차이가 발생하면, 순서대로 했는지 다시 확인한 다음 다시 수행한다.
5. 5°내에서 3번 연속의 측정을 얻을 때까지 연습을 계속한다.
6. 신뢰도 측정을 위해 사용할 몇 가지 통계법을 이해할 수 있도록 다음 단계를 완성함으로써 표준편차와 변동계수를 측정한다.
   a. 측정의 합을 계산하기 위해 3번 측정한 값을 더한다. $\sum$는 합계를 의미한다. 총합은 x 열의 제일 밑에 기록한다.
   b. **평균**을 구하기 위해 총합을 3으로 나눈다. 측정횟수는 n으로 표시하고, 평균은 $\bar{x}$로 기록한다. 평균을 계산하기 위한 공간을 기록지에 남겨둔다.
   c. **표준편차**를 계산하기 위해 3번 측정한 값에서 평균을 뺀 다음 그 결과를 $(x-\bar{x})$로 표시된 열에 기록한다. 표준편차를 계산하기 위한 공간을 기록지에 남겨둔다
   d. $(x-\bar{x})$ 열에 있는 숫자에 각각 제곱한 다음 결과를 $(x-\bar{x})^2$ 열에 기록한다.
   e. 제곱의 평균을 계산하기 위해 $(x-\bar{x})^2$ 열에 3개의 수를 더한다. 그 결과는 $(x-\bar{x})^2$ 열의 제일 마지막에 기록한다.
   f. 표준편차를 계산하기 위해 평균을 2로 나눈다. 이 평균은 측정한 횟수에 -1을 한 값이다 $(n-1)$. 그 다음 숫자에 제곱근한다.
   g **변동계수**를 계산하기 위해 표준편차를 평균으로 나눈 다음, 이 숫자를 100%로 환산한다. 기록지에 변동계수를 기록할 공간을 마련해 둔다.
7. 여러분은 검사절차를 배운 후, 다른 관절과 움직임에 대해서도 이 연습을 반복해 본다.

연습 8을 위한 기록양식: 검사간 신뢰도

연습 8에 요약된 단계를 따른다. 여러분의 측정과 계산의 결과를 기록하기 위해 본 양식을 이용한다.

피검자 이름 ______________________ 날짜 ______________________

검사자 이름 ______________________

관절과 움직임 ______________________ 오른쪽 또는 왼쪽 ______________________

수동 ROM 또는 능동 ROM ______________________ 측각기 종류 ______________________

측정	x	$(x-\bar{x})$	$(x-\bar{x})^2$
1			
2			
3			
n = 3	$\sum x =$		$\sum (x-\bar{x})^2 =$

3번 측정의 평균 $= \bar{x} = \dfrac{\sum x}{n} =$

표준편차 $= \text{SD} = \sqrt{\dfrac{\sum (x-\bar{x})^2}{n-1}} =$

변동계수 $= \text{CV} = \dfrac{\text{SD}}{\bar{x}}(100\%) =$

연 습 9

검사간 신뢰도

1. 피검자와 유니버설 측각기를 선택한다.
2. 먼저 피검자의 팔꿉관절 굽힘 ROM을 측정한 다음, 2장의 연습 7에 요약된 단계를 따라한다.
3. 두 명의 서로 다른 검사자에게 측각기를 시용하여 동일 피검자의 동일 팔꿉관절에 대해 굽힘 ROM을 측정하도록 하고, 2장의 연습 5에 요약된 단계를 따르도록 한다.
4. 기록지 (다음 페이지)의 x 열에 각각 측정한 값을 기록한다. 측정값은 x로 표시한다.
5. 측정값을 비교한다. 만약 측정값 사이에 5° 이상의 차이가 발생하면, 이 연습을 반복한다. 검사자는 잘못된 정렬상태, 불안정한 고정, 또는 잘못된 수치 설명 등과 같은 측정기술상의 차이점이 있는지를 다른 측정자가 측정하는 것을 관찰해야 한다.
6. 신뢰도 평가를 위해 사용되는 몇 가지 통계학적 방법을 이해하기 위해, 다음의 순서대로 평균편차, 표준편차, 변동계수를 계산한다.
   a. 측정값의 총합을 계산하기 위해 3번 측정한 값을 더한다. $\sum$는 총합의 표시이다. x열의 제일 마지막에 총합을 기록한다.
   b. **평균**을 구하기 위해 총합을 3으로 나눈다. 이 3은 측정횟수를 말한다. 측정횟수는 n으로 표시한다. 평균은 $\bar{x}$로 표시한다. 기록지에 평균을 계산하기 위한 공간을 남겨둔다.
   c. **표준편차**를 계산하기 위해 각각 3번 측정한 값에서 평균을 뺀 다음 그 결과를 $(x-\bar{x})^2$ 열에 기록한다. 기록지에 표준편차를 계산할 공간을 남겨둔다.
   d. $(x-\bar{x})$열에 있는 모든 숫자를 제곱한 다음 그 결과를 $(x-\bar{x})^2$ 열에 기록한다.
   e. 제곱합을 계산하기 위해 $(x-\bar{x})^2$ 열에 있는 3개의 수를 더한다. 그 다음 $(x-\bar{x})^2$ 열의 제일 마지막에 기록한다.
   f. 표준편차를 계산하기 위해 총합을 2로 나눈다 (이 숫자는 측정한 횟수에 1을 뺀 것이다 $(n-1)$). 그 다음 각 수에 평균제곱을 한다.
   g. **변동계수**를 계산하기 위해 표준편차를 평균으로 나눈다. 이 숫자를 백분율로 나눈다. 기록지에 변동계수를 기록할 공간을 남겨둔다.
7. 여러분은 검사절차를 배운 후, 다른 관절과 움직임에 대해 연습을 반복해 본다.

연습 9를 위한 기록양식: 검사간 신뢰도

연습 9에 요약된 단계를 따른다. 여러분의 측정과 계산의 결과를 기록하기 위해 본 양식을 이용한다.

피검자 이름 ______________________ 날짜 ______________________

1번 검사자 이름 ______________________

2번 검사자 이름 ______________________ 관절과 움직임 ______________________

3번 검사자 이름 ______________________ 오른쪽 또는 왼쪽 ______________________

수동 ROM 또는 능동 ROM ______________________ 측각기 종류 ______________________

측정	x	$(x-\bar{x})$	$(x-\bar{x})^2$
1			
2			
3			
n = 3	$\sum x =$		$\sum (x-\bar{x})^2 =$

3번 측정의 평균 $= \bar{x} = \dfrac{\sum x}{n} =$

표준편차 $= \text{SD} = \sqrt{\dfrac{\sum (x-\bar{x})^2}{n-1}} =$

변동계수 $= \text{CV} = \dfrac{\text{SD}}{\bar{x}}(100\%) =$

연 습 10

측정 표준오차 (SEM)와 최소감지변화 (MDC)의 계산

본 연습은 5명의 피검자를 대상으로한 2번의 측정으로부터 측정의 표준오차와 최소감지변화의 계산을 다루고 있다.

1. 5명의 피검자와 유니버설 측각기를 선택한다.
2. 각 피검자마다 팔꿉관절 굽힘 ROM을 측정했다면, 2장의 연습 7에 요약된 단계들을 따른다.
3. 짧은 휴식을 취한 후, 동일한 측각기를 사용하여 5명의 피검자를 대상으로 다시 팔꿉관절 굽힘 ROM을 측정하고, 2장의 연습 7에 요약된 단계들을 따른다. 2번째 측정을 할 때, 첫 번째 측정의 수치를 참고하지 않는다.
4. 각 피검자의 첫 번째 측정을 기록지의 x열에 각 측정을 기록하고, 두 번째 측정을 y열에 각 측정을 기록한다.
5. 절대 신뢰도를 평가하는데 이용된 통계의 지식을 얻는 것은 다음 단계를 완성함으로써 SEM과 MDC를 계산한다.
   a. 2번 측정 사이의 차이점을 계산하기 위해, 5번의 각 측정에 대해 x로부터 y를 빼고, $(x-y)$열에 결과를 기록한다. 측정의 합계를 결정하기 위해 $(x-y)$열에 이들 차이를 함께 더한다. 합의 기호는 $\sum$이다. $(x-y)$열의 맨 밑칸에 합계를 기록한다.
   b. **검사–재검사 차이의 평균**을 결정하기 위해, 총합을 측정의 숫자인 5로 나눈다. 측정의 숫자는 n으로 표기한다. 평균은 $\bar{X}_{diff}$로 표기한다. 이런 값을 기록지가 제공하는 빈칸에 기록한다.
   c. $(x-y)$열에 있는 각 숫자로부터 총합 차이의 평균을 빼고, $(x-y)-(\bar{X}_{diff})$에 결과를 기록한다.
   d. $(x-y)-(\bar{X}_{diff})$열에 각 숫자를 제곱한다. 그리고 $[(x-y)-(\bar{X}_{diff})]^2$열에 결과를 기록한다.
   e. 그들의 합을 계산하기 위해, $[(x-y)-(\bar{X}_{diff})]^2$ 열에 있는 5개 숫자를 더 한다. $[(x-y)-(\bar{X}_{diff})]^2$ 열의 맨 밑칸에 합계를 기록한다.
   f. **검사–재검사 차이 (SD_{diff})의 표준편차**를 결정하기 위해, 이들 합을 측정 숫자에서 1을 뺀 값 $(n-1)$인 4로 나눈다. 그런 다음 이들 숫자의 제곱근을 구한다. 차이의 표준편차를 계산하고 기록하는 빈칸을 기록지에 제공한다.
   g. SEM을 결정하기 위해, 차이의 표준편차를 2의 제곱근으로 나눈다. 그리고 제공된 빈칸에 그 값을 기록한다. 원 측정과 같은 단위로 SEM을 기록해야 한다.
   h. (MDC_{90})를 결정하기 위해, 측정의 표준오차에다 2의 제곱근을 곱하고, 그 다음 이 숫자에 1.65를 곱한다. 이 값을 계산하고 기록하는 빈칸을 기록지에 제공한다. 최소감지변화에 대한 여러분의 값이 원 측정과 같은 단위임을 명심한다. 또한 여러분은 검사-재검사 차이의 표준편차에다 1.65를 곱함으로써 최소감지변화를 계산할 수 있다.
6. 여러분은 검차절차를 배운 후, 다른 관절과 움직임으로 본 연습을 반복해 본다.

연습 10을 위한 기록양식: 측정 표준오차와 최소감지변화의 계산

연습 10에 요약된 단계를 따른다. 여러분의 측정과 계산의 결과를 기록하기 위해 본 양식을 이용한다.

1번 검사자 이름 ______________________ 날짜 ______________________

2번 검사자 이름 ______________________

3번 검사자 이름 ______________________ 관절과 움직임 ______________________

4번 검사자 이름 ______________________ 오른쪽 또는 왼쪽 ______________________

5번 검사자 이름 ______________________ 수동 ROM 또는 능동 ROM ______________________

검사자 이름 ______________________ 측각기 종류 ______________________

측정	x	y	(x − y)	$(x-y)-(\bar{X}_{diff})$	$[(x-y)-(\bar{X}_{diff})]^2$
1					
2					
3					
4					
5					
n = 5			$\sum (x-y) =$		$\sum [(x-y)-(\bar{X}_{diff})]^2 =$

검사-재검사 차이의 평균 $(x-y) = \bar{X}_{diff} = \dfrac{\sum (x-y)}{n} =$

검사-재검사 차이의 표준편차 $(SD_{diff}) = \sqrt{\left(\dfrac{\sum [(x-y)-(\bar{X}_{diff})]^2}{(n-1)}\right)} =$

측정 표준오차 $(SEM) = \dfrac{SD_{diff}}{\sqrt{2}} =$

최소감지변화 $= MDC_{90} = SEM \times \sqrt{2} \times 1.65 =$

또는 방정식 사용: $MDC_{90} = SD_{diff} \times 1.65 =$

연 습 11

피어슨 상관계수, 측정의 표준오차, 그리고 최소감지변화의 계산

본 연습은 5명의 피검자를 대상으로 반복 측정한 피어슨 상관계수 (r)의 계산을 다루고 있다. 피어슨 상관계수는 측정의 표준오차와 최소감지변화를 결정하는데 사용된다. 학습자는 SEM과 MDC의 계산을 위해 등급내 상관계수 (ICC)를 이용할 수 있다. 그러나 ICC의 계산은 손으로 하지 않고 통계 소프트웨어로부터 가장 잘 얻을 수 있다.

1. 5명의 피검자와 유니버설 측각기를 선택한다 (만약 여러분이 연습 10을 완수했다면, 같은 데이터를 사용하고 싶을 것이다. 단계 4에서 설명된 것처럼, 본 사례에서, 연습 10으로부터 x와 y를 기록하고, 그 다음 단계 5로 계산을 시작한다.
2. 각 피검자마다 팔꿉관절 굽힘 ROM을 측정했다면, 2장의 연습 7에 요약된 단계들을 따른다.
3. 짧은 휴식을 취한 후, 동일한 측각기를 사용하여 5명의 피검자를 대상으로 다시 팔꿉관절 굽힘 ROM을 측정하고, 2장의 연습 7에 요약된 단계들을 따른다. 2번째 측정을 할 때, 첫 번째 측정의 수치를 참고하지 않는다.
4. 각 피검자의 첫 번째 측정을 기록지의 x열에 각 측정을 기록하고, 두 번째 측정을 y열에 각 측정을 기록한다.
5. 절대 신뢰도를 평가하는데 이용된 통계의 지식을 얻는 것은 다음 단계를 완성함으로써 **피어슨 상관계수**를 계산한다.
   a. x열과 y열에 들어갈 측정의 합계를 결정하기 위해 측정을 더 많이 한다. 합의 기호는 Σ이다. x열과 y열의 맨 밑칸에 합계를 기록한다.
   b. **평균**을 결정하기 위해, 이들 합계를 측정의 숫자인 5로 나눈다. 측정의 숫자는 n으로 표기된다. 평균은 $\bar{x}$와 $\bar{y}$로 표기된다. 평균을 계산하는 빈칸을 기록지에 제공한다.
   c. **피어슨 상관계수의 신뢰도**를 결정하기 위해, 먼저, 각 피검자에 대해 각 측정값에서 평균을 빼고, 각각의 적절한 $(x-\bar{x})^2$와 $(y-\bar{y})^2$의 열에 결과를 기록한다.
   d. $(x-\bar{x})$의 값에다 $(y-\bar{y})$의 값를 곱하고, $(x-\bar{x})(y-\bar{y})$의 열에 그 결과를 기록한다.
   e. $(x-\bar{x})$열과 $(y-\bar{y})$열에 있는 숫자를 제곱하고, 각각 적절한 $(x-\bar{x})^2$ 와 $(y-\bar{y})^2$의 열에 결과를 기록한다.
   f. 그들의 합계를 결정하기 위해 $(x-\bar{x})(y-\bar{y})$, $(x-\bar{x})^2$ 및 $(y-\bar{y})^2$의 열에 5개 숫자를 더한다.
   g. $\sum(x-\bar{x})^2$와 $\sum(y-\bar{y})^2$의 제곱근을 계산한다. 제공된 빈칸에 이들 값을 기록한다.
   h. $\sum(x-\bar{x})(y-\bar{y})$를 $\sqrt{\sum(x-\bar{x})^2}$ 와 $\sqrt{\sum(y-\bar{y})^2}$로 나눔으로써 상관계수를 계산한다. 이 값을 계산하고 기록하는 빈칸을 기록지에 제공한다.
6. 절대 신뢰도를 평가하는데 이용된 통계의 지식을 얻는 것은 다음 단계를 완성함으로써 측정의 표준오차와 최소감지변화를 계산한다.
   a. **측정의 표준오차**를 결정하고, 그 다음 x와 y의 표준편차를 결정한다. 이전에 계산된 $\sum(x-\bar{x})^2$와 $\sum(y-\bar{y})^2$를 사용한다. 이들 합계를 측정 숫자에서 1을 뺀 값 ($n-1$)인 4로 나눈다. 그런 다음, 이들 숫자의 제곱근을 찾는다. 제공된 빈칸에 이들 값을 기록한다.
   b. **합동표준편차**를 얻기 위해, x의 표준편차의 값과 y의 표준편차의 값을 제곱하고, 그 다음 그들의 값을 더한다. 다시 이 값을 2로 나눈다. 그런 다음 이 값의 제곱근을 구한다. 이 값을 계산하고 빈칸에 기록한다 (SD_p).
   c. 합동표준편차에다 $1-r$의 제곱근으로 곱하고, 이 값을 계산하고 기록하는 빈칸을 기록지에 제공한다. 명심해야 할 것은 측정의 표준오차에 대한 여러분의 값은 원 측정과 동일한 단위가 될 것이다. 본 사례에서는 °이다.
   d. **최소감지변화**(MDC_{90})를 확인하기 위해, 측정의 편준오차를 2의 제곱근에다 곱한 후, 다시 1.65를 곱한다. 기록지에 제공된 값을 기입한다. 최소감지변화에 대한 여러분의 결과가 원 측정의 단위가 될 것임을 기억한다.
7. 검사절차를 학습한 후, 다른 관절과 다른 움직임을 대상으로 이런 연습을 반복한다.

연습 11을 위한 기록양식: 피어슨 상관계수, 측정 표준오차와 최소감지변화의 계산

연습 11에 요약된 단계를 따른다. 여러분의 측정과 계산의 결과를 기록하기 위해 본 양식을 이용한다.

1번 검사자 이름 ____________________ 날짜 ____________________
2번 검사자 이름 ____________________
3번 검사자 이름 ____________________ 관절과 움직임 ____________________
4번 검사자 이름 ____________________ 오른쪽 또는 왼쪽 ____________________
5번 검사자 이름 ____________________ 수동 ROM 또는 능동 ROM ____________________
검사자 이름 ____________________ 측각기 종류 ____________________

측정	x	y	$(x-\bar{x})\ (y-\bar{y})$	$(x-\bar{x})\ (y-\bar{y})$	$(x-\bar{x})^2$	$(y-\bar{y})^2$
1						
2						
3						
4						
5						
n = 5	$\sum x =$	$\sum y =$		$\sum (x-\bar{x})\ (y-\bar{y}) =$	$\sum (x-\bar{x})^2 =$	$\sum (y-\bar{y})^2 =$
					$\sqrt{\sum (x-\bar{x})^2} =$	$\sqrt{\sum (y-\bar{y})^2} =$

첫 번째 3번 측정의 평균 $(x) = \bar{x} = \frac{\sum x}{n} =$

두 번째 3번 측정의 평균 $(y) = \bar{y} = \frac{\sum y}{n} =$

피어슨 상관계수 $= r = \frac{\sum (x-\bar{x})(y-\bar{y})}{\sqrt{\sum (x-\bar{x})^2}\sqrt{\sum (y-\bar{y})^2}} =$

x의 표준편차 $= SD_x = \sqrt{\frac{\sum (x-\bar{x})^2}{(n-1)}} =$

y의 표준편차 $= SD_y = \sqrt{\frac{\sum (y-\bar{y})^2}{(n-1)}} =$

합동 표준편차 $= SD_p = \sqrt{\frac{sd_x^2 + sd_y^2}{2}} =$

측정의 표준오차 $= SEM = SD_p\sqrt{1-r} =$

최소감지변화 $= MDC_{90} = SEM \times \sqrt{2} \times 1.65 =$

참 고 문 헌

1. Rothstein, JM, and Echternach, JL: Primer on Measurement: An Introductory Guide to Measurement Issues. American Physical Therapy Association, Alexandria, VA, 1993.
2. Guide to Physical Therapist Practice 3.0. Alexandria, VA, American Physical Therapy Association, 2014. Available at: http://guidetopractice.apta.org.
3. Portney, LG, and Watkins, MP: Foundations of Clinical Research: Applications to Practice, ed 3. FA Davis, Philadelphia, PA, 2015.
4. Sim, J, and Arnell, P: Measurement validity in physical therapy research. Phys Ther 73:102, 1993.
5. Gajdosik, RL, and Bohannon, RW: Clinical measurement of range of motion: Review of goniometry emphasizing reliability and validity. Phys Ther 67:1867, 1987.
6. Piriyaprasarth, P, and Morris ME: Psychometric properties of measurement tools for quantifying knee joint position and movement: A systematic review. Knee 14:2, 2007.
7. Milani, P, et al: Mobile smartphone applications for body position measurement in rehabilitation: A review of goniometric tools. PM&R 6: 1038, 2014.
8. Gogia, PP, et al: Reliability and validity of goniometric measurements at the knee. Phys Ther 67:192, 1987.
9. Enwemeka, CS: Radiographic verifi cation of knee goniometry. Scand J Rehabil Med 18:47, 1986.
10. Ahlback, SO, and Lindahl, O: Sagittal mobility of the hip-joint. Acta Orthop Scand 34:310, 1964.
11. Kato, M, et al: The accuracy of goniometric measurements of proximal interphalangeal joints in fresh cadavers: Comparison between methods of measurement, types of goniometers, and fi ngers. J Hand Ther 20:12, 2007.
12. Chen, J, et al: Meta-analysis of normative cervical motion. Spine 24:1571, 1999.
13. Herrmann, DB: Validity study of head and neck fl exion-extension motion comparing measurements of a pendulum goniometer and roentgenograms. J Orthop Sports Phys Ther 11:414, 1990.
14. Ordway, NR, et al: Cervical sagittal range-of-motion analysis using three methods: Cervical range-of-motion device, space, and radiography. Spine 22:501, 1997.
15. Tousignant, M, et al: Criterion validity of the cervical range of motion (CROM) goniometer for cervical fl exion and extension. Spine 25:324, 2000.
16. Tousignant, M, et al: Criterion validity of the cervical range of motion (CROM) device for rotational range of motion on healthy adults. J Orthop Sports Phys Ther 35:242, 2006.
17. Macrae, JF, and Wright, V: Measurement of back movement. Ann Rheum Dis 28:584, 1969.
18. Portek, I, et al: Correlation between radiographic and clinical measurement of lumbar spine movement. Br J Rheumatol 22:197, 1983.
19. Burdett, RG, Brown, KE, and Fall, MP: Reliability and validity of four instruments for measuring lumbar spine and pelvic positions. Phys Ther 66:677, 1986.
20. Mayer, TG, et al: Use of noninvasive techniques for quantifi cation of spinal range-of-motion in normal subjects and chronic low-back dysfunction patients. Spine 9:588, 1984.
21. Saur, PM, et al: Lumbar range of motion: Reliability and validity of the inclinometer technique in the clinical measurement of trunk fl exibility. Spine 21:1332, 1996.
22. Samo, DG, et al: Validity of three lumbar sagittal motion measurement methods: Surface inclinometers compared with radiographs. J Occup Environ Med 39:209, 1997.
23. Vasen, AP, et al: Functional range of motion of the elbow. J Hand Surg Br 20A:288, 1995.
24. Cooper, JE, et al: Elbow joint restriction: Effect on functional upper limb motion during performance of three feeding activities. Arch Phys Med Rehabil 74:805, 1993.
25. Nelson, DL: Functional wrist motion. Hand Clin 13:83, 1997.
26. Hermann, KM, and Reese, CS: Relationships among selected measures of impairment, functional limitation, and disability in patients with cervical spine disorder. Phys Ther 81:903, 2001.
27. Triffi tt, PD: The relationship between motion of the shoulder and the stated ability to perform activities of daily living. J Bone Joint Surg 80:41, 1998.
28. Wagner, MB, et al: Assessment of hand function in Duchenne muscular dystrophy. Arch Phys Med Rehabil 74:801, 1993.
29. Waddell, G, et al: Objective clinical evaluation of physical impairment in chronic low back pain. Spine 17:617, 1992.
30. World Health Organization: International Classifi cation of Functioning, Disability and Health: ICF. World Health Organization, Geneva, 2001.
31. Scalzitti, DA: Examination of Function. In O'Sullivan, SB, Schmitz, TJ, and Fulk, GD (eds): Physical Rehabilitation, ed 6. FA Davis, Philadelphia, 2014.
32. Moore, ML: Clinical Assessment of Joint Motion. In Basmajian, JV (ed): Therapeutic Exercise, ed 3. Williams & Wilkins, Baltimore, 1978.
33. Miller, PJ: Assessment of Joint Motion. In Rothstein, JM (ed): Measurement in Physical Therapy. Churchill Livingstone, New York, 1985.
34. Lea, RD, and Gerhardt, JJ: Current concepts review: Range-of-motion measurements. J Bone Joint Surg Am 77:784, 1995.
35. Williams, MA, et al: A systematic review of reliability and validity studies of methods for measuring active and passive cervical range of motion. J Manipulative Physiol Ther 33:138, 2010.
36. van de Pol R, et al: Inter-rater reliability for measurement of passive physiological range of motion of upper extremity joints is better if instruments are used: A systematic review. J Physiother 56:7, 2010.
37. van Trijffel E, et al: Inter-rater reliability for measurement of passive physiological movements in lower extremity joints is generally low: A systematic review. J Physiother 56:223, 2010.
38. Grohmann, JE: Comparison of two methods of goniometry. Phys Ther 63:922, 1983.
39. Hamilton, GF, and Lachenbruch, PA: Reliability of goniometers in assessing fi nger joint angle. Phys Ther 49:465, 1969.
40. Boone, DC, et al: Reliability of goniometric measurements. Phys Ther 58:1355, 1978.
41. Pandya, S, et al: Reliability of goniometric measurements in patients with Duchenne muscular dystrophy. Phys Ther 65:1339, 1985.
42. Bovens, AM, et al: Variability and reliability of joint measurements. Am J Sport Med 18:58, 1990.

43. Hellebrandt, FA, Duvall, EN, and Moore, ML: The measurement of joint motion. Part III: Reliability of goniometry. Phys Ther Rev 29:302, 1949.
44. Low, JL: The reliability of joint measurement. Physiotherapy 62:227, 1976.
45. Greene, BL, and Wolf, SL: Upper extremity joint movement: Comparison of two measurement devices. Arch Phys Med Rehabil 70:299, 1989.
46. Tucci, SM, et al: Cervical motion assessment: A new, simple and accurate method. Arch Phys Med Rehabil 67:225, 1986.
47. Youdas, JW, Carey, JR, and Garrett, TR: Reliability of measurements of cervical spine range of motion: Comparison of three methods. Phys Ther 71:2, 1991.
48. Fitzgerald, GK, et al: Objective assessment with establishment of normal values for lumbar spine range of motion. Phys Ther 63:1776, 1983.
49. Nitschke, JE, et al: Reliability of the American Medical Association Guides' model for measuring spinal range of motion. Spine 24:262, 1999.
50. Mayerson, NH, and Milano, RA: Goniometric measurement reliability in physical medicine. Arch Phys Med Rehabil 65:92, 1984.
51. Watkins, MA, et al: Reliability of goniometric measurements and visual estimates of knee range of motion obtained in a clinical setting. Phys Ther 71:90, 1991.
52. Riddle, DL, Rothstein, JM, and Lamb, RL: Goniometric reliability in a clinical setting: Shoulder measurements. Phys Ther 67:668, 1987.
53. Ekstrand, J, et al: Lower extremity goniometric measurements: A study to determine their reliability. Arch Phys Med Rehabil 63:171, 1982.
54. Rothstein, JM, Miller, PJ, and Roettger, RF: Goniometric reliability in a clinical setting: Elbow and knee measurements. Phys Ther 63:1611, 1983.
55. Solgaard, S, et al: Reproducibility of goniometry of the wrist. Scand J Rehabil Med 18:5, 1986.
56. Lovell, FW, Rothstein, JM, and Personius, WJ: Reliability of clinical measurements of lumbar lordosis taken with a fl exible rule. Phys Ther 69:96, 1989.
57. Bartlett, JD, et al: Hip fl exion contractures: A comparison of measurement methods. Arch Phys Med Rehabil 66:620, 1985.
58. Jonson, SR, and Gross, MT: Intraexaminer reliability, interexaminer reliability, and mean values for nine lower extremity skeletal measures in healthy naval midshipmen. J Orthop Sports Phys Ther 25:253, 1997
59. Elveru, RA, Rothstein, JM, and Lamb, RL: Goniometric reliability in a clinical setting. Phys Ther 68:672, 1988.
60. Diamond, JE, et al: Reliability of a diabetic foot evaluation. Phys Ther 69:797, 1989.
61. MacDermid, JC, et al: Intratester and intertester reliability of goniometric measurement of passive lateral shoulder rotation. J Hand Ther 12:187, 1999.
62. Armstrong, AD, et al: Reliability of range-of-motion measurement in the elbow and forearm. J Shoulder Elbow Surg 7:573, 1998.
63. Boon, AJ, and Smith, J: Manual scapular stabilization: Its effect on shoulder rotational range of motion. Arch Phys Med Rehabil 81:978, 2000.
64. Horger, mm: The reliability of goniometric measurements of active and passive wrist motions. Am J Occup Ther 44:342, 1990.
65. Ellis, B, Bruton, A, and Goddard, JR: Joint angle measurement: A comparative study of the reliability of goniometry and wire tracing for the hand. Clin Rehabil 11:314, 1997.
66. Pellecchia, GL, and Bohannon, RW: Active lateral neck fl exion range of motion measurements obtained with a modifi ed goniometer. Reliability and estimates of normal. J Manipulative Physiol Ther 21:443, 1998.
67. Nilsson, N: Measuring passive cervical motion: A study of reliability. J Manipulative Physiol Ther 18:293, 1995.
68. Williams, R, et al: Reliability of the modifi ed-modifi ed Schober and double inclinometer methods for measuring lumbar fl exion and extension. Phys Ther 73:26, 1993.
69. Defi baugh, JJ: Measurement of head motion. Part II: An experimental study of head motion in adult males. Phys Ther 44:163, 1964.
70. Balogun, JA, et al: Inter- and intratester reliability of measuring neck motions with tape measure and Myrin Gravity-Reference Goniometer. J Orthop Sports Phys Ther 10:248, 1989.
71. Capuano-Pucci, D, et al: Intratester and intertester reliability of the cervical range of motion. Arch Phys Med Rehabil 72:338, 1991.
72. LaStayo, PC, and Wheeler, DL: Reliability of passive wrist fl exion and extension goniometric measurements: A multicenter study. Phys Ther 74:162, 1994.
73. Macedo, LG, and Magee DJ: Effects of age on passive range of motion of selected peripheral joints in healthy adult females. Physiother Theory Pract 25:145, 2009.
74. Mayer, TG, et al: Spinal range of motion. Spine 22:1976, 1997.
75. Cobe, HM: The range of active motion at the wrist of white adults. J Bone Joint Surg Br 10:763, 1928.
76. Hewitt, D: The range of active motion at the wrist of women. J Bone Joint Surg Br 10:775, 1928.
77. Palmer, ML, and Epler, M: Clinical Assessment Procedures in Physical Therapy, ed 2. JB Lippincott, Philadelphia, 1998.
78. Clarkson, HM: Musculoskeletal Assessment: Joint Range of Motion and Manual Muscle Strength, ed 2. Williams & Wilkins, Baltimore, 2000.
79. Robson, P: A method to reduce the variable error in joint range measurement. Ann Phys Med 8:262, 1966.
80. Mullaney, MJ, et al: Reliability of shoulder range of motion comparing a goniometer to a digital level. Physiother Theory Pract 26:327, 2010.
81. Goodwin, J, et al: Clinical methods of goniometry: A comparative study. Disabil Rehabil 14:10, 1992.
82. Petherick, M, et al: Concurrent validity and intertester reliability of universal and fl uid-based goniometers for active elbow range of motion. Phys Ther 68:966, 1988.
83. Brown, A, et al: Validity and reliability of the Dexter hand evaluation and therapy system in hand-injured patients. J Hand Ther 13:37, 2000.
84. Weiss, PL, et al: Using the Exos Handmaster to measure digital range of motion: Reliability and validity. Med Eng Phys 16:323, 1994.
85. Clapper, MP, and Wolf, SL: Comparison of the reliability of the Ortho Ranger and the standard goniometer for assessing active lower extremity range of motion. Phys Ther 68:214, 1988.
86. Ellison, JB, Rose, SJ, and Sahrman, SA: Patterns of hip rotation: A comparison between healthy subjects and patients with low back pain. Phys Ther 70:537, 1990.
87. Rheault, W, et al: Intertester reliability and concurrent validity of fl uid-based and universal goniometers for active knee fl exion. Phys Ther

68:1676, 1988.
88. Rome, K, and Cowieson, F: A reliability study of the universal goniometer, fl uid goniometer, and electrogoniometer for the measurement of ankle dorsifl exion. Foot Ankle Int 17:28, 1996.
89. Reynolds, PM: Measurement of spinal mobility: A comparison of three methods. Rheumatol Rehabil 14:180, 1975.
90. Miller, MH, et al: Measurement of spinal mobility in the sagittal plane: New skin distraction technique compared with established methods. Br J Rheumatol 11:4, 1984.
91. Gill, K, et al: Repeatability of four clinical methods for assessment of lumbar spinal motion. Spine 13:50, 1988.
92. Lindahl, O: Determination of the sagittal mobility of the lumbar spine. Acta Orthop Scand 37:241, 1966.
93. Mayer, RS, et al: Variance in the measurement of sagittal lumbar range of motion among examiners, subjects, and instruments. Spine 20:1489, 1995.
94. Chen, SP, et al: Reliability of the lumbar sagittal motion measurement methods: Surface inclinometers. J Occup Environ Med 39:217, 1997.
95. Breum, J, Wilberg, J, and Bolton, JE: Reliability and concurrent validity of the BROM II for measuring lumbar mobility. J Manipulative Physiol Ther 18:497, 1995.
96. Colton, T: Statistics in Medicine. Little, Brown, Boston, 1974.
97. Fetters, L, and Tilson, J. Evidence Based Physical Therapy. FA Davis, Philadelphia, 2013.
98. Di Fabio, RD. Essentials of Rehabilitation Research: A Statistical Guide to Clinical Practice. FA Davis, Philadelphia, 2013.
99. Bland, JM, and Altman, DG: Measurement error and correlation coeffi - cients [statistics notes]. BMJ 313:41, 1996.
100. Lahey, MA, Downey, RG, and Saal, FE: Intraclass correlations: There's more there than meets the eye. Psychol Bull 93:586, 1983.
101. Shrout, PE, and Fleiss, JL: Intraclass correlations: Uses in assessing rater reliability. Psychol Bull 86:420, 1979.
102. Weir, JP: Quantifying test-retest reliability using the intraclass correlation coeffi cient and the SEM. J Strength Cond Res 19:231, 2005.
103. Stratford, P: Reliability: Consistency or differentiating among subjects? [letters to the editor]. Phys Ther 69:299, 1989.
104. Bland, JM, and Altman, DG: Measurement error [statistics notes]. BMJ 312:1654, 1996.
105. Rothstein, JM: Measurement and Clinical Practice: Theory and Application. In Rothstein, JM (ed): Measurement in Physical Therapy. Churchill Livingstone, New York, 1985, p 41.
106. DuBois, PH: An Introduction to Psychological Statistics. Harper & Row, New York, 1965, p 401.
107. Riddle, DL, and Stratford, PW: Is This Change Real? Interpreting Patient Outcomes in Physical Therapy. FA Davis, Philadelphia, 2013.
108. Bartko, JJ: Rationale for reporting standard deviations rather than standard errors of the mean. Am J Psychiatry 142:1060, 1985.
109. Stratford, P: Use of the standard error as a reliability index of interest: An applied example using elbow fl exor strength data. Phys Ther 77:745, 1997.
110. Eliasziw, M, et al: Statistical methodology for the concurrent assessment of interrater and intrarater reliability: Using goniometric measurement as an example. Phys Ther 74:777, 1994.
111. Stratford, PW, and Riddle, DL: When minimal detectable change exceeds a diagnostic test-based threshold change value for an outcome measure: Resolving the confl ict. Phys Ther 92:1338, 2012.
112. Haley, SM, and Fragala-Pinkham, MA: Interpreting change scores of tests and measures used in physical therapy. Phys Ther 86:735, 2006.

제 II 부

팔의 검사
UPPER-EXTREMITY TESTING

학습목적

제 II 부를 공부하면, 여러분은 다음을 할수 있을 것이다:

1. 알 수 있을 것이다:
   팔의 각 관절 움직임에 대한 적절한 운동면과 운동축을 알 수 있다.
   각 팔 관절에 대한 정상 가동범위를 알 수 있다.
   ROM의 끝지점을 제한하는 구조물을 알 수 있다.
   예상되는 정상 끝느낌을 알 수 있다.

2. 서술할 수 있을 것이다:
   팔의 각 관절움직임과 근육길이 검사를 위해 이용되는 검사자세를 서술할 수 있다.
   각 움직임과 근육길이 검사를 위한 측각기 정렬을 서술할 수 있다.
   제한된 움직임의 관절주머니 패턴을 기술할 수 있다.
   팔의 주요 관절에서 일어나는 기능 활동에 꼭 필요한 가동범위를 서술할 수 있다.

3. 설명할 수 있을 것이다:
   연령, 성별 및 기타 요소들이 가동범위에 어떤 영향을 줄 수 있는지를 설명할 수 있다.
   도구의 실수 요소가 검사결과에 어떤 영향을 줄 수 있는지를 설명할 수 있다.

4. 다음을 포함한 어깨, 팔꿈치, 손목 및 손의 관절 ROM과 근육길이 검사를 위한 측각기 측정을 수행할 수 있다:
   검사절차의 명확한 설명
   검사 자세로 피검자를 적절하게 배치하는 것
   적절한 고정
   움직임 끝의 올바른 결정
   끝느낌의 올바른 확인
   적절한 뼈표식점의 촉진
   측각기의 적절한 정렬과 관절측정의 올바른 읽기와 기록

5. 신체 위치에 의해 구성되는 어깨, 팔꿈치, 손목 및 손의 관절각도 측정을 계획할 수 있다.

6. 3장에 서술된 통계 방법을 이용하여 팔 관절의 관절각도 측정에 대한 독자들의 검사간 신뢰도와 검사자간 신뢰도를 평가할 수 있다.

제 4 장

어깨
The Shoulder

구조와 기능 (Structure and Function)

어깨관절 복합체 (Shoulder Complex)

어깨관절 복합체는 오목위팔관절, 복장빗장관절, 봉우리빗장관절 및 어깨가슴우리관절으로 구성되어 있다. 어깨관절의 완전 가동범위는 이들 4가지 관절의 협응 움직임을 필요로 한다. 비록 개인마다 약간 차이가 있고 가변성이 있지만, 가동범위의 약 2/3는 오목위팔관절에서 일어나고, 1/3은 나머지 3개 관절에서 일어난다. 모든 움직임이 하나의 관절에 제한되는 것보다 이들 다관절을 가로지르는 어깨관절 복합체의 움직임 분배가 더 ROM과 안정성을 가능하게 한다. 위팔뼈머리와 관절오목사이의 일치성이 향상되어, 뼈의 전단력을 감소시킨다. 부가적으로, 오목위팔관절을 가로지르는 근육들은 보다 적절한 근육길이-장력의 관계를 유지하고 있어, 능동불충분성의 잠재적 문제를 감소시킨다.

이들 관절에서 일어나는 움직임들은 완전하고 통증이 없는 어깨관절의 움직임이 가능하도록 협응되어야 한다. 예를 들어, 어깨관절의 능동 굽힘을 달성하기 위해서는 위팔뼈가 굽힘하고 약간의 가쪽돌림이 오목위팔관절에서 일어나야 한다; 빗장뼈가 일반적으로 복장빗장관절에서 뒤쪽돌림, 뒷당김 및 올림되어야 한다; 그리고 봉우리빗장관절에서 어깨뼈가 빗장뼈에 비해 뒤쪽경사, 위쪽돌림 및 내밈되어야 한다. 빗장뼈 뒷당김과 어깨뼈 내밈의 결합은 가슴우리에 대한 어깨뼈의 뒷당김을 약간 일으킨다. 어깨관절 복합체를 구성하는 4개 관절에 대한 특별한 정보는 다음 단락에서 설명될 것이다.

오목위팔관절 (Glenohumeral Joint)

오목위팔관절은 윤활성 절구관절이다. 절구공이 (ball)는 위팔뼈머리로서 볼록한 부위이고, 위팔뼈몸통에 대해 안

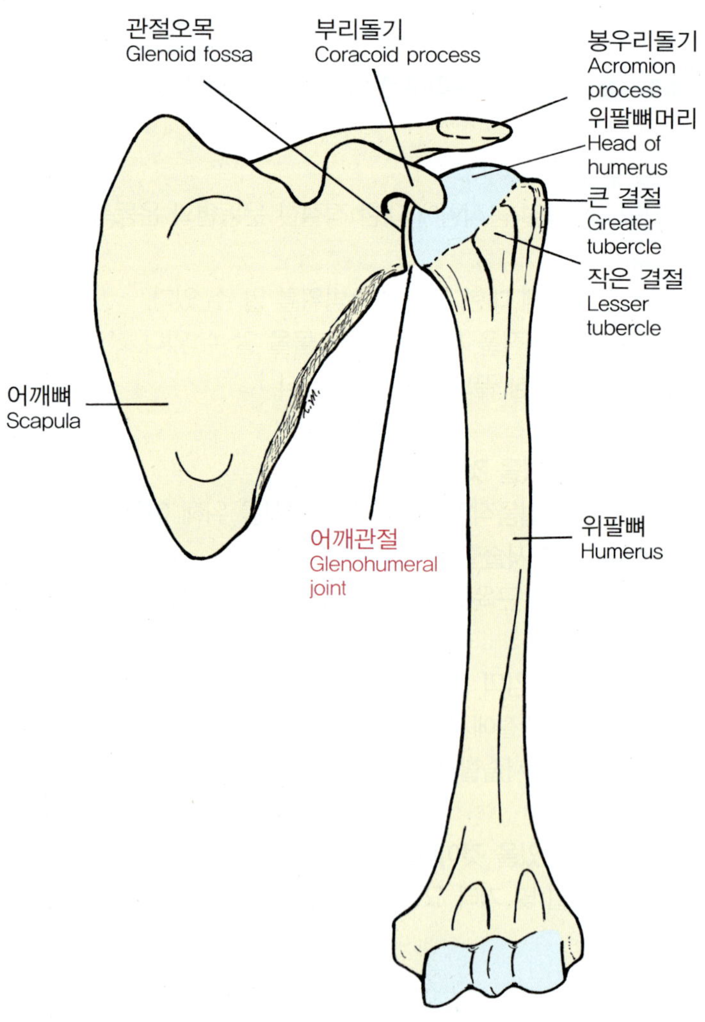

그림 4.1 왼쪽 오목위팔관절의 앞면

쪽, 위쪽, 뒤쪽으로 향하고 있다 (그림 4.1). 절구는 오목한 어깨뼈의 관절오목으로서, 가쪽, 위쪽 및 앞쪽으로 향하고 있다. 절구는 얕고 위팔뼈머리보다 작지만, 섬유연골성 오목테두리에 의해 크고 깊어진다. 관절주머니는 얇고 느슨하고 오목테두리와 혼합되어 있으며, 오목위팔인대 (위, 중간, 아래), 부리위팔인대, 돌림근띠 (rotator cuff)의 힘줄과 위팔두갈래근의 긴머리에 의해 보강되고 있다 (그림 4.2).

뼈운동형상학 (Osteokinematics)

오목위팔관절 (glenohumeral joint)은 자유도 3의 관절이다. 이 관절에서 일어나는 운동은 굽힘-폄, 벌림-모음, 가쪽돌림-안쪽돌림으로서, 각각 시상면, 이마면, 가로면에서 일어난다. 이들 오목위팔관절의 표준 ROM값은 본장의 검사절

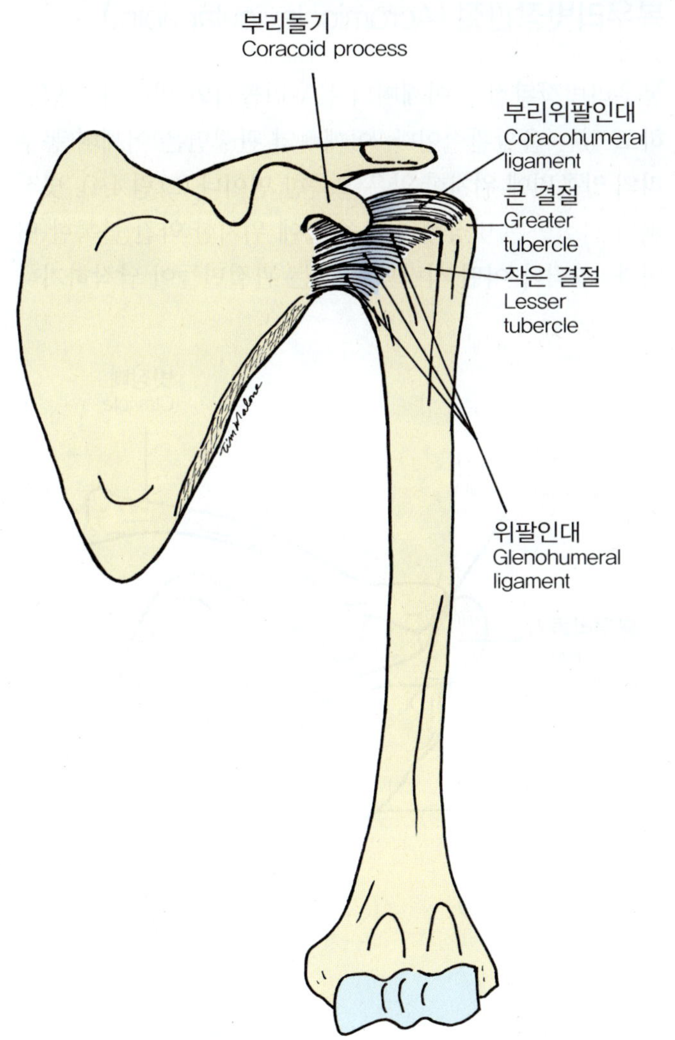

그림 4.2 왼쪽 오목위팔관절의 앞면으로써 부리인대와 오목위팔인대를 보여주고 있다.

차와 연구소견의 단락에 제시되어 있다.

부가적으로, 기능적인 운동을 수행할 때 가로벌림과 가로모음이 어깨 높이에서 일어나고, 가로벌림은 벌림과 폄에 의해 일어나고, 가로모음은 모음과 굽힘에 의해 일어난다. 또다른 기능적 움직임으로는 어깨뼈면에서 일어나는 벌림인데 이를 scaption이라고 부른다. 이것은 이마면에서 앞쪽으로 30~45° 기울어진 운동면에서 일어나는 위팔뼈의 올림이다. 이 운동면은 어깨뼈의 면과 일치하고, 이마면에서 순수하게 벌림되기 보다는 관절오목의 앞가쪽방향으로 향하고 있다.

관절운동형상학 (Arthrokinematics)

오목위팔관절의 운동은 관절오목 위에서 위팔뼈머리가 구르고 활주하는 것이다. 위팔뼈머리의 볼록한 면이 위팔뼈몸통의 뼈운동형상학적 움직임처럼 같은 방향으로 구르고, 반대 방향으로 활주한다. 활주 운동은 구르기하는 동안 어깨뼈의 관절오목과 위팔뼈머리 사이의 접촉을 유지하는데 도움을 주고, 위팔뼈 회전축의 병진운동을 감소시킨다. 벌림을 하는 동안, 위팔뼈머리의 관절면은 뒤쪽으로 구르기하는 동안 아래쪽으로 활주한다. 반대 동작이 모음을 할 때 일어난다. 안쪽돌림과 굽힘을 할 때, 위팔뼈머리의 관절면은 뒤쪽으로 활주하고 앞쪽으로 구르기를 한다. 반대로 가쪽돌림과 폄을 할 때는 위팔뼈머리의 관절면이 앞쪽으로 활주하고 뒤쪽으로 구르기를 한다. 굽힘과 폄하는 동안의 관절운동형상학적 움직임은 축회전으로써 설명되어 왔다.

관절주머니 패턴 (Capsular Pattern)

수동 운동의 가장 큰 제한은 가쪽돌림이고, 그 다음이 벌림이고, 가장 작은 제한이 안쪽돌림이다.

복장빗장관절 (Sternoclavicular Joint)

복장빗장관절은 빗장뼈의 안쪽끝과 복장뼈와 첫 번째 갈비연골을 연골하는 관절이다 (그림 4.3A). 관절면은 말안장 모양이다. 빗장뼈의 관절면은 위아래로 볼록하고, 앞뒤로 오목하다. 복장뼈자루와 1번 갈비뼈의 패임 부위에 있는 반대쪽 관절면은 위아래로 오목하고, 앞뒤로 볼록하다. 복장빗장관절은 관절 디스크에 의해 두 부분으로 나누어지고

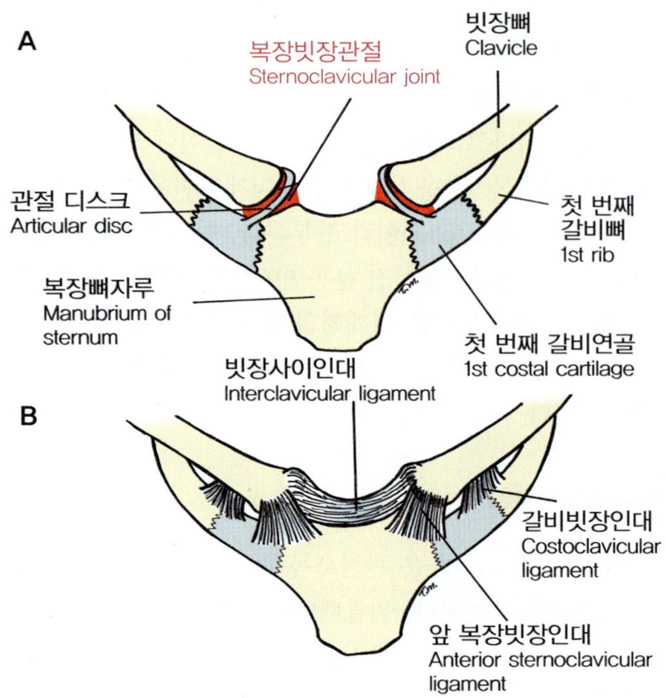

그림 4.3 (A) 복장빗장관절의 앞면으로써 뼈의 구조와 관절디스크를 보여주고 있다. (B) 복장빗장관절의 앞면으로써 빗장사이인대, 복장빗장관절인대, 갈비빗장인대 등을 보여주고 있다.

있다.

관절주머니는 강한 편이고, 앞뒤에 위치한 복장빗장인대에 의해서 강화되고 있다 (그림 4.3B). 이 인대는 빗장뼈의 안쪽 끝이 앞뒤로 움직이는 것을 제한한다. 갈비빗장인대는 첫 번째 갈비뼈와 빗장뼈의 안쪽 끝 아래를 연결하고 있고, 빗장뼈의 올림과 내밈을 제한한다. 빗장사이인대 (interclavicualr ligament)는 빗장뼈의 아래쪽 방향 움직임을 제한한다.

뼈운동형상학 (Osteokinematics)

복장빗장관절은 자유도 3의 관절이며 움직임은 복장뼈 위에서 일어나는 빗장뼈의 운동이다. 이 움직임은 빗장뼈 가쪽 끝의 운동에 의해서 기술된다. 빗장뼈의 운동은 이마면에서 일어나는 올림-내림, 가로면에서 일어나는 내밈-뒷당김, 그리고 빗장뼈 길이를 통해 세로축을 중심으로 일어나는 앞쪽돌림-뒤쪽돌림이다.

관절운동형상학 (Arthrokinematics)

빗장뼈가 내림과 올림하는 동안, 빗장뼈의 볼록한 관절면은 복장뼈의 오목한 관절면 위에서 반대방향으로 활주하고, 빗장뼈의 가쪽 끝의 움직임과 같은 방향으로 구르기를 한다. 내밈과 뒷당김하는 동안에는 빗장뼈의 오목한 관절면이 빗장뼈의 가쪽 끝의 운동과 같은 방향으로 복장뼈의 볼록한 관절면 위에서 활주한다. 빗장뼈가 돌림하는 동안에는 빗장뼈의 관절면이 반대쪽 관절면 위에서 축돌림(spin)을 한다. 요약하면, 빗장뼈가 올림할 때는 아래쪽으로 활주하고, 내림할 때는 위쪽으로 활주하고, 앞으로 내밈할 때는 앞쪽으로 활주하고, 뒷당김할 때는 뒤쪽으로 활주한다.

봉우리빗장관절 (Acromioclavicular Joint)

봉우리빗장관절은 어깨뼈의 봉우리돌기와 빗장뼈를 연결하고 있는 윤활관절이다. 어깨뼈의 관절면은 어깨뼈 봉우리의 안쪽면에 위치한 얕은 오목한 면이다 (그림 4.4). 빗장뼈의 관절면은 빗장뼈의 가쪽 끝에 위치한 약간 볼록한 면이다. 그러나 어떤 사람의 경우는 관절면들이 납작하거나

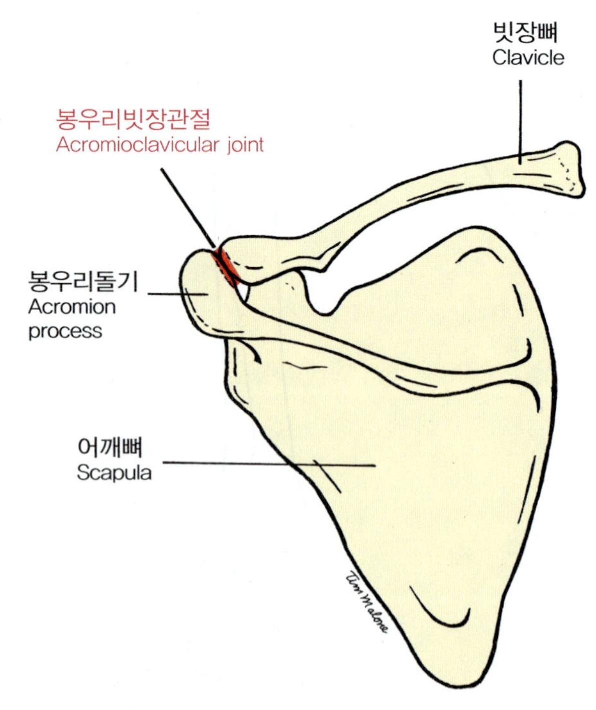

그림 4.4 왼쪽 봉우리빗장관절의 뒤-위쪽면

반대 방향으로 오목-볼록 모양을 띠기도 한다. 관절에는 섬유연골성 디스크가 있고, 약한 관절주머니에 의해 둘러싸여 있다. 위쪽과 아래쪽의 봉우리빗장인대가 관절주머니를 보강해 주고 있다 (그림 4.5). 빗장뼈와 봉우리돌기 사이에 위치한 부리빗장인대는 봉우리빗장관절에 부가적인 안정성을 제공한다.

뼈운동형상학 (Osteokinematics)

봉우리빗장관절은 자유도 3의 관절이고, 3개의 운동면에서 어깨뼈가 빗장뼈 위에서 움직인다. 많은 용어들이 이들 운동을 표현하고 있다. 경사 (Tilting, tipping)는 이마축 (coronal)을 중심으로 일어나는 시상면 (sagittal plane)의 어깨뼈 운동이다. 앞쪽 경사 동안에는 어깨뼈의 위쪽 가장자리와 관절오목이 앞으로 움직이는 것이고, 반면에 아래쪽 가장자리는 뒤쪽으로 움직인다. 뒤쪽 경사 동안에는 어깨뼈의 위쪽 가장자리와 관절오목이 뒤쪽으로 움직이고, 아래쪽 가장자리가 앞쪽으로 움직인다.

어깨뼈의 위쪽돌림/아래쪽돌림은 앞뒤축을 중심으로 이마면에서 일어난다. 위쪽돌림을 할 때는 관절오목이 위쪽으로 움직이고, 아래쪽돌림할 때는 관절오목이 아래쪽으로 움직인다.

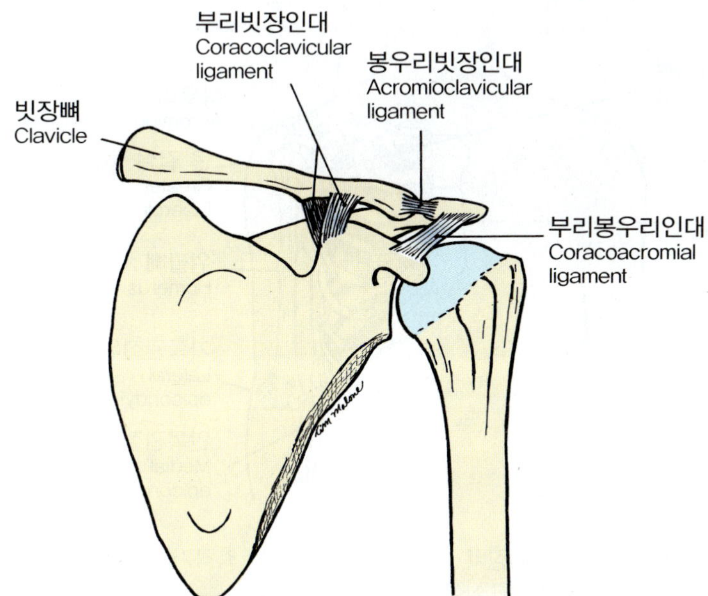

그림 4.5 왼쪽 봉우리빗장관절의 앞면으로써, 부리빗장인대, 봉우리빗장인대, 부리봉우리인대를 보여주고 있다.

내밈과 뒷당김은 수직축을 중심으로 가로면에서 일어난다. 내밈하는 동안에는 관절오목이 안쪽과 앞쪽으로 움직이고 어깨뼈의 척추쪽 가장자리가 척추로부터 멀어진다. 뒷당김을 할 때는 관절오목이 가쪽과 뒤쪽으로 움직이고 어깨뼈의 척추쪽 가장자리는 척추쪽으로 가까워진다.

봉우리빗장관절의 움직임을 기술하는데 많은 용어들이 사용되어 왔지만, 위에 서술된 용어들이 가장 쉽게 이용될 수 있는 용어임을 발견했다. 어느 자료는 내밈과 뒷당김을 각각 안쪽돌림과 가쪽돌림이라고 표현하고 있다. 그러나 관절오목을 기준으로 할 때는 내밈이 안쪽돌림이 되지만, 척추쪽 가장자리를 기준으로 할 때는 내밈이 가쪽돌림이 된다. 비슷한 문제가 뒷당김에서도 일어난다. 우리는 벌림-모음 용어를 가급적 피해야 한다. 왜냐하면, 이들 용어가 내밈-뒷당김 뿐만 아니라 위쪽돌림과 아래쪽돌림에도 표현될 수 있기 때문이다.

관절운동형상학 (Arthrokinematics)

봉우리의 관절면 (파셋)이 오목한 형태라면, 어깨뼈가 뼈운동형상적 움직임을 할 때 빗장뼈의 가쪽 끝이 동일한 방향으로 활주하고 구르기를 할 것이다.

어깨가슴우리관절 (Scapulothoracic Joint)

어깨가슴우리관절은 해부학적 관절이기 보다는 기능적 관절이다. 관절면은 어깨뼈의 앞면과 가슴우리의 뒤쪽면이다.

뼈운동형상학 (Osteokinematics)

어깨가슴우리관절에서 일어나는 운동은 단독적으로나 복장빗장관절과 봉우리빗장관절과의 결합으로 일어날 수 있다. 이 운동은 어깨뼈의 올림-내림, 위쪽돌림-아래쪽돌림, 앞쪽경사-뒤쪽경사, 그리고 내밈-뒷당김 등이다.

관절운동형상학 (Arthrokinematics)

움직임은 가슴우리 위에서 어깨뼈가 활주하는 것이다.

동작범위 검사절차: 어깨

임상가들에게 측정에 대한 더 많은 정보를 주기 위해, 우리는 어깨 ROM을 측정하는 방법으로 2가지 방법을 제시하고 있다. 첫 번째 방법은 주로 오목위팔관절에서 수행하는 수동 움직임을 측정하는 것이다. 두 번째 방법은 어깨관절 복합체의 모든 관절에서 이루어지는 수동 ROM과 능동 ROM이다.

우리는 주로 오목위팔관절의 움직임을 측정하는 방법이 어깨관절 복합체 내의 오목위팔관절 문제를 확인하는데 도움이 된다는 것을 알아냈다. 오목위팔관절과 나머지 관절의 ROM을 구분하고 정량화하는 능력은 많은 어깨 문제를 진단하고 치료하는데 있어 중요한 역할을 한다. 오목위팔관절 움직임을 측정하는 방법은 수동 움직임의 이용과 주의깊은 어깨뼈 고정을 필요로 한다. 능동운동은 피해야 되는데, 그 이유는 오목위팔관절 만의 움직임을 단독으로 일으키기 힘들고, 모든 어깨관절 복합체 관절을 동시에 움직이기 때문이다. 몇몇 연구들이 오목위팔관절 움직임의 표준값을 설정하기 시작했고, 또 오목위팔관절의 측정 방법에 대한 신뢰도를 평가하기 시작했다.

두 번째 방법은 어깨관절 복합체의 모든 운동을 측정하는 것이고, 어깨관절의 기능적인 ROM을 평가하는 데 유용하다. 어깨관절 움직임을 평가하는 전통적인 방법은 가슴우리와 등뼈를 고정한다. 어깨 ROM을 측정하는 이들 두가지 방법은 고정기법와 끝느낌을 다루는 다음 단락에서 설명될 것이다. 그러나 측각기의 정렬은 오목위팔관절 움직임을 측정할 때나 어깨관절 복합체 움직임을 측정할 때나 동일하다.

검사절차를 위한 뼈표식점 (Landmarks for Testing Procedures)

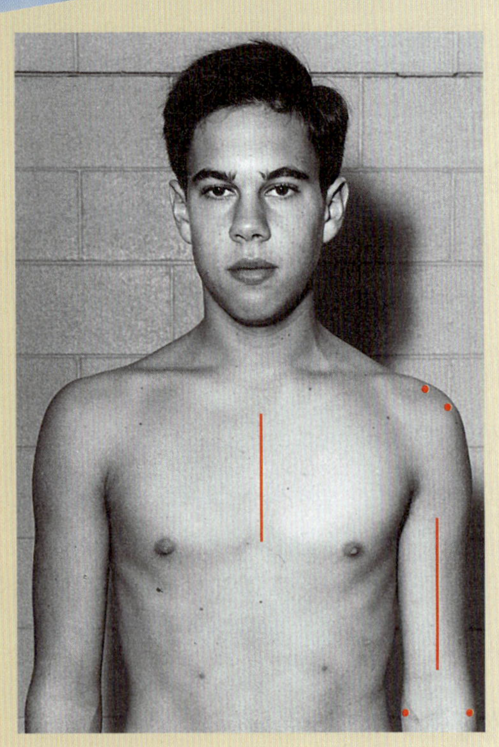

그림 4.6 위팔뼈, 빗장뼈, 복장뼈, 어깨뼈의 앞면으로서, 측각기를 정렬할 때 기준이 되는 해부학적 뼈표식점이 되는 피부지점을 보여주고 있다.

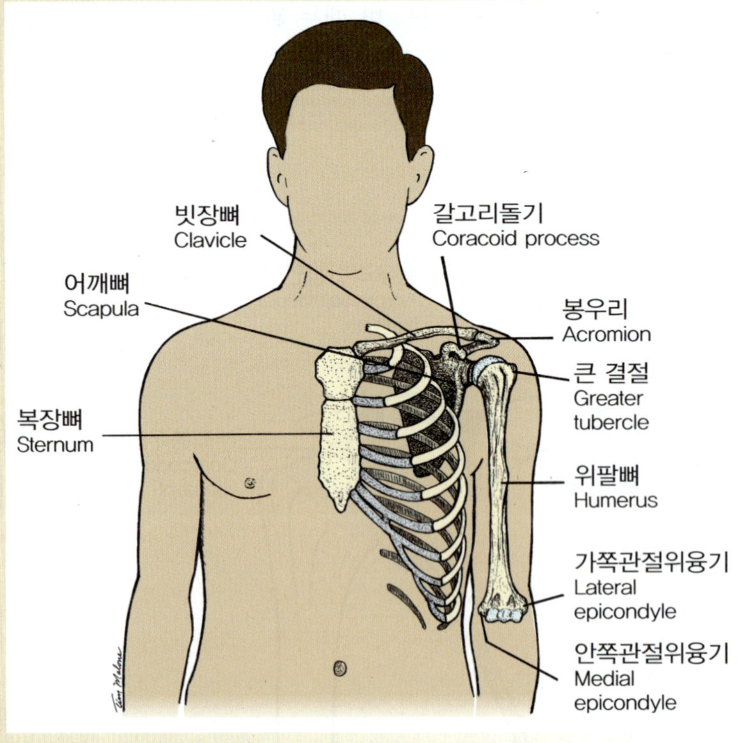

그림 4.7 위팔뼈, 빗장뼈, 복장뼈, 어깨뼈의 앞면으로서, 측각기를 정렬할 때 기준이 되는 해부학적 뼈표식점을 보여주고 있다.

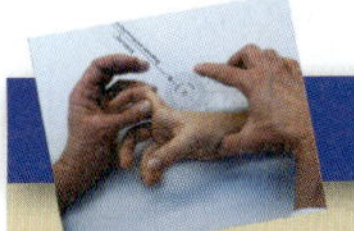

검사절차를 위한 뼈표식점–계속 (Landmarks for Testing Procedures–continued)

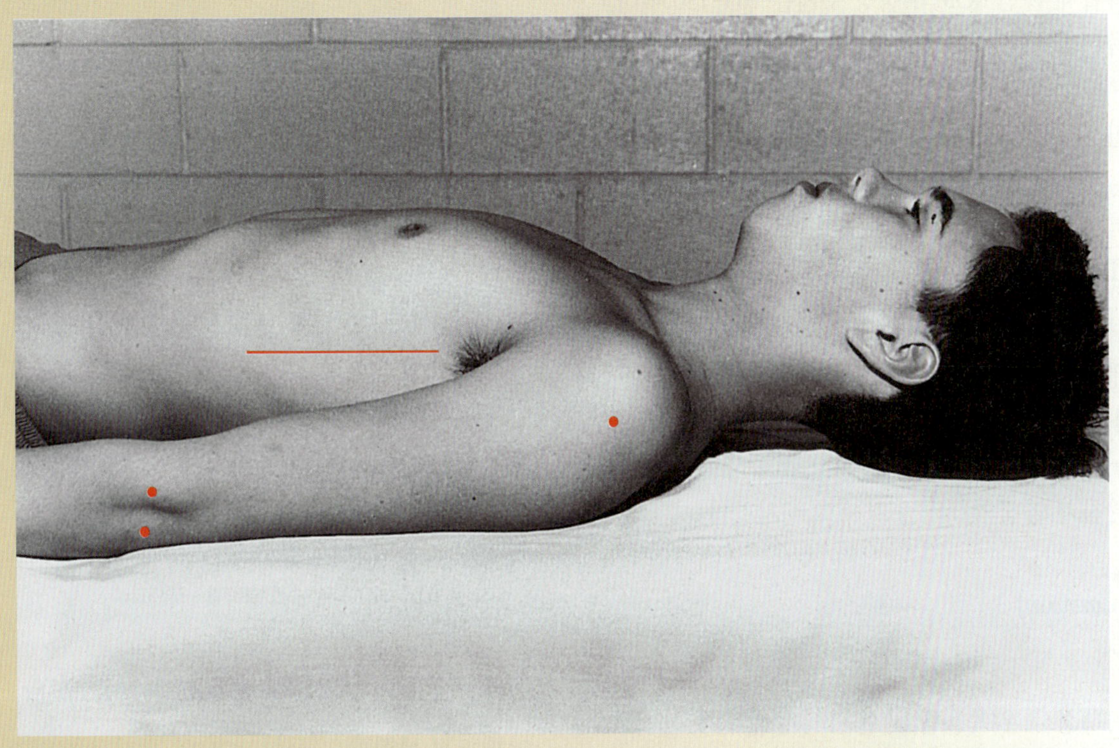

그림 4.8 위팔의 가쪽면으로서 측각기를 정렬할 때 해부학적 뼈표식점이 되는 피부 지점을 보여주고 있다.

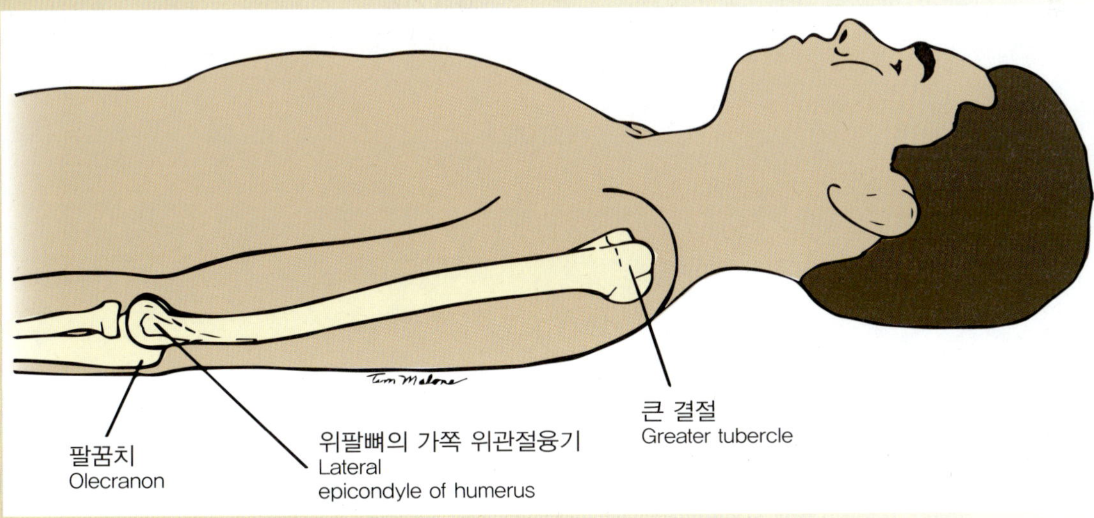

그림 4.9 위팔의 가쪽면으로서 측각기를 정렬할 때 기준이 되는 해부학적 뼈표식점을 보여주고 있다.

굽힘 (FLEXION)

굽힘은 안/가축을 중심으로 시상면에서 일어난다. 성인의 어깨관절 복합체 굽힘 ROM의 정상 수치는 165~180°이다. 성인의 오목위팔관절 굽힘 ROM의 정상 수치는 100~115°이다. 연령과 성별에 의해 정상 ROM 수치를 알고 싶으면, 연구 소견과 표 4.1에서 4.4까지를 참고하길 바란다.

검사자세 (Testing Position)

피검자는 허리뼈가 편평해지도록 무릎을 세우고 눕는다. 어깨의 자세는 벌림, 모음 및 돌림이 0°되는 자세이다. 위팔세갈래근 긴갈래의 긴장이 움직임을 제한하지 않도록 팔꿉관절을 편한다. 손바닥이 몸통쪽으로 향하도록 아래팔을 뒤침과 엎침의 0°되는 자세로 배치한다.

고정 (Stabilization)

어깨관절 (Glenohumeral Joint) 굽힘

어깨뼈가 뒤쪽경사, 위쪽돌림 및 올림되지 않도록 하기 위해 어깨뼈를 고정한다.

어깨뼈 복합체 굽힘 (Shoulder Complex Flexion)

척추의 폄과 갈비뼈의 움직임을 막기 위해 가슴우리를 고정한다. 몸통의 무게 자체가 고정을 도와주는 역할을 한다.

검사동작 (Testing Motion)

위팔을 검사대로부터 들어올려, 머리 위쪽으로 가져가는 어깨의 굽힘을 한다. 운동하는 동안, 팔을 중립의 벌림과 모음 자세를 유지하도록 한다. 최대 굽힘을 달성하기 위해서는 약간의 돌림이 일어나야 한다.

오목위팔관절의 굽힘 (Glenohumeral Flexion)

오목위팔관절 ROM의 끝지점에서는 더 이상의 움직임에 대한 저항이 느껴지고, 저항을 극복하려는 시도에 의해 어깨뼈의 올림, 뒤쪽경사 및 위쪽돌림이 일어난다 (그림 4.10).

어깨관절 복합체의 굽힘 (Shoulder Complex Flexion)

어깨관절 복합체의 굽힘 ROM의 끝지점은 더 이상의 움직임에 대한 저항이 느껴지고, 그 저항을 극복하려는 시도에 의해 척추의 폄이나 갈비뼈의 움직임이 일어난다 (그림 4.11).

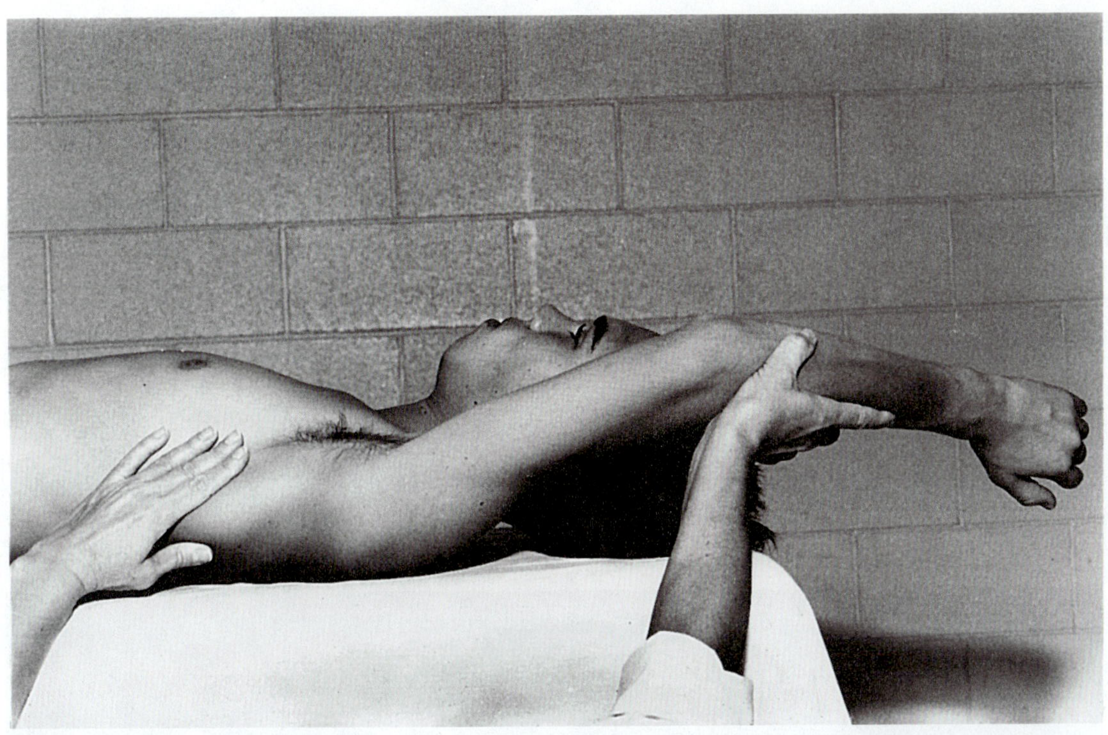

그림 4.10 오목위팔관절 굽힘 ROM의 끝지점. 검사자는 손으로 피검자의 어깨뼈 가쪽을 고정한다. 검사자는 ROM의 끝지점에 도달했음을 알 수 있는데, 그 이유는 팔을 더 움직이려는 시도를 할 때 어깨뼈의 가쪽 가장자리가 앞쪽과 가쪽으로 움직이기 때문이다.

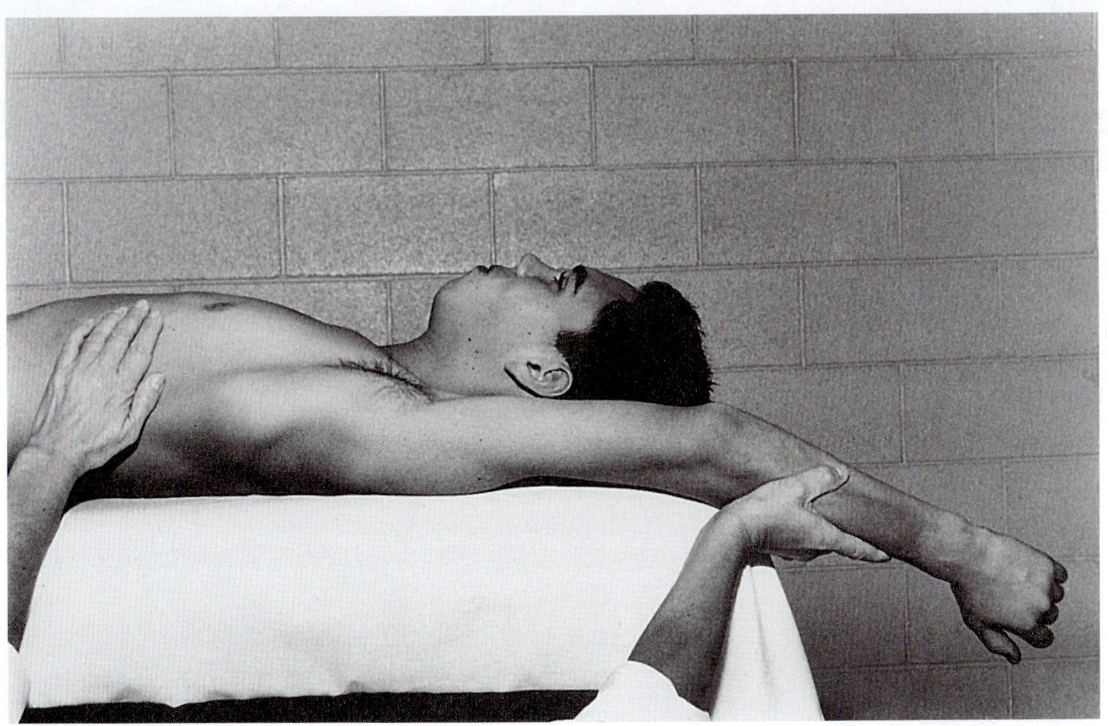

그림 4.11 어깨관절 복합체의 굽힘 ROM의 끝지점. 검사자는 손으로 몸통과 갈비뼈를 고정한다. 검사자는 ROM의 끝지점에 도달했음을 알 수 있는데, 그 이유는 팔을 추가적으로 굽힘하려고 할 때 척추의 폄과 갈비뼈의 움직임이 발생하기 때문이다.

정상 끝느낌 (Normal End-Feel)

오목위팔관절의 굽힘 (Glenohumeral Flexion)

끝느낌은 팽팽한 느낌이다. 왜냐하면 부리위팔인대의 뒤쪽 띠와 뒤쪽 관절주머니, 뒤쪽 어깨세모근, 작은 원근, 큰원근 및 가시아래근이 긴장되기 때문이다.

어깨관절 복합체의 굽힘 (Shoulder Complex Flexion)

끝느낌은 팽팽한 느낌이다. 왜냐하면 갈비빗장인대와 복장빗장관절의 관절주머니와 인대, 넓은등근, 큰가슴근의 복장갈비 섬유, 작은가슴근 및 마름모근이 긴장되기 때문이다.

측각기 정렬 (Goniometer Alignment)

오목위팔관절의 굽힘과 어깨관절 복합체의 굽힘을 측정하기 위해 이런 측각기 정렬이 이용된다 (그림 4.12~그림 4.14).

1. 측각기의 **중심축**을 큰 결절의 가쪽면에 배치한다.
2. 측각기의 **몸쪽팔**을 몸통과 겨드랑이의 중간을 잇는 선과 평행하게 정렬한다.
3. 측각기의 **먼쪽팔**을 위팔뼈 가쪽 중심선에 정렬한다. 굽힘과 돌림이 얼마나 일어나느냐에 따라 위팔뼈의 가쪽관절위융기나 자뼈의 팔꿈치머리돌기가 뼈표식점으로 이용될 수 있다.

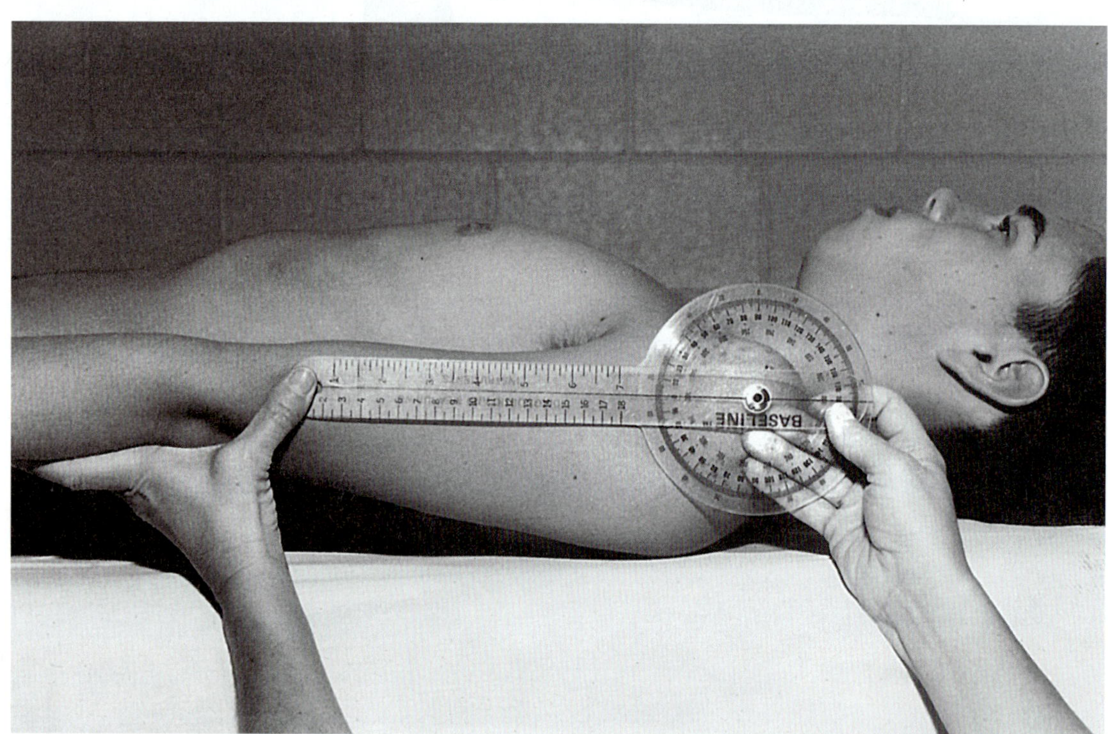

그림 4.12 오목위팔의 굽힘 ROM과 어깨관절 복합체의 굽힘 ROM을 시작할 때의 측각기 정렬.

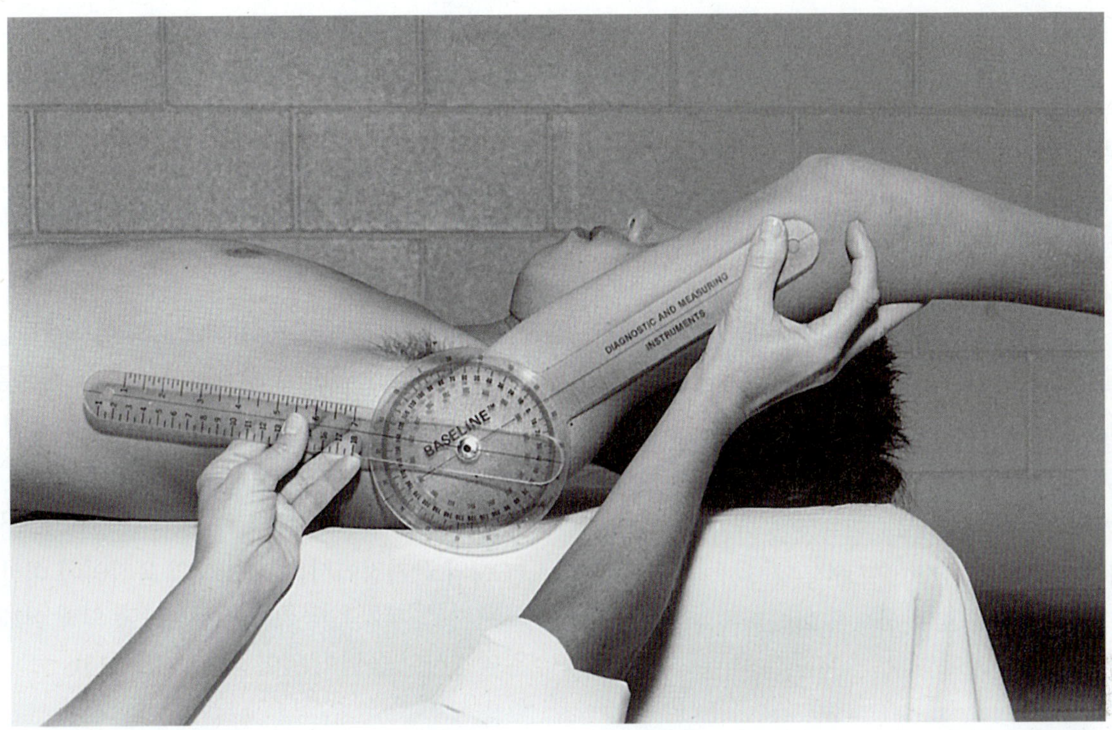

그림 4.13 오목위팔관절 굽힘 ROM의 끝지점에서의 측각기 정렬. 검사자의 한 손으로 피검자의 팔을 지지하고, 가쪽관절위융기 위에 배치된 측각기의 먼쪽팔을 유지한다. 검사자의 다른 손은 고정을 해제하고 측각기의 몸쪽팔을 가슴우리의 가쪽 중심선에 정렬한다.

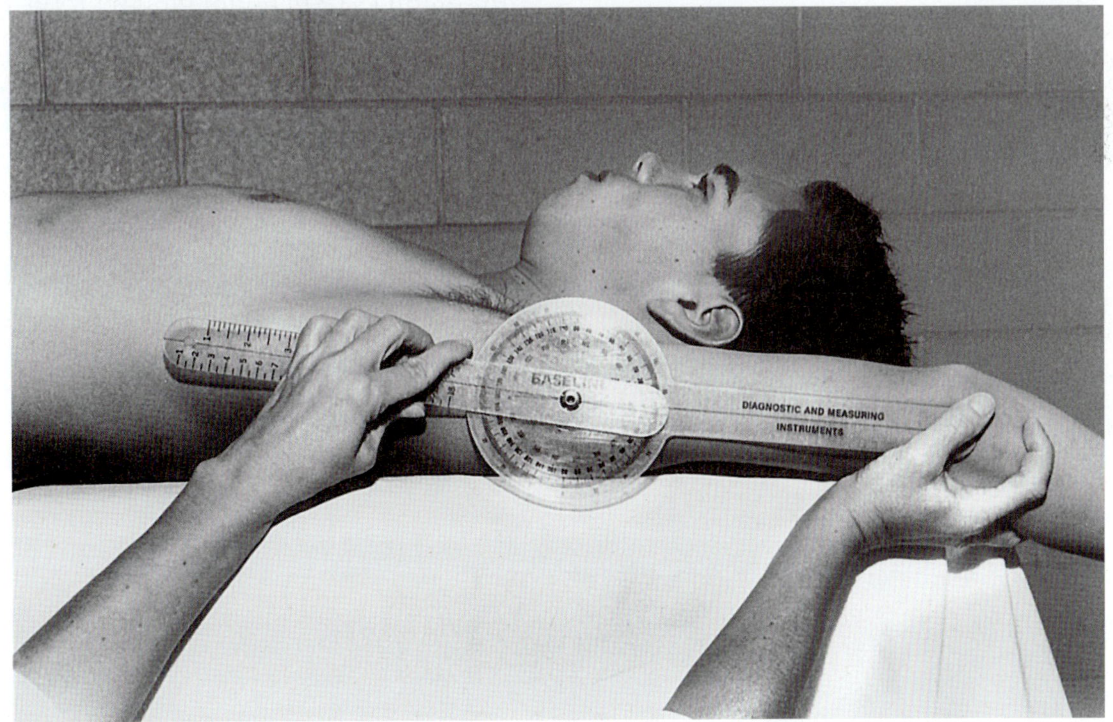

그림 4.14 어깨관절 복합체 굽힘 ROM의 끝지점에서의 측각기의 정렬. 오목위팔관절 보다 어깨관절 복합체에서 더 많은 굽힘 ROM이 발생한다.

폄 (EXTENSION)

폄은 안가축을 중심으로 시상면에서 일어난다. 성인의 어깨관절 복합체 폄 ROM의 정상 수치는 50~60°이다. 정상 성인의 오목위팔관절 굽힘 ROM의 수치는 20~25°이다. 연령과 성별에 의해 정상 ROM 수치를 알고 싶으면, 연구 소견과 표 4.1에서 4.4까지를 참고하길 바란다.

검사자세 (Testing Position)

피검자는 엎드리고 얼굴을 검사하는 팔의 반대쪽으로 돌린다. 베개는 사용하지 않는다. 어깨의 자세는 벌림, 모음 및 돌림이 0°되는 자세이다. 팔꿈치를 약간 굽힘하여 위팔두갈래근 긴갈래의 긴장이 폄 운동을 제한하지 않도록 한다. 손바닥이 몸통쪽으로 향하도록 아래팔을 뒤침과 엎침의 0°되는 자세로 배치한다.

고정 (Stabilization)

오목위팔관절의 폄 (Glenohumeral Extension)

어깨뼈의 올림과 앞쪽경사 (아래각이 뒤쪽으로 움직이는)를 막기 위해 어깨뼈의 아래각이나 봉우리돌기와 부리돌기를 고정한다.

어깨뼈 복합체의 폄 (Shoulder Complex Extension)

척추의 앞쪽 굽힘을 막기 위해 검사대와 몸통의 무게가 가슴우리를 고정한다. 검사자는 척추의 돌림을 막기 위해 몸통을 고정할 수도 있다.

검사동작 (Testing Motion)

검사대로부터 팔을 들어올림으로써 어깨관절을 폄한다. 운동하는 동안, 팔을 중립의 벌림과 모음 자세를 유지하도록 한다.

오목위팔관절의 폄 (Glenohumeral Extension)

ROM의 끝지점에서는 더 이상의 움직임에 대한 저항이 느껴지고, 저항을 극복하려는 시도에 의해 어깨뼈의 앞쪽경사나 올림이 일어난다 (그림 4.15).

어깨관절 복합체의 폄 (Shoulder Complex Extension)

ROM의 끝지점에서는 더 이상의 움직임에 대한 저항이 느껴지고, 저항을 극복하려는 시도에 의해 어깨뼈의 앞쪽굽힘이나 척추의 돌림이 일어난다 (그림 4.16).

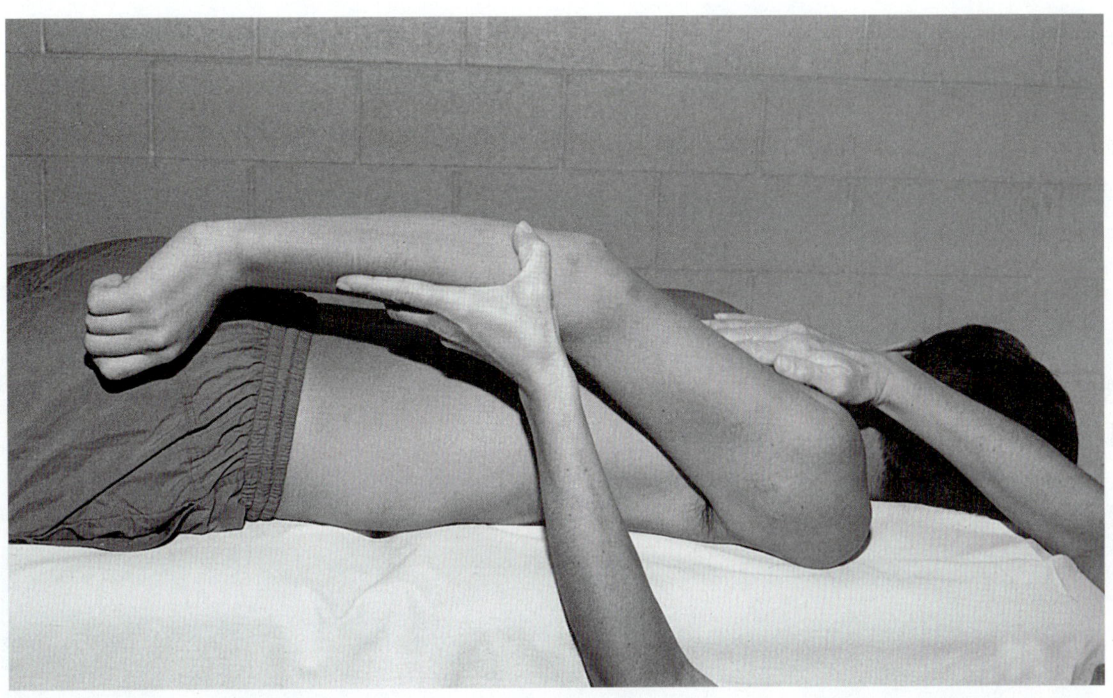

그림 4.15 오목위팔관절의 폄 ROM 끝지점. 검사자는 손으로 피검자의 어깨뼈 아래각을 고정한다. 검사자는 ROM의 끝지점에 도달했음을 알 수 있는데, 그 이유는 팔을 더 움직이려는 시도를 할 때 어깨뼈의 아래각이 뒤쪽으로 움직이고, 또 앞쪽경사가 일어나기 때문이다. 다른 방법으로써, 검사자는 어깨뼈의 봉우리돌기와 부리돌기를 고정할 수도 있다.

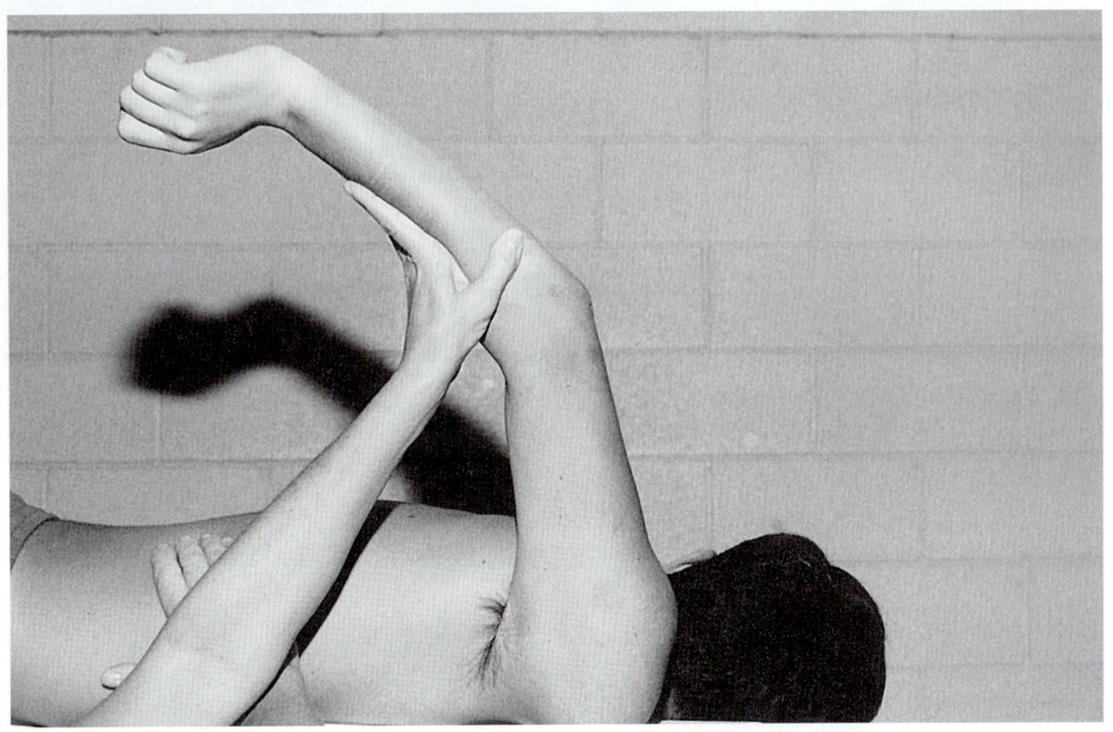

그림 4.16 어깨관절 복합체의 폄 ROM 끝지점. 검사자는 손으로 몸통과 갈비뼈를 고정한다. 검사자는 ROM의 끝지점에 도달했음을 알 수 있는데, 그 이유는 팔을 더 많이 펴려고 시도를 할 때 척추의 굽힘과 돌림이 일어나기 때문이다.

정상 끝느낌 (Normal End-Feel)

오목위팔관절의 폄 (Glenohumeral Extension)

끝느낌은 팽팽한 느낌이다. 왜냐하면 부리위팔인대의 앞쪽 띠와 앞쪽 관절주머니, 큰원근의 빗장섬유, 부리위팔근, 앞쪽 어깨세모근의 긴장 때문이다.

어깨관절 복합체의 폄 (Shoulder Complex Extension)

끝느낌은 팽팽한 느낌이다. 왜냐하면 복장빗장관절의 관절주머니와 인대, 앞톱니근의 긴장 때문이다.

측각기의 정렬 (Goniometer Alignment)

오목위팔관절의 굽힘과 어깨관절 복합체의 굽힘을 측정하기 위해 이런 측각기 정렬이 이용된다 (그림 4.17~그림 4.19).

1. 측각기의 **중심축**을 큰 결절의 가쪽 면에 배치한다.
2. 측각기의 **몸쪽팔**을 몸통과 겨드랑이의 중간을 잇는 선과 평행하게 정렬한다.
3. 측각기의 **먼쪽팔**을 위팔뼈 가쪽 중심선에 정렬한다. 위팔뼈의 가쪽위관절융기가 뼈표식점이 될 수 있다.

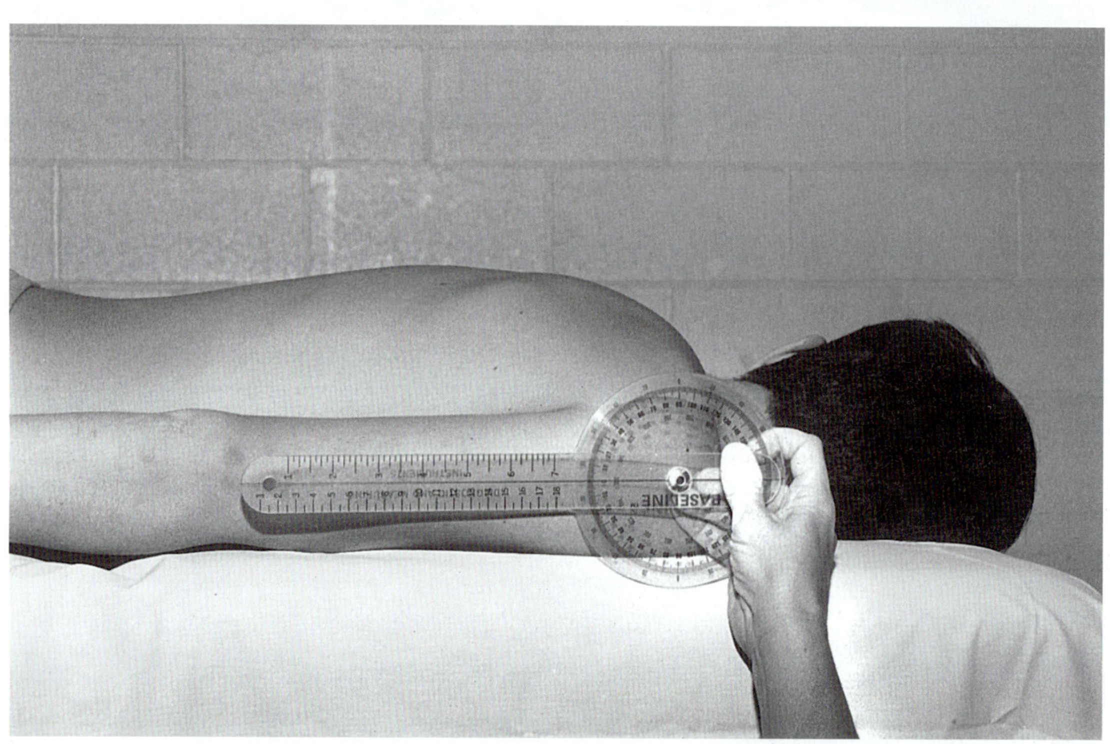

그림 4.17 오목위팔의 폄 ROM과 어깨관절 복합체의 폄 ROM을 시작할 때의 측각기 정렬.

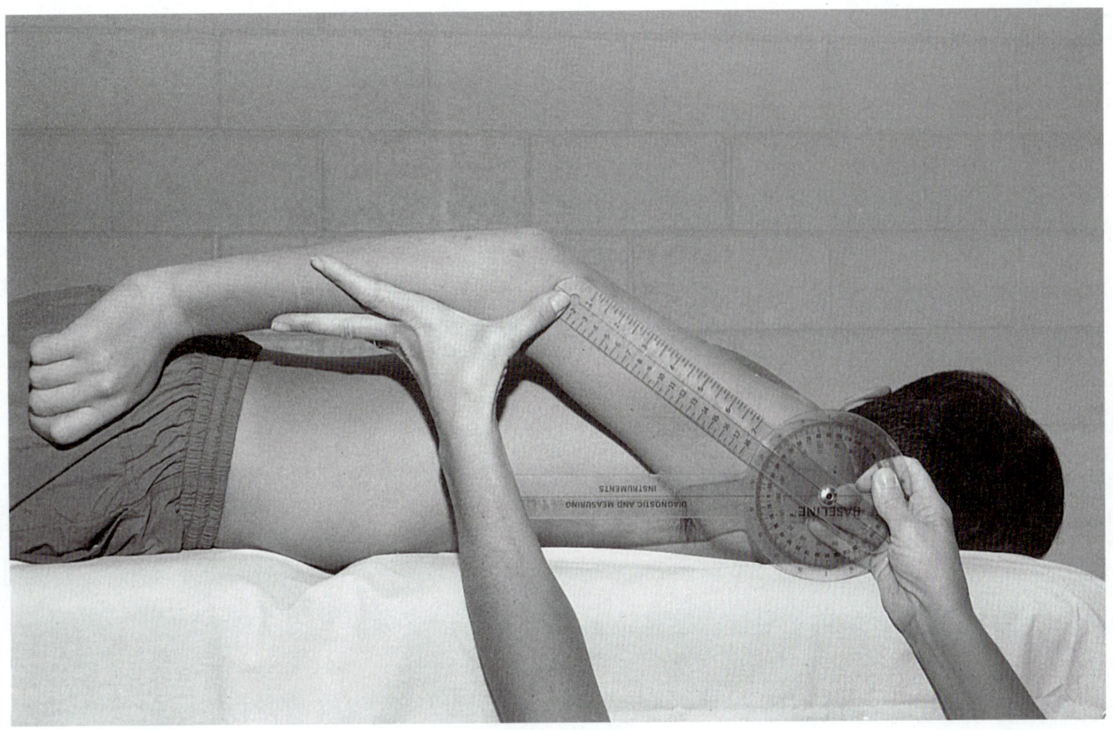

그림 4.18 오목위팔관절 폄 ROM의 끝지점에서의 측각기 정렬. 검사자는 왼손으로 피검자의 팔을 지지하고, 측각기의 먼쪽팔을 피검자의 위팔뼈 가쪽위관절융기에 정확하게 정렬하고 유지한다.

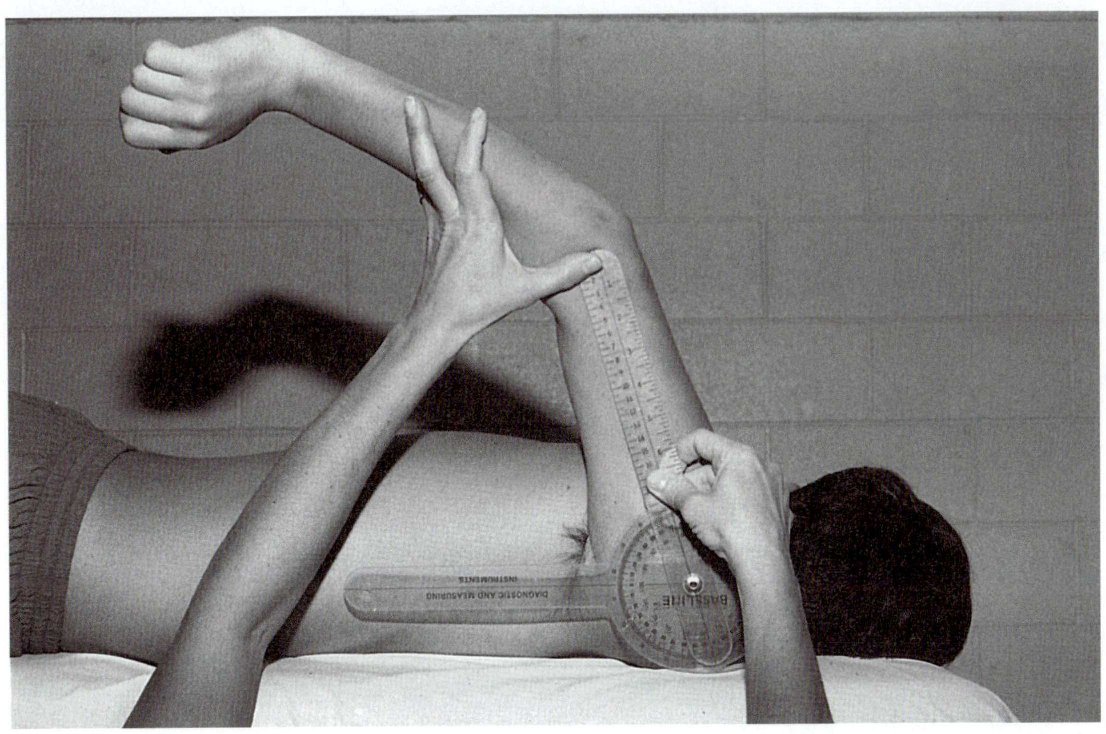

그림 4.19 어깨관절 복합체 폄 ROM의 끝지점에서의 측각기의 정렬. 피검자의 몸통을 고정하던 손으로 측각기를 잡는다.

벌림 (ABDUCTION)

벌림은 앞뒤축을 중심으로 이마면에서 일어난다. 성인의 어깨관절 복합체 벌림 ROM의 정상 수치는 170~180° 이다. 성인의 오목위팔관절 벌림 ROM의 정상 수치는 90~125°이다. 연령과 성별에 의해 정상 ROM 수치를 알고 싶으면, 연구 소견과 표 4.1에서 4.4까지를 참고하길 바란다.

검사자세 (Testing Position)

피검자는 누워서 손바닥이 앞쪽을 향하도록 가쪽돌림하고, 굽힘과 폄의 0° 자세를 취한다. 만약 위팔뼈를 가쪽돌림하지 않으면, 위팔뼈 큰결절과 관절오목의 윗부분이나 봉우리돌기가 서로 부딪혀 벌림을 제한할 것이다. 위팔세갈래근 긴갈래의 긴장이 벌림을 제한시키지 않도록 팔꿉관절을 폄해야 한다.

고정 (Stabilization)

오목위팔관절의 벌림 (Glenohumeral Abduction)

어깨뼈의 위쪽돌림과 올림을 예방하기 위해 어깨뼈를 고정한다.

어깨뼈 복합체의 벌림 (Shoulder Complex Abduction)

척추의 옆굽힘을 예방하기 위해 가슴우리를 고정한다. 몸통의 무게가 고정을 도와준다.

검사동작 (Testing Motion)

몸통으로부터 위팔뼈를 가쪽으로 움직임으로써 어깨를 벌림한다. 벌림하는 동안 팔을 가쪽돌림과 굽힘과 폄의 중립위로 유지한다.

오목위팔관절의 벌림 (Glenohumeral Abduction)

ROM의 끝지점에서 더 이상의 움직임에 대한 저항이 느껴지고, 저항을 극복하려는 시도에 의해 어깨뼈의 위쪽돌림과 올림이 일어난다 (그림 4.20).

어깨관절 복합체의 벌림 (Shoulder Complex Abduction)

ROM의 끝지점에서는 더 이상의 움직임에 대한 저항이 느껴지고, 저항을 극복하려는 시도에 의해 척추의 옆굽힘이 일어난다 (그림 4.21).

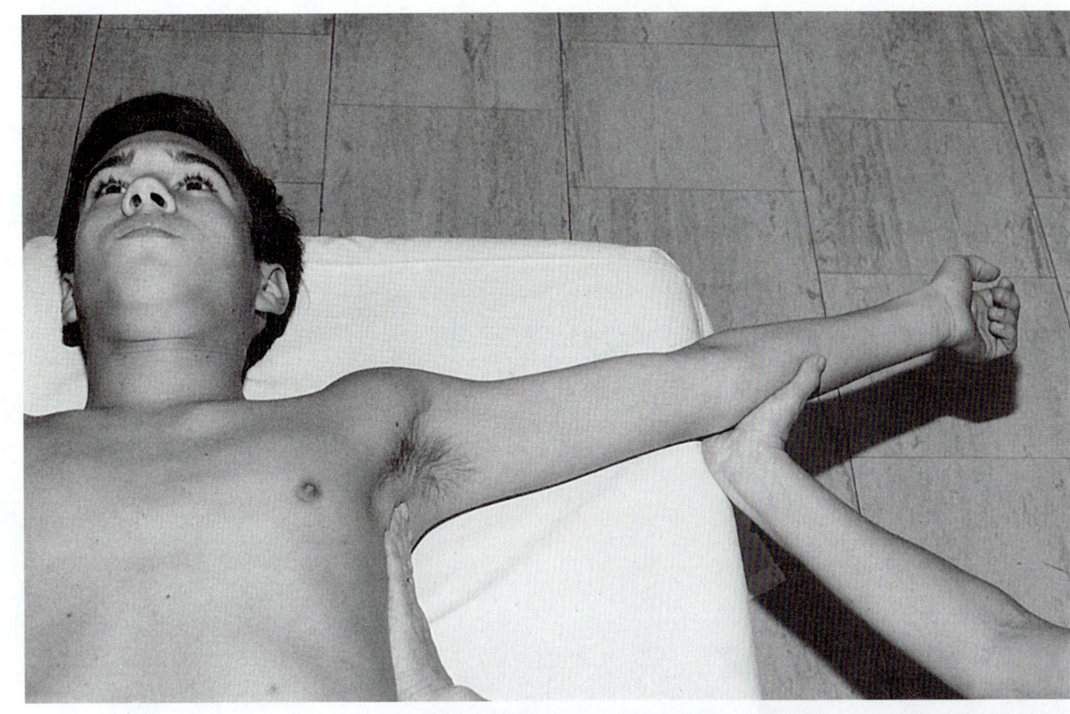

그림 4.20 위팔오목관절의 벌림 ROM 끝지점. 검사자는 위쪽돌림을 감지하기 위해 어깨뼈의 가쪽 가장자리를 고정한다. 다른 방법으로는, 검사자는 어깨뼈의 올림을 감지하기 위해 봉우리돌기와 부리돌기를 고정한다.

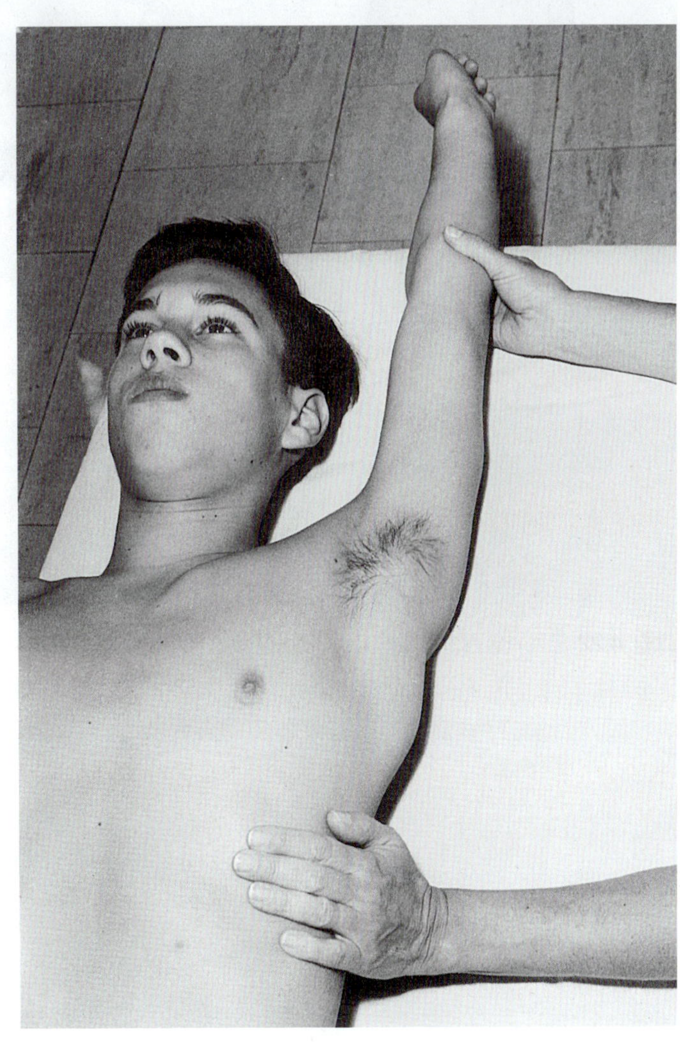

그림 4.21 어깨관절 복합체의 벌림 ROM 끝지점. 검사자는 척추의 옆굽힘과 갈비뼈의 운동을 감지하기 위해 손으로 몸통과 갈비뼈를 고정한다.

정상 끝느낌 (Normal End-Feel)

오목위팔관절의 벌림 (Glenohumeral Abduction)

끝느낌은 팽팽한 느낌이다. 왜냐하면 오목위팔인대의 아래쪽띠와 중간띠, 아래쪽 관절주머니, 작은원근, 큰가슴근의 빗장섬유가 긴장하기 때문이다.

어깨관절 복합체의 벌림 (Shoulder Complex Abduction)

끝느낌은 팽팽한 느낌이다. 왜냐하면 갈비빗장인대, 복장빗장관절의 관절주머니, 넓은등근, 큰가슴근의 복장갈비섬유, 큰마름근 및 작은마름근이 긴장하기 때문이다.

측각기 정렬 (Goniometer Alignment)

오목위팔관절의 벌림과 어깨관절 복합체의 벌림을 측정하기 위해 이런 측각기 정렬이 이용된다 (그림 4.22~그림 4.24).

1. 측각기의 **중심축**을 봉우리돌기의 앞면에 배치한다.
2. 측각기의 **몸쪽팔**을 복장뼈 앞면의 중심선과 평행하게 정렬한다.
3. 측각기의 **먼쪽팔**을 위팔뼈의 앞쪽 중심선에 정렬한다. 벌림과 가쪽돌림의 정도에 따라 위팔뼈의 안쪽위관절융기가 뼈표식점이 될 수 있다.

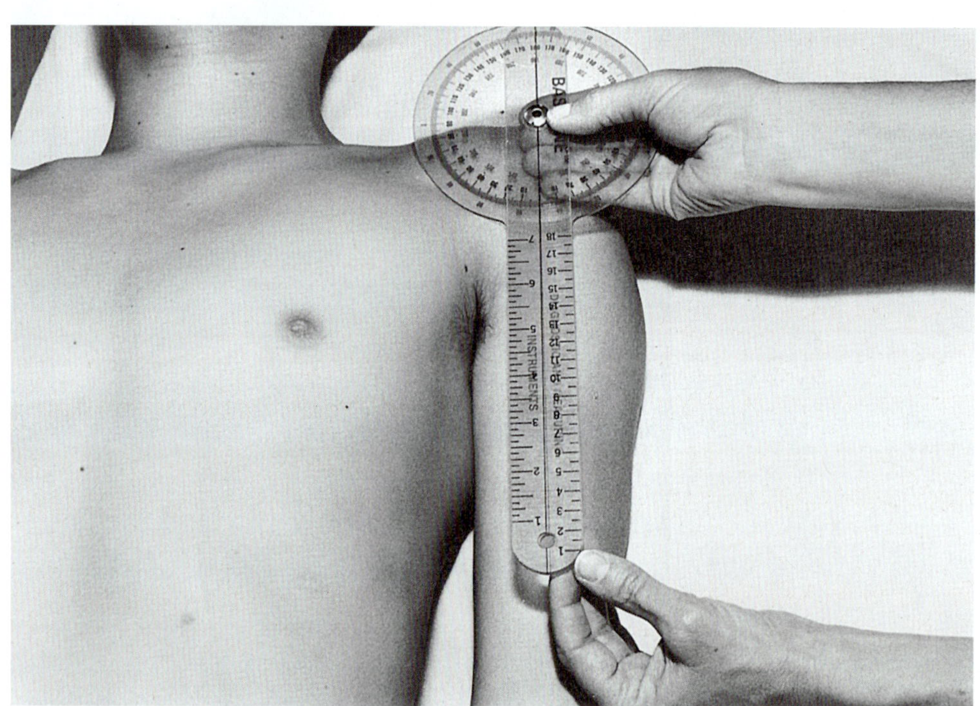

그림 4.22 오목위팔관절의 벌림과 어깨관절 복합체의 벌림 ROM을 시작할 때의 측각기 정렬.

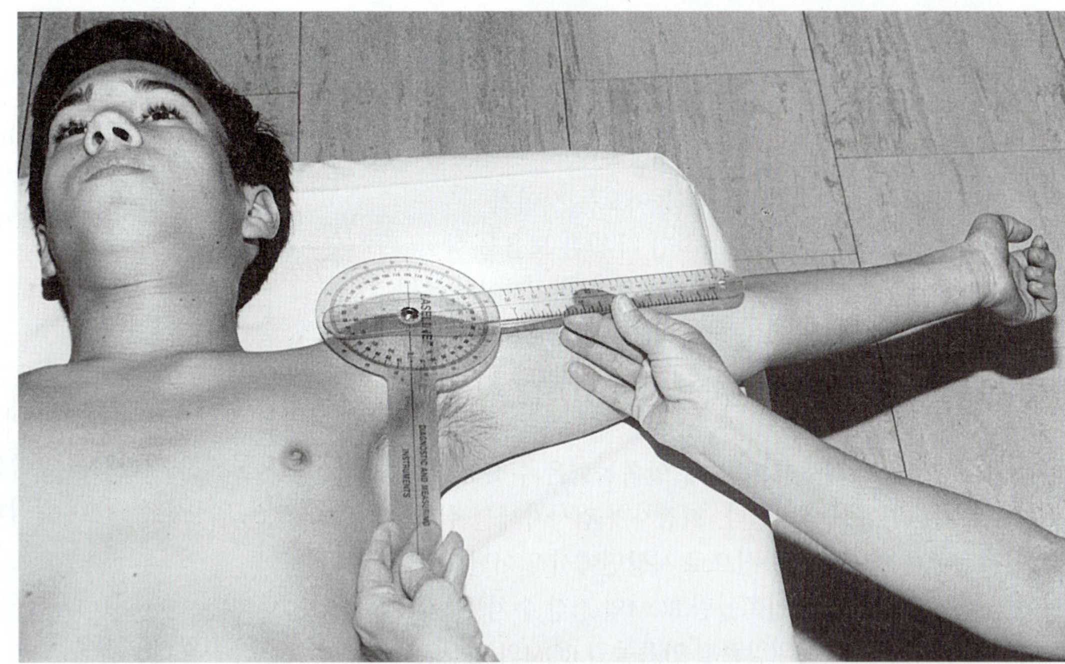

그림 4.23 오목위팔관절의 벌림 ROM을 끝낼 때의 측각기 정렬. 검사대 또는 검사자의 손이 피검자의 팔을 지지하고, 측각기의 먼쪽팔을 피검자의 위팔뼈 앞쪽 중심선에 정확하게 정렬한다. 검사자의 다른 손은 어깨뼈를 고정하던 일을 멈추고, 측각기의 몸쪽팔을 피검자의 복장뼈와 평행하게 정렬한다.

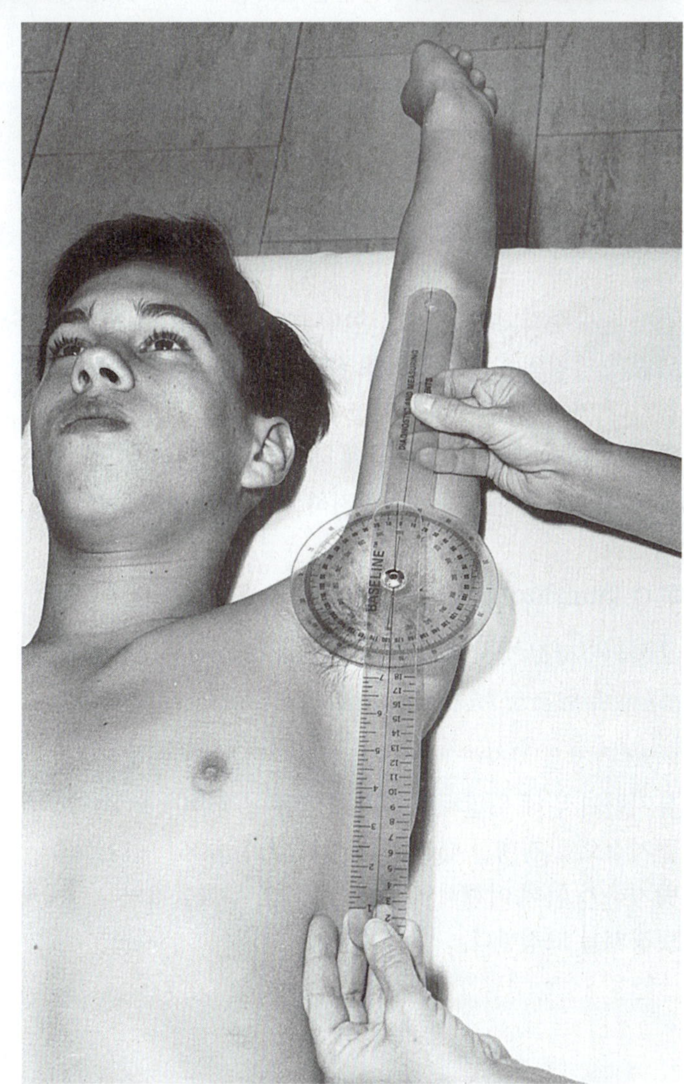

그림 4.24 어깨관절 복합체의 벌림 ROM을 끝낼 때의 측각기 정렬. 위팔뼈가 가쪽으로 돌림되고, 측각기의 먼쪽팔을 정렬하는데 위팔뼈의 안쪽위관절융기가 해부학적 뼈표식점이 된다. 팔의 먼쪽분절과 몸쪽분절에 놓여있는 측각기의 고정팔과 가동팔이 그림 4.23과는 다르게 그 위치가 서로 바뀌어 있지만, 이런 정렬도 ROM의 끝지점에서 정확하게 각도를 측정해 줄 것이다.

모음 (ADDUCTION)

모음은 앞뒤축을 중심으로 이마면에서 일어난다. 이마면의 모음은 대개 측정되지 않고 기록되지 않는데, 그 이유는 완전 벌림 자세에서 시작 자세로 되돌아오는 것이기 때문이다. 팔을 몸통 앞쪽에 배치하면 더 많은 모음을 할 수 있지만, 이런 경우는 모음이 굽힘과 결합되는 것이다.

안쪽돌림 (MEDIAL (INTERNAL) ROTATION)

피검자가 해부학적 자세를 취할 때, 안쪽돌림은 수직축을 중심으로 가로면에서 일어난다. 피검자가 검사자세를 취할 때, 안쪽돌림은 안가축을 중심으로 시상면에서 일어난다. 성인의 어깨관절 복합체 안쪽돌림 ROM의 정상 수치는 70~90°이다. 성인의 오목위팔관절 안쪽돌림 ROM의 정상 수치는 50~60°이다. 연령과 성별에 의해 정상 ROM 수치를 알고 싶으면, 연구 소견과 표 4.1에서 4.4까지를 참고하길 바란다.

검사자세 (Testing Position)

피검자는 바로 누워 검사할 팔을 90° 벌림한다. 아래팔을 검사대와 수직되게 세우고, 손바닥이 발 쪽을 향하도록 뒤침과 엎침의 0°인 중립위를 취한다. 위팔뼈 전체를 검사대 위에 올려놓는다. 팔꿈치머리돌기는 검사대에 닿지 않도록 한다. 위팔뼈 밑에 패드를 배치하여 위팔뼈가 봉우리돌기와 같은 높이를 유지하도록 한다.

고정 (Stabilization)

오목위팔관절의 안쪽돌림
(Glenohumeral Medial Rotation)

ROM 측정을 시작할 때는 오목위팔관절을 90° 벌림을 유지하기 위해 위팔뼈의 먼쪽 끝단을 고정한다. ROM의 끝지점으로 진행할 때는, 어깨뼈의 앞쪽경사와 내밈을 방지하기 위해 어깨뼈의 봉우리돌기와 부리돌기와 빗장뼈를 고정한다.

어깨관절 복합체의 안쪽돌림
(Shoulder Complex Medial Rotation)

오목위팔관절을 90°로 벌림을 유지하기 위해 종종 위팔뼈의 먼쪽 끝단을 고정한다. 척추의 굽힘과 돌림을 막기 위해 몸통의 무게와 검사자의 손으로 몸통을 고정한다.

검사동작 (Testing Motion)

손바닥을 바닥으로 가져가고 아래팔을 앞쪽으로 움직임으로써 어깨관절을 안쪽으로 돌림한다. 안쪽돌림을 하는 동안, 어깨관절의 90° 벌림과 팔꿉관절의 90°굽힘을 유지한다.

오목위팔관절의 안쪽돌림
(Glenohumeral Medial Rotation)

ROM의 끝지점에서 더 이상의 움직임에 대한 저항이 느껴지고, 저항을 극복하려는 시도에 의해 어깨뼈의 내밈과 뒤쪽경사가 일어난다 (그림 4.25).

어깨관절 복합체의 안쪽돌림
(Shoulder Complex Medial Rotation)

ROM의 끝지점에서 더 이상의 움직임에 대한 저항이 느껴지고, 저항을 극복하려는 시도에 의해 척추의 굽힘이나 돌림이 일어난다 (그림 4.26).

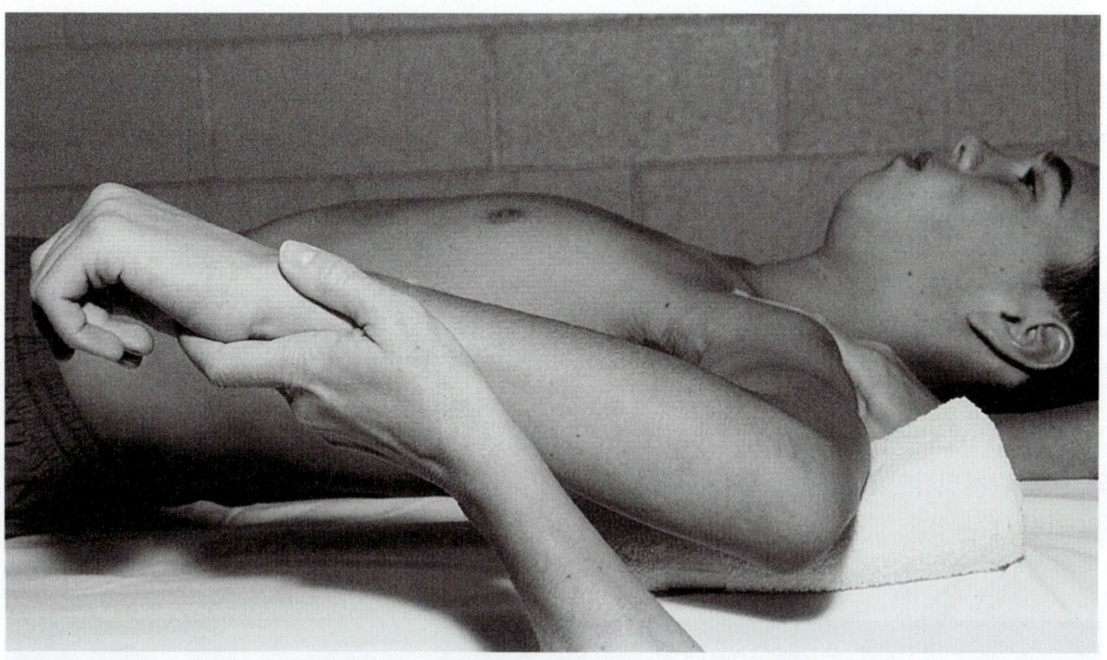

그림 4.25 오목위팔관절 안쪽돌림 ROM의 끝지점. 검사자는 어깨뼈의 봉우리돌기와 부리돌기를 고정한다. 검사자는 ROM의 끝지점에 도달했음을 알 수 있는데, 그 이유는 팔을 더 안쪽돌림하려는 시도에 의해 어깨뼈가 앞쪽경사되거나 내밈되기 때문이다. 검사자는 안쪽돌림하는 동안 어깨관절의 90°벌림과 팔꿈관절의 90°굽힘을 유지해야 한다. 위팔뼈와 지면과 평행을 유지할 수 있도록 위팔뼈 먼쪽 끝단에 타월을 감아서 배치한다.

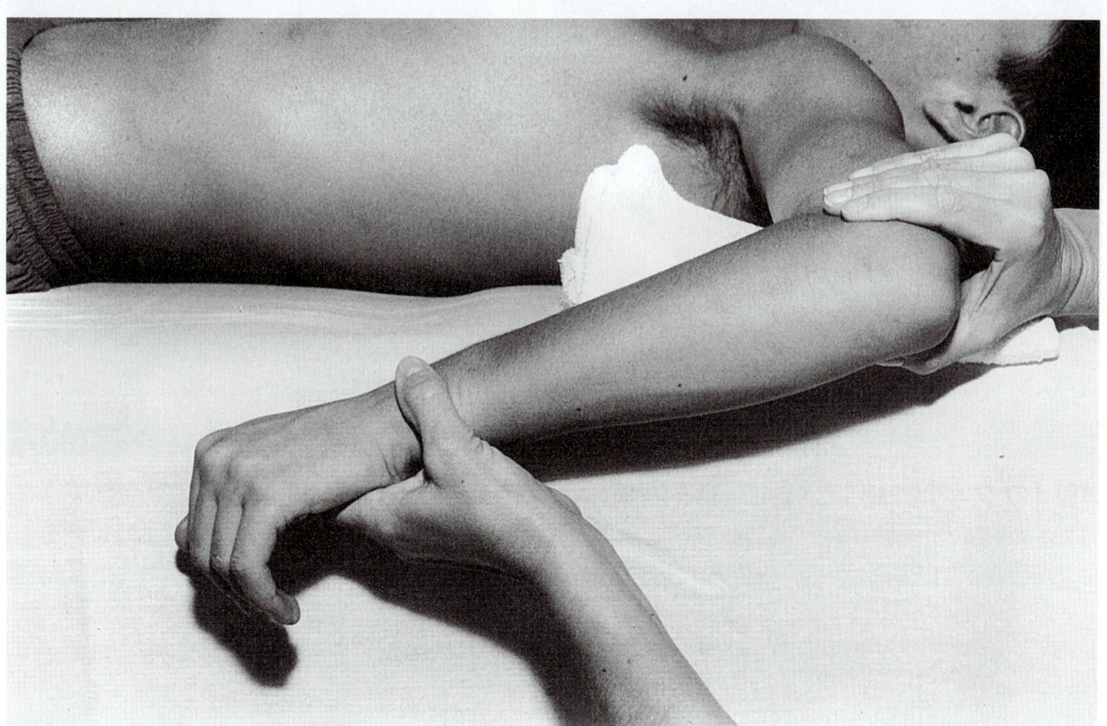

그림 4.26 어깨관절 복합체 안쪽 돌림 ROM의 끝지점. 검사자는 안쪽돌림을 하는 동안 어깨관절의 90°벌림과 팔꿈관절의 90°굽힘을 유지하기 위해 위팔뼈 먼쪽끝단을 고정한다. ROM의 끝지점에서 저항이 느껴지는데, 그 이유는 움직임을 더 일으키려고 할 때 척추가 굽힘이나 돌림되기 때문이다. 빗장뼈와 어깨뼈가 어깨관절 복합체의 움직임에 참여하기 때문에 그것들도 움직여야 한다.

정상 끝느낌 (Normal End-Feel)

오목위팔관절의 안쪽돌림 (Glenohumeral Medial Rotation)

끝느낌은 팽팽한 느낌이다. 왜냐하면 뒤쪽 관절주머니와 가시아래근과 작은원근의 긴장 때문이다.

어깨관절 복합체의 안쪽돌림 (Shoulder Complex Medial Rotation)

끝느낌은 팽팽한 느낌이다. 왜냐하면 복장빗장관절 관절주머니와 인대, 갈비빗장인대, 큰마름근, 작은마름근 및 등세모근의 긴장 때문이다.

측각기 정렬 (Goniometer Alignment)

오목위팔관절의 안쪽돌림과 어깨관절 복합체의 안쪽돌림을 측정하기 위해 이런 측각기 정렬이 이용된다(그림 4.27~그림 4.29).

1. 측각기의 **중심축**을 팔꿈치머리돌기 위에 배치한다.
2. 측각기의 **몸쪽팔**을 바닥과 수평이거나 수직이 되도록 정렬한다.
3. 측각기의 **먼쪽팔**을 자뼈와 정렬하고, 팔꿈치머리돌기와 자뼈 붓돌기를 뼈표식점으로 이용한다.

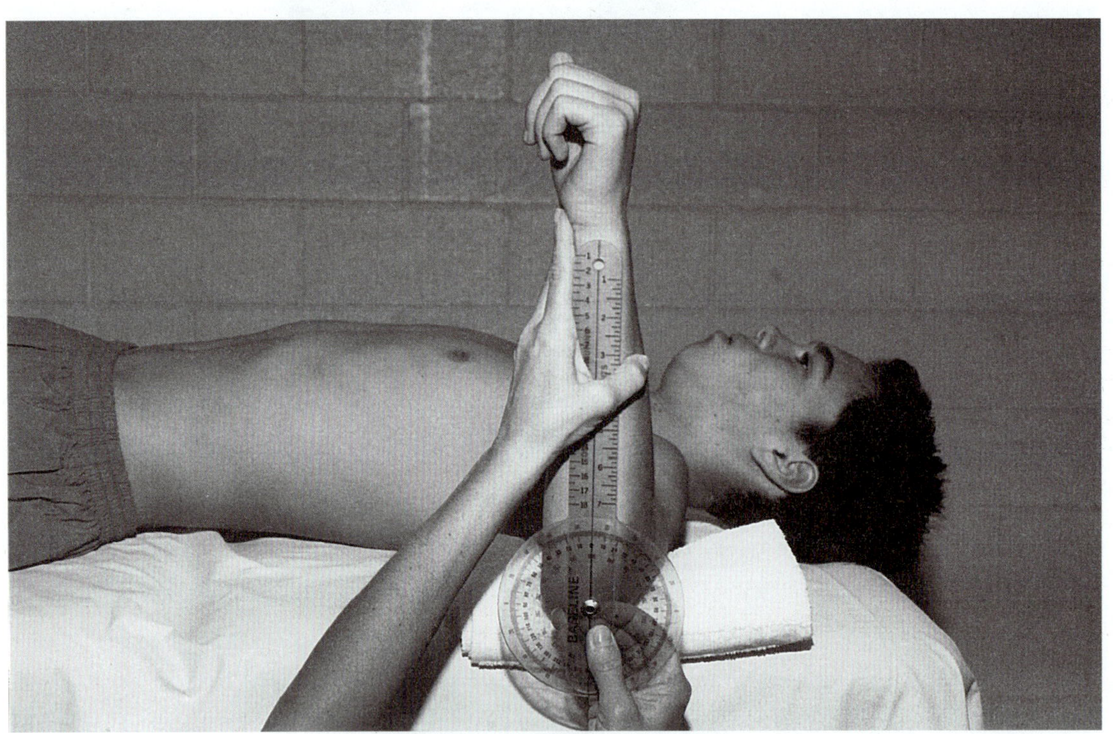

그림 4.27 오목위팔관절의 안쪽돌림 ROM과 어깨관절복합체의 안쪽돌림 ROM을 시작할 때의 측각기 정렬.

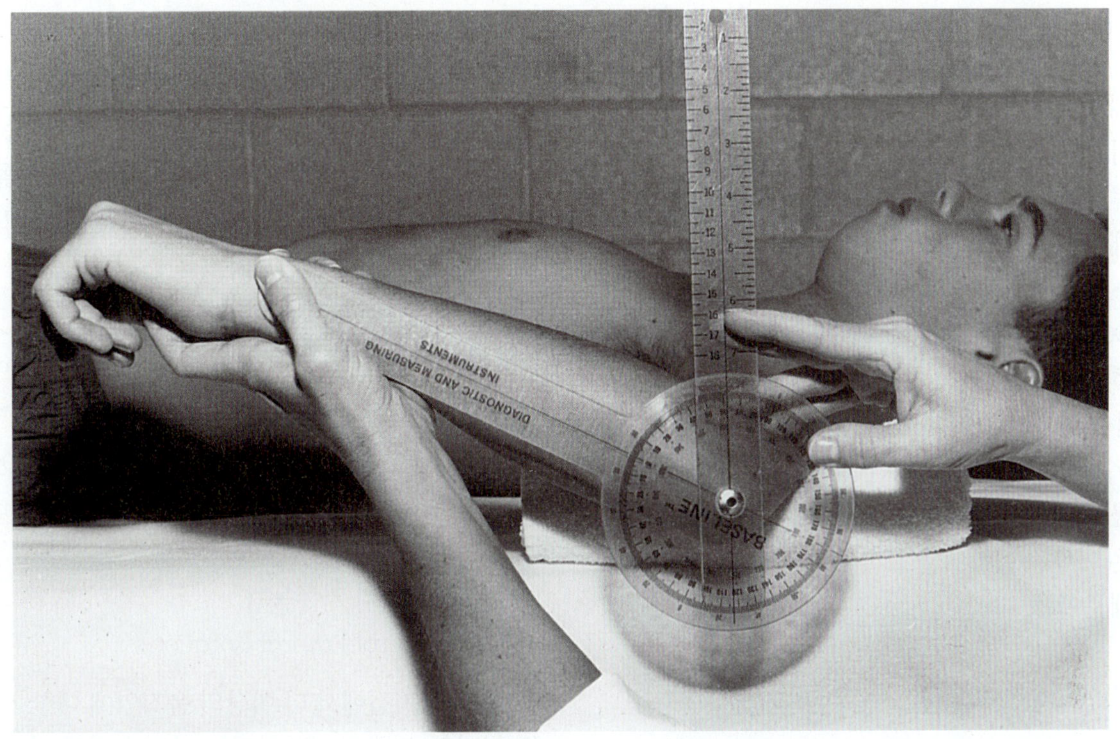

그림 4.28 오목위팔관절의 안쪽돌림 ROM 끝지점에서의 측각기 정렬. 검사자는 한 손으로 피검자의 아래팔과 측각기의 먼쪽팔을 지지한다. 검사자의 다른 손은 측각기의 몸통과 몸쪽팔을 지지한다.

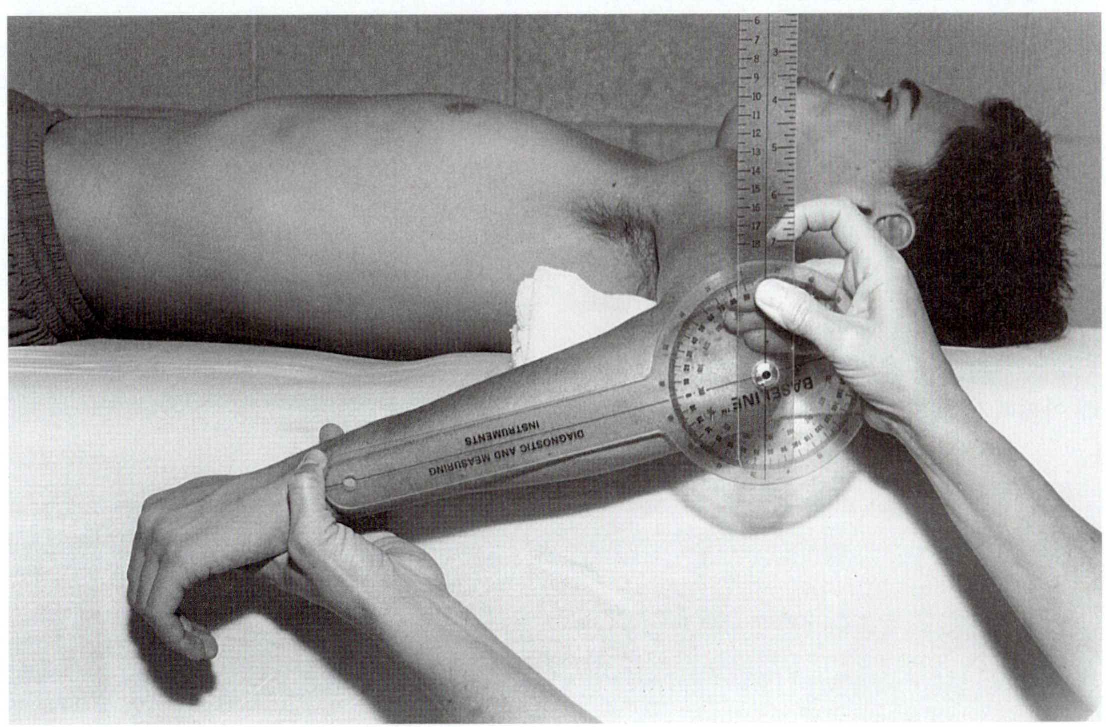

그림 4.29 어깨관절 복합체의 안쪽돌림 ROM 끝지점에서의 측각기 정렬.

가쪽돌림 (LATERAL (EXTERNAL) ROTATION)

피검자가 해부학적 자세를 취할 때, 가쪽돌림은 수직축을 중심으로 가로면에서 일어난다. 피검자가 검사자세를 취할 때, 가쪽돌림은 안가축을 중심으로 시상면에서 일어난다. 성인의 어깨관절 복합체 가쪽돌림 ROM의 정상 수치는 90-100°이다. 성인의 오목위팔관절 가쪽돌림 ROM의 정상 수치는 80-90°이다. 이들 수치는 일반적으로 어깨관절을 90°로 벌림하고 어깨뼈를 검사대에 붙이고 누운 자세의 피검자에게서 얻어진 것이다. 연령과 성별에 의해 정상 ROM 수치를 알고 싶으면, 연구 소견과 표 4.1에서 4.4까지를 참고하길 바란다. 양쪽 관절에서 비슷한 ROM 수치가 나온 이유는 어깨뼈를 검사대에 고정하여 측정을 수행했기 때문이다.

검사자세 (Testing Position)

피검자는 바로 누워 검사할 팔을 90°벌림한다. 아래팔을 검사대와 수직되게 세우고, 손바닥이 발 쪽을 향하도록 뒤침과 엎침의 0°인 중립위를 취한다. 위팔뼈 전체를 검사대 위에 올려놓는다. 팔꿉관절은 검사대에 닿지 않아야 한다. 위팔뼈 밑에 패드를 배치하여 위팔뼈가 봉우리돌기와 같은 높이를 유지하도록 한다.

고정 (Stabilization)

오목위팔관절의 가쪽돌림 (Glenohumeral Lateral Rotation) ROM 측정을 시작할 때는 오목위팔관절을 90°벌림을 유지하기 위해 위팔뼈의 먼쪽 끝단을 고정한다. ROM의 끝지점으로 진행할 때는, 어깨뼈의 뒤쪽경사와 뒷당김을 방지하기 위해 어깨뼈가시를 고정한다.

어깨관절 복합체의 가쪽돌림 (Shoulder Complex Lateral Rotation)

오목위팔관절을 90°로 벌림을 유지하기 위해 종종 위팔뼈의 먼쪽 끝단을 고정한다. 척추의 폄과 돌림을 막기 위해 몸통의 무게와 검사자의 손으로 몸통을 고정한다.

검사동작 (Testing Motion)

손등을 지면바닥으로 가져가고 아래팔을 뒤쪽으로 움직임으로써 어깨관절을 가쪽으로 돌림한다. 가쪽돌림을 하는 동안, 어깨관절의 90° 벌림과 팔꿉관절의 90°굽힘을 유지한다.

오목위팔관절의 가쪽돌림 (Glenohumeral Lateral Rotation)

ROM의 끝지점에서 더 이상의 움직임에 대한 저항이 느껴지고, 저항을 극복하려는 시도에 의해 어깨뼈의 뒷당김과 뒤쪽경사가 일어난다 (그림 4.30).

어깨관절 복합체의 가쪽돌림 (Shoulder Complex Lateral Rotation)

ROM의 끝지점에서 더 이상의 움직임에 대한 저항이 느껴지고, 저항을 극복하려는 시도에 의해 척추의 폄이나 돌림이 일어난다 (그림 4.31).

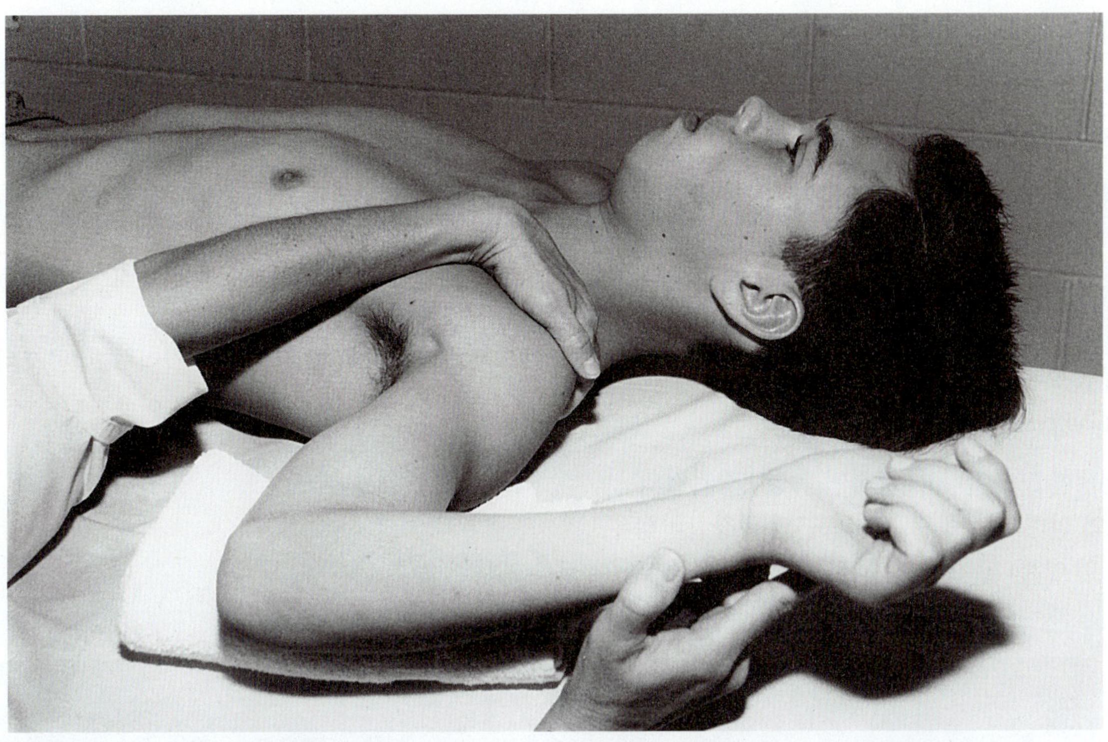

그림 4.30 오목위팔관절 가쪽돌림 ROM의 끝지점. 검사자는 어깨뼈가시를 고정한다. 부가적인 움직임이 어깨뼈를 뒤쪽경사는 뒷당김하고, 검사자의 손을 밀 때 ROM의 끝지점에 도달한다.

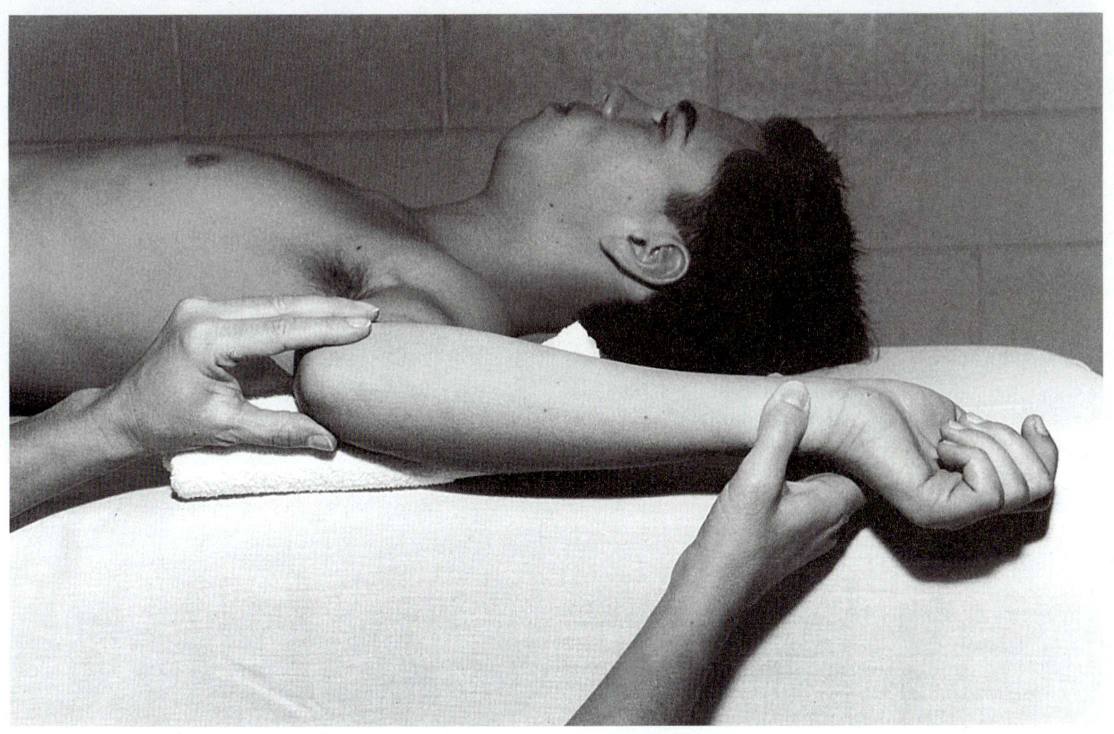

그림 4.31 어깨관절 복합체 가쪽돌림 ROM의 끝지점. 검사자는 팔꿉관절을 90°로 유지하면서, 어깨관절이 90°을 초과해서 벌림되지 않도록 검사자는 위팔뼈 먼쪽을 고정한다. 빗장뼈와 어깨뼈가 어깨관절 복합체의 움직임에 참여하기 때문에 그것들도 움직여야 한다.

정상 끝느낌 (Normal End-Feel)

오목위팔관절의 가쪽돌림 (Glenohumeral Lateral Rotation)

끝느낌은 팽팽한 느낌이다. 왜냐하면 앞쪽 관절주머니와 오목위팔인대의 모든 밴드, 부리위팔인대, 어깨밑근, 큰원근 및 큰가슴근의 빗장섬유 등의 긴장 때문이다.

어깨관절 복합체의 가쪽돌림 (Shoulder Complex Lateral Rotation)

끝느낌은 팽팽한 느낌이다. 왜냐하면 복장빗장관절의 관절주머니와 인대, 넓은등근, 큰가슴근의 복장갈비섬유, 작은가슴근 및 앞톱니근의 긴장 때문이다.

측각기 정렬 (Goniometer Alignment)

오목위팔관절의 가쪽돌림과 어깨관절 복합체의 가쪽돌림을 측정하기 위해 이런 측각기 정렬이 이용된다 (그림 4.32~그림 4.34).

1. 측각기의 **중심축**을 팔꿈치머리돌기 위에 배치한다.
2. 측각기의 **몸쪽팔**을 바닥과 수평이거나 수직이 되도록 정렬한다.
3. 측각기의 **먼쪽팔**을 자뼈와 정렬하고, 팔꿈치머리돌기와 자뼈 붓돌기를 뼈표식점으로 이용한다.

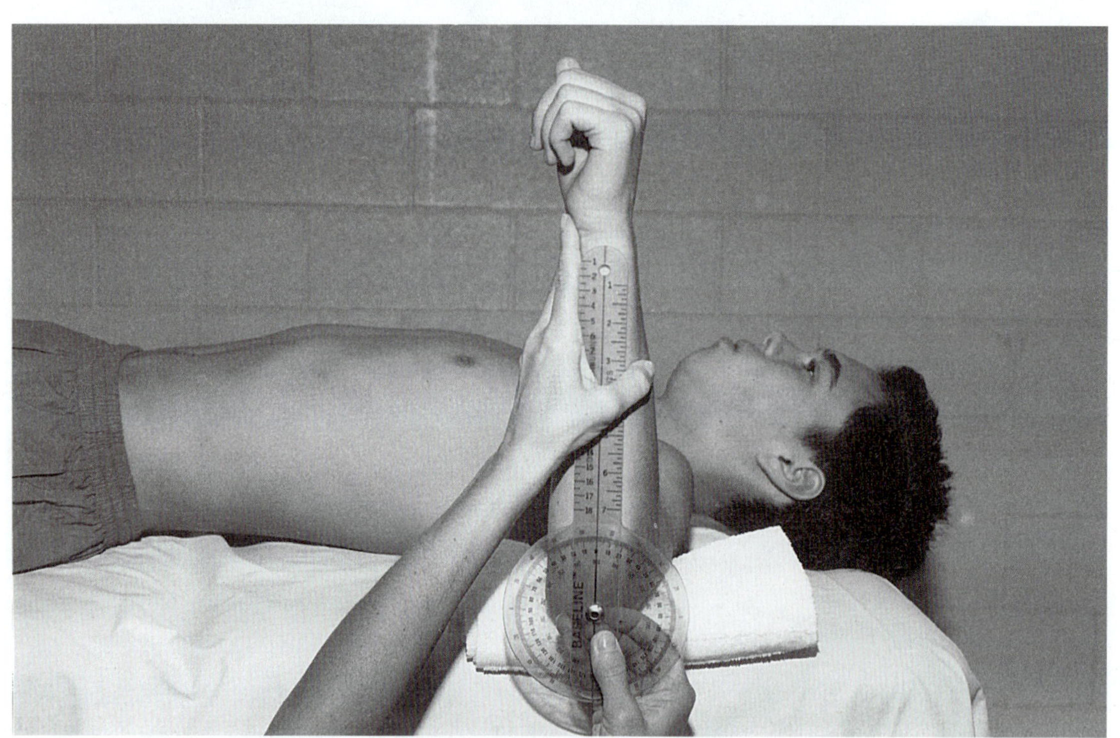

그림 4.32 오목위팔관절의 가쪽돌림 ROM과 어깨관절복합체의 가쪽돌림 ROM을 시작할 때의 측각기 정렬.

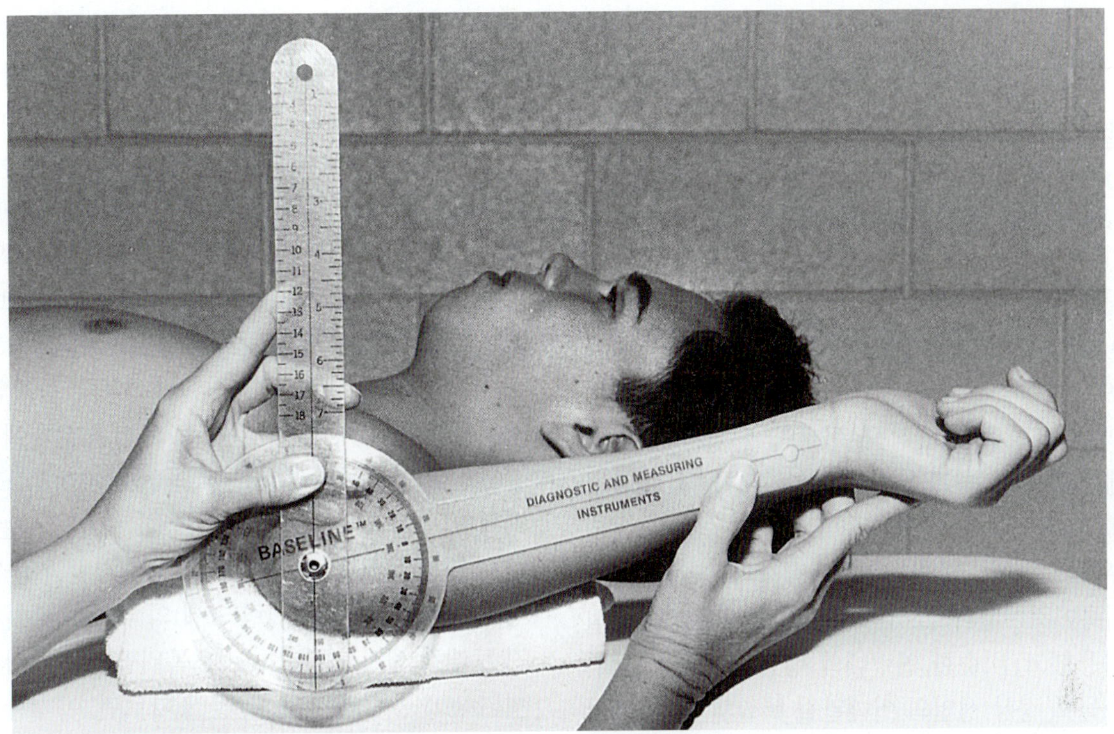

그림 4.33 오목위팔관절의 가쪽돌림 ROM 끝지점에서의 측각기 정렬. 검사자는 한 손으로 피검자의 아래팔과 측각기의 먼쪽팔을 지지한다. 검사자의 다른 손은 측각기의 몸통과 몸쪽팔을 지지한다. 만약 오른쪽 어깨를 검사할 때는 검사자의 손배치가 바뀐다.

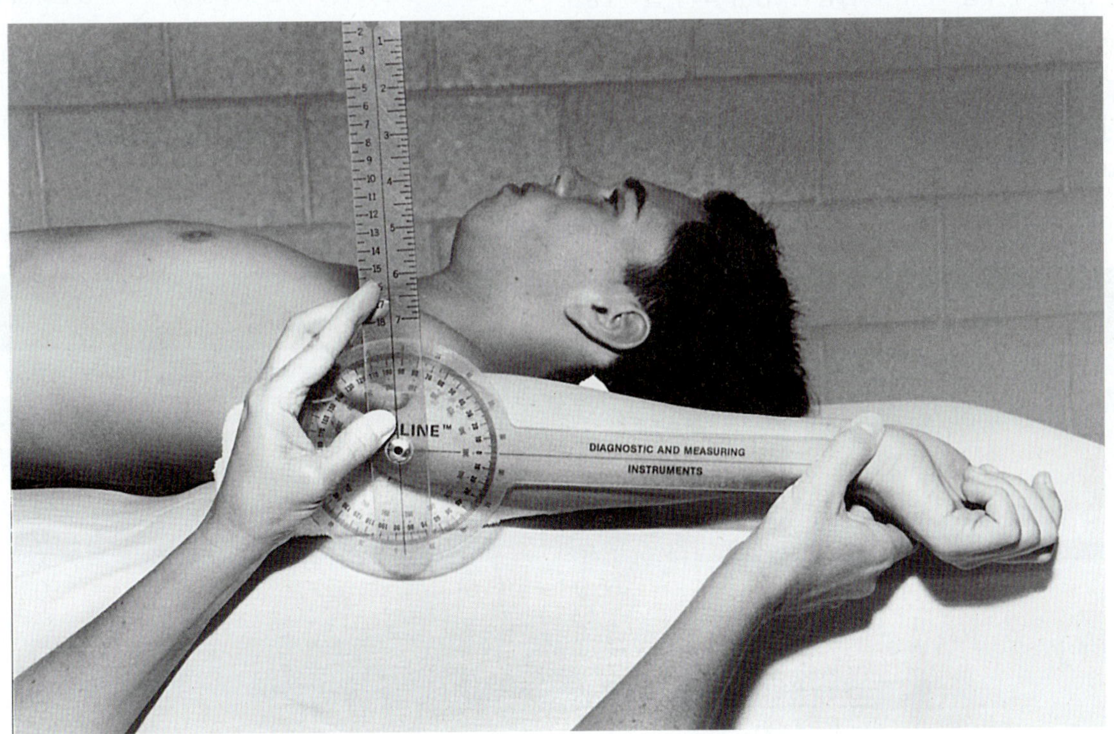

그림 4.34 어깨관절 복합체의 가쪽돌림 ROM 끝지점에서의 측각기 정렬.

연구 소견 (Research Findings)

연령, 성별 및 기타 요소의 효과 (Effects of Age, Gender, and Other Factors)

표 4.1은 5개 자료에서 나온 성인의 어깨관절 복합체 ROM의 정상 수치이다. 일반적으로 이들 어깨관절 복합체 평균값은 굽힘이 155~185°, 폄이 50~60°, 벌림이 165~185°, 안쪽돌림이 50~90°, 가쪽돌림이 85~105°의 범위이다. 측정 방법(AROM과 PROM)과 표본 (남성만, 여성만, 남성과 여성)의 차이 때문에 이들 값에 여러 가지 변인이 존재한다. 미국정형외과학회 (AAOS)와 미국의학협회 (AMA)에 의해 보고된 값을 얻기 위해 측정된 연령, 성별, 피검자의 명수에 대한 데이터는 비특이적이었다; 그러나 다른 자료들은 유니버설 측각기를 사용했고, 비슷한 연령대의 성인을 포함시켰다. 다른 연구자들도 정상 성인의 어깨관절 복합체 ROM 수치를 보고했다. 본 단락인 연구 소견 단락에서 언급되지 않았다면, 독자들은 어깨 ROM을 어깨관절 복합체 ROM으로 간주해야 한다.

어떤 연구는 유니버설 측각기과 같은 임상 도구를 이용하여 오목위팔관절의 ROM을 측정했다. 표 4.2는 4개 자료에서 나온 성인과 청소년의 오목위팔관절 ROM의 정상 값을 보여준다. 이들 연구는 수동 오목위팔관절 측정을 얻기 위해 어깨뼈의 고정과 유니버설 측각기를 사용했지만, 여러 다른 연령대와 성별의 피검자를 대상으로 했다. 오목위팔관절의 굽힘 ROM과 벌림 ROM의 수치를 변인으로 체크했지만, 몇가지 운동이 더 좋은 일치성을 보였다: 성인에서 20~25°의 폄, 50~60°의 안쪽돌림, 9~100°의 가쪽돌림. 표 4.2의 자료 이외에, Boon과 Smith는 50명의 고등학생 운동선수 (12~18세의 남자 18명과 여자 32명)를 대상으로 했을 때 평균 62.8°의 안쪽돌림과 108.1°의 가쪽돌림을 보고했다. 청소년 운동선수 (32명의 남자와 24명의 여자)를 대상으로 한 Awan, Smith와 Boon의 연구에서, 그들은 움직임의 끝을 결정하기 위하여 어깨뼈를 손으로 고정한 상태에서는 오목위팔관절의 안쪽돌림 ROM은 평균 63.2~70.2°라고 주장했고 어깨뼈의 가시적 움직임을 허용한 상태에서는 60.6~70.7°라고 주장했다. Rundquist 등도 특정 질병의 증상이 없는 10명의 피검자들 (평균 연령 51세)의 위팔뼈와 어깨뼈에 전자기 트래킹 센서를 부착하고 오목위팔관절과 어깨관절 복합체의 ROM을 측정했다. 그들에 따르면, 어깨관절 복합체의 굽힘이 148°로 움직일 때 오목위팔관절의 굽힘은 97°로 일어났고, 어깨관절 복합체가 151°로 벌림할 때, 오목위팔관절의 벌림은 100°로 일어났다. Pearl 등은 어깨뼈를 고정하고 유니버설 측각기를 사용하여 15명을 대상으로 연구하여, 어깨관절 복합체의 최대 폄이 58°로 일어날 때 평균적으로 오목위팔관절의 폄은 10°일어난다고 보고했다. 특히 노인들의 오목위팔관절 ROM의 정상 수치를 설정하기 위해서는 더 많은 연구들이 필요할 것이다.

표 4.1 자료를 근거로 한 성인의 어깨관절 복합체의 정상 ROM 값 (°)

	AAOS[15]	AMA[17]	Boone and Azen[18]		Greene and Wolf[19]	Macedo and Magee[10]	
			20~54세 n=56 남성의 AROM		18~55세 n=20 남성과 여성의 AROM	18~59세 n=90 여성의 PROM	
운동			*평균*	*(SD)*	*평균*	*평균*	*(SD)*
굽힘	180	180	165.0	(5.0)	155.8	189	(14)
폄	60	50	57.3	(8.1)	–	70	(12)
벌림	180	170	182.7	(9.0)	167.6	188	(10)
안쪽돌림	70	80	67.1	(4.1)	48.7	94	(14)
가쪽돌림	90	60	99.6	(7.6)	83.6	109	(11)

AROM = 능동 ROM, PROM = 수동 ROM, SD = 표준편차

표 4.2 자료를 근거로 한 오목위팔관절의 정상 수동 ROM 값 (°)

	Lannan et al[9]		Macedo and Magee[10]		Goddu et al[11]		Ellenbecker et al[12]			
	21~40세 n=60 남/여성 40		18~59세 n=90 여성		18~90세 n=90 남/여성 45		11~17세 n=113 남성		11~17세 n=90 여성	
운동	*평균*	*(SD)*	*평균*	*(SD)*	*평균*	*(SD)*	*평균*	*(SD)*	*평균*	*(SD)*
굽힘	106.2	(10.2)	41	(14)	117.7	(14.1)	–	–	–	–
폄	20.1	(5.8)	27	(9)	26.1	(6.5)	–	–	–	–
벌림	128.9	(9.1)	85	(19)	123.3	(8.8)	–	–	–	–
안쪽돌림	49.2	(9.0)	64	(14)	50.4	(12.7)	50.9	(12.6)	56.3	(10.3)
가쪽돌림	94.2	(12.2)	94	(12)	80.9	(13.8)	102.8	(10.9)	104.6	(10.3)

SD = 표준편차

임상 도구를 이용한 복장빗장관절 (SC)과 봉우리빗장관절 (AC)의 단독 뼈운동형상학적 움직임의 측정은 임상적으로 폭넓게 연습되지 않고 연구되지 않았다. 그러나 전자기와 시각 마커가 부착된 3차원 운동분석 장비를 이용해 연구했을 때, 봉우리빗장관절에서는 빗장뼈의 올림이 45°까지 올림하고, 15°까지 내림하고, 15~30° 정도 내밈하고, 15~30° 정도 뒷당김되고, 50° 뒤쪽 돌림하고, 10° 미만의 앞쪽 돌림이 일어난다고 했다. 봉우리빗장관절의 움직임은 생체실험을 했을 때 10~30° 사이의 움직임이 일반적으로 일어난다고 했다. Nadeau 등은 30명의 건강한 성인을 대상으로 연구하여 측각기로 측정했을 때 약 28° (SD=5.2) 올림하고, 줄자로 측정했을 때 9.4 cm (SD=2.2) 올림된다고 했다.

SC 관절과 AC 관절의 움직임이 연합되어 일어나는 어깨가슴우리 움직임을 측정하는 여러 가지 임상 방법이 사전에 연구되었다. 어떤 연구자들은 척추에서 어깨뼈 (해부학적 뼈표식점)까지의 직선거리, 팔을 뻗을 때 손허리뼈의 직선 움직임, 그리고 어깨뼈의 움직임과 위치를 정량화하기 위해 유니버설 측각기와 특수 측각기를 봉우리돌기와 빗장뼈에 부착하고, 어깨뼈가시에 경사계를 부착하고 측정했다.

2009년에 개최된 어깨뼈 연구회는 어깨뼈 움직임에 대한 경사계 측정의 신뢰도, 타당도, 임상 이용성에 대한 필요성을 확인했다. 우리는 본 책의 미래 판에서 어깨가슴우리관절 ROM 측정의 특별한 임상 방법을 포함하기 전에, 이런 분야에 대한 더 많은 연구를 기다리고 있다.

연령 (Age)

어깨관절 복합체 ROM의 값은 신생아에서 청소년에 이르기까지 매우 작은 차이만을 보였다 (표 4.3). 비록 유아에 대한 Wanatabe 등의 수치가 아동에 대한 Boone의 값보다 더 크고, 또 평균 18세를 대상으로 한 Vairo 등의 값보다 크다고 할지라도, 이들 연구의 값을 서로 비교하기는 어렵다. 한 연구내에서, Boone과 Boone과 Azen은 1~19세의 남성을 대상으로 했을 때 어깨 ROM의 변화가 적게 일어났음을 발견했다.

특정 어깨관절 복합체 움직임에 대해 아동이 성인보다 더 큰 값의 ROM을 가지고 있다고 한다. Wanatabe 등은 일본 유아의 어깨관절 폄과 가쪽돌림의 수동 ROM이 성인의 것보다 더 컸음을 밝혀냈다.

Boone과 Azen에 따르면, 1~19세의 남성을 대상으로 벌림을 제외한 나머지 모든 어깨 능동 ROM은 20~54세의 남성과 비교했을 때 훨씬 컸다.

표 4.4는 성인의 어깨관절 복합체 ROM에 대한 연령의 효과를 요약하고 있다. 폄, 가쪽돌림 및 벌림의 움직임에서 연령이 많을수록, 더 적은 ROM 값을 보이고 있다. 연령이 증가함에 따라 안쪽돌림 ROM의 감소는 적게 일어나는 것

표 4.3 어깨관절 복합체에 대한 연령과 성별의 효과: 신생아, 아동, 청소년의 정상 ROM 수치

	Wanatabe et al[31]			Boone[32]				Vairo[33]	
	2주~2세* n=45 남/여	18개월~5세† n=19 남성		6~12세† n=17 남성		13~19세† n=17 남성		평균 19세* n= 548 남성	
운동	*관절가동범위*	*평균*	*(SD)*	*평균*	*(SD)*	*평균*	*(SD)*	*평균*	*(SD)*
굽힘	172–180	168.8	(3.7)	169.0	(3.5)	167.4	(3.9)	170.6	(7.7)
폄	79–89	68.9	(6.6)	69.6	(7.0)	64.0	(9.3)	–	–
벌림	177–187	186.3	(2.6)	184.7	(3.8)	185.1	(4.3)	–	–
안쪽돌림	72–90	71.2	(3.6)	70.0	(4.7)	70.3	(5.3)	58.9	(14.0)
가쪽돌림	118–134	110.0	–	107.4	(3.6)	106.3	(6.1)	104.6	(10.8)

SD = 표준편차

* 유니버설 측각기로 측정된 수동 ROM의 값. Vairo 등의 수치는 우성 팔에 대한 값이다.

† 유니버설 측각기로 측정된 능동 ROM의 값.

으로 보인다. 이들 모든 연구에서, 60세 이상 성인의 ROM 수치가 AAOS와 AMA (표 4.1)에 의해 제시된 정상 수치보다 적었다. 63-86세의 노인 연구에서, Kalscheur, Costello 및 Emery는 수학적 모델을 개발했다: 연령이 1년 증가할 때마다 안쪽돌림이 0.1° 감소하고, 가쪽돌림이 1.1° 감소하고, 벌림이 1.3° 감소한다. 흥미로운 것은 표 4.4에서 볼 때 노인 집단에서의 표준편차가 젊은 층에서의 표준편차보다 크다는 것이다. 큰 표준편차는 큰 노인 집단의 측정값이 젊은 층보다 더 변수가 많다는 것이다. 그러나 두 노인 집단의 측정값이 다른 연구자에 의해 얻어졌기 때문에 이런 결론을 내리는 것에 신중을 기해야 한다.

표 4.3과 표 4.4에서 제시된 연령관련 변화의 증거 이외에, 다른 연구자들이 연령 관련 경향을 확인했다. West은 노인이 젊은 층보다 어깨관절 복합체 굽힘 ROM이 15~20° 적었고, 폄 ROM이 10°적었음을 발견했다. 피검자의 연령은 10대에서 80대에 이르렀다. 674명의 어깨관절 복합체 움직임을 Soucie 등은 2~8세 연령 그룹과 45~69세 그룹을 비교했고, 남성의 경우는 약 14°감소되었고, 여성의 경우는 약 10°감소되었음을 알아냈다. Clarke 등은 21~80세의 60명 정상 성인 남성과 여성을 대상으로, 오목위팔관절 가쪽돌림과 전체 돌림, 벌림의 수동 ROM에서 연령의 증가에 따라 ROM이 크게 감소되었음을 알아냈다. 21~30세과 비교했을 때 71~80세에서의 이들 3개 오목위팔관절 움직임의 ROM 평균 감소는 7~29°였다. Stathokostas 등도 매년 평균 5°의 어깨 벌림 ROM 감소가 205명의 남성과 231명의 여성에서 일어났음을 알아냈다 (55~86세). 선형 회귀분석에 따르면, 남성의 경우는 71세에서부터 매년 0.8°의 가속 감소가 일어났고, 여성에서는 63세부터 매년 0.7°의 감소가 일어났다.

어깨 돌림의 연령 관련 변화는 다음의 연구에서 나타났다. Macedo와 Magee는 18~59세의 90명 여성을 대상으로 연구하여, 어깨관절 복합체 가쪽돌림의 수동 ROM과 오목위팔관절 가쪽돌림의 수동 ROM, 벌림과 폄의 어깨관절 복합체 수동 ROM에서 통계적으로 유의한 감소를 발견했다. 그러나 어깨관절 복합체와 오목위팔관절의 가쪽돌림만이 40세 이상의 피검자에게서 10°이상 감소되었다. 18~59세 사람의 움직임을 예측하는 수학적 모델은 매년 +0.01의 오목위팔관절 안쪽돌림에서 매년 −0.42의 오목위팔관절 가쪽돌림까지 였다. Roy 등은 121명의 남성과 173명의 여성을 대상으로 연구했고, 18~39세와 비교해 볼 때 60세 이상에서 어깨의 가쪽돌림에서 가장 큰 감소가 일어났음을 알아냈다. 누운 자세에서 검사했을 때 우성 팔의 평균 감소는 약 7°였고, 열성 팔의 평균 감소는 5°였다. Allander 등은 33~70세의 여성 517명과 남성 203명을 대상으로 한 연구에서, 어깨관절 복합체의 수동돌림 ROM은 연령에 따라 현저

표 4.4 어깨관절 복합체 능동 ROM에 대한 연령과 성별의 효과: 성인 20~93세의 정상 ROM 수치

	Boone[32]						Walker et al[34]		Downey et al[35]		Kalscheur et al[36]			
	20~29세 n=19 남성		30–39세 n=18 남성		40–54세 n=19 남성		60–85세* n=30 남성		61–93세 n=140 남/여		63–85세* n=61 여성		66–86세* n=25 남성	
운동	평균	(SD)	평균	(SD)	평균	(SD)	평균	(SD)	평균	(SD)	평균	(SD)	평균	(SD)
굽힘	164.5	(5.9)	165.4	(3.8)	165.1	(5.2)	160	(11)	165.0	(10.7)	158.2	(19.6)	151.8	(16.5)
폄	58.3	(8.3)	57.5	(8.5)	56.1	(7.9)	38	(11)	–	–	–	–	–	–
벌림	182.6	(9.8)	182.8	(7.7)	182.6	(9.8)	155	(22)	157.9	(17.4)	154.6	(21.4)	130.5	(35.3)
안쪽돌림	65.9	(4.0)	67.1	(4.2)	68.3	(3.8)	59	(16)	65.0	(11.7)	52.9	(9.0)	45.6	(9.5)
가쪽돌림	100.0	(7.2)	101.5	(6.9)	97.5	(8.5)	76	(13)	80.6	(11.0)	76.1	(16.3)	66.4	(12.6)

SD = 표준편차
* 우측 어깨

하게 감소한다는 것을 발견했다. 7~70세의 남성 140명과 여성 140명을 연구한 Barne, Van Steyn 및 Fischer는 안쪽돌림을 제외하고, 모든 어깨 움직임에서 연령의 증가에 따라 움직임이 감소되었음을 알아냈다.

성별 (Gender)

여러 연구들은 여성이 남성보다 어깨관절 복합체의 ROM이 더 크고, 특히 노인에게서 더욱 그러하다는 것을 보고했다. 60~84세의 남녀 각각 30명을 연구한 Walker 등은 어깨관절 안쪽 돌림을 제외한 모든 운동에서 여성이 남성보다 ROM이 현저하게 크다는 것을 발견했다. 여성의 평균차이는 어깨의 벌림에서는 20°, 폄에서 11°, 굽힘과 가쪽돌림에서 각각 9° 정도로 더 크게 일어났다. Escalante, Lichenstein와 Hazuda는 65~74세의 성인 687명을 대상으로 어깨 굽힘 ROM을 측정한 결과, 여성이 남성보다 3° 더 많은 ROM이 측정되었다고 하였다. Kalscheur 등에 의해 수행된 63-86세의 노인 연구에서, 여성이 남성보다 어깨의 벌림, 굽힘, 안쪽돌림과 가쪽돌림에서 더 큰 ROM을 크게 일어났음이 발견되었고, 차이의 범위는 24°의 벌림에서 6°의 굽힘과 안쪽돌림까지 다양했다. 4~70세인 208명의 남성과 여성 연구에서, Barnes 등에 따르면, 남성보다 여성이 측정된 모든 능동과 수동의 어깨관절 복합체 ROM (앞쪽 올림, 폄, 벌림 및 안쪽돌림과 가쪽돌림)에서 큰 ROM을 가졌다는 것이다. Allander 등은 45~70세의 스웨덴 여성 208명과 203명의 남성을 대상으로 수동 어깨 돌림 검사를 실시한 결과, 여성이 남성보다 전체 돌림 ROM이 더 많다는 것을 발견했다. 18-60세의 294명을 대상으로 연구한 Roy 등은 비록 여성이 남성보다 앉은 자세나 누운 자세에서 큰 가쪽돌림과 안쪽돌림을 보이고 있지만, 앉은 자세에서 측정된 비우성측의 가쪽돌림만이 뚜렷한 유의성을 보였다. 40~59세에서 전체 평균차이는 7.6°였고, 최대 차이는 15.2°였다. 이와 반대로, Stathokostas 등은 55~86세의 436명을 대상으로 했을 때 남성과 여성의 어깨 벌림 ROM에서 차이를 발견하지 못했다.

성별 차이는 오목위팔관절의 ROM에서 가장 크게 차이가 있다는 것이 증명되었다. Clarke 등은 20~40세의 남녀 각각 60명을 대상으로 한 연구에서, 여성이 오목위팔관절의 가쪽 돌림과 전체 돌림뿐만 아니라 벌림에서도 남성보다 더 많은 수치가 측정되었다는 것을 발견했다. 평균적으로 남성은 여성의 90%에 해당되는 ROM을 보였고, 벌림에서 가장 큰 차이가 있었다. Lannan, Lehman 및 Toland는 21~40세의 남성 20명과 여성 40명을 대상으로 한 연구에서 여성이 남성보다 오목위팔관절의 굽힘, 폄, 벌림, 안쪽돌림과 가쪽돌림에서 통계학적으로 유의한 차이가 있다는 것을 발견했다. 평균의 차이는 3~8° 사이였다. Boon과 Smith는 12~18

세의 여성 32명과 남성 18명을 대상으로 한 연구에서 여성이 남성보다 4.5°의 가쪽돌림과 9.1°의 전체 돌림에서 유의한 차이가 있다는 것을 발견했다. Ellenbecker 등은 11~17세의 테니스 여성 선수 90명과 남성 113명을 대상으로 연구했다 (표 4.2). 비록 ROM에 대한 성별의 효과에 초점을 맞추고 있지 않았지만, 그들의 데이터는 여성이 남성보다 오목위팔관절의 안쪽돌림과 가쪽돌림의 ROM이 크다는 것을 보여주고 있다.

신체질량지수 (Body Mass Index)

어깨 ROM에 대한 신체질량지수의 영향은 잘 알려져 있지 않고 연구의 결과도 효과에 대한 것만큼 다양하다. Park 등의 작은 연구에 따르면, BMI가 30 kg/㎡ 이상일 때를 의미하는 비만은 어깨관절 복합체의 폄과 모음의 ROM 감소와 연관이 있다. Park 등은 젊은 사람인 비만 20명과 비-비만 20명을 대상으로 연구했다. 비만과 평균 ROM 감소와의 관계는 폄에서는 21~22%였고, 모음에서는 6~9%였다. 다른 움직임인 어깨관절 복합체의 굽힘, 벌림, 안쪽돌림 및 가쪽돌림을 측정했지만, 효과가 없었다.

18~59세의 여성 90명을 대상으로 연구한 Macedo와 Magee의 연구에 따르면, BMI의 증가는 어깨관절 복합체와 오목위팔관절의 폄, 어깨관절 복합체의 벌림, 그리고 오목위팔관절의 가쪽돌림의 ROM 감소에 영향을 주었다. 그러나 BMI의 증가는 어깨관절 복합체의 안쪽돌림과 오목위팔관절의 벌림의 증가와 관련이 있었다. 그들에 따르면, 변화가 통계학적으로 유의할지라도, BMI 범주의 변화들은 최소였고, 유의함이 없었다고 한다. 비슷하게, Escalante와 Lichenstein와 Hazuda는 노화의 San Antonio Longitudinal Study에 참여했던 65~74세의 성인 695명을 대상으로 어깨관절 복합체 굽힘을 측정하였다. 그들은 어깨 굽힘과 BMI 사이에는 상관이 없는 것을 발견하였다.

검사자세 (Testing Position)

피검자의 자세와 검사자세는 어깨관절 복합체 가쪽돌림과 벌림의 ROM에 확실하게 영향을 주었다. 이들 소견은 일관성의 사용을 지지하고, 이런 자세는 검사자로 하여금 정상 수치와 어깨 측정을 비교하도록 하고, 또 재활 과정을 정확하게 평가하도록 한다. Kebaetse, McClure와 Pratt는 34명의 건강한 성인을 대상으로 한 연구에서 똑바른 자세와 구부정한 자세로 어깨의 능동 벌림과 어깨뼈의 ROM을 측정하였다. 구부정한 자세에서의 어깨의 능동 벌림 ROM은 똑바른 자세에서의 ROM보다 훨씬 작게 측정되었다 (평균값의 차이는 23.6°). 구부정한 자세는 어깨 벌림 0~90° 동안에서는 어깨뼈의 올림을 초래하였으나 90°에서 최대 벌림 동안에서는 어깨뼈를 뒤쪽경사를 덜 하게 만들었다.

Sabari 등은 30명의 성인을 대상으로 누운 자세와 앉은 자세에서 능동과 수동의 어깨 벌림을 측정하였고, 앉은 자세 보다 누운 자세에서의 측정값이 더 크게 일어났음을 발견하였다. 벌림에서의 평균값의 차이는 3~7.1°이였다. 앉은 자세와 누운 자세에서 이루어진 어깨 굽힘의 눈대중으로도 그 차이를 발견할 수 있으나 유의함을 발견하지 못했다. Roy 등은 294명을 대상으로 연구했고, 어깨를 90°로 벌림하고 누운 자세도 벌림 0°의 앉은 자세보다 더 큰 가쪽돌림 ROM을 보였다. 평균 차이의 범위는 16~24°였다. 그러나 수동 ROM은 누운 자세에서 측정되었고, 능동 ROM은 결과에 영향을 줄 수 있는 앉은 자세에서 측정되었다.

우측과 좌측의 비교 (Right Versus Left Side)

팔을 강하게 사용하는 스포츠나 노동에 참여하지 않는 일반 표본집단에서, 대부분의 연구 소견은 손상 전의 기준이나 정상 ROM의 기준으로써 신체 반대쪽의 사용을 지지한다. 만약 양쪽에 차이가 있다면, 왼쪽/비우성 쪽 어깨가 오른쪽/우성쪽 어깨보다 약간 더 큰 움직임 (특히 안쪽돌림과 폄)이 일어난 것으로 보인다. 그러나 이런 차이는 임상적으로는 크게 중요하지 않다. 그 이유는 대부분이 2~5°사이의 차이이고, 모든 움직임에서 10°미만의 차이만 보였기 때문이다. 오직 한 연구만이 안쪽돌림과 가쪽돌림에 대한 특정의 수치를 제시했다.

몇몇 연구에 따르면, 양쪽 어깨 ROM 사이에는 차이가 없거나 매우 적었다고 한다. Boone과 Azen은 109명의 18개월에서 54세의 피검자를 연구했고, 거의 모든 연령대에서 굽힘, 폄, 벌림, 안쪽돌림, 가쪽돌림, 가로굽힘과 가로폄에서 양측 어깨에서 통계학적으로 유의한 차이를 발견하지 못했다. Soucie 등은 8~69세의 남녀 674명을 대상으로 양쪽 어깨 굽힘의 ROM을 측정한 결과 통계학적으로 유의하지만, 1°미만의 작은 차이를 발견했다. 이와 같이, 노인을 대상으로한 몇몇 연구는 양측에 차이가 없거나 2~3°의 적은 차이를 발견했다. 63~83세 여성 61명을 연구한 Kalscheur, Emery 및 Costello는 양쪽 어깨관절 복합체의 굽힘, 벌림, 안쪽돌림 및 가쪽돌림의 ROM에서 유의한 차이를 발견하지 못했고, 모든 평균 차이는 3.5°미만이었다. 65~74세의 지역 거주민 695명을 대상으로한 큰 연구는 통계학적으로 유의하지만, 오른쪽보다 왼쪽 어깨 굽힘이 2°증가했음을 발견했다.

특정 어깨 움직임에서 우성측 손이나 팔 때문에 뚜렷한 큰 차이가 나타난 것을 발견한 연구는 거의 없었다. Gunal 등은 18~21세의 터키의 건강한 성인 1000명을 대상으로 한 큰 연구에서, 대부분의 능동과 수동의 움직임이 왼쪽 어깨, 즉 비우성 어깨에서 유의하게 컸음을 발견했다. 6.2~9.5°의 평균차이를 보인 능동 가로굽힘, 능동 안쪽돌림, 능동 오목위팔관절의 굽힘을 제외하고, 대부분의 평균차이는 작았고, 2.5~4°사이였다. 18~59세의 여성 90명을 대상으로 연구한 Macedo와 Magee는 60개의 팔과 다리의 능동 ROM을 측정했다. 굽힘과 벌림에 대한 어깨관절 복합체와 오목위팔관절의 ROM은 일반적으로 양쪽이 비슷한 것으로 밝혀졌고, 반면 폄과 안쪽돌림의 ROM은 비우성 쪽 어깨가 우성 어깨보다 더 컸고, 2~4°의 폄 평균차이와 5~7.5°의 안쪽돌림 평균차이를 보였다. 가쪽돌림은 2.5~6°의 평균차이를 가지고, 우성측 어깨에서 더 크게 일어났다. 이들 학자는 일반적으로 이들 차이 (특히 5°미만)를 상대적으로 작은 것으로 고려했고, 이것을 임상적으로 중요한 변화를 찾는데 요구되는 최소의 차이로 간주했다. Barnes 등은 4~70세의 건강한 남녀 280명을 대상으로 연구하여, 비우성 팔의 경우는 안쪽돌림과 폄의 능동 ROM과 수동 ROM이 컸고, 우성 팔의 경우는 굽힘과 가쪽돌림이 컸다는 비슷한 패턴을 보고했다. 그러나 그들이 안쪽돌림과 가쪽돌림에서 8~15°의 평균차이를 발견했기 때문에, 돌림을 비교하는 대상으로서는 비손상측 팔을 이용하지 않는 것이 좋다고 제안했다. 어깨의 벌림과 앞쪽올림에서는 차이가 없었다. 모든 수동 ROM은 능동 ROM보다 컸다.

스포츠 (Sports)

일반인을 연구한 연구와는 달리, 프로야구선수, 대학야구선수, 고등학생 야구선수를 대상으로 한 여러 연구는 비우성 팔에 비해 우성 팔 (공을 던지는 팔)의 가쪽돌림이 평균적으로 5~12° 증가되고 안쪽돌림이 8~15°감소되었음을 발견하였다. 돌림의 측정은 어깨를 90°로 벌림한 상태에서 이루어졌다. 안쪽돌림과 가쪽돌림을 합한 전체 돌림은 양측 사이에서 비교적 안정적이고 대칭적이었다. 이들 소견은 투수 뿐만 아니라 다른 선수에게서도 나타났다. 20°이상의 오목위팔관절 안쪽돌림의 소실과 5°의 오목위팔관절 가쪽돌림의 증가, 5°이상의 전체 어깨 돌림 증가와 같은, 보편적인 이들 차이의 변인은 어깨 손상의 증가와 병리의 위험 요소로서 제안되어 왔다.

어깨 안쪽돌림과 전체 돌림의 감소도 남성과 여성의 테니스 프로선수와 엘리트 주니어 테니스 선수를 대상으로 했을 때 비우성 팔보다 우성팔에서 나타났다. 안쪽돌림의 감소는 약 7~12°였다. 미국 테니스 협회의 Kibler 등의 연구에 따르면, 안쪽돌림 ROM의 이런 차이는 연령과 토너멘트의 연차수에 따라 증가했다. 어떤 연구들은 성인 테니스 선수를 대상으로 우성 팔의 오목위팔관절 가쪽돌림이 증가되었음을 보고했고, 반면 다른 연구자들은 젊은 엘리트 테니스 선수의 양쪽 어깨의 가쪽돌림에서는 유의한 차이가 없다고 보고했다.

수영처럼 양쪽 팔을 모두 머리 위로 움직이는 스포츠 선수의 연구도 양쪽 어깨 ROM 사이의 차이를 발견하지 못했다. 운동선수와 비운동선수를 직접 비교한 연구가 부족한 편이지만, 수영선수의 ROM 수치는 대부분의 어깨관절 복합체 ROM의 정상 수치보다 높았다 (특히, 벌림, 굽힘 및 가쪽돌림). 그러나 수영선수의 안쪽돌림 ROM은 정상인보다 작은 편이었다. Beech 등은 28명의 대학 수영선수와 클럽 수영선수를 대상으로 하였으며, 왼쪽과 오른쪽의 평균 벌림이 196°과 195°이고, 평균 굽힘이 188°과 187°이고, 평균 가쪽돌림이 100°과 101°였고, 평균 안쪽돌림이 49°과 45°였음을 알아냈다. 앞쪽굽힘과 벌림의 이런 전형적인 증가는 더 큰 스트로크 길이를 허용하고, 수면의 드랙을 감소시키도록 팔과 신체를 허용한다.

그러나 ROM의 증가는 어깨 안정성을 감소시켜 어깨 병리에 영향을 준다. Witwer와 Sauers에 따르면, 수영과 공던지기를 요구하는 수구 선수들은 비우성 어깨보다 우성 어깨에서 오목위팔관절의 수동 가쪽돌림과 전체 돌림의 ROM 증가를 가졌다고 한다. 31명의 수구 선수를 대상으로 한 연구에서는 오목위팔관절의 수동 안쪽돌림, 어깨뼈의 위쪽돌림 및 어깨 뒤쪽 긴장이 양쪽에서 차이가 없었다.

10명의 역도선수와 10명의 일반인을 대상으로 한 Chang, Buschbacker, Edlich의 연구에 따르면, 역도선수가 일반인에 비해 어깨관절 복합체의 굽힘, 폄, 안쪽 돌림과 가쪽 돌림에서 ROM이 감소되었다고 한다. 그들은 스트레칭 없이 근력강화만 강조하는 훈련 프로그램이 ROM을 점진적으로 소실시키는 원인이라고 주장했다.

55~86세의 436명을 대상으로 한 Stathokostas 등의 연구에 따르면, 일반적인 신체 활동은 어깨관절 복합체 벌림과 엉덩관절 굽힘에 효과가 없다고 했다. 활동 수준은 Minnesota Leisure-Time Physical Activity 질문지로 측정되었다.

기능적 ROM (Functional Range of Motion)

많은 일상생활동작은 적절한 어깨 ROM을 요구한다. Triffitt는 125명의 피검자의 연구에서 특정 오목위팔관절의 운동량과 머리 빗기, 코트 입기 등이 씻기, 반대쪽 겨드랑이 씻기, 화장실 사용하기, 높은 선반에 팔 올리기, 아픈 쪽으로 잠자기, 끌어당기기 등의 동작과 특별한 상관관계가 있음을 확인했다. 굽힘과 모음 ROM은 머리 빗는 동작과 가장 관계가 많은 반면, 안쪽돌림과 가쪽돌림의 ROM은 등을 씻는 동작과 가장 관련이 많다.

만약 환자가 특정 기능적 활동을 수행하는데 어려움을 느끼고 있다면, 이들 활동에 필요한 어깨 움직임에 초점을 맞춘 평가와 치료 절차가 필요할 것이다. 이와 같이, 만약 환자가 알려진 어깨 ROM의 제한을 가지고 있다면, 치료사와 의사는 이들 활동을 수행하는데 환자의 어려움을 예상해야 한다. 이런 과정을 돕기 위해, 연구들은 특정 기능적 활동을 하는 동안 건강한 성인과 아동에게서 일어나는 ROM을 측정해 왔다.

표 4.5는 이들 연구에 나온 먹기, 뻗기, 공통 과제를 위한 어깨 ROM에 대한 소견을 제시했다. International Society of Biomechanics (ISB)에 의해 제안된 글로벌 시스템이 이들 운동면의 견지에서 어깨 움직임을 서술하기 위해 이용된다: (1) 올림은 어깨를 통해 가로축을 중심으로 수직면에서 일어나는 움직임이고, 위도와 비슷하다; (2) 올림의 운동면은 어깨를 통해 수직축을 중심으로 가로면에서 일어나고, 세로와 비슷하다; (3) 위팔의 긴축을 중심으로 일어나는 안쪽돌림과 가쪽돌림. 예를 들어, 시상면에서 일어나는 70° 의 굽힘은 올림의 90°운동면에서 70°의 올림으로 표현될 수 있다. 이마면에서 일어나는 100°의 벌림은 올림의 0°운동면에서 100°의 올림으로 표현될 수 있다. 설명을 돕기 위해 벌림 (Abd), 굽힘 (F), 폄 (E), 스캡션 (S)에 가장 가까운 올림의 운동면이 표 4.5에 설명되어 있다. 이들 시스템은 굽힘, 벌림 및 폄과 같은 올림을 서술할 때 대부분 성공적이고 일관성 있는 것으로 보이지만, 어깨 돌림을 서술할 때는 어려움을 보이기도 한다. 몇몇 연구자들은 전통적인 방법으로 어깨 움직임을 설명했고, 우리는 비교하기 위해 ROM의 수치를 글로벌 ISB 시스템으로 전환했다. 어떤 경우에는 차이점으로써 ROM 값의 변화가 운동분석 방법, 마커를 붙이는 해부학적 뼈표식점, 피부와 마커 사이의 움직임에 의한 물렁조직 아티팩터, 피검자의 선택 등에서 존재한다. 부가적으로, 똑같은 기능적 활동을 수행하는 피검자에 의해 사용되는 다양한 팔 움직임 전략이 존재할 수 있다. 표 4.5에 제시된 대부분의 연구들은 가슴우리에 대한 위팔뼈의 움직임(어깨관절 복합체 움직임)을 기술하고 있지만, 몇몇 연구는 어깨뼈에 대한 위팔뼈의 움직임을 기술하고 있다. 이런 많은 차이점에도 불구하고, 기능적 과제에 대한 몇몇 ROM 경향은 분명하다.

어깨 굽힘의 가장 큰 움직임 (성인의 경우는 120°이고, 아동의 경우는 140°)은 손이 높은 선반에 닿을 때 필요하고 (그림 4.35), 적은 굽힘 (35~80°)은 먹기와 세수하기 (그림 4.36) 등에 필요하다. 이마면이나 어깨뼈면에서 일어나는 벌림의 많은 범위 (100~120°)와 가쪽돌림의 범위 (40~80°)는 머리 다듬기 (그림 4.37), 목걸이 잠그기, 목과 윗등 씻기 등과 같은 활동을 위해 머리 뒤로 손을 갈 때 필요하다. 브라 착용하기 (그림 4.38), 셔츠를 바지에 넣는 활동, 위생을 위한 회음 닿기 등과 같은 활동을 위한 중간등과 아랫등으로 손 뻗기는 어깨 폄의 큰 부분 (35~50°)과 안쪽돌림 (100°)을 필요로 한다. 약간의 가로모음은 반대쪽 겨드랑이 씻기와 먹기와 같이 신체 앞쪽에서 수행되는 활동에 필요하다. 다양한 속도로 휠체어를 밀 때 어깨 움직임의 변화가 일어났다: 그러나 표 4.5에 있는 자가 속도 선택을 할 때 ROM의 값을 포함시키는 것이 가장 타당한 것처럼 보인다.

표 4.5 기능 활동 동안의 어깨 움직임: 평균 최대값 (°)

활동	연구			움직임			
	제 1 연구자	N	측정	올림	올림의 운동면*	안쪽돌림	가쪽돌림
음식 먹기							
컵으로 마시기	Aizawa[69]	20	3D EM 시스템	87	80 (F)		62, 60†
	Cooper§[70]	19	3D 광학 비디오 시스템	34 26	90 (F) 0 (Abd)	25	
	Safaee-Rad[71]	10	3D 광학 비디오 시스템	43 31	90 (F) 0 (Abd)	23	
	Van Andel[72]	10	3D 광학 시스템	64	62 (s)	59	
스푼으로 먹기	Magermans[73]	24	3D EM 시스템, GH 움직임	74	60 (s)		49
	Safaee-Rad[71]	10	3D 광학 비디오 시스템	36 22	90 (F) 0 (Abd)	17	
포크로 먹기	May-Lisowski[74]	20	3D EM 시스템	58 47	90 (F) 0 (Abd)		7
	Safaee-Rad[71]	10	3D 광학 비디오 시스템	35 19	90 (F) 0 (Abd)	18	
밥 먹기	Hermi[75]	5	3D 광학 시스템	43	90 (F)		
피처로 붓기	O'Neill[76]	10	3D EM 시스템	74	42 (s)		
개인 관리를 위한 뻗기 과제							
손을 뒤통수나 머리 뒤로 가져가기	Namdari[77]	20	3D EM 시스템	127	0 (Abd)		61
	O'Neill[76]	10	3D EM 시스템	127	57 (s)		
	Sheikhzadeh[78]	8	3D EM 시스템	110	47 (s)		42
목걸이 하기	Aizawa[69]	20	3D EM 시스템	106	65 (s)		58, 77†
목뒤로 손 가져가기	Sheikhzadeh[78]	8	3D EM 시스템	124	47 (s)		42
머리빗기/머리 꼭대기로 손 가져가기	Aizawa[69]	20	3D EM 시스템	110	60 (s)		57, 79†
	Magermans[73]	24	3D EM 시스템, GH 움직임	90	59 (s)		70
	Namdari[77]	20	3D EM 시스템	108	86 (F)		
	Petuskey[79]	28	3D 광학 시스템	85 36	90 (F) 0 (Abd)		
	Van Andel[72]	10	3D 광학 시스템	98	64 (s)		81
얼굴씻기	Aizawa[69]	20	3D EM 시스템	44	111 (F)	17 NSAR	57 ISBAR
	Hermi[75]	5	3D 광학 시스템	50	90 (F)		
이마로 손 가져가기	Macey[80]	10†	3D 광학 시스템	105 49	90 (F) 0 (Abd)		
	Sheikhzadeh[78]	8	3D EM 시스템	64	80 (F)		39
입으로 손 가져가기	Macey[80]	10†	3D 광학 시스템	40 46	90 (F) 0 (Abd)		
	O'Neill[76]	10	3D EM 시스템	87	77 (F)		
턱으로 손 가져가기	Sheikhzadeh[78]	8	3D EM 시스템	38	77 (F)		32
겨드랑이 (동측)로 손 가져가기	Aizawa[69]	20	3D EM 시스템	51	−27 (E)	53, 31†	
겨드랑이 (반대쪽)로 손 가져가기	Aizawa[69]	20	3D EM 시스템	42	109 (F)	65 NSAR	11 ISBAR
	Magermans[73]	24	3D EM 시스템, GH 움직임	53	110 (F)		15

표 4.5 기능 활동 동안의 어깨 움직임: 평균 최대값 (°) (계속)

활동	연구			움직임			
	제 1 연구자	N	측정	올림	올림의 운동면*	안쪽돌림	가쪽돌림
어깨로 손 가져가기	Van Andel[72]	10	3D 광학 시스템	53	102 (F)	27	
	O'Neill[76]	10	3D EM 시스템	69	124 (F)		
	Sheikhzadeh[78]	8	3D EM 시스템	54	111 (F)		37
반대쪽 어깨 뒤쪽 씻기	Namdari[77]	20	3D EM 시스템	95	116 (F)		116
중간 등 뒤로 손 가져가기/브라 끈 풀기	Namdari[77]	20	3D EM 시스템	47	−90 (E)	99	
포켓 뒤쪽으로 손 가져가기	Van Andel[72]	10	3D 광학 시스템	48	−53 (E)	102	
	Petuskey[79]	28‡	3D 광학 시스템	47	−88 (E)	27	
엉치/회음부로 손 가져가기	Aizawa[69]	20	3D EM 시스템	41	−86 (E)	135, 66†	
	Magermans[73]	24	3D EM 시스템, GH 움직임	35	−67 (E)	105	
	O'Neill[76]	10	3D EM 시스템	31	−77 (E)		
신발로 손 가져가기	O'Neill[76]	10	3D EM 시스템	72	88 (F)		
공통 과제							
머리 위로 뻗기	Magermans[73]	24	3D EM 시스템, GH 움직임	121	73 (F)		61
	Petuskey[79]	28‡	3D 광학 시스템	142 34	90 (F) 0 (Abd)		
높은 선반으로 뻗기	Namdari[77]	20	3D EM 시스템	121	90 (F)		38
	O'Neill[76]	10	3D EM 시스템	105	61		
중간 높이 선반/어깨 높이로 뻗기	Macey[80]	10‡	3D 광학 시스템	94 58	90 (F) 0 (Abd)		
	Namdari[77]	20	3D EM 시스템	105	90 (F)		34
	O'Neill[76]	10	3D EM 시스템	62	66 (S)		
바퀴 돌리기	O'Neill[76]	10	3D EM 시스템	70	90 (F)		
휠체어 밀기	Collinger[81]	61**	3D 광학 시스템, 속도: 자가 선택	24 52 47	90 (F) 0 (Abd) −90 (E)	84	
	Rao[82]	16**	3D 광학 시스템, 속도: 자가 선택	57 23	23 (Abd)) −57 (E)	86	
	Koontz[83]	27**	3D 광학 시스템, 속도: 0.9 m/s	19 42 43	90 (F) 0 (Abd) −90 (E)	52	

* 올림의 운동면은 올림 동안 위팔뼈의 가로 위치를 의미한다: 0°는 이마면에서의 올림이고, 벌림에 해당한다; 90°는 몸통 앞쪽에서 이루어지는 시상면에서의 올림이다. 이것은 굽힘에 해당한다; −90°는 몸통 뒤쪽에서 이루어지는 시상면상의 올림이고, 폄에 해당한다; 45°는 이마면 앞쪽에서 이루어지는 45°의 올림이고, 스캡션에 해당한다. 벌림 (Abd), 굽힘 (F), 폄 (E), 스탭션 (S)에 가장 가까운 올림의 면은 설명을 돕기 위해 표 안에 설명되어 있다.

† 사용된 첫 숫자는 Internal Society of Biomechanics definition for axial rotation (ISBAR) 방법이다. 두 번째 숫자는 nonsingular axial rotation (NSAR) 방법이다. 돌림의 0점 자세는 두 방법에서 다르다.

‡ 피검자는 9~12세의 건강한 남성과 여성이다.

** 피검자는 T1 이하의 척수손상 때문에 하지마비가 된 사람이다.

§ Cooper는 컵, 스픈, 포크 등으로 3가지 먹기 과제를 연구했다. 컵으로 먹기가 가장 큰 ROM을 보였다. 수치는 남성과 여성의 평균 값이다.

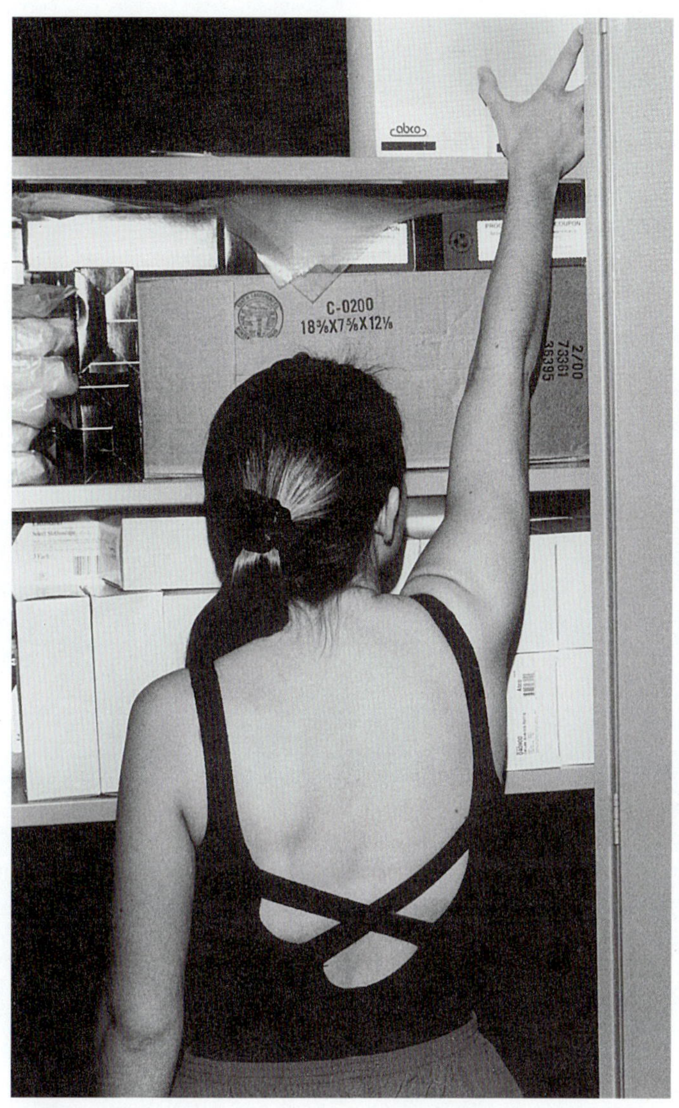

그림 4.35 높은 선반 위의 물건에 손 닿기는 성인의 경우는 120°의 굽힘을 필요로 하고, 아동의 경우는 10°의 굽힘을 필요로 한다. 선반의 높이와 피검자의 키에 따라 어깨 굽힘의 정도가 달라진다.

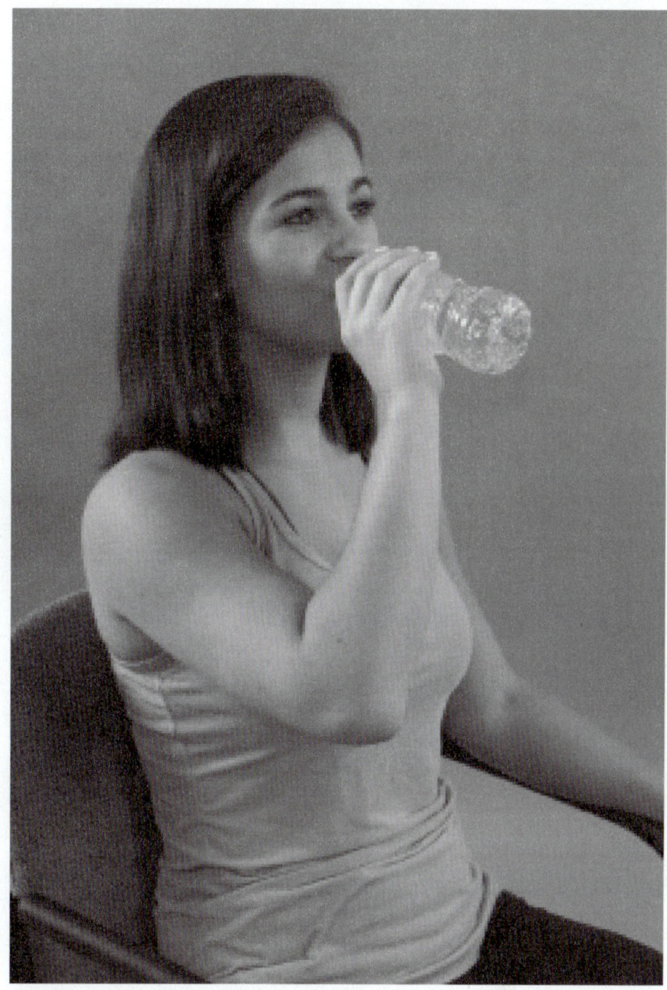

그림 4.36 포크와 스푼으로 음식 먹기와 컵으로 마시기 (본 사례에서는 물병으로 물 마시기)와 같은 먹기 과제는 약 35~85°의 어깨 굽힘을 필요로 한다.

20명의 성인을 10개의 일상생활동작을 연구한 Namdari 등은 과제를 성공적으로 수행하는데 어깨 움직임의 57~76%을 피검자가 요구한다는 것을 밝혀냈다. 10개의 모든 과제를 완수하기 위해서는, 굽힘이 약 120°, 폄이 45°, 벌림이 130°, 가로모음이 115°, 그리고 팔을 90°로 벌림한 상태에서 가쪽돌림이 60°을 필요로 한다. 10개의 과제는 3개의 표준화된 결과 도구에 사용되는 기능적 평가 단락에서 선택되었다.

신뢰도와 타당도 (Reliability and Validity)

유니버설 측각기의 신뢰도 (Reliability of Universal Goniometers)

유니버설 측각기로 어깨 ROM을 측정한 검사간 신뢰도나 검사자간 신뢰도는 많은 연구자들에 의해서 연구되어 왔다. 이들 연구의 일부 결과가 표 4.6과 표 4.7에 제시되었고, 본 단락에서 간단하게 요약된다. 신뢰도는 측정되는 움직임에 따라 달라지지만, 어깨 움직임이 다중 연구를 통한 다른 움직임보다 더 낮은 신뢰도를 갖는다는 증거는 없었다.

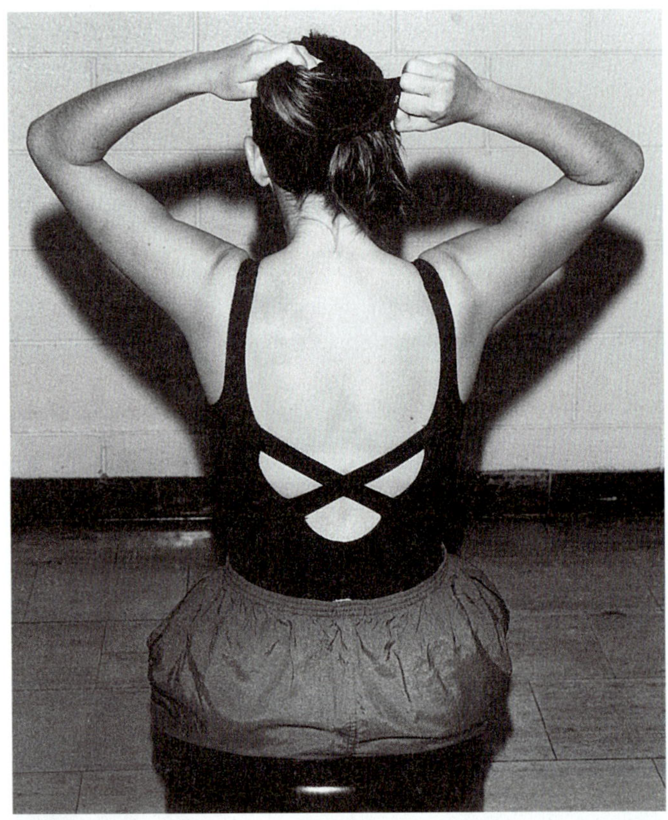

그림 4.37 머리 뒤로 뻗기는 110~125°의 벌림/스캡션, 그리고 40~60°의 가쪽돌림을 필요로 한다.

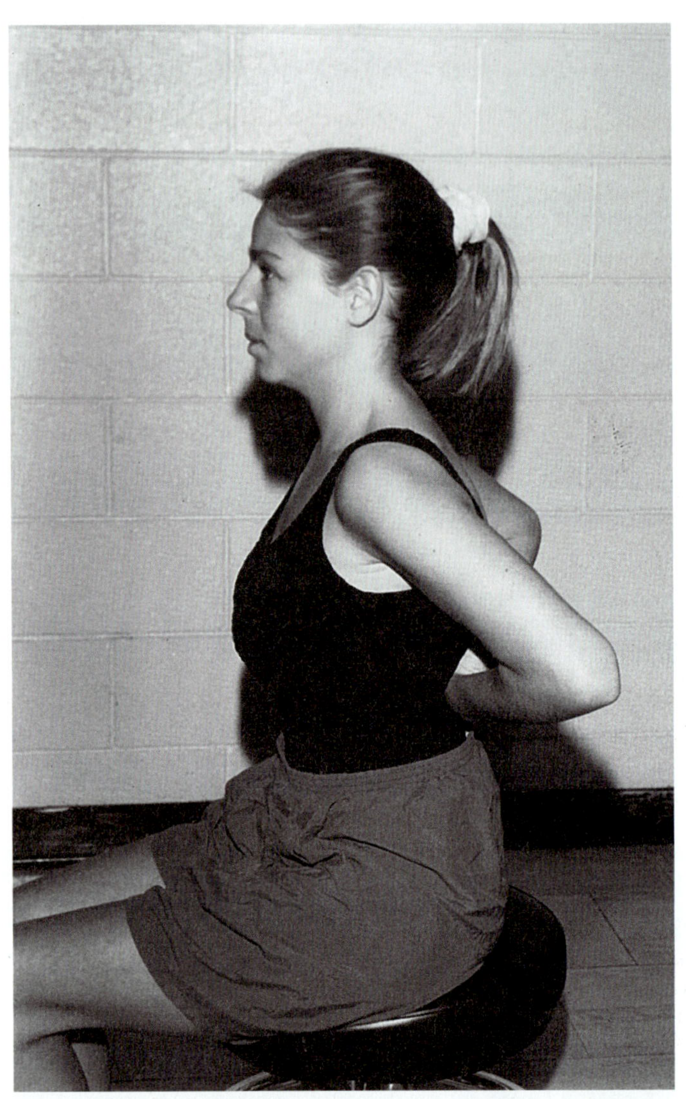

그림 4.38 브라나 수영복을 잠그기 위해 몸 뒤로 뻗는 동작은 약 50°의 어깨 폄과 큰 범위 안쪽돌림을 필요로 한다.

대부분의 연구는 검사간 신뢰도 (동일 검사자에 의해 이루어지는)가 검사자간 신뢰도 (다른 검사자들에 의해 이루어지는) 보다 높다고 했다. 즉, 그것은 동일한 검사자가 환자의 ROM을 반복 측정할 때 측정값의 차이가 측정오차보다 환자 상태의 변화를 잘 반응하는 것이다. 어떤 연구들은 포지셔닝 (누운 자세, 선 자세나 앉은 자세)을 통한 일정한 고정이나 손에 의한 고정이 유용한다는 것을 알려주고 있다. 이와 같이, 측각기에 보다 친숙하고 경험이 많은 검사자가 대개 초보 검사자보다 더 높은 신뢰성을 가진다.

건강한 사람 (Healthy Populations)

많은 연구들이 건강한 사람을 대상으로 유니버설 측각기를 이용한 어깨 ROM의 신뢰도에 초점을 맞춰 왔다. Boone 등은 어깨관절의 가쪽 돌림, 팔꿉관절의 굽힘과 폄, 손목의 자쪽치우침, 엉덩관절의 벌림, 무릎관절의 굽힘과 폄, 그리고 발의 안쪽번짐 등의 능동 ROM 측정에 대한 신뢰도를 연구했다. 4명의 물리치료사가 4주 동안 1주일에 한번씩 12명의 건강한 남성을 측정하기 위해 유니버설 측각기를 사용했다. 어깨 가쪽돌림의 측정이 검사된 다른 움직임보다 더 신뢰도가 높았다. 어깨 가쪽돌림을 제외한 나머지 모든 움직임에서, 검사간 신뢰도는 검사자간 신뢰도 보다 높았다. 가쪽돌림에 대한 검사간 신뢰도와 검사자간 신뢰도는 훌륭했고, 각각 피어슨 상관계수가 0.96과 0.97로 서로 비슷했다.

Boon과 Smith는 50명의 고등학생 운동선수를 대상으로 어깨뼈를 손으로 고정한 경우와 고정하지 않은 경우를 이

표 4.6 건강한 사람과 환자를 대상으로 유니버설 측각기와 기타 도구를 이용한 어깨 ROM 측정의 검사간 신뢰도

연구	N	표본	방법	운동	r	ICC	절대 수치 (°)
건강한 사람							
Boone et al[86]	12	건강한 남성	AROM, 치료사 4명, 유니버설 측각기	가쪽돌림	.96		Intra SD = 0.6 Total SD = 3.8
Boone and Smith[13]	50	건강한 고등학생 선수	PROM, 치료사 4명, 유니버설 측각기 (어깨뼈 고정한 경우와 고정하지 않은 경우)				SEM:
				GH 안쪽돌림		.60	8.0
				GH 가쪽돌림		.58	9.1
				안쪽돌림		.23	20.2
				가쪽돌림		.79	5.6
Bovens et al[87]	8	건강한 성인	AROM, 의사 3명, 유니버설 측각기 (팔을 몸통옆에 붙이고 팔꿉관절을 90° 굽힘함)	가쪽돌림	.76, 80, 83		Repeated measures SD: 5.0 6.6 5.6
Carey et al[88]	18	건강한 성인	AROM; PROM; 5명의 검사자 (PT); 유니버설 측각기; 시제품 디지털 경사계	유니버설 측각기:			
				안쪽돌림			
				PROM	.73 – .90		
				AROM	.66 – .80		
				가쪽돌림			
				PROM	.41 – .81		
				AROM	.34 – .80		
				디지털 경사계:			
				안쪽돌림			
				PROM	.75 – .91		
				AROM	.81 – .86		
				가쪽돌림			
				PROM	.85 – .92		
				AROM	.64 – .94		
Greene and Wolf[19]	20	건강한 성인	AROM; 1명의 검사자 (PT); 유니버설 측각기과 새로운 시제품 디지털 경사계	유니버설 측각기:			Repeated measures
				굽힘		.96	SD:
				폄		.98	1.4
				벌림		.96	1.1
				모음		.97	1.8
				안쪽돌림		.93	1.7
				가쪽돌림		.91	2.8
				디지털 경사계:			3.0
				굽힘		.94	
							3.1

				폄	.97	2.2
				벌림	.94	3.7
				모음	.94	4.0
				안쪽돌림	.91	3.5
				가쪽돌림	.87	3.8
Kolber and Hanney[89]	30	건강한 성인	AROM; 2명의 검사자 (물리치료과 학생); 유니버설 측각기과 디지털 경사계	유니버설 측각기:		SEM:
				굽힘	.95	2
				벌림	.97	2
				안쪽돌림	.95	2
				가쪽돌림	.94	3
				디지털 경사계:		
				굽힘	.95	2
				벌림	.97	2
				안쪽돌림	.97	2
				가쪽돌림	.98	2
Macedo and Magee[10]	12	건강한 여성	PROM; 2명의 치료사 (1명은 측정하고, 1명은 판독함); 유니버설 측각기	오목위팔관절:		SEM; MDC:
				굽힘	.98	6.3; 17.4
				폄	.78	4.9; 13.5
				벌림	.84	5.8; 16.0
				안쪽돌림	.97	2.8; 7.6
				가쪽돌림	.84	5.5; 15.3
				어깨관절 복합체:		
				굽힘	.98	1.9; 5.2
				폄	.94	5.1; 14.2
				벌림	.95	3.4; 9.5
				안쪽돌림	.97	2.5; 6.8
				가쪽돌림	.96	2.8; 7.8
Sabari et al[45]	30	19명의 건강한 성인과 11명의 재활 환자	AROM; PROM; 검사자 (1 OT); 유니버설 측각기; 누운 자세와 앉은 자세	굽힘:		
				AROM 누운 자세	.95	
				AROM 앉은 자세	.97	
				PROM 누운 자세	.94	
				PROM 앉은 자세	.95	
				벌림:		
				AROM 누운 자세	.99	
				AROM 앉은 자세	.97	
				PROM 누운 자세	.98	
				PROM 앉은 자세	.95	

(다음 페이지 계속)

표 4.6 건강한 사람과 환자를 대상으로 유니버설 측각기와 기타 도구를 이용한 어깨 ROM 측정의 검사간 신뢰도 (계속)

연구	N	표본	방법	운동	r	ICC	절대 수치 (°)
환자							
Hayes et al[90]	9	어깨 문제로 정형외과의사의 진료를 받은 성인	AROM, PROM, 4명의 검사자 (1명의 정형외과의사, 1명의 스포츠 전문의, 2명의 치료사); 앉은 자세에서 팔꿈치를 90° 굽힘하고 팔을 몸통에 붙인 상태에서 돌림함. 유니버설 측각기과 눈대중; 누운 자세에서 사진 촬영; 굽힘과 벌림은 앉은 자세나 선 자세에서 이루어짐	유니버설 측각기와 AROM:			SEM:
				굽힘		.53	17
				벌림		.58	23
				가쪽돌림		.65	14
				눈대중과 PROM:			
				굽힘		.59	13
				벌림		.60	21
				가쪽돌림		.67	11
				사진 촬영과 AROM:		.56	19
				굽힘		.61	22
				벌림		.60	13
				가쪽돌림			
Hellebrandt et al[91]	77	관절 클리닉이나 정형외과 클리닉에서 진료를 받은 성인	AROM; 경험 많은 1명의 PT; 유니버설 측각기				Mean differences:
				굽힘			0.3
				폄			0.5
				벌림			1.5
				안쪽돌림			1.0
				가쪽돌림			0.2
MacDermid et al[92]	30	어깨 병리를 가진 성인	PROM, 2명의 경험많은 검사자 (치료사); 유니버설 측각기; 20~30°의 어깨 벌림과 90°의 팔꿉관절 굽힘	가쪽돌림			SEM:
				시도 1		.89	7.0
				시도 2		.94	4.9
Mullaney et al[93]	20	편측 어깨 병리를 가진 성인; 남성 9명, 여성 11명	AROM; 2명의 치료사; 2개의 장비: 유니버설 측각기과 경사계	유니버설 측각기:			95% LOA:
				환측 어깨:			
				굽힘		.96, .97	7, 8
				가쪽돌림		.99, .99	6, 7
				안쪽돌림		.97, .98	9, 8
				건측 어깨:			
				굽힘		.97, .91	3, 5
				가쪽돌림		.97, .98	6, 5
				안쪽돌림		.94, .95	7, 8
				디지털 경사계:			

				환측 어깨:		
				굽힘	.97, .98	6, 6
				가쪽돌림	.99, .98	6, 9
				안쪽돌림	.97, .91	6, 9
				건측 어깨:		
				굽힘	.94, .96	5, 3
				가쪽돌림	.99, .98	5, 5
				안쪽돌림	.98, .92	5, 7
Pandya et al[94]	150	1~20세의 뒤센형 근이영양증을 가진 사람	PROM; 5명의 치료사; 유니버설 측각기	벌림	.84	
Riddle et al[95]	50	어깨 검사를 필요로 하는 성인 환자	PROM, 16명의 치료사, 2개 크기의 유니버설 측각기; 10인치와 5인치, 다양한 자세	큰 측각기:		
				굽힘	.98	
				폄	.94	
				벌림	.98	
				안쪽돌림	.94	
				가쪽돌림	.99	
				가로벌림	.90	
				가로모음	.95	
				작은 측각기:		
				굽힘	.98	
				폄	.94	
				벌림	.98	
				안쪽돌림	.93	
				가쪽돌림	.98	
				가로벌림	.93	
				가로모음	.96	
Shin et al[96]	41	어깨 증상을 가진 성인 환자	AROM, 수동 과압박이 적용된 AROM 검사자 3명 (2명의 정형외과 레지던트와 1명의 정형외과 전문의) 2개 장비: 유니버설 측각기와 스마트폰 경사계			SEM least experi-enced
				유니버설 측각기:		
				굽힘	.80, .92, .96	tester:
				벌림	.99, .98, .94	6.3
				가쪽돌림 (0°벌림)	.98, .96, .96	14.7
				가쪽돌림 (90°벌림)	.99, .97, .96	7.6
				안쪽돌림 (90°벌림)	.98, .94, .96	7.0
				스마트폰 경사계:		4.3
				굽힘	.99, .97, .97	
				벌림	.96, .99, .97	2.7
				가쪽돌림 (0°벌림)	.97, .97, .95	6.3
				가쪽돌림 (90°벌림)	.98, .97, .96	3.3
				안쪽돌림 (90°벌림)	.99, .79, .97	3.0
						1.9

표 4.7 건강한 사람과 환자를 대상으로 유니버설 측각기와 기타 도구를 이용한 어깨 ROM 측정의 검사자간 신뢰도

연구	N	표본	방법	운동	r	ICC	절대 수치 (°)
건강한 사람 집단							
Boone et al[86]	12	건강한 남성	AROM, 치료사 4명, 유니버설 측각기	가쪽돌림	.97		Intra SD = 1.5 Total SD = 4.0
Boone and Smith[13]	50	건강한 고등학생 선수; 남성 18명과 여성 32명	PROM, 치료사 4명, 유니버설 측각기 (어깨뼈 고정한 경우와 고정하지 않은 경우)	 GH 안쪽돌림 GH 가쪽돌림 안쪽돌림 가쪽돌림		 .38 .78 .13 .84	SEM: 10.0 6.6 21.5 4.9
Bovens et al[87]	8	건강한 성인	AROM, 의사 3명, 유니버설 측각기 (팔을 몸통옆에 붙이고 팔꿉관절을 90° 굽힘함)	가쪽돌림	.63		Repeated measures SD: 7.4
Carey et al[88]	18	건강한 성인	AROM; PROM; 5명의 검사자 (PT); 유니버설 측각기; 시제품 디지털 경사계	유니버설 측각기: 안쪽돌림 PROM AROM 가쪽돌림 PROM AROM 디지털 경사계: 안쪽돌림 PROM AROM 가쪽돌림 PROM AROM		 .60 .60 .46 .46 .62 .61 .53 .48	
환자 집단							
Hayes et al[90]	8	어깨 문제로 정형외과의사의 진료를 받은 성인	AROM, PROM, 4명의 검사자 (1명의 정형외과의사, 1명의 스포츠 전문의, 2명의 치료사); 앉은 자세에서 팔꿈치를 90° 굽힘하고 팔을 몸통에 붙인 상태에서 돌림함. 유니버설 측각기와 눈대중; 누운 자세에서 사진 촬영; 굽힘과 벌림은 앉은 자세나 선 자세에서 이루어짐	유니버설 측각기와 AROM: 굽힘 벌림 가쪽돌림 눈대중과 PROM: 굽힘		 .69 .69 .64 .57	SEM: 25 21 14 19

				벌림	.66	19
				가쪽돌림	.57	14
				사진 촬영과 AROM:		
				굽힘	.73	23
				벌림	.73	23
				가쪽돌림	.62	15
Hellebrandt et al[91]	77	관절 클리닉이나 정형외과 클리닉에서 진료를 받은 성인	AROM; 9명의 치료사; 유니버설 측각기			Mean differences = 2.8
				굽힘		
				폄		
				벌림		
				안쪽돌림		
				가쪽돌림		
MacDermid et al[92]	30	어깨 병리를 가진 성인	PROM, 2명의 경험많은 검사자 (치료사); 유니버설 측각기; 20~30°의 어깨 벌림과 90°의 팔꿉관절 굽힘	가쪽돌림		SEM:
				시도 1	.86	7.5
				시도 2	.85	8.0
Mullaney et al[93]	20	편측 어깨 병리를 가진 성인; 남성 9명, 여성 11명	AROM; 2명의 치료사; 2개의 장비: 유니버설 측각기과 경사계	유니버설 측각기:		95% LOA:
				환측 어깨:		
				굽힘	.88, .93	14, 10
				가쪽돌림	.95, .92	13, 17
				안쪽돌림	.87, .82	14, 16
				건측 어깨:		
				굽힘	.79, .74	7, 9
				가쪽돌림	.76, .79	17, 16
				안쪽돌림	.63, .62	20, 23
				디지털 경사계:		
				환측 어깨:		
				굽힘	.91, .91	11, 11
				가쪽돌림	.91, .93	20, 17
				안쪽돌림	.82, .84	14, 13
				건측 어깨:		
				굽힘	.87, .86	6, 7
				가쪽돌림	.82, .85	18, 16
				안쪽돌림	.47, .31	20, 25
Pandya[94]	21	1~20세의 뒤센형 근이영양증을 가진 사람	PROM; 5명의 치료사; 유니버설 측각기	벌림	.67	

표 4.7 건강한 사람과 환자를 대상으로 유니버설 측각기와 기타 도구를 이용한 어깨 ROM 측정의 검사자간 신뢰도 (계속)

연구	N	표본	방법	운동	r	ICC	절대 수치 (°)
Riddle et al[95]	50	어깨 검사를 필요로 하는 성인 환자	PROM, 16명의 치료사, 2개 크기의 유니버설 측각기; 10인치와 5인치, 다양한 자세	큰 측각기:			
				굽힘		.89	
				폄		.27	
				벌림		.87	
				안쪽돌림		.55	
				가쪽돌림		.88	
				가로벌림		.30	
				가로모음		.41	
				작은 측각기:			
				굽힘		.87	
				폄		.26	
				벌림		.84	
				안쪽돌림		.43	
				가쪽돌림		.90	
				가로벌림		.28	
				가로모음		.35	
Shin et al[96]	41	어깨 증상을 가진 성인 환자	AROM, 수동 과압박이 적용된 AROM 검사자 3명 (2명의 정형외과 레지던트와 1명의 정형외과 전문의) 2개 장비: 유니버설 측각기와 스마트폰 경사계	유니버설 측각기:			SEM:
				굽힘		.77, .86	12.0, 8.8
				벌림		.85, .89	11.9, 10.0
				가쪽돌림 (0°벌림)		.81, .80	8.4, 8.3
				가쪽돌림 (90°벌림)		.91, .87	6.3, 7.5
				안쪽돌림 (90°벌림)		.67, .67	10.9, 11.4
				스마트폰 경사계:			
				굽힘		.83, .84	10.0, 9.6
				벌림		.78, .79	13.8, 13.2
				가쪽돌림 (0°벌림)		.77, .76	9.4, 9.7
				가쪽돌림 (90°벌림)		.87, .87	7.8, 7.8
				안쪽돌림 (90°벌림)		.76, .66	10.3, 10.6

특별한 설명이 없다면, 모든 안쪽돌림과 가쪽돌림의 측정은 어깨를 90°로 벌림하고 팔꿈치를 90°로 굽힘한 상태에서 이루어졌다. AROM = 능동 AROM; PROM = 수동 ROM; r = 피어슨 상관계수; ICC = 등급간 상관계수; SD = 표준편차; SEM = 측정의 표준오차; MDC = 95% 신뢰구간에서의 최소감지변화; 95% LOA = 95% 동의 한계; Abd = 벌림.

용해 어깨 수동 돌림 ROM 측정의 신뢰도를 결정했다. 4명의 경험많은 물리치료사가 짝을 이루어 측각기로 어깨를 90° 벌린 상태에서 ROM을 측정하고, 그 다음 5일 후에 다시 측정하였다. 위팔오목관절의 운동만 측정하기 위해 어깨뼈를 고정하는 경우가 고정하지 않을 때보다 ROM 측정값은 적게 나타났다. 그들에 따르면, 안쪽돌림에 대한 검사간 신뢰도는 어깨뼈를 고정하지 않았을 때 ICC는 0.23, SEM은 20.2°로 낮았고, 어깨뼈를 고정했을 때는 ICC는 0.60, SEM은 8.0으로 높았다고 한다. 그들은 가쪽돌림에 대한 검사간 신뢰도는 어깨뼈를 고정하지 않았을 때 ICC는 0.79, SEM은 5.6, 어깨뼈를 고정했을 때 ICC는 0.53, SEM은 9.1로 좋았다고 한다. 안쪽돌림에 대한 검사자간 신뢰도는 어깨뼈를 고정하지 않은 상태에서는 ICC는 0.13, SEM은 21.5였고, 어깨뼈를 고정한 상태에서는 ICC는 0.38, SEM은 10.0으로 증진됐고, 가쪽돌림에서는 어깨뼈를 고정하지 않은 상태에서는 ICC는 0.84, SEM은 4.9, 어깨뼈를 고정한 상태에서는 ICC는 0.78, SEM은 6.6으로 비교 가능했다.

Bovens 등은 9개 관절 움직임에 대한 신뢰도와 타당도를 조사한 연구에서, 팔을 몸통에 붙인 상태에서 어깨관절 복합체의 가쪽돌림 능동 ROM을 측정하기 위해 유니버설 측각기를 사용했다. 3명의 의사와 8명의 피검자가 이 연구에 참여했다. 어깨 가쪽돌림에 대한 검사간 신뢰도의 상관계수는 0.76~0.83이었고 검사자간 신뢰도의 상관계수는 0.63이었다. 각 피검자에게서 측정한 측정값의 검사간 평균 표준편차는 5.0~6.6°이였고 검사자간 평균 표준편차는 7.4°이었다. 어깨 가쪽돌림의 ROM 측정은 아래팔과 손목의 ROM 측정보다 신뢰도가 더 높았다. 어깨 가쪽돌림의 ROM에 대한 반복 측정값의 평균 표준편차는 아래팔의 측정 결과와 비슷했고 손목보다는 큰 편이었다.

Carey 등은 유니버설 측각기과 새로운 시제품의 디지털 경사계를 이용하여 능동과 수동의 어깨 돌림을 측정하고, 그에 대한 신뢰도를 검사했다. 5명의 물리치료사가 각 도구를 이용해 각각의 움직임을 2번씩 측정했다. 수동 돌림 ROM을 측정한 검사간 신뢰도가 양쪽 도구에서 비슷했지만 (r = 0.73−0.91), 능동 안쪽돌림의 측정과 수동과 능동의 가쪽돌림의 측정은 디지털 경사계로 측정했을 때 더 신뢰도가 높았다 (표 4.6과 4.7 참고). 피어슨 상관계수로 표현된 검사자간 신뢰도는 일반적으로 두 도구과 운동에서 낮은 편이었다 (r = 0.46−0.62). 두 도구를 이용한 수동 ROM 측정이 능동 ROM 측정보다 신뢰도가 높았고, 또 안쪽돌림 ROM 측정이 가쪽돌림보다 더 높았다. 적은 피검자의 수를 대상으로 한 이런 연구에서, 도구 사이의 측정값을 볼 때 통계학적으로 유의한 차이가 없었다. 그러나 각 도구에 대한 평균 값을 비교하지 않았다.

Greene과 Wolf는 20명의 건강한 성인을 대상으로 팔의 능동 움직임을 유니버설 측각기로 측정하고, 전자 진자 경사계로 측정한 Ortho Ranger의 신뢰도를 비교하였다. 어깨관절 복합체의 움직임은 1명의 물리치료사에 의해 각각의 도구로 2주 동안 3번 측정되었다. 두 기구는 높은 등급내 상관계수 (ICC 0.98−0,87)를 나타냈지만, 상관계수는 높았고, 동일 피검자의 평균에 대한 95% 신뢰구간은 유니버설 측각기 (3.9~17.2°)와 경사계 (9.8~31.1°)에서 낮은 편이었다. 안쪽돌림과 가쪽돌림의 측정은 굽힘, 폄, 벌림, 모음보다 신뢰도가 낮았다. Ortho Ranger와 유니버설 측각기로 측정된 측정 사이에 유의한 차이가 있었다. 흥미롭게도 양측 도구를 사용한 측정 회기 사이에서 유의한 차이가 있었다. 그들은 Boone 등에 의해 제시된 것처럼, 또는 AROM을 수행하는 동안 피검자 노력의 차이에 의해 하루의 변수가 ROM의 정상 요동에 의해 일어난다고 주장했다.

Kolber와 Hanney는 30명의 성인을 대상으로 12인치의 유니버설 측각기와 디지털 경사계 (Acumar)를 이용해 어깨 ROM 측정의 신뢰도를 비교했다. 1명의 물리치료과 학생이 경사계로 각 움직임을 2번 측정했고, 다른 학생은 경사계로 각 움직임을 2번 측정했다. 양쪽 도구사이의 검사간 신뢰도는 0.94 이상의 ICC로 훌륭했고, SEM은 2~3°였다. 두 도구의 동시 타당도는 0.85이상의 ICC로 좋은 편이었다. 두 도구와 검사자에 의해 측정된 평균값에 어느 정도 차이가 있었다: 벌림에서는 1°의 차이가 있었고, 안쪽돌림에서는 5°의 차이가 있었고, 그리고 굽힘과 가쪽돌림에서는 8°의 차이가 있었다. 두 도구 사이의 95% 일치 한계 (LOA)는 2~20°의 범위였다.

Macedo와 Magee는 18~59세의 건강한 여성 12명을 대상으로 연구한 결과, 오목위팔관절과 어깨관절 복합체의 수동 움직임을 측정했고, 검사간 신뢰도가 우수 (good)에서 최우수 (excellent)까지 였고, ICC 값의 범위는 0.78~0.98이었다. 측정의 표준오차값은 오목위팔관절 움직임에서는

3~6°였고, 어깨관절 복합체에서는 2~5°였다. 결과에 대한 눈대중을 할 때, 검사간 신뢰도는 오목위팔관절의 측정보다 어깨관절 복합체에서 약간 더 높게 나타났다. 본 책의 2003판에서 설명된 방법으로 2명의 물리치료사가 유니버설 측각기로 ROM을 측정했다.

Sabari 등은 30명의 성인을 누운 자세와 앉은 자세로 취하게 하고, 어깨관절 복합체의 굽힘 및 벌림 ROM을 수동과 능동으로 측정하여 검사간 신뢰도를 검사했다. 수동과 능동으로 측정한 측정값은 피검자가 누운 자세이던 또는 앉은 자세이던 간에 상관없이 동일 검사자에 의한 2번의 시도 사이의 ICC는 0.94~0.99로 검사간 신뢰도가 높았다. 누운 자세와 앉은 자세의 측정값 사이의 ICC는 0.64~0.81이었다. 누운 자세와 앉은 자세에서 측정한 굽힘의 측정값은 유의한 차이가 없었다. 그러나 벌림이 앉은 자세보다 누운 자세에서 크게 나타났고, 평균차이는 3~7.1°였다.

환자 (Patient Populations)

어깨문제를 가진 환자를 측정하기 위해 사용한 유니버설 측각기의 신뢰도가 연구되어 왔다. Hayes 등은 정형외과의 사인 1명의 검사자가 9명의 환자를 대상으로 어깨의 능동 굽힘, 벌림, 가쪽돌림을 측정한 후, 검사간 신뢰도를 측정하였고, 다양한 배경을 가진 4명의 검사자가 8명의 환자를 대상으로 어깨의 능동 움직임을 측정한 후, 검사자간 신뢰도를 측정하였다. 유니버설 측각기를 위팔뼈와 앉은 자세를 취한 피검자의 다양한 운동면에 정렬했다. 유니버설 측각기에 대한 검사간 신뢰도 ICC 값의 범위는 0.53~0.65였고, 검사간 신뢰도의 ICC 값은 0.64~0.69였다. 눈대중의 신뢰도와 스틸 사진촬영의 신뢰도가 측정되었고, 비슷한 결과를 보였다. 등뒤로 팔을 뻗는 동안 T1과 엄지 사이의 거리를 측정하기 위해 줄자를 이용했고, 신뢰도는 나쁜 편인 0.39였고, SEM 값은 6 cm였다.

Hellebrandt, Duvall과 Moore는 77명을 대상으로 한 연구에서, 어깨 안쪽돌림과 벌림의 능동 ROM에 대한 검사간 신뢰도는 가쪽돌림, 폄, 굽힘의 신뢰도보다 낮았음을 확인했다. 1명의 경험이 많은 물리치료사에 의해 나온 반복 측정값의 평균 차이는 0.2~1.5° 정도였다. 8명의 검사자에 의해 측정된 각도 측정사이의 평균 차이는 평균적으로 2.8°였다. 측정은 특정 관절을 위해 미군에서 고안한 도구로 측정되었다. 신체 전반에 이루어진 대부분의 ROM 측정의 경우, 유니버설 측각기가 특수 도구보다 더 적당했다.

MacDermid 등은 어깨 문제가 있는 34명의 환자를 대상으로 경험이 많은 물리치료사 2명이 어깨관절 복합체의 돌림 ROM을 수동으로 측정했다. 어깨를 20~30° 벌림한 상태에서 유니버설 측각기를 이용하여 가쪽돌림을 측정하였다. 검사간 ICC (0.88과 0.93)와 검사자간 ICC (0.85와 0.80)가 높은 편이었다. 검사간 측정의 표준오차 (4.9와 7.0)와 검사자간 측정의 표준오차 (7.5와 8.0)도 좋은 신뢰도를 보였다. 5~7°의 차이로 보이는 측정의 표준오차는 동일 검사자가 반복 측정했을 때의 측정 오류 때문이고, 약 8°는 다른 검사자가 측정을 했을 때의 측정오류 때문으로 여겨진다.

Mullaney 등은 한쪽 어깨 병리를 가진 20명을 대상으로 손상측과 건측의 어깨 능동 ROM을 검사했다. 2명의 물리치료사가 12인치 유니버설 측각기와 경사계를 이용하여 누운 자세에서 어깨의 굽힘, 가쪽돌림과 안쪽돌림의 어깨 ROM을 2번 측정했다. 검사간 신뢰도는 양쪽 도구에서 매우 우수했고, ICC는 0.91~0.99 였고, 95% LOA는 3~9°였다. 양쪽 도구의 검사자간 신뢰도는 낮은 편이었고, ICC는 0.31-0.98였고, 95% LOA는 6~25°였다. 굽힘의 측정이 가장 신뢰도가 높았고, 안쪽돌림의 신뢰도가 가장 낮았다. 손상측 어깨의 평균 LOA 값을 기준으로 하여, 그들은 동일 검사자가 측정했을 때 95%에서 진짜 변화가 일어나기 위해서는 6~11°의 변화가 필요하다고 했고, 또 만약 측정이 다른 검사자에 의해 이루어진다면, 15°의 변화가 필요하다고 했다. 두 도구로 이루어진 측정은 상호교환할 수 없는데, 그 이유는 경사계가 유니버설 측각기를 사용했을 때보다 3~5°의 가쪽돌림과 안쪽돌림에서 더 큰 ROM을 얻었기 때문이다.

Pandya 등은 150명의 Duchenne 근육병을 가진 젊은 성인과 아동을 대상으로 어깨 벌림의 ROM을 측정하여 어깨관절 벌림의 측정에 대한 검사간 ICC가 0.84였다는 것을 발견했다. 21명을 대상으로한 어깨 벌림의 검사자간 신뢰도는 낮다는 것을 발견했다 (ICC=0.67). 연구자들은 장기간의 추후 검사를 위해 그리고 환자에 대한 치료 중재를 평가하기 위해 동일 검사자를 이용하는 것이 좋다고 제안했다.

Riddle, Rothstein 과 Lamb는 50명의 환자를 대상으로 어깨관절 복합체의 수동 ROM에 대한 검사간 신뢰도와 검사자간 신뢰도를 수행했다. 16명의 물리치료사가 측정을 2가지 크기의 유니버설 측각기를 사용했다. 측정 동안 환자 자세와 측각기 배치가 잘 조절되지 않았다. 모든 운동에 대한 검사간 신뢰도의 ICC 값은 0.87~0.99였다. 굽힘, 벌림, 가쪽돌림에 대한 검사자간 신뢰도의 ICC 값은 0.84~0.90이었다. 가로벌림, 가로모음, 폄, 안쪽돌림의 측정값에 대한 검사자간 신뢰도는 현저하게 낮았고, ICC 값은 0.26~0.55였다. 그들은 모든 어깨의 수동 ROM 측정을 큰 측각기를 사용하든 또는 작은 것을 사용하든 간에 동일한 치료사가 측정했다면 신뢰할 수 있다고 결론을 내렸다. 굽힘, 벌림, 가쪽돌림에 대한 측정은 다른 검사자가 측정하더라도 신뢰할 수 있다. 그러나 가로벌림, 가로모음, 폄, 안쪽돌림을 1명 이상의 치료사가 반복 측정했을 때 신뢰도가 떨어지기 때문에, 이들 움직임은 같은 검사자에 의해 측정되어야 한다.

Shin 등은 41명의 어깨 문제를 가진 환자를 대상으로 18인치 유니버설 측각기와 스마트폰 경사계를 이용하여 5가지 어깨관절 복합체 움직임에 대한 능동 ROM과 수동 과압박의 측정 신뢰도를 측정했다. 자이로센서 시스템과 경사계를 갖춘 스마트폰을 아래팔에 부착했다. 측각기를 위팔뼈와 수직축 또는 수평축에 배치했다. 선 자세를 취할 때 굽힘과 벌림을 측정했고, 누운 자세를 취할 때 돌림을 측정했다. 거의 모든 움직임을 3명의 검사자 (2명의 정형외과 레지던트와 1명의 정형외과 전문의)가 측정했고, 두 도구의 검사간 신뢰도는 매우 우수했고, ICC는 0.92이상이었다. 모든 움직임과 두 도구의 검사자간 신뢰도는 만족스런 편이었고, 모든 움직임의 ICC 값 (안쪽돌림을 제외한)은 0.70이었고, 두 도구의 ICC는 0.63~0.68이었다. 안쪽돌림 동안 어깨뼈 움직임의 조절이 이들 값의 차이에 영향을 준 것으로 생각된다. 두 도구에 의해 측정된 측정 사이의 상관관계는 높은 편이었지만 (0.72~0.97), 95% LOA의 범위는 10~40°였다. 굽힘과 벌림의 ROM에 대한 낮은 상관계수와 큰 차이는 운반각과 팔꿉관절의 굽힘 각도 때문에 영향을 받는데, 그 이유는 위팔뼈에 배치되는 측각기와는 달리, 스마트폰이 아래팔의 먼쪽에 부착되기 때문이다. 부가적으로 이들 움직임은 누운 자세보다는 선 자세에서 측정되었는데, 그래서 몸통의 움직임이 일관성을 갖지 못했다.

경사계와 다른 임상 도구의 신뢰도 (Reliability of Inclinometers and Other Clinical Devices)

유니버설 측각기이외에 어깨 ROM을 평가하는 측정 도구의 신뢰도에 대한 연구들도 수행되었고, 여기에서는 간단하게 언급할 것이다. 경사계나 다른 도구의 사용을 고려하고 있다면, 독자들은 자세한 내용을 위해 원 논문을 찾아보길 원한다. 경사계를 이용한 어깨 움직임 측정의 신뢰도가 대개 유니버설 측각기의 신뢰도와 비슷하거나 낮은 편이었다. 유니버설 측각기를 구입하는데 큰 돈이 들지 않기 때문에, 우리는 어깨 ROM을 측정하는데 유니버설 측각기의 사용을 권장하고 있다.

어떤 검사자들은 두 팔을 가진 유니버설 측각기의 배치보다 경사계를 더 쉽게 배치할 수 있음을 알게 될 것이다. 그러나 경사계의 측정은 중력에 대한 몸통과 팔의 관계에 영향을 주는 신체 포지셔닝의 약간 변화 뿐만 아니라, 경사계의 위치, 신체 형태, 운반각과 팔꿉관절의 굽힘 각도 (경사계가 아래팔에 부착될 때)에도 민감하게 반응할 것이다. 유니버설 측각기를 이용한 신뢰도 연구와 비슷하게, 경사계를 이용한 신뢰도 연구도 검사자간 신뢰도보다 높은 검사간 신뢰도를 가질 것이다. 측정 오류를 줄이기 위해 같은 도구, 방법절차, 그리고 같은 검사자가 반복 측정을 위해 적용되어야 한다.

몇몇 연구들이 어깨 ROM을 측정하기 위해 여러 도수 경사계를 이용한 신뢰도를 검사했다. Clarke 등과 Bower는 5명과 10명의 피검자 팔에 전기 측각기를 부착하여 수동 오목위팔관절 움직임 측정의 신뢰도를 검사했다. 보다 최근에, De Jong 등은 뇌졸중 환자의 두 연구에서 3개의 어깨 수동 움직임에 대한 검사자간 신뢰도를 측정하기 위해 전기 측각기를 사용했다. 전반적으로, ICC 값은 0.84~0.99였고, SEM은 2~7°였고, SDD (최소감지차이)는 6~22°였다. Green 등은 어깨 통증과 뻣뻣함을 가진 6명을 대상으로 plurimeter-V라는 경사계로 어깨관절 복합체의 능동 ROM 측정에 대한 신뢰도를 연구했다. Tiffitt, Wildin 및 Hajioff는 어깨 질환을 가진 36명의 피검자를 대상으로 능동 어깨관절 복합체의 움직임을 측정하는 경사계의 신뢰도를 측정했다. Valentine과 Lewis는 증상이 있는 45명과 증상이 없는 45명의 피검자를 대상으로, 도수 경사계를 이용한 어깨의 굽힘과 벌림의 검사간 신뢰도, 줄자를 이용한 가쪽돌림의 검사간 신뢰도, 그리고 눈대중으로 바로본 안쪽돌림의 검사간 신뢰도를 연구했다. Mullaney 등은 어깨 병리를 가진 20명을 대상으로 능동 어깨 움직임을 측정하는 경사계와 유니버설 측각기 이용의 신뢰도를 연구했다.

몇몇 연구자들은 어깨 ROM을 측정하는 전자 측각기와 디지털 측각기의 신뢰도를 조사했다. Greene과 Wolf는 건강한 사람 20명을 대상으로 팔의 능동 ROM을 측정하기 위해 Ortho Ranger, 진자 경사계를 기반으로 한 전자 장비와 유니버설 측각기를 이용한 측정에서 검사간 신뢰도를 검사했다 (표 4.6 참고). De Winter 등은 어깨 통증을 가진 155명을 대상으로 오목위팔관절의 굽힘과 어깨관절 복합체의 가쪽돌림을 측정하기 위해 전자 디지털 경사계 (Cybex EDI-320)의 검사자간 신뢰도를 검사했다. Kolber 등과 Kolber와 Hanney는 30명의 비증상 피검자의 2그룹을 대상으로 능동 어깨 ROM을 측정하는 Acumar 디지털 경사계를 이용한 측정의 신뢰도를 측정했다. 앞에서 언급되었듯이, Shin 등은 어깨 증상을 가진 41명의 환자를 대상으로 어깨 ROM을 측정하기 위해 자이로 센서와 경사계를 갖춘 스마트폰을 아래팔에 부착하고 측정한 값의 신뢰도를 측정했다 (표 4.6과 표 4.7).

Croft 등은 어깨관절 복합체의 굽힘과 가쪽돌림을 관찰하고, ROM을 도표에 그리는 신뢰도를 보고했다. 어깨 ROM의 눈대중과 사진촬영의 신뢰도도 Hayes 등과 Valentine과 Lewis에 의해 보고되었다.

유니버설 측각기와 경사계의 타당도
(Validity of Universal Goniometers and Inclinometers)

우리는 방사선 촬영의 기준으로써 유니버설 측각기나 경사계로 측정한 어깨 ROM에 대한 동시 타당도를 수행했던 연구를 알지 못했다. 그러나 위팔뼈와 가슴우리 사이의 각도를 결정하기 위해 유니버설 측각기를 이용했을 때의 표면 타당도와 내용 타당도는 논리적인 것처럼 보인다.

중력의 당김에 대해 위팔과 아래팔의 물렁조직 각도를 측정하는 경사계의 표면 타당도와 내용 타당도의 설정은 쉬운 편이 아니다. 움직임을 시작할 때 경사계를 "0"으로 맞추는 주의 깊은 경사계의 배치, 몸통을 수직으로 고정하는 것과 위팔뼈와 같은 뼈의 긴축에 경사계를 배치하는 것이 타당도를 향상시킨다.

어떤 연구자들은 유니버설 측각기와 도수 경사계, 디지털 경사계, 스마트폰 경사계 등의 동시 타당도를 연구했다. Greene과 Wolf는 Ortho Ranger와 유니버설 측각기로 얻어진 어깨의 굽힘, 폄, 벌림, 모음의 측정사이에서 나쁜 상관관계 (r = 0.52−0.59)가 있었음을 보고했고, 또 안쪽돌림 (r = 0.90)과 가쪽돌림 (r = 0.92)의 측정에서 좋은 상관관계가 있었음을 보고했다. 측정사이의 차이는 벌림의 9.6°에서 안쪽돌림의 2.2°까지 이른다. Kolber와 Hanney는 디지털 경사계와 유니버설 측각기로 측정을 했고, 굽힘과 벌림의 상관관계는 좋고 (good), 안쪽돌림과 가쪽돌림의 상관관계는 매우 우수했다 (excellent). 도구 사이의 평균 차이는 1~8°였고, 95% LOA는 2~20°였다. Shin 등은 스마트폰 경사계와 유니버설 측각기를 이용한 어깨 ROM 측정 사이의 수용가능한 상관관계 (ICC = 0.72−0.97)를 보고했지만, 95% LOA는 10~40°였다. 이들 연구에서 발견된 차이는 위팔뼈와 가슴우리의 긴축에 배치되는 유니버설 측각기의 평상시 정렬과 비교했을 때 위팔과 아래팔의 피부에 부착되는 경사계의 배치 때문이다. 유니버설 측각기의 팔을 수직으로 정렬하고 아래팔에 정렬하는 어깨 돌림의 측정에서 도구 사이의 차이는 일반적으로 적은 편이다. 이들 소견을 기준으로 보더라도, 여러 ROM 측정 도구를 상호교환하여 사용할 수 없다. 측정의 오류를 줄이기 위해 반복 측정은 동일 도구, 측정 절차, 동일 검사자에 의해 측정되어야 한다. 임상가는 유니버설 측각기로 측정된 정상 ROM 값이 다른 도구에 의해 측정된 값과 다를 수 있음을 명심해야 한다.

참 고 문 헌

1. Standring, S (ed): Gray's Anatomy, ed 41. Elsevier, New York, 2016.
2. Ludewig, PM, and Borstead, JD: The Shoulder Complex. In Levangie, P, and Norkin, C (eds): Joint Structure and Function: A Comprehensive Analysis, ed 5. FA Davis, Philadelphia, 2011.
3. Neumann, DA: Kinesiology of the Musculoskeletal System, ed 2. Mosby, St. Louis, 2009.
4. Ludewig, PM, et al: Motion of the shoulder complex during multiplanar humeral elevation. J Bone Joint Surg Am 91:378, 2009.
5. Culham, E, and Peat, M: Functional anatomy of the shoulder complex. J Orthop Sports Phys Ther 18:342, 1993.
6. Kisner, C, and Colby, LA: Therapeutic Exercise, ed 6. FA Davis, Philadelphia, 2012.
7. Kaltenborn, FM: Manual Mobilization of the Extremity Joints, ed 7. Olaf Norlis Bokhandel, Oslo, 2011.
8. Cyriax, JH, and Cyriax, PJ: Illustrated Manual of Orthopaedic Medicine. Butterworths, London, 1983.
9. Lannan, D, Lehman, T, and Toland, M: Establishment of normative data for the range of motion of the glenohumeral joint. Master of Science Thesis, University of Massachusetts, Lowell, MA, 1996.
10. Macedo, LG, and Magee, DJ: Effects of age on passive range of motion of selected peripheral joints in healthy adult females. Physiother Theory Pract 25:145, 2009.
11. Goddu, R, Iby, C, and Poirier, S: Establishment of normative data for the range of motion of the glenohumeral joint with respect to age and gender. Doctorate of Physical Therapy Thesis, University of Massachusetts, Lowell, MA, 2009.
12. Ellenbecker, TS, et al: Glenohumeral joint internal and external rotation range of motion in elite junior tennis players. J Orthop Sports Phys Ther 24:336, 1996.
13. Boon, AJ, and Smith, J: Manual scapular stabilization: Its effect on shoulder rotational range of motion. Arch Phys Med Rehabil 81:978, 2000.
14. Awan, R, Smith, J, and Boon, AJ: Measuring shoulder internal rotation range of motion: A comparison of 3 techniques. Arch Phys Med Rehabil 83:1229, 2002.
15. American Academy of Orthopaedic Surgeons: Joint Motion: Method of Measuring and Recording. AAOS, Chicago, 1965.
16. Greene, WB, and Heckman, JD: The Clinical Measurement of Joint Motion. American Academy of Orthopaedic Surgeons, Rosemont, IL, 1994.
17. Rondinelli, RD (ed): American Medical Association: Guides to the Evaluation of Permanent Impairment, ed 6. AMA, Chicago, 2008.
18. Boone, DC, and Azen, SP: Normal range of motion in male subjects. J Bone Joint Surg Am 61:756, 1979.
19. Greene, BL, and Wolf, SL: Upper extremity joint movement: Comparison of two measurement devices. Arch Phys Med Rehabil 70:288, 1989.
20. Roy, JS, et al: Rotational strength, range of motion, and function in people with unaffected shoulders from various stages of life. Sports Med Arthrosc Rehabil Ther Technol 1:4, 2009.
21. Soucie, JW, et al: Range of motion measurements: Reference values and a database for comparison studies. Haemophilia 17:500, 2011.
22. Rundquist, PJ, et al: Shoulder kinematics in subjects with frozen shoulder. Arch Phys Med Rehabil 84:1473, 2003.
23. Pearl, ML, et al: Humeroscapular positions in a shoulder range- of- motion examination. J Shoulder Elbow Surg 1:296, 1992.
24. Sahara, W, et al: Three- dimensional clavicular and acromioclavicular rotations during arm abduction using vertically open MRI. J Orthop Res 25:1243, 2007.
25. Nadeau, S, et al: Active movement measurements of the shoulder girdle in healthy subjects with goniometer and tape measure techniques: A study on reliability and validity. Physiother Theory Pract 23:179, 2007.
26. T'Jonck, L, Lysens, R, and Grasses, G: Measurements of scapular position and rotation: A reliability study. Physiother Res Int 1:148, 1996.
27. Thomas, SJ, et al: Glenohumeral rotation and scapular position after a single high school female sports season. J Athl Train 44:230, 2009.
28. Schenkman, M, et al: Measures of shoulder protraction and thorocolumbar rotation. J Orthop Sports Phys Ther 25:329, 1997.
29. Plafcan, DM, et al: An objective measurement technique for posterior scapular displacement. J Orthop Sports Phys Ther 25:336, 1997.
30. Kibler, WB, et al: Scapular Su mmit 20009: Introduction. J Orthop Sports Phys Ther 39:A1, 2009.
31. Wanatabe, H, et al: The range of joint motions of the extremities in healthy Japanese people: The difference according to age. Nippon Seikeigeka Gakkai Zasshi 53:275, 1979. Cited by Walker, JM: Musculoskeletal development: A review. Phys Ther 71:878, 1991.
32. Boone, DC: Techniques of measurement of joint motion. (Unpublished supplement to Boone, DC, and Azen, SP: Normal range of motion in male subjects. J Bone Joint Surg Am 61:756, 1979.)
33. Vairo, GL, et al: Clinical descriptive measures of shoulder range of motion for a healthy, young and physically active cohort. Sports Med Arthrosc Rehabil Ther Technol 4:33, 2012.
34. Walker, JM, et al: Active mobility of the extremities in older subjects. Phys Ther 64:919, 1984.
35. Downey, PA, Fiebert, I, and Stackpole-Brown, JB: Shoulder range of motion in persons aged sixty and older [abstract]. Phys Ther 71:S75, 1991.
36. Kalscheur, JA, Costello, PS, and Emery, LJ: Gender differences in range of motion in older adults. Phys Occup Ther Geriatr 22:77, 2003.
37. West, CC: Measurement of joint motion. Arch Phys Med Rehabil 26:414, 1945.
38. Clarke, GR, et al: Preliminary studies in measuring range of motion in normal and painful stiff shoulders. Rheumatol Rehabil 14:39, 1975.
39. Stathokostas, L, et al: Flexibility of older adults aged 55–86 years and the infl uence of physical activity. J Aging Res, article ID 743843, 2013.
40. Allander, E, et al: Normal range of joint movement in shoulder, hip, wrist and thumb with special reference to side: A comparison between two populations. Int J Epidemiol 3:253, 1974.
41. Barnes, CJ, Van Steyn, SJ, and Fischer, RA: The effect of age, sex, and shoulder dominance on range of motion of the shoulder. J Shoulder Elbow Surg 10:242, 2001.
42. Escalante, A, Lichenstein, MJ, and Hazuda, HP: Determinants of shoulder and elbow fl exion range: Results from the San Antonio longitudinal study of aging. Arthritis Care Res 12:277, 1999.
43. Park, W, et al: Obesity effect of male active joint range of motion. Ergonomics 53:102, 2010.
44. Kebaetse, M, McClure, P, and Pratt, NA: Thoracic position effect on

shoulder range of motion, strength, and three- dimensional scapular kinematics. Arch Phys Med Rehabil 80:945, 1999.
45. Sabari, JS, et al: Goniometric assessment of shoulder range of motion: Comparison of testing in supine and sitting positions. Arch Phys Med Rehabil 79:64, 1998.
46. Kalscheur, JA, Emery, LJ, and Costello, PS: Range of motion in older women. Phys Occup Ther Geriatr 16:77, 1999.
47. Gunal, I, et al: Normal range of motion of the joints of the upper extremity in male subjects, with special reference to side. J Bone Joint Surg 78A:1401, 1996.
48. Macedo, LG, and Magee, DJ: Differences in range of motion between dominant and nondominant sides of upper and lower extremities. J Manipulative Physiol Ther 31:577, 2008.
49. Bigliani, LU, et al: Shoulder motion and laxity in the professional baseball player. Am J Sports Med 25:609, 1997.
50. Baltaci, G, Johnson, R, and Kohl, H: Shoulder range of motion characteristics in collegiate baseball players. J Sports Med Phys Fitness 41:236, 2001.
51. Downar, JM, and Sauers, EL: Clinical measures of shoulder mobility in the professional baseball player. J Athl Train 40:23, 2005.
52. Borsa, PA, Laudner, KG, and Sauers, EL: Mobility and stability adaptations in the shoulder of the overhead athlete: A theoretical and evidence - based perspective. Sports Med 38:17, 2008.
53. Hurd, WJ, et al: A profi le of glenohumeral internal and external rotation motion in the uninjured high school baseball pitcher: Part I: Motion. J Athl Train 46:282, 2011.
54. Shanley, E, et al: Shoulder range of motion measures as risk factors for shoulder and elbow injuries in high school softball and baseball players. Am J Sports Med 39:1997, 2011.
55. Wilk, KE, Macrina, LC, and Arrigo, C: Passive range of motion characteristics in the overhead baseball pitcher and their implications for rehabilitation. Clin Orthop Relat Res 470:1586, 2012.
56. Meyers, JP, et al: Glenohumeral range of motion defi cits and posterior shoulder tightness in throwers with pathologic internal impingement. Am J Sports Med 34:385, 2006.
57. Manske, R, and Ellenbecker, T: Current concepts in shoulder examination of the overhead athlete. Int J Sport Phys Ther 8:554, 2013.
58. Manske, R, et al: Glenohumeral motion defi cits: Friend or foe? Int J Sport Phys Ther 8:537, 2013
59. Kibler, WB, et al: The disabled throwing shoulder: Spectrum of pathology: 10 year update. Arthroscopy 29:141, 2013.
60. Chinn, CJ, Priest, JD, and Kent, BA: Upper extremity range of motion, grip strength and girth in highly skilled tennis players. Phys Ther 54:474, 1974.
61. Kibler, WB, et al: Shoulder range of motion in elite tennis players: Effect of age and years of tournament play. Am J Sports Med 24:279, 1996.
62. Beech, ML, Whitney, SL, and Dickoff-Hoffman, SA: Relationship of shoulder fl exibility, strength, and endurance to shoulder pain in competitive swi mmers. J Orthop Sports Phys Ther 16:262, 1992.
63. Bak, K, and Magnusson, SP: Shoulder strength and range of motion in symptomatic and pain- free elite swi mmers. Am J Sports Med 25:454, 1997.
64. Weldon, EJ, III, and Richardson, AB: Upper extremity overuse injuries in swi mming: A discussion of swi mmer's shoulder. Clin Sports Med 20:423, 2001.
65. Witwer, A, and Sauers, E: Clinical measures of shoulder mobility in college water- polo players. J Sports Rehabil 15:45, 2006.
66. Chang, DE, Buschbacker, LP, and Edlich, RF: Limited joint mobility in power lifters. Am J Sports Med 16:280, 1988.
67. Tiffi tt, PD: The relationship between motion of the shoulder and the stated ability to perform activities of daily living. J Bone Joint Surg 80:41, 1998.
68. Wu, G, et al: ISB reco mmendation on defi nitions of joint coordinate systems of various joints for the reporting of human joint motion. Part II: Shoulder, elbow, wrist and hand. J Biomech 38:981, 2005.
69. Aizawa, J, et al: Three- dimensional motion of the upper extremity joints during various activities of daily living. J Biomech 43:2915, 2010.
70. Cooper, JE, et al: Elbow joint restriction: Effect on functional upper limb motion during performance of three feeding activities. Arch Phys Med Rehabil 74:805, 1993.
71. Safaee-Rad, R, et al: Normal functional range of motion of upper limb joints during performance of three feeding activities. Arch Phys Med Rehabil 71:505, 1990.
72. Van Andel, CJ, et al: Complete 3D kinematics of upper extremity functional tasks. Gait Posture 27:120, 2007.
73. Mangermans, DJ, et al: Requirements for upper extremity motions during activities of daily living. Clin Biomech 20:591, 2005.
74. May-Lisowski, TL, and Kine, PM: Effect of wearing a static wrist orthosis on shoulder movement during feeding. Am J Occup Ther 62:438, 2008.
75. Henmi, S, et al: A biomechanical study of activities of daily living using neck and upper limbs with an optical three- dimensional motion analysis system. Mod Rheumatol 16:289, 2006.
76. O'Neill, OR, et al: Compensatory motion in the upper extremity after elbow arthrodesis. Clin Orthop Relat Res 281:89, 1992.
77. Namdari, S, et al: Defi ning functional shoulder range of motion for activities of daily living. J Shoulder Elbow Surg 21:1177, 2012.
78. Sheikhzadeh, A, et al: Three- dimensional motion of the scapula and shoulder during activities of daily living. J Shoulder Elbow Surg 17:936, 2008.
79. Petuskey, K, et al: Upper extremity kinematics during functional activities: Three- dimensional studies in a normal pediatric population. Gait Posture 25:573, 2007.
80. Mackey, AH, Walt, SE, and Stott, NS: Defi cits in upper- limb task performance in children with hemiplegic cerebral palsy as defi ned by 3-dimensional kinematics. Arch Phys Med Rehabil 87:207, 2006.
81. Collinger, JL, et al: Shoulder biomechanics during the push phase of wheelchair propulsion: A multisite study of persons with paraplegia. Arch Phys Med Rehabil 89:667, 2008.
82. Rao, SS, Bontrager, EL, and Gronley, JK: Three- dimensional kinematics of wheelchair propulsion. IEEE Trans Rehabil Eng 4:152, 1996.
83. Koontz, AM, et al: Shoulder kinematics and kinetics during two speeds of wheelchair propulsion. J Rehabil Res Dev 39:635, 2002.
84. Buckley, MA, et al: Dynamics of upper limb during performance of the task of everyday living: A review of the current knowledge base. Proc Inst Mech Eng H 210:242, 1996.
85. Morrow, mmB, et al: Upper extremity joint kinetics expression during wheelchair propulsion. J Rehabil Res Dev 46:939, 2009.

86. Boone, DC, et al: Reliability of goniometric measurements. Phys Ther 58:1355, 1978.
87. Bovens, AMP, et al: Variability and reliability of joint measurements. Am J Sports Med 18:58, 1990.
88. Carey, MA, et al: Reliability, validity, and clinical usability of a digital goniometer. Work 36:55, 2010.
89. Kolber, MJ, and Hanney, WJ: The reliability and concurrent validity of shoulder mobility measurements using a digital inclinometer and goniometer: A technical report. Int J Sports Phys Ther 7:306, 2012.
90. Hayes, K, et al: Reliability of fi ve methods for assessing shoulder range of motion. Aust J Physiother 47:289, 2001.
91. Hellebrandt, FA, Duvall, EN, and Moore, ML: The measurement of joint motion. Part III: Reliability of goniometry. Phys Ther Rev 29:302, 1949.
92. MacDermid, JC, et al: Intratester and intertester reliability of goniometric measurement of passive lateral shoulder rotation. J Hand Ther 12:187, 1999.
93. Mullaney, MJ, et al: Reliability of shoulder range of motion comparing a goniometer to a digital level. Physiother Theory Pract 26:327, 2010.
94. Pandya, S, et al: Reliability of goniometric measurements in patients with Duchenne muscular dystrophy. Phys Ther 65:1339, 1985.
95. Riddle, DL, Rothstein, JM, and Lamb, RL: Goniometric reliability in a clinical setting: Shoulder measurements. Phys Ther 67:668, 1987.
96. Shin, SH, et al: With- in day reliability of shoulder range of motion measurement with a smartphone. Man Ther 17:298, 2012.
97. Clarke, GR, et al: Assessment of movement at the gleno- humeral joint. Orthopaedics 2:55, 1974.
98. Bower, KD: The hydrogoniometer and assessment of glenohumeral joint motion. Aust J Physiother 28:12, 1982
99. de Jong, LD, Nieuwboer, A, and Aufdemkampe, G: The hemiplegic arm: Interrater reliability and concurrent validity of passive range of motion measurements. Disabil Rehabil 29:1442, 2007.
100. de Jong, LD, et al: Repeated measurements of arm joint passive range of motion after stroke: Interobserver reliability and sources of variation. Phys Ther 92:1027, 2012.
101. Green, A, et al: A standardized protocol for measurement of range of movement of the shoulder using the Plurimeter-V inclinometer and assessment of its intrarater and interrater reliability. Arthritis Care Res 11:43, 1998.
102. Tiffi tt, PD, Wildin, C, and Hajioff, D: The reproducibility of measurement of shoulder movement. Acta Orthop Scand 70:322, 1999.
103. Valentine, RE, and Lewis, JS: Intraobserver reliability of 4 physiologic movements of the shoulder in subjects with and without symptoms. Arch Phys Med Rehabil 87:1242, 2006.
104. de Winter, AF, et al: Inter- observer reproducibility of measurements of range of motion in patients with shoulder pain using a digital inclinometer. BMC Musculoskelet Disord 5:18, 2004. doi:10 1186/1471-2474-5-18.
105. Kolber, MJ, et al: The reliability and minimal detectable change of shoulder mobility measurements using a digital inclinometer. Physiother Theory Pract 27:176, 2011.
106. Croft, P, et al: Observer variability in measuring elevation and external rotation of the shoulder. Br J Rheumatol 33:942, 1994.

제 5 장

팔꿉관절과 아래팔

The Elbow and Forearm

구조와 기능 (Structure and Function)

위팔자관절과 위팔노관절 (Humeroulnar and Humeroradial Joints)

팔꿉관절의 안쪽과 가쪽으로 구성되는 위팔자관절과 위팔노관절은 수정된 경첩의 윤활관절이다 (그림 5.1과 그림 5.2). 위팔자관절의 몸쪽 관절면을 구성하는 도르래의 볼록한 부위는 위팔뼈 먼쪽의 앞안쪽 면에 위치한다. 먼쪽 관절면은 몸쪽 자뼈의 오목한 부분인 도르래패임이다.

위팔노관절의 몸쪽 관절면은 먼쪽 위팔뼈의 앞가쪽 면에 위치한 볼록한 부위인 작은머리이다. 노뼈 몸쪽 끝에 있는 컵 모양의 오목한 부분인 노뼈머리가 반대쪽 관절면이다.

이들 관절은 위노자관절을 둘러싸고 있는 크고, 느슨하고, 약한 관절주머니에 의해 둘러싸여 있다. 안쪽곁인대와 가쪽곁인대가 관절주머니의 양쪽을 강화하고, 안쪽-가쪽의 고정성을 향상시킨다 (그림 5.3과 그림 5.4).

팔이 완전히 폄과 뒤침된 상태의 해부학적 자세에 있을 때, 위팔뼈의 긴축과 아래팔의 긴축이 이마면에서 예각을 형성하는데, 이를 운반각 (그림 5.5)이라 부른다. 운반각이

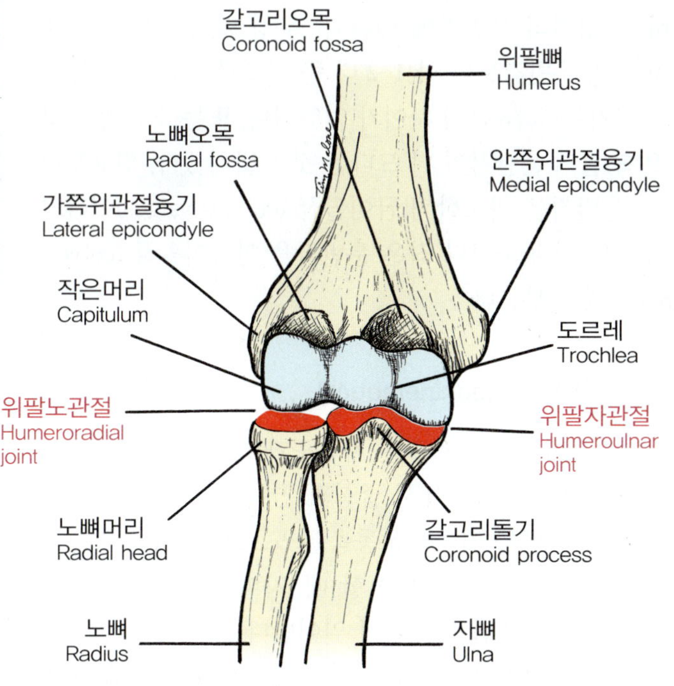

그림 5.1 위팔자관절과 위팔노관절을 보여주는 팔꿉관절의 앞면.

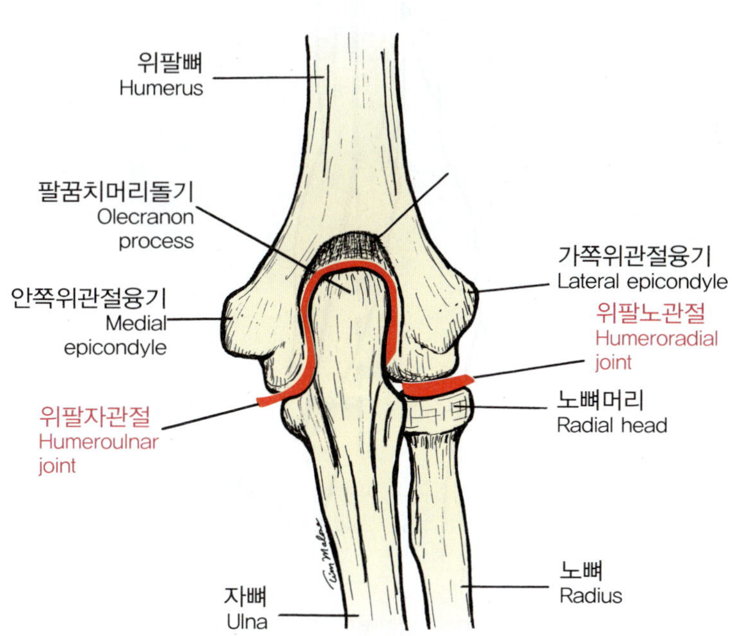

그림 5.2 위팔자관절과 위팔노관절을 보여주는 팔꿉관절의 뒷면.

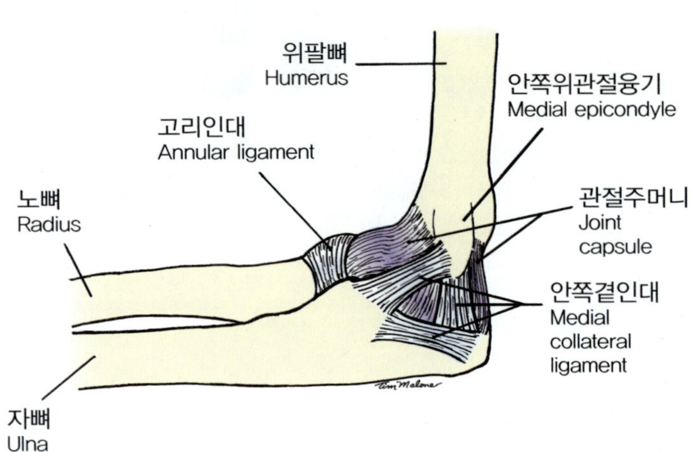

그림 5.3 오른쪽 팔꿉관절의 안쪽면은 안쪽 (자뼈)곁인대, 고리인대 및 관절주머니를 보여주고 있다.

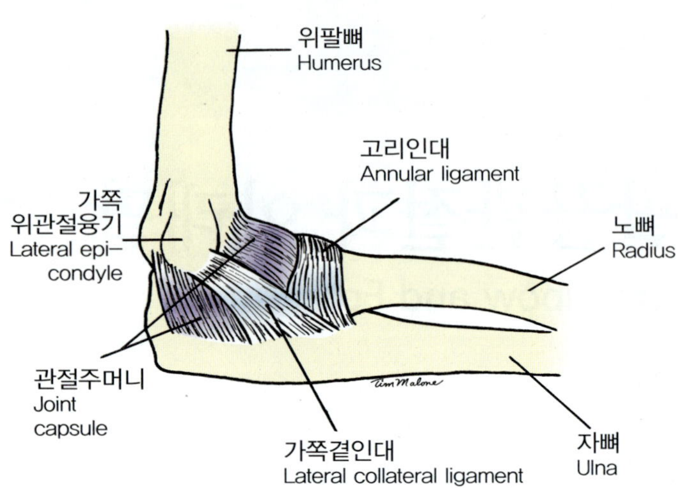

그림 5.4 오른쪽 팔꿉관절의 가쪽면은 가쪽(노뼈) 곁인대, 고리인대 및 관절주머니를 보여주고 있다.

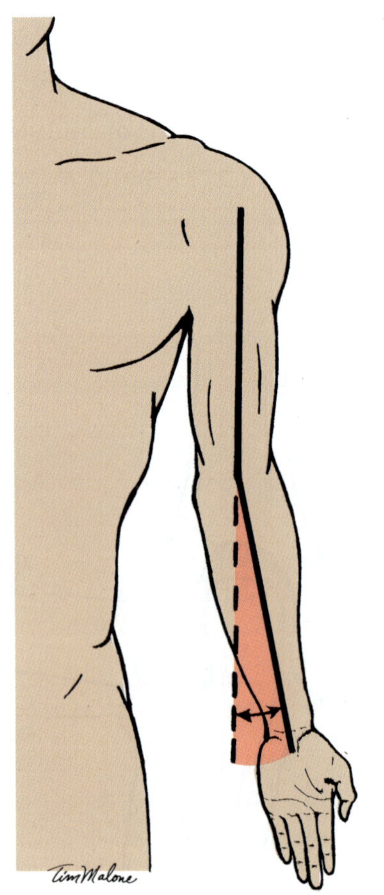

그림 5.5 오른쪽 팔의 앞면은 위팔뼈의 중심선과 아래팔의 중심선 사이에서 형성되는 운반각을 보여주고 있다.

발생하는 이유는 안쪽위관절융기와 도르래가 가쪽위관절융기보다 약간 더 먼쪽으로 튀어나와 있기 때문이다. 남성의 운반각은 약 10~12°이고, 여성의 운반각은 13~17°이다. 그러나 어떤 남성의 경우는 여성보다 운반각이 더 큰 경우도 많기 때문에, 개인에 따라 운반각의 크기는 큰 차이를 보인다. 대개 아동은 성인보다 작은 운반각을 가지고 있다. 사춘기가 될 때까지 운반각이 연령의 증가에 맞게 점차 증가하여, 성인의 운반각에 이른다. 우성 팔의 운반각은 비우성 팔의 운반각보다 약 1~2°더 큰 것으로 알려졌지만, 다른 연구자는 그들 간에 차이가 없었거나, 또는 오른쪽 팔보다 왼쪽 팔의 운반각이 더 크다는 것을 밝혀냈다. 평균보다 더 큰 운반각을 과도한 밖굽이팔꿉 (cubitus valgus)이라고 부르고, 반면 평균보다 작은 운반각을 안굽이팔꿉 (cubitus varus)이라고 부른다.

뼈운동형상학 (Osteokinematics)

위팔자관절과 위팔노관절은 자유도가 1인 관절로서, 안가축을 중심으로 시상면에서 굽힘과 폄이 일어난다. 팔꿉관절을 굽힘과 폄을 할 때, 운동축은 도르래 중심을 통과한다. 팔꿉관절을 굽힘과 폄을 할 때, 자뼈에서 약간의 축성 돌림과 좌우의 측면 움직임이 일어난다. 그러므로 팔꿉관절을 수정된 경첩관절이라고 표현하는 것이 가장 맞는 말이다.

관절운동형상학 (Arthrokinematics)

위팔자관절에서는 팔꿉관절을 폄할 때, 자뼈 팔꿈치머리돌기가 위팔뼈의 팔꿈치머리오목에 닿을 때까지 볼록한 위팔뼈의 도르래에 대해 오목한 자뼈의 도르래패임이 뒤쪽으로 활주한다. 팔꿉관절을 굽힘할 때, 팔꿈치의 앞쪽에 있는 물렁조직이 더 이상의 굽힘을 차단할 때까지 또는 위팔뼈의 갈고리돌기오목에 자뼈의 갈고리돌기가 닿을 때까지 자뼈가 위팔뼈를 따라 앞쪽으로 활주한다.

위팔노관절에서는 팔꿉관절을 폄할 때, 오목한 노뼈머리가 볼록한 위팔뼈 작은머리 위에서 뒤쪽으로 활주한다. 굽힘을 할 때, 노뼈머리의 테두리가 위팔뼈 노뼈오목 안으로 들어갈 때까지 노뼈머리가 앞쪽으로 활주한다.

관절주머니 패턴 (Capsular Pattern)

대부분의 학자들은 일반적으로 굽힘 ROM이 폄 ROM보다 더 제한된다는 데 동의하고 있다. 심한 경우에서만 뒤침과 엎침도 약간 제한된다. 문헌들에 따르면, 팔꿉관절 관절주머니 패턴의 특성은 다양하다. 예를 들어, Cyriax는 굽힘의 30°제한은 폄의 10°제한에 해당한다고 했다. Kaltenborn은 굽힘의 90°제한 (60°제한)이 폄의 10°제한과 맞먹는다고 했다.

위노자관절과 아래노자관절 (Superior and Inferior Radioulnar Joints)

위노자관절의 자쪽 부분에는 몸쪽 자뼈의 가쪽면에 위치한 노뼈패임과 고리인대가 있다 (그림 5.6). 노뼈패임과 고리인대는 오목한 관절면을 형성한다. 이 관절의 노쪽면에는 볼록한 노뼈머리가 존재한다.

아래노자관절의 자쪽 부분에는 볼록한 자뼈머리가 존재한다 (그림 5.6 참고). 반대편 관절면에는 노뼈의 자뼈패임이 있다.

노뼈와 자뼈를 연결하는 넓은 콜라겐 조직인 뼈사이막이 위의 양쪽 관절에 안정성을 제공한다 (그림 5.7). 다음의 3개 구조물이 위노자관절에 안정성을 제공한다: 고리인대, 네모인대, 빗끈 (oblique cord). 아래노자관절의 안정성은 관절원반과 앞뒤노자인대에 의해 제공된다 (그림 5.8).

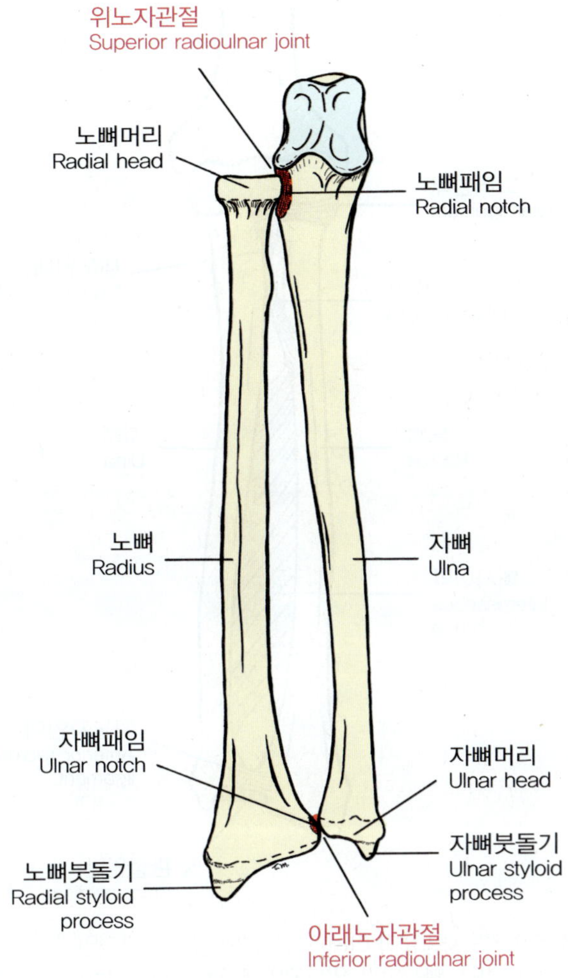

그림 5.6 오른쪽 팔의 위노자관절과 아래노자관절의 앞면.

뼈운동형상학 (Osteokinematics)

위노자관절과 아래노자관절은 역학적으로 연결되어 있다. 그러므로 한 관절의 운동은 항상 다른 관절의 움직임을 동반한다. 운동축은 노뼈머리에서 자뼈머리를 통과하는 긴 축이다. 역학적으로 연결된 윤활관절은 자유도가 1인 관절로서, 해부학적 자세를 취할 때 가로면에서 일어나는 엎침과 뒤침을 허용하고 있다. 그러나 엎침과 뒤침의 검사는 대개 팔꿉관절을 90°로 굽힘한 자세에서 측정되는데 그 이유는 아래팔만의 움직임을 유도하기 위함이다. 즉, 오목위팔관절의 돌림을 배제하기 위함이다. 팔꿉관절을 90°로 굽힘했을 때, 엎침과 뒤침은 앞뒤축을 중심으로 이마면에서 일어난다. 엎침할 때, 노뼈가 자뼈 위로 교차되고, 반면 뒤침

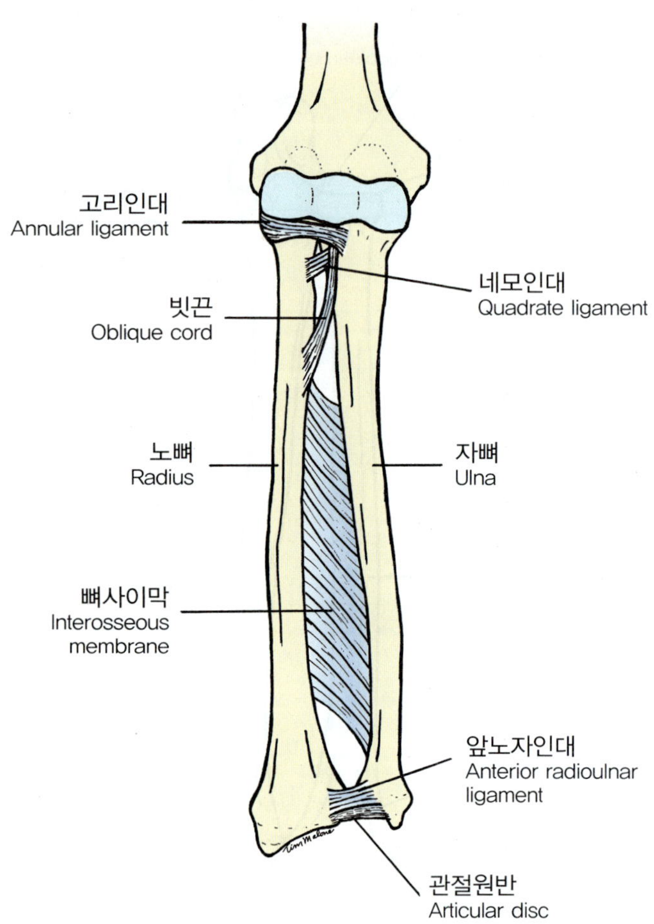

그림 5.7 위노자관절과 아래노자관절의 앞면은 고리인대, 네모인대, 빗끈, 뼈사이막, 앞노자인대, 관절원반을 보여주고 있다.

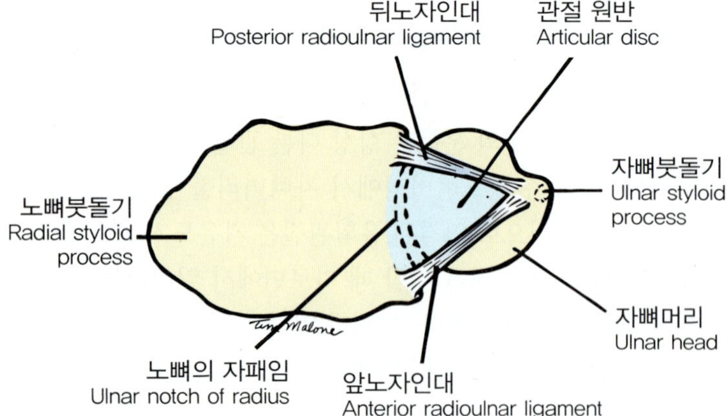

그림 5.8 관절섬유와 노자인대를 보여주는 아래노자관절의 먼쪽 모양.

할 때는 노뼈와 자뼈가 서로 나란한 위치를 유지한다.

관절운동형상학 (Arthrokinematics)

엎침과 뒤침을 할 때, 위노자관절에서는 볼록한 노뼈머리 테두리가 고리인대와 오목한 자뼈의 노뼈패임 안에서 축성 돌림을 한다. 노뼈머리의 관절면은 엎침을 할 때 뒤쪽으로 축성돌림하고, 뒤침할 때 앞쪽으로 축성돌림한다.

아래노자관절에서는 노뼈에 있는 자뼈패임이 자뼈머리 위에서 활주를 한다. 오목한 노뼈의 관절면은 엎침할 때 앞쪽으로 (손과 같은 방향으로) 활주하고, 뒤침할 때 뒤쪽으로 (손과 같은 방향으로) 활주한다 .

관절주머니 패턴 (Capsular Pattern)

Cyriax와 Kaltenborn에 따르면, 관절주머니 패턴은 엎침과 뒤침의 제한이 동일하다고 한다.

동작범위 검사절차: 팔꿉관절과 아래팔

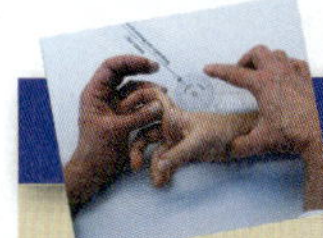

검사절차를 위한 뼈표식점 (Landmarks for Testing Procedures)

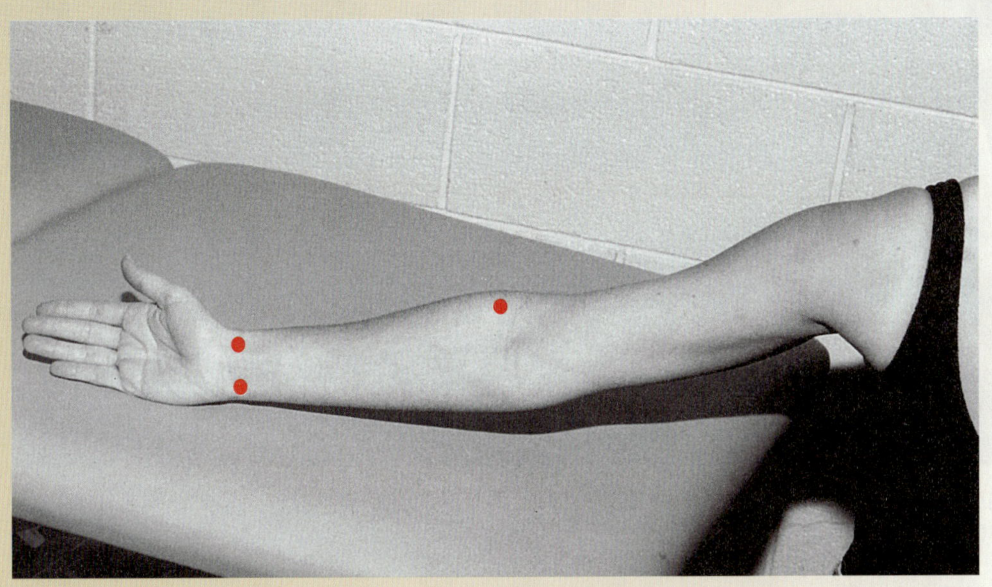

그림 5.9 팔꿉관절과 아래팔의 ROM 측정을 할 때, 측각기 정렬을 위한 표면 해부학적 뼈표식점을 보여주고 있는 오른쪽 팔의 앞면.

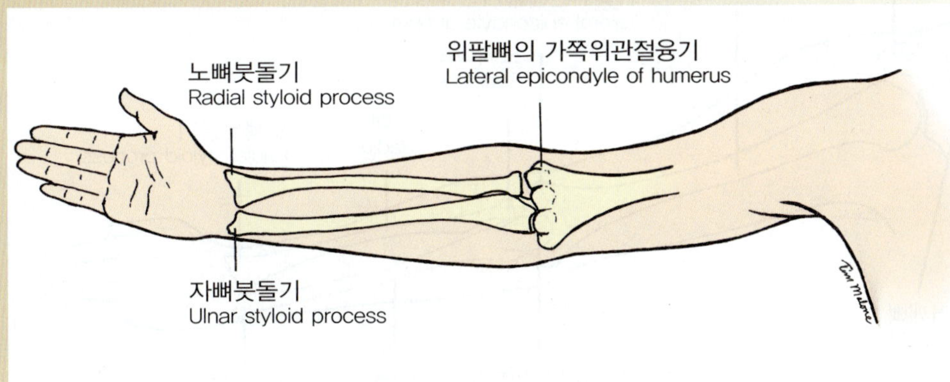

그림 5.10 팔꿉관절과 아래팔의 ROM 측정을 할 때, 측각기 정렬을 위한 해부학적 뼈표식점을 보여주고 있는 오른쪽 팔의 앞면.

검사절차를 위한 뼈표식점–계속 (Landmarks for Testing Procedures)

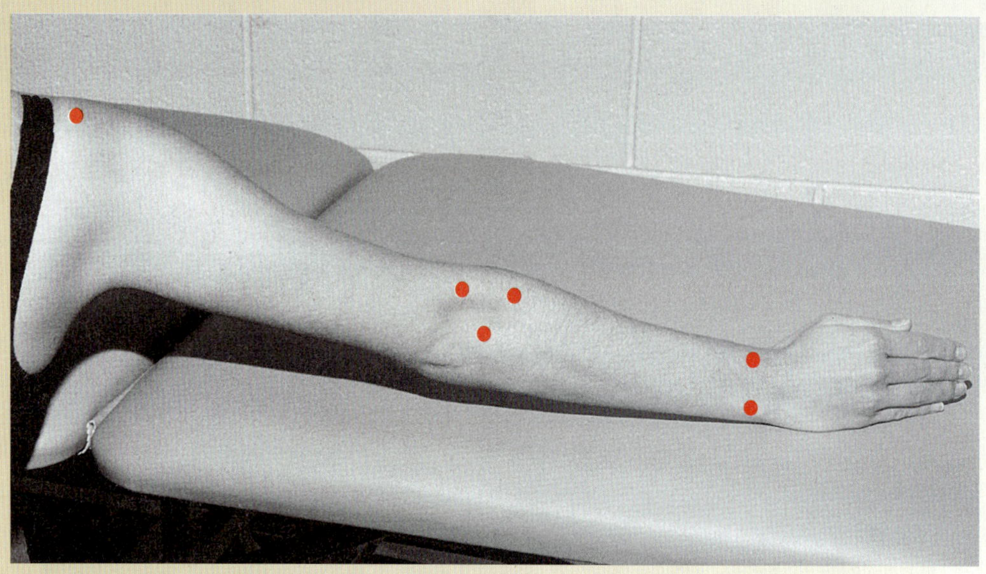

그림 5.11 팔꿉관절과 아래팔의 ROM 측정을 할 때, 측각기 정렬을 위한 표면 해부학적 뼈표식점을 보여주고 있는 오른쪽 팔의 뒷면.

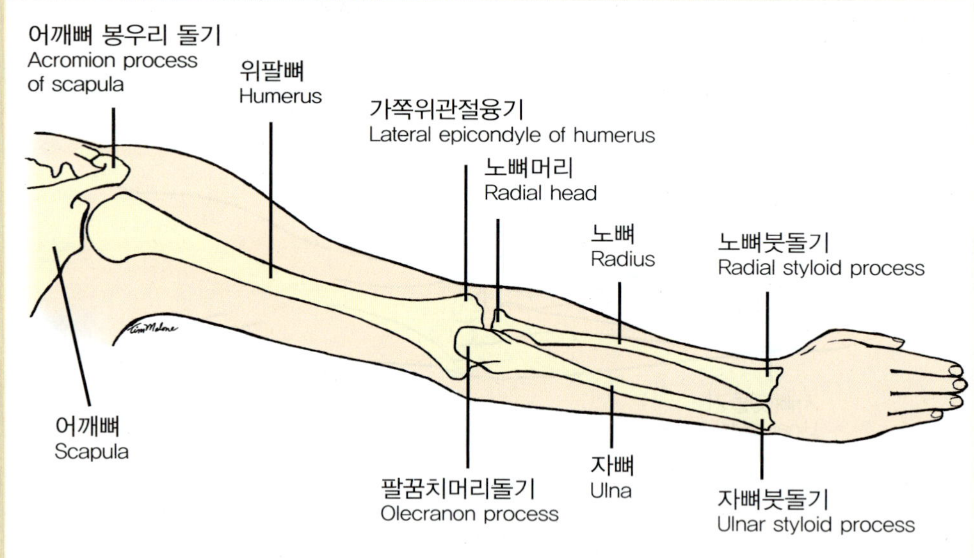

그림 5.12 팔꿉관절과 아래팔의 ROM 측정을 할 때, 측각기 정렬을 위한 해부학적 뼈표식점을 보여주고 있는 오른쪽 팔의 뒷면.

팔꿉관절의 굽힘 (ELBOW FLEXION)

굽힘은 안가축을 중심으로 시상면에서 발생한다. 성인의 정상 굽힘 ROM은 140~150°이다. 연령과 성별에 따른 정상 ROM 값을 나타낸 표 5.1에서 표 5.3까지의 연구 소견 단락을 참고하기 바란다.

검사자세 (Testing Position)

피검자는 팔을 몸통 옆에 두고 누운 자세를 취한다. 즉, 어깨는 굽힘, 폄, 벌림이 일어나지 않은 0° 자세를 취한다. 팔꿈치를 완전 폄시키기 위해, 먼쪽 위팔뼈 밑에 패드나 타월을 댄다. 손바닥이 천장을 향하도록 아래팔을 완전히 뒤침한다.

고정 (Stabilization)

어깨의 굽힘을 방지하기 위해 위팔뼈를 고정시킨다. 먼쪽 위팔뼈 밑에 있는 패드와 검사대가 어깨의 폄을 방지한다.

검사동작 (Testing Motion)

손을 어깨 쪽으로 움직임으로써 팔꿈치를 굽힘한다. 굽힘하는 동안, 아래팔은 뒤침 상태를 유지한다 (그림 5.13). 굽힘 ROM의 끝은 더 이상의 움직임에 대한 저항이 느껴질 때 일어나고, 저항을 이기려는 시도가 어깨의 굽힘을 초래한다.

정상 끝느낌 (Normal End-Feel)

대개 끝느낌은 부드러운 느낌이다. 왜냐하면 아래팔의 앞쪽 근육과 위팔의 앞쪽 근육이 압박되기 때문이다. 만약 근육의 부피가 작다면, 끝느낌이 딱딱할 수 있다. 왜냐하면 자뼈 갈고리돌기와 위팔뼈 갈고리오목 사이가 접촉되고, 노뼈머리와 위팔뼈 노뼈오목이 접촉되기 때문이다. 그리고 끝느낌은 팽팽할 수도 있는데, 그 이유는 뒤쪽 관절주머니, 위팔세갈래근의 안쪽갈래와 가쪽갈래, 팔꿈치근의 긴장 때문이다.

측각기 정렬 (Goniometer Alignment)

그림 5.14와 그림 5.15를 참고한다.

1. 측각기의 **중심축**을 위팔뼈의 가쪽 위관절융기에 배치한다.
2. 측각기의 **몸쪽팔**을 위팔뼈의 가쪽중심선에 정렬한다. 어깨봉우리의 중심이 기준점이 될 수 있다.
3. 측각기의 **먼쪽팔**을 노뼈의 가쪽중심선에 정렬한다. 노뼈머리와 노뼈 붓돌기가 기준점이 될 수 있다.

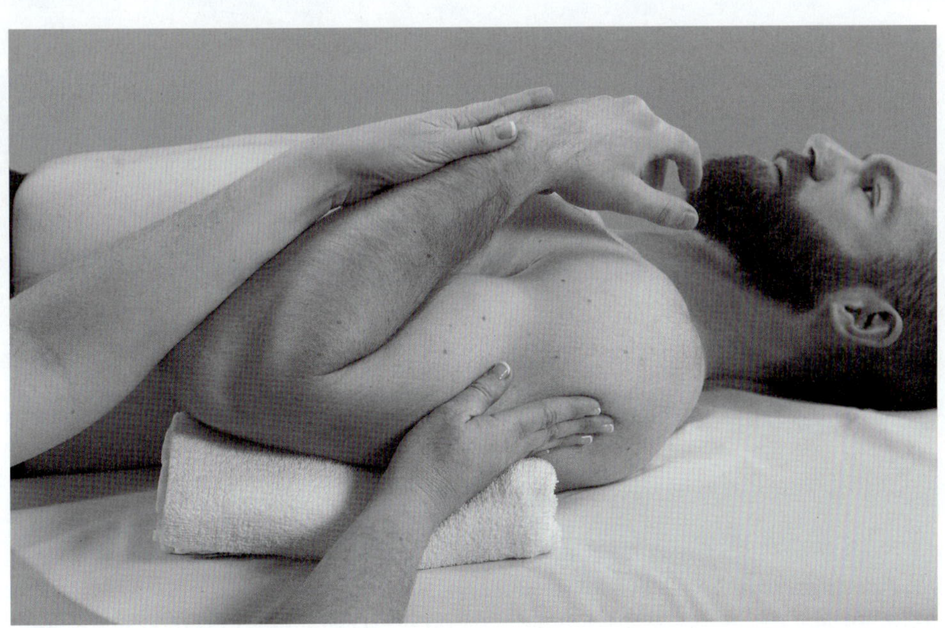

그림 5.13 팔꿉관절의 굽힘 ROM 끝지점. 검사자는 손으로 위팔뼈를 고정하지만, 움직임을 제한해서는 안 된다.

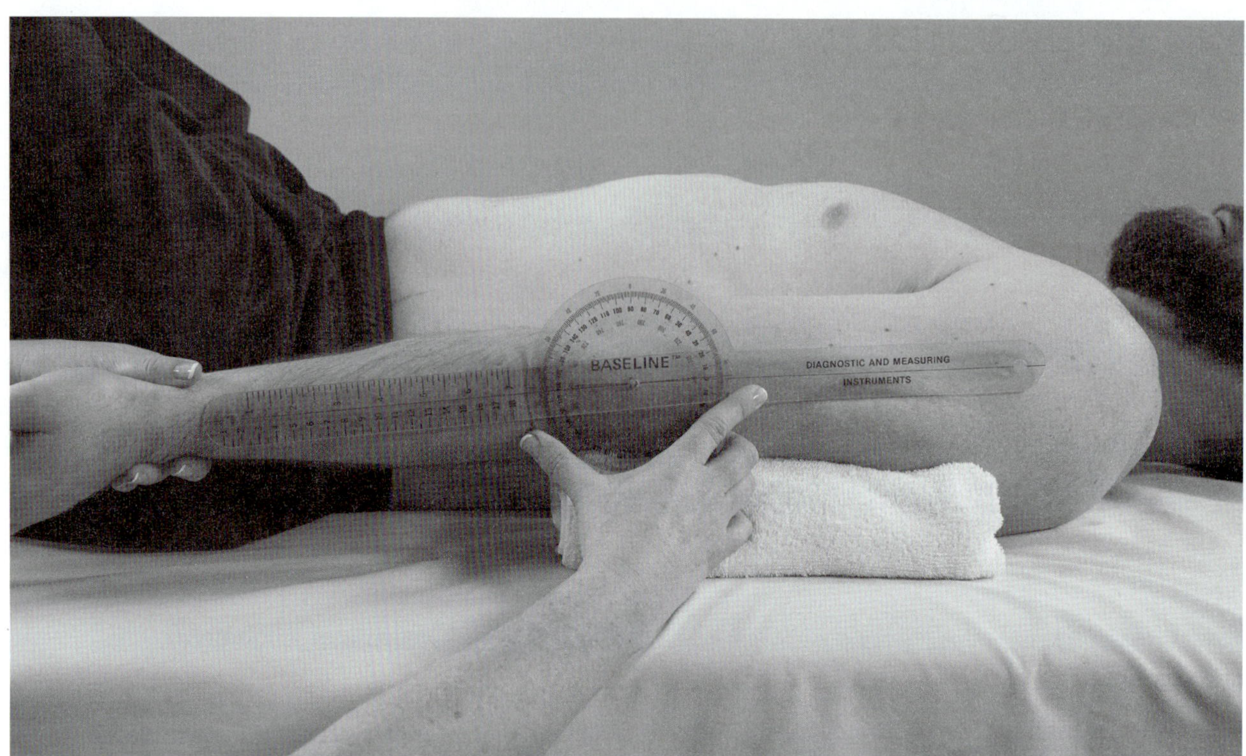

그림 5.14 팔꿉관절의 굽힘 ROM 시작지점에서의 측각기 정렬. 팔꿉관절이 완전히 폄되는 것을 방해하지 않도록 먼쪽 위팔뼈 밑에 타월을 배치한다.

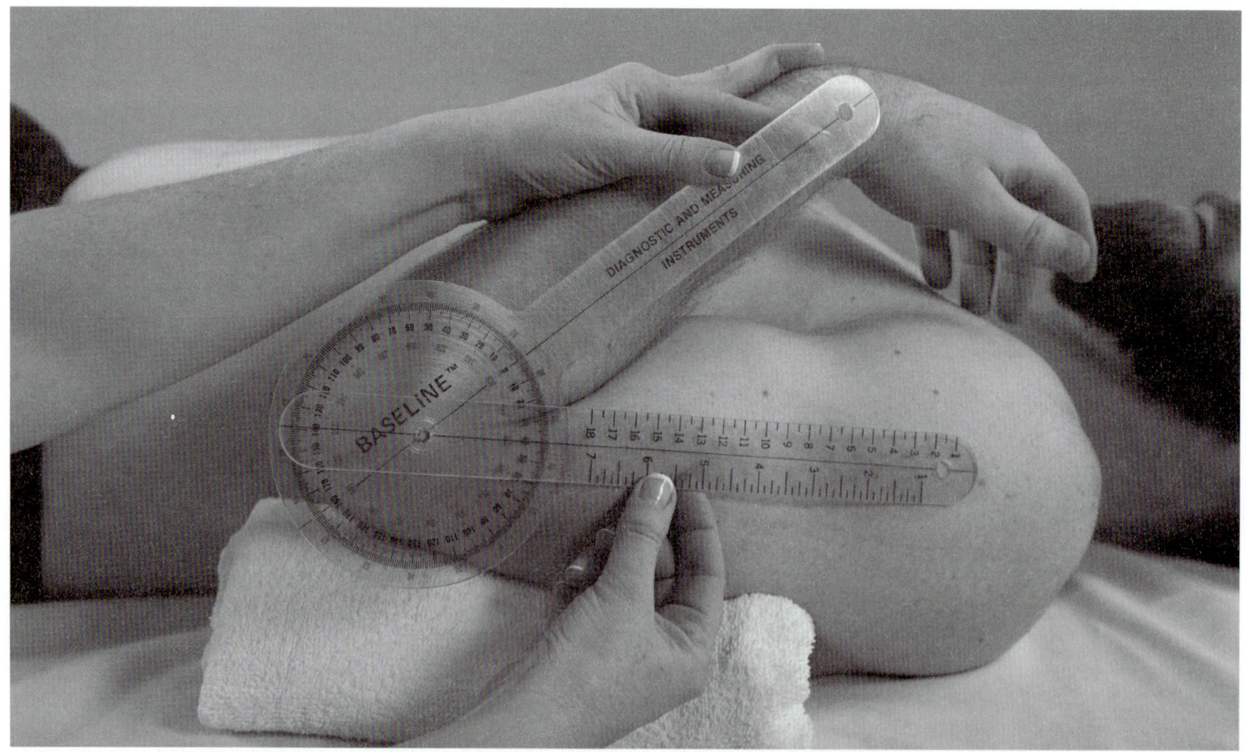

그림 5.15 팔꿉관절의 굽힘 ROM 끝지점에서의 측각기 정렬. 아래팔이 완전히 뒤침되도록 유지하여 팔꿉관절의 굽힘이 가장 크게 일어나도록 한다.

팔꿉관절의 폄 (ELBOW EXTENSION)

폄은 안가측을 중심으로 시상면에서 발생한다. 팔꿉관절 폄의 ROM은 대개 분리하여 측정과 기록되지 않는데, 그 이유는 폄이 굽힘 ROM을 측정과 기록하는 시작자세이기 때문이다. 성인의 정상 폄 ROM은 0°이다. 연령과 성별에 따른 정상 ROM 값을 나타낸 표 5.1에서 표 5.3까지의 연구 소견 단락을 참고하기 바란다.

검사자세, 고정 및 측각기 정렬 (Testing Position, Stabilization, and Goniometer Alignment)

검사자세, 고정, 측각기 정렬은 팔꿉관절의 굽힘 ROM 측정 때와 동일하다. 그림 5.14를 참고하기 바란다.

검사동작 (Testing Motion)

손등을 검사대 쪽으로 움직이면서 팔꿈치를 폄한다. 폄 동안, 아래팔은 뒤침 상태로 되어야 한다. 폄 ROM의 끝은 더 이상의 움직임에 대한 저항이 느껴질 때 일어나고, 저항을 이기려는 시도들이 어깨의 폄을 초래한다.

정상 끝느낌 (Normal End-Feel)

끝느낌은 팽팽한 느낌이다. 왜냐하면 자뼈의 팔꿈치머리돌기와 위팔뼈의 팔꿈치오목 사이의 접촉 때문이다. 때때로 끝느낌이 딱딱할 수도 있는데, 그 이유는 앞쪽 관절주머니, 곁인대, 위팔근의 긴장 때문이다.

아래팔의 엎침 (FOREARM PRONATION)

피검자가 팔꿉관절을 90°로 굽힘한 검사자세를 취할 때, 엎침은 앞뒤축을 중심으로 시상면에서 일어난다. 성인의 정상 엎침 ROM은 75~85°이다. 연령과 성별에 따른 정상 ROM 값을 나타낸 표 5.1에서 표 5.3까지의 연구 소견 단락을 참고하기 바란다.

검사자세 (Testing Position)

피검자는 팔이 몸통에 붙을 수 있도록 어깨의 굽힘, 폄, 벌림, 모음 및 돌림을 0°로 하고 앉는다. 그리고 팔꿉관절을 90°로 굽힘하고 아래팔을 지지한다. 이런 검사자세는 오목위팔관절의 움직임을 막고, 아래팔의 움직임만 일어나도록 한다. 초기의 아래팔 자세는 엎침과 뒤침의 중립위로서 엄지가 위팔뼈에 일직선을 이루도록 한다. 대부분의 피검자에서는, 엄지가 천장 쪽으로 향하게 된다.

고정 (Stabilization)

어깨의 안쪽돌림과 벌림을 막기 위해 위팔뼈의 먼쪽 끝단을 고정한다.

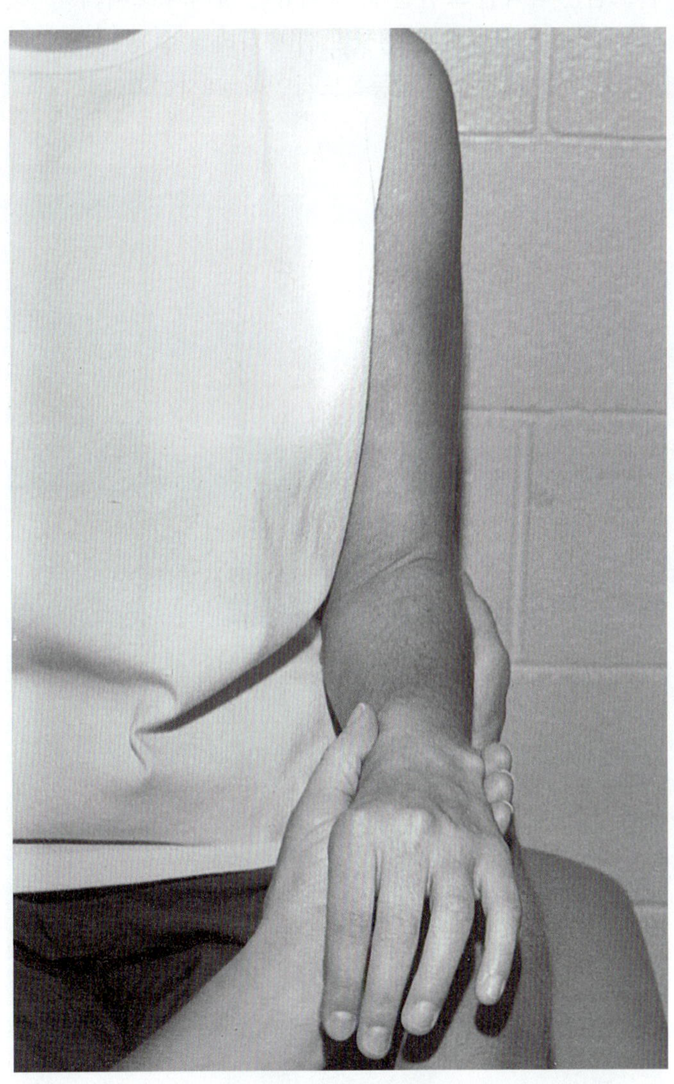

그림 5.16 엎침 ROM의 끝지점. 피검자는 검사대의 끝에 앉고, 검사자는 피검자와 마주보고 선다. 검사자는 어깨의 안쪽돌림과 벌림을 막는 것을 돕기 위해, 팔꿈치가 몸통에 밀착되도록 한 손으로 팔을 잡고, 팔꿉관절을 90°로 굽힘시킨다. 검사자는 다른 손으로 피검자의 손이 아니라 노뼈를 잡는다. 만약 검사자가 피검자의 손을 잡는다면, 노자관절의 움직임을 위해 손목의 움직임이 잘못 일어날 것이다.

검사동작 (Testing Motion)

노뼈의 먼쪽을 바닥 쪽으로 움직임으로써 아래팔을 엎침한다. 즉, 손바닥이 바닥 쪽을 향한다 (그림 5.16). 엎침 ROM의 끝은 더 이상의 움직임에 대한 저항이 느껴질 때 일어나고, 저항을 이기려는 시도들이 어깨의 안쪽돌림과 벌림을 일으킨다.

정상 끝느낌 (Normal End-Feel)

끝느낌은 딱딱한 느낌인데, 그 이유는 자뼈와 노뼈의 접촉 때문이다. 또는 팽팽한 느낌이 나타날 수 있는데, 그 이유는 아래노자관절의 등쪽노자인대, 뼈사이막, 뒤침근의 긴장 때문이다.

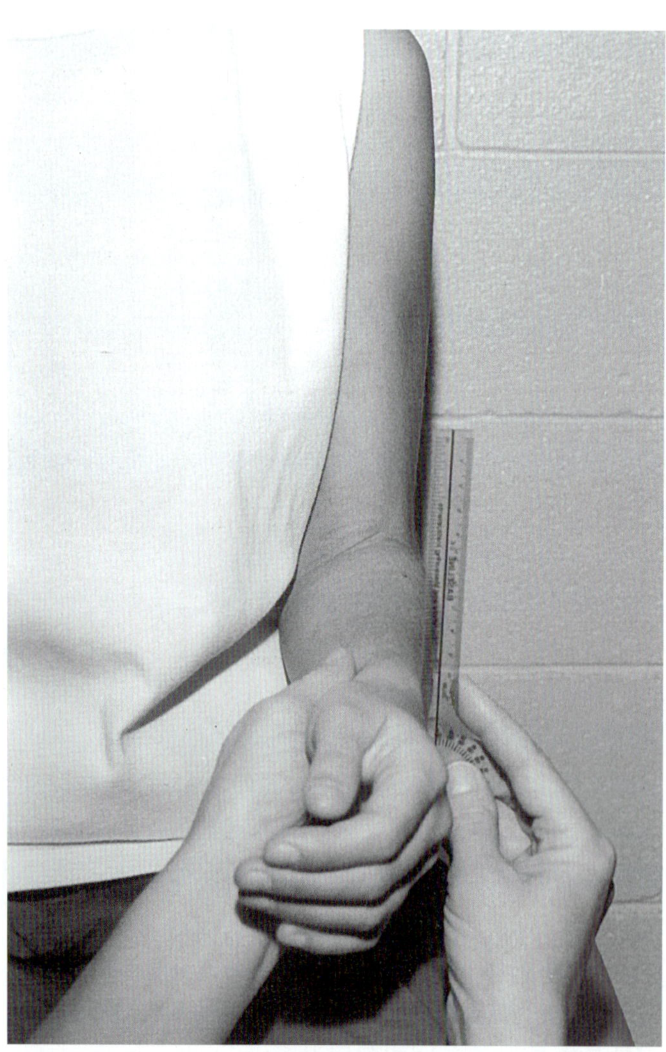

그림 5.17 엎침 ROM의 시작 지점에서의 측각기 정렬. 측각기를 먼쪽노자관절의 가쪽에 배치한다. 측각기의 팔은 위팔뼈의 앞쪽 중심선과 평행하게 정렬된다.

측각기 정렬 (Goniometer Alignment)

그림 5.17과 그림 5.18을 참고한다.

1. 측각기의 **중심축**을 자뼈붓돌기의 가쪽과 몸쪽에 배치한다.
2. 측각기의 **몸쪽팔**을 위팔뼈의 앞쪽 중심선과 평행하게 정렬한다.
3. 측각기의 **먼쪽팔**을 아래팔의 등쪽면을 가로질러 붓돌기의 바로 몸쪽에 배치하는데, 그 이유는 그 지점이 아래팔에서 가장 편평한 곳이며 근육이 없는 곳이다. 측각기의 먼쪽팔은 반드시 노뼈붓돌기와 자뼈붓돌기에 평행하게 정렬한다.

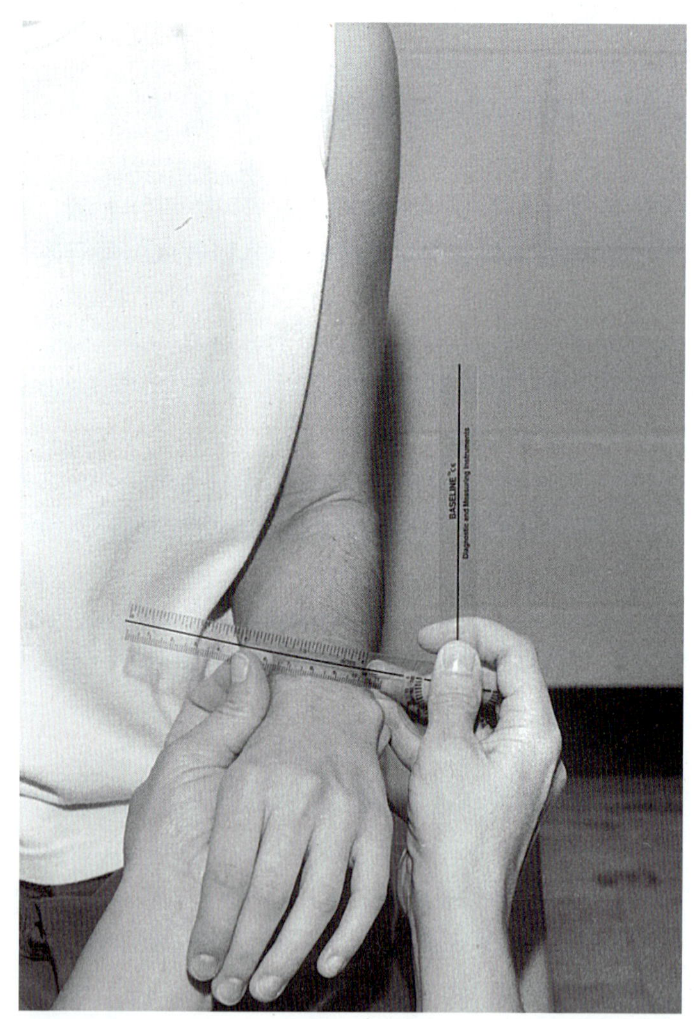

그림 5.18 엎침 ROM의 끝지점에서의 측각기 정렬. 검사자는 측각기의 몸쪽팔이 위팔뼈의 앞쪽 중심선과 나란하도록 한 손을 이용한다. 검사자는 다른 손으로 아래팔을 지지하고, 측각기의 먼쪽팔을 노뼈붓돌기와 자뼈붓돌기의 바로 몸쪽인 아래팔의 등쪽면에 배치한다. 측각기의 축을 자뼈붓돌기의 몸쪽과 가쪽에 배치한다.

아래팔의 뒤침 (FOREARM SUPINATION)

피검자가 팔꿉관절을 90°로 굽힘한 검사자세를 취할 때, 뒤침은 앞뒤축을 중심으로 시상면에서 일어난다. 성인의 정상 뒤침 ROM은 80~90°이다. 연령과 성별에 따른 정상 ROM 값을 나타낸 표 5.1에서 표 5.3까지의 연구 소견 단락을 참고하기 바란다.

검사자세 (Testing Position)

피검자는 팔이 몸통에 붙을 수 있도록 어깨의 굽힘, 폄, 벌림, 모음 및 돌림을 0°로 하고 앉는다. 그리고 팔꿉관절을 90°로 굽힘하고 아래팔을 지지한다. 이런 검사자세는 오목위팔관절의 돌림을 막고, 아래팔의 움직임만 일어나도록 한다. 초기의 아래팔 자세는 엎침과 뒤침의 중립위로서 엄지가 위팔뼈에 일직선을 이루도록 한다. 대부분의 피검자에서는, 엄지가 천장 쪽으로 향하게 된다.

고정 (Stabilization)

어깨의 가쪽돌림과 모음을 막기 위해 위팔뼈의 먼쪽 끝단을 고정한다.

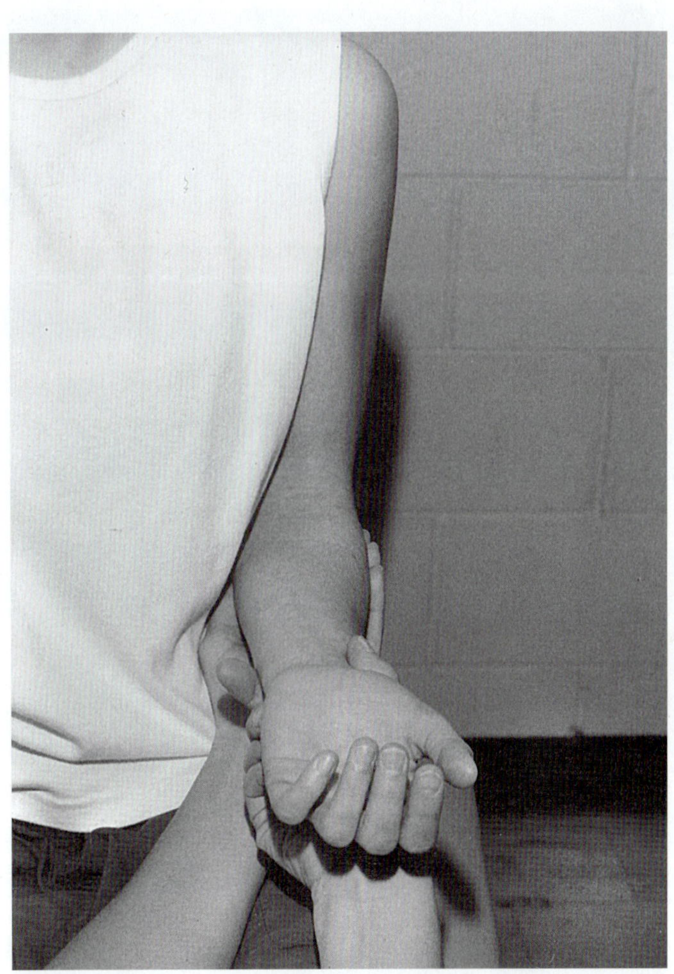

그림 5.19 뒤침 ROM의 끝지점. 검사자는 어깨의 가쪽돌림과 모음을 막는 것을 돕기 위해, 팔꿈치가 몸통에 밀착되도록 한 손으로 팔을 잡고, 팔꿉관절을 90°로 굽힘시킨다. 검사자는 다른 손으로 아래팔을 지지하는 반면, 먼쪽 노뼈를 민다.

검사동작 (Testing Motion)

손바닥이 천장 쪽으로 향하도록 등쪽 방향으로 노뼈를 움직임으로써 아래팔을 뒤침한다. 그림 5.19를 참고한다. 뒤침 ROM의 끝은 더 이상의 움직임에 대한 저항이 느껴질 때 일어나고, 저항을 이기려는 시도들이 어깨의 가쪽돌림과 모음을 일으킨다.

정상 끝느낌 (Normal End-Feel)

끝느낌은 팽팽한 느낌인데, 그 이유는 아래노자관절의 바닥쪽노자인대, 빗끈, 뼈사이막, 원엎침근과 네모엎침근의 긴장 때문이다.

측각기 정렬 (Goniometer Alignment)

그림 5.20과 그림 5.21을 참고한다.

1. 측각기의 **중심축**을 자뼈붓돌기의 안쪽과 몸쪽에 배치한다.
2. 측각기의 **몸쪽팔**을 위팔뼈의 앞쪽 중심선과 평행하게 정렬한다.
3. 측각기의 **먼쪽팔**을 아래팔의 바닥쪽면을 가로질러 붓돌기의 바로 몸쪽에 배치하는데, 그 이유는 그 지점이 아래팔에서 가장 편평한 곳이며 근육이 없는 곳이다.

측각기의 먼쪽팔은 반드시 노뼈붓돌기와 자뼈붓돌기에 평행하게 정렬해야 한다.

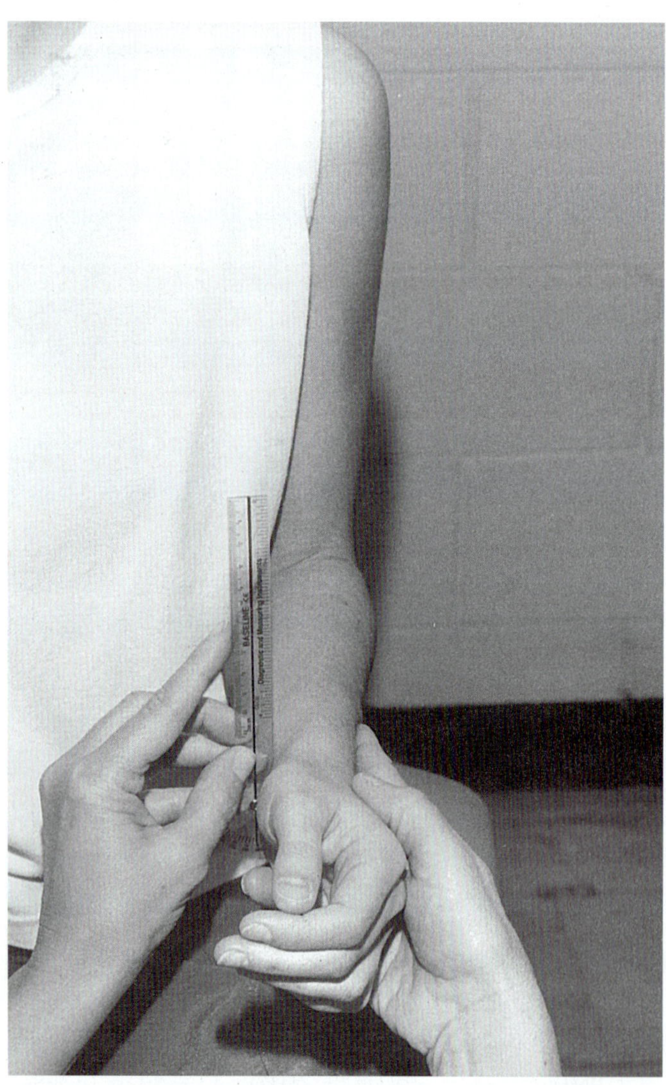

그림 5.20 뒤침 ROM의 시작 지점에서의 측각기 정렬. 측각기의 몸통을 먼쪽노자관절의 안쪽에 배치하고, 측각기의 팔을 위팔뼈의 앞쪽 중심선과 평행하게 정렬된다.

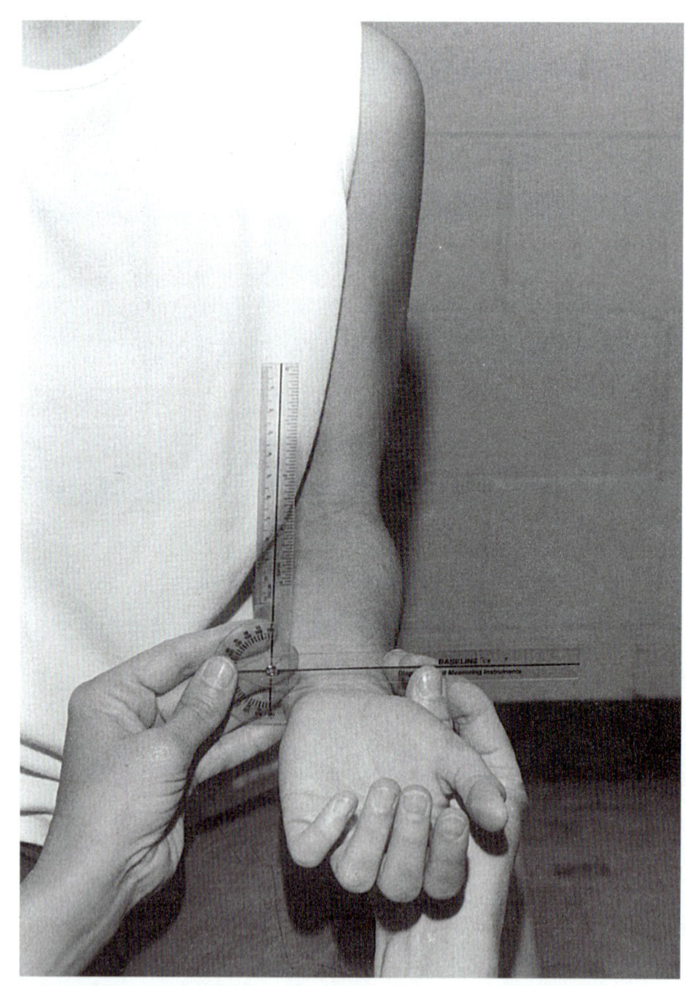

그림 5.21 뒤침 ROM의 끝지점. 검사자는 한 손으로 측각기의 몸쪽팔을 위팔뼈의 앞쪽 중심선과 나란하게 배치한다. 검사자는 다른 손으로 아래팔을 지지하는 한편, 측각기의 먼쪽팔을 노뼈붓돌기와 자뼈붓돌기의 바로 몸쪽인 아래팔의 바닥쪽면을 가로질러 유지한다. 측각기의 축을 자뼈붓돌기의 몸쪽과 안쪽에 배치한다.

근육길이 검사절차: 팔꿉관절과 아래팔

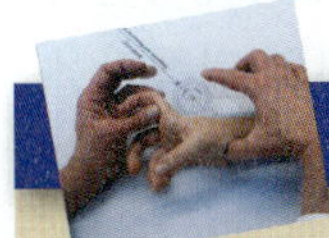

검사절차를 위한 뼈표식점 (Landmarks for Testing Procedures)

그림 5.9-그림 5.12를 참고한다.

팔꿉관절 굽힘근 (ELBOW FLEXORS)

몇몇 근육이 팔꿉관절을 굽힘하고, 만약 이들 근육이 짧아지면 팔꿉관절의 폄을 제한할 것이다. 위팔두갈래근은 어깨와 팔꿈치를 가로지르는 다관절 근육이다: 오목위팔관절, 위팔자관절, 위팔노관절, 위노자관절 등. 위팔두갈래근의 짧은갈래는 어깨뼈의 부리돌기에서 시작한다 (그림 5.22). 위팔두갈래근의 긴갈래는 어깨뼈의 오목위결절에서 시작한다. 위팔두갈래근은 노뼈거친면에서 정지한다. 위팔두갈래근이 수축하면, 팔꿉관절과 어깨가 굽힘하고, 아래팔이 뒤침된다. 수동으로 어깨와 팔꿉관절을 완전히 폄하고 아래팔을 뒤침하면 위팔두갈래근이 최대로 늘어나게 된다.

위팔두갈래근과 반대로, 위팔근과 위팔노근은 한 관절(각각 위팔자관절과 위팔노관절)만 통과한다. 위팔근은 위팔뼈 앞쪽의 먼쪽 절반과 안쪽과 가쪽의 근육사이막에서 시작하고, 자뼈의 갈고리돌기와 자뼈거친면에서 착지한다. 위팔노근은 위팔뼈 가쪽관절융기위능선의 위쪽 2/3 지점과

그림 5.22 팔의 가쪽면은 위팔두갈래근의 이는곳과 닿는곳을 보여주고 있다. 오목위팔관절, 팔꿉관절, 위노자관절 부위의 근육을 신장하고 있다.

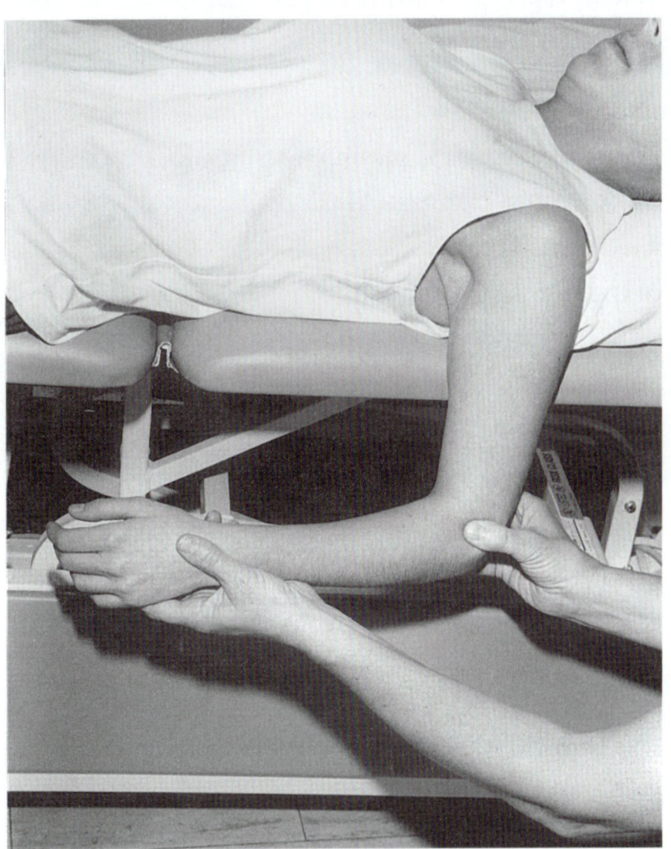

그림 5.23 위팔두갈래근의 길이 검사를 위한 시작 자세.

가쪽 근육사이막에서 시작하여, 노뼈붓돌기에서 착지한다. 이들 양쪽 근육 (위팔근과 위팔노근)은 어깨와 아래팔의 자세와는 관계없이 팔꿉관절을 폄할 때 수동으로 늘어나게 된다. 이들 두 근육의 길이 검사는 팔꿉관절의 폄 ROM을 측정하는 동안 (어깨는 중립위를 유지하고, 아래팔은 뒤침을 유지한다), 다른 관절 구조물과 함께 이루어진다. 그러므로 우리는 이들 근육에 대한 길이 검사를 분리해서 수행하지 않을 것이다.

위팔두갈래근의 근육길이 검사 (BICEPS BRACHII MUSCLE LENGTH TEST)

위팔두갈래근의 길이검사는 어깨를 폄하고 아래팔을 엎침시킨 후, 팔꿉관절을 폄시켜 주의깊게 평가한다.

검사자세 (Testing Position)

피검사는 검사대 끝에서 누운 자세를 취한다 (그림 5.23). 팔꿉관절을 굽힘하고, 어깨를 완전히 폄하고, 어깨의 벌림, 모음 및 돌림을 0° 자세로 만든다.

고정 (Stabilization)

어깨의 폄을 유지하기 위해 위팔뼈를 고정한다. 검사대가 어깨의 고정에 도움을 준다.

검사동작 (Testing Motion)

아래팔을 엎침한 상태로 유지하면서, 팔꿉관절을 폄한다 (그림 5.24). 검사동작의 끝은 저항이 느껴질 때 일어나고, 부가적인 팔꿉관절의 폄은 어깨의 굽힘을 초래한다.

정상 끝느낌 (Normal End-Feel)

끝느낌은 팽팽한 느낌인데, 그 이유는 위팔두갈래근의 긴장 때문이다.

측각기 정렬 (Goniometer Alignment)

그림 5.25를 참고한다.

1. 측각기의 **중심축**을 위팔뼈의 가쪽위관절융기에 배치한다.
2. 봉우리돌기의 중앙 부위를 기준점으로 이용하여, 측각기의 **몸쪽팔**을 위팔뼈의 가쪽중심선에 정렬시킨다.
3. 자뼈붓돌기를 기준점으로 이용하여 측각기의 **먼쪽팔**을 자뼈의 가쪽중심선에 정렬시킨다.

설명 (Interpretation)

만약 위팔두갈래근이 짧다면, 어깨가 완전히 폄되고 아래팔이 완전히 엎침되었을 때 위팔두갈래근이 팔꿉관절의 폄을 제한할 것이다. 만약 어깨와 아래팔의 자세에 관계없이 팔꿉관절의 폄이 제한되면, 그 제한은 관절면의 이상, 앞쪽 관절주머니과 곁인대의 단축, 또는 위팔근과 위팔노근 등과 같이 팔꿉관절만 통과하는 근육 때문일 것이다. 우리는 위팔두갈래근의 근육길이 검사에 대한 정상 값을 알지 못한다.

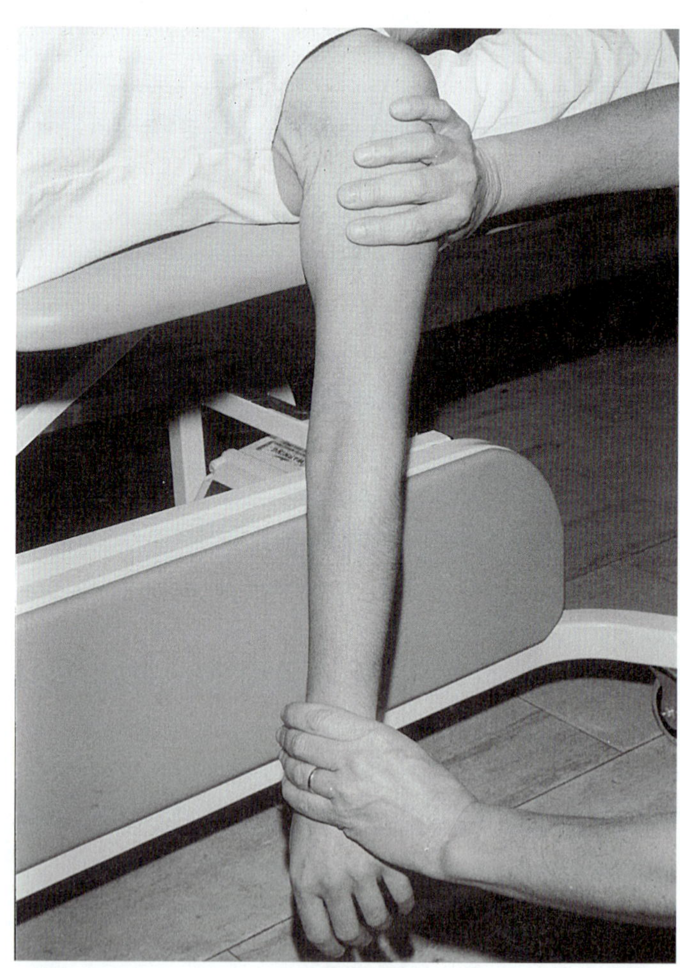

그림 5.24 위팔두갈래근 길이를 위한 검사동작의 끝 자세. 검사자는 어깨가 완전히 폄된 상태로 한 손으로 위팔뼈를 고정한다. 반면 다른 손으로 아래팔을 엎침한 상태로 잡고, 팔꿉관절을 폄시킨다.

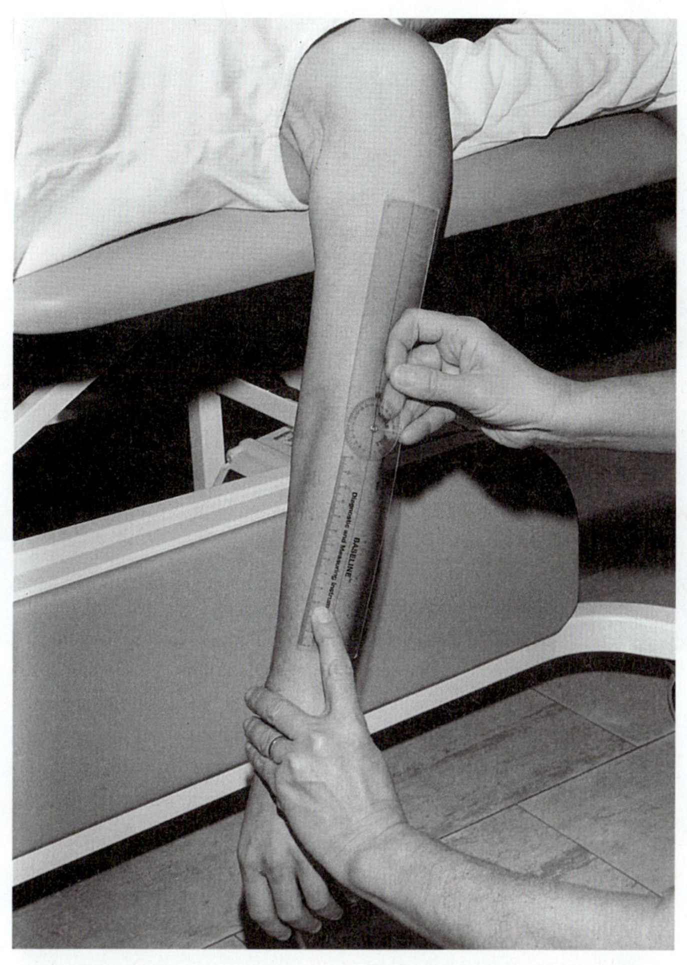

그림 5.25 위팔두갈래근 길이 검사의 끝지점에서의 측각기 정렬. 검사자는 위팔뼈의 고정을 해제하고, 손으로 측각기를 잡는다.

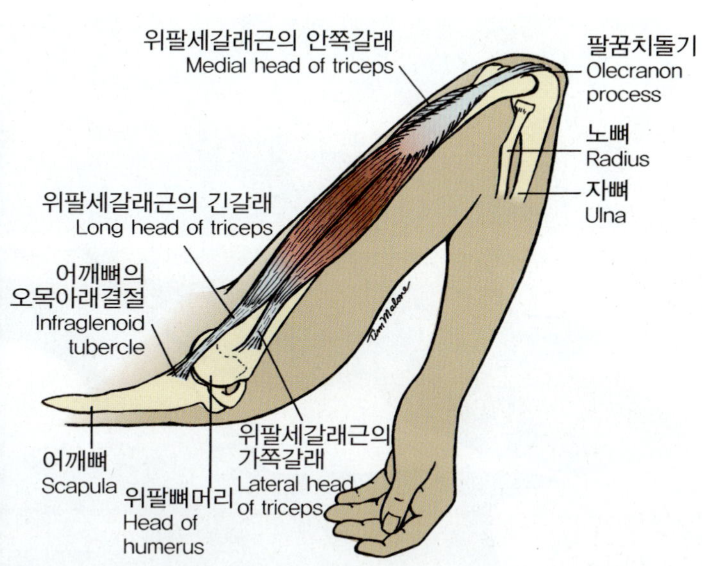

그림 5.26 왼쪽 팔의 가쪽면은 위팔세갈래근의 이는곳과 닿는곳을 보여주고 있고, 오목위팔관절과 팔꿉관절 부위에서 이 근육을 신장하고 있다.

팔꿉관절 폄근 (ELBOW EXTENSORS)

위팔세갈래근과 팔꿈치근이 팔꿉관절을 펴하고, 만약 이들 근육이 짧아져 있다면 팔꿉관절의 굽힘을 제한할 것이다. 위팔세갈래근의 긴갈래는 어깨뼈의 오목아래결절에서 시작한다 (그림 5.26). 위팔세갈래근의 가쪽갈래는 위팔뼈의 뒤가쪽면에서 시작하고, 안쪽갈래는 위팔뼈의 뒤안쪽면에서 시작한다. 이들 모든 갈래는 자뼈 팔꿈치머리돌기에서 착지한다. 이 근육이 수축하면, 팔꿉관절과 어깨가 폄한다. 위팔두갈래근의 긴갈래는 어깨와 팔꿉관절을 완전히 굽힘했을 때 늘어나게 된다.

팔꿈치근은 위팔자관절만 통과한다. 팔꿈치근은 위팔뼈의 가쪽위관절융기에서 시작하여, 자뼈의 뒤위쪽면과 팔꿈치머리돌기의 가쪽면에서 착지한다.

팔꿈치근은 어깨나 아래팔의 자세에 관계없이 팔꿉관절을 굽힘할 때 신장된다. 팔꿈치근의 길이는 팔꿉관절의 굽힘 ROM을 측정할 때 다른 관절의 구조물과 함께 자동적으로 검사된다; 그러므로 우리는 여기에서 팔꿈치근의 길이 검사를 따로 수행하지 않는다.

위팔세갈래근 긴갈래의 근육길이 검사 (LONG HEAD OF THE TRICEPS BRACHII MUSCLE LENGTH TEST)

위팔세갈래근 긴갈래의 길이는 어깨와 팔꿉관절을 굽힘했을 때 신장된다.

검사자세 (Testing Position)

피검자는 검사대의 가장자리에 눕는다. 팔꿈치를 펴하고 어깨를 완전 굽힘하며, 어깨의 벌림, 모음 및 돌림을 0°로 만든다. 아래팔을 뒤침시킨다 (그림 5.27).

고정 (Stabilization)

어깨뼈의 굽힘을 유지하기 위해 위팔뼈를 고정한다.

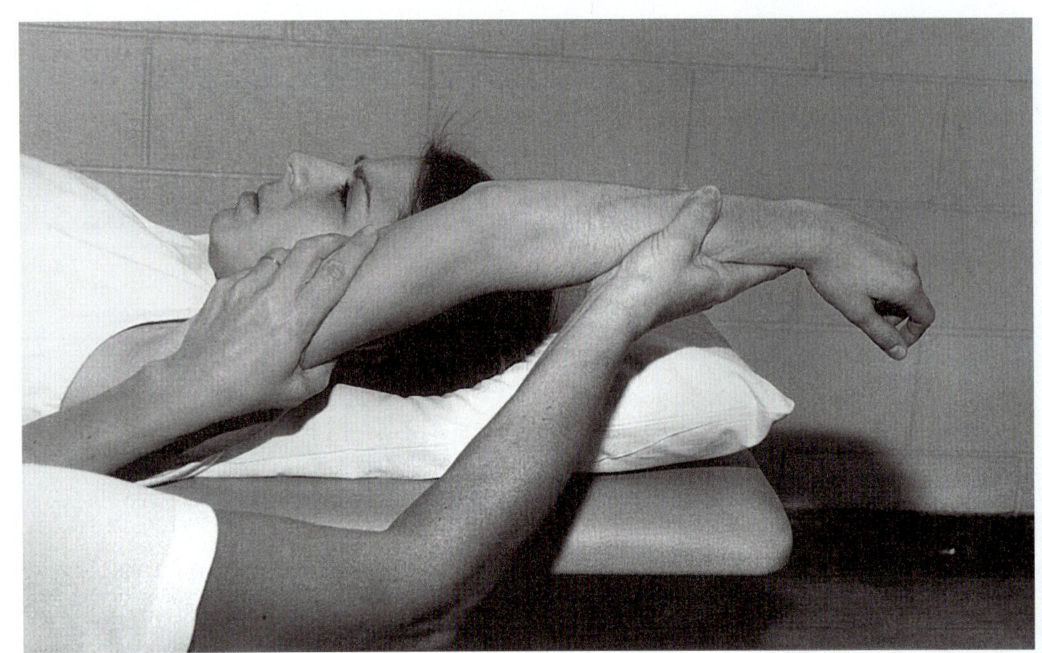

그림 5.27 위팔세갈래근의 길이검사를 위한 시작자세.

몸통의 무게와 넓은등근, 작은가슴근, 큰마름근 및 작은마름근의 수동장력도 어깨뼈를 고정하는데 도움을 준다.

검사동작 (Testing Motion)

어깨 쪽에 가까이 있는 손을 움직임으로써 팔꿉관절을 굽힌한다 (그림 5.28). 검사동작의 끝은 저항이 느껴질 때 일어나고, 부가적인 팔꿉관절의 굽힘이 어깨의 폄을 초래한다.

정상 끝느낌 (Normal End-Feel)

끝느낌은 팽팽한 느낌인데, 그 이유는 왜냐하면 위팔세갈래근 긴갈래의 긴장 때문이다.

측각기 정렬 (Goniometer Alignment)

그림 5.29를 참고한다.

1. 측각기의 **중심축**을 위팔뼈 가쪽위관절융기에 배치한다.
2. 봉우리돌기의 중앙 부위를 기준으로 이용하여, 측각기의 **몸쪽팔**을 위팔뼈 가쪽 중심선에 정렬한다.
3. 노뼈붓돌기를 기준으로 이용하여, 측각기의 **먼쪽팔**을 노뼈 가쪽 중심선에 정렬한다.

설명 (Interpretation)

만약 위팔세갈래근이 짧다면, 어깨를 완전히 굽힘했을 때 위팔세갈래근이 팔꿉관절의 굽힘을 제한할 것이다. 만약 어깨의 자세에 관계없이 팔꿉관절의 굽힘이 제한되면, 그 제한은 관절면의 이상, 뒤쪽 관절주머니의 단축, 또는 팔꿈치근과 위팔세갈래근의 안쪽갈래와 가쪽갈래처럼 팔꿉관절만 통과하는 근육 때문일 것이다. 우리는 위팔세갈래근의 근육길이 검사에 대한 정상 값을 알지 못한다.

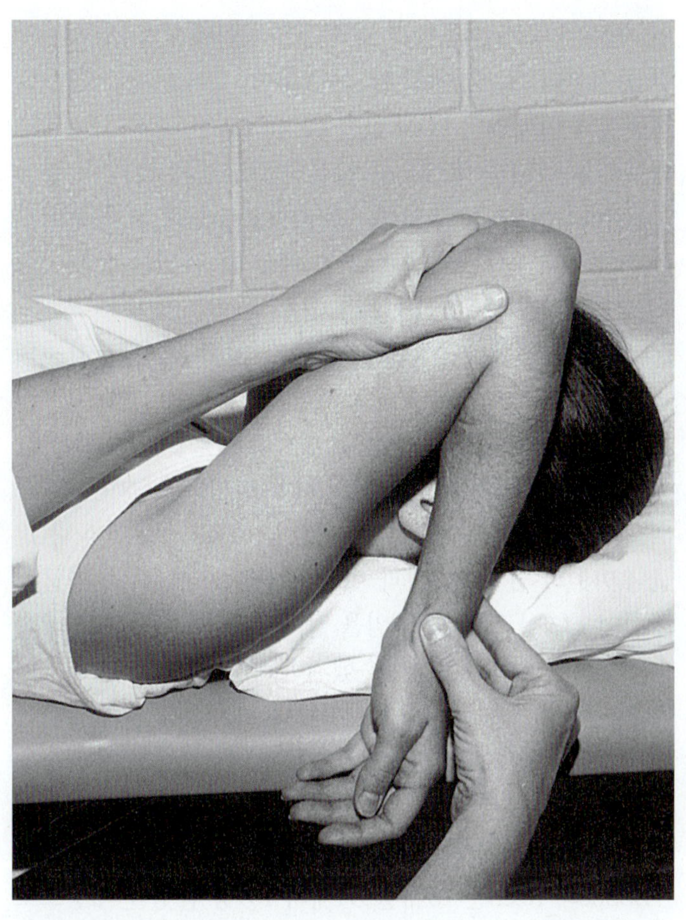

그림 5.28 위팔세갈래근 길이를 위한 검사동작의 끝 자세. 검사자는 한 손으로 어깨를 완전히 굽힘한 상태로 위팔뼈를 고정한다. 그리고 다른 한 손으로 팔꿉관절을 굽힘한다.

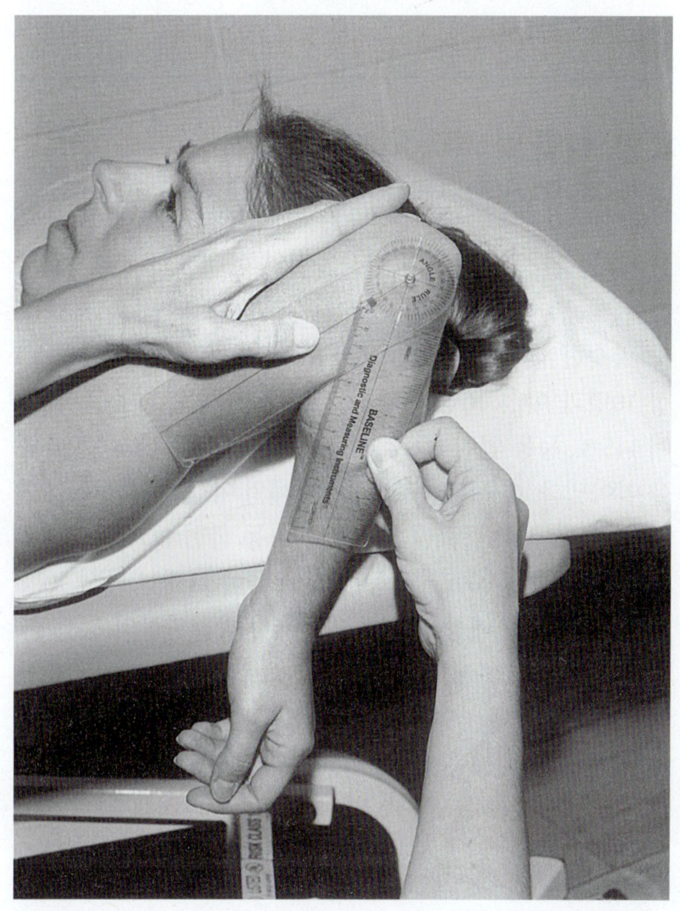

그림 5.29 위팔세갈래근 길이검사의 끝지점에서의 측각기 정렬. 검사자는 한 손으로 위팔뼈의 고정을 계속하고 측각기의 몸쪽팔을 정렬한다. 검사자는 다른 손으로 팔꿉관절의 폄상태를 유지하면서, 노뼈에 측각기의 먼쪽팔을 정렬시킨다.

연구 소견 (Research Findings)

연령, 성별 및 기타 요소의 효과 (Effects of Age, Gender, and Other Factors)

표 5.1는 건강한 성인의 팔꿉관절과 아래팔의 정상 ROM 값을 제공한다. 표 5.1에 소개된 자료 이외의 다른 자료들도 비슷한 값을 보고했다. Greene과 Wolf는 18-55세의 남성 10명과 여성 10명을 대상으로 한 연구에서, 능동 굽힘이 145.3°, 능동 엎침이 84.4°, 그리고 능동 뒤침이 76.9° 였음을 알아냈다. Goodwin 등은 18~31세의 여성 23명을 대상으로 한 연구에서, 팔꿉관절의 평균 능동 굽힘 ROM이 148.9°라고 주장했다. Petherick 등은 평균 나이 24세인 남성 10명과 여성 20명을 대상으로 한 연구에서 팔꿉관절의 능동 굽힘 ROM이 145.8°라고 주장했다. Sanya와 Chinyelu는 50명의 20~71세 정상 성인 (남23명, 여27명)을 대상으로 한 연구에서, 팔꿉관절 능동 굽힘 ROM이 137.8°라고 주장했다. 이들 모든 자료는 각도를 측정하기 위해 유니버설 측각기를 사용했다.

연령 (Age)

여러 연령 그룹에 대한 정상 ROM 값의 교차연구에 따르면, 연령이 증가함에 따라 팔꿉관절과 아래팔의 ROM이 약간 증가한다. 표 5.2에서 알 수 있듯이, 유아를 대상으로 팔꿉관절과 아래팔의 ROM 값을 측정한 Wanatabe 등의 연구와 1~7세 아동을 대상으로 팔꿉관절 굽힘의 ROM이 평균 151.4°이라는 Hacker, Funk, Manco-Johnson의 연구에 따르면, 아동의 ROM이 표 5.1과 표 5.3에서 알 수 있는 성인 남성의 값보다 일반적으로 더 컸다.

다른 연구자들은 성인보다 크지 않고 비슷한 아동의 팔꿉관절 굽힘에 대한 평균 ROM 값을 보고했다.

Golden 등은 4개월-18세의 아동 300명을 대상으로 남자 아동의 평균 팔꿉관절 굽힘 ROM이 143.8°이고, 여자 아동의 평균값이 145.3°였음을 알아냈다. Barad 등은 1~6세 (평균 4.9세)의 남아 747명과 여아 614명을 대상으로 평균의 굽힘이 142°이고 폄이 11°임을 알아냈다. 이들 아동의 굽힘 ROM 값이 성인의 값과 비슷했지만, 폄의 값은 성인보다 약간 더 큰 편이었다. 여아가 남아보다 1~2° 정도 폄과 굽힘에서 더 큰 값을 보였지만, 연구자들이 임상적으로 유의성을 고려하지 않았다. 피검자의 선택과 측정 방법이 다르기 때문에, 여러 연구로부터 얻어진 값과 비교할 수 없었다.

Boone와 Azen은 18개월~54세의 109명 남성을 대상으로 한 연구에서, 19세 이하의 피검자와 19세 이상의 피검자 사이에서 팔꿉관절의 굽힘과 뒤침이 현저하게 차이가 났음

표 5.1 자료를 근거로 한 성인의 팔꿉관절과 아래팔의 정상 ROM 값 (°)

	AAOS[13,14]	AMA[15]	Boone and Azen[16]		Gunal et al[17]		Soucie et al[18]							
			20–54세* n=56 남성		18–22세† n=1,000 남성		20–44세† n=114 남성		20–44세† n=143 여성		45–69세† n=96 남성		45–69세† n=123 여성	
운동			*평균*	*(SD)*	*평균*	*(SD)*	*평균*	*(SD)*	*평균*	*(SD)*	*평균*	*(SD)*	*평균*	*(SD)*
굽힘	150	140	140.5	(4.9)	144.2	(5.8)	144.6	(5.5)	150.0	(5.5)	143.5	(6.0)	148.3	(5.6)
폄	0	0	0.3	(2.7)	4.9	(11.1)	0.8	(3.8)	4.7	(4.8)	−0.7	(3.9)	3.6	(5.5)
엎침	80	80	75.0	(5.3)			76.9	(7.0)	82.0	(5.8)	77.7	(6.0)	80.8	(6.3)
뒤침	80	80	81.1	(4.0)	91.7	(9.6)	85.0	(6.6)	90.6	(8.5)	82.4	(7.5)	87.2	(6.9)

SD = 표준편차

* 유니버설 측각기로 측정된 능동 ROM의 값

† 유니버설 측각기로 측정된 수동 ROM의 값

− 기호는 굽힘을 의미한다.

표 5.2 팔꿉관절과 아래팔에 대한 연령과 성별의 효과: 신생아, 아동 및 청소년의 정상 값 (°)

	Wanatabe et al[23]	Boone[26]						Soucie et al[18]							
	2주–2세* n=45 남/여	18개월–5세† n=19 남성		6–12세† n=17 남성		13–19세† n=17 남성		2–8세* n=55 남성		2–8세* n=39 여성		9–19세* n=48 남성		9–19세* n=56 여성	
운동	*평균*	*평균*	*(SD)*	*평균*	*(SD)*	*평균*	*(SD)*	*평균*	*(SD)*	*평균*	*(SD)*	*평균*	*(SD)*	*평균*	*(SD)*
굽힘	148–158	144.9	(5.7)	146.5	(4.0)	144.9	(6.0)	151.4	(2.4)	152.9	(4.4)	148.3	(5.2)	149.7	(4.7)
폄		0.4	(3.4)	2.1	(3.2)	0.1	(3.8)	2.2	(5.0)	6.8	(5.2)	5.3	(6.0)	6.4	(6.3)
엎침	90–96	78.9	(4.4)	76.9	(3.6)	74.1	(5.3)	79.6	(3.0)	84.6	(5.8)	79.8	(7.2)	81.2	(6.0)
뒤침	81–93	84.5	(3.8)	82.9	(2.7)	81.8	(3.2)	86.4	(4.2)	93.7	(7.3)	87.8	(7.3)	90.0	(7.5

SD = 표준편차
* 유니버설 측각기로 측정된 능동 ROM의 값
† 유니버설 측각기로 측정된 수동 ROM의 값

을 주장했다. 그들은 분석을 통해 다른 연령대에 비해 6~12세의 연령대에서 팔꿉관절의 굽힘과 폄이 크게 나타났음을 알아냈다. 어린 연령대 (18개월~5세)은 다른 연령대에 비해 엎침과 뒤침의 ROM이 의미있게 높았다. 그러나 연령대 사이의 가장 큰 차이는 상대적으로 작았다: 6.8°의 굽힘, 4.4°의 뒤침, 3.9°의 엎침 및 2.5°의 폄.

이와같이, Soucie 등은 2~69세 사이의 피검자 674명을 대상으로, 가장 어린 연령대에서 관절 가동성이 가장 좋았고, 노인층에서 관절 가동성이 가장 나빴음을 발견했다. 그러나 팔꿉관절과 아래팔의 ROM 차이는 10° 미만이었다. 연령이 증가함에 따라 발생하는 이런 ROM 감소의 경향은 남성과 여성 모두에게서 나타났다. Chapleau 등은 연령과 팔꿉관절의 굽힘과 전체 ROM 사이에서 음의 상관관계를 보고했다. 19~50세인 51명의 건강한 남성과 여성은 연령이 증가함에 따라 팔꿉관절의 움직임이 감소되었다. 흥미롭게도, Macedo와 Magee는 18~59세의 건강한 여성 90명을 대상으로 연구하여, 팔꿉관절의 굽힘이나 아래팔의 ROM에서 통계학적으로 유의한 감소를 찾지 못했지만, 팔꿉관절의 폄

표 5.3 팔꿉관절과 아래팔의 능동 운동에 대한 연령과 성별의 효과: 20–85세 성인의 정상 값 (°)

	Boone[26]						Walker et al[29]				Kalscheur et al[33]			
	20–29세 n=19 남성		30–39세 n=18 남성		40–54세 n=19 남성		60–85세 n=30 남성		60–85세 n=30 여성		66–86세 n=25 남성		63–85세 n=61 여성	
운동	*평균*	*(SD)*	*평균*	*(SD)*	*평균*	*(SD)*	*평균*	*(SD)*	*평균*	*(SD)*	*평균*	*(SD)*	*평균*	*(SD)*
굽힘	140.1	(5.2)	141.7	(3.2)	139.7	(5.8)	139.0	(14)	148.0	(5)	142.9	(6.8)	149.0	(5.2)
폄	0.7	(3.2)	0.7	(1.7)	−0.4	(3.0)	−6	(5)	−1	(5)				
엎침	76.2	(3.9)	73.6	(4.3)	75.0	(7.0)	68	(9)	73	(12)	82.9	(9.2)	87.8	(6.7)
뒤침	80.1	(3.7)	81.7	(4.2)	81.4	(4.0)	83	(11)	65	(11)	87.4	(12.1)	88.3	(6.4)

SD = 표준편차
− 기호는 굽힘을 의미한다.

에서는 연령의 증가에 따라 유의한 감소 (1.3°)를 찾았다. 그들은 젊은 층과 노령층 사이에서 이들 차이가 작았음 (0.5-1.5°)을 믿고 있었다. 선형 회귀방법을 통해, 40년 기간 동안 팔꿉관절과 아래팔에서 매년 0.01-0.10°의 수동 움직임 변화를 얻었다.

노인층은 팔꿉관절을 0°까지 완전히 폄하는데 어려움을 가지는 것 같다. Walker 등에 따르면, 그들의 연구에 참여한 여성 노인과 남성 노인 (60~84세)은 굽힘을 시작자세인 0°까지 팔꿉관절을 폄할 수 없었다고 한다. 시작 자세의 평균 각도는 남성이 6°이고, 여성이 1°였다. Boone과 Azen도 그들의 연구에서 가장 나이가 많은 피검자 (40~54세)는 팔꿉관절의 폄이 상실되어서, 약간의 굽힘 상태에서 굽힘을 시작했다고 한다. Bergstrom 등은 79세의 여성 52명과 남성 37명의 연구에서 5° 이상의 오른쪽 팔꿉관절의 굽힘 구축이 11%, 양쪽 팔꿉관절의 굽힘 구축이 7%임을 발견했다. Fiebert, Fuhri 및 New는 60~99세의 124명 남성과 여성을 대상으로 유니버설 측각기로 팔꿉관절의 폄을 측정했고, 전자 경사계로 아래팔이 움직임을 측정했다. 그들은 이들 노인들이 팔꿉관절을 완전히 폄할 수 없었다는 것을 발견했다 (평균 −1°의 폄). 팔꿉관절의 굽힘은 147°였고, 엎침은 84°였고, 뒤침은 85°였다. 이들 값은 측각기로 측정한 것보다 더 큰 값을 보였다.

Kalscheur 등은 63~83세의 여성 61명과 남성 25명을 대상으로 연령의 효과에 대해 연구를 했다. 사용된 선형회귀 방법에 따르면, 팔꿉관절의 굽힘이 65~85세 연령대에서는 매년마다 0.1~0.2°씩 감소되었고, 엎침은 0.1~0.4°씩 감소되었고, 뒤침은 0~1°씩 감소되었다고 주장했다. 20년 동안, 팔꿉관절의 굽힘은 3°, 엎침은 4°, 뒤침은 6° 감소되는 걸로 기대된다. 오른쪽 아래팔의 엎침과 뒤침의 감소만이 통계학적으로 유의했다.

성별 (Gender)

폭넓은 연령대를 포함한 연구들은 남성 보다 여성의 팔꿉관절 굽힘과 폄 ROM이 약간 더 컸다는 사실에 동의하고 있다. 대부분의 연구들은 아래팔의 뒤침과 엎침 ROM에서 비슷한 성별 차이를 지지하고 있지만, 몇 가지 예외가 보고되었다.

여성의 아동과 청소년은 비슷한 연령대의 남성보다 더 큰 ROM을 가지고 있는 것으로 밝혀졌다. Golden 등은 4개월-18세까지 이르는 300명의 아동을 대상으로 양쪽 팔꿉관절의 ROM을 측정하기 위해 유니버설 측각기를 사용했고, 그 결과로서 여성이 남성보다 통계적으로 더 유의한 값을 가지고 있었다. 그러나 평균 차이는 작은 편이었다: 굽힘은 1.5°이고, 폄은 0.9°였다.

Soucie 등은 2~69세의 4개 연령대에서 여성이 남성보다 모든 연령대에서 더 큰 가동성을 가졌음을 알아냈다 (표 5.1과 표 5.2 참고). 성별 차이의 범위는 팔꿉관절의 굽힘에서 1.4~5.4°, 폄에서 1.1~4.6°, 엎침에서 1.4~5.0°, 그리고 뒤침에서 2.2~7.3°였다. 이와 같이, Chapleau 등은 19~50세의 31명의 여성과 20명의 남성을 대상으로 방사선 촬영한 결과, 여성이 남성보다 팔꿉관절의 ROM에서 평균 4.0° 더 컸다고 했다. 넓은 연령대를 포함한 다른 연구에서, Bell과 Hoshizaki는 Leighton Flexometer를 사용하여, 18~88세의 여성 124명과 남성 66명의 ROM을 연구했다. 여성은 남성보다 팔꿉관절의 굽힘이 더 컸고, 연령대에 따라 평균 차이의 범위는 2~14°였다. 비록 여성이 남성보다 더 큰 뒤침-엎침의 ROM을 가지고 있다하더라도, 그런 증가는 통계적으로 유의하지 않았다. Salter와 Darcus는 16~29세의 남성 20명과 여성 5명을 특수 관절측각기를 이용하여 아래팔의 엎침-뒤침 측정에서 여성의 아래팔 돌림이 남성보다 평균 8° 더 컸음을 발견했지만, 피검자의 숫자가 적은 편이라서 통계적으로 유의하지 않았다.

노인을 대상으로 한 연구들은 여성이 남성보다 팔꿉관절 굽힘-폄의 ROM과 엎침의 ROM이 더 컸음을 알아냈다 (표 5.3 참고). 그러나 연구는 뒤침에 대한 관심을 촉발시켰다: 연구들은 남성의 뒤침 ROM이 여성의 것과 동일하거나 더 컸음을 밝혔다. Escalante, Lichenstein와 Hazuda은 65~74세의 지역 거주민 695명을 대상으로 여성의 팔꿉관절 굽힘 ROM이 남성보다 평균 4°가 더 컸음을 발견했다. Walker 등은 60~84세의 남자 30명과 여자 30명을 대상으로 한 연구에서, 여성의 굽힘 ROM (1~148°)이 남성 (5~139°)보다 현저하게 컸지만, 뒤침에서는 남성 (83°)이 여성 (65°)보다 더 컸음을 밝혀냈다. 그러나 엎침의 경우는 여성이 남성보다 더 컸지만, 그 차이는 유의하지 않았다. Kalscheur 등은 63~86세의 남자 25명과 여자 61명을 대상으로 한 연구에서, 여성이 남성보다 팔꿉관절과 아래팔의 ROM이 더 컸다고 주장했다. 이런 성별에 대한 차이는 팔꿉관절의 굽힘과 엎침에서 각각 평균 6.2°와 4.9° 였는데, 그 차이는 통계적으로 유의했다. 그러나 남/녀 간의 뒤침 ROM에서는 그 차이가 유의하지 않았다.

인종 (Ethnicity)

비록 몇몇 표준 ROM 값 연구들이 피검자의 인종과 국적을 고려했지만, 단지 몇몇 연구만이 팔꿉관절과 아래팔의 ROM에 대한 인종 배경의 효과를 특별히 연구했다. 일반적으로 인종의 차이에 따라, 단지 약 2~3°의 차이만 보인다. Escalante와 Lichenstein와 Hazuda는 Texas 주의 San Antonio에 사는 지역 거주민 695명을 대상으로 연구한 결과, 멕시코계 미국인은 유럽계 미국인보다 평균적으로 약 2~3° ROM이 작게 일어난다고 했다. 그러나, 이런 차이는 다변량 모델에서는 유의하지 않았다. 110명의 백인 아동은 100명의 아프리카계 아동과 77명의 히스패닉계 아동보다 더 큰 팔꿉관절의 굽힘 ROM을 가졌고, 통계학적으로 유의했다. 이들과의 차이는 각각 2.1°와 3.2°였다. 백인 아동은 팔꿉관절의 폄 ROM에서도 아프리카계 아동보다 유의하게 더 큰 ROM을 가졌다 (평균 차이는 2.6°).

신체질량지수 (Body Mass Index)

BMI의 증가는 노인 뿐만 아니라 아동에게서도 팔꿉관절의 굽힘 ROM 감소와 관련이 있어 왔다. 팔꿉관절 움직임의 이런 감소는 팔꿉관절 주위에 있는 물렁조직의 증가 때문이다 (역학적으로 완전한 굽힘을 방해할 수 있는). Hacker 등은 1~7세의 72명의 건강한 남자 아동을 대상으로 BMI 증가와 팔꿉관절 ROM 감소 사이의 연관성을 찾아냈다. 이들 소견은 2~18세의 아동 113명을 연구한 Golden 등으로부터 지지를 받았다. BMI는 오른쪽과 왼쪽의 팔꿉관절 ROM 사이에서 (−) 상관관계를 보였다. 이와 같이, Chapleau 등은 19~51세의 건강한 성인 51명을 대상으로, BMI 및 중간위팔/아래팔 둘레의 증가와 팔꿉관절의 굽힘 감소 사이에 비슷한 상관관계를 보고했다. Escalante와 Lichenstein와 Hazuda는 성인 695명을 대상으로 팔꿉관절의 굽힘을 측정했는데, 신체질량지수 (BMI)와 팔꿉관절의 굽힘이 서로 반비례한다는 것을 발견했다. 신체질량지수의 한 단위 (kg/m²)가 증가하면 팔꿉관절의 굽힘은 0.22° 감소했다. Park 등은 성인 남성의 경우 정상인에 비해 BMI가 30 kg/m² 이상되는 남성에게서 팔꿉관절 굽힘에서 약 3°의 감소를 발견했지만, 40명의 연구에서 이런 차이는 유의하지 않았다.

오른쪽과 왼쪽의 비교 (Right Versus Left Side)

오른쪽과 왼쪽 또는 우성 쪽과 열성 쪽의 팔을 비교한 연구에 따르면, 팔꿉관절과 아래팔의 ROM이 임상적으로 유의한 차이를 보이지 않았다. 많은 피검자를 대상으로 한 연구는 통계학적으로 유의한 2~3°의 차이를 발견했다. 만일 차이가 발견되었다면, 왼쪽 또는 열성쪽 팔이 더 큰 가동범위를 가졌다. 건강한 반대쪽 팔에서 얻어진 ROM값은 평가와 치료계획을 위해 비교 목적으로 사용된다.

Boone과 Azen은 18개월~54세인 남성 109명을 6개 집단으로 나누어 연구했다. 그들은 20~29세 그룹의 팔꿉관절 굽힘 ROM이 오른쪽 팔보다 왼쪽 팔에서 현저하게 큰 것을 제외하고는, 오른쪽과 왼쪽 팔꿉관절의 굽힘, 폄, 뒤침, 엎침에서는 유의한 차이를 발견하지 못했다. 이런 의미있는 소견은 기회를 제공했다. Hacker 등은 1~7세 아동 72명을 대상으로 한 연구에서, 좌우측 팔꿉관절의 ROM에서 유의한 차이를 발견하지 못했다. 이와 같이, Chapleau 등도 19-51세의 건강한 성인 51명을 대상으로, 우성 팔과 열성 팔 사이의 팔꿉관절 ROM에서 유의한 차이가 없었음을 보고했다.

몇몇 연구들은 양측 팔꿉관절과 아래팔의 특정 움직임에서 작지만 통계학적으로 유의한 차이를 확인했다. Soucie 등은 2~69세의 674명을 대상으로한 팔꿉관절 굽힘 ROM과 아래팔 뒤침 ROM의 우측 팔과 좌측 팔을 비교한 연구에서, 통계학적으로 유의한 차이를 발견했다. 그러나 모든 경우에서 절대 차이가 1° 미만으로 사소한 것이었다. Macedo와 Magee는 19~59세의 여성 90명을 대상으로 한 연구에서 비우성 아래팔의 뒤침이 크게 일어났음을 확인했지만, 평균 차이는 3.6°밖에 되지 않았다. 팔꿉관절의 굽힘, 폄 및 엎침에서 유의한 차이가 없었다. Gunal 등은 18~22세인 남성 1000명을 대상으로 한 연구에서, 왼쪽 팔꿉관절의 굽힘, 폄 및 뒤침 ROM이 우성 팔에 비해 더 크게 일어났음을 발견했고 그 차이는 각각 평균 2.6°, 2°, 2.2° 이었다.

노인들을 대상으로 한 연구들도 비슷한 결과를 확인했다. Escalante, Lichenstein, Hazuda은 노인 695명을 대상으로 한 연구에서, 오른쪽보다 왼쪽의 팔꿉관절 굽힘이 크게 나타났음을 발견했지만, 그 차이는 평균 2°에 불과했다. Kalscheur 등은 61명의 여성 노인들을 대상으로 한 연구에서, 좌우측 팔꿉관절의 굽힘 ROM과 엎침 ROM의 차이가 없었다고 주장했다. 통계학적으로 의미있는 차이는 좌측 엎침 ROM에서 나타났는데, 그 차이는 우측보다 평균 3° 더 컸다.

검사자세 (Testing Position)

팔꿉관절의 자세가 아래팔 뒤침과 엎침의 ROM에 영향을 주는 것으로 알려져 있다. 대개 뒤침과 엎침의 ROM은 팔꿉관절을 90°로 굽힌한 상태에서 측정되지만, 표준 값은 팔꿉관절의 굽힘과 폄의 정도에 따라 달라질 수 있다. 성인 50명 (남성 25명과 여성 25명)의 연구에 따르면, 팔꿉관절을 완전히 굽힘했을 때 뒤침이 115.3°로 가장 컸고, 팔꿉관절을 완전히 폄했을 때 47.4°로 가장 작았다고 한다. 이와 같이, 팔꿉관절을 완전히 굽힘했을 때 엎침이 55.4°로 가장 작았고, 팔꿉관절을 완전히 폄했을 때 111.9°로 가장 작았다고 한다. 학자들이 이런 차이가 나는 이유를 자뼈의 노뼈패임이 마름모꼴이고, 몸쪽노자관절내의 노뼈 움직임 때문이라고 했지만, 이런 측정의 차이는 위팔관절의 운동축이 대각선 방향으로 향하고 있어, 팔꿉관절의 굽힘과 아래팔을 뒤침할 때 몸통 정중앙으로 손을 가져 오고, 반대로 팔꿉관절의 폄과 엎침할 때 손을 몸통 중앙으로부터 멀어지게 하기 때문이다. 아래팔의 최대 돌림 (뒤침과 엎침)은 팔꿉관절의 45~90°굽힘 사이에서 측정되었으며, 이런 각도의 자세가 팔꿉관절 ROM의 가장 기능적 자세이다. 뒤침과 엎침의 수동 ROM은 능동 ROM보다 약 11°정도 더 큰 움직임을 보였다.

스포츠 (Sports)

스포츠 활동에서 팔을 자주 사용하면, 팔꿉관절과 아래팔의 ROM이 감소되는 경향을 보인다. 이와 관련된 원인으로는 근육 비대, 근육 긴장, 그리고 과사용으로 인한 관절 외상 등이 있다.

Chinn, Priest, Kent은 국내외 테니스선수 남성 53명, 여성 30명을 대상으로 한 연구에서, 모든 선수의 우성 팔이 능동 엎침 ROM (평균 차이=5.8°)과 능동 뒤침 ROM (평균 차이=4.6°)에서 의미 있게 더 작게 나타났음을 확인했다. 또한 남자선수는 비우성 팔에 비해 우성 팔 팔꿉관절의 폄에서 의미 있는 감소 (4.1°)를 보였다. Chang, Buschbacher, Edlich은 10명의 역도선수와 나이가 같은 일반인 10명을 대상으로한 연구 결과에서, 일반인보다 역도선수의 능동 팔꿉관절 굽힘이 약간 작음을 확인했다. 뒤침과 엎침에 대한 두 집단 사이에 유의한 차이는 발견되지 못했다. Wright 등은 33명의 프로야구 투수를 대상으로 하여, 우성 팔과 비우성 팔의 연구에서 팔꿉관절 굽힘 ROM이 평균적으로 굽힘은 5.5°, 폄은 7.9°씩 감소되었음을 확인했다. 우성 팔과 비우성 팔의 엎침과 뒤침 ROM 간의 차이는 유의미하지 않았다.

기능적 ROM (Functional Range of Motion)

팔꿉관절은 팔의 기능적 과제를 수행하는데 중요한 역할을 한다. 왜냐하면 손이 물체에 닿도록 또는 식사나 개인 관리를 손이 얼굴에 닿도록 팔의 길이를 늘이고 줄일 수 있는 유일한 관절이기 때문이다. 대부분의 공통 과제는 어깨, 손목, 목의 움직임 없이도 팔꿉관절의 완전한 굽힘 ROM (약 140°), 20°의 폄, 50°의 엎침과 60°의 뒤침으로 완성될 수 있다.

일상생활동작에서 일어나는 팔꿉관절과 아래팔의 움직임은 전자측각기에 의해 여러 연구자들에 의해 연구되어 왔다. 연구들은 주로 성인에 초점이 맞추었지만, 아동을 대상으로 한 연구도 수행되었다. 표 5.4는 이들 연구의 자세한 결과를 보여주고 있고, 3개의 범주로 움직임을 묶고 있다: (1) 식사 과제, (2) 개인관리와 위생에 필요한 뻗기 (reaching) 과제, 그리고 (3) 공통 활동 과제. 연구들에 의해 보고된 ROM 값은 다양한데, 그 이유는 데이터를 얻기 위해 사용되는 도구의 종류와 피부 마커의 배치가 다르고, 또 과제와 팔의 시작자세 (몸에 붙인 팔과 테이블 위에 올린 팔의 비교)가 다르기 때문이다. 종종 이런 자세는 최소 움직임과 원호와 관절의 축에 영향을 줄 수 있다. 아래팔의 엎침-뒤침에 대한 평가는 팔꿉관절의 굽힘-폄의 평가보다 방법적으로 어려운 편인데, 그 이유는 영점 자세가 다양하고, 오목위팔관절로부터 아래팔의 돌림을 분리하기 어렵기 때문이다. 부가적으로, 사람은 보행과 이동을 위한 다리의 움직임전략보다는 더 다양한 팔의 움직임 전략을 이용하여 과제를 수행하고 있다. 그러나 일상생활동작을 수행할 때

표 5.4 기능적 활동 동안의 팔꿉관절과 아래팔 움직임: 평균 최대값 (°)

활동	연구			굽힘		엎침		뒤침	
	제 1 연구자	N	방법 굽힘	최소	최대	최소	최대	최소	최대
음식 먹기									
컵으로 마시기	Aizawa[59]	20	3D EM 시스템		115				
	Morrey[44]	33	3축 전자 측각기	45	130		10		13
	Safaee-Rad[47]	10 M	3D 비디오 시스템	72	129			3	31
포크로 먹기	Morrey[44]	33	3축 전자 측각기	85	128		10		52
	Safaee-Rad[47]	10 M	3D 비디오 시스템	94	122		38		59
스푼으로 먹기	Aizawa[59]	20	3D EM 시스템		123				
	Magermans[58]	24 F	EM 트래킹 시스템		132				
	Sanz[46]	10	전자측각기 시스템						55
	Packer[45]	5	1축 전자측각기	70	155				
	Safaee-Rad[47]	10 M	3D 비디오 시스템	101	123		23		59
식사하기	Henmi[54]	5	3D 광학 시스템		146				
입으로 손 가져가기	Mackey[61]	10 (6–12세)	8대 카메라 비디오 시스템	53	153		5		79
칼로 자르기	Morrey[44]	33	3축 전자 측각기	89	107	27	42		
피처로 붓기	Aizawa[59]	20	3D EM 시스템		93				
	Morrey[44]	33	3축 전자 측각기	36	58		43		22
	Raiss[49]	7	적외선 시스템				55		
개인 관리와 위생을 위한 뻗기 과제									
이마로 손 가져가기	Aizawa[59]	20	3D EM 시스템		124				
	Morrey[44]	33	3축 전자 측각기		119				47
손바닥을 이마로 가져 가기	Mackey[61]	10 (6–12세)	8대 카메라 비디오 시스템	108	166		12		77
세수하기	Aizawa[59]	20	3D EM 시스템		128				
	Henmi[54]	5	3D 광학 시스템		140		20		
	Romilly[52]	6	2면 비디오 시스템						86
뒤통수로 손 가져 가기	Morrey[44]	33	3축 전자 측각기		144				2
	Sardelli[51]	25	3D 광학 시스템		143				
정수리로 손 가져 가기	Petuskey[62]	28	3D 영상 시스템		110				43
머리 빗기	Aizawa[59]	20	3D EM 시스템		119				
	de Groot[60]	10	6D EM 시스템		145				
	Magermans[58]	24 F	EM 트래킹 시스템		136				
	Van Andel[56]	10	3D 광학 시스템		139				
머리 감기	Henmi[54]	5	3D 광학 시스템		151				

표 5.4 기능적 활동 동안의 팔꿉관절과 아래팔 움직임: 평균 최대값 (°) – 계속

활동	연구			굽힘		엎침		뒤침	
	제 1 연구자	N	방법 굽힘	최소	최대	최소	최대	최소	최대
목으로 손 가져 가기	Aizawa[59]	20	3D EM 시스템		134				
	Sardelli[51]	25	3D 광학 시스템		144				
겨드랑이 (반대쪽)로 손 가져가기	Aizawa[59]	20	3D EM 시스템		100				
	Magermans[58]	16	EM 시스템		118				
겨드랑이 (동측)로 손 가져가기	Aizawa[59]	20	3D EM 시스템		137				
엉치로 손 가져가기	Morrey[44]	33	3축 전자 측각기		70				56
회음부로 손 가져 가기	Aizawa[59]	20	3D EM 시스템		56				
	Magermans[58]	16	EM 시스템		61				
	Raiss[49]	7	적외선 시스템						72
뒤쪽 주머니로 손 가져가기	Petuskey[62]	28 (9–12세)	3D 영상 시스템		63				61
	Van Andel[56]	10	3D 광학 시스템		85				
신발로 손 가져가기	de Groot[60]	10	6D EM 시스템		39				
	Morrey[44]	33	3축 전자측각기		16		19		
	Sardelli[51]	25	3D 광학 시스템		27				
공통 과제									
전화기 사용	Morrey[44]	33	3축 전자측각기	43	136		41		23
	Packer[45]	5	1축 전자측각기	75	140				
스마트폰 사용하기	Sardelli[51]	25	3D 광학 시스템		147				
	Romilly[52]	6	2면 비디오 시스템		151				
의자에서 일어서기	Morrey[44]	33	3축 전자측각기	20	95	10	34		
	Packer[34]	5	1축 전자측각기	15	100				
문 열기–문고리 돌리기	Morrey[44]	33	3축 전자측각기	24	57		35		23
	Sardelli[51]	25	3D 광학 시스템						77
	Romilly[52]	6	2면 비디오 시스템		42				
신문 읽기	Morrey[44]		3축 전자측각기	78	104	7	49		
페이지 넘기기	Romilly[52]		2면 비디오 시스템				61		
키보드 사용	Sardelli[51]		3D 광학 시스템				65		
어깨 높이로 뻗기	Magermans[58]				39				
	Mackey[61]		8대 카메라 비디오 시스템	3	140		13		66
머리 위로 뻗기	Petuskey[62]		3D 영상 시스템	18			79		
휠체어 밀기	Rudins[57]		3D 비디오 시스템	5	61				

M: 남성; F: 여성

일어나는 원호 움직임과 평균 최대값에 대해 몇 가지 결론이 도출될 수 있다. 이들 값은 기능적 과제를 완수할 수 있도록 건강관리전문가가 치료계획의 목표를 설정하는데 도움을 줄 것이다.

언급된 한 연구에서, Morrey, Askew, Chao는 33명 정상인의 팔꿉관절과 아래팔의 움직임을 측정하기 위해 3축 전자측각기를 팔에 부착하여 연구했다. 그들은 15가지 일상생활동작 중 거의 대부분의 동작이 약 100° (30~130°)의 팔꿉관절 굽힘과 100° (50° 뒤침과 50° 엎침)의 돌림을 필요로 한다고 했다. 머리 뒤쪽으로 손을 닿기 위해서는 더 많은 팔꿉관절의 굽힘 (144°)이 필요하고, 반면 의자에서 일어서는 동작은 더 큰 팔꿉관절의 폄 (20°)을 필요로 한다. 이들 활동은 120° (20~140°) 팔꿉관절의 굽힘을 필요로 할 것이다. Packer 등은 5명의 건강한 성인을 대상으로 1축 전자측각기를 사용하여, 3가지 활동 (전화기 사용, 의자에서 일어서기, 스푼을 먹기)을 완수하는데 상대적으로 작은 15~140°의 팔꿉관절 굽힘이 필요하다는 것을 확인했다. Sanz 등은 건강한 성인 10명을 대상으로 전자측각기를 사용하여, 20가지 활동 중 19가지 활동을 수행하는데 팔꿉관절의 굽힘이 130° (10~141°)가 필요하고, 100°의 엎침-뒤침 (45°의 엎침과 55°의 뒤침)이 필요하다는 것을 확인했다.

다른 연구들은 특정 과제를 수행할 때 팔꿉관절의 최대 움직임과 원호의 값을 측정하기 위해 광학 비디오 카메라와 전자측각기를 사용했다. 이런 시스템은 몸에 부착되는 여러 마커를 기록하고 분석하는 것으로서, 일반적으로 동일한 활동을 하는 동안, 전자측각기로 측정된 것보다 약간 더 크거나 비슷한 값을 가지는 것으로 확인되었다. Safaee-Rad 등은 10명의 건강한 남성을 대상으로 3가지 먹기 활동 (스푼으로 먹기, 포크로 먹기, 컵으로 마시기)을 하는 동안 ROM을 측정했다 (그림 5.30). 먹기 활동은 약 70~130°의 팔꿉관절 굽힘 (60°원호), 40°의 뒤침, 60°의 뒤침 (약 100°)을 필요로 했다. Cooper 등은 팔의 제한이 없는 건강한 성인 19명을 대상으로 3가지 먹기 활동을 연구해서 비슷한 결과를 얻었다. 남성과 여성의 결과를 토대로, 82-130°의 팔꿉관절 굽힘 (49°의 원호), 42°의 엎침과 52°의 뒤침 (94°의 원호)가 먹기 과제를 완수하는데 필요했다.

먹기 과제 이외의 활동도 요구되는 원호 운동을 증가시킨다. Raiss 등은 7명의 성인을 대상으로, 평균 110°의 팔꿉관절 굽힘 (36~146°)과 평균 127°의 엎침-뒤침 (55°의 엎침과 72°의 뒤침)이 10가지의 일상생활동작을 완수하는데 필요했음을 확인했다. 10가지 일상활동동작으로는 먹기 활동 이외에, 머리 빗기, 생식기 위생, 전화기 사용, 키보드 사용, 열쇠 돌리기, 페이지 넘기기, 그림 그리기 등이 포함된다. Murray와 Johnson은 10명의 성인 남성을 대상으로, 약간의 큰 149°팔꿉관절 굽힘 (16~165°)과 119°의 엎침-뒤침 (65°엎침과 54°뒤침)이 먹기, 위생 및 물건 들기 등과 관련된 10가지 과제 모두를 수행하는데 필요했음을 확인했다. Sardelli, Tashjian 및 MacWilliams는 6개 자세와 11가지 기능적 과제를 수행하여 최대 값을 얻었다. 그들에 따르면, 이들 17개 과제 모두를 수행하는데, 126°의 팔꿉관절 굽힘 (23~149°)과 142°의 엎침-뒤침 (65°엎침과 77°뒤침)이 필요하다는 것이다.

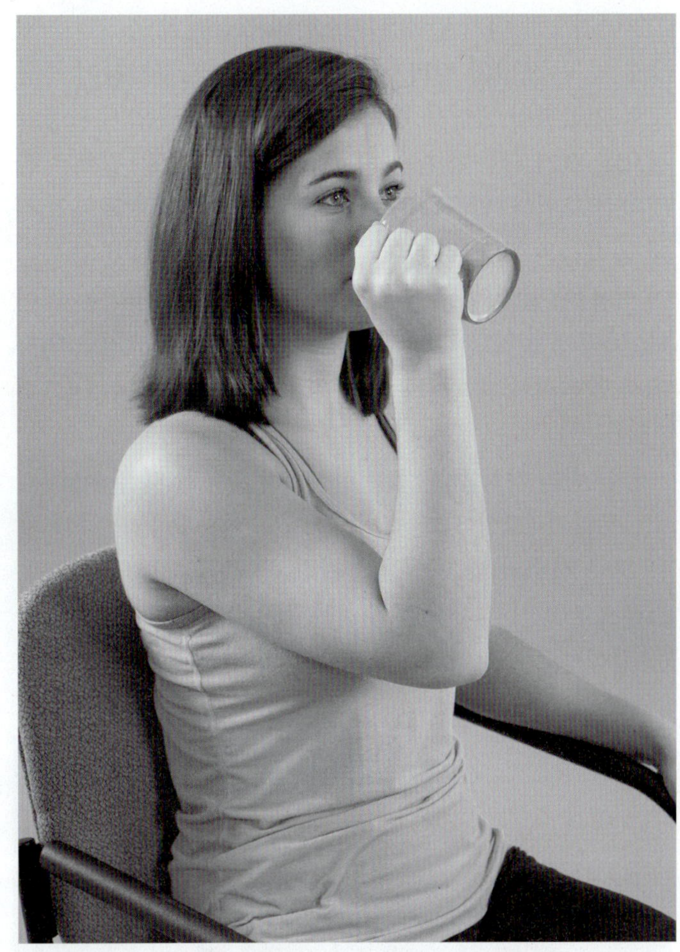

그림 5.30 컵으로 마시기 동작은 130° 정도의 팔꿉관절 굽힘이 필요하다.

일반적으로 먹기 활동은 최소한의 팔꿉관절 움직임을 필요로 하고, 쓰기와 전화기 사용등과 같은 도구사용이 중등도의 팔꿉관절 굽힘을 필요로 하고, 위생과 옷입기 활동에 필요한 뻗기 활동이 가장 큰 팔꿉관절 움직임을 필요로 한 것처럼 보인다. 많은 연구들에 따르면, 팔꿉관절 굽힘의 최대 움직임은 이마, 뒤통수, 머리 측면 (세수, 머리빗기, 목걸이 착용)에 닿기와 동측 겨드랑이 닿기 때 필요하다는 것이다. 바닥에 놓인 신발에 닿기, 머리 위로 뻗기, 그리고 의자에서 일어서기 때 팔꿉관절의 폄이 최대로 일어난다 (그림 5.31).

굽힘-폄의 가장 큰 원호는 전화기를 사용할 때 일어났다.

신문읽기 (그림 5.32), 칼로 자르기, 피처로 붓기 등과 같은 도구 사용과 닿기 활동은 가장 큰 엎침을 필요로 한다. 스푼으로 먹기는 가장 큰 뒤침을 필요로 한다. 포크로 먹기 (유럽식), 코르크 마개뽑기, 문고리 돌리기 등이 엎침-뒤침의 가장 큰 움직임을 필요로 한다.

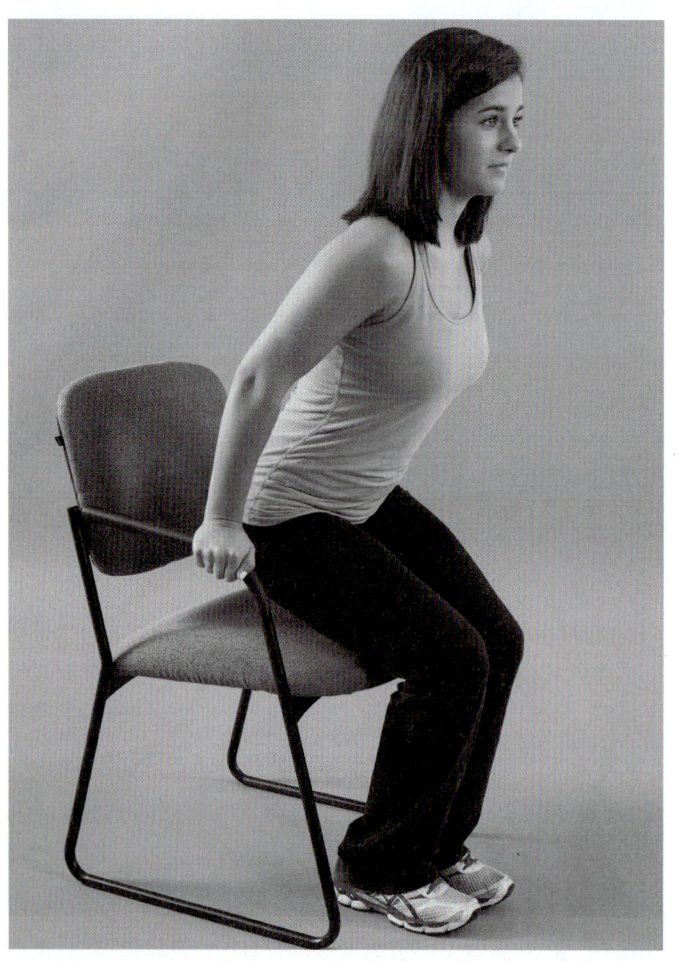

그림 5.31 연구들에 따르면, 팔을 사용해 의자에서 일어설 때, 큰 범위의 팔꿉관절과 손목의 폄 ROM이 요구된다고 보고했다.

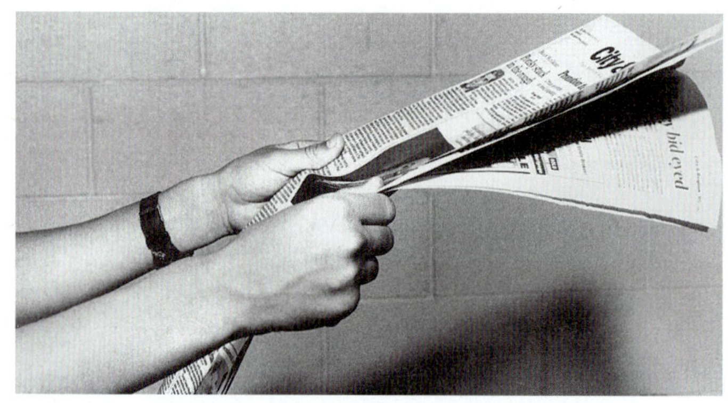

그림 5.32 신문을 읽을 때, 약 50°의 엎침이 일어난다.

몇몇 연구자들은 일상생활동작에 요구되는 팔꿉관절과 아래팔의 움직임을 결정하기 위해, 그리고 어떤 기능적 과제가 가능한지를 결정하기 위해 다양한 접근법을 시도했다. Vasen 등은 50명의 건강한 성인을 대상으로 조절가능한 Bledsoe 부목으로 팔꿉관절을 제한한 상태에서 12가지 일상생활동작을 수행하는 그들의 능력을 연구했다. 그들은 49명의 피검자가 팔꿉관절을 75~120°굽힘으로 제한한 상태에서 모든 과제를 수행할 수 있었음을 확인했다. 이들 피검자는 활동을 수행하기 위해 이웃한 관절의 보상작용을 이용했다.

Cooper 등은 피검자가 부목으로 110° 굽힘으로 고정한 후, 팔꿉관절의 제한이 없는 상태로 3가지의 먹는 동작을 하는 동안 팔의 움직임을 연구했다. 19명의 피검자는 손잡이가 있는 컵으로 마시기, 포크로 먹기, 스푼으로 먹기 등을 하는 동안, 3차원 운동 분석시스템을 통해 평가되었다. 팔꿉관절이 고정되었을 때 일어나는 보상운동은 어깨관절에서 큰 폄이 일어나고, 손목에서는 적은 폄이 일어났다.

De Groot 등은 전자 트래킹 시스템을 이용하여 10명의 건강한 성인을 대상으로 5가지 일상생활동작 동안의 팔꿉관절 움직임을 연구했다 (머리 빗질하기 위해 뒤통수로 손 가져가기, 회음부 관리를 위해 엉치로 손 가져가기, 씻기를 위한 반대쪽 겨드랑이로 손 가져가기, 동측 신발로 손 가져가기, 마시기 위해 입으로 컵 가져가기 등). 활동은 팔꿉관절의 굽힘과 폄을 제한하지 않은 상태에서 수행되었고, 그 다음에는 5가지 활동을 수행할 수 없을 때까지 적절한 부목을 이용해 점진적으로 제한한 상태 (30°)에서 수행되었다. 어깨와 손목의 큰 보상운동 뿐만 아니라, 팔꿉관절의 86°최소 평균 굽힘 각도와 부가적인 36°굽힘 (122°까지)이 5가지 과제를 완수하는데 요구되었다. 팔꿉관절이 고정되었을 때는 5가지 모든 과제가 수행되지 못했고, 97~110°사이로 팔꿉관절을 굽힘하여 제한했을 때 어떤 과제도 수행되지 못했다. 이들 소견은 환자가 석고나 부목으로 고정되었는지, 아니면, 팔꿉관절이 융합되는지를 명심해야 한다.

신뢰도와 타당도 (Reliability and Validity)

많은 연구들이 팔꿉관절과 아래팔의 ROM 측정에 대한 신뢰도를 검사했다. 대부분의 연구자들은 이들 관절을 유니버설 측각기로 ROM을 측정했을 때 검사간 신뢰도와 검사자간 신뢰도가 우수 (good)에서 최우수 (excellent) 였음을 확인했다. 그러나 연구들은 팔꿉관절의 굽힘과 폄을 비교할 때처럼, 아래팔의 뒤침과 엎침을 검사할 때 반복 측정의 큰 차이가 의미있는 변화를 감지하는데 필요하다고 했다. 다른 도구로 이루어진 ROM 측정 사이의 비교가 수행되었고, 유니버설 측각기와 이들 도구의 동시 타당도가 제공되었다. 신뢰도를 향상시키기 위해 임상가들에게 동일한 도구와 방법을 사용하도록 권장하고 있다. 왜냐하면 측정 도구가 상호교환될 수 없기 때문이다.

유니버설 측각기와 경사계의 신뢰도 (Reliability of Universal Goniometers and Inclinometers)

표 5.5와 표 5.6은 유니버설 측각기와 경사계를 이용한 팔꿉관절과 아래팔의 ROM 측정에 대한 검사간 신뢰도와 검사자간 신뢰도를 평가한 연구들의 개요를 제공하고 있다. 본 단락은 이들 연구의 간단한 요약을 다루고 있고, 먼저 건강한 사람에 대한 연구를 다룬 다음, 환자를 대상으로 한 연구를 다룰 것이다.

건강한 사람 (Healthy Population)

Boone 등은 팔꿉관절의 폄과 굽힘을 포함한 6개의 수동 운동 측정의 신뢰도를 검사했다. 4명의 물리치료사가 유니버설 측각기를 사용하여 4주 동안 12명의 정상적인 남성을 측정했다. 그들은 검사자간 신뢰도 (r=0.88)보다 검사간 신뢰도 (r= 0.94)가 약간 더 높았음을 확인했다.

Grohmann은 1명의 피검자를 대상으로 40명의 검사자가 측정을 하도록 했고, 측각기 정렬 위한 관절 방법과 전통 가쪽 방법으로 얻어진 팔꿉관절 측정 사이에 유의한 차이가 없음을 확인했다. 측정의 평균 사이에 차이는 2° 미만 이었다. 합판 고정 도구를 이용하여 팔꿉관절을 2가지 자세 (예각 자세와 둔각 자세)로 고정했다.

유니버설 측각기를 팔꿉관절과 아래팔에 적용하여 얻어낸 ROM 측정의 신뢰도는 Solveborn과 Olerud에 의해 수행되었고, 테니스 엘보우 환자의 광범위한 사전 연구로서 16명의 건강한 성인을 대상으로 했다. 무작위 측정 오차의 표준편차는 팔꿉관절의 굽힘과 폄에서는 1~2°였고, 뒤침과 엎침에서는 5~6°까지 올라갔다. 아래팔의 돌림을 측정하는 동안, 측각기를 연필을 쥔 손에 정렬시켰다. 팔꿉관절의 굽힘과 폄 동안에는 측각기를 위팔과 아래팔의 가쪽면에 정렬시켰다.

Gajdosik의 연구는 31명의 건강한 사람을 대상으로 뒤침과 엎침의 능동 ROM을 위한 3가지 측정방법을 비교했다. 이들 3가지 모든 방법은 유니버설 측각기의 고정팔을 위팔뼈와 나란하게 정렬했다. 그러나 방법 Ⅰ은 가동팔을 연필을 쥔 손에 정렬시켰다. 방법 Ⅱ는 가동팔을 먼쪽 아래팔의 뒤쪽면이나 앞쪽면에 정렬시켰다. 방법 Ⅲ은 가동팔을 자뼈붓돌기와 노뼈붓돌기의 연결선에 정렬시켰다. 이들 3가지 방법의 값 사이에서는 유의한 차이가 있었다. 즉, 방법 Ⅱ은 뒤침에서 가장 컸고, 엎침에서 가장 작았다. 모든 방법은 1명의 검사자에 의해 3번 시도되었고, 첫 번째 시도 때는 0.81~0.97이라는 높은 신뢰도의 ICC를 가졌고, 30분 후에 적용된 2번째 시도에서는 0.86~0.96의 ICC를 가졌다. 그는 방법 Ⅰ이 가장 신뢰도가 높았지만, 뒤침할 때 4번째 손허리뼈와 5번째 손허리뼈의 움직임에 의해 혼동이 발생했다고 한다. 방법 Ⅱ와 방법 Ⅲ이 임상에서 더 신뢰가 있고 타당하다고 추천했지만, 이들 방법을 서로 교환해서 사용할 수 없다.

연구자들은 유니버설 측각기와 다른 도구를 이용하여 팔꿉관절과 아래팔의 움직임을 비교하는 많은 연구를 수행했다. Petherick 등은 30명의 건강한 피검자를 2명의 검사자가 측정한 연구에서, 팔꿉관절의 능동 ROM을 측정하는 동안 액체 측각기가 유니버설 측각기보다 검사자간 신뢰도

표 5.5 건강한 사람과 환자를 대상으로 유니버설 측각기와 경사계를 이용한 팔꿉관절과 아래팔 ROM 측정의 검사간 신뢰도

연구	N	표본	방법	운동	r	ICC	절대 수치 (°)
Boone et al[86]	12	건강한 남성	AROM; 치료사 4명; 누운 자세; 유니버설 측각기	폄-굽힘	.94		Intra SD = .2 Total SD = 3.7
Carey et al[68]	18	건강한 성인	AROM; 5명의 검사자;				
			디지털 측각기;	굽힘	.60 to .87		
			유니버설 측각기	굽힘	.66 to .90		
Chapleau et al[80]	51	건강한 성인; 우측과 좌측의 비교	AROM; 1명의 검사자; 어깨를 앞쪽으로 굽힘하고, 아래팔을 중립위로 하고 앉은 자세; 유니버설 측각기	굽힘 폄		0.95 0.97	
Gajdosik[67]	31	건강한 성인	AROM; 1명의 검사자; 앉은 자세; 유니버설 측각기; 3가지 정렬 방법	엎침 뒤침		.81 to .97 .81 to .97	
Goodwin et al[20]	23	건강한 여성	AROM; 누운 자세에서 아래팔 뒤침;				
			유니버설 측각기	굽힘		.56 to .91	
			액체 경사계	굽힘		.50 to .84	
			전자측각기	굽힘		.00 to .43	
Greene and Wolf[19]	20	건강한 성인	AROM; 1명의 치료사; 유니버설 측각기				Within-session SD =
				굽힘		.94	1.2
				폄		.95	1.0
				엎침		.90	2.2
			Ortho Ranger (전자 측각기)	뒤침		.98	2.1
				굽힘		.84	3.6
				폄		.86	3.7
				엎침		.89	3.8
				뒤침		.94	3.5
Solveborn and Olerud[66]	16	건강한 성인; 우측과 좌측의 비교	1명의 검사자; 유니버설 측각기; 뒤침과 엎침을 위해 정렬함; 우측과 좌측 비교	굽힘: AROM			SD of error = 2, 2
				폄: ROM			SD of error = 1, 2
				엎침:			
				AROM			SD of error = 6, 5
				PROM			SD of error = 6, 5
				뒤침:			
				AROM			SD of error = 5, 6
				PROM			SD of error = 5, 5
Walker et al[29]	4	건강한 성인	AROM; 4명의 검사자; 유니버설 측각기	굽힘	>.81		Mean error = 5 + 1
Armstrong et al[73]	38	성인 환자	AROM; 앉은 자세; 5명의 검사자; 3개의 도구; 유니버설 측각기	굽힘		.55 to .98	Mean difference = 3.2 95% CI of diff = 5.9
				폄		.45 to .98	Mean difference = 3.5 95% CI of diff = 6.6
				엎침		.96 to .99	Mean difference = 4.2 95% CI of diff = 7.7

				뒤침		.96 to .99	Mean difference = 4.0 95% CI of diff = 7.7
de Jong et al[78]	48	아급성 뇌졸중 환자	PROM; 2명의 검사자; 전기측각기	폄	.92		SEM = 1.0 SDD= 2.7
				뒤침	.89		SEM = 2.2 SDD = 6.2
Flower et al[75]	30	정형외과 성인 환자	PROM, 3명 검사자; 앉은 자세;				
			유니버설 측각기	엎침		.79	SEM = 7.0
				뒤침		.95	SEM = 3.7
			연추선을 이용한 각도 측정	엎침		.87	SEM = 6.2
				뒤침		.95	SEM = 3.7
Geertzen et al[74]	29	반사교감이영양증을 가진 환자 (환측과 건측 비교)	AROM; 2명의 치료사; 선 자세;				
			유니버설 측각기	굽힘:			
				손상측	.84, 84		
				건측	.66, .84		
				폄:			
				손상측	.90, .92		
				건측	.88, .88		
			경사계	뒤침:			
				손상측	.92, .93		
				건측	.94, .92		
Hellebrandt et al[69]	77	관절염과 정형외과 환자	AROM; 1명의 검사자, 자세를 제한하지 않음; 유니버설 측각기	굽힘			Mean difference = 1.0
				폄			Mean difference = .1
				엎침			Mean difference = .6
				뒤침			Mean difference = 1.5
Karagiannopoulos et al[76]	20 20	정형외과 성인 환자; 건강한 성인	AROM; 2명의 검사자; 연필로 정렬된 유니버설 측각기	엎침:			
				손상측		.95, .97	SEM = 2.0, 2.2
				건측		.86, .98	SEM = 1.4, 2.8
				뒤침:			
				손상측		.98, .98	SEM = 2.0, 2.2
				건측		.96, .96	SEM = 2.0, 2.2
				엎침:			
				손상측		.96, .98	SEM = 1.8, 2.1
				건측		.95, .97	SEM = 1.8, 2.0
			연추선을 이용한 측각기	뒤침:			
				손상측		.98, .98	SEM = 1.4, 2.1
				건측		.94, .98	SEM = 1.5, 2.6
Pandya et al[72]	150	1–20세 뒤센형 근이영양증 환자	PROM; 5명의 검사자; 유니버설 측각기	폄		.94	
Rothstein et al[70]	12	성인 환자	PROM; 12명의 치료사 (환자가 2명); 3종류의 유니버설 측각기	굽힘	.95 to .98	.94 to .97	
				폄	.95 to .99	.86 to .99	

r = 피어슨 상관계수; ICC = 등급간 상관계수; SD = 표준편차; 95% CI의 diff=측정사이의 차이를 위한 95% 신뢰구간; SEM = 측정의 표준오차; SDD=최소감지 차이;
AROM = 능동 AROM; PROM = 수동 ROM

표 5.6 건강한 사람과 환자를 대상으로 유니버설 측각기와 경사계를 이용한 팔꿉관절과 아래팔 ROM 측정의 검사자간 신뢰도

연구	N	표본	방법	운동	r	ICC	절대 수치 (°)
Boone et al[64]	12	건강한 남성	AROM; 4명의 검사자; 누운 자세; 유니버설 측각기	폄–굽힘	.88		Intra SD = 2.6 Total SD = 4.5
Carey et al[68]	18	건강한 성인	AROM; 5명의 검사자;				
			유니버설 측각기;	굽힘		.63	
			디지털 측각기	굽힘		.69	
Escalante et al[36]	24	건강한 노인 (65–80세)	PROM; 4명의 검사자; 누운 자세; 유니버설 측각기	굽힘		.84	
Petherick et al[21]	30	건강한 성인	AROM; 2명의 검사자; 누운 자세; 유니버설 측각기; 액체 경사계	폄–굽힘		.53 .92	
Walker et al[29]	4	건강한 성인	AROM; 2명의 검사자; 유니버설 측각기	굽힘			Mean difference = 6±5
Armstrong et al[73]	38	정형외과 환자	AROM; 5명의 검사자; 앉은 자세; 3개 도구; 유니버설 측각기	굽힘		.58, .62	Mean difference = 6.4 95% CI of diff = 9.2
				폄		.58, .87	Mean difference = 7.0 95% CI of diff = 9.0
				뒤침		.83, .86	Mean difference = 7.9 95% CI of diff = 8.9
				엎침		.90, .93	Mean difference = 8.2 95% CI of diff = 9.5
Blonna et al[79]	50	팔꿉관절 굽힘 구축 환자	AROM; 4명의 검사자 (3명은 경험이 많고, 1명은 경험이 없음); 어깨를 90°로 굽힘하고 선 자세; 유니버설 측각기				
			경험이 많은 검사자	굽힘		.96 to .98	Mean difference = –1 to 1 95% LOA = 5 to 7
				폄		.94 to .98	Mean difference = –1 to 1 95% LOA = 7 to 12
			경험이 없는 검사자	굽힘		.81 to .86	Mean difference = 4 to 5 95% LOA = 14 to 16
				폄		.76 to .78	Mean difference = 9 to 10 95% LOA = 17 to 18

Geertzen et al[74]	29	반사교감이영양증을 가진 환자 (환측과 건측 비교)	AROM; 2명의 치료사; 선 자세; 유니버설 측각기	굽힘:			
				손상측	.57 to .72		SDD = 9.6
				건측	.63 to .75		SDD = 7.1
			경사계	폄:			
				손상측	.66 to .80		SDD = 12.1
				건측	.66 to .80		SDD = 12.1
				뒤침:			
				손상측	.89 to .93		SDD = 19.3
				건측	.89 to .92		SDD = 16.5
Karagiannopoulos et al[76]	20 20	정형외과 환자 건강한 성인	AROM; 2명의 검사자; 연필을 잡은 손과 유니버설 측각기를 정렬함	엎침:			
				손상측		.95	SEM = 2.4
				건측		.92	SEM = 3.0
				뒤침:			
				손상측		.96	SEM = 2.9
				건측		.94	SEM = 3.9
			연추선을 이용한 측각기	엎침:			
				손상측		.92	SEM = 3.6
				건측		.91	SEM = 3.0
				뒤침:			
				손상측		.96	SEM = 3.0
				건측		.96	SEM = 2.2
Pandya et al[72]	150	1–20세의 뒤센형 근이영양증을 가진 사람	PROM; 5명의 치료사; 유니버설 측각기	폄		.91	
Rothstein et al[70]	12	성인 환자	PROM; 12명의 치료사 (환자가 2명); 3종류의 유니버설 측각기	굽힘	.91 to .97	.85 to .97	
				폄	.92 to .96	.92 to .96	

r = 피어슨 상관계수; ICC = 등급간 상관계수; SD = 표준편차; 95% CI의 diff=측정사이의 차이를 위한 95% 신뢰구간; SEM = 측정의 표준오차; SDD=최소감지 차이;
AROM = 능동 AROM; PROM = 수동 ROM

가 더 높았음을 확인했다. 두 측정도구의 피어슨 상관계수는 0.83으로써 우수한 편이었다. 두 측정도구 사이에 유의한 차이가 있었다 (유니버설 측각기는 145.8°이고, 경사계는 149.4°였다). 그들은 액체 측각기와 유니버설 측각기 사이에 동시 타당성은 없었으며, 두 개의 측각기를 번갈아 사용되어서는 안 된다고 결론을 내렸다.

Green과 Wolf는 20명의 성인을 대상으로 팔의 능동 운동 동안, Ortho Ranger (전자 진자측각기)와 유니버설 측각기의 신뢰도를 비교했다. 팔꿉관절의 굽힘과 폄을 두 개의 측정기로 한 회기당 각각 3회씩 측정했다. 3번 회기를 한 명의 물리치료사가 2주 동안 실시했다. 회기내의 유니버설 측각기의 신뢰도는 높았다. Ortho Ranger로 측정한 것과 유니버설 측각기로 측정한 측정값은 낮은 상관도를 보였다. 즉, 굽힘은 r=0.11이고, 폄은 r=0.21, 엎침은 r=0.65, 뒤침은 r=0.81이었다. 10.4-18.1°로 두 도구 간에 유의한 차이가 있었다.

Goodwin 등은 23명의 건강한 여성을 대상으로 능동 팔꿉관절의 ROM을 유니버설 측각기, 액체 측각기, 전자 측각기로 측정하여 신뢰도를 평가했다. 3명의 검사자가 4주 동안 2회에 걸쳐 3가지 측각기를 사용하여 측정과 판독을 실시했다. 측각기 종류, 검사자. 반복 측정 사이에 유의한 차이가 있었다. 유니버설 측각기와 액체 측각기 사이의 상관관계는 높은 편 (r=0.90)인 반면, 전자 측각기와 유니버설 측각기 사이의 상관관계 (r=0.51)와 전자측각기와 액체 측각기 사이의 상관관계 (r=0.33)는 낮은 편이었다. 각 경우내의 검사간 신뢰도와 경우간의 검사간 신뢰도는 유니버설 측각기에서 높은 편이었다. 다른 연구자들과 비슷하게, 그들도 임상에서 서로 다른 형태의 측각기를 바꿔가면서 측정하는 것을 추천하지 않았다.

Carey 등은 5명의 물리치료사가 18명의 건강한 성인을 대상으로 능동 팔꿉관절 굽힘의 ROM을 측정했고, 디지털 측각기와 유니버설 측각기를 이용해 이런 측정을 했고, 그들의 신뢰도를 비교했다. 양쪽 도구는 팔꿉관절의 굽힘을 측정할 때 비슷한 검사간 신뢰도를 보였다. 디지털 측각기는 0.66~0.90의 ICC를 보였고, 유니버설 측각기는 0.60~0.87의 ICC 값을 보였다. 이와 같이, 도구 사이의 검사자간 신뢰도는 유의한 차이를 보이지 못했다 (피어슨 상관계수 r=0.46~0.69).

환자 (Patient Population)

1949년 Hellebrandt, Duvall와 Moore에 의해 이루어진 연구에 따르면, 1명의 물리치료사가 77명의 환자를 대상으로 팔꿉관절의 굽힘과 폄, 아래팔의 엎침과 뒤침을 포함한 13가지 팔의 활동을 여러 번 측정했다. 두 검사의 평균 차이는 팔꿉관절의 폄이 0.1°, 뒤침이 1.5° 정도였다. 측정에서 나타난 중요한 차이는, 비록 평균값에서 그 차이가 1°에 불과했지만, 팔꿉관절의 굽힘을 주목할 만하다. 중요한 차이가 유니버설 측각기와 특수 측각기로 얻어진 측정값에서 두드러져서, 그 차이는 그들로 하여금 다른 측정 도구와 호환해서 사용될 수 없다는 결론을 짓게 한다. 유니버설 측각기가 일반적으로 더 신뢰도가 있는 도구임을 확인했다.

Rothstein, Miller, Roettger은 팔꿉관절의 굽힘과 폄의 수동 ROM에서 검사간 신뢰도와 검사자간 신뢰도가 높았음을 밝혀냈다. 그들의 연구는 24명의 환자를 측정하기 위해 일반적으로 사용되는 3가지의 유니버설 측각기 (큰 플라스틱형, 작은 플라스틱 형, 큰 금속 형)를 사용했고 12명의 검사자가 측정에 임했다. 3종류의 유니버설 측각기를 사용하여 팔꿉관절의 굽힘과 폄 ROM을 측정했을 때 검사간 신뢰도와 검사자간 신뢰도가 높았다 (0.85~0.97). 한번 측정보다는 두 번 측정의 평균을 이용하는 것이 팔꿉관절에서의 검사자간 신뢰도를 향상시키지 못했다. 이것은 팔 관절의 수동 ROM에 대한 검사자간 신뢰도를 연구한 van de Pol 등의 모든 연구 기준을 충족한 유일한 팔꿉관절 ROM의 연구였다. 외적 타당도와 내적 타당도에 대한 모든 기준이 충족되지 않았다.

Pandya 등은 1~20세의 뒤센형 근이영양증 환자 150명을 대상으로 유니버설 측각기를 이용해 팔꿉관절의 폄에 대한 신뢰도를 연구했다. 5명의 경험이 많은 물리치료사가 입원할 때, 1주일 후, 4주일 후에 각 환자를 측정했다. 검사간 신뢰도와 검사자간 신뢰도는 각각 0.94와 0.91으로서 매우 훌륭했다.

Armstrong 등은 38명의 수술 환자를 대상으로 팔꿉관절과 아래팔의 능동 ROM을 측정하여 검사간 신뢰도, 검사자간 신뢰도, 측정 도구간의 신뢰도를 연구했다. 5명의 검사자가 각 운동 (motion)을 3가지 도구 (유니버설 측각기, 전자 측각기, 역학적 돌림 측정 도구)로 2회씩 측정했다. 검사간 신뢰도는 3가지의 모든 도구와 모든 운동 (motion)에서 가장 높았다 (r 값은 일반적으로 0.90보다 컸다). 검사자간 신뢰도는 3가지 모든 도구로 엎침과 뒤침에서 높았다. 팔꿉관절의 굽힘과 폄에서 검사자간 신뢰도는 전자 측각기에서 높았고, 유니버설 측각기에서는 중간정도였다. 서로 다른 도구로 측정한 결과는 매우 다양했는데, 대부분의 측정은 30°이상의 차이를 보였다. 그들은 유니버설 측각기로 측정한 결과 값이 굽힘은 6°이상, 폄은 7°이상, 엎침과 뒤침이 8°이상일 때 검사간의 ROM 측정값이 차이가 있는 것으로 결론을 내렸다. 유니버설 측각기로 이루어진 검사자간 ROM의 측정값은 굽힘, 폄 및 엎침이 10°이상, 뒤침이 11°이상일 경우, 검사자간의 ROM 측정값에서 차이가 있는 것으로 결론을 내렸다.

Geertzen 등의 연구에서, 2명의 검사자가 경사계나 측각기를 이용하여 반사교감신경이상증 환자 29명의 팔 능동 ROM을 측정했다. 각 검사자는 회기마다 한 번 씩 각 환자의 움직임을 측정했고, 회기는 30분 간격을 반복 측정되었다. SDD (가장 작은 감지 차이)는 팔꿉관절의 굽힘과 폄을 측정했을 때 가장 작게 감지되는 차이는 환측 팔꿉관절의 굽힘과 폄이 각각 9.6°과 12.1° 이었고 건측이 각각 7.1°과 12.1° 이었다. 경사계를 이용한 뒤침 측정값의 가장 작은 감지차이 (SDD)는 환측이 19.3°, 건측이 16.5°이었다. 반복측정 사이에서의 상관계수 범위는 팔꿉관절의 굽힘이 0.57~0.84, 팔꿉관절의 폄이 0.66~0.92, 그리고 아래팔 뒤침이 0.85~0.94 이었다. 그들은 관찰자와 환자-관찰자 상호작용에 의해 나타나는 무작위 오차가 반사교감신경이상증 환자들에서 가장 중요한 변인이라고 결론을 내렸다.

Flower 등은 30명의 정형외과 환자 (손목 31곳)를 대상으로 위팔뼈와 먼쪽 아래팔에 6인치의 유니버설 측각기와 연추선을 이용한 측각기를 배치하여 뒤침과 엎침의 수동 ROM을 측정했다. 3명의 치료사들은 각 회기마다 한번 씩 각각의 장비를 이용하여 움직임을 측정했고, 20분 후에 두 번째 회기를 반복했다. 뒤침의 ICC (등급내 상관계수)는 유니버설 측각기와 새로운 측각기 모두에서 0.95였고, 엎침은 유니버설 측각기에서는 0.79이었고, 새로운 측각기에서는 0.87이었다. 뒤침에서 측정 표준오차의 평균은 유니버설 측각기와 새로운 측각기 모두에서 3.7° 였고, 엎침은 유니버설 측각기에서, 7.0°, 새로운 측각기에서, 6.2°였다. 그들은 두 방법의 신뢰도 차이는 아마 임상적으로 유의하지 않을 것이라고 진술했다.

Karagiannopoulos, Sitler, Michlovitz는 손상 환자 20명과 정상인 20명을 대상으로 능동 아래팔과 손목 돌림의 기능적 조합을 측정하는 2가지 방법의 신뢰도를 평가했다. 첫 번째 방법은 유니버설 측각기의 고정팔을 수평으로 두고, 가동팔을 연필을 잡은 손에 정렬시켰다. 두 번째 방법은 단일 팔의 연추선 측각기가 붙어있는 investigator-constructed tubular handle를 활용했다. 측정은 각 방법을 회기당 2명의 검사자가 3번 씩 실시했다. 측정 방법과 피검자 그룹 모두에서 신뢰도가 높았고 오차는 낮았다. 검사간 ICC와 검사자간 ICC의 범위는 각각 0.86~0.98과 0.91~0.96 이었다. 검사간 표준오차 (SEM)의 범위는 1.4~2.1°인 반면, 검사자간 표준오차의 범위는 2.2~3.9°이었다. 기능적 뒤침과 엎침을 평가하기 위해, 그들은 연필 잡은 손의 도구의 단순성과 훌륭한 유용성 때문에 신뢰도 조금 더 높은 연추선 방법보다 연필 잡은 방법을 임상 적용에 추천했다.

팔꿉관절의 굽힘과 폄을 측정하는 디지털 전자 경사계의 신뢰도가 Cleffken 등에 의해 24명의 건강한 사람을 대상으로 연구되었다. 팔꿈치머리돌기의 먼쪽 3 cm와 가쪽위관절융기의 몸쪽 3 cm에 경사계를 배치했고, 다양한 어깨 자세와 고정이 이용되었다. 피어슨 상관계수 r의 범위는 0.85~0.89였고, 한번의 측정에 대한 검사간 신뢰도는 good이었지만, 검사자간 신뢰도는 0.66~0.82으로 poor에서 good 사이였다. 3번의 측정 평균 (r=0.77−0.89)이 분석에 사용되었을 때, 검사자간 신뢰도가 향상되었다.

신뢰도는 고정이 적용되었을 때 향상되었다. 95% 신뢰구간에서의 SDD가 보고되었고, 검사간 값의 범위는 6~9°였고, 검사자간 값의 범위는 4~17°였다.

De Jong 등은 48명의 아급성 뇌졸중 환자를 20주 동안 4번의 측정으로 연구했다. 2명의 물리치료사가 각 회기 내에서 경사계를 이용해 7가지의 팔 움직임을 측정했다. 팔꿉관절의 폄과 아래팔의 뒤침에 대한 관찰자간 신뢰도 계수는 각각 0.92와 0.89로 good이었다. 측정의 표준오차와 95% 신뢰구간의 SDD는 팔꿉관절의 폄에서는 1.0°과 2.7° 였고, 아래팔의 뒤침에서는 2.2°와 6.2° 였다.

Blonna 등은 50명의 팔꿉관절 구축을 가진 환자를 대상으로 4명의 검사자로 하여금 팔꿉관절의 능동 굽힘과 폄을 측정하도록 했다. 각 환자는 한번씩 유니버설 측각기로 측정을 되었고, 디지털 사진을 통한 각도 측정을 2번씩 했다. 선 자세에서 능동을 어깨 높이만큼 앞쪽으로 굽힘한 환자에게서 측정이 이루어졌다. 유니버설 측각기의 임상 사용과 사진촬영의 각도 측정에 대한 경험이 많은 검사자 (의사, 의사 보조원, 임상 펠로우)의 검사자간 신뢰도는 높은 편이었다 (0.91−0.98). 사진촬영 각도 측정법을 이용한 연구 코디네이터 (팔꿉관절의 움직임을 측정한 경험이 없는)에서도 높은 편이었다. 유니버설 측각기를 이용한 경험이 많은 검사자 사이의 평균 오차는 일반적으로 −1°에서 +1°였다. 95%의 일치 한계 (1.96×표준편차)는 ±5~7°였지만, 경험이 없는 검사자에서는 결과가 나빴다.

유니버설 측각기와 경사계의 타당도 (Validity of Universal Goniometric Measurements)

방사선 촬영으로 이루어진 측정과 유니버설 측각기로 얻어진 팔꿉관절 ROM 측정의 타당도를 보고했던 유일한 연구가 Chapleau 등에 의해 이루어졌다. 그들은 건강한 성인 51명을 대상으로 유니버설 측각기와 방사선 촬영으로 이루어진 능동 팔꿉관절 움직임 측정과 운반각에 대한 검사간 신뢰도와 동시 타당도를 연구했다. 1명의 검사자가 팔꿉관절의 굽힘과 폄에 대해 3번의 측각기 측정을 했고, 2명의 검사자가 동일 움직임에 대해 방사선 촬영을 실시했다.

방사선 촬영이 유니버설 측각기보다 약간 낮았다; 굽힘의 경우는 2.4°평균 차이를 보였고, 폄의 경우는 1.1°의 평균차이를 보였다. 그리고 전체 ROM에서는 1.3°의 차이를 보였다.

굽힘, 폄 그리고 전체 ROM에 대한 각도 측정의 95%는 각각 7.0°, 10.3°, 11.5° 정도 방사선 촬영과 차이를 보였다. 측각기 측정과 방사선 촬영 사이의 피어슨 상관계수는 굽힘이 6.0, 폄이 0.69, 그리고 전체 ROM이 0.73이었다. 봉우리돌기, 가쪽위관절융기, 중간손목 등과 이루어지는 측각기 정렬의 변화로 인해 일부 차이가 날 수 있고, 반면 방사선 촬영은 위팔뼈와 자뼈의 중간 몸통을 이용했다. 양쪽 측정 방법은 신뢰도가 높은 편이다. 측각기의 평균 검사간 ICC는 0.95~0.97인 반면, 방사선 촬영의 경우는 0.98~0.99의 평균 검사자간 ICC를 보였다.

사진촬영과 스마트폰 (사진촬영 애플리케이션)의 신뢰도 (Reliability of Photography and Smartphone Applications Based on Photography)

몇몇 연구들은 팔꿉관절의 사진촬영을 기반으로한 각도 측정의 신뢰도를 검사했다. 이들 연구는 일반적으로 한 사람에 의해 이루어지는 관절 각도 측정에서 높은 반복성을 보고한다. 그러나 사진 촬영은 임상에서 이루어지는 것과는 달리, 각각의 피검사를 각각의 검사자가 측정하지 않았다. 디지털 카메라와 스마트폰으로 촬영되는 관절 움직임에 대한 신뢰도와 타당도를 설정하기 위해서는 더 많은 연구가 요구된다.

앞에서 보고된 것처럼, Blonna 등의 연구는 경험이 다른 4명의 검사자를 이용해 50명의 팔꿉관절 구축을 가진 환자를 대상으로 팔꿉관절의 능동 굽힘과 폄을 측정했다. 유니버설 측각기로 이루어진 측정은 각 환자 당 한번씩 이루어졌고, 디지털 사진 촬영으로 이루어진 각도 측정은 각 환자당 2번씩 이루어졌다. 팔꿉관절의 굽힘과 폄에 대한 검사간 신뢰도와 검사자간 신뢰도는 4명의 검사자 경험에 관계없이 사진 촬영을 기반으로한 각도 측정에서 높은 편이었다 (ICC=0.89−0.99). 사진 촬영을 기반으로한 각도 측정에서 검사자 사이의 평균오차는 −4-+4°였다. 95%의 일치 한계 (LOA=1.96×SD)는 ±6-11°였다. 의사에 의해 이루어진 사진 촬영을 기반으로한 각도 측정의 89%는 측각기로 이루어진 수치의 5°이내에 있었고, 의사에 의해 이루어진 도구 사이의 타당도는 excellent 했다 (ICC=0.96−0.98).

Fish와 Wingate의 연구에서, 46명 물리치료과 학생들이 부목에 의해 약 50° 굽힘과 135° 굽힘 상태로 고정된 팔꿉관절의 각도를 측정하기 위해 플라스틱 또는 금속 유니버설 측각기를 이용했다. 몇 명의 피검자들은 뼈표식점이 사전 분류된 반면, 나머지 피검자들은 측각기의 정렬을 위해 검사자가 뼈표식점을 촉진하고 확인해야 했다. 또한 측정이 사전에 분류되었고, 고정된 팔꿉관절의 사진들로 부터 결정되었다. 게다가, 수동 팔꿉관절 굽힘 ROM은 부목을 착용하지 않은 팔꿉관절에서 측정되었다. 한 가지 경우를 제외한 나머지의 사진 측정과 비교했을 때 측각기 측정의 평균값 사이에는 작지만 유의한 차이가 있었다 (0.6~5.1°). 측정의 표준편는 사진 측정에서 0.7~1.1°의 낮은 수준에서부터 수동 ROM의 3.4~4.2°의 높은 수준까지 증가했다. 그들은 측각기 정렬, 뼈표식점 식별, 그리고 검사자가 적용하는 토크의 크기 변화와 같은 작은 시스템적 오차들에 의해 이런 차이가 날 수 있다고 설명했다.

Ferriero 등의 연구는 아이폰 (Apple Inc., Cupertino, CA)의 "DrGoniomter (C.D.M., Srl, Milano, Italy)"이라는 애플리케이션을 이용하여 팔꿉관절 ROM 측정의 신뢰도를 검사했다. 이런 애플리케이션은 스마트폰으로 기존에 측정된 사진 위에 실제 측각기를 올려놓는 방식이다. 7명의 경험이 있는 검사자가 건강한 사람의 팔꿉관절의 28개 사진을 유니버설 측각기와 스마트폰으로 평가했다. 반복 측정은 1주일 후에 이루어졌다. 검사간 신뢰도와 검사자간 신뢰도는 0.99 이상으로 excellent 했다. 두 도구 사이의 95% LOA는 약 10°였다. 팔꿉관절 움직임의 범위를 측정하는 애플리케이션 사용의 실용성, 신뢰도 및 타당도는 더 많은 연구가 요구된다. 보고서 작용을 위해 컴퓨터로 다운로드하고 추후 분석을 위한 측정 데이터의 저장 능력은 매우 유익한 것 같다.

눈대중의 신뢰도와 타당도 (Reliability and Validity of Visual Estimates)

Blonna 등의 연구는 50명의 팔꿉관절 구축을 가진 환자를 대상으로 팔꿉관절의 능동 굽힘과 폄의 측각기 측정에 대한 보고된 데이터와 눈대중의 값을 비교했다. 환자에게 선 자세에서 팔을 앞쪽으로 굽힘하도록 주문하고, 그 다음 팔꿉관절을 굽힘과 폄하도록 주문했다. 3명의 경험많은 검사자 (의사, 의사보조, 임상 팰로우)와 1명의 경험이 없는 검사자가 각 환자의 ROM을 눈대중으로 측정했다. 경험이 많은 검사자의 경우는, 눈대중에 대한 검사자간 신뢰도가 good-excellent (ICC=0.87−0.96)였지만, 경험이 없는 검사자와 다른 검사자 사이의 신뢰도는 poor였다 (ICC=0.38−0.53). 경험이 많은 검사자는 −3-1°의 평균 오차와 95% 일치 한계를 가져서 상대적으로 정확한 측정을 했다; 그러나 경험이 없는 검사자와 다른 검사자의 경우는 8~18°의 큰 오차와 ±32-40°의 95% 일치 한계를 가졌다.

참 고 문 헌

1. Levangie, PK, and Norkin, CC: Joint Structure and Function: A Comprehensive Analysis, ed 5. FA Davis, Philadelphia, 2011.
2. Amis, AA, and Miller, JH: The elbow. Clin Rheum Dis 8:571, 1982.
3. Van Roy, P, et al: Arthro-kinematics of the elbow: Study of the carrying angle. Ergonomics 48:11, 2005.
4. Balasubramanian, P, Madhuri, V, and Muliyil, J: Carrying angle in children: A normative study. J Pediatr Orthop B 15:37, 2006.
5. Golden, DW, et al: Elbow range of motion and clinical carrying angle in a healthy pediatric population. J Pediatr Orthop B 16:144, 2007.
6. Yilmaz, E, et al: Variation of carrying angle with age, sex, and special reference to side. Orthopedics 28:1360, 2005.
7. Hoppenfeld, S: Physical Examination of the Spine and Extremities. Appleton-Century-Crofts, New York, 1977.
8. Morrey, BF, and Chao, EYS: Passive motion of the elbow joint. J Bone Joint Surg Am 58:50, 1976.
9. Neumann, DA: Kinesiology of the Musculoskeletal System: Foundations for Physical Rehabilitation, ed 2. Mosby, St Louis, MO, 2009.
10. Cyriax, JH, and Cyriax, PJ: Illustrated Manual of Orthopaedic Medicine. Butterworths, London, 1983.
11. Kaltenborn, FM: Manual Mobilization of the Extremity Joints, ed 7. Olaf Norlis Bokhandel, Oslo, 2011.
12. Magee, DJ: Orthopedic Physical Assessment, ed 5. WB Saunders, Philadelphia, 2007.
13. American Academy of Orthopaedic Surgeons: Joint Motion: Methods of Measuring and Recording. AAOS, Chicago, 1965.
14. Green, WB, and Heckman, JD (eds): The Clinical Measurement of Joint Motion. American Academy of Orthopaedic Surgeons, Rosemont, IL, 1994.
15. American Medical Association: Guides to the Evaluation of Permanent Impairment, ed 5. Cocchiarella, L, and Andersson, GBJ (eds). AMA, Chicago, 2001.
16. Boone, DC, and Azen, SP: Normal range of motion in male subjects. J Bone Joint Surg Am 61:756, 1979.
17. Gunal, I, et al: Normal range of motion of the joints of the upper extremity in male subjects, with special reference to side. J Bone Joint Surg Am 78 (A):1401, 1996.
18. Soucie, JM, et al: Range of motion measurements: Reference values and a database for comparison studies. Haemophilia 17:500, 2011.
19. Greene, BL, and Wolf, SL: Upper extremity joint movement: Comparison of two measurement devices. Arch Phys Med Rehabil 70:288, 1989.
20. Goodwin, J, et al: Clinical methods of goniometry: A comparative study. Disabil Rehabil 14:10, 1992.
21. Petherick, M, et al: Concurrent validity and intertester reliability of universal and fl uid-based goniometers for active elbow range of motion. Phys Ther 68:966, 1988.
22. Sanya, AO, and Chinyelu SO: Range of motion in selected joints of diabetic and non-diabetic subjects. Afr J Health Sci 6:17, 1999.
23. Wanatabe, H, et al: The range of joint motions of the extremities in healthy Japanese people: The difference according to age. Nippon Seikeigeka Gakkai Zasshi 53:275, 1979. (Cited in Walker, JM: Musculoskeletal development: A review. Phys Ther 71:878, 1991.)
24. Hacker, MR, Funk, SM, and Manco-Johnson, MJ: The Colorado Hemophilia Paediatric Joint Physical Examination Scale: Normal values and interrater reliability. Haemophilia 13:71, 2007.
25. Barad, JH, et al: Range of motion of the healthy pediatric elbow: Cross-sectional study of a large population. J Pediatr Orthop B 22:117, 2013.
26. Boone, DC: Techniques of measurement of joint motion. Unpublished supplement to Boone, DC, and Azen, SP: Normal range of motion in male subjects. J Bone Joint Surg Am 61:756, 1979.
27. Chapleau, J, et al: Demographic and anthropometric factors affecting elbow range of motion in healthy adults. J Shoulder Elbow Surg 22:88, 2013.
28. Macedo, LG, and Magee, DJ: Effects of age on passive range of motion of selected peripheral joints in healthy adult females. Physiother Theory Pract 25:145, 2009.
29. Walker, JM, et al: Active mobility of the extremities in older subjects. Phys Ther 64:919, 1984.
30. Bergstrom, G, et al: Prevalence of symptoms and signs of joint impairment. Scand J Rehabil Med 17:173, 1985.
31. Fiebert, I, Fuhri, JR, and New, MD: Elbow, forearm and wrist passive range of motion in persons aged sixty and older. Phys Occup Ther Geriatr 10:17, 1992.
32. Kalscheur, JA, Emery, LJ, and Costello, PS: Range of motion in older women. Phys Occup Ther Geriatr 16:77, 1999.
33. Kalscheur, JA, Costello, PS, and Emery, LJ: Gender differences in range of motion in older adults. Phys Occup Ther Geriatr 22:77, 2003.
34. Bell, RD, and Hoshizaki, TB: Relationships of age and sex with range of motion of seventeen joint actions in humans. Can J Appl Sport Sci 6:202, 1981.
35. Salter, N, and Darcus, HD: The amplitude of forearm and of humeral rotation. J Anat 87:407, 1953.
36. Escalante, A, Lichenstein, MJ, and Hazuda, HP: Determinants of shoulder and elbow fl exion range: Results from the San Antonio Longitudinal Study of Aging. Arthritis Care Res 12:277, 1999.
37. Golden, DW, et al: Body mass index and elbow range of motion in a healthy pediatric population: A possible mechanism of overweight in children. J Pediatr Gastroenterol Nutr 46:196, 2008. doi:10.1097/MPG.0b013e31812f568b.
38. Park, W, et al: Obesity effect on male active joint range of motion. Ergonomics 53:102, 2010.
39. Macedo, LG, and Magee, DJ: Differences in range of motion between dominant and nondominant sides of upper and lower extremities. J Manipulative Physiol Ther 31:577, 2008.
40. Shaaban, H, et al: The effect of elbow position on the range of supination and pronation of the forearm. J Hand Surg Eur 33E:3, 2008.
41. Chinn, CJ, Priest, JD, and Kent, BA: Upper extremity range of motion, grip strength and girth in highly skilled tennis players, Phys Ther 54:474, 1974.
42. Chang, DE, Buschbacher, LP, and Edlich, RF: Limited joint mobility in power lifters. Am J Sports Med 16:280, 1988.
43. Wright, RW, et al: Elbow range of motion in professional baseball pitchers. Am J Sports Med 34:190, 2006.
44. Morrey, BF, Askew, KN, and Chao, EYS: A biomechanical study of normal functional elbow motion. J Bone Joint Surg Am 63:872, 1981.
45. Packer, TL, et al: Examining the elbow during functional activities. Occup Ther J Res 10:323, 1990.

46. Sanz, MC, et al: Kinematic analysis of the elbow in the activities. Rehabilitacion 33:293, 1999.
47. Safaee-Rad, R, et al: Normal functional range of motion of upper limb joints during performance of three feeding activities. Arch Phys Med Rehabil 71:505, 1990.
48. Cooper, JE, et al: Elbow joint restriction: Effect on functional upper limb motion during performance of three feeding activities. Arch Phys Med Rehabil 74:805, 1993.
49. Raiss, G, et al: Range of motion of shoulder and elbow in activities of daily life in 3D motion. Z Orthop Unfall 145:493, 2007.
50. Murray, IA, and Johnson, GR: A study of the external forces and moments at the shoulder and elbow while performing everyday tasks. Clin Biomech 19:586, 2004.
51. Sardelli, M, Tashjian, RZ, and MacWilliams, BA: Functional elbow range of motion for contemporary tasks. J Bone Joint Surg Am 93:471, 2011.
52. Romilly, DP, et al: A functional task analysis and motion simulation for the development of a powered upper-limb orthosis. IEEE Trans Neural Syst Rehabil Eng 2:119, 1994.
53. Buckley, MA, et al: Dynamics of the upper limb during performance of the tasks of everyday living: A review of the current knowledge base. Proc Inst Mech Eng 210:241, 1996.
54. Henmi, S, et al: A biomechanical study of activities of daily living using neck and upper limbs with an optical three-dimensional motion analysis system. Mod Rheumatol 16:289, 2006.
55. Pieniazek, M, et al: Upper limb joint mobility ranges during activities of daily living determined by three-dimensional motion analysis. preliminary report. Ortop Traumatol Rehabil 9:413, 2007.
56. Van Andel, CJ, et al: Complete 3D kinematics of upper extremity functional tasks. Gait Posture 27:120, 2007. doi:10.1016/j.gaitpost.2007.03.002.
57. Rudins, A, et al: Kinematics of the elbow during wheelchair propulsion: A comparison of two wheelchairs and two stoking techniques. Arch Phys Med Rehabil 78:1204, 1997
58. Magerman, DJ, et al: Requirements for upper extremity motions during activities of daily living. Clin Biomech 20:591, 2005
59. Aizawa, J, et al: Three-dimensional motion of the upper extremity joints during various activities of daily living. J Biomech 43:2915, 2010.
60. de Groot, JH, et al: Reduced elbow mobility affects the fl exion or extension domain in activities of daily living. Clin Biomech 26:713, 2011.
61. Mackey, AH, Walt, SE, and Stott, S: Defi cits in upper-limb task performance in children with hemiplegic cerebral palsy as defi ned by 3-dimensional kinematics. Arch Phys Med Rehabil 87:207, 2006.
62. Petuskey, K, et al: Upper extremity kinematics during functional activities: Three-dimensional studies in a normal pediatric population. Gait Posture 25:573, 2007.
63. Vasen, AP, et al: Functional range of motion of the elbow. J Hand Surg 20A:288, 1995.
64. Boone, DC, et al: Reliability of goniometric measurements. Phys Ther 58:1355, 1978.
65. Grohmann, JEL: Comparison of two methods of goniometry. Phys Ther 63:922, 1983.
66. Solveborn, SA, and Olerud, C: Radial epicondylalgia (tennis elbow): Measurement of range of motion of the wrist and the elbow. J Orthop Sports Phys Ther 23:251, 1996.
67. Gajdosik, RL: Comparison and reliability of three goniometric methods for measuring forearm supination and pronation. Percept Mot Skills 93:353, 2001.
68. Carey, MA, et al: Reliability, validity, and clinical usability of a digital goniometer. Work 36:55, 2010.
69. Hellebrandt, FA, Duvall, EN, and Moore, ML: The measurement of joint motion. Part III: Reliability of goniometry. Phys Ther Rev 29:302, 1949.
70. Rothstein, JM, Miller, PJ, and Roettger, RF: Goniometric reliability in a clinical setting: Elbow and knee measurements. Phys Ther 63:1611, 1983.
71. van de Pol, RJ, van Triffel, E, and Lucas, C: Inter-rater reliability for measurement of passive physiological range of motion of upper extremity joints is better if instruments are used: A systematic review. J Physiother (Australian) 56 (1):7, 2010.
72. Pandya, S, et al: Reliability of goniometric measurements in patients with Duchenne muscular dystrophy. Phys Ther 65:1339, 1985.
73. Armstrong, AD, et al: Reliability of range-of-motion measurement in the elbow and forearm. J Shoulder Elbow Surg 7:573, 1998.
74. Geertzen, JHB, et al: Variation in measurements of range of motion: A study in refl ex sympathetic dystrophy patients. Clin Rehabil 12:254, 1998.
75. Flower, KR, et al: Intrarater reliability of a new method and instrumentation for measuring passive supination and pronation: A preliminary study. J Hand Ther 14:30, 2001.
76. Karagiannopoulos, C, Sitler, M, and Michlovitz, S: Reliability of 2 functional goniometric methods for measuring forearm pronation and supination active range of motion. J Orthop Sports Phys Ther 33:523, 2003.
77. Cleffken, B, et al: Test-retest reproducibility of elbow goniometric measurements in a rigid double-blinded protocol: Intervals for distinguishing between measurement error and clinical change. J Shoulder Elbow Surg16:788, 2007.
78. de Jong, LD, et al: Repeated measurements of arm joint passive range of motion after stroke: Interobserver reliability and sources of variation. Phys Ther 92:1027, 2012.
79. Blonna, D, et al: Validation of a photography-based goniometry method for measuring joint range of motion. J Shoulder Elbow Surg 21:29, 2012.
80. Chapleau, J, et al: Validity of goniometric elbow measurements: Comparative study with a radiographic method. Clin Orthop Relat Res 469:3134, 2011.
81. Fish, DR, and Wingate, L: Sources of goniometric error at the elbow. Phys Ther 65:1666, 1985.
82. Ferriero, G, et al: Reliability of a new application for smartphones (DrGoniometer) for elbow angle measurement. PM R 3:1153, 2011.
83. Blonna, D, et al: Accuracy and inter-observer reliability of visual estimation compared to clinical goniometry of the elbow. Knee Surg Sports Traumatol Arthrosc 20:1378, 2012.

제 6 장

손목

The Wrist

구조와 기능 (Structure and Function)

노손목관절과 중간손목관절 (Radiocarpal and Midcarpal Joints)

손목은 2개의 관절로 구성된다: 노손목관절과 중간손목관절. 이들 관절은 기능적으로 매우 중요하다. 노손목관절은 아래팔에 가깝고, 중간손목관절은 손쪽에 더 가까운 관절이다. 노손목관절의 몸쪽 관절면은 먼쪽 노뼈와 노자관절의 원반으로 구성된다 (그림 6.1과 그림 5.8 참고). 관절원반은 먼쪽노뼈의 안쪽면과 먼쪽자뼈를 연결하고 있다. 먼쪽노뼈와 원반은 오목한 관절면을 형성한다. 먼쪽 관절면은 볼록한 관절면을 형성하기 위해 뼈사이인대에 의해 연결되는 3개의 뼈인 몸쪽 손목열 (손배뼈, 반달뼈 및 세모뼈)을 포함한다 (그림 6.1). 노뼈는 손배뼈와 반달뼈와 연결되어 있고, 노자관절의 원반은 세모뼈와 반달뼈에 연결되어 있다. 콩알뼈는 몸쪽 손목열에 포함되지만, 노손목관절의 형성에 참여하지 않는다. 노손목관절은 강한 관절주머니에 의해 둘러싸여 있고, 바닥쪽노손목인대, 자손목인대, 등쪽노손목인대, 자쪽곁인대, 노쪽곁인대 및 많은 손목뼈사이인대 등에 의해 보강되고 있다 (그림 6.2와 그림 6.3).

중간손목관절은 노손목관절의 먼쪽에 위치한다. 중간손

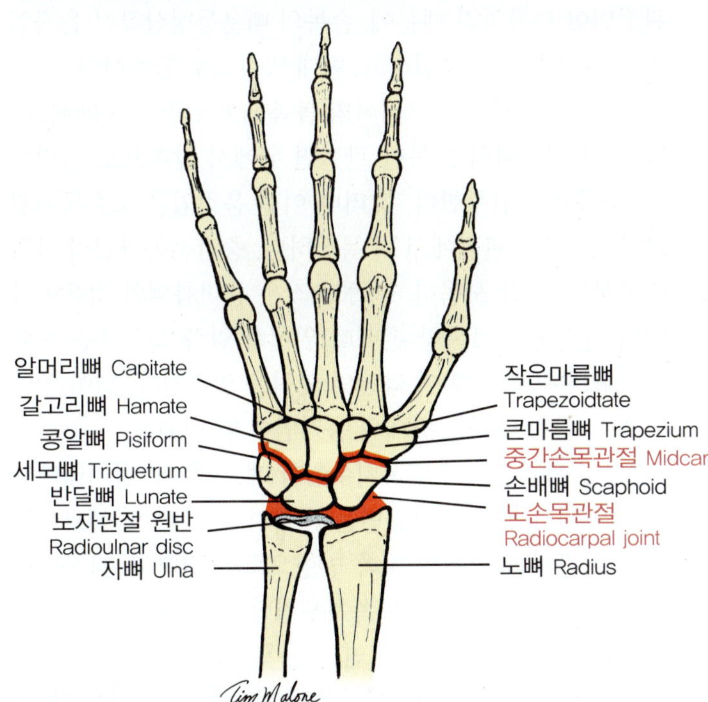

그림 6.1 오른쪽 손목의 앞쪽면은 노손목관절과 중간손목관절을 보여주고 있다.

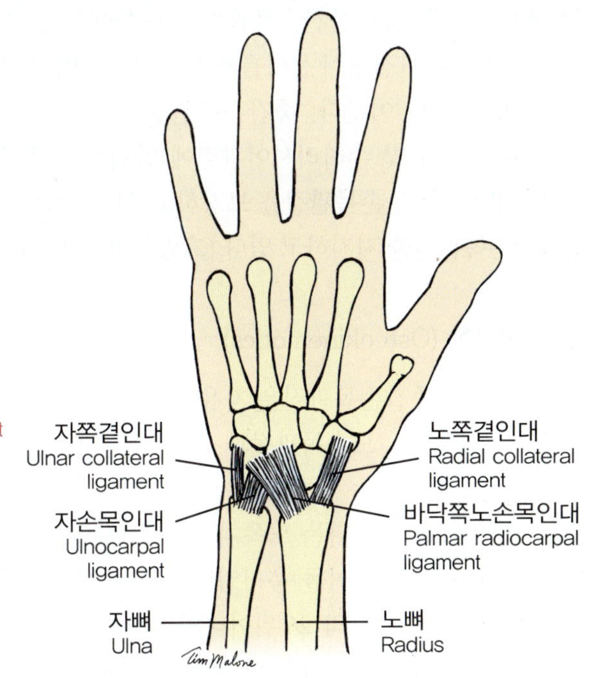

그림 6.2 오른쪽 손목의 앞쪽면은 바다쪽 노손목인대, 자손목인대, 곁인대 등을 보여주고 있다.

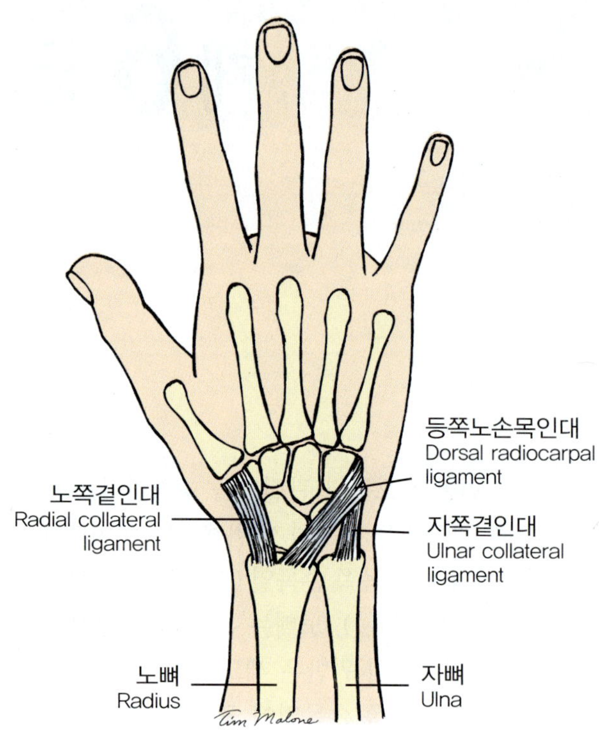

그림 6.3 오른쪽 손목의 뒤쪽면은 등쪽노손목인대와 곁인대를 보여주고 있다

목관절의 중앙부와 자쪽은 몸쪽으로 손배뼈, 반달뼈, 세모뼈의 오목 부위와 먼쪽으로 볼록한 알머리뼈와 갈고리뼈로 구성된다 (그림 6.1). 중간손목관절의 노쪽에서는, 손배뼈의 작은 볼록한 관절면이 큰마름뼈와 작은마름뼈의 오목한 관절면과 관절을 이룬다. 중간손목관절은 손목사이관절, 손목손허리관절 및 손허리사이관절에 연결된 관절주머니를 가지고 있다. 노손목관절을 보강하고 있는 많은 인대들이 중간손목관절을 지지하고 있다 (그림 6.2와 그림 6.3),

뼈운동형상학 (Osteokinematics)

노손목관절과 중간손목관절은 자유도 2°를 가진 융기관절이다. 손목 복합체 (노손목관절과 중간손목관절)는 안가축을 중심으로 일어나는 시상면의 굽힘-폄과 앞뒤축을 중심으로 이마면에서 일어나는 노쪽치우침과 자쪽치우침을 허용한다. 양쪽 관절은 이들 움직임에 영향을 준다. 노뼈의 먼쪽끝단은 자쪽으로 약 25°튀어나와 있어, 노쪽치우침보다는 자쪽치우침의 움직임을 더 많이 허용한다. 또 노뼈의 먼쪽끝단은 손바닥쪽으로 약 10°정도 튀어나와, 손목의 폄보다는 굽힘을 더 많이 허용한다. 어떤 자료들은 손목 복합체에서도 약간의 뒤침-엎침이 일어난다고 했지만, 임상에서는 이런 돌림을 측정하지 않는다. 굽힘, 폄, 벌림 및 모음이 결합되는 달걀 모양의 움직임 패턴인 휘돌림도 손목 복합체에서 일어날 수 있다. 휘돌림에 대한 측정은 연구 시설에서 처음 정량화되었다.

관절운동형상학 (Arthrokinematics)

노손목관절에서 움직임이 일어나는데, 그 이유는 몸쪽 열 손목뼈의 볼록한 관절면이 노뼈와 관절원반의 오목한 관절면 위에서 굴림하고 활주하기 때문이다. 몸쪽열 손목뼈는 손의 움직임과 같은 방향으로 굴림하고, 반대방향으로 활주한다. 손목을 굽힘할 때, 손목뼈는 노뼈와 관절원반 위에서 등쪽으로 활주하고, 반대로 손목을 폄할 때는 손바닥쪽으로 활주한다. 자쪽치우침을 할 때 손목뼈는 자쪽 방향으로 굴림하고, 노쪽 방향으로 활주한다. 노쪽치우침할 때는, 손목뼈가 노쪽 방향으로 굴림하고, 자쪽 방향으로 활주한다.

중간손목관절에서 움직임이 일어나는데, 그 이유는 먼쪽열의 손목뼈가 몸쪽열의 손목뼈 위에서 굴림하고 활주하기 때문이다. 노손목관절과 비슷하게, 중간손목관절의 먼쪽 관절면이 볼록하기 때문에, 손목의 뼈운동형상학적 움직임과 같은 방향으로 굴림하고, 반대 방향으로 활주한다. 굽힘할 때, 알머리뼈와 갈고리뼈의 볼록한 관절면은 손배뼈, 반달뼈 및 세모뼈의 오목한 관절면 위에서 앞쪽으로 굴림하고, 등쪽으로 활주한다. 그러나 이런 움직임은 노손목관절보다 중간손목관절에서 더 복잡하다. 중간손목관절의 가쪽면에서는, 약간 오목하고, 좁고 작은 큰마름뼈와 작은마름뼈의 관절면은 볼록한 손배뼈 위에서 앞쪽으로 굴림과 활주하고, 손목의 굽힘이 약간의 엎침을 일으킨다. 폄이 일어날 때는 굽힘 때와는 반대의 움직임이 일어난다.

중간손목관절에서 노쪽치우침할 때, 손목뼈 (알머리뼈와 갈고리뼈)의 볼록한 관절면은 손배뼈, 반달뼈 및 세모뼈가 오목한 관절면 위에서 노쪽 방향으로 굴림하고, 자쪽방향으로 활주한다. 그러나 노쪽치우침할 때 작은 오목한 큰마름뼈와 작은마름뼈의 관절면은 등쪽으로 굴림과 활주하여 손목의 폄을 일으키는데 도움을 준다. 자쪽치우침을 할 때, 알머리뼈와 갈고리뼈의 관절면은 자쪽 방향으로 굴림하고,

노쪽 방향으로 활주한다. 큰마름뼈와 작은마름뼈의 관절면은 굽힘이 일어나는 쪽인 약간의 바닥쪽으로 굴림과 활주한다.

연속 방사선 촬영과 CT 스캐닝을 이용한 몇몇 연구들은 노쪽치우침 동안 손배뼈와 반달뼈의 작은 굽힘이 노뼈 위에서 일어난다는 것을 확인했고, 또 자쪽치우침을 할 때 손배뼈와 반달뼈의 작은 폄이 노뼈 위에서 일어난다는 것을 확인했다. 노쪽치우침과 자쪽치우침 동안 일어나는 이와 같은 노손목관절의 작은 움직임은 중간손목관절의 먼쪽열 손목뼈에서 일어나는 작은 움직임을 보상한다. 이들 작은 보상작용은 노쪽치우침과 자쪽치우침을 할 때 손을 이마면에 유지하는데 도움을 주고, 더 많은 움직임을 허용한다.

관절주머니 패턴 (Capsular Pattern)

Cyriax와 Cyriax는 손목의 관절주머니 패턴은 폄과 굽힘이 동등하게 제한되고, 노쪽치우침과 자쪽치우침이 약간 제한된다는 것이다. Kaltenborn에 따르면, 관절주머니 패턴은 모든 움직임에서 동일한 제한이 있다는 것이다.

동작범위 검사절차: 손목

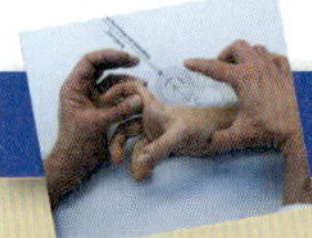

검사절차를 위한 뼈표식점 (Landmarks for Testing Procedures)

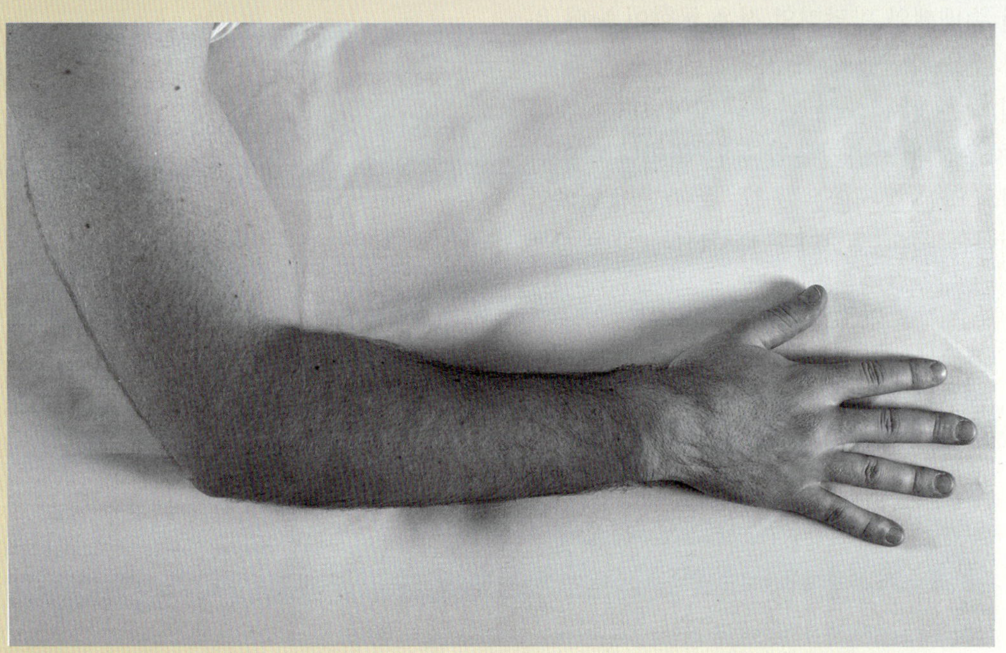

그림 6.4 오른쪽 팔의 뒤쪽면은 손목 ROM을 측정할 때 측각기 정렬에 필요한 표면 해부학적 표식점을 보여주고 있다.

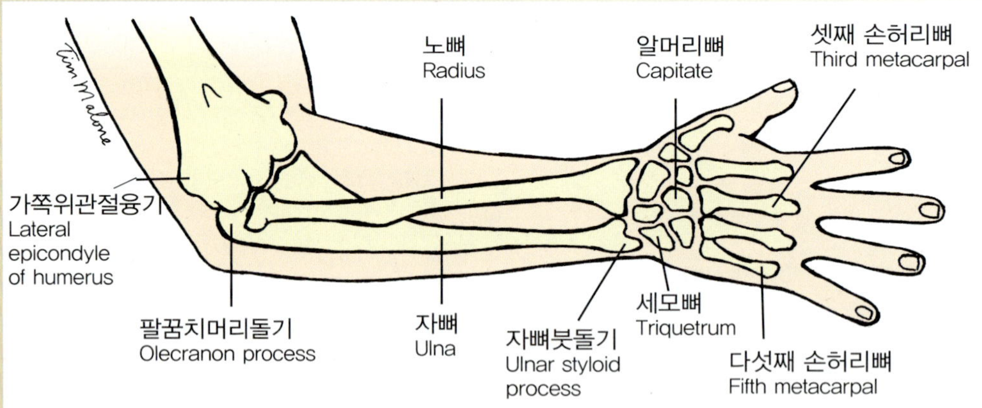

그림 6.5 오른쪽 팔의 뒤쪽면은 손목 ROM을 측정할 때 측각기 정렬에 필요한 해부학적 뼈표식점을 보여주고 있다.

검사절차를 위한 뼈표식점 (Landmarks for Testing Procedures)– 계속

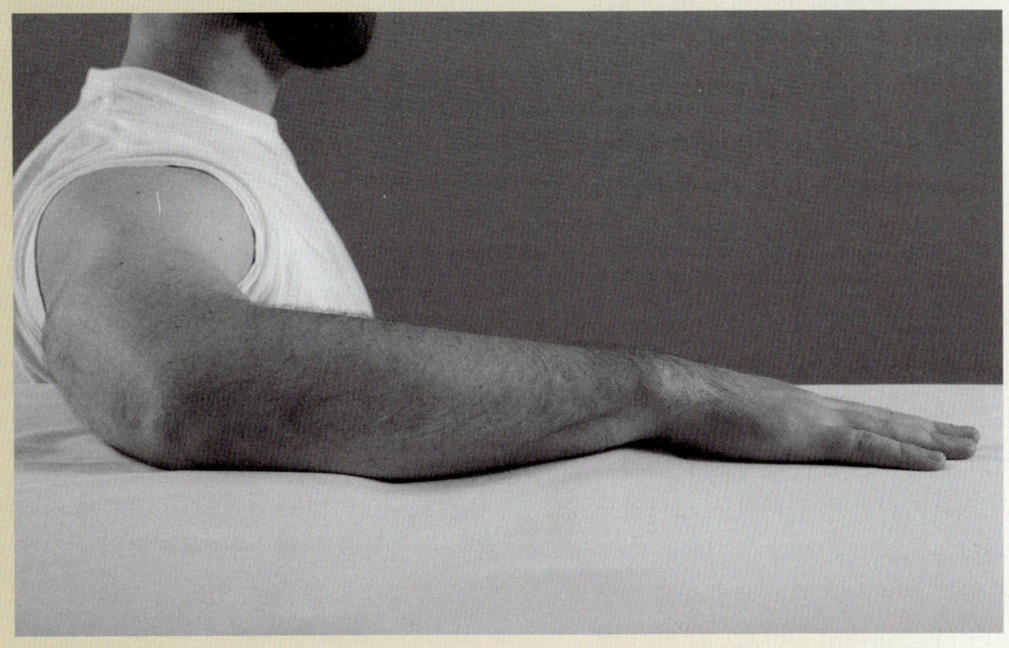

그림 6.6 오른쪽 팔의 가쪽면은 손목의 굽힘과 폄 ROM을 측정할 때 측각기 정렬에 필요한 표면 해부학적 표식점을 보여주고 있다.

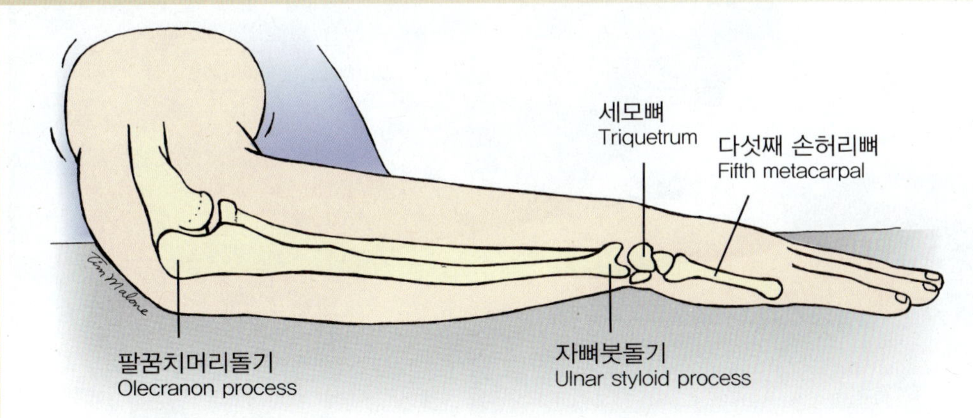

그림 6.7 오른쪽 팔의 가쪽면은 손목의 굽힘과 폄 ROM을 측정할 때 측각기 정렬에 필요한 해부학적 뼈표식점을 보여주고 있다.

손목의 굽힘 (WRIST FLEXION)

굽힘은 안가축을 중심으로 시상면에서 발생한다. 손목의 굽힘은 가끔 바닥쪽굽힘으로 불린다. 성인의 정상 굽힘 ROM은 60~80°이다. 연령과 성별에 따른 정상 ROM 값을 위해 표 6.1에서 표 6.4까지의 연구 소견 단락을 참고하기 바란다.

검사자세 (Testing Position)

피검자는 검사대 옆에 앉아서, 어깨를 90°로 벌림하고, 팔꿉관절을 90°로 굽힘하고, 손바닥을 지면 쪽으로 향하게 한다. 이 자세 때 아래팔은 엎침과 뒤침의 중간 위치를 취한다. 아래팔을 검사대위에 배치하지만, 손을 자유롭게 움직이도록 배치해야 한다. 손목의 노쪽치우침과 자쪽치우침을 피하고, 손가락의 굽힘도 피한다. 만약 손가락이 굽힘되면, 온손가락폄근, 집게폄근, 새끼폄근 등이 긴장되어 움직임을 제한할 것이다.

만약 피검자가 어깨를 90°로 벌림하지 못한다면, 약간 모음된 자세를 취하지만, 손바닥이 바닥쪽으로 향할 때 아래팔은 약간 엎침될 것이다.

고정 (Stabilization)

아래팔의 뒤침이나 엎침과 팔꿉관절의 움직임을 막기 위해 노뼈와 자뼈를 고정한다.

검사동작 (Testing Motion)

바닥쪽으로 손을 움직이듯이 3번 손허리뼈의 등쪽면을 밀면서 손목을 굽힘한다 (그림 6.8). 손이 비틀리지 않도록 주의하면서, 노쪽치우침과 자쪽치우침의 중립위인 0°로 손목을 유지한다. 굽힘 ROM의 끝은 더 이상의 움직임에 대한 저항이 느껴질 때 일어나고, 저항을 이기려는 시도들이 아래팔을 검사대로부터 떨어지도록 한다.

정상 끝느낌 (Normal End-Feel)

끝느낌은 팽팽한 느낌이다. 왜냐하면 등쪽노손목인대와 등쪽 관절주머니의 긴장 때문이다. 짧은노쪽손목폄근, 긴노쪽손목폄근과 자쪽손목폄근의 긴장도 팽팽한 끝느낌에 영향을 줄 수 있다.

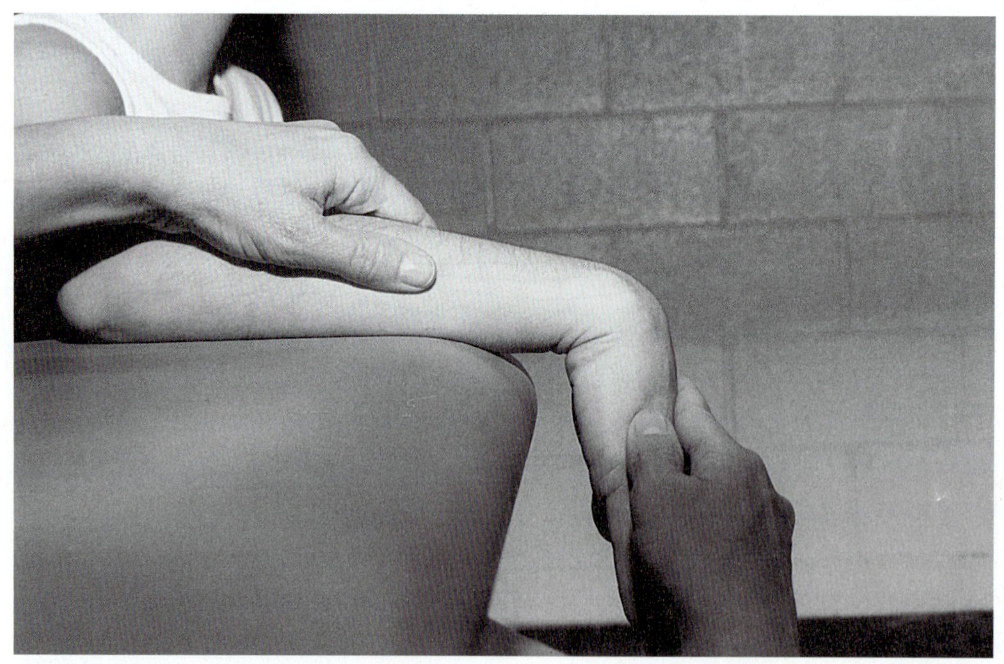

그림 6.8 손목의 굽힘 ROM 끝지점. 아래팔의 3/4만을 검사대 위에 지지하는데. 이것은 손이 완전한 움직임을 할 만큼 충분한 공간을 가진다.

측각기 정렬 (Goniometer Alignment)

그림 6.9와 그림 6.10을 참고한다.

1. 측각기의 **중심축**을 손목의 가쪽면 (세모뼈) 위에 배치한다.
2. 측각기의 **몸쪽팔**을 자뼈의 가쪽중심선에 정렬한다. 팔꿈치머리돌기와 자뼈붓돌기가 기준점이 될 수 있다.
3. 측각기의 **먼쪽팔**을 5번 손허리뼈의 가쪽중심선에 정렬한다. 새끼두덩의 물렁조직을 기준점으로 사용해서는 안된다.

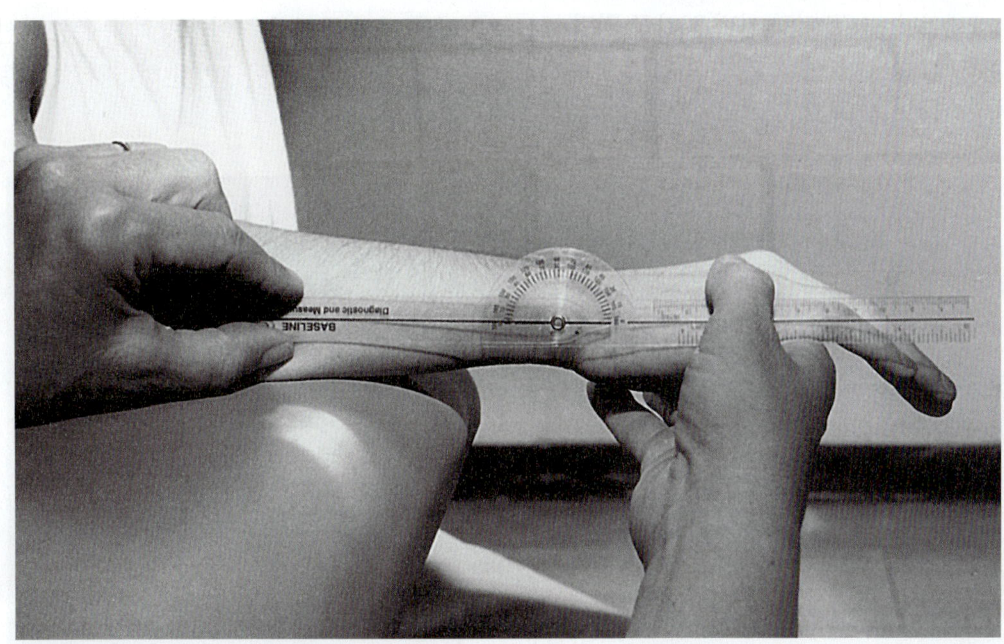

그림 6.9 손목의 굽힘 ROM 시작지점에서의 측각기 정렬.

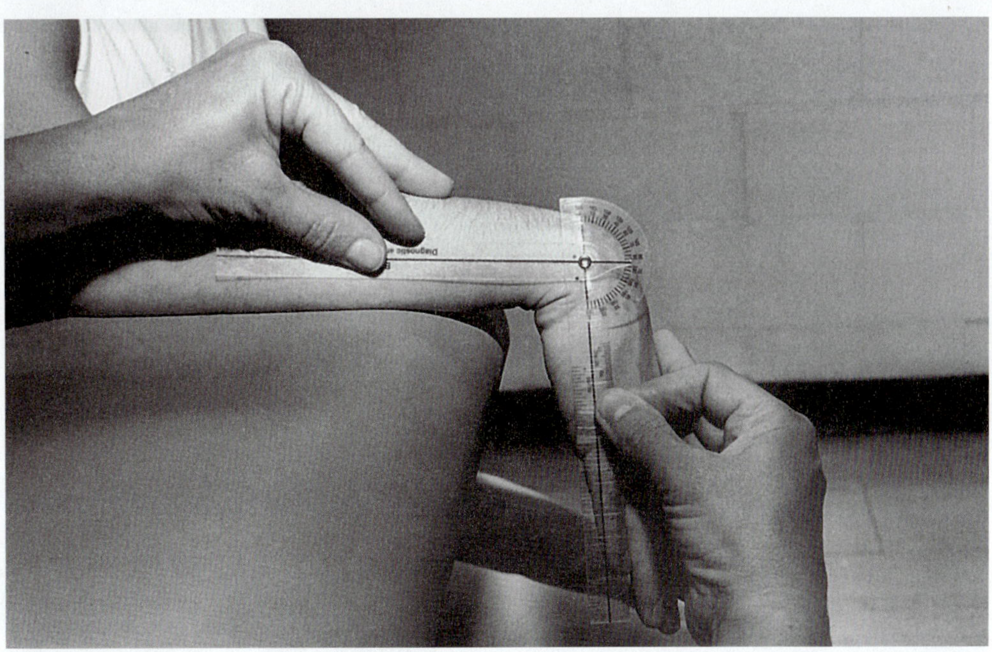

그림 6.10 손목의 굽힘 ROM 끝지점에서, 검사자는 손목의 굽힘을 유지하면서, 한 손으로 측각기의 먼쪽팔을 5번 손허리뼈에 정렬시킨다. 검사자는 피검자의 손등에 압박을 가하고, 5번 손허리뼈에 직접 압박을 가하지 않아야 하는데, 그 이유는 5번 손허리뼈의 압박이 측각기의 정렬을 잘못 위치시키기 때문이다.

또다른 측각기 정렬: 등쪽면 (Alternative Goniometer Alignment: Dorsal Aspect)

그림 6.11과 그림 6.12를 참고한다.

이와 같은 또다른 측각기 정렬은 몇몇 학자들이 아래팔과 손에 부종, 뼈 변형, 또는 기타 형태학적 이상이 있을 때 권장하는 자세이다. 등쪽 정렬 기법은 가쪽 정렬 기법보다 작은 손목 굽힘 ROM을 얻게 될 것이다 (보고에 따르면, 평균 3~10°가 작음). 이런 차이는 피검자의 결과를 가쪽 정렬 방법의 표준 데이터와 비교할 때 고려되어야 한다. 가장 중요한 것은 손목 굽힘 ROM의 변화를 평가하는 반복 측정을 할 때 동일한 정렬 기법을 사용해야 한다는 것이다.

1. 측각기의 **중심축**을 알머리뼈 근처의 손등에 배치한다.
2. 측각기의 **몸쪽팔**을 아래팔의 등쪽중심선에 정렬한다.
3. 측각기의 **먼쪽팔**을 3번 손허리뼈의 등쪽면에 정렬한다.

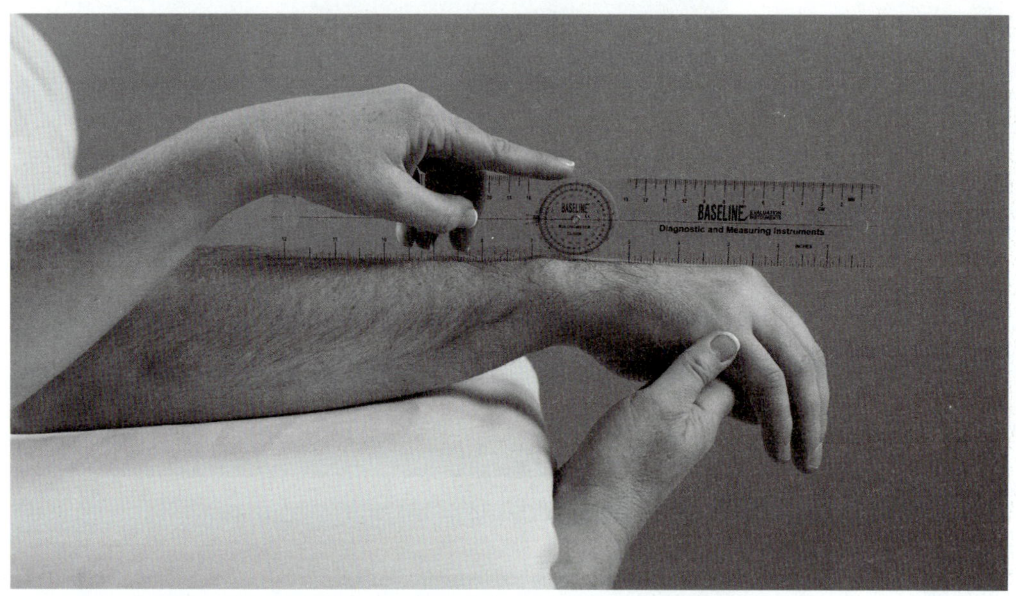

그림 6.11 손목의 굽힘 ROM 시작지점에서 이루어지는 등쪽 정렬방법의 측각기 정렬.

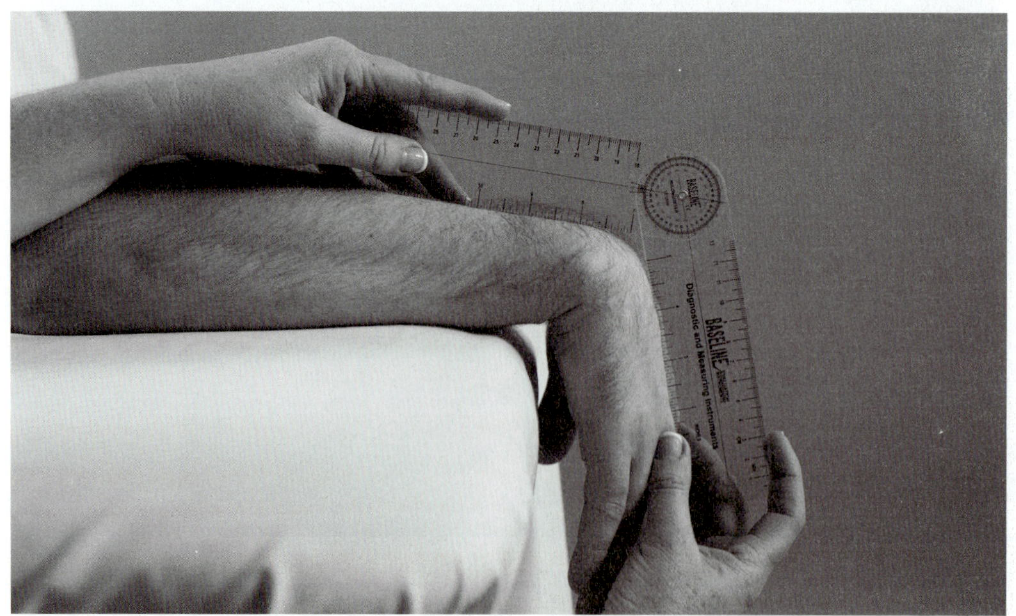

그림 6.12 또다른 기법인 등쪽 정렬 방법을 이용한 손목의 굽힘 ROM 끝지점에서, 검사자는 측각기의 팔을 아래팔과 3번 손허리뼈의 등쪽면에 배치한다. 측각기의 축을 알머리뼈 근처에 배치한다.

손목의 폄 (WRIST EXTENSION)

폄은 안가축을 중심으로 시상면에서 발생한다. 손목의 폄은 가끔 등쪽굽힘으로 불린다. 성인의 정상 폄 ROM은 60~75°이다. 연령과 성별에 따른 정상 ROM 값을 위해 표 6.1에서 표 6.4까지의 연구 소견 단락을 참고하기 바란다.

검사자세 (Testing Position)

피검자는 검사대 옆에 앉아서, 어깨를 90°로 벌림하고, 팔꿉관절을 90°로 굽힘하고, 손바닥을 지면 쪽으로 향하게 한다. 이 자세 때 아래팔은 엎침과 뒤침의 중간 위치를 취한다. 아래팔을 검사대위에 배치하지만, 손을 자유롭게 움직이도록 배치해야 한다. 손목의 노쪽치우침과 자쪽치우침을 피하고, 손가락의 폄도 피한다. 만약 손가락이 폄되면, 얕은손가락굽힘근과 깊은손가락굽힘근의 긴장이 손목 폄의 움직임을 제한할 것이다.

만약 피검자가 어깨를 90°로 벌림하지 못한다면, 약간 모음된 자세를 취하지만, 손바닥이 바닥쪽으로 향할 때 아래팔은 약간 엎침될 것이다.

고정 (Stabilization)

아래팔의 뒤침이나 엎침과 팔꿉관절의 움직임을 막기 위해 노뼈와 자뼈를 고정한다.

검사동작 (Testing Motion)

천장 쪽인 등쪽 방향으로 손을 움직이듯이 손허리뼈의 바닥쪽면을 밀면서 손목을 폄한다 (그림 6.13). 노쪽치우침과 자쪽치우침의 중립위인 0°로 손목을 유지한다. 폄 ROM의 끝은 더 이상의 움직임에 대한 저항이 느껴질 때 일어나고, 저항을 이기려는 시도들이 아래팔을 검사대로부터 떨어지도록 한다.

정상 끝느낌 (Normal End-Feel)

대개 끝느낌은 팽팽한 느낌이다. 왜냐하면 바닥쪽노손목인대, 자손목인대와 바닥쪽 관절주머니의 긴장 때문이다. 긴손바닥근, 노쪽손목굽힘근과 자쪽손목굽힘근의 긴장도 팽팽한 끝느낌에 영향을 줄 수 있다. 가끔 끝느낌이 딱딱할 수도 있는데, 그 이유는 노뼈와 손목뼈들이 부딪히기 때문이다.

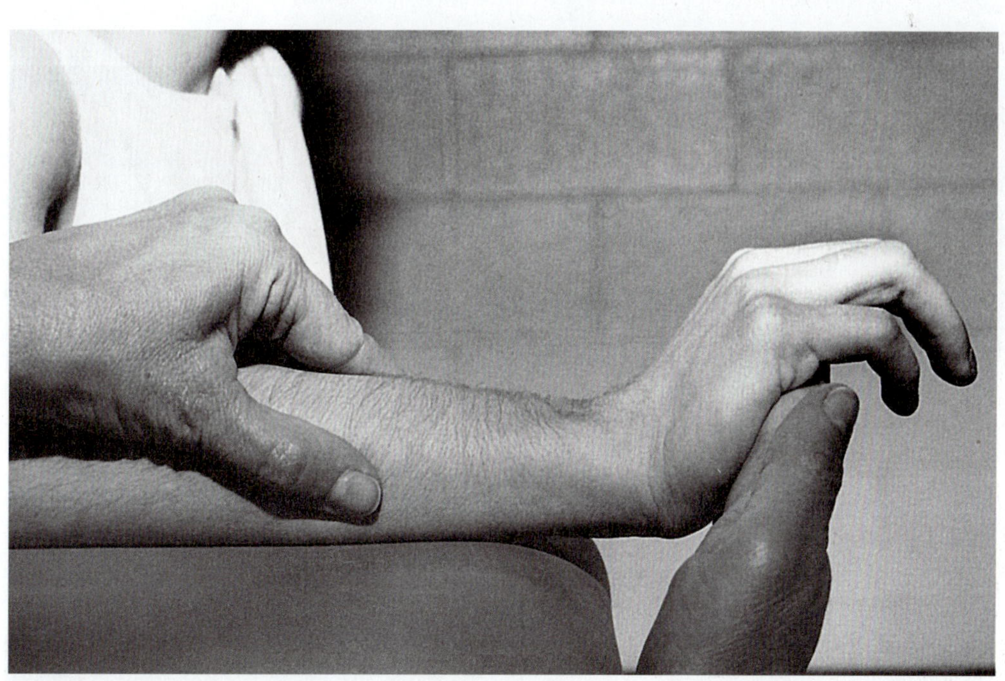

그림 6.13 손목의 폄 ROM 끝지점에서, 검사자는 한 손으로 아래팔을 고정하고, 다른 손으로 손목의 폄을 유지한다. 검사자는 주의깊게 손허리뼈들에 압박이 균등하게 분산되도록 한다.

측각기 정렬 (Goniometer Alignment)

그림 6.14와 그림 6.15를 참고한다.

1. 측각기의 **중심축**을 손목의 가쪽면 (세모뼈) 위에 배치한다.
2. 측각기의 **몸쪽팔**을 자뼈의 가쪽중심선에 정렬한다. 팔꿈치머리돌기와 자뼈붓돌기가 기준점이 될 수 있다.
3. 측각기의 **먼쪽팔**을 5번 손허리뼈의 가쪽중심선에 정렬한다. 새끼두덩의 물렁조직을 기준점으로 사용해서는 안된다.

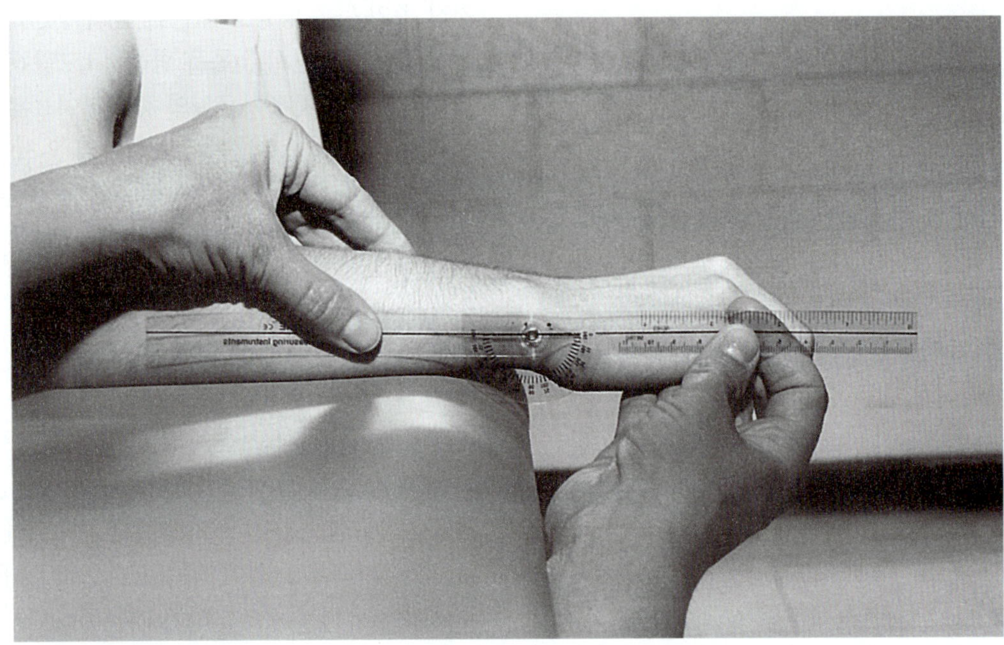

그림 6.14 손목의 폄 ROM 시작지점에서의 측각기 정렬.

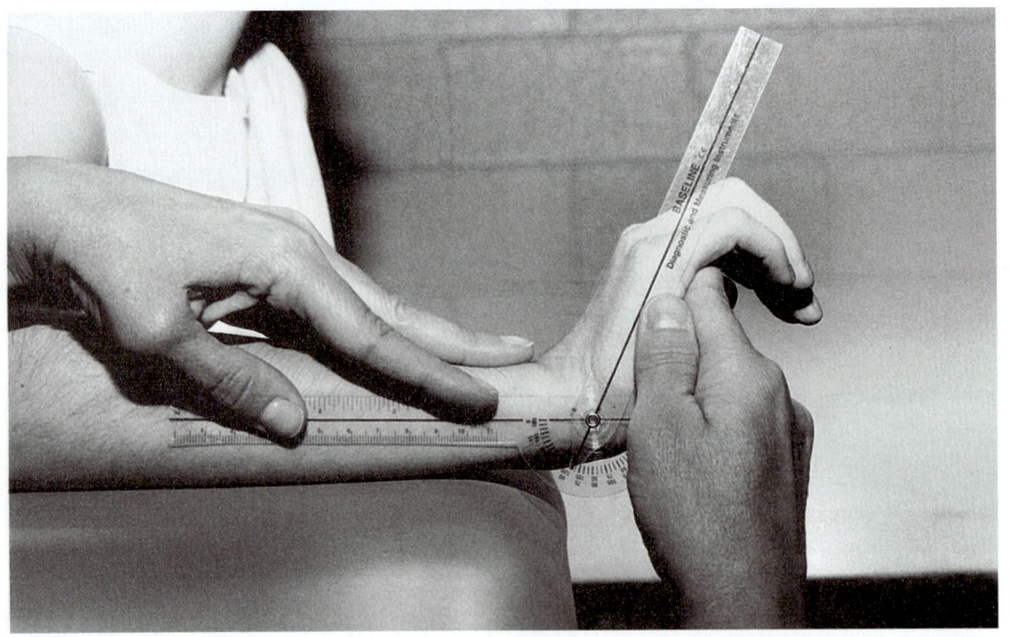

그림 6.15 손목의 폄 ROM 끝지점에서, 검사자는 손목의 폄을 유지하면서, 한 손으로 측각기의 먼쪽팔을 5번 손허리뼈에 정렬시킨다. 검사자는 5번 손허리뼈에 과도한 압박을 가하지 않는다.

또다른 측각기 정렬: 바닥쪽면 (Alternative Goniometer Alignment: Palmar Aspect)

그림 6.16과 그림 6.17을 참고한다.

이와 같은 또다른 측각기 정렬은 몇몇 학자들이 아래팔이나 손에 부종, 뼈 변형이 있을 때 권장하는 자세이다. 이런 바닥쪽 정렬 기법은 아래팔이 뒤침되고 팔꿉관절이 폄되는 검사자세의 변화를 요구한다. 이런 바닥쪽 정렬 기법은 가쪽 정렬 기법보다 더 작은 손목 폄 ROM을 얻게 될 것이다 (보고에 따르면, 평균 0~7°가 작음). 이런 차이는 피검자의 결과를 가쪽 정렬 방법의 표준 데이터와 비교할 때 고려되어야 한다. 가장 중요한 것은 손목 폄 ROM의 변화를 평가하는 반복 측정을 할 때 동일한 정렬 기법을 사용해야 한다는 것이다.

1. 측각기의 **중심축**을 알머리뼈 근처의 손바닥에 배치한다.
2. 측각기의 **몸쪽팔**을 아래팔의 바닥쪽중심선에 정렬한다.
3. 측각기의 **먼쪽팔**을 3번 손허리뼈의 바닥쪽면에 정렬한다.

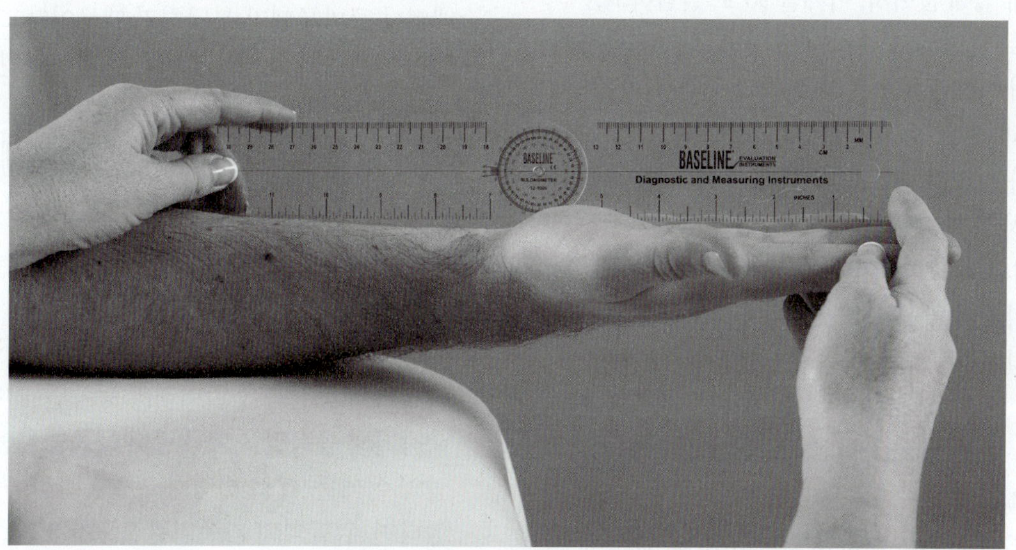

그림 6.16 손목의 폄 ROM 시작지점에서 이루어지는 바닥쪽 정렬 방법의 측각기 정렬.

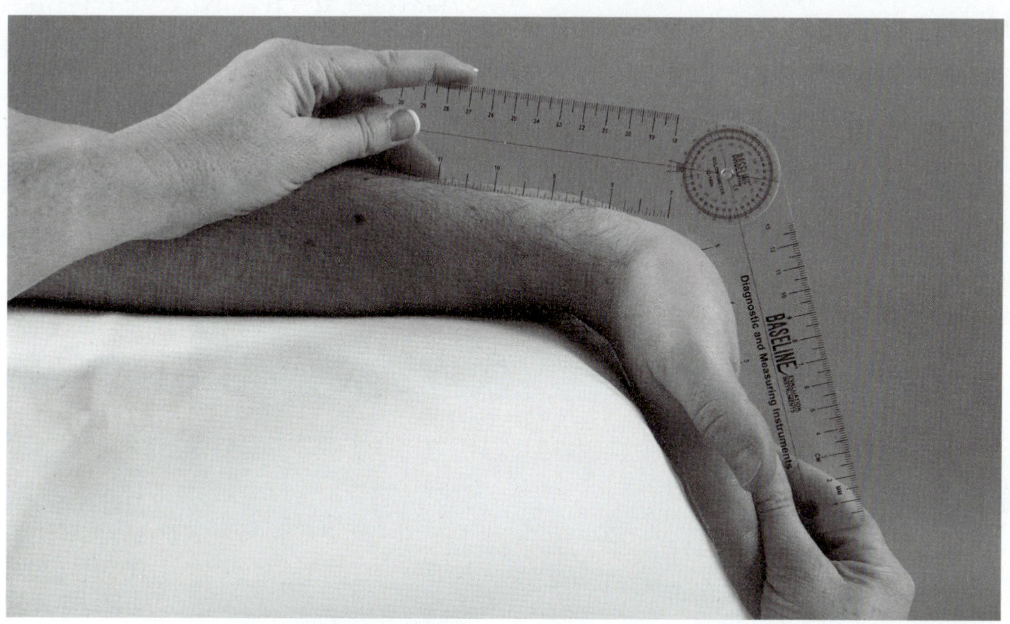

그림 6.17 또다른 기법인 바닥쪽 정렬 방법을 이용한 손목의 폄 ROM 끝지점에서, 검사자는 측각기의 팔을 아래팔과 3번 손허리뼈의 바닥쪽면에 배치한다. 측각기의 축을 알머리뼈 근처에 배치한다.

손목의 노쪽치우침 (WRIST RADIAL DEVIATION)

노쪽치우침은 앞뒤축을 중심으로 이마면에서 발생한다. 손목의 노쪽치우침은 가끔 노쪽굽힘이나 벌림으로 불린다. 성인의 정상 노쪽치우침 ROM은 20~25°이다. 연령과 성별에 따른 정상 ROM 값을 위해 표 6.1에서 표 6.4까지의 연구 소견 단락을 참고하기 바란다.

검사자세 (Testing Position)

피검자는 검사대 옆에 앉아서, 어깨를 90°로 벌림하고, 팔꿉관절을 90°로 굽힘하고, 손바닥을 지면 쪽으로 향하게 한다. 이 자세 때 아래팔은 엎침과 뒤침의 중간 위치를 취한다. 아래팔과 손을 검사대위에 올려놓는다.

만약 피검자가 어깨를 90°로 벌림하지 못한다면, 약간 모음된 자세를 취할 수 있다. 그러나 위팔뼈 가쪽위관절융기의 뼈표식점이 측각기 몸쪽팔을 배치하는데 정확하지 않을 수도 있다. 이럴 경우에는 측각기의 몸쪽팔을 아래팔의 등쪽중심선 위에 배치해야 한다.

고정 (Stabilization)

아래팔의 뒤침이나 엎침과 뒤침을 피하기 위해, 그리고 팔꿉관절이 90°이상 굽힘되는 것을 피하기 위해 노뼈와 자뼈를 고정한다.

검사동작 (Testing Motion)

엄지쪽으로 손을 움직이듯이 손목을 노쪽치우침한다 (그림 6.18). 손목을 굽힘과 폄의 중립위인 0°로 유지하고, 손목의 돌림을 피한다. 노쪽치우침 ROM의 끝은 더 이상의 움직임에 대한 저항이 느껴질 때 일어나고, 저항을 이기려는 시도들이 팔꿉관절을 굽힘시킨다.

정상 끝느낌 (Normal End-Feel)

대개 끝느낌은 딱딱한 느낌이다. 왜냐하면 노뼈붓돌기와 손배뼈나 큰마름뼈가 부딪히기 때문이다. 그러나 팽팽한 느낌이 날 수도 있는데, 그 이유는 자쪽곁인대, 자손목인대 및 자쪽 관절주머니가 긴장되기 때문이다. 자쪽손목폄근과 자쪽손목굽힘근의 긴장도 팽팽한 끝느낌에 영향을 줄 수 있다.

측각기 정렬 (Goniometer Alignment)

그림 6.19와 그림 6.20을 참고한다.

1. 측각기의 **중심축**을 알머리뼈 등쪽면에 배치한다.
2. 측각기의 **몸쪽팔**을 아래팔의 등쪽중심선에 정렬한다. 만약 어깨를 90°로 벌림하고 팔꿉관절을 90°로 굽힘할 수 있다면, 위팔뼈의 가쪽위관절융기가 기준점으로 이용될 수 있다.
3. 측각기의 **먼쪽팔**을 3번 손허리뼈의 등쪽중심선에 정렬한다. 3번 손가락을 기준점으로 사용해서는 안된다.

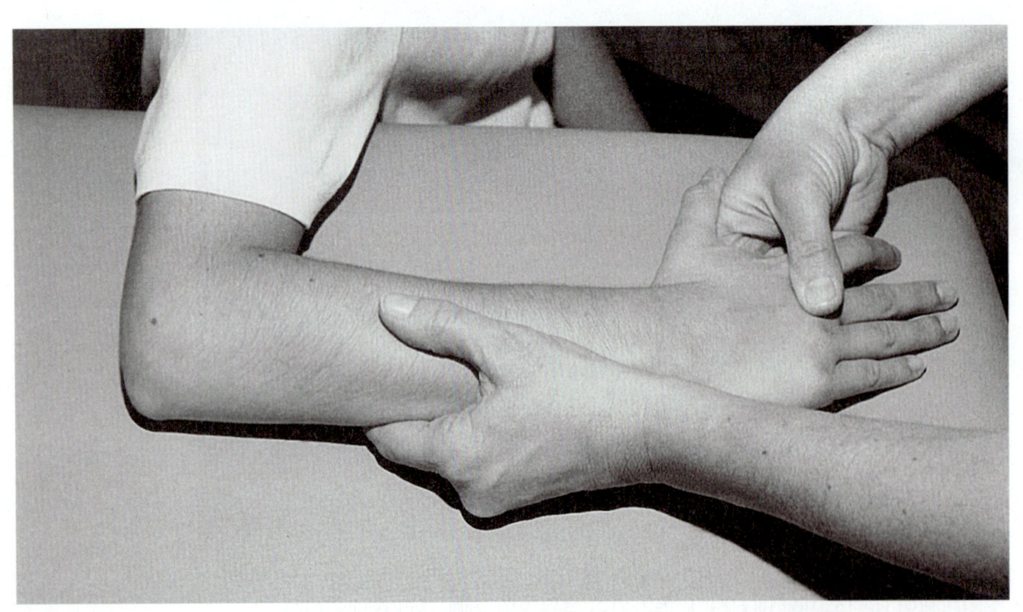

그림 6.18 검사자는 손목이 노쪽치우침할 때 팔꿉관절이 90°이상 굽힘되지 않도록 아래팔을 고정한다. 검사자는 손목이 굽힘이나 폄되지 않도록 해야 한다.

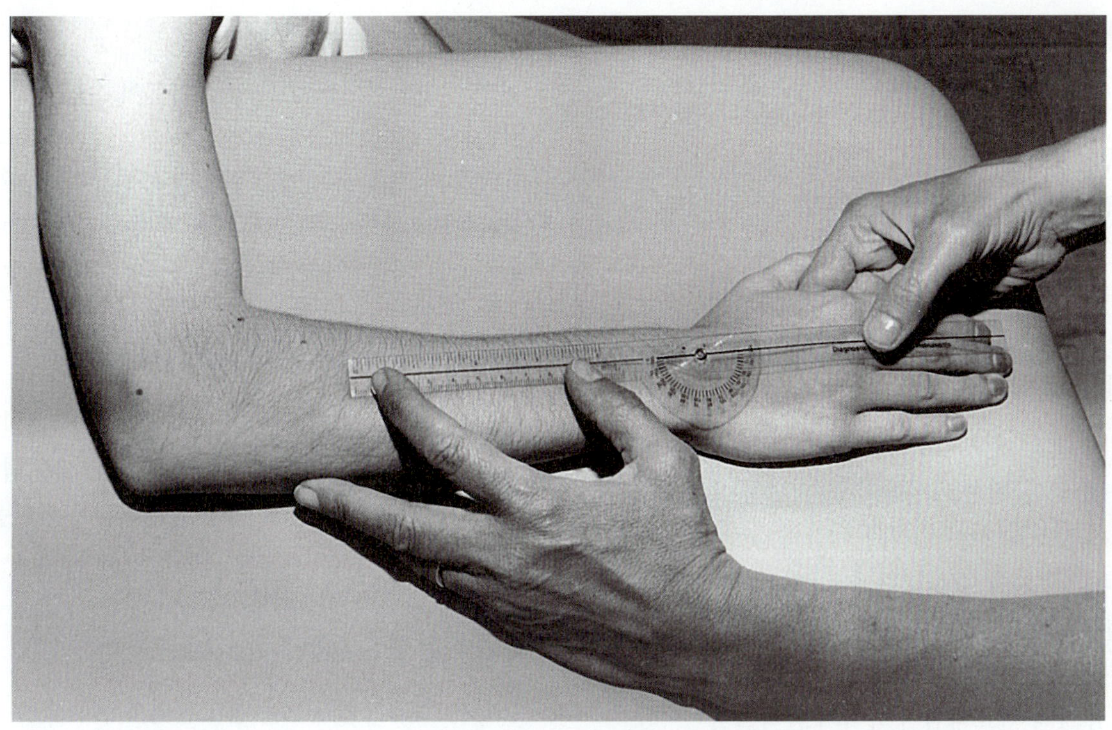

그림 6.19 손목의 노쪽치우침 ROM 시작지점에서의 측각기 정렬. 손을 지지하기 위해 검사대를 이용할 수 있다.

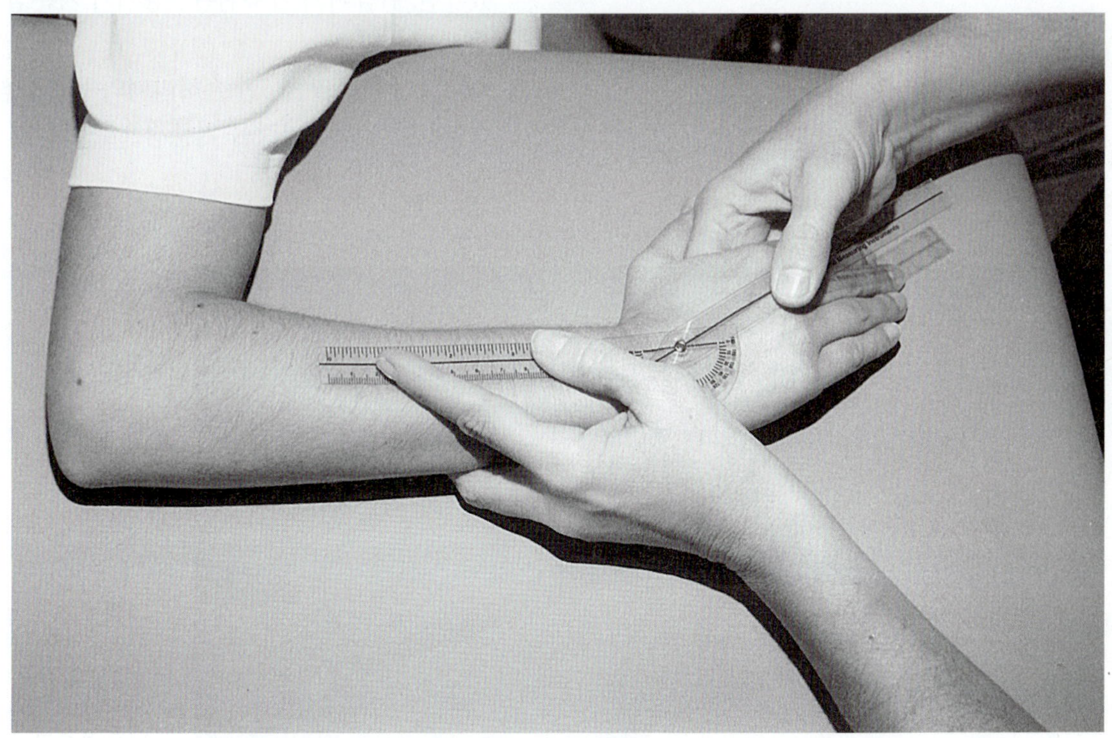

그림 6.20 손목의 노쪽치우침 ROM 끝지점에서의 측각기 정렬. 검사자는 측각기 축을 알머리뼈의 등쪽면에 배치해야 한다. 만약 축이 손목의 자쪽으로 이동되면, 노쪽치우침을 정확하게 측정할 수 없다.

손목의 자쪽치우침 (WRIST ULNAR DEVIATION)

자쪽치우침은 앞뒤축을 중심으로 이마면에서 발생한다. 손목의 노쪽치우침은 가끔 자쪽굽힘이나 모음으로도 불린다. 성인의 정상 자쪽치우침 ROM은 30~40°이다. 연령과 성별에 따른 정상 ROM 값을 위해 표 6.1에서 표 6.4까지의 연구 소견 단락을 참고하기 바란다.

검사자세 (Testing Position)

피검자는 검사대 옆에 앉아서, 어깨를 90°로 벌림하고, 팔꿉관절을 90°로 굽힘하고, 손바닥을 지면 쪽으로 향하게 한다. 이 자세 때 아래팔은 엎침과 뒤침의 중간 위치를 취한다. 아래팔과 손을 검사대위에 올려놓는다.

만약 피검자가 어깨를 90°로 벌림하지 못한다면, 약간 모음된 자세를 취할 수 있다. 그러나 위팔뼈 가쪽위관절융기의 뼈표식점이 측각기 몸쪽팔을 배치하는데 정확하지 않을 수도 있다. 이럴 경우에는 측각기의 몸쪽팔을 아래팔의 등쪽중심선 위에 배치해야 한다.

고정 (Stabilization)

아래팔의 뒤침이나 엎침과 뒤침을 피하기 위해, 그리고 팔꿉관절이 90°미만 굽힘되는 것을 피하기 위해 노뼈와 자뼈를 고정한다.

검사동작 (Testing Motion)

새끼손가락 쪽으로 손을 움직이듯이 손목을 자쪽치우침한다 (그림 6.21). 손목을 굽힘과 폄의 중립위인 0°로 유지하고, 손목의 돌림을 피한다. 자쪽치우침 ROM의 끝은 더 이상의 움직임에 대한 저항이 느껴질 때 일어나고, 저항을 이기려는 시도들이 팔꿉관절을 폄시킨다.

정상 끝느낌 (Normal End-Feel)

끝느낌은 팽팽한 느낌이다. 왜냐하면 노쪽곁인대와 노쪽 관절주머니가 긴장되기 때문이다. 짧은엄지폄근과 긴엄지벌림근의 긴장도 팽팽한 끝느낌에 영향을 줄 수 있다.

측각기 정렬 (Goniometer Alignment)

그림 6.22와 그림 6.23을 참고한다.

1. 측각기의 **중심축**을 알머리뼈 등쪽면에 배치한다.
2. 측각기의 **몸쪽팔**을 아래팔의 등쪽중심선에 정렬한다. 만약 어깨를 90°로 벌림하고 팔꿉관절을 90°로 굽힘할 수 있다면, 위팔뼈의 가쪽위관절융기가 기준점으로 이용될 수 있다.
3. 측각기의 **먼쪽팔**을 3번 손허리뼈의 등쪽중심선에 정렬한다. 3번 손가락을 기준점으로 사용해서는 안된다.

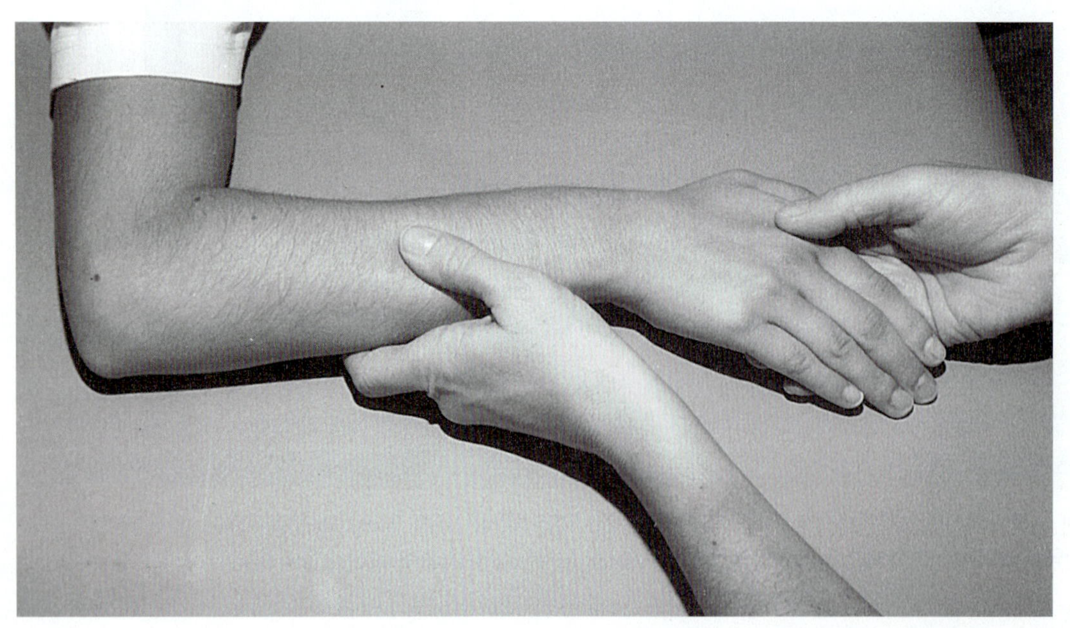

그림 6.21 검사자는 한 손으로 아래팔을 고정하고, 팔꿉관절이 90° 굽힘되도록 유지한다. 검사자는 다른 손으로 손목을 자쪽치우침시킨다. 이때 손목이 굽힘이나 폄되지 않도록 주의해야 한다.

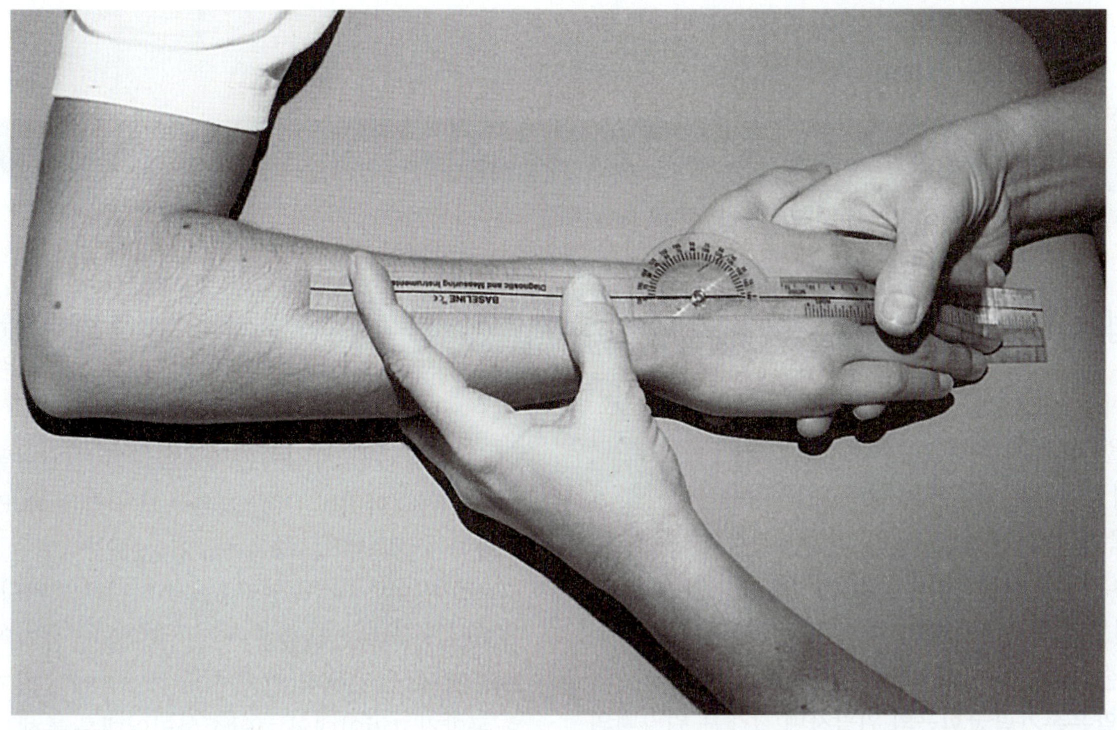

그림 6.22 손목의 자쪽치우침 ROM 시작지점에서의 측각기 정렬. 반원형의 측각기를 이용할 수 있다면, ROM의 끝지점에서 포인터가 측각기 몸통에 유지되도록 측각기의 몸쪽팔과 먼쪽팔의 위치를 바꿀 수도 있다.

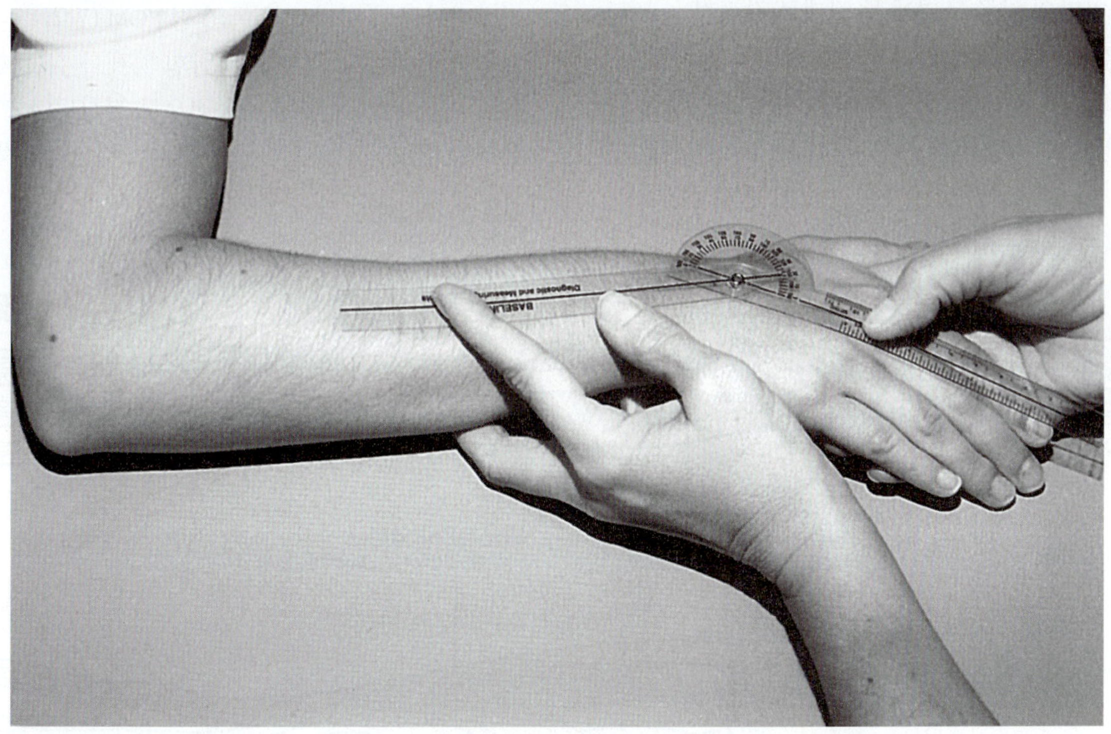

그림 6.23 손목의 자쪽치우침 ROM 끝지점에서의 측각기 정렬. 검사자는 측각기 축을 알머리뼈의 등쪽면에 배치해야 한다. 만약 축이 손목의 노쪽으로 이동되면, 자쪽치우침을 정확하게 측정할 수 없다.

근육길이 검사절차: 손목

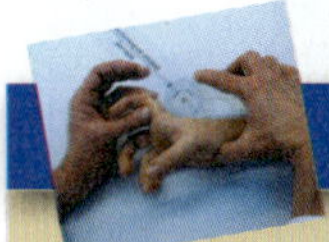

검사절차를 위한 뼈표식점 (Landmarks for Testing Procedures)

손목의 검사절차를 위해 그림 6.4-그림 6.7을 참고한다.

손목 굽힘근 (WRIST FLEXORS)

많은 근육이 손목 굽힘을 수행하고, 이들 근육이 단축되면 손목의 폄을 제한할 것이다. 깊은손가락굽힘근과 얕은손가락굽힘근은 팔꿉관절, 손목, 손허리손가락관절 (MCP), 몸쪽마디뼈사이관절 (PIP), 먼쪽마디뼈사이관절 (DIP)을 지나간다. **깊은손가락굽힘근**은 자뼈의 위쪽 3/4, 갈고리돌기 및 뼈사이막에서 시작한다 (그림 6.24). 이 근육은 손가락 먼쪽마디뼈바닥의 바닥쪽면에서 착지한다. **얕은손가락굽힘근**의 위팔자뼈 갈래는 위팔뼈의 안쪽위관절융기, 자쪽곁인대 및 자뼈 갈고리돌기에서 시작한다 (그림 6.25). 얕은손가락굽힘근의 노뼈갈래는 노뼈의 앞쪽면에서 시작한다. 이 근육은 손가락의 중간마디뼈바닥의 양쪽 측면에 두 갈래로 갈려져 착지한다. 깊은손가락굽힘근과 얕은손가락굽힘근이 수축하면, 그들은 MCP, IP 및 손목을 굽힘한다. 이들 근육은 손목, MCP 및 IP를 수동으로 폄할 때 늘어나게 된다. 만약 깊은손가락굽힘근과 얕은손가락굽힘근이 단축되고, 팔꿈치, MCP, PIP 및 DIP가 폄되면, 이들 근육은 손목의 폄을 제한할 것이다.

노쪽손목굽힘근, 자쪽손목굽힘근 및 긴손바닥근도 손목을 굽힘하지만, 이들 근육은 손가락의 MCP와 IP를 통과하지 않는다. 노쪽손목굽힘근은 안쪽위관절융기에서 시작하여, 2번 손허리뼈와 3번 손허리뼈의 바닥에 착지한다. 자쪽손목굽힘근은 안쪽위관절융기와 자뼈 몸쪽의 2/3에서 시작하여, 콩알뼈에서 착지한 후 콩알갈고리인대와 콩알손허리인대를 통해 갈고리뼈와 5번 손허리뼈에서 착지한다. 긴손바닥근은 안쪽위관절융기에서 시작하여, 손바닥널힘줄에서 착지한다. 노쪽손목굽힘근, 자쪽손목굽힘근 및 긴손바닥근의 길이는 손목의 폄 ROM (팔꿉관절은 굽힘되고, 손가락은 이완된 굽힘 자세를 취할 때)을 하는 동안 다른 관절과 함께 자동적으로 검사된다; 그러므로 우리는 이들 근육의 길이 검사를 따로 수행하지 않는다.

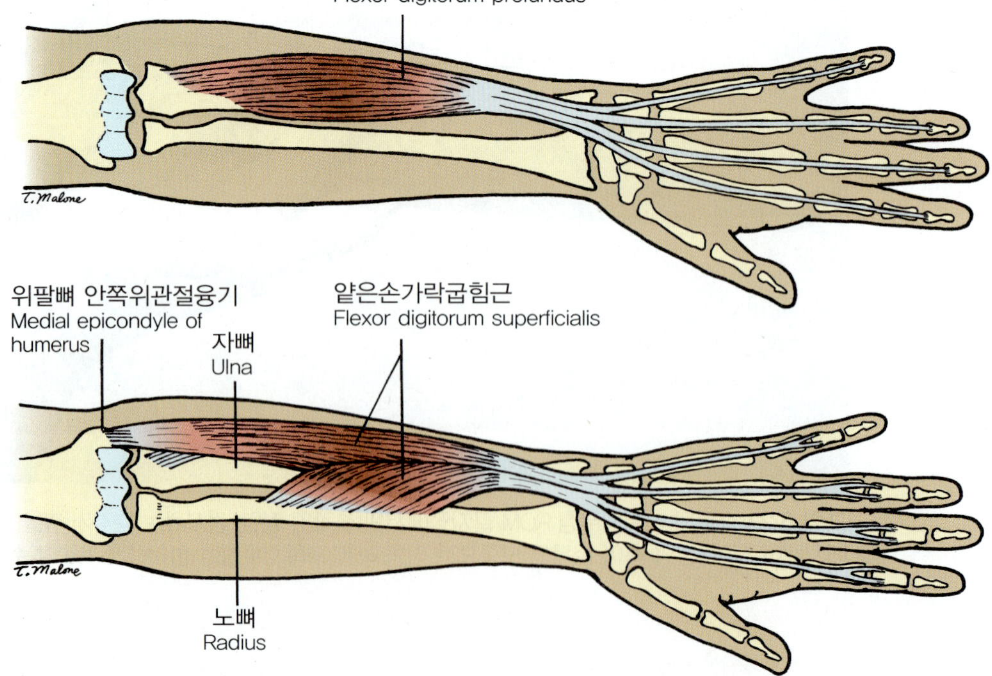

그림 6.24 오른쪽 아래팔과 손의 앞쪽면은 깊은손가락굽힘근의 부착점을 보여주고 있다.

그림 6.25 오른쪽 아래팔과 손의 앞쪽면은 얕은손가락굽힘근의 부착점을 보여주고 있다.

깊은손가락굽힘근과 얕은손가락굽힘근의 근육길이 검사 (THE FLEXOR DIGITORUM PROFUNDUS AND FLEXOR DIGITORUM SUPERFICIALIS MUSCLE LENGTH TEST)

이런 검사는 팔꿉관절, MCP, PIP DIP을 주의깊게 폄한 후, 손목을 폄함으로써 깊은손가락굽힘근과 얕은손가락굽힘근의 길이를 평가한다.

검사자세 (Testing Position)

피검사는 검사대 옆에 앉아서, 위팔뼈를 검사대 위에 올려놓는다. 팔꿉관절, MCP, PIP 및 DIP를 폄 자세로 배치한다 (그림 6.26). 아래팔을 엎침하고 손목을 중립위로 배치한다.

고정 (Stabilization)

팔꿉관절의 굽힘을 막기 위해 아래팔을 고정한다.

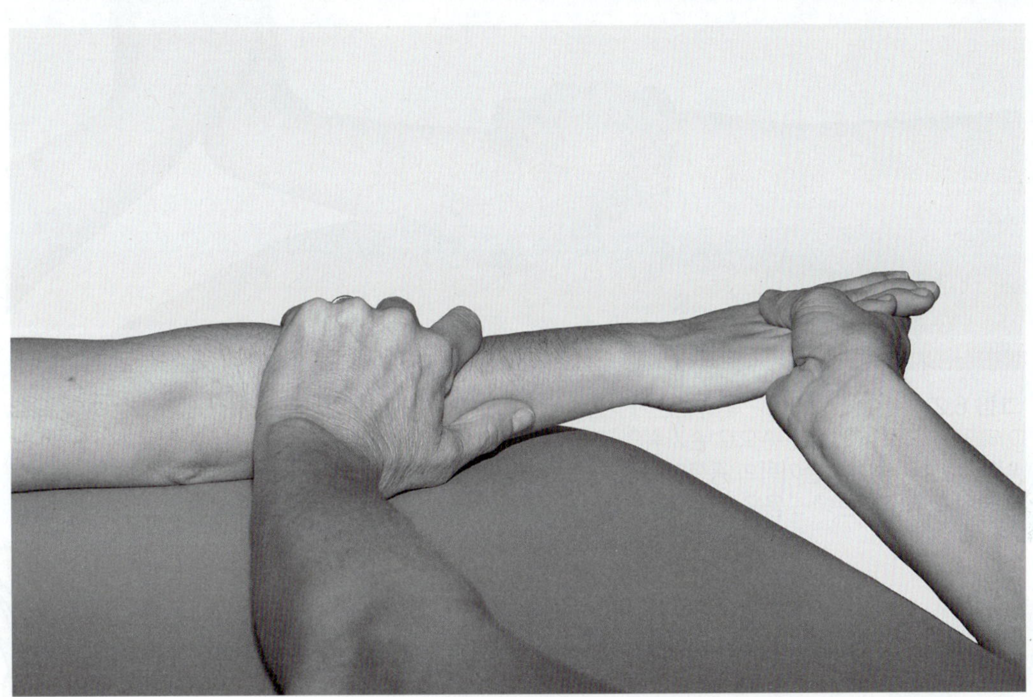

그림 6.26 깊은손가락굽힘근과 얕은손가락굽힘근의 길이를 검사하기 위한 시작 자세.

검사동작 (Testing Motion)

손목을 펴하는 동안 MCP, PIP 및 DIP를 폄 자세로 유지한다(그림 6.27과 그림 6.28). 검사동작의 끝은 저항이 느껴질 때 일어나고, 부가적인 손목 폄이 손가락이나 팔꿉관절을 굽힘시킨다.

정상 끝느낌 (Normal End-Feel)

끝느낌은 팽팽한 느낌인데, 그 이유는 깊은손가락굽힘근과 얕은손가락굽힘근의 긴장 때문이다.

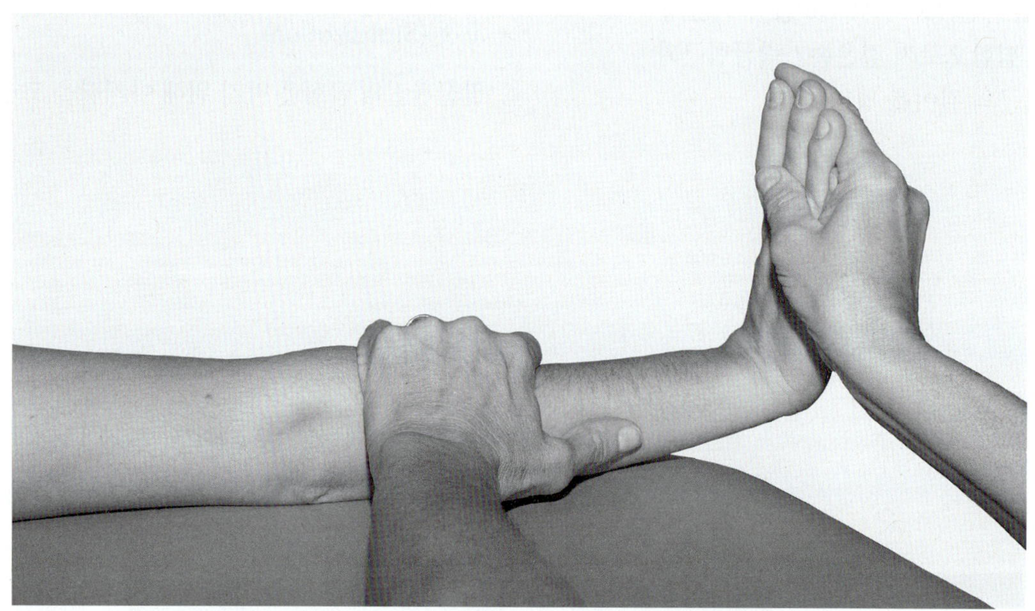

그림 6.27 깊은손가락굽힘근과 얕은손가락굽힘근의 길이를 위한 검사자세의 끝지점. 검사자는 한 손으로 아래팔을 고정하고, 다른 손으로 손가락의 폄을 유지하면서 손목을 폄한다. 검사자는 사진을 잘 보여주기 위해, 자신의 엄지를 손가락의 등쪽면으로부터 이동시키지만, 등쪽면에 엄지를 그대로 배치함으로써, PIP 관절의 굽힘을 막는데 도움을 준다.

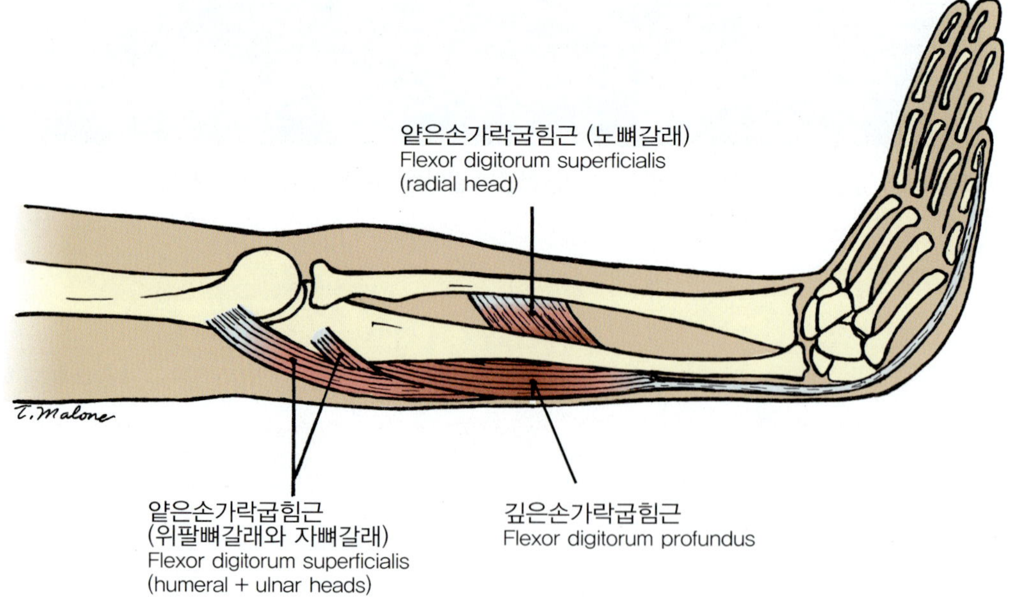

그림 6.28 오른쪽 아래팔과 손의 가쪽면은 깊은손가락굽힘근과 앞굽이 팔꿉관절, MCP, PIP 및 DIP 위에서 길어지고 잇음을 보여주고 있다.

측각기 정렬 (Goniometer Alignment)

그림 6.29를 참고한다.

1. 측각기의 **중심축**을 손목의 가쪽면 (세모뼈)에 배치한다.
2. 팔꿈치머리돌기와 자뼈붓돌기를 기준점으로 이용하여, 측각기의 **몸쪽팔**을 자뼈의 가쪽중심선에 정렬시킨다.
3. 측각기의 **먼쪽팔**을 5번 손허리뼈의 가쪽중심선에 정렬시킨다. 새끼두덩의 물렁조직을 기준점으로 사용하지 않는다.

설명 (Interpretation)

만약 깊은손가락굽힘근과 얕은손가락굽힘근이 단축되면, 팔꿉관절, MCP 및 IP가 폄될 때 손목의 폄을 제한할 것이다. 우리가 근육길이 검사에 대한 표준 값을 알지 못하지만, 팔꿉관절, MCP 및 IP가 이완된 굽힘 자세를 취할 때의 손목의 폄 ROM보다 손목의 폄 ROM이 10-15° 작을 것임을 제시한다.

만약 MCP, PIP 및 DIP의 자세와 관계없이 수동 손목 폄이 제한되면, 그런 제한은 손목 관절면의 이상이나, 바닥쪽 관절주머니, 바닥쪽노손목인대,바닥쪽 자손목인대, 노쪽손목굽힘근, 자쪽손목굽힘근 또는 긴손바닥근 등의 단축 때문이다.

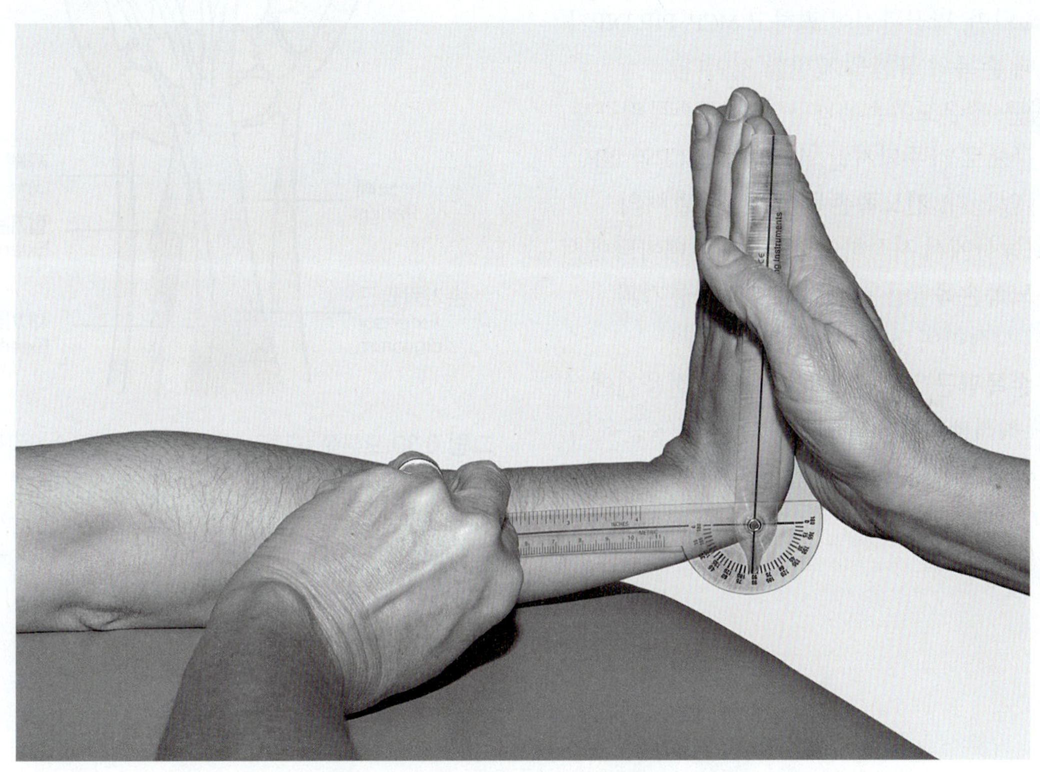

그림 6.29 깊은손가락굽힘근과 얕은손가락굽힘근의 길이 검사를 위한 끝지점에서의 측각기 정렬

손목 폄근 (WRIST EXTENSORS)

많은 근육이 손목 폄을 수행하고, 이들 근육이 단축되면 손목의 굽힘을 제한할 것이다. 만약 손가락폄근, 집게폄근, 새끼폄근은 팔꿉관절, 손목, 손허리손가락관절 (MCP), 몸쪽마디뼈사이관절 (PIP), 먼쪽마디뼈사이관절 (DIP)을 지나간다. **손가락폄근**은 위팔뼈 가쪽위관절융기에서 시작하여 폄근덮개장치를 통해 손가락의 중간마디뼈와 먼쪽마디뼈에서 착지한다 (그림 6.30과 그림 6.33). **집게폄근**은 자뼈와 뼈사이막의 뒤쪽면에서 시작한다. 이 근육은 집게손가락의 폄근덮개에서 착지한다. **새끼폄근**도 가쪽위관절융기에서 시작하지만, 새끼손가락의 폄근덮개에서 착지한ㄷ. 만약 손가락폄근, 집게폄근, 새끼폄근이 단축되면, 팔꿉관절이 폄하고 MCP, PIP DIP가 완전히 굽힘될 때 손목의 굽힘을 제한할 것이다.

긴노쪽손목폄근, 짧은노쪽손목폄근 및 자쪽손목폄근도 손목 폄의 작용근으로 간주되지만, 손가락의 MCP와 PIP, DIP를 통과하지 않는다. **긴노쪽손목**폄근은 위팔뼈의 가쪽관절융기위능선에서 시작하여 2번 손허리뼈바닥에서 착지한다. **짧은노쪽손목**폄근은 위팔뼈의 가쪽융기과 노쪽곁인대에서 시작하여, 3번 손허리뼈바닥에서 착지한다. **자쪽손목폄근**은 위팔뼈의 가쪽위관절융기에서 시작하여 5번 손허리뼈바닥에서 착지한다. 이들 3 근육의 길이는 손목의 굽힘 ROM (팔꿉관절은 굽힘되고, 손가락이 이완된 폄자세를 취할 때)을 하는 동안 다른 관절과 함께 해부학적으로 검사된다; 그러므로 우리는 이들 3 근육의 길이 검사를 따로 수행하지 않는다.

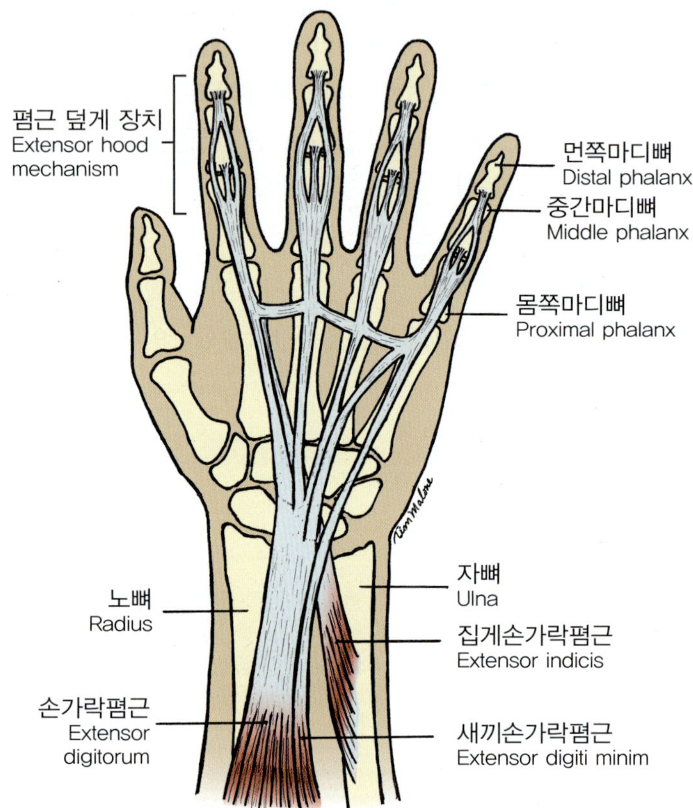

그림 6.30 오른쪽 아래팔과 손의 뒤쪽면은 손가락폄근, 집게폄근 및 새끼폄근의 먼쪽 부착점을 보여주고 있다.

손가락폄근, 집게폄근, 새끼폄근의 근육길이 검사 (THE EXTENSOR DIGITORUM, EXTENSOR INDICIS, AND EXTENSOR DIGITI MINIMI MUSCLE LENGTH TEST)

이런 검사는 팔꿉관절을 펴하고, MCP, PIP DIP을 주의깊게 굽힘한 후, 손목을 굽힘함으로써 손가락폄근, 집게폄근과 새끼폄근의 길이를 평가한다.

검사자세 (Testing Position)

피검사는 검사대 옆에 앉아서, 위팔과 아래팔을 검사대 위에 올려놓지만, 손은 굽힘되도록 검사대 밖으로 내어놓는다. 팔꿉관절을 완전히 펴하고, MCP, PIP 및 DIP를 완전히 굽힘한다 (그림 6.31). 아래팔을 엎침하고 손목을 중립위로 배치한다.

고정 (Stabilization)

팔꿉관절의 굽힘을 막기 위해 아래팔을 고정한다.

검사동작 (Testing Motion)

손목을 굽힘하는 동안 MCP, PIP 및 DIP를 완전한 굽힘 자세로 유지한다 (그림 6.32와 그림 6.33). 검사동작의 끝은 저항이 느껴질 때 일어나고, 부가적인 손목의 굽힘이 손가락을 펴하거나 팔꿉관절을 펴한다.

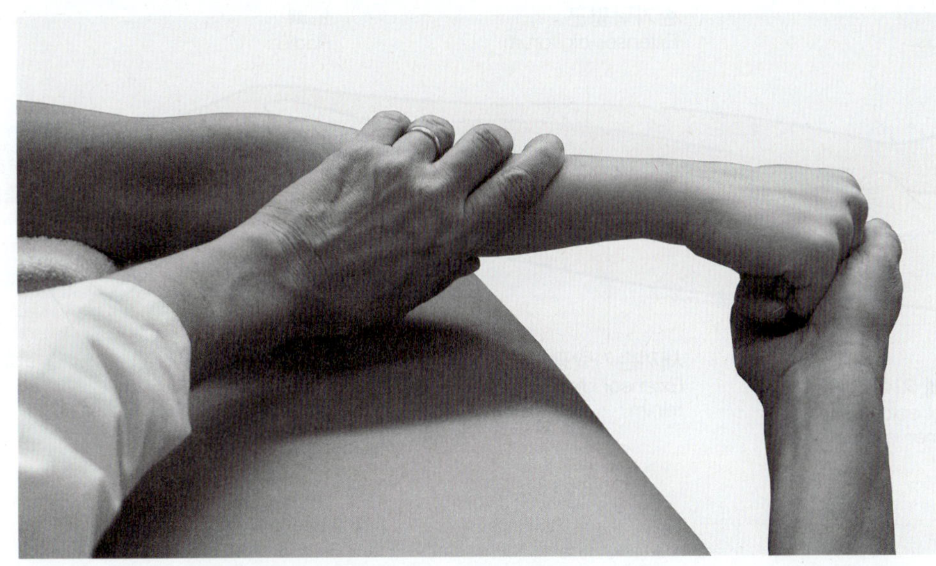

그림 6.31 손가락폄근, 집게폄근 및 새끼폄근의 길이를 검사하는 시작지점. 손을 검사대 밖으로 내어 놓아서, 손가락과 손목의 굽힘이 허용되도록 한다.

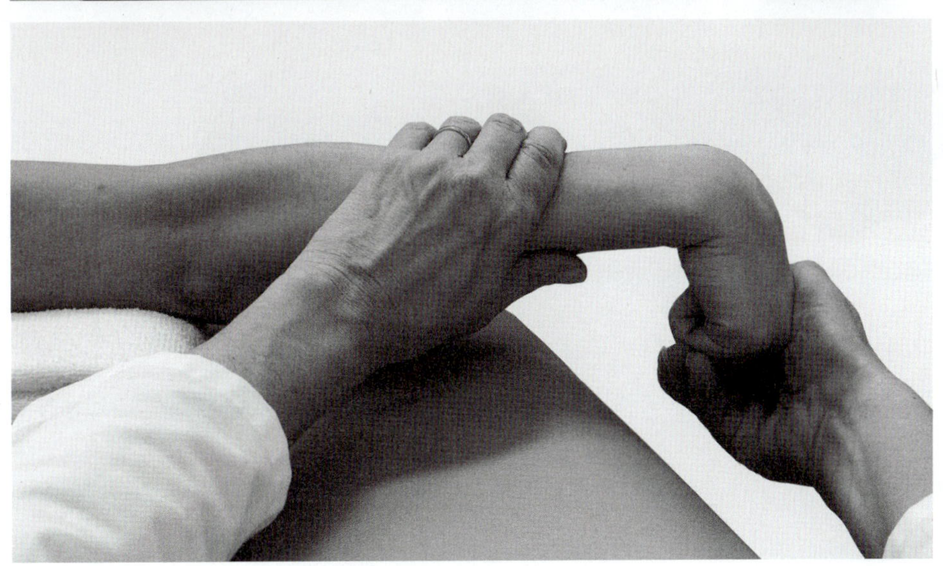

그림 6.32 손가락폄근, 집게폄근 및 새끼폄근의 길이를 검사하는 끝지점. 검사자는 한 손으로 아래팔을 고정하고, 다른 손으로 손가락을 폄 자세로 유지하면서 손목을 굽힘한다.

정상 끝느낌 (Normal End-Feel)

끝느낌은 팽팽한 느낌인데, 그 이유는 손가락폄근, 집게폄근 및 새끼폄근의 긴장 때문이다.

측각기 정렬 (Goniometer Alignment)

그림 6.34를 참고한다.

1. 측각기의 **중심축**을 손목의 가쪽면 (세모뼈)에 배치한다.
2. 팔꿈치머리돌기와 자뼈붓돌기를 기준점으로 이용하여, 측각기의 **몸쪽팔**을 자뼈의 가쪽중심선에 정렬시킨다.
3. 측각기의 **먼쪽팔**을 5번 손허리뼈의 가쪽중심선에 정렬시킨다. 새끼두덩의 물렁조직을 기준점으로 사용하지 않는다.

설명 (Interpretation)

만약 손가락폄근, 집게폄근 및 새끼폄근이 단축되면, 팔꿉관절이 폄되고 MCP 및 IP가 완전히 굽힘될 때 손목의 굽힘을 제한할 것이다. 우리가 이런 근육길이 검사에 대한 표준 값을 알지 못하지만, 팔꿉관절, MCP 및 IP가 이완된 굽힘 자세를 취할 때의 손목의 굽힘 ROM보다 손목의 굽힘 ROM이 10~15°작을 것임을 제시한다.

만약 MCP, PIP 및 DIP의 자세와 관계없이 수동 손목 굽힘이 제한되면, 그런 제한은 손목 관절면의 이상이나, 등쪽 관절주머니, 등쪽노손목인대, 긴노쪽손목폄근, 짧은노쪽손목폄근, 또는 자쪽손목굽폄근 등의 단축 때문이다.

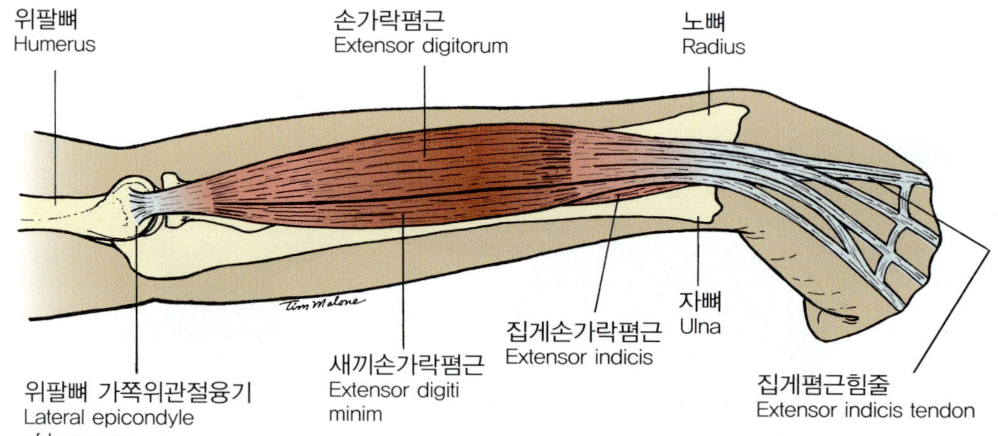

그림 6.33 오른쪽 아래팔과 손의 뒤쪽면은 팔꿉관절, 손목 MCP, PIP 및 DIP 위에서 신장되는 손가락폄근, 집게폄근 및 새끼폄근을 보여주고 있다.

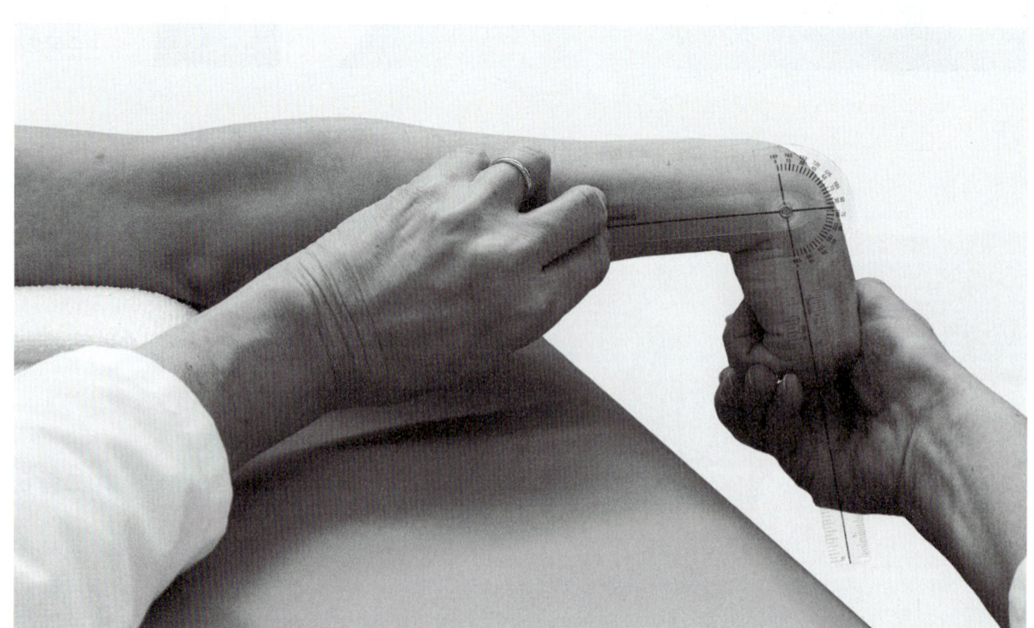

그림 6.34 손가락폄근, 집게폄근 및 새끼폄근의 길이를 검사하는 끝지점에서의 측각기 정렬.

연구 소견 (Research Findings)

연령, 성별 및 기타 요소의 효과 (Effects of Age, Gender, and Other Factors)

표 6.1는 5개 자료에서 나온 건강한 성인의 정상 손목 ROM 값을 제공한다. 일반적으로, 이들 값의 범위는 굽힘이 70~80°, 폄이 60~75°, 노쪽치우침이 20~25°, 그리고 자쪽치우침이 30~40°이다. 18~60세 성인의 손목 ROM 데이터를 제공하는 다른 연구들이 Solgaard 등, Solveborn과 Olerud, Fernandez와 Glenn, Gunal 등, Macedo와 Magee, 그리고 Klum 등에 의해 수행되었다.

연령 (Age)

대부분의 연구들은 연령의 증가에 따라 손목 ROM이 작지만, 점진적으로 감소되는 경향을 지지하고 있다. 연령과 관련된 ROM 변화는 어린 아동과 노인에게서 뚜렷하게 나타나는 반면, 젊은 성인이나 중장년층에서는 작게 나타난다.

유아와 아동의 표준 손목 ROM 값은 표 6.2에 제시되어 있다. 여러 연구자들에 의해 얻어진 값을 비교하여 결론을 도출하는데 주의를 해야 하지만, 유아의 평균 굽힘과 폄의 ROM값 (Wanatabe 등)은 18개월~19세 아동의 값 (Boone과 Azen)보다 더 컸다. Boone과 Azen의 연구에서 보면, 어린 연령 그룹 (18개월~5세)의 손목 굽힘과 자쪽치우침과 노

표 6.1 자료를 근거로 한 성인 손목의 정상 ROM 값 (°)

	AAOS[18, 19]	AMA[2]	Boone and Azen[21]		Greene and Wolf[22]	Ryu et al.[23]
			20–54세 n=56 남성		18–55세 n=20 남/여	n=40 남/여
동작			평균	(SD)	평균	평균
굽힘	80	60	74.8	(6.6)	73.3	79.1
폄	70	60	74.0	(6.6)	64.9	59.3
노쪽치우침	20	20	21.1	(4.0)	25.4	21.1
자쪽치우침	30	30	35.3	(3.8)	39.2	37.7

AAOS = Academy of Orthopaedic Surgeons, AMA = American Medical Association, SD –표준편차

표 6.2 손목 ROM에 대한 연령의 효과: 신생아, 아동 및 청소년의 정상 값 (°)

	Wanatabe et al.[30]	Boone and Azen[21, 31]					
	2주–2세 n=45 남아와 여아	18개월–5세 n=19 남아		6–12세 n=17 남아		13–19세 n=17 남아	
동작	평균 범위	평균	(SD)	평균	(SD)	평균	(SD)
굽힘	88–96	82.2	(3.8)	76.3	(5.6)	75.4	(4.5)
폄	82–89	76.1	(4.9)	78.4	(5.9)	72.9	(6.4)
노쪽치우침		24.2	(3.7)	21.3	(4.1)	19.7	(3.0)
자쪽치우침		38.7	(3.6)	35.4	(2.4)	35.7	(4.2)

SD –표준편차

표 6.3 손목의 ROM에 대한 연령의 효과: 18–54세 성인의 정상 값 (°)

	Boone and Azen[21, 31]						Stubbs et al.[26]					
	20–29세 n=19		30–29세 n=18		40–54세 n=19		25–34세 n=15		35–44세 n=20		45–54세 n=20	
동작	*평균*	*(SD)*	*평균*	*(SD)*	*평균*	*(SD)*	*평균*	*(SD)*	*평균*	*(SD)*	*평균*	*(SD)*
굽힘	76.8	(5.5)	74.9	(4.0)	72.8	(8.9)	70.6	(9.3)	73.5	(10.4)	68.9	(8.4)
폄	77.5	(5.1)	72.8	(6.9)	71.6	(6.3)	78.3	(11.8)	76.4	(10.4)	76.7	(11.7)
노쪽치우침	21.4	(3.6)	20.3	(3.1)	21.6	(5.1)	23.8	(9.5)	22.5	(7.9)	18.9	(7.9)
자쪽치우침	35.1	(3.8)	36.1	(2.9)	34.7	(4.5)	51.1	(9.0)	49.9	(7.0)	44.1	(4.3)

SD –표준편차

쪽치우침에 대한 ROM은 다른 연령 그룹의 값보다 더 컸다(표 6.2와 표 6.3 참고). 손목의 폄 ROM 값은 6~12세 남성 그룹이 다른 연령 그룹보다 유의하게 더 컸다.

표 6.3은 18~54세 남성의 손목 ROM 값을 제공하고 있다. 이들 연령대에서, 손목 움직임에 대한 연령의 효과는 작은 편인 것처럼 보인다. Boone과 Azen은 남성으로 대상으로 손목의 굽힘과 폄 ROM을 연구한 결과, 19세 미만의 어린 사람과 노인층 사이에서 통계학적으로 유의한 차이가 있었음을 발견했다. 그러나 20~54세 성인의 경우에는, 손목의 굽힘과 폄 ROM에 대한 연령의 효과가 약 4~6°의 작은 변화였음을 알아냈다. 자쪽치우침과 노쪽치우침의 감소는 1°미

표 6.4 손목의 ROM에 대한 연령의 효과: 60세 이상 남성의 정상 값 (°)

	Walker et al.[32]		Chaparro et al.[33]		Kalscheur et al.[34]	
	60–85세 n=30		60–90+세 n=62		66–86세 n=25	
동작	*평균*	*(SD)*	*평균*	*(SD)*	*평균*	*(SD)*
굽힘	62.0	(12.0)	50.8	(13.8)	64.9	(8.7)
폄	61.0	(6.0)	44.0	(9.9)	58.2	(10.9)
노쪽치우침	20.0	(6.0)				
자쪽치우침	28.0	(7.0)	35.0	(9.5)		

SD –표준편차

만이었다. Stubbs 등은 25~54세의 남성 55명을 3그룹으로 나누어, 각 그룹 간에 손목의 굽힘, 폄, 노쪽치우침 및 자쪽치우침 ROM에서 유의한 차이가 없었음을 알아냈다. 그러나 노인층과 어린 층사이의 자쪽치우침에서는 유의한 차이(7°)가 있었고, 노인층에서 움직임이 가장 적게 일어났다.

60세 이상인 남성의 손목 ROM 값은 표 6.4에 제시되어 있다. Walker 등, Chaparro 등, 그리고 Kalscheur 등이 제시한 노인 그룹의 굽힘과 폄에 대한 ROM은 표 6.3에 제시된 젊은 성인 그룹의 ROM 값보다 작았다. Chaparro 등은 62명의 남성 피검자를 다시 4그룹으로 나누었다: 60~69세 그룹, 70~79세 그룹, 80-89세 그룹, 그리고 90세 이상 그룹. 그들은 노인 그룹에서 연령이 증가함에 따라 ROM이 감소되는 경향이 있음을 확인했다. 즉, 가장 고령층의 그룹이 상대적으로 연령이 적은 그룹보다 손목의 굽힘과 자쪽치우침의 ROM이 유의하게 작았음을 확인했다.

표 6.1, 표 6.4에 제시된 연구 이외의 다른 연구들은 손목 움직임에 대한 연령의 부가적인 효과를 제공하고 있지만, 일반적으로 연령의 증가에 따라 손목 움직임이 감소된다는 것을 지지하고 있다. 11~45세의 112명을 대상으로 연구한 Hewitt는 다양한 연령 그룹의 평균 능동 움직임에서 약간의 차이가 있었음을 확인했지만, 통계학 분석을 수행하지 않았다. Allander 등은 33~70세의 아이스랜드 여성 309명, 스웨덴 여성 208명, 스웨덴 남성 203명을 대상으로 연령이 증가할 때 양쪽 손목의 굽힘과 폄 ROM이 감소되었음을 확인했다. 남성은 5년마다 평균 2.2°의 움직임이 감소되었다. Bell과 Hoshizaki는 18-88세의 여성 124명과 남성 66명

을 대상으로 연구했다. 그들의 연구에 따르면, 여성에서는 손목의 굽힘-폄과 노쪽치우침-자쪽치우침에서, 그리고 남성에서는 손목의 굽힘-폄에서 ROM과 연령 사이에서 뚜렷한 음성 상관관계가 있었다. 연령이 증가함에 따라, 일반적으로 손목의 움직임은 감소되었다. 비록 남성에서는 차이가 유의하지 않았지만, 여성의 5개 그룹에서는 손목의 모든 움직임에서 유의한 차이가 있었다. Kalscheur 등은 63~85세의 61명 여성을 대상으로 연구하여 연령과 오른쪽 손목의 굽힘과 폄 사이에 유의한 역상관관계를 확인했다. 즉, 이들 여성 노인은 평균적으로 1년에 0.4~0.5°씩 ROM이 감소했다. 연령과 왼쪽 손목 움직임 사이의 관계는 통계학적으로 유의하지 않았다. Macedo와 Magee는 18~59세의 백인 여성을 대상으로 발목, 무릎, 엉덩관절, 어깨 및 팔꿉관절 뿐만 아니라, 손목의 수동 ROM에 대한 연령의 효과를 연구했다. 비록 많은 관절이 연령의 증가에 따라 ROM이 감소되었지만, 손목 ROM에 대한 연령의 효과는 통계학적으로 유의하지 않았다. Klum 등은 18~65세의 남성 387명과 여성 365명을 대상으로 양쪽 성별에서 손목 ROM과 연령사이의 역관계 (피어슨 상관계수, r=−0.4)를 보고했다. 그리고 18~29세 그룹에서 손목 움직임이 가장 크게 일어났다.

성별 (Gender)

다음의 6개 연구들은 손목에 대한 성별 효과의 근거를 제공하고 있고, 대부분은 여성의 손목 ROM이 남성의 ROM보다 더 크다는 것을 지지하고 있다. Cobe는 20~30세의 남자 대학생 100명과 여자 대학생 15명을 대상으로 연구하여 손목의 모든 능동 움직임에서 여성의 움직임이 남성보다 더 컸다는 것을 확인했다. Allander 등은 45~70세의 203명 스웨덴 남성과 208명 스웨덴 여성을 대상으로 손목의 굽힘 ROM과 폄 ROM을 비교하여, 여성이 남성보다 유의하게 큰 움직임을 가졌다고 했다. Klum 등은 18~65세의 독일 남성 387명과 독일 여성 363명을 대상으로 연령, 성별, 신체질량질수 (BMI), 좌측과 우측의 비교 및 직업 등을 고려해 손목과 손의 기능을 연구했다. 그들은 여성의 움직임이 남성보다 손목의 굽힘-폄과 자쪽치우침−노쪽치우침에서 유의하게 컸음을 확인했다. 낮은 강도의 근로 노동자에게 있어서, 손목의 굽힘-폄에 대한 평균 차이는 1~3°였고, 자쪽치우침-노쪽치우침의 평균 차이는 1~2°였다.

Walker 등은 60~84세의 남성 30명과 여성 30명을 대상으로 연구했고, 여성이 남성보다 손목의 능동 굽힘과 폄이 더 좋았음을 확인했다. 그러나 노쪽치우침과 자쪽치우침의 경우에는 남성이 여성보다 좋았다. 손목의 폄 (4°)과 자쪽치우침 (5°)에서만 이들 차이가 통계학적으로 유의했다. Chaparro 등은 60−90+세의 남성 62명과 여성 85명을 대상으로 손목의 굽힘, 폄, 노쪽치우침 및 자쪽치우침을 검사했다. 여성이 남성보다 폄 (6.4°)과 자쪽치우침 (3.0°)에서 유의하게 컸음을 확인했다. Kalscheur 등은 63~86세의 여성 61명과 남성 25명을 대상으로 연구한 결과, 여성이 남성보다 더 큰 손목의 굽힘과 폄을 가졌다고 했다. 이런 차이는 1.7~5.3°였고, 오른 손목의 굽힘 (5.0°)과 왼 손목의 폄 (5.3°)에서 통계학적으로 유의한 결과를 얻었다.

신체질량지수 (Body Mass Index)

비록 많은 연구자들이 여러 관절을 대상으로 ROM에 대한 신체질량의 효과를 검사했지만, 오직 한 연구만이 손목에 초점을 맞추고 있음을 알고 있다. Klum 등은 18~65세의 독일인 750명을 대상으로한 연구에서, 높은 BMI를 가진 사람에게서 손목 폄의 ROM이 감소되었음을 확인했다. 손목의 굽힘과 노쪽치우침 및 자쪽치우침에 대한 BMI의 효과에 대해서는 언급이 없었다. 손목과 3번 손허리뼈에 원형 플라스틱 측각기를 배치함으로써 측정이 이루어졌다.

오른쪽과 왼쪽의 비교 (Right Versus Left Sides)

왼쪽 손목과 오른쪽 손목의 ROM 간에 차이가 있는지에 대한 연구들이 많이 이루어졌다. 어떤 연구들은 양쪽 간에 차이가 없었다고 했고, 다른 연구들은 왼쪽 또는 비우성 손목에서 약간 더 큰 ROM이 있었다고 했다. 일반적으로 임상에서는 표준 비교를 위해 건측 손목을 이용하고 있는데, 왼쪽 손목이 오른쪽 손목보다 약간 큰 ROM을 갖고 있음을 고려해야 한다 (특히, 중노동 근로자에서 더욱 그러하다).

우성 손에 대한 효과를 조사한 연구는 거의 없다. Boone과 Azen은 18개월~54세의 남성 109명을 대상으로 조사한 결과, 양쪽 손목의 굽힘, 폄, 노쪽치우침 및 자쪽치우침에서 유의한 차이를 발견하지 못했다. 이와 같이, Chang, Buschbacher, Edlich도 10명의 역도선수와 나이가 같은 일반인 10명을 대상으로한 연구 결과에서, 오른쪽 손목과 왼쪽 손목의 굽힘과 폄에서 유의한 차이를 발견하지 못했다. Solgaard 등은 24~65세의 남성 8명과 여성 23명을 연구했다. 그들에 따르면, 오른쪽과 왼쪽의 손목 폄과 노쪽치우침에서는 유의한 차이가 났지만, 전체 가동범위 (굽힘과 폄)는 차이가 작아서 유의한 차이가 나지 않았다고 한다. 그들은 반대쪽 손목이 비교할 수 있는 기준점으로 이용될 수 있다고 말했다. Gunal 등도 18~22세의 터키 남성 1000명을 대상으로 연구하여, 손목의 굽힘과 자쪽치우침에서는 유의한 차이가 없다는 것을 확인했다. 그러나 왼쪽 손목의 폄 (평균 10°)과 노쪽치우침 (평균 능동운동 4°, 수동운동 6°)이 크게 일어났음을 보고했다.

왼쪽 손목 (또는 열성 손목)이 오른쪽 손목 (또는 우성 손목)보다 ROM이 약간 더 크다는 것을 여러 연구들이 발견했다. 이들 차이는 우성 손목에 가해지는 커다란 외적인 힘과 관련될 수 있다. Cobe는 남성 100명과 여성 15명을 대상으로 엎침과 뒤침의 자세에서 손목 움직임을 측정했다. 그는 남성의 경우 왼쪽 손목의 ROM이 오른쪽 손목보다 모든 움직임에서 더 컸음을 확인했다 (단 엎침 자세에서 측정된 자쪽치우침을 제외하고). 그러나 여성의 경우는 엎침자세 때 측정된 폄과 뒤침자세 때 측정된 노쪽치우침을 제외하고는 오른쪽 손목의 움직임이 더 컸다고 보고했다. Cobe의 1928년 연구에서는 통계학적 검증이 이루어지지 않았지만, Allander 등은 Cobe의 원 데이터를 다시 계산하여, 남성의 왼쪽 손목 ROM이 유의하게 컸음을 확인했다. Cobe는 왼쪽 팔과 오른쪽 팔의 움직임을 비교했을 때 오른팔을 사용하는 중노동이 오른쪽 팔의 움직임을 감소시켰다고 제안했다.

750명의 독일 노동자를 대상으로 한 Klum 등의 연구가 이들 소견을 지지하고 있고, 중노동을 하는 사람의 굽힘과 폄의 ROM이 경노동을 하는 사람보다 성별에 관계없이 뚜렷하게 감소되었다고 했다. 중노동을 하는 사람들 사이에서는, 우성 손 (오른손)에서 굽힘과 폄의 ROM이 적게 나타났다. 노동의 노출 정도에 관계없이, 여성은 왼쪽 손목에서 더 큰 굽힘, 폄 및 노쪽치우침을 가졌고, 오른 손목에서는 자쪽치우침이 더 크게 일어났다. 이와 마찬가지로, 남성도 왼쪽 손목에서 더 큰 폄을 가졌고, 오른쪽 손목에서 더 큰 자쪽치우침을 가졌다.

Allander 등은 34~61세의 아이스랜드 여성 309명을 대상으로 연구한 결과, 오른쪽 손목과 왼쪽 손목에서 유의한 차이를 발견하지 못했다. 그러나 208명의 스웨덴 여성과 203명의 스웨덴 남성을 대상으로 한 연구에서는 성별과는 관계없이 왼손에 비해 오른 손목에서 유의하게 약간 더 작은 범위를 가졌다고 했다. 그들에 따르면, 이들 차이는 오른손이 우성인 사람의 경우에는 오른손이 더 많은 외상에 노출되기 때문이라고 언급했다.

Solveborn과 Olerud는 16명의 건강한 사람과 테니스 엘보우를 가진 123명의 환자를 대상으로 손목의 ROM을 측정했다.

Macedo와 Magee는 18~59세의 백인 여성 90명을 대상으로 우성 쪽 관절과 비우성 쪽 관절의 수동 및 능동 ROM을 측정했다: 손목, 발목, 무릎, 엉덩관절, 어깨 및 팔꿉관절 등. 능동의 손목 굽힘, 폄, 노쪽치우침 및 자쪽치우침과 수동의 손목 폄과 노쪽치우침이 양쪽 손목에서 유의한 차이를 보였다. 대부분의 손목 움직임은 비우성 손에서 크게 일어났다: 그러나 그 차이는 작았으며, 5°미만이었다.

검사자세 (Testing Position)

몇몇 연구들에 따르면, 아래팔의 측정 자세에 따라 손목 ROM이 달라진다는 것이다. 일반적으로 자쪽치우침의 큰 범위는 아래팔이 뒤침되었을 때 나타났고, 손목의 굽힘, 폄 및 노쪽치우침 등의 큰 범위는 아래팔이 엎침되었을 때 나타났다. 이들 소견은 손목의 ROM을 측정할 때 아래팔의 자세를 일정하게 유지해야 한다는 것을 지지하고 있다.

Cobe는 남성 100명과 여성 15명을 대상으로 한 연구에서, 자쪽치우침은 뒤침자세일 때 크게 일어났고, 반면 노쪽치우침은 엎침자세일 때 크게 일어났다고 한다. 흥미롭게도 노쪽치우침과 자쪽치우침의 전체 범위가 두 자세에서 비슷했다. Hewitt는 뒤침과 엎침 자세에서 112명 여성의 손목 ROM을 측정했고, 뒤침 자세일 때 자쪽치우침이 가장 크게 일어났고, 반면 엎침 자세일 때 노쪽치우침, 굽힘 및 폄이 가장 크게 일어났다. Werner와 Plancher는 논문들을 고찰하여 아래팔이 엎침되었을 때보다 뒤침되었을 때 자쪽치우침이 가장 크게 일어났음을 확인했다. 그들에 따르면, 노쪽치우침 ROM과 자쪽치우침 ROM은 손목이 완전히 굽힘하거나 폄되었을 때 작게 일어났음을 확인했다. 이들 관찰에 대한 특별한 기준을 인용하지 않았다.

Spilman과 Pinkston은 100명 (남성 63명과 여성 37명)을 대상으로 능동 노쪽치우침과 자쪽치우침에 자주 이용되는 측각기 측정 자세의 효과를 연구했다. 첫 번째 자세는 팔을 몸통에 붙인 자세로서 아래팔을 완전히 엎침하고 팔꿉관절을 90°로 굽힘한 자세이다. 두 번째 자세는 어깨를 90°로 굽힘하고, 팔꿉관절을 폄한 채 손을 엎침한 자세이다. 세 번째 자세는 어깨를 90°로 벌림하고, 팔꿉관절을 90°로 굽힘하고 손을 엎침한 자세이다 (아래팔은 중립위를 취한다). 자쪽치우침과 전체 치우침의 범위는 세 번째 자세로 측정했을 때 가장 유의하게 컸다. 첫 번째 자세보다 세 번째 자세나 두 번째 자세로 피검자를 배치할 때, 노쪽치우침이 유의하게 컸다.

검사동안의 손목 위치가 ROM에 영향을 주는 것으로 밝혀졌다. 가장 큰 ROM은 손목이 중립위를 취할 때 얻어지는 것 같다. 예를 들어, 노쪽치우침과 자쪽치우침을 측정할 때 손목의 굽힘과 폄이 0°되는 자세를 권장해야 하고, 반대로 손목의 굽힘과 폄을 측정할 때는 노쪽치우침과 자쪽치우침이 0°되는 자세를 권장해야 한다.

Marshall, Morzall 및 Shealy는 한 운동면에서 일어나는 손목 ROM을 위해 남성 35명과 여성 19명을 평가했다. 이때 피검자는 2차 손목과 아래팔의 자세로 고정되었다. 예를 들어, 노쪽치우침과 자쪽치우침을 측정할 때는, 손목을 0°의 굽힘, 40°의 굽힘, 그리고 40°의 폄 자세로 취하게 했다. 굽힘과 폄을 측정할 때는, 손목을 O°와 15°의 노쪽치우침과 15°의 자쪽치우침 자세로 취하게 했다. 두 번째 손목과 아래팔 자세의 효과는 비록 통계학적으로 유의했지만, 일반적으로 작은 편 (5°미만)이었다. 대부분의 움직임은 손목이 중립위를 취할 때 가장 컸다. 그러나 노쪽치우침 ROM은 손목이 폄되었을 때 가장 컸다. 그들은 자세 변화에 따른 손목 ROM에서 일어나는 변화가 관절면의 접촉 변화와 손목 인대의 변화 (팽팽해지는)를 일으켰다고 믿었다.

Li 등은 10명을 대상으로 손목의 휘돌림을 검사하여, 굽힘과 폄의 최대 ROM이 노쪽치우침과 자쪽치우침이 0°가 되는 중립위에서 일어났다고 했다. 이와 같이, 노쪽치우침과 자쪽치우침의 최대 ROM이 굽힘과 폄이 0°가 되는 중립위에서 일어났다고 했다. 중립위에서의 손목 치우침은 다른 운동면의 손목 ROM을 감소시켰다.

기능적 ROM (Functional Range of Motion)

몇몇 연구자들은 일상생활동작 때, 개인관리에 필요한 신체 부위에 대한 손 배치를 할 때, 그리고 공통 과제를 수행할 때 발생하는 손목의 ROM을 검사했다. 표 6.5는 이들 연구 중 9개 연구에서 나온 소견들을 제시한 것이다. 특정 기능적 과제에 요구되는 ROM 값의 차이는 과제, 측정 방법, 피검자 선택 등과 같은 변인의 결과인 것 같다. 그러나 보고된 값의 범위에도 불구하고 특정한 경향이 뚜렷하다.

표 6.5를 통해, 대다수의 일상생활동작과 공통 과제가 손목의 폄과 자쪽치우침을 필요로 한다는 것을 알 수 있다. 전화기 사용, 자동차 핸들 및 문고리 돌리기, 머리빗기, 세수하기, 의자에서 일어서기 (그림 5.31 참고) 등은 가장 큰 손목의 폄 (대개 40~63°)을 필요로 한다. 가장 큰 자쪽치우침 (32~48°)은 피처로 붓기, 머리 빗기, 신발끈 매기, 유리병 뚜껑 열기와 닫기 (그림 6.35), 엉치로 손 가져가기 등을 할 때 일어난다. 표 6.5에서 보듯이, 손목 굽힘은 개인 관리 동안 손을 신체 부위에 배치했을 때 더 빈번하게 일어났다. 옷 입고 목욕을 할 때처럼, 양치질, 머리 빗기, 회음부 관리, 등 뒤에 손 배치하기, 그리고 동측 겨드랑이로 손 가져가기 등을 수행할 때 가장 큰 손목의 굽힘 (42~76°)이 보고되었다. 공통 과제 중에서는 문 손잡이 돌리기 (그림 6.36)를 할 때 가장 큰 손목의 굽힘 (40°)이 일어났다. 넥타이나 스카프를 매거나 풀기 위해 목으로 손을 가져가는 것은 굽힘 (51°), 폄 (41°) 및 자쪽치우침 (40°) 등이 크게 일어나야 하기 위해 쉬운 일이 아니다.

여기에서는 ADL, 개인 관리, 공통 과제 동안에 일어나는 손목 ROM을 검사했던 연구들을 간단하게 요약하고 있다. Brumfield와 Champoux는 12명의 남성과 7명의 여성을 대상으로 ADL 동안에 일어나는 손목 굽임과 폄의 ROM을 측정하기 위해 1축 전자측각기를 사용했다. 그들은 먹기와 마시기와 같은 ADL은 5°의 손목 굽힘과 35°의 폄을 필요로 한다고 했다. 신체 부위에 손을 배치하는 개인 관리 활동은 20°의 손목 굽힘과 15°의 폄을 필요로 한다. 그들에 따르면, 대부분의 활동을 수행하는데 손목의 45°움직임 (굽힘 10°와 폄 35°)만으로 충분하다고 했다.

Palmer 등은 10명의 정상인을 대상으로 3축 전자측각기를 사용하여 52개의 과제 수행을 연구했다. ADL과 개인 위

표 6.5 기능적 활동 동안의 손목 ROM: 평균 최대값 (°)

활동	연구			굽힘		폄		노쪽치우침		자쪽치우침	
	제 1 연구자	피검자 (건강한 성인)	측정 방법	최소	최대	최소	최대	최소	최대	최소	최대
음식 먹기											
유리잔으로 마시기	Brumfield[45]	19	1축 전자측각기			11	24				
	Ryu[23]	40	2축 전자측각기			3	22			6	20
	Romilly[50]	6	3D 비디오 시스템		16		24		8		11
	Aizawa[49]	20	3D 전자기 시스템				15		3		
컵으로 먹기	Safee-Rad[47]	10	3D 비디오 시스템		8		6			8	16
포크로 먹기	Brumfield[45]	19	1축 전자측각기			9	37				
	Safee-Rad[47]	10	3D 비디오 시스템			3	18		5		3
스푼으로 먹기	Aizawa[49]	20	3D 전자기 시스템				21				11
포크, 스푼, 컵 사용	Cooper[48]	19	3D 비디오 시스템		7		21		2		19
칼로 자르기	Brumfield[45]	19	1축 전자측각기		4		20				
	Ryu[23]	40	2축 전자측각기	5	31					13	27
피처로 붓기	Brumfield[45]	19	1축 전자측각기			9	30				
	Ryu[23]	40	2축 전자측각기		20		22			12	32
	Aizawa[49]	20	3D 전자기 시스템				10				3
개인 관리를 위한 뻗기 과제											
양치질 (안쪽)	Ryu[23]	40	2축 전자측각기		30		42		10		24
	Romilly[50]	6	3D 비디오 시스템		39		32		17		22
머리 빗기	Ryu[23]	40	2축 전자측각기		36		32		3		38
	Aizawa[49]	20	3D 전자기 시스템				3				9
	Romilly[50]	6	3D 비디오 시스템		36		35		24		18
세수하기	Aizawa[49]	20	3D 전자기 시스템				29		7		
	Romilly[50]	6	3D 비디오 시스템		14		42		15		19
정수리로 손 가져가기	Brumfield[45]	19	1축 전자측각기		2						
	Ryu[23]	40	2축 전자측각기		21						16
뒤통수로 손 가져가기	Brumfield[45]	19					13				
	Ryu[23]	40	2축 전자측각기		1						

가슴으로 손 가져가기	Brumfield[45]	19	1축 전자측각기		19						
	Ryu[23]	40	2축 전자측각기		25				5		
넥타이나 스카프 매기/풀기	Ryu[23]	40	2축 전자측각기		51		41		15		40
겨드랑이 (동측)로 손 가져 가기	Aizawa[49]	20	3D 전자기 시스템		76						33
겨드랑이 (반대쪽)로 손 가져 가기	Aizawa[49]	20	3D 전자기 시스템		32						18
회음부로 손 가져가기	Aizawa[49]	20	3D 전자기 시스템		1				5		
회음부 관리	Ryu[23]	40	2축 전자측각기	16	54				5		21
엉치로 손 가져가기	Brumfield[45]	19	1축 전자측각기		1						
	Ryu[23]	40	2축 전자측각기		20						48
등으로 손 가져가기	Aizawa[49]	20	3D 전자기 시스템		45						20
발/신발로 손 가져가기	Brumfield[45]	19	1축 전자측각기				14				
	Ryu[23]	40	2축 전자측각기				1				9
신발끈 매기/풀기	Ryu[23]	40	2축 전자측각기		30		36		10		32
공통 과제											
병뚜껑 열기와 닫기	Ryu[23]	40	1축 전자측각기		35		6		12		36
문고리 돌리기	Ryu[23]	40	2축 전자측각기		40		45		12		32
전화기 사용	Brumfield[45]	19	1축 전자측각기				43				
	Ryu[23]	40	2축 전자측각기		15		42		10		12
	Romilly[50]	6	3D 비디오 시스템		9		32		11		14
쓰기	Ryu[23]	40	2축 전자측각기			16	30			5	17
핸들 돌리기	Ryu[23]	40	2축 전자측각기		15		45		17		28
의자에서 일어서기	Brumfield[45]	19	1축 전자측각기			1	63				
	Ryu[23]	40	2축 전자측각기		10		60		4		30
휠체어 밀기	Boninger[53]	9명; 하지마비 운동선수	3D 카메라 시스템; 1.3m/sec		7		39		25		20
	Veeger[52]	5명 비손상자; 4명 휠체어 사용자	3D 광–전자 시스템		14		34		13		24
	Wei[54]	11명 휠체어 사용자	2D 전자측각기; 낮은 좌석; 중간등받이			1	37		22		19
	Wei[54]	11명 휠체어 사용자	2D 전자측각기; 높은 좌석; 중간등받이		9		35		17		26

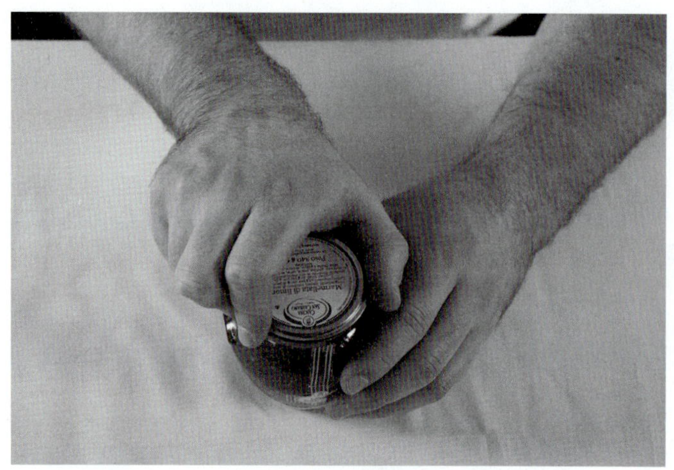

그림 6.35 병뚜껑 열기는 약 30°의 자쪽치우침과 12°의 노쪽치우침을 필요로 한다.

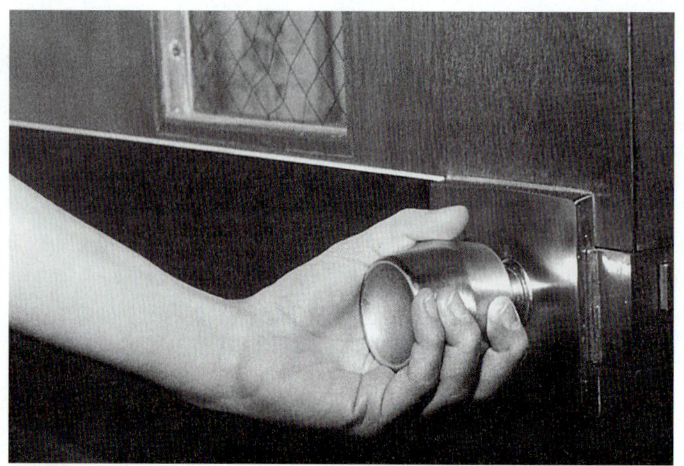

그림 6.36 문손잡이 돌리기는 약 40°의 손목 굽힘과 45°의 손목 폄을 필요로 한다.

생을 수행하는데 33°의 손목 굽힘, 59°의 폄, 23°의 노쪽치우침, 그리고 22°의 자쪽치우침이 필요하다고 했다. 이들 과제를 수행하는 동안, 평균 움직임은 약 5°의 굽힘과 30°의 폄, 10°의 노쪽치우침, 15°의 자쪽치우침이었다. 개별 과제를 위한 ROM의 값이 제시되지 않아 표 6.5에서도 제시할 수 없었다.

Ryu 등은 31개의 과제를 수행했고, 그 때 54°의 굽힘, 60°의 폄, 17°의 노쪽치우침, 그리고 40°의 자쪽치우침이 요구되었음을 확인했다. 20명의 남성과 20명의 여성이 손바닥 배치 활동, 개인 관리 및 위생, 식이요법과 식단준비, 기타 ADL를 수행할 때, 그들의 움직임 2축 전자측각기로 측정되었다. 대부분의 과제가 손목 최대 ROM의 70%로 이루어졌다. 손목 활동을 위한 가장 중요한 자세가 자쪽치우침과 폄이라는 다른 연구자들의 결과에 Ryu 등도 동의했다.

Safaee-Rad 등과 Cooper 등은 3개의 먹기 과제 (컵으로 마시기, 포크로 먹기, 그리고 스푼으로 먹기)를 하는 동안 손목의 ROM을 3D 비디오 동작분석 시스템으로 연구했다. Safaee-Rad 등은 10명의 남성을 대상으로 이들 과제를 수행할 때 10°의 손목 굽힘과 25°의 폄, 그리고 20°의 자쪽치우침과 5°의 노쪽치우침이 요구되었음을 확인했다. Cooper 등은 10명의 남성과 9명의 여성을 대상으로 먹기 과제를 수행하도록 했고, 처음에는 팔꿉관절의 움직임을 제한하지 않지만, 그 다음에는 110°굽힘으로 팔꿉관절을 제한했다. 팔꿉관절을 제한하지 않았을 때, 남성은 7°의 굽힘, 21°의 폄, 19°의 자쪽치우침과 2°의 노쪽치우침을 사용했다. 여성은 굽힘과 폄에서 남성과 비슷한 움직임을 했지만, 자쪽치우침 (3°)과 노쪽치우침 (18°)의 경우는 남성과 정반대로 움직였다. 양쪽 연구는 컵으로 마시기가 포크나 스푼으로 먹을 때보다 손목의 움직임을 덜 필요로 했다.

Aizawa 등은 20명의 건강한 성인을 대상으로 16개 ADL 과제를 수행하는 동안 3D 전자측각기를 이용하여 팔의 관절 각도를 연구했다. 많은 과제가 손목의 폄을 요구했지만, 이전 연구와 비교해 볼 때 자쪽치우침은 덜 일어났다. 이들 연구에서 나타난 ROM의 차이는 과제 지시를 할 때 그들에게 영향을 주었다. 예를 들어, 이 연구는 피검자에게 유리컵이 빌 때 (더 많은 노쪽치우침이 일어나도록)까지 마시도록 주문했다. 이런 차이는 과제 동안에 발생한 최대값보다는 과제를 완수할 때의 관절 각도와 관련된다. 얼굴 씻기와 동측 귀 씻기는 큰 손목의 폄 (29°)을 요구하고, 반면, 동측 겨드랑이 닿기 (76°)와 등 닿기 (45°)는 커다란 손목 굽힘을 필요로 한다. Aizawa 등은 이런 동측 과제는 편마비나 절단 때문에, 한쪽 팔을 사용하지 못하는 환자에게 매우 중요한 동작이라고 했다.

Romilly 등은 6명의 건강한 사람이 22개의 과제 (먹기, 마시기, 닿기, 개인 수행, 그리고 문손잡이 돌리기, 페이지 넘기기, 전등 스위치 켜기 등의 ADL 과제)를 수행할 때 일어나는 팔의 움직임을 검사했다. 그들은 위의 동작을 검사하기 위해 3D 비디오 동작분석 시스템을 사용했다. 세수하기 동안에는 커다란 손목 폄 (42°)이 일어났고, 반면, 스푼으로 먹기 활동 동안에는 가장 큰 손목 굽힘 (53°)이 일어났다. 그러나 그들에 따르면, 많은 과제들이 손목의 10°폄을 중심으로 일어난다고 했다. 그래서 만약 이 자세로 손목을 고정하고 다른 팔의 관절들이 자유롭게 움직여도 많은 과제들이 수행될 수 있을 것이다.

Van Andel 등은 10명의 건강한 성인을 대상으로 3D 비디오 동작분석 시스템을 이용해 4개 과제를 수행할 때 일어나는 손목, 팔꿉관절 및 어깨의 움직임을 검사했다. 이들 연구에 포함된 과제들로는 반대쪽 어깨로 손 가져가기, 입으로 손 가져가기, 머리 빗기, 뒷주머니로 손 가져가기, 회음부 관리 등이 있다. 4개의 과제를 수행하는 동안 최대 굽힘은 66°이고, 최대의 폄은 64°이었다. 과제를 수행하는 동안 손목의 굽힘과 폄 대신에 아래팔의 돌림을 많이 사용하는 피검자들에게 있어서 움직임의 많은 변화가 발생했다. 노쪽치우침과 자쪽치우침에 대한 값은 보고되지 않았다.

좌석의 높이와 수평 자세 뿐만 아니라, 속도와 경사 각도의 변화를 통해 휠체어를 추진할 때 일어나는 손목 ROM을 연구했다. 이들 연구중의 몇몇 연구의 결과가 표 6.5에 제시되어 있다. Veeger 등은 휠체어 사용자와 휠체어 비사용자를 대상으로 다양한 속도와 경사로의 주행을 연구했다. 밀기 단계 때는 노쪽치우침과 폄을 이용했다가 자쪽치우침과 굽힘을 바꾸었다. 휠체어 사용 동안 노쪽치우침과 자쪽치우침의 최대값은 문헌에 보고된 정상값에 가까웠고, 반면 굽힘과 폄의 최대값은 정상 ROM의 50% 정도였다. 그들은 손목과 손가락의 굽힘 활동을 하는 동안, 자쪽치우침과 폄을 심하게 반복한다고 했고, 또 손목 부위가 휠체어 밀기에 압박되어, 손목굴 증후군이 발생될 수 있다고 제안했다. Boninger 등은 6명의 휠체어 사용자를 대상으로 2가지 추진 속도로 주행할 때, 손목의 굽힘과 자쪽치우침에서 안정된 ROM 값을 확인했다. 느린 속도로 주행했을 때 손목의 최대 노쪽치우침과 폄이 4°까지 커졌다고 했다. 그러나 노쪽치우침에서의 차이만이 통계학적으로 유의했다. Wei 등은 11명의 휠체어 사용자를 대상으로 2가지 좌석 높이와 수평 등받이 자세가 손목의 각도와 근육 활동에 미치는 연구를 수행했다. 낮은 좌석 높이가 손목의 최대 굽힘을 유의하게 감소시켰고, 손목의 폄 상태로 지속적으로 유지시켰다. 낮은 좌석 높이는 최대 노쪽치우침을 증가시켰고, 자쪽치우침을 감소시켰다. 수평 등받이 자세의 변화는 손목 움직임에 영향을 주지 않았다. 이상적인 좌석 높이가 제시되지 않았다.

손목굴 증후군, 손목/손 힘줄염 등과 같은 반복성 외상 질환이 특정의 노동, 스포츠 및 예술 활동에서 가장 발생하였다. 유병률이 높은 손상의 원인을 밝히기 위해, 많은 연구들이 시장보기, 피아노 연주, 컴퓨터 사용, 사무실 노동과 육체 노동, 그리고, 농구, 야구, 골프 등과 같은 스포츠 활동을 대상으로 손목의 자세와 손목 움직임의 양과 빈도에 대해 연구했다. 만약 독자들이 이들 활동 동안 일어나는 손목의 ROM에 대한 정보를 얻고 싶으면, 이들 연구를 직접 참고하기 바란다. 일반적으로, 극심한 손목 자세를 요구하는 활동과 손목/손의 힘줄염 사이에서 연관성이 확인되었다. 손목 굽힘을 반복적으로 사용하는 과제와 심한 손목의 폄을 요구하는 과제, 손을 반복적으로 사용하는 일, 손목과 손바닥의 바닥 (base)에 반복적으로 가해지는 힘 등이 손목굴 증후군과 관련되는 것으로 밝혀졌다.

기능적 과제와 작업 과제를 수행하는 도중이나 마무리할 때 일어나는 손목 움직임의 양에 대한 연구와 달리, 다른 연구자들은 건강한 성인을 대상으로 팔 기능에 대한 손목 움직임의 효과를 보여주기 위해 스플린트로 손목의 움직임을 제한하기도 했다. Nelson 등은 우성 손목에 스플린트를 착용하고 123개의 ADL를 수행하는 남성 9명과 여성 3명의 능력을 평가했다. 이때 스플린트는 5°의 굽힘, 6°의 폄, 7°의 노쪽치우침, 6°의 자쪽치우침으로 손목을 고정시켰다. 123개 모든 ADL은 스플린트를 착용하고 이루어졌다. 9개의 활동이 평균 난이도 2이상을 가졌다. 이들 중 가장 어려운 동작으로는 브라의 착용과 탈착 (그림 6.37), 다리/등 씻기, 쓰기 활동, 낮은 지면 청소하기, 채소 자르기, 날카로운 칼 사용하기, 고기 자르기, 캔 오프너 사용하기, 계란 휘젓기 등이 있다. 이들 피검자는 통증이 없었고, 제한된 손목의 움직임을 보상할 수 있는 정상의 어깨와 팔꿉관절을 가졌다. 이것을 통증이나 관절 문제를 가진 환자에게 일반화하는 것은 다소 무리가 따른다. 어깨의 올림, 가쪽돌림과 안쪽돌림, 벌림 등을 증가시키는 보상 작용이 먼쪽노뼈 골절을 가진 환자에게 나타났다. 이들 환자는 페이지 넘기기를 할 때 손목의 능동 ROM과 아래팔 돌림이 감소되었다.

Franko, Zurakowshi 및 Day는 42명의 건강한 성인을 대상으로 24시간 동안 손목 스플린트를 착용시켜 손목 ROM과 기능 장애 사이에서 강한 연관관계를 확인했다. 피검자는 4가지 기능장애검사를 수행했다: Disabilities of the Arm,

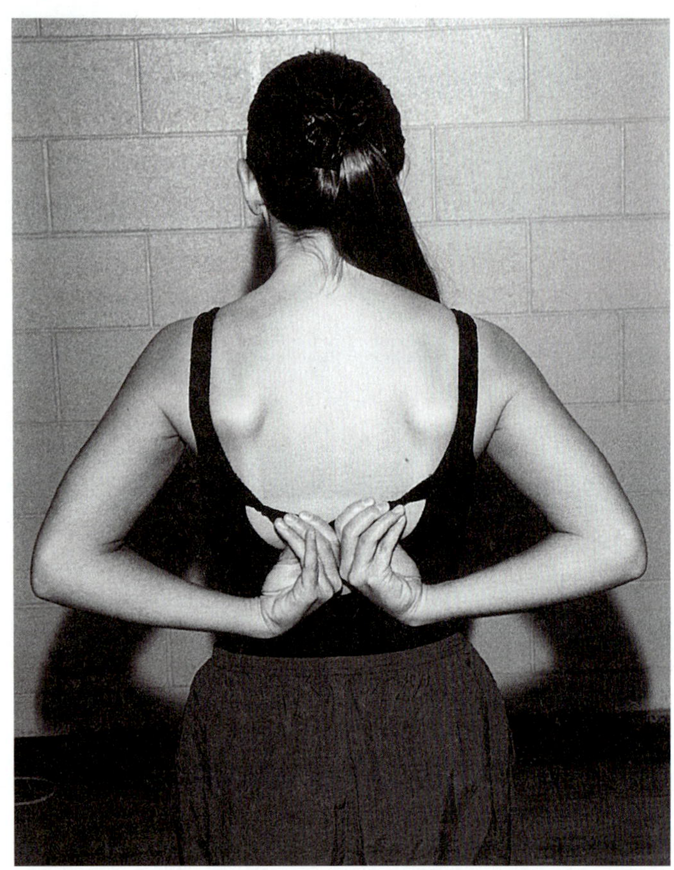

그림 6.37 브라나 목욕 옷을 착용하거나 탈착할 때, 커다란 손목의 굽힘이 요구된다. 이 동작은 손목의 움직임이 제한되었을 때 수행하기 가장 어려운 동작 중의 하나이다.

Shoulder and Hand (DASH), Patient-Rated Wrist Evaluation (PRWE), Modern Activity Subjective Survey (MASS), Modern Activity Timed Test (MATT). 손목의 굽힘-폄의 정중 원호는 138°이고, 노쪽치우침-자쪽치우침의 원호는 63°였다. 부분적으로 손목이 스플린트로 고정되었을 때, 손목의 굽힘-폄의 정중 원호는 58°이고, 노쪽치우침-자쪽치우침의 원호는 41°였다. 반면 심하게 손목이 스플린트로 고정되었을 때, 손목의 굽힘-폄의 정중 원호는 20°이고, 노쪽치우침-자쪽치우침의 원호는 21°였다. 손목이 심하게 제한될수록, 기능장애 지수가 크게 감소되었음을 알 수 있었다. 이 연구는 기능 제한과 기능 장애의 추론적 개념을 측정하는 손목의 ROM에 대한 구조 타당도를 지지하고 있다.

신뢰도와 타당도 (Reliability and Validity)

다음 단락은 손목 ROM 측정에 대한 신뢰도와 타당도를 다루고 있다. 손목에서 측정된 근육길이검사의 신뢰도와 타당도를 검사한 연구는 없었다.

유니버설 측각기와 경사계의 신뢰도 (Reliability of Universal Goniometer and Inclinometer Measurements)

건강한 사람 (Healthy Populations)

많은 연구자들이 건강한 사람을 대상으로 유니버설 측각기와 경사계를 이용한 손목 ROM의 검사간 신뢰도와 검사자간 신뢰도의 연구들을 수행해 왔다. 신뢰도는 측정되는 움직임에 따라 달랐다. 유니버설 측각기는 일반적으로 good에서 excellent 까지 검사간 신뢰도를 가졌고, 대다수의 등급내 상관계수 (ICC)의 범위는 0.80~0.95 였고, 표준편차나 측정 표준오차의 범위는 3~5°였다. 대다수 연구자는 검사간 신뢰도가 검사자간 신뢰도보다 약간 높았음을 확인했고, 그래서 동일 검사자가 계속 추후 검사를 측정해야 한다는 것을 지지하고 있다. 부가적으로, 다른 도구와 다른 배치법이 측정의 다른 결과를 초래하기 때문에, 신뢰도를 향상시키려면 반복 측정은 동일한 도구와 동일한 배치법으로 이루어져야 한다.

표 6.6과 표 6.7은 유니버설 측각기와 경사계를 이용한 손목 ROM 측정의 검사간 신뢰도와 검사자간 신뢰도를 평가했던 연구들을 간략하게 보여주고 있다. 이들 표는 먼저 건강한 사람을 대상으로 이루어졌고, 그 다음 환자를 대상으로 이루어졌다. 이들 연구의 많은 부분이 또한 아래에 포함되어 있다. ROM 측정의 검사자간 신뢰도를 연구한 하나의 고찰 연구 (2010년에 발표된)가 이들 손목 연구 중 5개 연구를 포함했다. Bird와 Stowe는 2명의 검사자로 하여금 3명을 대상으로 유니버설 측각기로 손목 ROM을 능동과 수동으로 반복측정하였다. 굽힘과 폄은 자뼈와 5번 손허리뼈의 가쪽면에서 측정되었고, 노쪽치우침과 자쪽치우침은 아래팔과 3번 손허리뼈의 등쪽면에서 측정되었다. 그들은 관찰자간 오차가 폄에서 가장 컸고 (±8°), 노쪽치우침과 자쪽치우침에서 가장 작았다 (±2-3°)고 결론을 내렸다. 이들 건강한 피검자를 대상으로 수동 ROM 측정을 할 때 발생하는 실수

표 6.6 건강한 사람과 환자를 대상으로 유니버설 측각기와 경사계를 이용한 손목 ROM 측정의 검사간 신뢰도

연구	N	표본	방법	운동	r	ICC	절대 수치 (°)
건강한 사람							
Boone et al[72]	12	건강한 남성	AROM; 4명 검사자; 누운 자세; 유니버설 측각기 (등쪽면)	자쪽치우침	.76		Intra SD = 1.3 Total SD = 3.9
Bovens et al[73]	8	건강한 성인	PROM; 3명의 검사자; 유니버설 측각기; 가쪽배치 (자뼈와 5번 손허리뼈)	굽힘 폄	.27, .62, .87 .09, .28, .40		SD within tester = 4.3, 4.8, 3.9 SD = 3.2, 4.3, 2.8
Greene and Wolf[22]	20	건강한 성인	AROM; 1명의 검사자; 유니버설 측각기				Within-session SD =
				굽힘		.96	2.1
				폄		.94	2.2
				노쪽치우침		.91	2.0
				자쪽치우침		.94	2.1
			Ortho Ranger (전자측각기)				
				굽힘		.92	3.4
				폄		.90	3.6
				노쪽치우침		.88	3.1
				자쪽치우침		.89	3.1
Low[74]	1	건강한 성인	AROM; 50명의 검사자; 유니버설 측각기; 허용된 정렬	폄			Mean error ranged from 3.5 to 5.0
Macedo and Magee[28]	12	건강한 성인	PROM; 1명의 검사자; 유니버설 측각기; Norkin과 White 방법	굽힘		.83	SEM = 3.9 MDC = 10.7
				폄		.85	SEM = 2.9 MDC = 8.1
				노쪽치우침		.81	SEM = 3.0 MDC = 8.3
				자쪽치우침		.86	SEM = 7.4 MDC = 20.6
Solgaard et al[24]	31	건강한 성인	4명의 검사자; 유니버설 측각기; 굽힘과 폄 (가쪽배치), 치우침을 위한 등쪽배치	굽힘			SD within observer = 5.2
				폄			SD = 5.8
				노쪽치우침			SD = 5.2
				자쪽치우침			SD = 6.4
Solveborn and Olerud[25]	16	건강한 성인; 우측과 좌측의 비교	AROM, PROM; 1명의 검사자; 유니버설 측각기; 굽힘과 치우침을 등쪽 배치; 폄을 위한 가쪽배치	AROM			
				굽힘			SD of error = 2.5
				폄			SD of error = 4.5
				노쪽치우침			SD of error = 4.5
				자쪽치우침			SD of error = 4.0
				PROM			
				굽힘			SD of error = 2.5
				폄			SD of error = 3.0
Walker et al[32]	4	건강한 성인	AROM; 4명의 검사자; 유니버설 측각기	굽힘 폄 노쪽치우침 자쪽치우침	all >.81		Mean error = 5 ± 1

표 6.6 건강한 사람과 환자를 대상으로 유니버설 측각기와 경사계를 이용한 손목 ROM 측정의 검사간 신뢰도 - 계속

연구	N	표본	방법	운동	r	ICC	절대 수치 (°)
환자							
Hellebrandt et al[77]	77	관절염 환자와 정형외과 환자	AROM; 1명 검사자 (숙련된 사람); 유니버설 측각기 (정렬은 알려지지 않음).	굽힘			Mean difference between trials = 1.1
				폄			Mean difference = .9
				노쪽치우침			Mean difference = .3
				자쪽치우침			Mean difference = .3
Horger[76]	48	손목 손상/손목 수술 환자	AROM, PROM; 13명 검사자; 유니버설 측각기; 아무 정렬	AROM			
				굽힘		.96	SEM = 3.5
				폄		.96	SEM = 3.7
				노쪽치우침		.90	SEM = 2.6
				자쪽치우침		.92	SEM = 3.5
				PROM			
				굽힘		.96	SEM = 4.4
				폄		.96	SEM = 3.5
				노쪽치우침		.91	SEM = 2.7
				자쪽치우침		.94	SEM = 3.0
LaStayo et al[16]	120	손목 문제를 가진 환자	PROM; 32명의 치료사; 유니버설 측각기; 3가지 정렬법	굽힘			
				노쪽 정렬		.86	SEM = 7.2
				자쪽 정렬		.87	SEM = 7.4
				등쪽 정렬		.92	SEM = 5.7
				폄			
				노쪽 정렬		.80	SEM = 7.8
				자쪽 정렬		.80	SEM = 8.1
				등쪽 정렬		.84	SEM = 5.6
Pandya et al[79]	150	1–20세 뒤센형 근이영양증 환자	PROM; 5명의 검사자; 유니버설 측각기; AAOS 방법	폄		.87	

r = 피어슨 상관계수; ICC = 등급간 상관계수; SD = 표준편차; SEM = 측정의 표준오차; MDC=최소감지변화; SDD = 최소감지차이; 95% CI = 95% 신뢰구간; AROM = 능동 AROM; PROM = 수동 ROM

는 능동 ROM을 측정할 때보다 약간 더 컸다.

Boone 등의 연구에서, 4명의 물리치료사가 12명의 건강한 남성을 대상으로 유니버설 측각기를 아래팔과 3번 손가락의 등쪽면에 배치하여 자쪽치우침을 측정했다. 측정은 4주 동안 반복되었다. 검사간 신뢰도가 검사자간 신뢰도보다 약간 더 좋았음을 확인했다. 측각기 오차 변인 뿐만 아니라, 검사간 신뢰도와 검사자간 신뢰도를 포함한 반복 측정의 전체 표준편차는 손목의 자쪽치우침에서 약 4°였다. 그들은 한명 이상이 동일한 움직임을 측정할 때 실제 변화를 결정하기 위해서는, 움직임의 차이가 5°를 초과해야 한다는 결론을 내렸다.

Bovens 등은 8명의 건강한 성인을 대상으로 유니버설 측각기를 이용하여 손목, 아래팔, 어깨 및 발목에서 9개 움직임을 측정하여 검사간 신뢰도와 검사자간 신뢰도를 연구했고, 48명의 건강한 운동선수를 대상으로 검사자간 신뢰도를 측정했다. 초기에 측정을 수행했던 3명의 의사는 관절

표 6.7 건강한 사람과 환자를 대상으로 유니버설 측각기와 경사계를 이용한 손목 ROM 측정의 검사자간 신뢰도

연구	N	표본	방법	운동	r	ICC	절대 수치 (°)
건강한 사람							
Bird and Stowe[71]	3	건강한 성인	AROM; 2명 검사자; 유니버설 측각기	굽힘 폄 노쪽치우침 자쪽치우침			Error = ± 4 Error = ± 8 Error = ± 2 Error = ± 3
Boone et al[72]	12	건강한 남성	AROM; 4명 검사자; 누운 자세; 유니버설 측각기 (등쪽면)	자쪽치우침	.73		Intra SD = 1.6 Total SD = 4.0
Bovens et al[73]	8	건강한 성인	PROM; 3명의 검사자; 유니버설 측각기; 자뼈와 5번 손허리뼈 정렬	굽힘 폄	.59, .74* .09, .58*		SD between testers = 5.7 SD = 5.1
Solgaard et al[24]	31	건강한 성인	4명의 검사자; 유니버설 측각기; 굽힘과 폄을 위한 가쪽배치 (자뼈와 5번 손허리뼈), 치우침을 위한 등쪽배치 (아래팔과 3번 손허리뼈)	굽힘 폄 노쪽치우침 자쪽치우침			SD between testers = 6.0 SD = 6.2 SD = 5.4 SD = 8.8
Walker et al[32]	4	건강한 성인	AROM; 2명의 검사자; 유니버설 측각기	굽힘 폄 노쪽치우침 자쪽치우침			Mean error = 6 ± 5
환자							
Edgar et al[75]	45	화상 생존자 22쌍의 손목 측정	AROM; 4명 검사자; 유니버설 측각기; 자뼈와 5번 손허리뼈 정렬	굽힘–폄		.96	MDD = 7.7
Horger[76]	48	손목 손상/손목 수술 환자	AROM, PROM; 13명 검사자; 유니버설 측각기; 허용된 정렬	AROM 굽힘 폄 노쪽치우침 자쪽치우침 PROM 굽힘 폄 노쪽치우침 자쪽치우침		 .91 .85 .86 .78 .86 .84 .66 .83	 SEM = 6.6 SEM = 7.0 SEM = 3.0 SEM = 5.8 SEM = 8.2 SEM = 7.0 SEM = 5.3 SEM = 4.8
LaStayo et al[16]	120	손목 문제를 가진 환자	PROM; 32명의 검사자; 유니버설 측각기; 3가지 정렬법	굽힘 노쪽 정렬 자쪽 정렬 등쪽 정렬 폄 노쪽 정렬 자쪽 정렬 등쪽 정렬		 .88 .89 .93 .80 .80 .84	 SEM = 6.6 SEM = 6.8 SEM = 5.5 SEM = 7.7 SEM = 7.9 SEM = 6.0

(table continues on page 198

표 6.7 건강한 사람과 환자를 대상으로 유니버설 측각기와 경사계를 이용한 손목 ROM 측정의 검사자간 신뢰도(계속)

연구	N	표본	방법	운동	r	ICC	절대 수치 (°)
Pandya et al[79]	21	1–20세 뒤센형 근이영양증 환자	PROM; 5명의 검사자; 유니버설 측각기; AAOS 방법	폄		.83	
de Jong et al[80]	48	아급선 뇌졸중 환자	PROM; 2명의 검사자; 전기측각기	폄 손가락 굽힘된			SEM = 1.0 SDD = 2.6
				폄 손가락 폄된			SEM = 1.7 SDD = 4.7

ICC = 등급간 상관계수; r = 피어슨 상관계수; SD = 표준편차; SEM = 측정의 표준오차; MDC = 최소감지변화; MDD = 최소감지차이; SDD = 최소감지차이; AROM = 능동 AROM; PROM = 수동 ROM

측정의 경험이 적었지만, 측정 프로토콜을 배웠다. 수동 손목 움직임은 측각기를 자뼈와 5번 손허리뼈의 가쪽면에 배치되어 측정되었다. 초기에 8명을 대상으로 한 각 검사자에 의한 반복 측정의 표준편차는 굽힘에서 4~5°였고, 폄에서 3~4°였다. 검사자간의 반복 측정의 표준편차는 굽힘에서 6° 증가되었고, 폄에서 5°증가되었다. 그들의 제시에 따르면, 만약 대다수 관절 (2×SD)에서 측정 사이의 차이가 5~10°이면, 관절 움직임의 향상과 악화를 실증하기가 어렵다는 것이다. 신뢰도 계수가 제공되었지만, 그들은 낮은 신뢰도 계수가 상대적으로 낮은 변인에 의해 설명된다고 말했다. 28명의 운동선수를 대상으로 한 마지막 3개 회기에서 나온 검사자간 신뢰도 계수는 굽힘에서 0.74였고, 폄에서 0.58였다.

Greene과 Wolf는 20명의 건강한 성인을 대상으로 능동 팔 동작에 대한 Ortho Ranger 전자 측각기와 유니버설 측각기의 신뢰도를 비교했다. 1명의 검사자가 2주에 걸친 3번의 회기 동안 각각의 도구를 이용해 손목 ROM을 3회에 걸쳐 측정했다. 손목의 폄과 자쪽치우침에서는 도구 사이에 뚜렷한 차이가 있었다. 회기내 신뢰도는 Ortho Ranger (ICC=0.88-0.92)에 비해 유니버설 측각기 (ICC=0.91−0.96)에서 약간 더 높았다. 95%의 신뢰구간의 범위는 유니버설 측각기에서는 7.6~9.3°였고, Ortho Ranger에서는 18.2~25.6°였다. 그들은 Ortho Ranger가 유니버설 측각기보다 더 큰 이점을 제공하지 못했다는 결론을 내렸다.

Low의 연구에서는 50명의 검사자가 능동 손목의 폄과 팔꿉관절의 굽힘을 눈대중과 유니버설 측각기를 이용해 측정했다. 5명의 검사자가 5~10일 걸쳐 측정을 10회 반복했다. 검사자간 평균오차는 눈대중에서는 12.8°까지 향상되었고, 측각기 측정에서는 7.8°향상되었다. 손목 폄의 측정은 팔꿉관절 굽힘의 측정보다 신뢰도가 낮은 편이었고, 검사자간 평균오차도 각각 7.8°와 5.0°였다. 검사자는 다른 방법의 측각기 정렬을 허용했다.

Macedo와 Magee는 90명의 백인 여성을 대상으로 손목, 발목, 무릎, 엉덩관절, 어깨 및 팔꿉관절 등의 수동 ROM에 대한 연령의 효과를 연구했고, 검사간 신뢰도 연구했다. 한 명의 물리치료사가 Norkin과 White 방법으로 유니버설 측각기로 측정했다. 모든 손목 움직임에 대한 신뢰도 계수는 0.81~0.86이었고, 이것은 good 등급의 신뢰도를 보였다. 반복 측정의 표준오차는 굽힘, 폄 및 노쪽치우침에서 비슷했지만 (3~4°), 자쪽치우침에서는 높은 편 (7°)이었다.

Solgaard 등은 31명의 건강한 성인을 대상으로 한 손목 움직임의 연구에서, 5~6°의 검사간 표준편차와 6~9°의 검사자간 표준편차를 확인했다. 4명의 검사자가 3개의 다른 경우에서 유니버설 측각기로 측정을 했다. 손목의 굽힘과 폄을 위해 측각기를 자뼈와 5번 손허리뼈의 측면에 배치했고, 노쪽치우침과 자쪽치우침을 위해 측각기를 아래팔과 3번 손허리뼈의 등쪽면에 배치했다. 표준 ROM 값도 제공했다.

Solveborn과 Olerud는 노쪽 위관절융기통증을 가진 환자에 대한 사전 연구로서, 16명의 건강한 사람의 양쪽 손목 ROM을 측각기로 측정했고, 검사간 신뢰도를 측정했다. 아래팔과 3번 손허리뼈의 등쪽면에 측각기를 배치하고 손목의 굽힘을 측정했고, 반면 손목 폄의 경우는 자뼈와 5번 손허리뼈의 측면에 배치하고 측정했다. 노쪽치우침과 자쪽치우침의 경우도 아래팔과 3번 손가락의 등쪽면에 배치하고 측정했다. 손목의 굽힘은 2~3°의 반복 측정의 표준편차를 가졌고, 가장 신뢰도가 높은 측정이었던 반면, 폄은 3~5°의 표준편차를 가진 가장 낮은 신뢰도를 가졌다.

Walker 등은 노인 남성과 여성에 대한 표준 ROM을 결정하는 연구의 일부로서, 작은 신뢰도 연구를 수행했다. 4명의 건강한 성인 피검자의 손목의 굽힘, 폄, 노쪽치우침과 자쪽치우침을 포함한 24개 관절의 움직임이 4명의 검사자에 의해 5번씩 평가되었다. 검사간 신뢰도의 모든 상관관계가 0.81 이상 이었고, 반복 측정 사이의 평균오차는 5±1°이었다. 2명의 검사자가 모든 측정을 수행했고, 검사자 사이의 평균오차는 6±5°이었다

환자 (Patient Populations)

환자의 손목 ROM을 평가했던 연구들은 건강한 사람에 대한 연구와 비슷한 근거를 제공한다. 손목 ROM 측정을 하는데 유니버설 측각기가 신뢰성 있게 사용될 수 있다. 비록 검사간 신뢰도와 검사자간 신뢰도가 일반적으로 good에서 excellent 까지 였지만, 검사간 신뢰도가 검사자간 신뢰도보다 약간 더 높았다. 그러므로 변화를 평가하기 위해서는 동일한 검사자가 반복 측정하는 것이 더 낫다. 비슷하게, 측정 오차를 감소시키기 위해, 반복 측정하는 동안 동일한 정렬 방법과 측정 도구를 사용해야 한다.

Edgar 등은 45명의 화상을 입은 관절을 대상으로 능동 ROM을 측정했던 유니버설 측각기의 신뢰도를 검사했다. 1명의 물리치료사가 검사간 신뢰도를 평가하기 위해 2번 반복 측정을 수행했고, 반면 4명의 물리치료사가 검사자간 신뢰도를 평가하기 위해 각 움직임을 한번씩 측정했다. 자뼈와 5번 손허리뼈의 측면에 측각기를 배치하고 같은 날 안에 모든 측정을 수행했다. 검사간 신뢰도와 검사자간 신뢰도가 excellent 했고, ICC의 값은 0.96 이상이었다. 7.7°였던 검사자간 신뢰도 (손목)에 대한 4명 검사자 사이의 최소감지변화 (MDD)를 계산할 수 있을 만큼 충분한 데이터가 존재했다. 그들에 따르면, 임상적으로 타당하고 적절하고 객관적인 측정을 보여 주었던 연구들이 화상 환자에서도 만들어질 수 있다는 것이다.

Horger는 48명 환자를 대상으로 13쌍의 물리치료사가 그들의 능동과 수동 손목 움직임을 측정하도록 했다. 물리치료사들은 유니버설 측각기로 자신만의 측정 방법을 자유롭게 선택했다. 6명의 손 전문 물리치료사는 굽힘과 폄을 위해 자뼈 정렬을 사용했고, 비전문 물리치료사는 노쪽 정렬을 사용했다. 능동 손목 움직임과 수동 손목 움직임에 대한 검사간 신뢰도는 모든 움직임에서 높은 신뢰도를 보였다 (ICC=0.90+). 일반적으로 검사간 신뢰도는 검사자간 신뢰도 ((ICC=0.66−0.91 이상)보다 높았다. 측정 표준오차의 범위는 검사간 측정에서는 2.6~4.4°였지만, 검사자간 측정에서는 3.0-8.2°였다. 측정사이의 일치성은 노쪽치우침과 자쪽치우침보다는 굽힘과 폄에서 더 좋았다. 능동 움직임에 대한 검사자간 신뢰도계수 (ICC=0.78−0.91)는 수동 움직임 ICC=0.66−0.86)보다 더 높았고 (노쪽치우침 제외), 검사간 신뢰도와 비슷했다. 일반적으로, 전문 물리치료사에 대한 신뢰도가 비전문 물리치료사보다 더 높았다. 통증이 능동 측정과 수동 측정의 신뢰도를 감소시켰고, 능동 측정이 수동 측정 보다 더 많이 영향을 받았다.

Hellebrandt, Duvall 및 Moore는 관절염 및 정형외과적 문제를 가진 30명 환자를 대상으로 연구한 결과, 유니버설 측각기로 측정된 움직임이 다른 장비로 측정된 것보다 더 신뢰도가 높았음을 확인했다. 비록 숙련된 검사자가 유니버설 측각기로 측정한 연속 측정사이의 평균 차이가 작지만 (1.1°의 굽힘, 0.9°의 폄, 0.3°의 노쪽치우침과 자쪽치우침), 손목 굽힘과 폄의 측정은 노쪽치우침과 자쪽치우침의 측정보다 낮은 신뢰도를 보였다. 다른 도구로 측정했을 때 연속 측정사이의 평균차이가 굽힘에서 5.4°, 폄에서 5.7°, 노쪽치우침에서 2.8°, 그리고 자쪽치우침에서 1.6°증가되었다.

LaStayo와 Wheeler는 32쌍의 물리치료사로 하여금 3가지 정렬방법 (자쪽 정렬, 노쪽 정렬, 등쪽-배쪽 정렬)으로 120명 환자의 수동 손목 굽힘과 폄 ROM을 측정하도록 했고, 그에 대한 검사간 신뢰도와 검사자간 신뢰도를 연구했다. 손목 굽힘 ROM 측정에 대한 신뢰도는 폄 ROM의 측정에 대한 신뢰도보다 높은 편이었다. 손목 굽힘에 대한 평균 검사

간 ICC는 노쪽 정렬에서 0.86°, 자쪽 정렬에서 0.87°, 그리고 등쪽 정렬에서 0.92°였다. 손목 폄에 대한 평균 검사간 ICC는 노쪽 정렬에서 0.80°, 자쪽 정렬에서 0.80°, 그리고 배쪽 정렬에서 0.84°였다. 비록 좋은 신뢰도를 가지고 있지만, 이들 3가지 정렬을 상호적으로 이용할 수 없는데, 그 이유는 이들 측정 사이에 유의한 차이가 있기 때문이다. 그들은 등쪽-배쪽 정렬이 높은 신뢰도를 가지고 있기 때문에 손목의 수동 굽힘과 폄을 측정하는 좋은 선택 기법이라고 제안했다. Flower는 자쪽 정렬기법으로 측각기의 팔을 배치할 때 3번 손허리뼈의 사용 대신에 5번 손허리뼈의 사용을 제안했다. Flower는 손등에 부종이 있을 때는 측정의 신뢰도를 감소시킬 수 있기 때문에, 자쪽 정렬기법 (5번 손허리뼈)의 사용을 추천했다.

Pandya 등은 1~20세의 뒤센형 근이영양증 환자 150명을 대상으로 유니버설 측각기로 측정한 손목 폄의 신뢰도를 연구했다. 경험이 많은 5명의 물리치료사가 각 환자의 입원시, 1주일 후, 4주 후의 시점 때 측정을 수행했다. 25명의 환자가 검사자간 신뢰도에 초점을 맞춘 연구에 포함되었다. 검사간 신뢰도와 검사자간 신뢰도는 good이었고, 각각 0.87과 0.83의 ICC를 가졌다.

유니버설 측각기이외에, 환자의 손목 ROM을 측정하는데 사용된 다른 도구에 대한 신뢰도도 연구되었다. De Jong 등은 중력성 전기측각기를 이용하여, 48명의 아급성 뇌졸중 환자를 대상으로 20주간 팔의 수동 7개 움직임을 4번 측정한 숙련된 2명의 물리치료사 사이의 신뢰도를 연구했다. 손가락을 폄한 상태의 손목 폄에 비해 손가락을 굽힘한 상태의 손목 폄이 약간 적은 가변성과 높은 신뢰성을 보였다. 우리가 기대하듯이, 신뢰도는 20주에 걸친 측정보다 한 회기 동안의 한번 측정에서 더 좋았다. 예를 들어, 손가락을 굽힘한 상태의 손목 폄에 대한 검사자간 SEM은 한 회기 동안의 1.0°에서 20주 연구 기간의 3.3°로 바뀌었고, 반면 최소감지차이 (SDD)는 한 회기에서 2.6°이었고, 20주 연구 기간에서는 9.1°로 증가했다.

Geertzen 등의 연구에서는 큰 연구의 일부로서 2명의 검사자가 29명의 반사성 교감이영양증 환자를 대상으로 경사계를 이용해 능동 손목 ROM을 검사했다. 각 검사자는 각 회기동안 각 환자의 건측과 환측의 움직임을 측정했고, 회기는 30분 후에 다시 반복되었다. 반복 측정 사이의 모든 상관계수의 범위는 손목 굽힘이 0.66~0.94였고, 폄이 0.57~0.96였고, 자쪽치우침이 0.60~0.89였고, 노쪽치우침이 0.55~0.73이었다. 손목의 굽힘, 폄 및 자쪽치우침의 SDD는 14~16°이었다. 노쪽치우침에 대한 SDD은 20~22°로 높았다. 환자들은 이런 독립된 움직임을 수행하기 어려울 것이다. SDD가 동일 검사자나 다른 검사자에 의해 측정된 반복 측정을 의미하는지는 명확하지 않고, 환자 사이의 생물적인 변인을 포함한 것인지도 명확하지 않다.

관절 측정의 타당도 (Validity of Goniometric Measurements)

우리는 유니버설 측각기와 방사선 촬영으로 측정된 손목 ROM 측정의 준거 타당도를 보고한 연구를 알지 못했다. 그러나 유니버설 측각기는 다른 도구의 타당성을 확인하기 위해 사용되어 왔다. 53명의 건강한 성인을 대상으로 연구한 Kim 등의 연구는 1명의 검사자가 유니버설 측각기로 아래팔과 손가락에 배치하여 손목 움직임을 측정했고, 자이로스코프 애플리케이션이 있는 아이폰을 손등에 배치하여 손목의 움직임을 측정했다. 평균값 차이의 범위는 0.2~0.4°였고, 통계학적으로 유의하지 않았다. 전자측각기 (진자형)인 Ortho Ranger가 유니버설 측각기와 비교되었다. Greene과 Wolf는 손목의 폄과 자쪽치우침을 측정한 도구 사이에서 유의한 차이를 확인했다.

몇몇 연구들은 손목 ROM과 같은 손상 측정과 기능 제한이나 기능 장애 점수사이의 구조 타당도를 검사했다. 출간된 32개의 손목 결과 도구의 리뷰는 ROM이 가장 흔하게 포함되는 변인 (결과 도구의 82%에서 존재하는)이었음을 확인했다. 감소된 손목 ROM과 기능 결과 점수 사이의 상관관계를 검사했던 몇몇 연구들이 아래에서 거론될 것이다.

DASH 점수에 대한 감소된 손목 굽힘과 폄의 효과가 De Smet에 의해 연구되었다. 그는 다양한 손목 수술을 받은 205명의 환자를 대상으로 연구했다. 이런 기능 결과의 측정은 유의했지만, 손목 관절증을 가진 환자의 코호트를 제거했을 때 손목의 굽힘과 폄에서의 상관관계는 약한 편 (r=0.24)이었다. 그러나 환자의 코호트를 포함했을 때는 상관관계수가 증가했다 (r=0.45). 그에 따르면, 이런 소견이 손목 움직임의 완전한 소실과 제한된 움직임의 기능적 효과를 보여주었다고 한다.

손목 ROM과 활동 제한, 통증 및 손목 골절 이후의 장애 사이의 관계가 검증되었다. Tremayne 등은 먼쪽 노뼈 골절을 가진 환자 20명을 대상으로 Jebsen Test of Hand Function (JTHF)로 측정된 악력과 과제 제한 사이의 강하고 유의한 상관관계 (r=−0.51에서 −0.76)를 확인했고, 손목의 폄 ROM과 JTHF의 제한 사이에 약한 상관관계 (r=−0.17에서 −0.55)를 확인했다. Colles 골절 환자 11명을 대상으로한 세부 연구에서, 7개 과제 중 3개의 과제를 수행하는 동안 손목 폄 ROM과 제한 사이에 유의한 상관관계 (r=−0.51에서 −0.76)가 있었다.

120명의 먼쪽노뼈골절을 가진 환자를 대상으로, Mac Dermid 등은 손상 후 6개월의 높은 통증-장애 점수가 낮은 Composite ROM 점수와 중등도의 상관관계 (r=−0.41)가 있음을 확인했다. Composite ROM 점수는 손목의 굽힘, 폄, 자쪽치우침, 노쪽치우침, 뒤침, 엎침 그리고 손가락의 굽힘을 기반으로 했다.

Karnezis와 Fragkiadakis는 먼쪽노뼈골절로부터 회복중인 25명의 환자를 대상으로 PRWE 점수의 "기능 점수"와 악력 (r=0.80), 손목 폄의 ROM (r=0.78), 엎침 ROM (r=0.70), 뒤침 ROM (r=0.63), 그리고 손목 굽힘 ROM (r=0.62) 사이의 상관관계를 보고했다. 그들은 악력이 손목 기능의 회복을 임상적으로 확인할 수 있는 가장 좋은 징표이고, 다음이 손목의 폄이고, 그 다음이 아래팔의 엎침이라고 결론을 내렸다. 먼쪽노뼈 골절로부터 회복중인 31명 환자에 대한 다른 보고에서도, 그들은 굽힘-폄과 엎침-뒤침 (건측의 %로 표현)이 악력, 연령, 성별, 고에너지 손상, 관절내골절 등을 포함한 다중 회귀모델에서 전체 PRWE 점수와 유의한 연관성이 없었음을 확인했다. 회귀 모델에 포함된 변인의 일부가 ROM 값을 감소시킬 수 있다.

참 고 문 헌

1. Standring, S (ed): Gray's Anatomy, ed 41. Elsevier Churchill Livingston, Philadelphia, 2016
2. Austin, NM: The Wrist and Hand Complex. In Levangie, PK, and Norkin, CC (eds): Joint Structure and Function: A Comprehensive Analysis, ed 5. FA Davis, Philadelphia, 2011.
3. Kaltenborn, FM: Manual Mobilization of the Extremity Joints, ed 7. Olaf Norlis Bokhandel, Oslo, 2011.
4. Neumann, DA: Kinesiology of the Musculoskeletal System: Foundations for Physical Rehabilitation, ed 2. Mosby, St Louis, 2009.
5. Sarrafi an, SH, Melamed, JL, and Goshgarian, GM: Study of wrist motion in fl exion and extension. Clin Orthop 126:153, 1977.
6. Youm, Y, et al: Kinematics of the wrist: I. An experimental study of radial-ulnar deviation and fl exion-extension. J Bone Joint Surg Am 60:423, 1978.
7. Werner, SL, and Plancher, KD: Biomechanics of wrist injuries in sports. Clin Sports Med 17:407, 1998.
8. Ritt, M, et al: Rotational stability of the carpus relative to the forearm. J Hand Surg Am 20:305, 1995.
9. Camus, EJ, et al: Kinematics of the wrist using 2D and 3D analysis: Biomechanical and clinical deductions. Surg Radiol Anat 26:399, 2004.
10. Franko, OI, et al: Validation of an objective device for assessing circumductive wrist motion. J Hand Surg Am 33 (8):1293, 2008.
11. Li, ZM, et al: Coupling between wrist fl exion-extension and radial-ulnar deviation. Clin Biomech 20:177, 2005.
12. Kisner, C, and Colby, LA: Therapeutic Exercise: Foundations and Techniques, ed 6. FA Davis, Philadelphia, 2012.
13. Kapandji, IA, and Kandel, MJ: The Physiology of the Joints, Vol 1, ed 5. Churchill-Livingstone, Edinburgh, 1997
14. Kobayashi, M, et al: Normal kinematics of carpal bones: A threedimensional analysis of carpal bones relative to the radius. J Biomech 30:787, 1997.
15. Cyriax, JH, and Cyriax, PJ: Illustrated Manual of Orthopaedic Medicine. Butterworths, London, 1983.
16. LaStayo, PC, and Wheeler, DL: Reliability of passive wrist fl exion and extension measurements: A multicenter study. Phys Ther 74:162, 1994
17. Carter, TI, et al: Accuracy and reliability of three different techniques for manual goniometry for wrist motion: A cadaveric study. J Hand Surg Am 34:1422, 2009.
18. American Academy of Orthopaedic Surgeons: Joint Motion: Methods of Measuring and Recording. AAOS, Chicago, 1965.
19. Greene, WB, and Heckman, JD (eds): The Clinical Measurement of Joint Motion. American Academy of Orthopaedic Surgeons, Rosemont, IL, 1994.
20. Cocchiarella, L, and Andersson, GBJ (eds): American Medical Association: Guides to the Evaluation of Permanent Impairment, ed 5. AMA, Chicago, 2001.
21. Boone, DC, and Azen, SP: Normal range of motion in male subjects. J Bone Joint Surg Am 61:756, 1979.
22. Greene, BL, and Wolf, SL: Upper extremity joint movement: Comparison of two measurement devices. Arch Phys Med Rehabil 70:288, 1989.
23. Ryu, J, et al: Functional ranges of motion of the wrist joint. J Hand Surg Am 16:409, 1991.
24. Solgaard, S, et al: Reproducibility of goniometry of the wrist. Scand J Rehabil Med 18:5, 1986.
25. Solveborn, SA, and Olerud, C: Radial epicondylalgia (tennis elbow): Measurement of range of motion of the wrist and the elbow. J Orthop Sports Phys Ther 23:251, 1996.
26. Stubbs, NB, Fernandez, JE, and Glenn, WM: Normative data on joint ranges of motion of 25- to 54-year-old males. Int J Ind Ergon 12:265, 1993.
27. Gunal, I, et al: Normal range of motion of the joints of the upper extremity in male subjects, with special reference to side. J Bone Joint Surg Am 78:1401, 1996.
28. Macedo, LG, and Magee, DJ: Effects of age on passive range of motion of selected peripheral joints in healthy adult females. Physiother Theory Pract 25:145, 2009.
29. Klum, M, et al: Normative data on wrist function. J Hand Surg Am 37:2050, 2012.
30. Wanatabe, H, et al: The range of joint motions of the extremities in healthy Japanese people: The difference according to age. Nippon Seikeigeka Gakkai Zasshi 53:275, 1979. (Cited in Walker, JM: Musculoskeletal development: A review. Phys Ther 71:878, 1991.)
31. Boone, DC: Techniques of measurement of joint motion. (Unpublished supplement to Boone, DC, and Azen, SP: Normal range of motion in male subjects. J Bone Joint Surg Am 61:756, 1979.)
32. Walker, JM, et al: Active mobility of the extremities in older subjects. Phys Ther 64:919, 1984.
33. Chaparro, A, et al: Range of motion of the wrist: Implications for designing computer input devices for the elderly. Disabil Rehabil 22:633, 2000.
34. Kalscheur, JA, et al: Gender differences in range of motion in older adults. Phys Occup Ther Geriatr 22:77, 2003.
35. Hewitt, D: The range of active motion at the wrist of women. J Bone Joint Surg Br 26:775, 1928.
36. Allander, E, et al: Normal range of joint movements in shoulder, hip, wrist and thumb with special reference to side: A comparison between two populations. Int J Epidemiol 3:253, 1974.
37. Bell, RD, and Hoshizaki, TB: Relationships of age and sex with range of motion of seventeen joint actions in humans. Can J Appl Sport Sci 6:202, 1981.
38. Kalscheur, JA, et al: Range of motion in older women. Phys Occup Ther Geriatr 16:77, 1999
39. Cobe, HM: The range of active motion of the wrist of white adults. J Bone Joint Surg Br 26:763, 1928.
40. Chang, DE, Buschbacher, LP, and Edlich, RF: Limited joint mobility in power lifters. Am J Sports Med 16:280, 1988.
41. Macedo, LG, and Magee, DJ: Differences in range of motion between dominant and nondominant sides of upper and lower extremities. J Manipulative Physiol Ther 31:577, 2008.
42. Spilman, HW, and Pinkston, D: Relation of test positions to radial and ulnar deviation. Phys Ther 49:837, 1969.
43. Marshall, mm, Morzall, JR, and Shealy, JE: The effects of complex wrist and forearm posture on wrist range of motion. Hum Factors 41:205, 1999.
44. Li, ZM, et al: Coupling between wrist fl exion–extension and radial–ulnar deviation. Clin Biomech 20:177, 2005.

45. Brumfi eld, RH, and Champoux, JA: A biomechanical study of normal functional wrist motion. Clin Orthop 187:23, 1984.
46. Palmer, AK, et al: Functional wrist motion: A biomechanical study. J Hand Surg Am 10:39, 1985.
47. Safaee-Rad, R, et al: Normal functional range of motion of upper limb joints during performance of three feeding tasks. Arch Phys Med Rehabil 71:505, 1990.
48. Cooper, JE, et al: Elbow joint restriction: Effect on functional upper limb motion during performance of three feeding tasks. Arch Phys Med Rehabil 74:805, 1993.
49. Aizawa, J, et al: Three-dimensional motion of the upper extremity joints during various activities of daily living. J Biomech 43:2915, 2010.
50. Romilly, DP, et al: A functional task analysis and motion simulation for the development of a powered upper-limb orthosis. IEEE Trans Neural Syst Rehabil Eng 2:119, 1994.
51. van Andel, DJ, et al: Complete 3D kinematics of upper extremity functional tasks. Gait Posture 27:120, 2007. doi:10.1016/j.goitpost.2007.03.002.
52. Veeger, DHEJ, et al: Wrist motion in handrim wheelchair propulsion. J Rehabil Res Dev 35:305, 1998
53. Boninger, ML, et al: Wrist biomechanics during two speeds of wheelchair propulsion: An analysis using a local coordinate system. Arch Phys Med Rehabil 78:364, 1997.
54. Wei, S, et al: Wrist kinematic characterization of wheelchair propulsion in various seating positions: Implication to wrist pain. Clin Biomech 18:S46, 2003.
55. Estill, CF, and Kroemer, KH: Evaluation of supermarket bagging using a wrist motion monitor. Hum Factors 40:624, 1998.
56. Marras, WS, et al: Quantifi cation of wrist motion during scanning. Hum Factors 37:412, 1995.
57. Wagner, CH: The pianist's hand: Anthropometry and biomechanics. Ergonomics 31:97, 1988.
58. Burgess-Limerick, R, et al: Wrist posture during computer pointing device use. Clin Biomech 14:280, 1999.
59. Marras, WS, and Schoenmarklin, RW: Wrist motions in industry. Ergonomics 36:341, 1995.
60. Simoneau, GG, Marklin, RW, and Monroe, JF: Wrist and forearm postures of users of conventional computer keyboards. Hum Factors 41:413, 1999.
61. Simoneau, GG, Marklin, RW, and Berman, JE: Effect of computer keyboard slope on wrist position and forearm electromyography of typist without musculoskeletal disorders. Phys Ther 83:816, 2003.
62. Hansson, GA, et al: Physical workload in various types of work: Part I. Wrist and forearm. Int J Ind Ergon 39:221, 2009.
63. Balogh, I, et al: Precision of measurements of physical workload during standardized manual handling part III: Goniometry of the wrists. J Electromyogr Kinesiol 19:1005, 2009.
64. Ohinishi, N, et al: Analysis of Wrist Motion During Basketball Shooting. In Nakamura, RL, Linscheid, RL, and Miura, T (eds): Wrist Disorder: Current Concepts and Challenges. New York, Springer-Verlag, 1992.
65. Bernard, BP (ed): Musculoskeletal Disorders and Workplace Factors. National Institute of Occupational Safety and Health, Cincinnati, 1997.
66. Armstrong, TJ, et al: Ergonomic considerations in hand and wrist tendinitis. J Hand Surg Am 12:830, 1982.
67. Nelson, DL: Functional wrist motion. Hand Clin 13:83, 1997.
68. Murgia, A, Kyberd, P, and Barnhill, T: The use of kinematic and parametric information to highlight lack of movement and compensation in the upper extremities during activities of daily living. Gait Posture 31:300, 2010.
69. Franko, OI, Zurakowshi, D, and Day, CS: Functional disability of the wrist: Direct correlation with decreased wrist motion. J Hand Surg Am 33:485, 2008.
70. Van de Pol, van Trijffel, E, and Lucas, C: Inter-rater reliability for measurement of passive physiological range of motion of upper extremity joints is better if instruments are used: A systematic review. Aust J Physiother 56:7, 2010.
71. Bird, HA, and Stowe, J: The wrist. Clin Rheum Dis 8:559, 1982.
72. Boone, DC, et al: Reliability of goniometric measurements. Phys Ther 58:1355, 1978
73. Bovens, AMPM, et al: Variability and reliability of joint measurements. Am J Sports Med 18:58, 1990.
74. Low, JL: The reliability of joint measurement. Physiotherapy 62:227, 1976.
75. Edgar, D, et al: Goniometry and linear assessment to monitor movement outcomes: Are they reliable tools in burn survivors? Burns 35:58, 2008.
76. Horger, mm: The reliability of goniometric measurements of active and passive wrist motions. Am J Occup Ther 44:342, 1990.
77. Hellebrandt, FA, Duvall, EN, and Moore, ML: The measurement of joint motion. Part III: Reliability of goniometry. Phys Ther Rev 29:302, 1949.
78. Flower, KR: Invited co mmentary. Phys Ther 74:174, 1994.
79. Pandya, S, et al: Reliability of goniometric measurements in patients with Duchenne muscular dystrophy. Phys Ther 65:1339, 1985.
80. de Jong, LD, et al: Repeated measurements of arm joint passive range of motion after stroke: Interobserver reliability and sources of variation. Phys Ther 92:1027, 2012
81. Geertzen, JHB, et al: Variation in measurements of range of motion: A study in refl ex sympathetic dystrophy patients. Clin Rehabil 12:254, 1998.
82. Kim, TS, et al: A study on the measurement of wrist motion range using the iPhone 4 gyroscope application. Ann Plast Surg 0:1, 2013.
83. Bialocerkowski, AE, et al: A systematic review of the content and quality of wrist outcome instruments. Int J Qual Health Care 12:149, 2000.
84. De Smet, L: Does restricted wrist motion infl uence the disability of the upper limb? Acta Orthop Belg 73:446, 2007.
85. Tremayne, A, et al: Correlation of impairment and activity limitation after wrist fracture. Physiother Res Int 7:90, 2002.
86. MacDermid, JC, et al: Patient versus injury factors as predictors of pain and disability six months after a distal radius fracture. J Clin Epidemiol 55:849, 2002.
87. Karnezis, IA, and Fragkiadakis, EG: Objective clinical parameters and patient-rated wrist function. J Bone Joint Surg Br 85 (Suppl 1):7, 2003.
88. Karnezis, IA, and Fragkiadakis, EG: Association between objective clinical variables and patient-rated disability of the wrist. J Bone Joint Surg Br 84:967, 2002.

제 7 장

손
The Hand

구조와 기능 (Structure and Function)

손가락: 손허리손가락관절 (Fingers: Metacarpophalangeal Joints)

손허리손가락관절 (MCP)은 각 손허리뼈 (metacarpal)의 볼록한 각 손허리뼈의 먼쪽 끝단과 오목한 몸쪽마디뼈가 이루는 관절이다 (그림 7.1). 이 관절은 섬유성 관절주머니에 의해 둘러싸여 있다 (그림 7.2).

MCP의 인대성 지지는 바닥인대, 곁인대 및 깊은가로손허리인대 등에 의해 제공된다. 각 관절주머니의 앞쪽은 바닥판 (palmar plate) 또는 바닥인대 (palmar ligament)로 불리는 두꺼운 섬유연골성 인대가 있다. 이것은 몸쪽마디뼈에 단단하게 부착되어 있고, 손허리뼈에 느슨하게 부착되어 있다. 바닥인대는 2번-5번 손허리뼈를 연결하는 깊은가로손허리인대와 연결되어 있다 (그림 7.2). 각 MCP에는 좌우 측면에 곁인대가 있는데, 손허리뼈와 몸쪽마디뼈를 강하게 연결하고 있고, 먼쪽과 약간 바닥쪽으로 주행한다 (그림 7.3). 곁인대의 부채꼴 부속 부위는 바닥인대와 연결되어 있다.

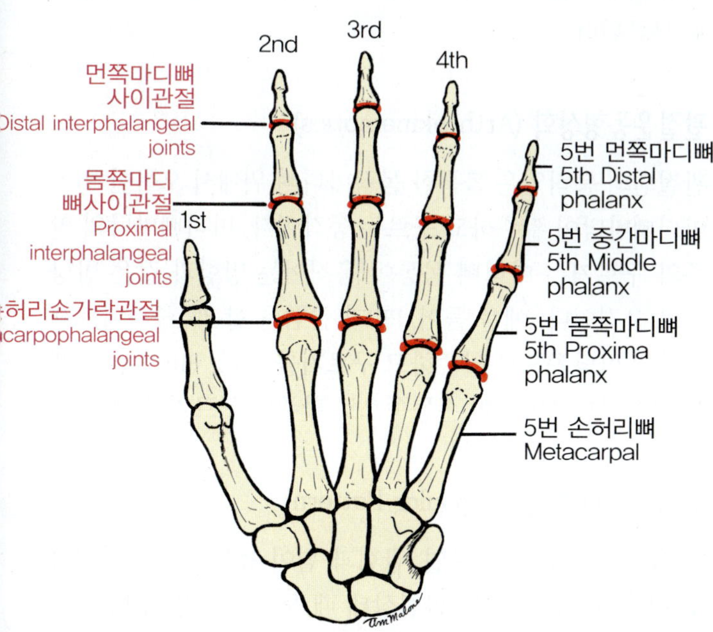

그림 7.1 손의 앞쪽면 (바닥면)은 손허리손가락관절, 몸쪽마디뼈사이관절, 그리고 먼쪽마디뼈사이관절을 보여주고 있다.

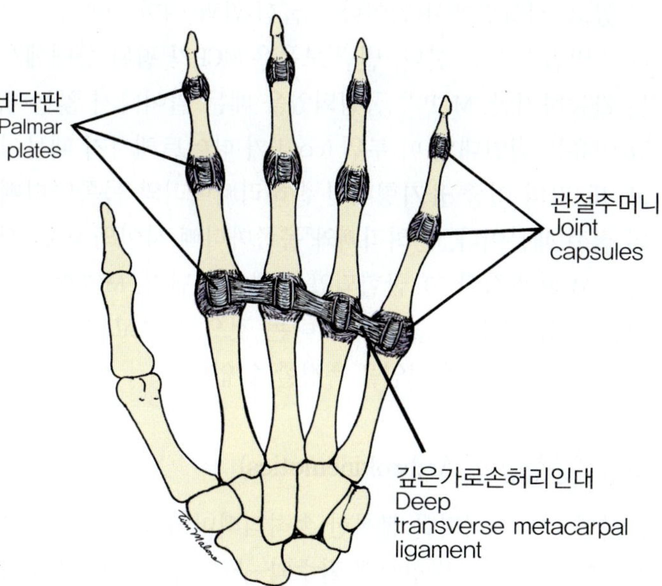

그림 7.2 손의 앞쪽면 (바닥면)은 손허리손가락관절, 몸쪽마디뼈사이관절 및 먼쪽마디뼈사이관절의 관절주머니와 바닥판을 보여주고 또 깊은가로손허리인대를 보여주고 있다.

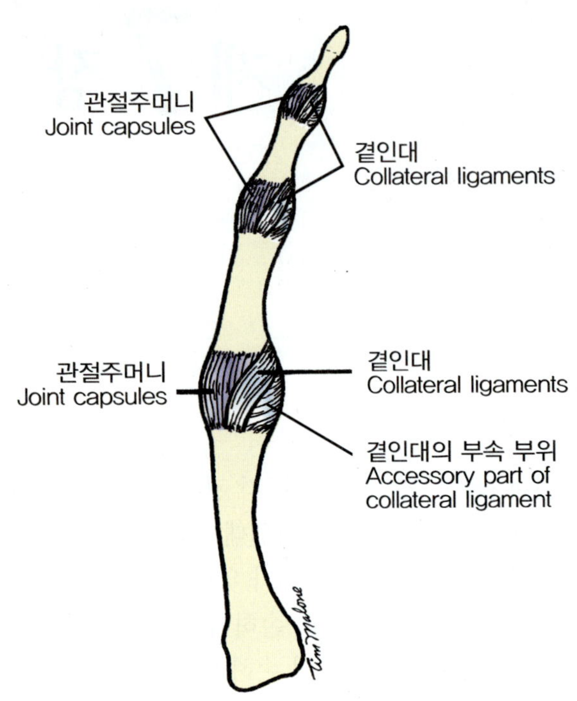

그림 7.3 손가락의 가쪽면은 손허리손가락관절, 몸쪽마디뼈사이관절 및 먼쪽마디뼈사이관절의 관절주머니와 곁인대를 보여주고 있다. 곁인대는 2개 부분을 가지고 있다: 띠처럼 생긴 큰 부위가 가쪽에 있고, 부채꼴 모양의 부속 부위가 조금 더 바닥쪽에 위치한다.

뼈운동형상학 (Osteokinematics)

손허리손가락관절은 2축의 융기관절로서 자유도 2°를 가지고 있고, 시상면에서 일어나는 굽힘-폄과 이마면에서 일어나는 벌림-모음을 한다. 벌림-모음은 MCP가 폄된 상태에서는 가능하지만, MCP가 굽힘되었을 때는 일어나지 않는데, 그 이유는 곁인대의 띠 부위 (cord)가 타이트해지기 때문이고, 또 거의 이중 융기형태인 손허리뼈머리와 몸쪽마디뼈의 접촉 때문이다. 손허리뼈와 몸쪽마디뼈 사이의 이런 접촉은 MCP 관절이 70° 굽힘되었을 때 일어난다. MCP에서도 작은 수동 축성 돌림이 일어나는 것으로 보고되었지만, 임상에서는 이런 움직임을 측정할 수 없다.

관절운동형상학 (Arthrokinematics)

오목한 마디뼈바닥은 볼록한 손허리뼈머리 위에서 마디뼈몸통이 움직이는 방향으로 활주와 구르기를 한다. 굽힘 동안, 마디뼈바닥이 앞쪽으로 활주하고 구르기를 하고, 반대로 폄할 때는 뒤쪽으로 활주와 구르기를 한다. 벌림할 때, 마디뼈바닥은 손가락의 움직임과 같은 방향으로 활주와 구르기를 한다.

관절주머니 패턴 (Capsular Pattern)

Cyriax와 Cyriax는 관절주머니 패턴이 굽힘과 폄에서 동등한 제한을 일으킨다고 보고했다. Kaltenborn은 굽힘상태 때 모든 움직임이 더 많이 제한됨을 확인했다.

손가락: 몸쪽마디뼈사이관절과 먼쪽마디뼈사이관절 (Fingers: Proximal Interphalangeal and Distal Interphalangeal Joints)

몸쪽마디뼈사이관절 (PIP)과 먼쪽마디뼈사이관절 (DIP)의 구조는 매우 비슷하다 (그림 7.1). 각 마디뼈는 오목한 바닥과 볼록한 머리를 가지고 있다. 관절면은 몸쪽마디뼈의 머리와 먼쪽마디뼈의 바닥으로 구성된다. 각 관절은 관절주머니, 바닥판 및 2개의 곁인대로 지지된다 (그림 7.2와 그림 7.3).

뼈운동형상학 (Osteokinematics)

몸쪽마디뼈사이관절 (PIP)과 먼쪽마디뼈사이관절 (DIP)은 시상면에서 굽힘-폄이 일어나는 자유도 1°의 경첩 윤활관절로 분류된다.

관절운동형상학 (Arthrokinematics)

관절면의 움직임은 볼록한 몸쪽마디뼈 위에서 오목한 먼쪽마디뼈바닥이 활주하고 구르는 동작이다. 마디뼈바닥의 활주와 구르기는 마디뼈 몸통이 움직이는 방향과 같은 방향으로 움직인다. 예를 들어, PIP가 굽힘을 할 때, 중간마디뼈바닥이 바닥쪽으로 활주하고 구르기를 한다. PIP가 폄할 때는 몸쪽마디뼈바닥이 손등쪽으로 활주와 구르기를 한다.

관절주머니 패턴 (Capsular Pattern)

Cyriax과 Cyriax에 따르면, 굽힘과 폄이 동등하게 제한된다고 한다. Kaltenborn는 굽힘상태 때 모든 움직임이 더 많이 제한됨을 확인했다.

엄지: 손목손허리관절 (Thumb: Carpometacarpal Joint)

엄지 손목손허리관절 (CMC)은 큰마름뼈와 첫 번째 손허리뼈바닥이 이루는 관절이고 (그림 7.4), 큰마름손허리관절로도 불린다. 안장형태의 큰마름뼈는 시상면으로 오목면이고 이마면으로 볼록하다 (그림 7.5). 첫 번째 손허리뼈바닥은 큰마름뼈와 상반되는 형태를 띤다. 즉, 이마면에서 오목하고, 시상면에서 볼록하다. 관절주머니는 두껍지만, 느슨하고, 노쪽면, 자쪽면, 등쪽면에 있는 인대들에 의해 강화된다 (그림 7.6).

뼈운동형상학 (Osteokinematics)

첫 번째 손목손허리관절은 안장관절로서 자유도 2°를 가지고 있고, 손바닥과 나란한 이마면에서 굽힘과 폄이 일어나고, 손바닥과 수직을 이루는 시상면에서는 벌림-모음이 일어난다. 엄지 CMC 관절의 운동면은 손가락의 운동면과 직각을 이루는데, 그 이유는 큰마름뼈가 다른 손목뼈의 앞쪽에 위치하여 엄지의 바닥면을 안쪽으로 위치시키기 때문이다. 관절주머니가 느슨하기 때문에, 어느 정도의 축성 돌림이 허용된다. 이런 축성 돌림은 돌림과 결합하고 맞섬을 일으키는 움직임의 순서는 다음과 같다: 벌림, 굽힘, 안쪽 축성 돌림 (엎침)과 모음이다. 리포지션은 엄지가 시작자세로 되돌아오는 것이다.

관절운동형상학 (Arthrokinematics)

1번 손허리뼈가 굽힘과 폄을 할 때, 1번 손허리뼈의 오목한 관절면은 볼록한 큰마름뼈의 관절면 위에서 손가락의 움직임 방향과 같은 방향으로 활주하고 구르기를 한다. 굽힘 동안, 손허리뼈바닥은 자쪽 방향으로 활주와 구르기를 한다. 폄 동안, 손허리뼈바닥은 노쪽 방향으로 활주와 구르기를 한다.

벌림-모음을 일으키기 위해, 볼록한 1번 손허리뼈의 관절면이 오목한 큰마름뼈 위에서 손허리뼈 몸통이 움직이는 방향과 반대되는 방향으로 활주한다. 그러므로 손허리뼈바닥은 벌림하는 동안 손등쪽으로 활주하고, 손바닥 쪽으로 구르기를 한다. 모음할 때는 1번 손허리뼈바닥이 손바닥쪽으로 활주하고, 손등쪽으로 구르기를 한다.

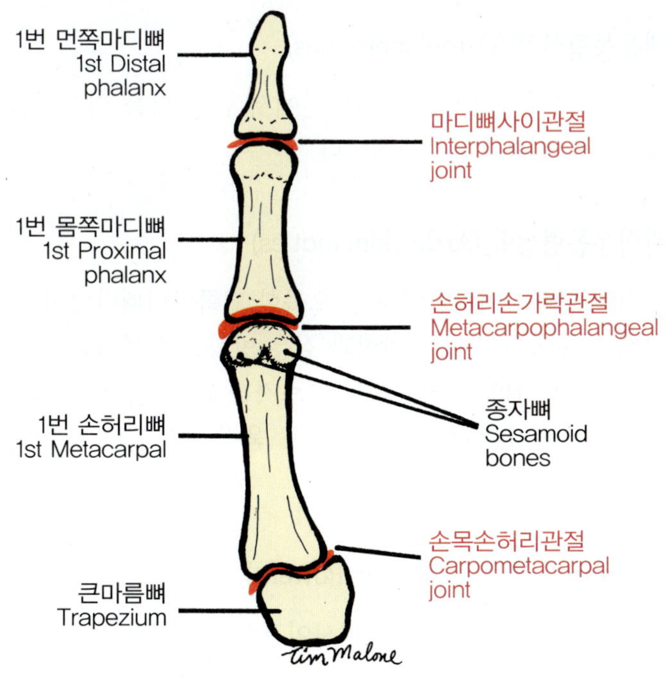

그림 7.4 엄지의 앞쪽면은 손목손허리관절, 손허리손가락관절, 마디뼈사이관절을 보여주고 있다.

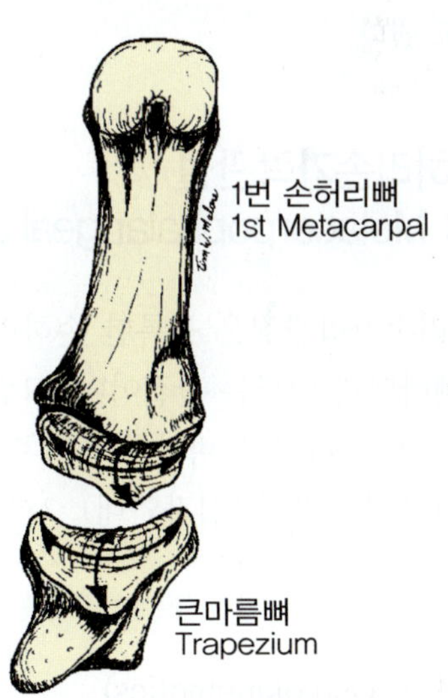

그림 7.5 1번 손목손허리관절에 있는 안장형태의 큰마름뼈 관절면은 이마면 (굽힘–폄)에서 볼록하고, 시상면 (벌림–모음)에서 오목하다. 엄지 손허리뼈바닥은 큰마름뼈와 상반되는 관절면의 모양을 가진다. 출처: Levangie, PL, and Norkin, CC: Joint Structure and Function: A Comprehensive Analysis, ed 4. FA Davis, Philadelphia, 2005.

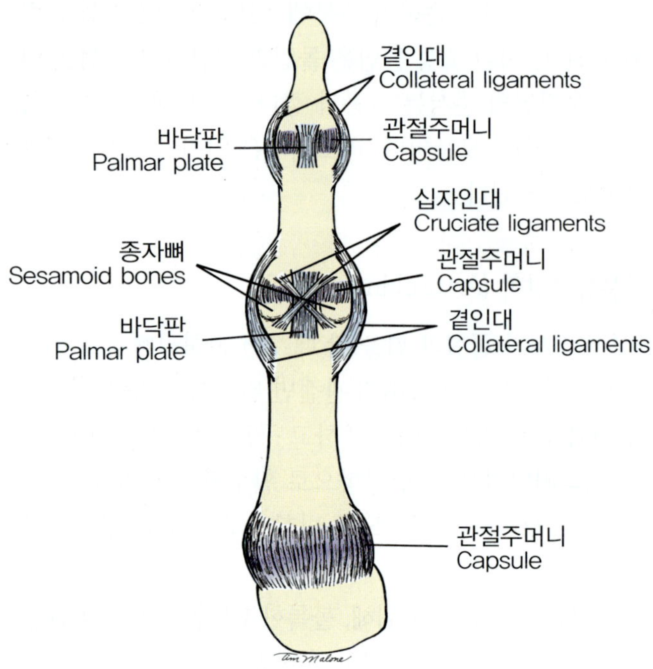

그림 7.6 엄지의 앞쪽면은 관절주머니, 곁인대, 바닥판 및 십자인대 등을 보여주고 있다.

관절주머니 패턴 (Capsular Pattern)

Cyriax와 Cyriax에 따르면, 벌림의 제한이 관절주머니 패턴이라고 한다. Kaltenborn은 벌림과 폄의 제한이 관절주머니 패턴이라고 했다.

엄지: 손허리손가락관절 (Thumb: Metacarpophalangeal Joint)

엄지 손허리손가락관절은 볼록한 손허리뼈머리와 오목한 몸쪽마디뼈바닥과 이루는 관절이다 (그림 7.4 참고). 이 관절은 관절주머니, 바닥판, 바닥쪽에 위치한 두 개의 종자뼈, 2개의 종자뼈사이인대 (십자인대), 2개의 곁인대에 의해 보강된다 (그림 7.6 참고).

뼈운동형상학 (Osteokinematics)

엄지 손허리손가락관절은 자유도 2°를 가진 안장관절이다. 허용되는 움직임은 굽힘-폄과 약간의 벌림-모음이다. 이 관절의 움직임은 다른 손가락의 MCP 관절보다 더 많이 제한된다.

관절운동형상학 (Arthrokinematics)

엄지 손허리손가락관절에서는 오목한 몸쪽마디뼈바닥이 볼록한 손허리뼈머리 위에서 마디뼈몸통이 움직이는 방향과 같은 방향으로 활주하고 구르기를 한다. 몸쪽마디뼈바닥은 굽힘할 때 손바닥 쪽으로 움직이고, 폄할 때는 손등 쪽으로 움직인다.

관절주머니 패턴 (Capsular Pattern)

손허리손가락관절의 관절주머니 패턴은 모든 방향으로 움직임이 제한되며, 폄보다 굽힘에서 더 큰 제한이 일어난다.

엄지: 마디뼈사이관절 (Thumb: Interphalangeal Joint)

엄지 마디뼈사이관절은 손가락의 마디뼈사이관절과 동일한 구조를 가지고 있다. 즉, 몸쪽마디뼈머리가 볼록하고, 오목한 먼쪽마디뼈가 오목한 형태를 띤다 (그림 7.4 참고). 이 관절은 관절주머니, 바닥판, 두 개의 곁인대에 의해 보강된다 (그림 7.6 참고).

뼈운동형상학 (Osteokinematics)

엄지 마디뼈사이관절은 시상면에서 굽힘-폄을 일으키는 자유도 1°의 경첩 윤활관절이다.

관절운동형상학 (Arthrokinematics)

엄지 마디뼈사이관절에서는, 오목한 먼쪽마디뼈바닥이 마디뼈 몸통이 움직이는 방향과 같은 방향으로 볼록한 몸쪽마디뼈머리 위에서 활주하고 구르기를 한다. 즉, 먼쪽마디뼈바닥은 굽힘할 때 손바닥 쪽으로 움직이고, 폄할 때 손등쪽으로 움직인다.

관절주머니 패턴 (Capsular Pattern)

Cyriax에 따르면, 엄지 마디뼈사이관절은 굽힘과 폄 모두에서 동등한 제한을 가지고 있다고 한다. Kaltenborn는 굽힘 상태 때 모든 움직임이 더 많이 제한됨을 확인했다.

동작범위 검사절차: 손가락

본 단락은 손가락과 엄지의 움직임을 측정하는 일반적인 임상 기법을 다루고 있다. 이들 임상 기법은 손가락 등쪽면에 측각기를 배치하는 것으로, 대다수의 사람을 평가하는데 적절한 방법이다. Groth와 Ehretsman은 측각기의 등쪽 배치법이 설문지에 참여한 미국 물리치료사 231명의 73%가 선호한다고 했다. 비슷하게 Pratt와 Burr도 1999~2000년 영국 손 전문 치료사 협회의 297명 작업치료사와 물리치료사를 대상으로 설문한 결과, 손가락의 MCP, PIP, DIP의 ROM을 측정할 때 95%가 등쪽 배치법을 사용했음을 확인했다. 그러나 부종이나 뼈 변형이 있는 경우, 때때로 검사자는 가쪽 배치법이나 다른 기법으로 이들 관절을 측정하도록 해야 한다. 손 ROM의 시작과 끝지점에서 이루어지는 사진복사, 사진촬영, 트래싱도 도움이 될 수 있다.

본 장에서 포함된 자세한 ROM 측정 절차에 대한 간략한 가이드가 부록 B에 수록되어 있다. 부록에 포함된 이런 요약 정보는 빠른 참고자료로서 도움될 수 있다. 여기에서는 교육 사진과 함께 자세한 측정 기법을 제시할 것이다.

검사절차를 위한 뼈표식점 (Landmarks for Testing Procedures)

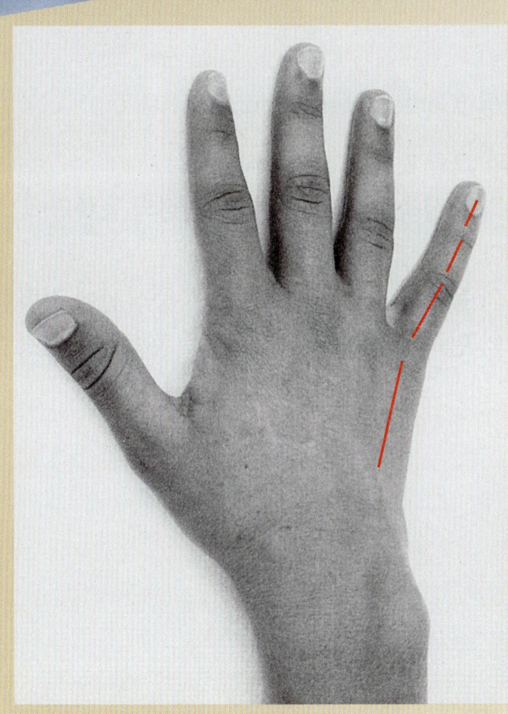

그림 7.7 오른손의 뒤쪽면은 손가락 ROM 측정 동안, 측각기 정렬을 위한 표면해부학적 표식점을 보여주고 있다.

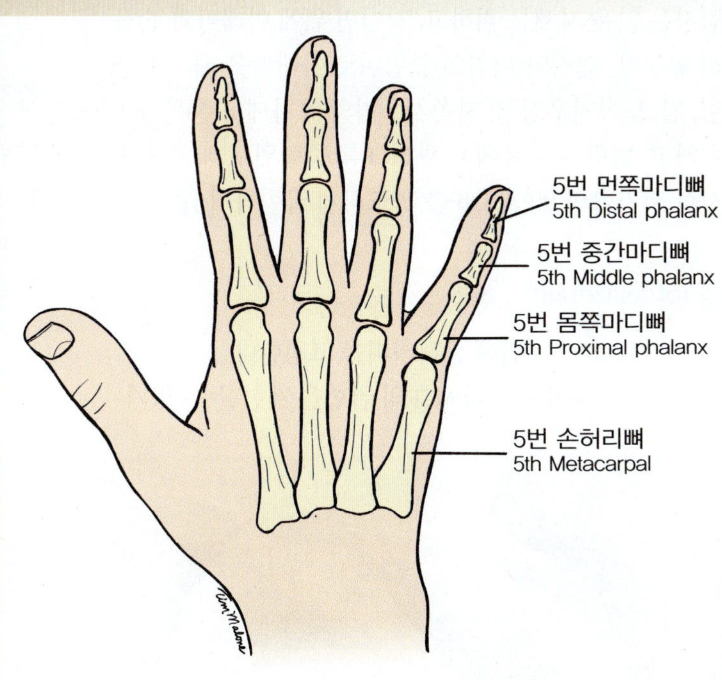

그림 7.8 오른손의 뒤쪽면은 손가락 ROM 측정 동안, 측각기 정렬을 위한 해부학적 뼈표식점을 보여주고 있다. 집게손가락, 가운데손가락, 새끼손가락은 각각 손허리뼈와 몸쪽마디뼈, 중간마디뼈, 먼쪽마디뼈를 가지고 있다.

손가락: 손허리손가락관절 (MCP)의 굽힘 (FINGERS: METACARPOPHALANGEAL (MCP) FLEXION)

굽힘은 시상면에서 안-가쪽을 중심으로 일어난다. 성인의 표준 ROM 값은 90~100°였다. 집게손가락에서 새끼손가락까지 손허리손가락관절의 굽힘은 자쪽 방향으로 약간씩 증가되는 경향을 띤다. 노쪽에서 자쪽으로 갈수록 증가되는 이런 MCP의 굽힘 ROM 패턴은 손의 자쪽 측면에 대한 더 작은 직경 그립을 허용하고, 맞섬 동안 엄지와 손가락 사이의 접촉을 촉진시킨다. 연령과 성별에 따른 표준 ROM 값을 나타낸 표 7.1에서 표 7.2까지의 연구 소견 단락을 참고하기 바란다.

검사자세 (Testing Position)

피검자는 앉은 자세를 취하고, 지지면 위에 아래팔과 손을 올려 놓는다. 엎침과 뒤침의 중립위로 아래팔을 배치하고, 굽힘, 폄, 노쪽치우침 및 자쪽치우침의 0° 자세로 손목을 배치하고, 벌림과 모음에 대해 MCP를 중립위로 배치한다. 검사할 손가락의 PIP와 DIP를 과도하게 굽힘하지 않는다.

고정 (Stabilization)

손목 움직임을 막기 위해 손허리뼈를 고정한다. 가로손허리인대의 긴장이 MCP의 굽힘을 제한할 수 있기 때문에, 다른 손가락의 MCP를 폄한 상태로 유지하지 않는다.

검사동작 (Testing Motion)

몸쪽마디뼈의 등쪽면을 누르고 손가락을 바닥쪽으로 움직임으로써 MCP를 굽힘한다 (그림 7.9). MCP 관절을 벌림과 모음의 중립위로 유지한다. 검사동작의 끝은 저항이 느껴질 때 일어나고, 저항을 극복하려는 시도가 손목의 굽힘을 초래한다.

정상 끝느낌 (Normal End-Feel)

끝느낌은 딱딱한 느낌이다. 왜냐하면, 몸쪽마디뼈와 손허리뼈사이의 접촉 때문이다. 또는 끝느낌이 팽팽할 수 있는데, 그 이유는 등쪽관절주머니와 곁인대의 긴장 때문이다.

측각기 정렬 (Goniometer Alignment)

그림 7.10과 그림 7.11을 참고한다.

1. 측각기의 **중심축**을 손허리손가락관절의 등쪽면에 배치한다.
2. 측각기의 **몸쪽팔**을 손허리뼈의 등쪽중심선에 정렬한다.
3. 측각기의 **먼쪽팔**을 몸쪽마디뼈의 등쪽중심선에 정렬한다.

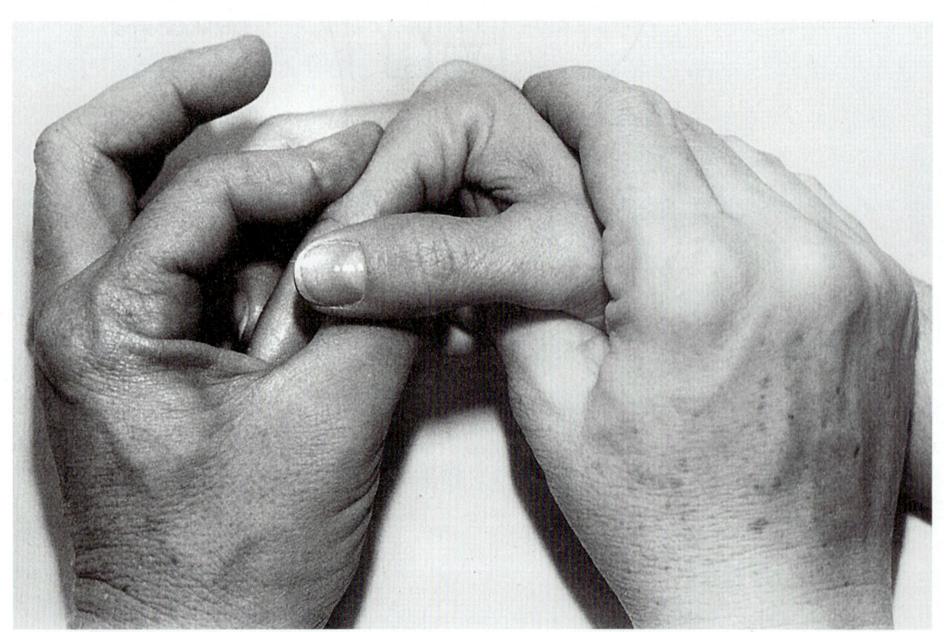

그림 7.9 손허리손가락관절을 굽힘할 때, 검사자는 손허리뼈를 고정하고, 손목을 중립 위치로 유지시키기 위해 한 손을 사용한다. 다른 손의 엄지와 집게손가락으로 피검자의 몸쪽마디뼈를 잡고 굽힘한다.

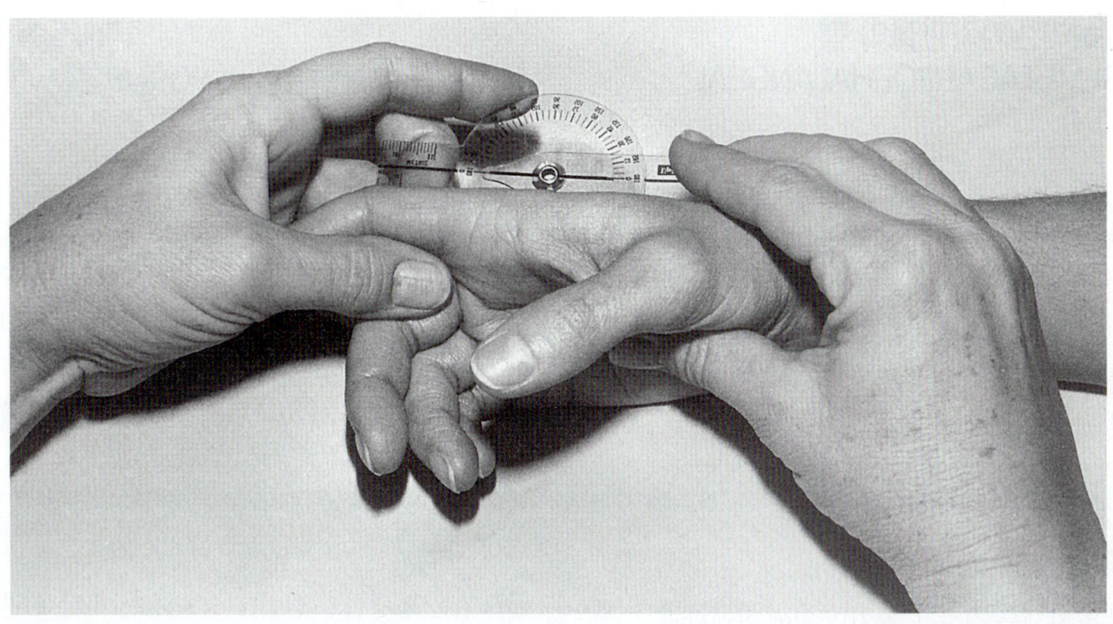

그림 7.10 손허리손가락관절의 굽힘 ROM 시작지점에서의 측각기 정렬. 이 사진에서, 피검자는 손의 작은 관절에 쉽게 배치할 수 있도록 6인치 플라스틱 측각기의 팔을 약 2인치로 줄였다. 손의 ROM을 측정할 때 대부분의 검사자들은 6인치나 그 이하의 측각기 팔을 사용한다.

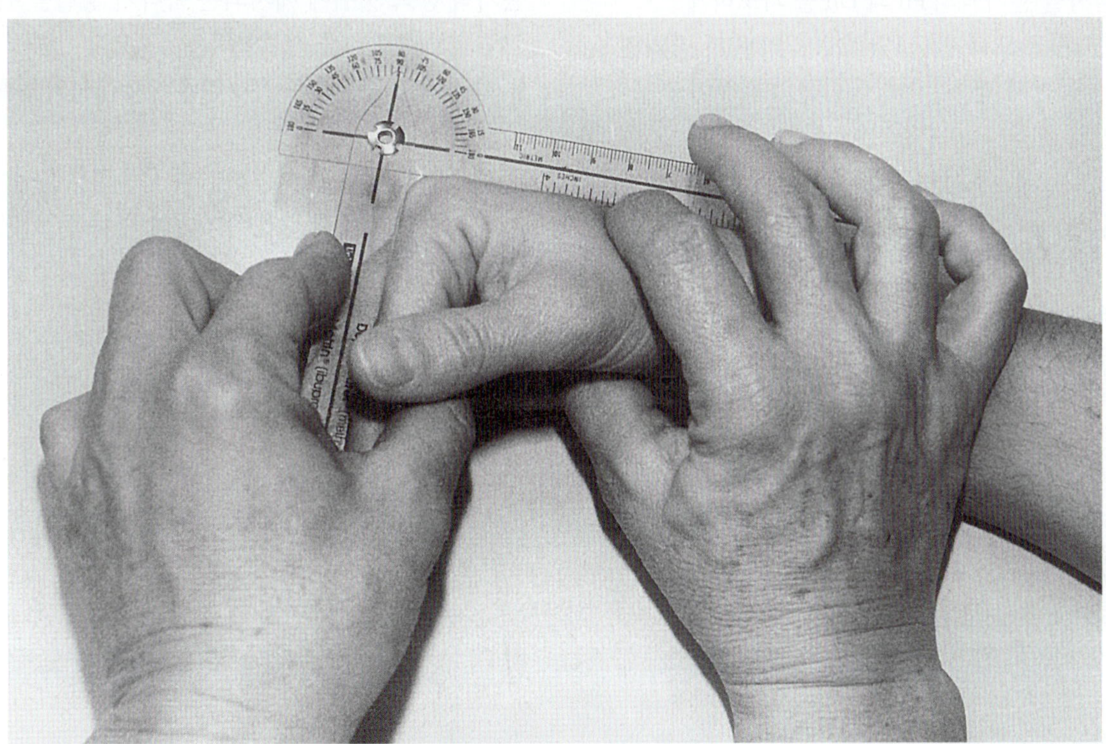

그림 7.11 손허리손가락관절의 굽힘 ROM 끝지점에서, 검사자는 한손으로 측각기의 몸쪽팔과 피검자의 손허리뼈를 유지한다. 검사자는 다른 손으로는 MCP를 굽힘 상태로 몸쪽마디뼈를 유지하면서 측각기의 먼쪽팔을 정렬한다. 손허리뼈와 몸쪽마디뼈의 등쪽면에 측각기를 직접 배치하여, 측각기의 축이 손허리손가락관절의 먼쪽과 등쪽 근처에 배치되도록 한다.

손가락: 손허리손가락관절의 폄 (FINGERS: METACARPOPHALANGEAL EXTENSION)

폄은 시상면에서 안-가축을 중심으로 일어난다. 성인의 표준 ROM 값은 20~45°였다. 수동 MCP 폄 ROM이 능동 MCP 폄 ROM보다 더 크다. 새끼손가락의 MCP 폄이 가장 크다고 보고되었지만, 다른 연구들에 따르면 모든 손가락의 MCP 폄은 동일하다고 했다. 연령, 성별 및 능동 운동 또는 수동 운동에 따른 표준 ROM 값을 나타낸 표 7.1에서 표 7.2까지의 연구 소견 단락을 참고하기 바란다.

검사자세 (Testing Position)

피검자는 앉은 자세를 취하고, 지지면 위에 아래팔과 손을 올려 놓는다. 엎침과 뒤침의 중립위로 아래팔을 배치하고, 굽힘, 폄, 노쪽치우침 및 자쪽치우침의 0° 자세로 손목을 배치하고, 벌림과 모음에 대해 MCP를 중립위로 배치한다. 검사할 손가락의 PIP와 DIP를 과도하게 굽힘이나 폄하지 않도록 한다 (만약 PIP와 DIP가 폄되면, 얕은손가락굽힘근과 깊은손가락굽힘근의 긴장이 폄을 제한한다. 만약 PIP와 DIP가 완전히 굽힘되면, 벌레근, 등쪽뼈사이근, 바닥쪽뼈사이근 등의 긴장이 움직임을 제한할 것이다).

고정 (Stabilization)

손목 움직임을 막기 위해 손허리뼈를 고정한다. 가로손허리인대의 긴장이 MCP의 움직임을 제한할 수 있기 때문에, 다른 손가락의 MCP를 완전히 굽힘한 상태로 유지하지 않는다.

검사동작 (Testing Motion)

몸쪽마디뼈의 바닥쪽면을 밀고 손가락을 바닥쪽으로 움직여서 손허리손가락관절을 폄한다 (그림 7.12). MCP 관절을 벌림과 모음의 중립위로 유지한다. 검사동작의 끝은 저항이 느껴질 때 일어나고, 저항을 극복하려는 시도가 손목의 폄을 초래한다.

정상 끝느낌 (Normal End-Feel)

끝느낌은 팽팽한 느낌인데 그 이유는 바닥쪽 관절주머니와 바닥판의 긴장 때문이다.

측각기 정렬 (Goniometer Alignment): 등쪽면

손가락 등쪽면 위에 배치되는 측각기 정렬을 위해 그림 7.13과 7.14를 참고한다.

1. 측각기의 **중심축**을 손허리손가락관절의 등쪽면에 배치한다.
2. 측각기의 **몸쪽팔**을 손허리뼈의 등쪽중심선에 정렬한다.
3. 측각기의 **먼쪽팔**을 몸쪽마디뼈의 등쪽중심선에 정렬한다.

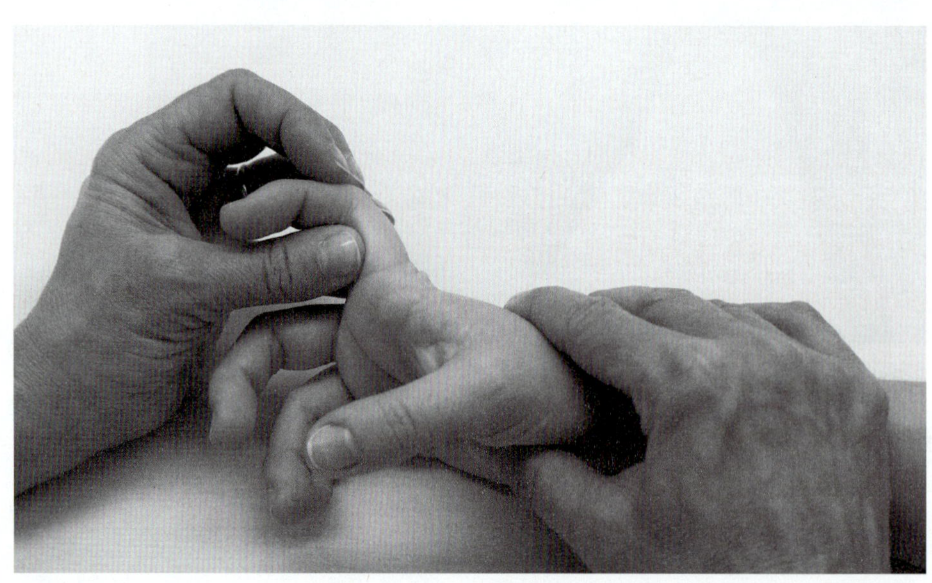

그림 7.12 손허리손가락관절을 폄할 때, 검사자는 피검자의 몸쪽마디뼈를 잡고, 그 마디뼈를 등쪽으로 움직이기 위해 집게손가락과 엄지를 이용한다. 다른 손으로 손허리뼈를 고정하고 손목을 중립위로 유지한다.

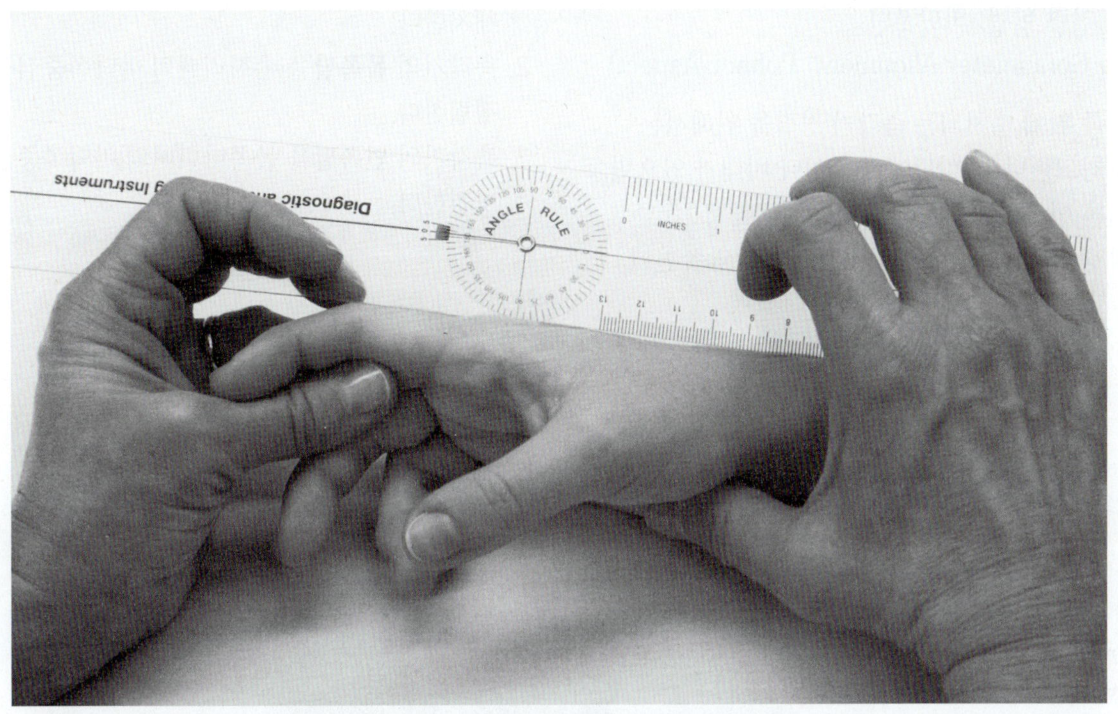

그림 7.13 손허리손가락관절 폄 ROM의 시작지점에서 원형 6인치 측각기를 사용한다. 측각기의 몸쪽팔은 적절한 정렬을 위해 필요한 것보다 약간 더 길 필요가 있다. 만약 올바른 크기의 측각기를 사용할 수 없다면, 검사자는 적절한 길이로 플라스틱 측각기의 팔을 절단할 수 있다.

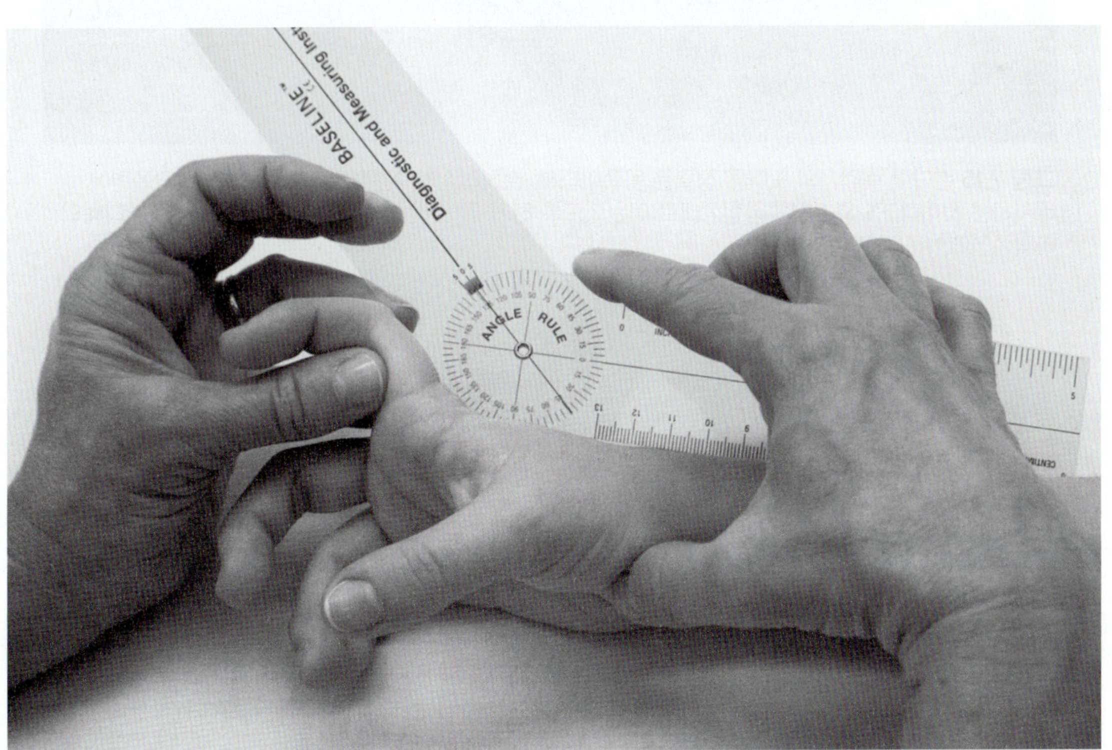

그림 7.14 손허리손가락관절의 폄 ROM 끝지점에서의 측각기 정렬. 측각기의 몸통을 MCP의 등쪽면에 정렬시키고, 측각기의 팔을 몸쪽마디뼈와 손허리뼈의 등쪽면에 정렬시킨다.

다른 측각기 정렬 방법: 바닥쪽면 (Alternative Goniometer Alignment: Palmar Aspect)

손가락 바닥쪽 위에 배치되는 측각기 정렬을 위해서는 그림 7.15을 참고한다. 손바닥에 부종이나 비대가 있으면, 바닥쪽 정렬을 이용할 수 없다.

1. 측각기의 **중심축**을 손허리손가락관절의 바닥쪽면에 배치한다.
2. 측각기의 **몸쪽팔**을 손허리뼈의 바닥쪽중심선에 정렬한다.
3. 측각기의 **먼쪽팔**을 몸쪽마디뼈의 바닥쪽중심선에 정렬한다.

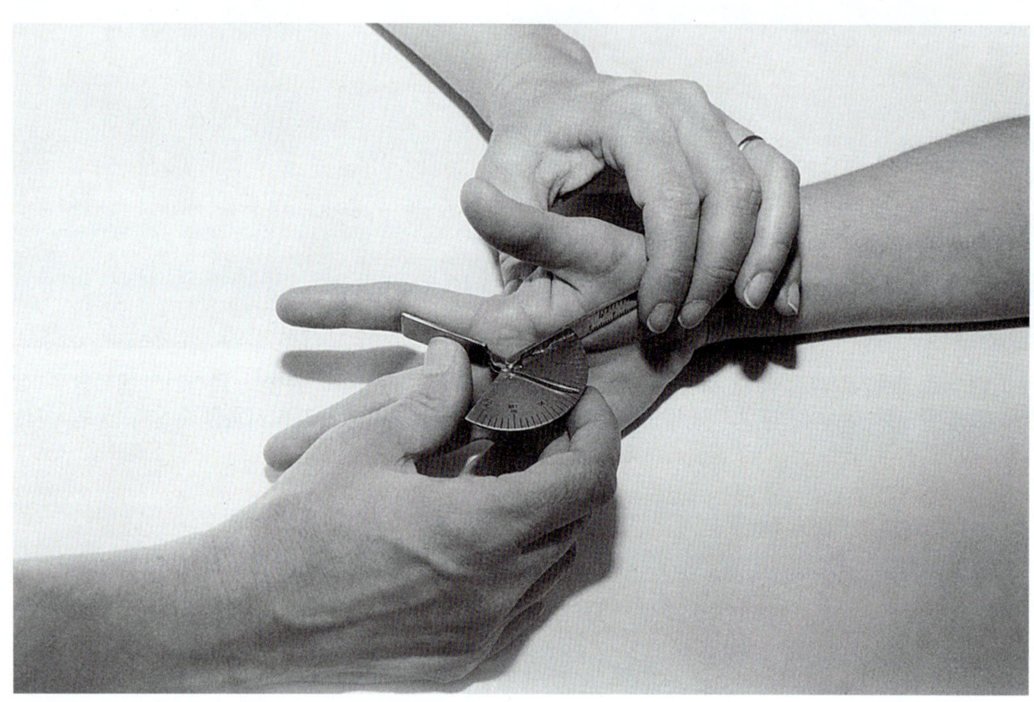

그림 7.15 손가락 측각기의 또다른 정렬은 몸쪽마디뼈, 손허리손가락관절 및 손허리뼈의 바닥쪽면에 배치하는 것이다. PIP와 DIP이 굽힘상태로 이완되도록 하기 위해서는 더 짧은 측각기팔을 몸쪽마디뼈의 바닥쪽면에 배치해야 한다.

손가락: 손허리손가락관절의 벌림 (FINGERS: METACARPOPHALANGEAL ABDUCTION)

벌림은 이마면에서 앞뒤축을 중심으로 일어난다. 유니버설 측각기를 사용해 MCP의 표준 벌림 ROM 값을 설정한 연구는 없었다. 그러나 한 연구가 벌림-모음의 최대 범위가 25°라고 언급했다. 트래싱이나 전자측각기로 측정된 가운데손가락의 중심선과 각 손가락 사이의 최대 벌림 각도가 보고되었다. 집게손가락과 새끼손가락이 일반적으로 가운데손가락과 반지손가락보다 더 큰 MCP 벌림을 가진다고 알려져 있다.

검사자세 (Testing Position)

피검자는 앉은 자세를 취하고, 지지면 위에 아래팔과 손을 올려 놓는다. 굽힘, 폄, 노쪽치우침 및 자쪽치우침의 0° 자세로 손목을 배치한다. 그리고 손바닥이 지면을 향하도록 아래팔을 완전히 엎침시킨다. MCP 관절을 굽힘과 폄의 0° 자세로 배치한다.

고정 (Stabilization)

손목 움직임을 막기 위해 손허리뼈를 고정한다.

검사동작 (Testing Motion)

몸쪽마디뼈의 안쪽면을 밀고 손가락을 손의 중심선에서 멀어지도록 벌림을 한다 (그림 7.16). MCP 관절을 굽힘과 폄의 중립위로 유지한다. 검사동작의 끝은 저항이 느껴질 때 일어나고, 저항을 극복하려는 시도가 손목의 노쪽치우침과 자쪽치우침을 초래한다.

정상 끝느낌 (Normal End-Feel)

끝느낌은 팽팽한 느낌인데, 왜냐하면 MCP의 곁인대, 손가락사이의 갈퀴 근막, 바닥쪽뼈사이근의 긴장 때문이다.

측각기 정렬 (Goniometer Alignment)

그림 7.17과 7.18을 참고한다.

1. 측각기의 **중심축**을 손허리손가락관절의 등쪽중심선에 배치한다.
2. 측각기의 **몸쪽팔**을 손허리뼈의 등쪽중심선에 정렬한다.
3. 측각기의 **먼쪽팔**을 몸쪽마디뼈의 등쪽중심선에 정렬한다.

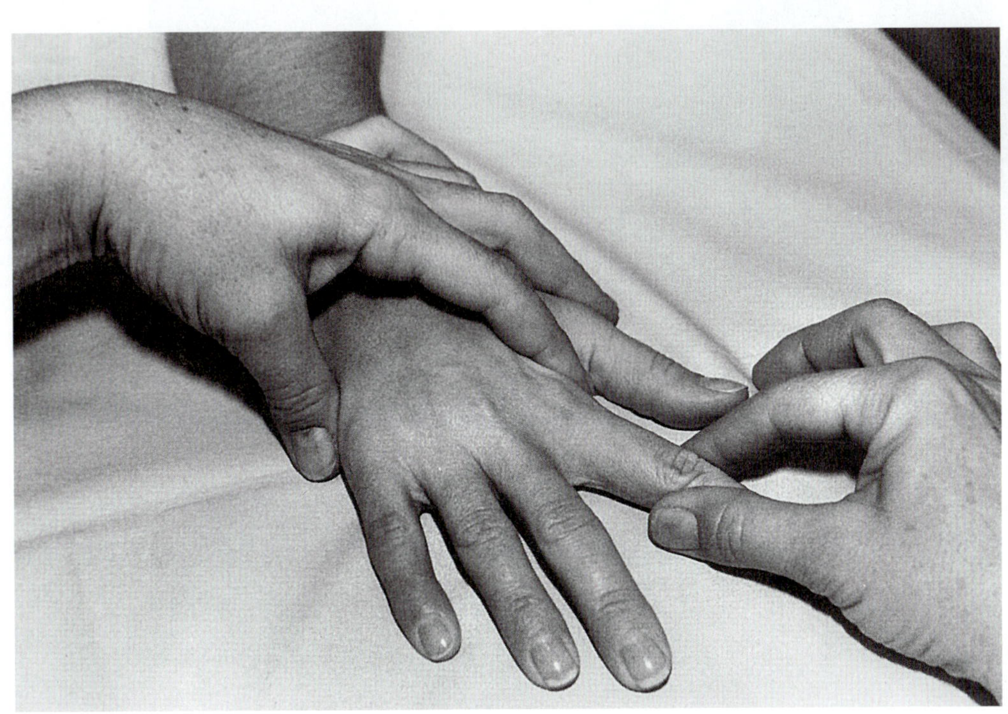

그림 7.16 손허리손가락관절을 벌림할 때, 검사자는 피검자의 손허리뼈를 압박하고 손목의 노쪽치우침을 막기 위해 한쪽 손의 집게손가락을 사용한다. 검사자는 다른 손의 엄지과 집게손가락으로 몸쪽마디뼈의 먼쪽끝단을 잡고, 2번 MCP 관절을 벌림 쪽으로 움직인다.

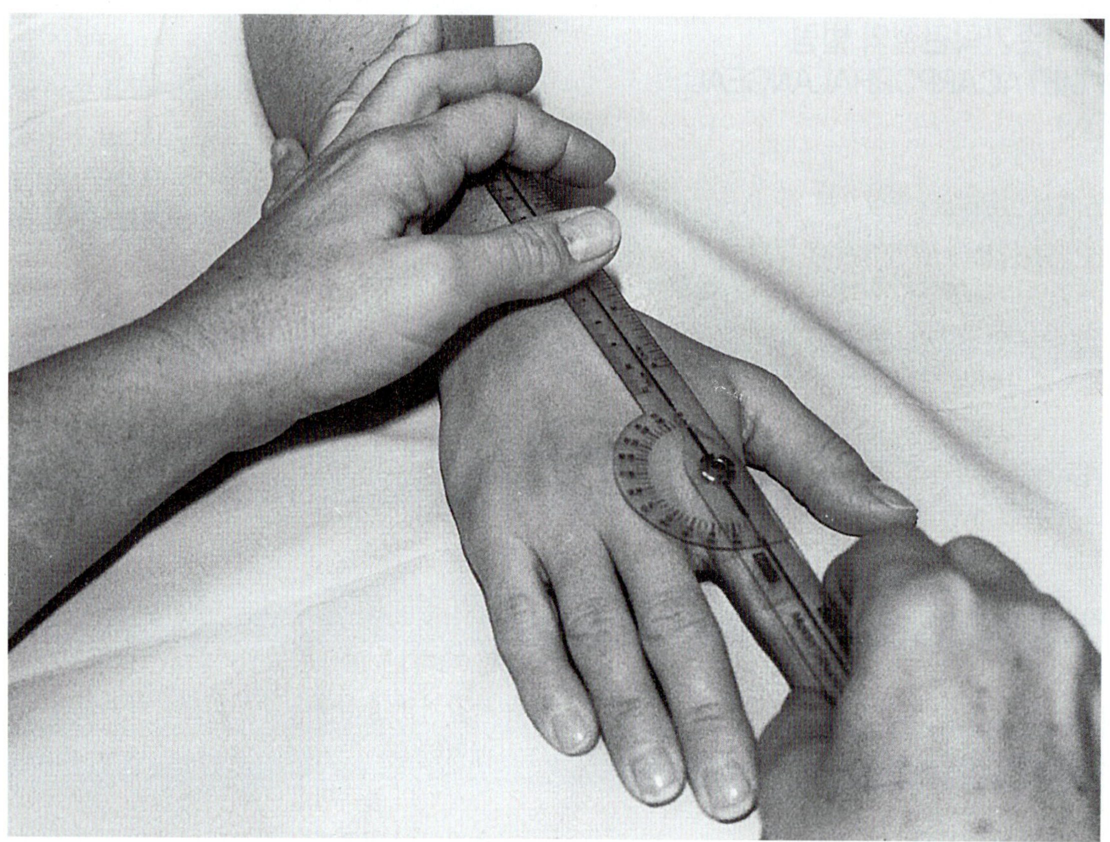

그림 7.17 손허리손가락관절의 벌림 ROM 시작지점에서의 측각기 정렬.

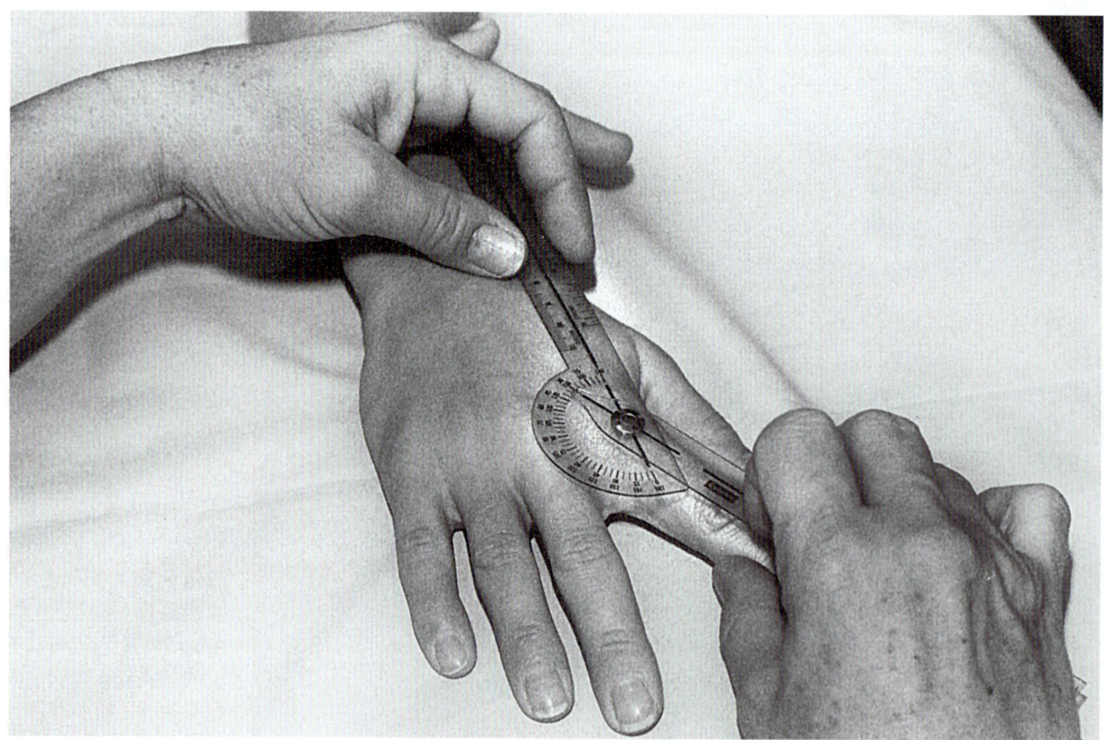

그림 7.18 손허리손가락관절의 벌림 ROM 끝지점에서, 검사자는 손과 손가락의 윤곽보다 측각기 팔을 손허리뼈와 몸쪽마디뼈의 등쪽면에 정렬시킨다.

손가락: 손허리손가락관절의 모음 (FINGERS: METACARPOPHALANGEAL ADDUCTION)

모음은 이마면에서 앞뒤축을 중심으로 일어난다. MCP 관절의 모음은 대개 벌림과 분리되어 측정되지 않고, 기록되지도 않는다. 왜냐하면, 모음이 완전한 벌림에서 0° 자세로 돌아오기 때문이다. 0° 자세를 초과해서 모음되는 경우는 거의 없다. 모음 ROM의 끝지점에서, 이웃한 손가락들의 안쪽면과 가쪽면이 접촉한다. MCP의 정상 모음 ROM 값을 찾아낸 연구는 없었다. 검사자세, 고정 및 측각기의 정렬은 벌림 때와 비슷하다.

손가락: 몸쪽마디뼈사이관절의 굽힘 (FINGERS: PROXIMAL INTERPHALANGEAL FLEXION)

굽힘은 안-가축을 중심으로 시상면에서 일어난다. 성인의 정상 ROM 값은 100~110°였다. PIP의 굽힘 ROM은 모든 손가락에서 비슷하다. 정상 ROM 값을 나타낸 표 7.1에서 표 7.2까지의 연구 소견 단락을 참고하기 바란다.

검사자세 (Testing Position)

피검자는 앉은 자세를 취하고, 지지면 위에 아래팔과 손을 올려 놓는다. 엎침과 뒤침의 0° 자세로 아래팔을 배치한다. 굽힘, 폄, 노쪽치우침 및 자쪽치우침이 0°되는 자세로 손목을 배치한다. 굽힘, 폄, 벌림 및 모음이 0°되는 자세로 MCP를 배치한다 (손목과 MCP가 완전히 굽힘되면, 온손가락폄근, 집게폄근 또는 새끼폄근이 긴장되어 MCP의 움직임을 제한할 것이다. 만약 MCP 관절이 완전히 폄되면, 벌레근, 등쪽뼈사이근, 바닥쪽뼈사이근이 긴장되어 움직임을 제한할 것이다).

고정 (Stabilization)

MCP 움직임을 막기 위해 몸쪽마디뼈를 고정한다.

검사동작 (Testing Motion)

중간마디뼈의 등쪽면을 밀고 손가락을 바닥쪽으로 움직이면서 PIP를 굽힘한다 (그림 7.19). 검사동작의 끝은 저항이 느껴질 때 일어나고, 저항을 극복하려는 시도가 MCP의 굽힘을 초래한다.

정상 끝느낌 (Normal End-Feel)

대개, 끝느낌은 딱딱한 느낌인데, 그 이유는 중간마디뼈와 몸쪽마디뼈의 바닥쪽면이 서로 부딪히기 때문이다. 어떤 피검자의 경우에는, 끝느낌이 부드러운 느낌인데, 그 이유는 중간마디뼈와 몸쪽마디뼈의 물렁조직이 접촉되기 때문이다. 다른 피검자의 경우는 끝느낌이 팽팽한데, 그 이유는 등쪽 관절주머니와 곁인대의 긴장 때문이다.

측각기 정렬 (Goniometer Alignment)

그림 7.20와 7.21을 참고한다.

1. 측각기의 **중심축**을 몸쪽마디뼈사이관절의 등쪽면에 배치한다.
2. 측각기의 **몸쪽팔**을 몸쪽마디뼈의 등쪽중심선에 정렬한다.
3. 측각기의 **먼쪽팔**을 중간마디뼈의 등쪽중심선에 정렬한다.

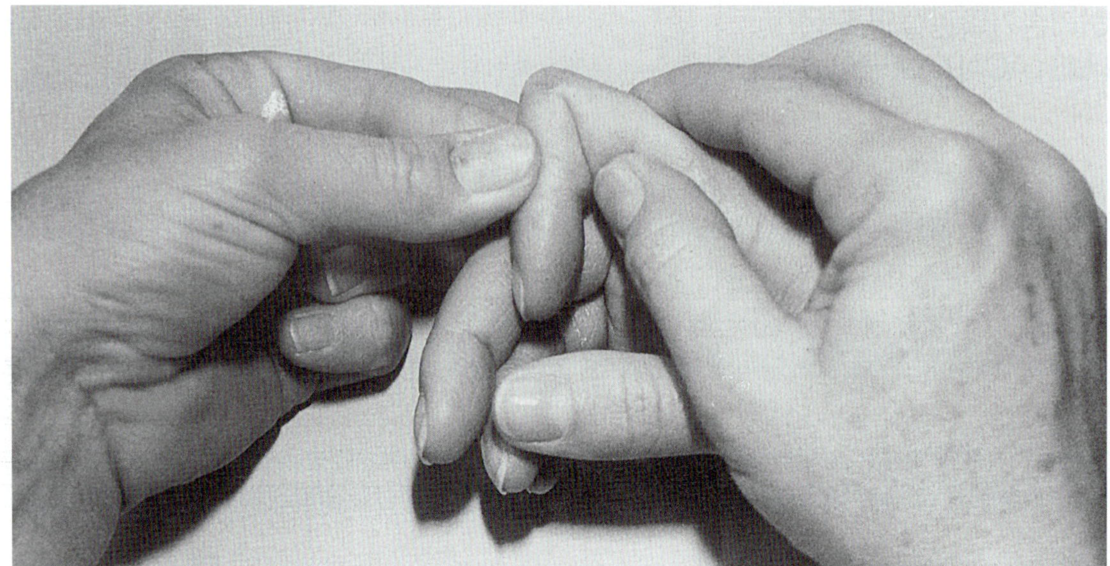

그림 7.19 몸쪽마디뼈사이관절을 굽힘할 때, 검사자는 엄지와 집게손가락을 사용하여 피검자의 몸쪽마디뼈를 고정시킨다. 검사자의 다른 손의 엄지와 집게손가락으로 피검자의 PIP를 완전히 굽힘시킨다.

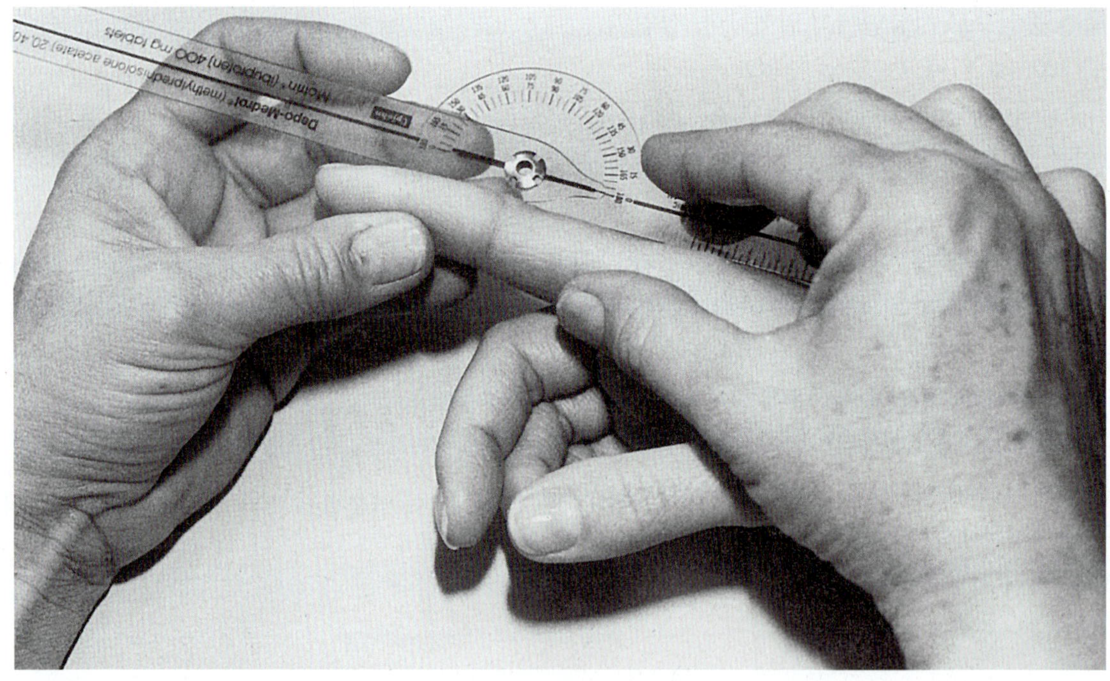

그림 7.20 몸쪽마디뼈사이관절의 굽힘 ROM 시작지점에서의 측각기 정렬.

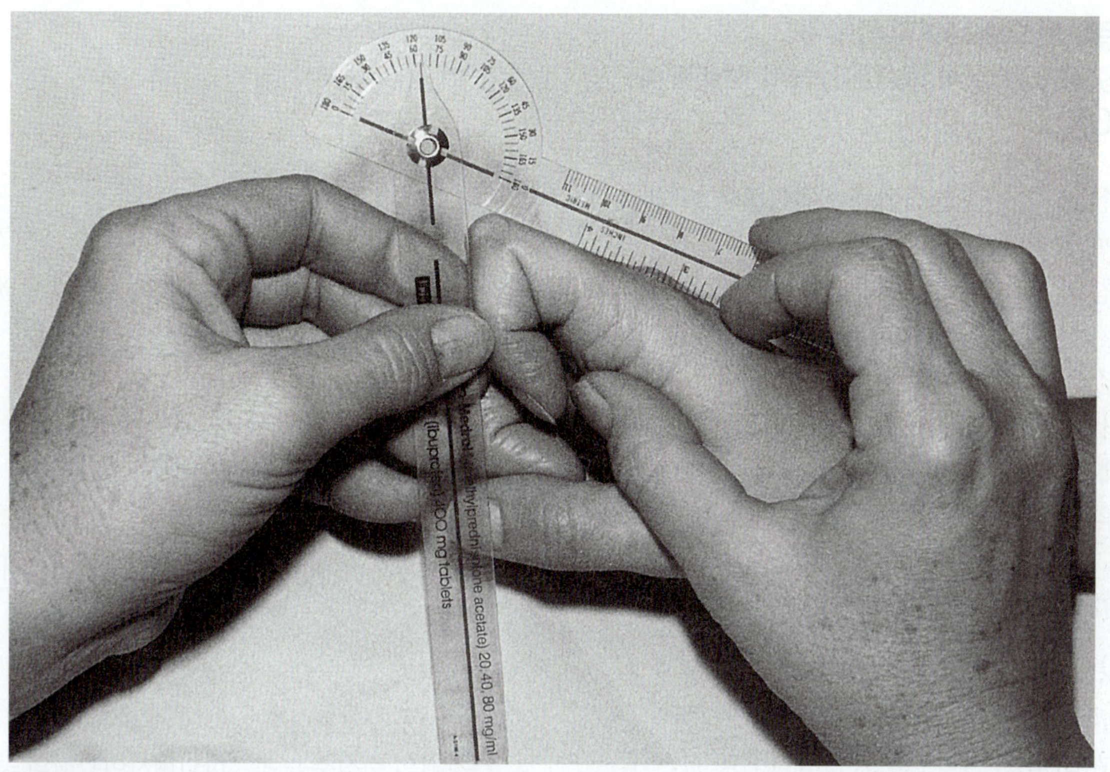

그림 7.21 몸쪽마디뼈사이관절 굽힘의 ROM 끝지점에서, 검사자는 한손으로 피검자의 몸쪽마디뼈 등쪽중심선에 측각기의 몸쪽팔을 정렬한다. 검사자는 다른 손으로 측각기의 먼쪽팔을 중간마디뼈 등쪽중심선에 정렬시키고, 피검자의 몸쪽마디뼈사이관절을 굽힘 자세로 유지한다.

손가락: 몸쪽마디뼈사이관절의 폄 (FINGERS: PROXIMAL INTERPHALANGEAL EXTENSION)

폄은 시상면에서 안-가축을 중심으로 일어난다. PIP의 폄은 대개 PIP 굽힘 ROM의 시작자세로 기록된다 (그림 7.20 참고). 비록 한 연구가 능동 PIP 폄에서 7°였고, 수동 PIP 폄에서 16°라고 언급했지만, 일반적으로 성인의 정상 ROM 값은 0°로 간주되고 있다. PIP의 폄은 일반적으로 모든 손가락에서 동등하다. 연령, 성별 및 능동 운동 또는 수동 운동에 따른 표준 ROM 값을 나타낸 표 7.1에서 표 7.2까지의 연구 소견 단락을 참고하기 바란다.

검사자세 (Testing Position)

피검자는 앉은 자세를 취하고, 지지면 위에 아래팔과 손을 올려 놓는다. 엎침과 뒤침의 0° 자세로 아래팔을 배치한다. 굽힘, 폄, 노쪽치우침 및 자쪽치우침이 0°되는 자세로 손목을 배치한다. 굽힘, 폄, 벌림 및 모음이 0°되는 자세로 MCP를 배치한다 (손목과 MCP가 완전히 폄되면, 얕은손가락굽힘근과 깊은손가락굽힘근이 긴장되어 움직임을 제한할 것이다).

고정 (Stabilization)

MCP 움직임을 막기 위해 몸쪽마디뼈를 고정한다.

검사동작 (Testing Motion)

중간마디뼈의 바닥쪽면을 밀고 손가락을 등쪽으로 움직이면서 PIP를 폄한다. 검사동작의 끝은 저항이 느껴질 때 일어나고, 저항을 극복하려는 시도가 MCP의 폄을 초래한다.

정상 끝느낌 (Normal End-Feel)

끝느낌은 팽팽한 느낌인데, 그 이유는 바닥쪽 관절주머니와 바닥판 (바닥인대)의 긴장 때문이다.

측각기 정렬 (Goniometer Alignment)

그림 7.20을 참고한다.

1. 측각기의 **중심축**을 몸쪽마디뼈사이관절의 등쪽면에 배치한다.
2. 측각기의 **몸쪽팔**을 몸쪽마디뼈의 등쪽중심선에 정렬한다.
3. 측각기의 **먼쪽팔**을 중간마디뼈의 등쪽중심선에 정렬한다.

손가락: 먼쪽마디뼈사이관절의 굽힘 (FINGERS: DISTAL INTERPHALANGEAL FLEXION)

굽힘은 안-가축을 중심으로 시상면에서 일어난다. 성인의 정상 ROM 값은 70~90°이다. DIP의 굽힘은 일반적으로 모든 손가락에서 동등하다. 연령, 성별 및 능동 운동 또는 수동 운동에 따른 표준 ROM 값을 나타낸 표 7.1에서 표 7.2까지의 연구 소견 단락을 참고하기 바란다.

검사자세 (Testing Position)

피검자는 앉은 자세를 취하고, 지지면 위에 아래팔과 손을 올려 놓는다. 엎침과 뒤침의 0° 자세로 아래팔을 배치한다. 굽힘, 폄, 노쪽치우침 및 자쪽치우침이 0°되는 자세로 손목을 배치한다. 굽힘, 폄, 벌림 및 모음이 0°되는 자세로 MCP를 배치한다. PIP을 70~90°로 배치한다 (MCP와 PIP가 완전히 굽힘되면, 온손가락폄근, 집게폄근 또는 새끼폄근이 긴장되어 DIP의 움직임을 제한할 것이다. 만약 MCP 관절이 완전히 폄되면, 빗지지띠인대의 긴장이 DIP의 굽힘을 제한할 것이다).

고정 (Stabilization)

PIP의 굽힘을 막기 위해 중간마디뼈와 몸쪽마디뼈를 고정한다.

검사동작 (Testing Motion)

먼쪽마디뼈의 등쪽면을 밀고 손가락을 바닥쪽으로 움직이면서 DIP를 굽힘한다 (그림 7.22). 굽힘 ROM의 끝은 저항이 느껴질 때 일어나고, 저항을 극복하려는 시도가 PIP의 굽힘을 초래한다.

정상 끝느낌 (Normal End-Feel)

끝느낌은 팽팽한 느낌인데, 그 이유는 등쪽 관절주머니, 곁인대, 빗지지띠인대의 긴장 때문이다.

측각기 정렬 (Goniometer Alignment)

그림 7.23에서부터 7.25까지를 참고한다.

1. 측각기의 **중심축**을 먼쪽마디뼈사이관절의 등쪽면에 배치한다.
2. 측각기의 **몸쪽팔**을 중간마디뼈의 등쪽중심선에 정렬한다.
3. 측각기의 **먼쪽팔**을 먼쪽마디뼈의 등쪽중심선에 정렬한다.

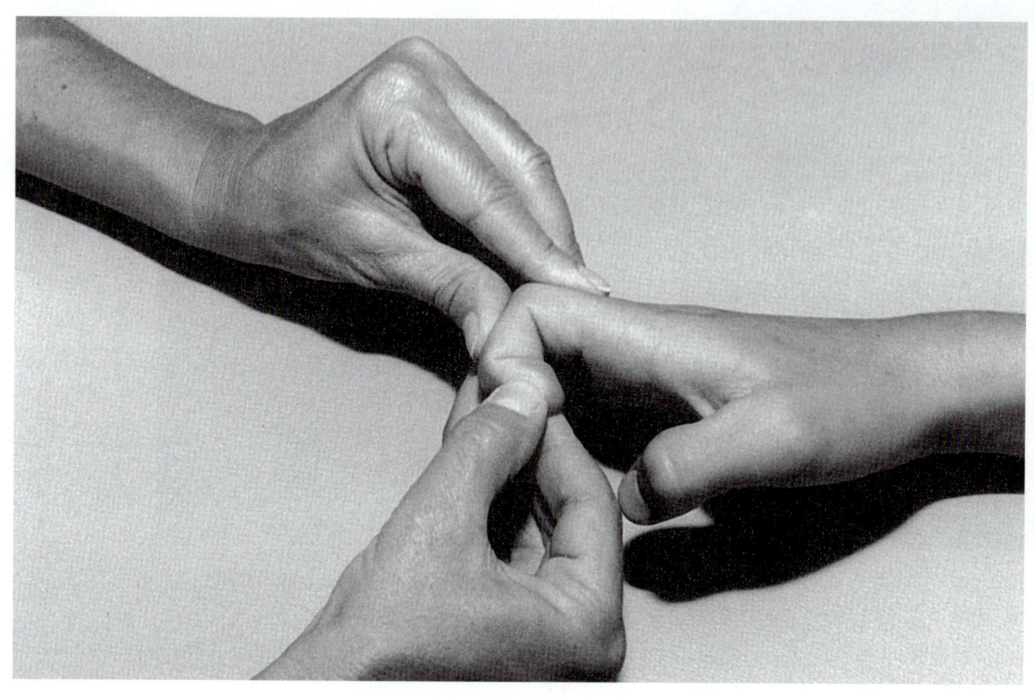

그림 7.22 먼쪽마디뼈사이관절을 굽힘할 때, 검사자는 한 손으로 중간마디뼈를 고정하고 PIP를 70–90°로 굽힘시킨다. 검사자는 다른 손으로 피검자의 먼쪽마디뼈를 밀어서 먼쪽마디뼈사이관절을 굽힘한다.

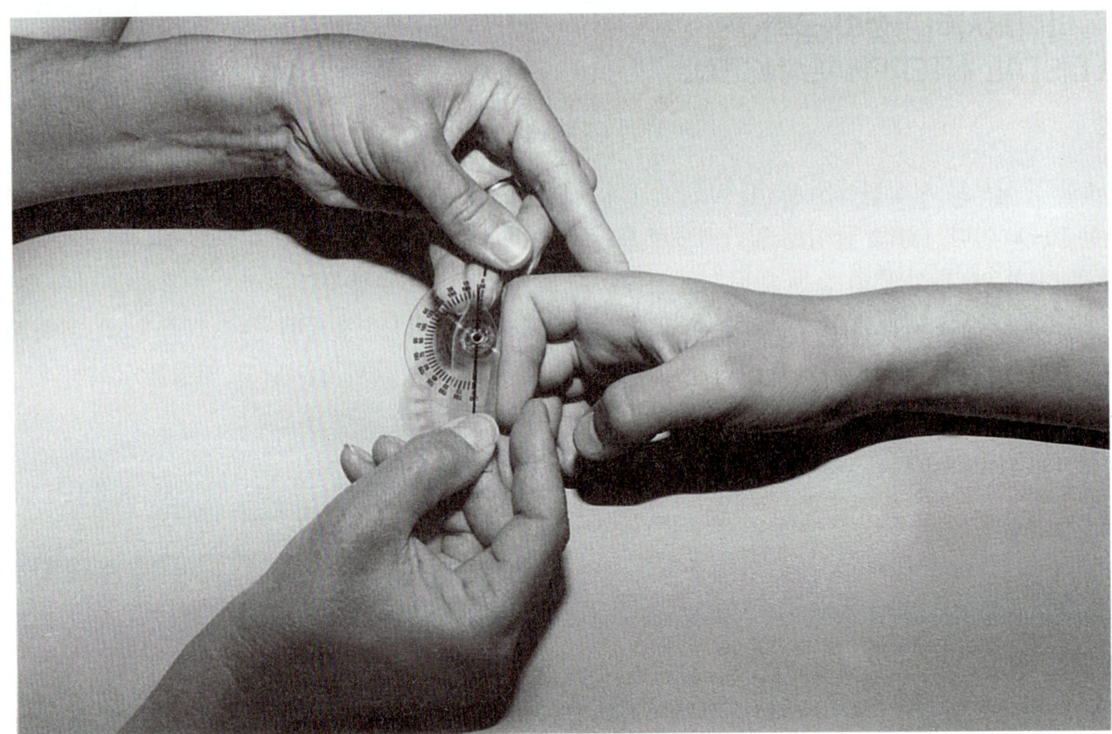

그림 7.23 먼쪽마디뼈사이관절의 굽힘 ROM 시작자세의 측정은 6인치의 반원형 플라스틱 측각기에 의해 수행되지만, 먼쪽마디뼈사이관절의 작은 크기에 맞게 측각기를 절단할 수도 있다.

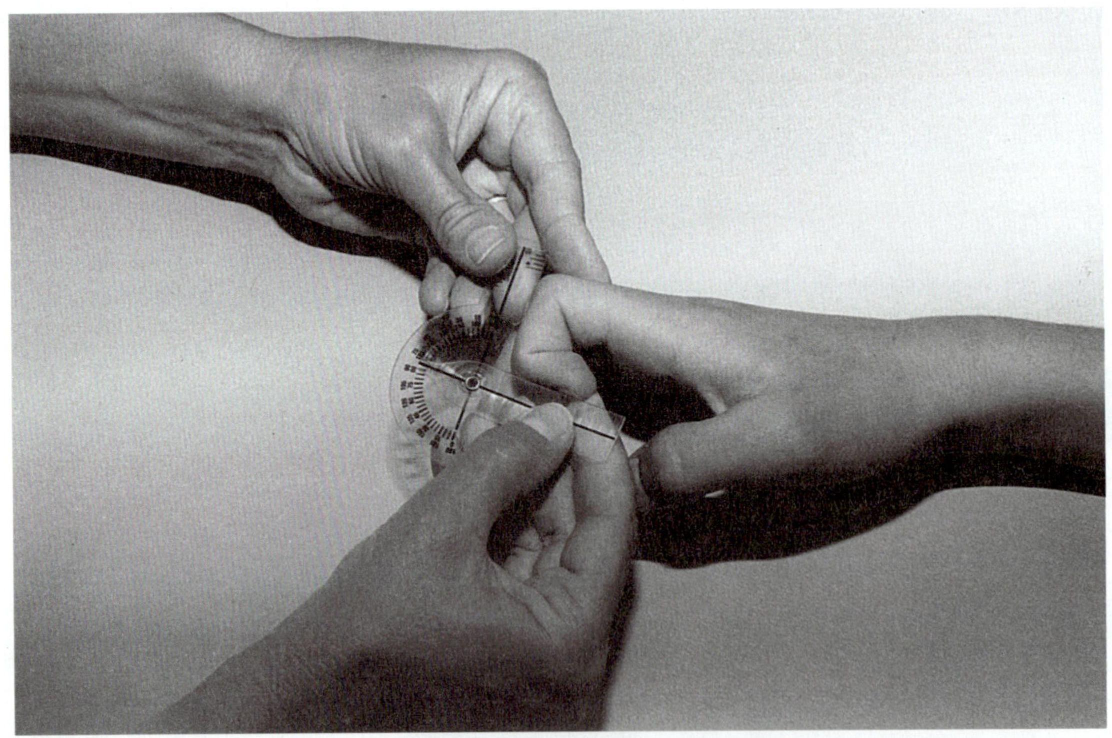

그림 7.24 먼쪽마디뼈사이관절의 굽힘 ROM 끝지점에서의 측각기 정렬. 측각기의 축을 몸쪽마디뼈사이관절 근처(먼쪽과 등쪽)에 배치한다. 측각기의 양쪽 팔을 중간마디뼈와 먼쪽마디뼈의 등쪽면에 직접 배치한다.

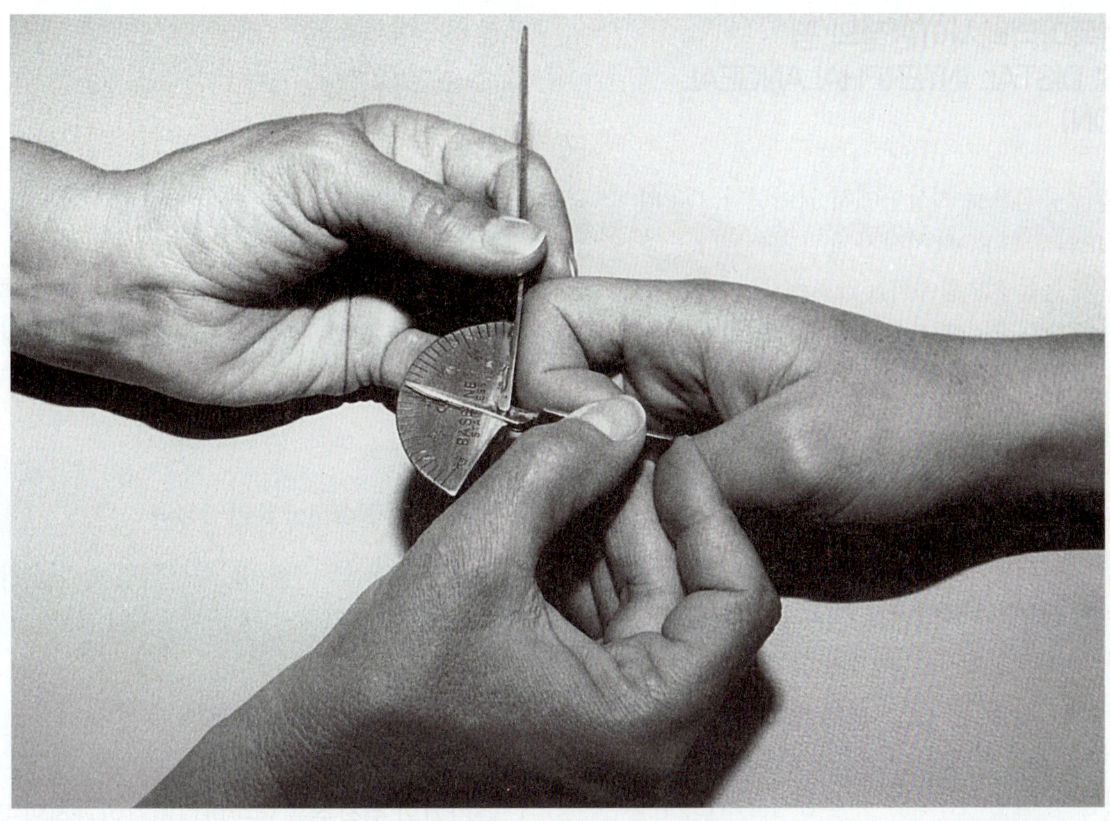

그림 7.25 먼쪽마디뼈사이관절의 굽힘 ROM은 중간마디뼈와 먼쪽마디뼈에 배치되는 특수 측각기에 의해서도 측정될 수 있다. 이런 형태의 측각기는 손가락, 엄지 및 발가락 등의 작은 관절을 측정하도록 고안된 것이다.

손가락: 먼쪽마디뼈사이관절의 폄 (FINGERS: DISTAL INTERPHALANGEAL EXTENSION)

폄은 안-가축을 중심으로 시상면에서 일어난다. DIP의 폄은 대개 DIP의 굽힘 ROM 시작자세로 기록된다. 비록 한 연구가 능동 PIP 폄에서 8°였고, 수동 PIP 폄에서 20°라고 언급했지만, 일반적으로 성인의 정상 ROM 값은 0°로 간주되고 있다. DIP의 폄은 일반적으로 모든 손가락에서 동등하다. 연령, 성별 및 능동 운동 또는 수동 운동에 따른 표준 ROM 값을 나타낸 표 7.1에서 표 7.2까지의 연구 소견 단락을 참고하기 바란다.

검사자세 (Testing Position)

피검자는 앉은 자세를 취하고, 지지면 위에 아래팔과 손을 올려 놓는다. 엎침과 뒤침의 0° 자세로 아래팔을 배치한다. 굽힘, 폄, 노쪽치우침 및 자쪽치우침이 0°되는 자세로 손목을 배치한다. 굽힘, 폄, 벌림 및 모음이 0°되는 자세로 MCP를 배치한다. PIP을 70~90°로 배치한다 (손목, MCP와 PIP가 완전히 폄되면, 깊은손가락굽힘근의 긴장이 DIP의 폄을 제한할 것이다).

고정 (Stabilization)

PIP의 폄을 막기 위해 중간마디뼈와 몸쪽마디뼈를 고정한다.

검사동작 (Testing Motion)

먼쪽마디뼈의 배쪽면을 밀고 손가락을 등쪽으로 움직이면서 DIP를 폄한다. 폄 ROM의 끝은 저항이 느껴질 때 일어나고, 저항을 극복하려는 시도가 PIP의 폄을 초래한다.

정상 끝느낌 (Normal End-Feel)

끝느낌은 팽팽한 느낌이다. 왜냐하면 바닥쪽 관절주머니와 바닥판 (손바닥인대)의 긴장 때문이다.

측각기 정렬 (Goniometer Alignment)

그림 7.23을 참고한다.

1. 측각기의 **중심축**을 먼쪽마디뼈사이관절의 등쪽면에 배치한다.
2. 측각기의 **몸쪽팔**을 중간마디뼈의 등쪽중심선에 정렬한다.
3. 측각기의 **먼쪽팔**을 먼쪽마디뼈의 등쪽중심선에 정렬한다.

손가락: MCP, PIP, DIP 관절의 복합 굽힘 (FINGERS: COMPOSITE FLEXION OF THE MCP, PIP, AND DIP JOINTS)

손가락의 복합 굽힘 (CFF)은 주먹을 쥐는 기능 능력을 빠르게 측정하는 간단한 방법이다. 그러나 CFF의 단점은 특정 관절의 치료 반응이나 손상을 국소화하기 어렵다는 것이다. MCP, PIP, DIP가 정상적으로 최대로 굽힘되면, 손가락끝과 먼쪽 손바닥 주름 사이의 거리는 0가 된다. 신뢰도의 측면에서 볼 때, Ellis와 Bruton에 따르면, CFF를 동일 검사자가 반복적으로 측정할 경우에는 95%가 5~6 mm의 측정 오차가 생기고, 다른 검사측정자가 반복적으로 측정하였을 때는 95%에서 7~9 mm의 측정 오차가 생긴다고 한다. 신뢰도에 대한 정보를 더 많이 알고 싶으면, 연구소견 단락을 참고하기 바란다.

검사자세 (Testing Position)

피검자는 앉은 자세를 취하고, 지지면 위에 아래팔과 손을 올려 놓는다. 엎침과 뒤침의 중립위로 아래팔을 배치한다. 굽힘, 폄, 노쪽치우침 및 자쪽치우침이 0°되는 자세로 손목을 배치한다. 다른 방법은 아래팔을 완전히 뒤침하는 것이다.

고정 (Stabilization)

손목의 움직임을 막기 위해 손허리뼈를 고정한다.

검사동작 (Testing Motion)

손가락의 등쪽면을 밀어 손가락을 바닥쪽으로 움직이면서 MCP, PIP, DIP를 굽힘한다. 굽힘 ROM의 끝은 저항이 느껴질 때 일어나고, 저항을 극복하려는 시도가 손목의 굽힘을 초래한다.

정상 끝느낌 (Normal End-Feel)

대개, 끝느낌은 부드러운 느낌인데, 그 이유는 손바닥과, 몸쪽마디뼈, 중간마디뼈 및 먼쪽마디뼈의 바닥면이 접촉되기 때문이다. 다른 피검자의 끝느낌은 팽팽할 수 있는데, 그 이유는 등쪽관절주머니와 곁인대의 긴장 때문이다.

측정 방법 (Measurement Method)

그림 7.26과 7.27을 참고한다. 먼쪽손바닥주름과 손가락끝 사이의 수직거리를 측정한다. 다른 방법으로서, 먼쪽손바닥주름과 손가락의 노쪽면에 있는 손톱침상의 먼쪽 모서리 사이의 수직거리를 측정한다.

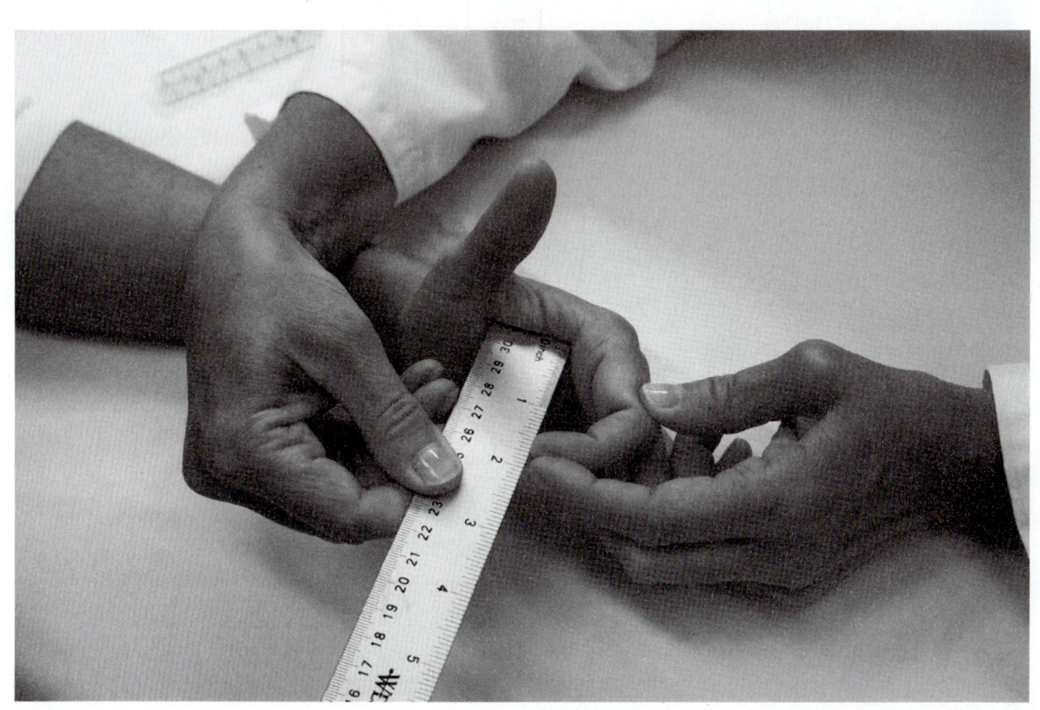

그림 7.26 손가락의 복합 굽힘 (CFF)은 손허리손가락관절, 몸쪽마디뼈사이관절, 먼쪽마디뼈사이관절의 굽힘 끝지점에서 손가락끝과 먼쪽손바닥주름 사이의 거리 측정으로 결정된다. 정상적으로는 손가락끝이 먼쪽손바닥주름에 닿을 수 있다. 본 피검자는 ROM 제한을 가지고 있다.

동작범위 검사절차: 엄지

검사절차를 위한 뼈표식점 (Landmarks for Testing Procedures)

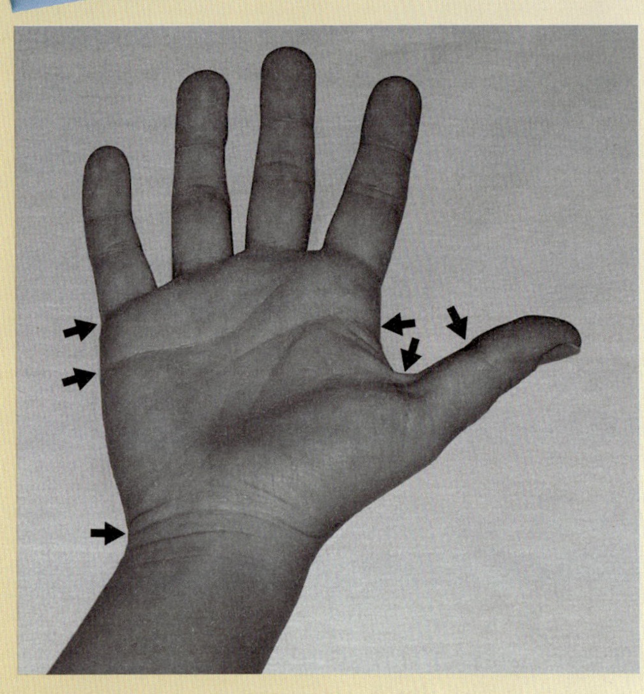

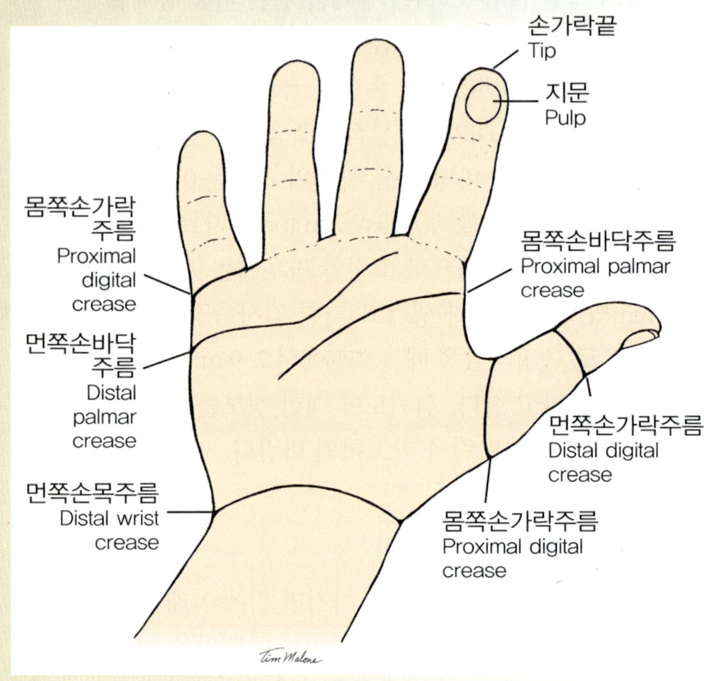

그림 7.27 (A, B) 오른손의 앞쪽면은 손가락의 복합 굽힘과 엄지 CMC의 맞섬을 측정하는데 이용되는 손가락과 손바닥주름을 보여주고 있다.

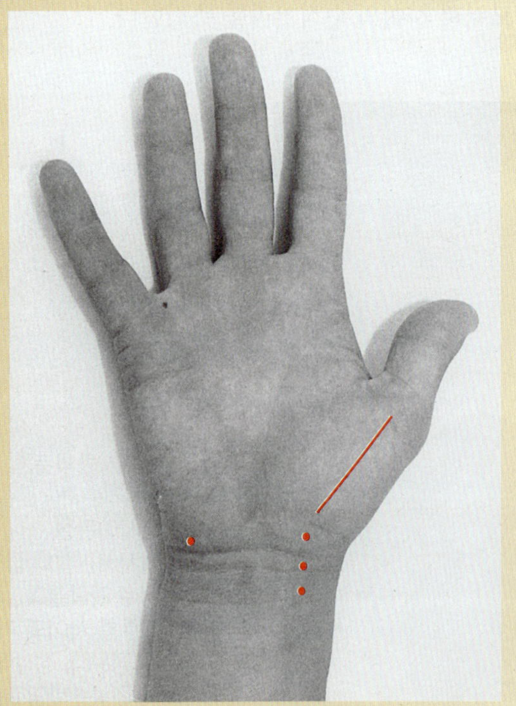

그림 7.28 오른손의 앞쪽면은 엄지 ROM을 측정하는 측각기 정렬을 위한 표면해부학적 표식점을 보여주고 있다.

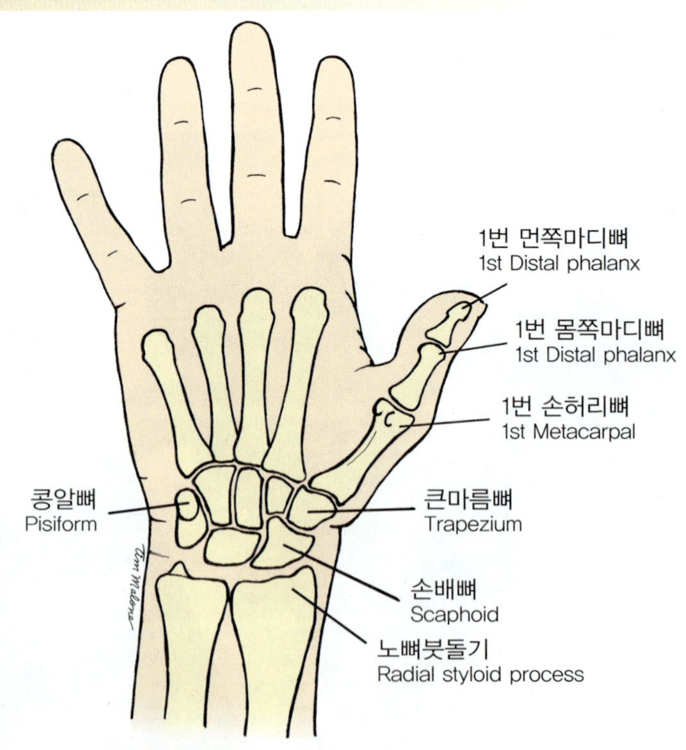

그림 7.29 오른손의 앞쪽면은 엄지 ROM을 측정하는 측각기 정렬을 위한 해부학적 뼈표식점을 보여주고 있다.

검사절차를 위한 뼈표식점 (Landmarks for Testing Procedures) –계속

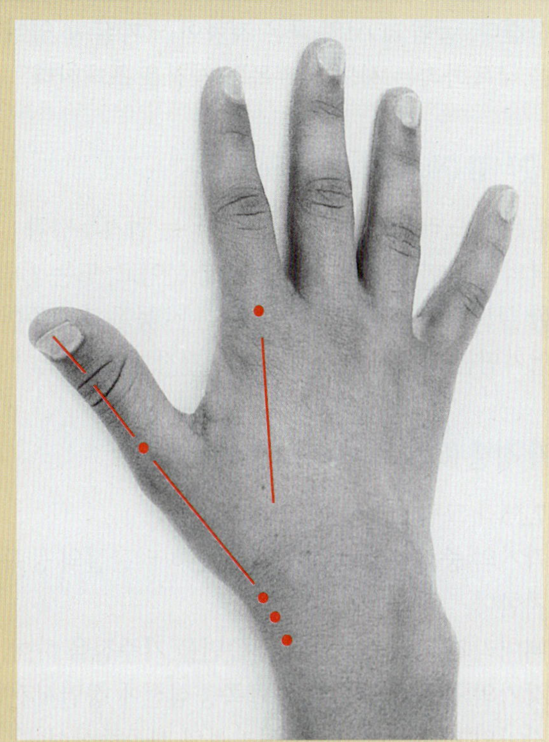

그림 7.30 오른손의 뒤쪽면은 엄지 ROM을 측정하는 측각기 정렬을 위한 표면해부학적 표식점을 보여주고 있다.

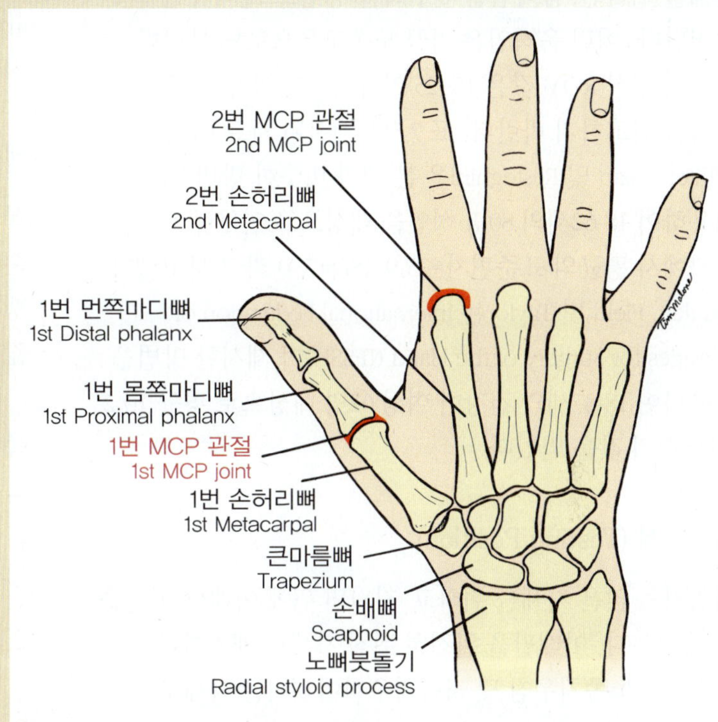

그림 7.31 오른손의 뒤쪽면은 엄지 ROM을 측정하는 측각기 정렬을 위한 해부학적 뼈표식점을 보여주고 있다.

엄지: 손목손허리관절의 굽힘 (THUMB: CARPOMETACARPAL FLEXION)

굽힘은 손의 운동면에서 일어난다. 피검자가 해부학적 자세를 취하면, 움직임은 앞뒤축을 중심으로 이마면에서 일어난다. 이런 움직임은 가끔 노쪽모음으로도 불린다. 성인의 정상 ROM 값은 15~25°이다. 표 7.3과 연구 소견의 단락을 참고하기 바란다. 표 7.3에 제시된 자료 이외에, White, Nolan 및 Resteghini은 본 책과 비슷한 방법을 이용하여 18-62세의 80명 성인을 대상으로 연구한 결과에서 평균의 표준편차=25.9° (SD=7.4) 라고 보고했다. Barakat, Field 및 Taylor는 International Federation of Sociaties for Surgery of the Hand (IFSSH)가 제시한 방법을 이용하여 18-37세의 건강한 여성 62명 대상으로 평균 10.2° (SD=4°)의 값을 얻었다.

검사자세 (Testing Position)

피검자는 앉은 자세를 취하고, 지지면 위에 아래팔과 손을 올려 놓는다. 아래팔을 완전히 뒤침 자세로 배치한다. 굽힘, 폄, 노쪽치우침 및 자쪽치우침이 0°되는 자세로 손목을 배치한다. 엄지의 CMC를 0°의 벌림 자세로 배치한다. 엄지의 CMC와 IP를 약간 굽힘된 자세로 이완시킨다 (엄지의 MCP와 IP가 완전히 굽힘되면, 긴엄지폄근과 짧은엄지폄근의 긴장으로 움직임이 제한될 수 있다).

고정 (Stabilization)

손목의 움직임을 막기 위해 손목뼈, 노뼈 및 자뼈를 고정한다. 손목의 움직임이 ROM 측정의 정확성에 영향을 주기 때문에 손목이 움직이지 않도록 해야 한다.

검사동작 (Testing Motion)

손허리뼈 등쪽면을 밀어 엄지를 손의 자쪽으로 움직이면서, 엄지의 손목손허리관절을 굽힘시킨다 (그림 7.32). 손목손허리관절을 0°의 벌림 자세로 유지시킨다. 굽힘 ROM의 끝은 저항이 느껴질 때 일어나고, 저항을 극복하려는 시도가 손목의 자침을 초래한다.

정상 끝느낌 (Normal End-Feel)

끝느낌은 부드러운 느낌인데, 그 이유는 엄지두덩과 손바닥의 볼록한 근육이 접촉하기 때문이고, 또는 가끔 팽팽한 끝느낌이 나타나는데 그 이유는 등쪽 관절주머니와 짧은엄지폄근과 짧은엄지벌림근의 긴장 때문이다.

측각기 정렬 (Goniometer Alignment)

그림 7.33과 그림 7.34를 참고한다.

1. 측각기의 **중심축**을 첫 번째 손목손허리관절의 등쪽면에 배치한다.
2. 노뼈머리와 노뼈붓돌기의 배쪽면을 기준점을 하여, 측각기의 **몸쪽팔**을 노뼈의 배쪽중심선에 정렬시킨다.
3. 측각기의 **먼쪽팔**을 1번 손허리뼈의 배쪽중심선에 정렬시킨다.

굽힘과 폄을 측정하는 시작자세에서는, 손의 형태와 손목의 자세에 따라 측각기가 0°보다 오히려 30~50°의 각도를 가리킬 것이다. 시작자세 각도와 끝자세 각도 사이의 차이는 ROM이다. 예를 들어, 시작자세의 각도가 35°이고, 끝자세의 각도가 15°이면, ROM은 0~20°의 ROM으로 기록해야 한다.

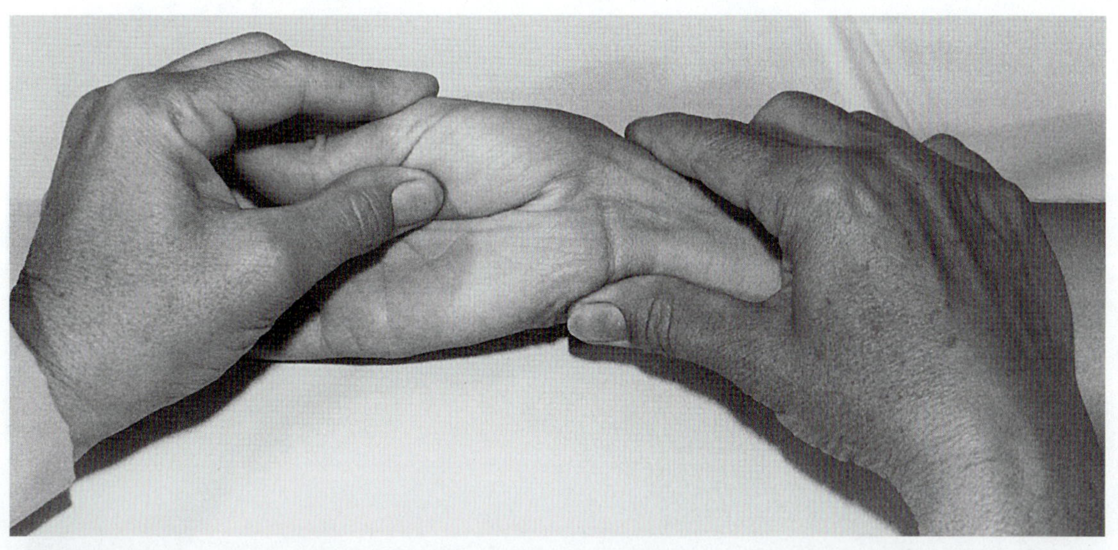

그림 7.32 손목손허리관절을 굽힘하는 동안, 검사자는 손목의 자침을 막기 위해 엄지와 집게손가락을 이용하여 손목뼈, 노뼈 및 자뼈를 고정한다. 검사자는 다른 손의 집게손가락과 엄지로 1번 손허리뼈를 안쪽으로 움직임으로써 CMC을 굽힘한다.

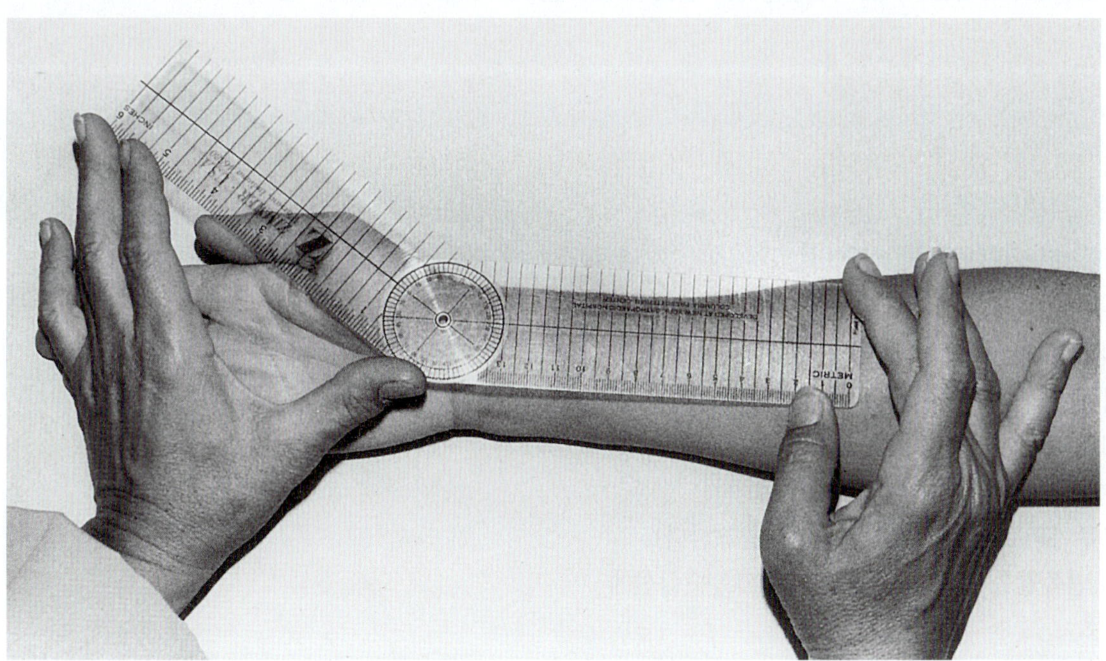

그림 7.33 엄지 손목손허리관절의 굽힘 ROM을 시작하는 측각기의 정렬. 측각기의 눈금은 0°가 아니다.

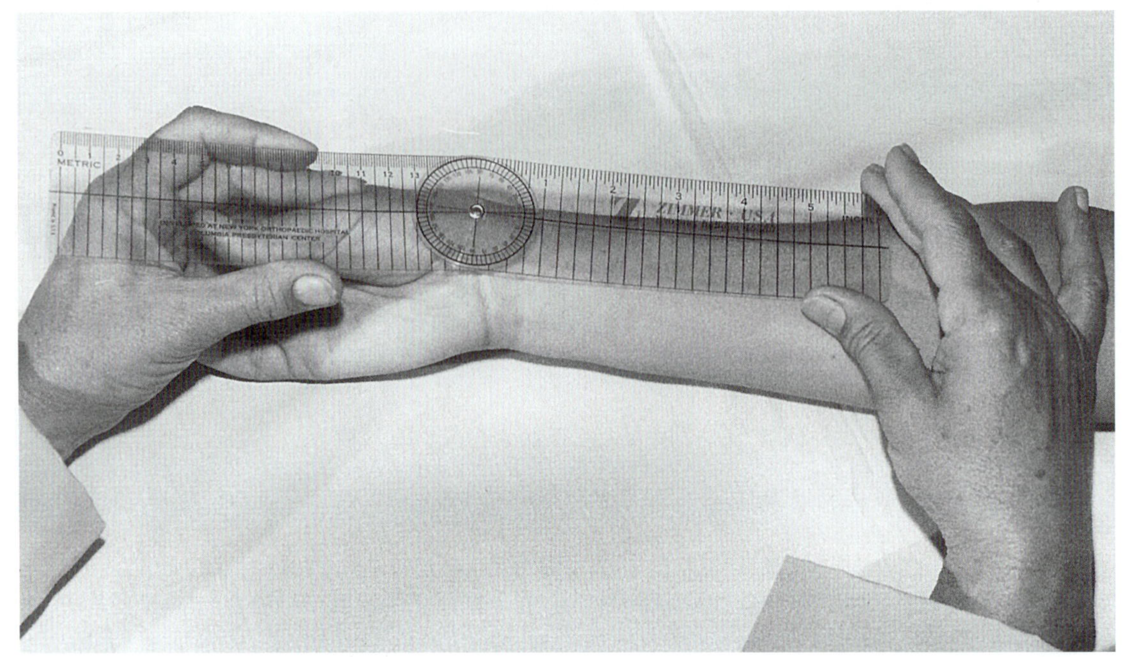

그림 7.34 엄지 손목손허리관절의 굽힘 ROM 끝지점에서, 검사자는 한 손으로 피검자의 손목을 고정하고 측각기의 몸쪽팔을 노뼈에 정렬한다. 검사자의 다른 손은 피검자의 손목손허리관절의 굽힘을 유지하고 측각기의 먼쪽팔을 첫 번째 손허리뼈에 정렬한다. 측정을 할 때 검사자는 피검자의 손목이 자뼈치우침되지 않도록 조심해야 하고, 또는 각도의 눈금을 (너무 높은 값으로) 잘못 읽지 않도록 조심해야 한다.

다른 방법의 측각기 정렬 (Alternative Goniometer Alignment)

그림 7.35와 7.36을 참고한다.

1. 측각기의 **중심축**을 첫 번째 CMC관절의 바닥쪽면에 배치한다.
2. 측각기의 **몸쪽팔**을 큰마름뼈와 콩알뼈를 잇는 가상의 선을 긋고 그 위에 정렬시킨다. 이 선은 종종 먼쪽손목주름과 평행한다 (그림 7.27을 참고한다).
3. 측각기의 **먼쪽팔**을 첫 번째 손허리뼈의 배쪽중심선에 정렬한다.

이런 대안적인 방법은 ROM을 측정할 때 잘못된 손목 움직임 때문에 발생할 수 있는 오류를 피할 수 있다. 시작자세에서의 측각기는 손의 모양과 크기에 따라 0°보다는 약 40~70°의 각도를 가리킬 것이다. 시작자세 각도와 끝자세 각도 사이의 차이는 ROM이다.

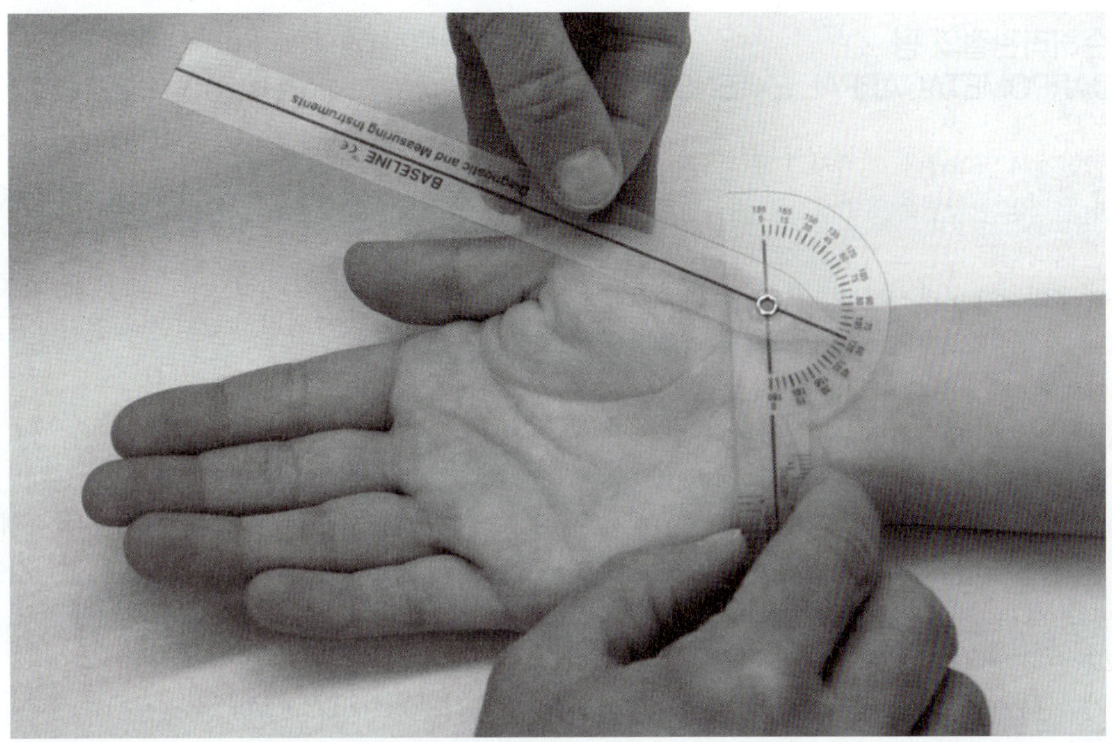

그림 7.35 CMC 관절의 굽힘을 시작하는 대안의 측정 방법은 큰마름뼈와 콩알뼈의 바닥쪽면에 몸쪽팔을 정렬시키는 것이다. 주의할 점은 측각기가 0°를 가리키지 않는다는 것이다.

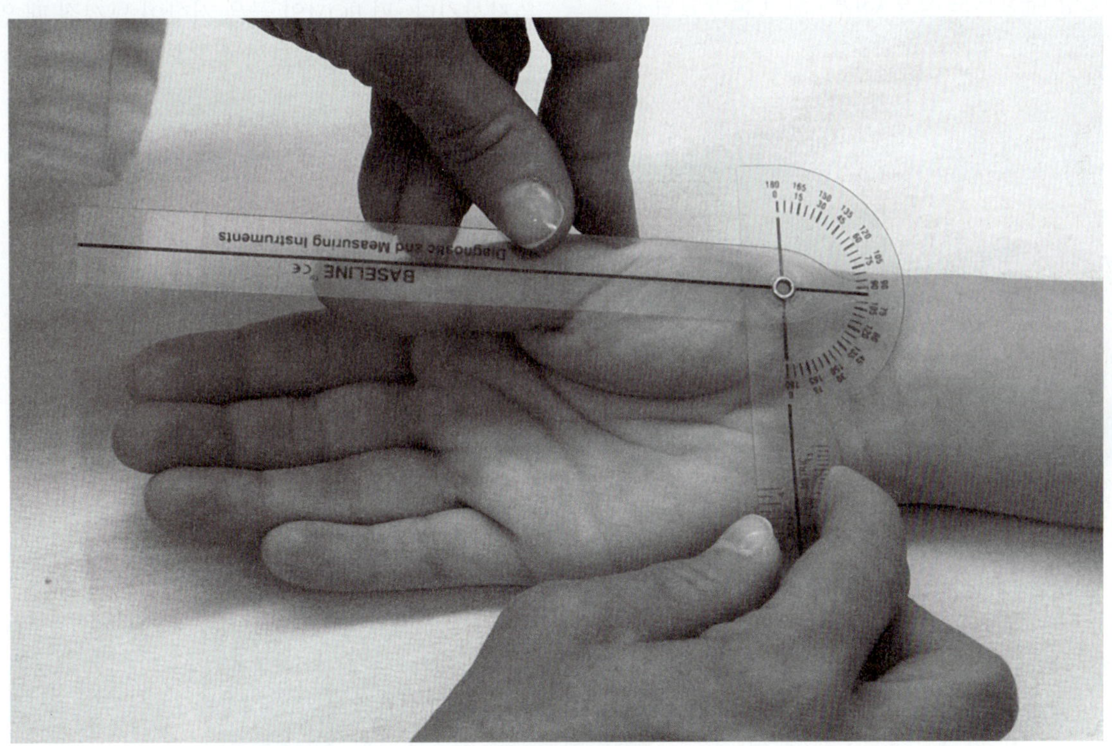

그림 7.36 CMC 관절 굽힘의 끝지점을 측정하는 대안적인 측정방법이다. 시작자세 각도와 끝자세 각도 사이의 차이는 ROM이다.

엄지: 손목손허리관절의 폄 (THUMB: CARPOMETACARPAL EXTENSION)

폄은 손의 운동면에서 일어난다. 피검자가 해부학적 자세를 취하면, 움직임은 앞뒤축을 중심으로 이마면에서 일어난다. 이런 움직임은 가끔 **노쪽벌림**으로도 불린다. 측정 방법에 따라 대개 성인의 정상 ROM 값은 15~35°이다. 표 7.3과 연구 소견의 단락을 참고하기 바란다. 표 7.3에 제시된 자료 이외에, White, Nolan 및 Resteghini은 본 책과 비슷한 방법을 이용하여 16~62세의 80명 성인을 대상으로 연구한 결과에서 평균의 표준편차=14.9° (SD=4.7)라고 보고했다.

IFSSH와 같은 몇몇 기관은 움직임의 시작과 끝 자세의 관절각도의 변화 보다는 오히려 CMC 폄 ROM과 같은 엄지 손허리뼈와 2번 손허리뼈 사이의 끝자세 각도만 보고했다. 이런 방법은 커다란 ROM 값을 초래할 것이다. IFSSH는 이런 방법을 이용하여 45°의 CMC 폄에 대한 평균을 보고했다.

Barakat 등은 IFSSH가 제시한 방법을 이용하여 18~37세의 건강한 여성 62명 대상으로 62.9° (SD=4.3)의 노쪽벌림 (폄)을 얻었다.

검사자세 (Testing Position)

피검자는 앉은 자세를 취하고, 지지면 위에 아래팔과 손을 올려놓는다. 아래팔을 완전히 뒤침 자세로 배치한다. 굽힘, 폄, 노쪽치우침 및 자쪽치우침이 0°되는 자세로 손목을 배치한다. 엄지의 CMC를 0°의 벌림 자세로 배치한다. 엄지의 CMC와 IP를 약간 굽힘된 자세로 이완시킨다 (엄지의 MCP와 IP가 완전히 폄되면, 긴엄지굽힘근의 긴장으로 움직임이 제한될 수 있다).

고정 (Stabilization)

손목의 움직임을 막기 위해 손목뼈, 노뼈 및 자뼈를 고정한다. 손목의 움직임이 ROM 측정의 정확성에 영향을 주기 때문에 손목이 움직이지 않도록 해야 한다.

검사동작 (Testing Motion)

손허리뼈 바닥쪽면을 밀어 엄지를 손의 노쪽으로 움직이면서, 엄지의 손목손허리관절을 폄시킨다 (그림 7.37). 손목손허리관절을 0°의 벌림 자세로 유지시킨다. 폄 ROM의 끝은 저항이 느껴질 때 일어나고, 저항을 극복하려는 시도가 손목의 노침을 초래한다.

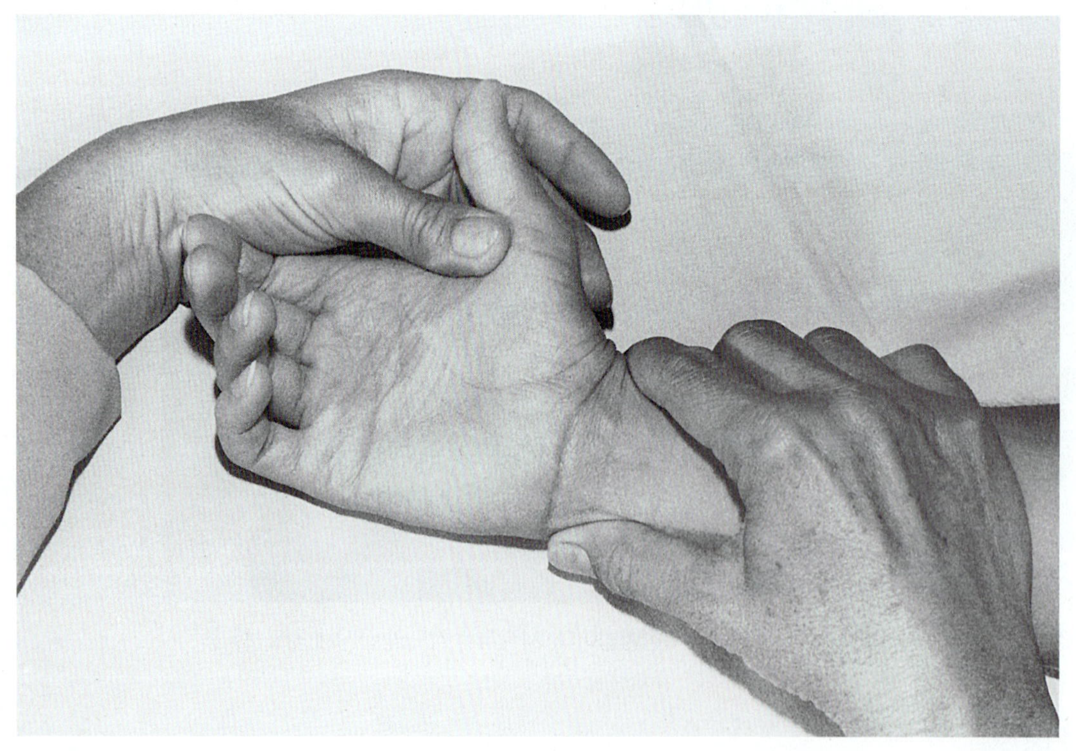

그림 7.37 손목손허리관절을 폄하는 동안, 검사자는 손목의 노침을 막기 위해 엄지와 집게손가락을 이용하여 손목뼈, 노뼈 및 자뼈를 고정한다. 검사자는 다른 손으로 1번 손허리뼈를 폄하기 위해 가쪽으로 당긴다.

정상 끝느낌 (Normal End-Feel)

끝느낌은 팽팽한 느낌인데, 그 이유는 앞쪽관절주머니와 짧은엄지굽힘근, 엄지모음근, 엄지맞섬근, 1번 등쪽뼈사이근의 긴장 때문이다.

측각기 정렬 (Goniometer Alignment)

그림 7.38과 그림 7.39를 참고한다.

1. 측각기의 **중심축**을 첫 번째 손목손허리관절의 바닥쪽면에 배치한다.
2. 노뼈머리와 노뼈붓돌기의 배쪽면을 기준점으로 하여, 측각기의 **몸쪽팔**을 노뼈의 배쪽중심선에 정렬시킨다.
3. 측각기의 **먼쪽팔**을 1번 손허리뼈의 배쪽중심선에 정렬시킨다.

굽힘과 폄을 측정하는 시작자세에서는, 손의 형태와 손목의 자세에 따라 측각기가 0°보다 오히려 30~50°의 각도를 가리킬 것이다. 시작자세 각도와 끝자세 각도 사이의 차이는 ROM이다. 예를 들어, 시작자세의 각도가 35°이고, 끝자세의 각도가 55°이면, ROM은 0~20°로 기록해야 한다.

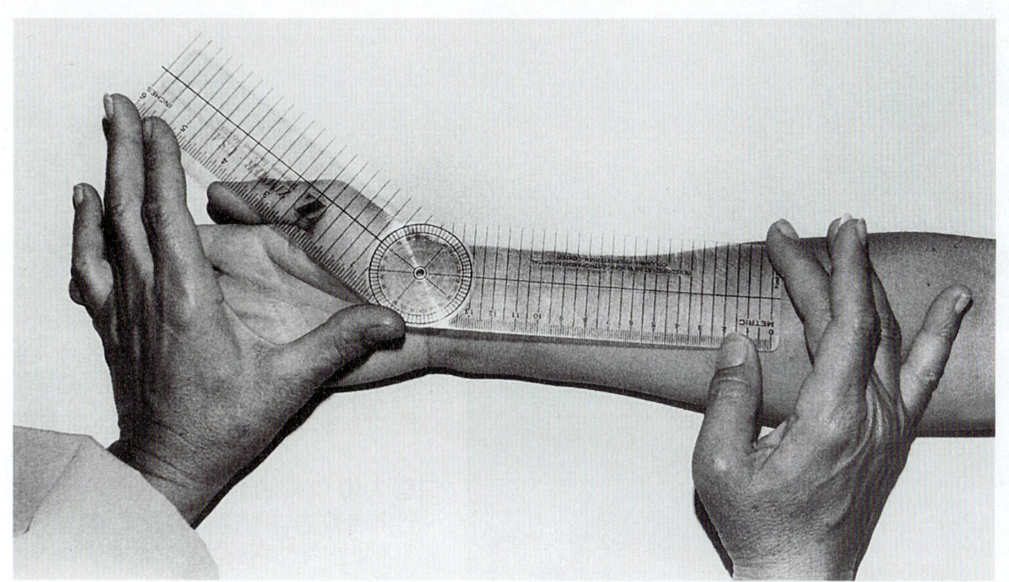

그림 7.38 엄지 손목손허리관절의 폄 ROM을 측정하는 측각기의 정렬은 CMC 굽힘의 시작을 측정하는 자세와 동일하다.

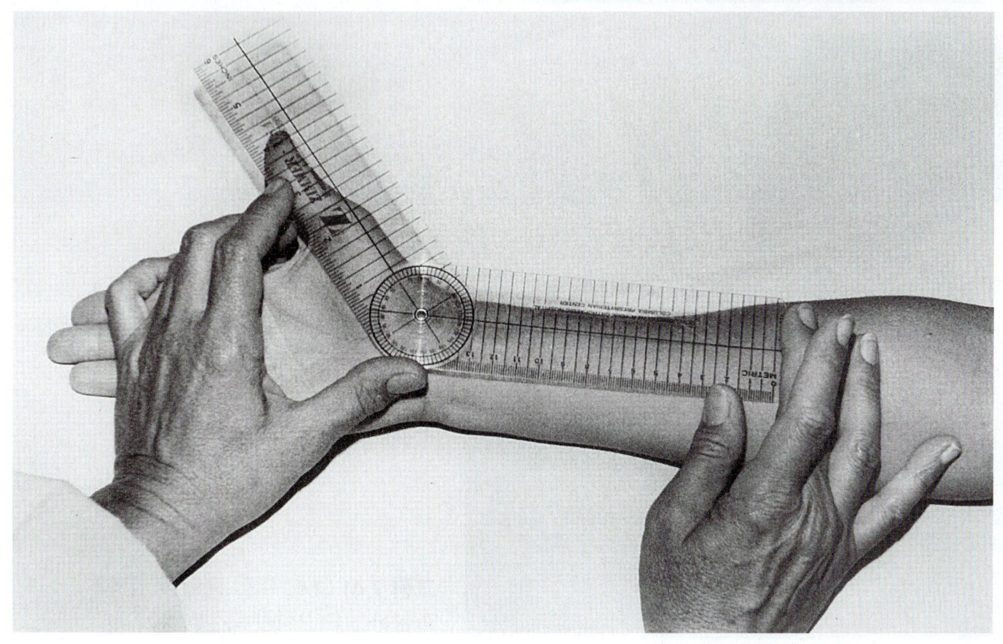

그림 7.39 엄지 손목손허리관절의 폄 ROM 끝지점에서의 측각기 정렬. 측정을 할 때 검사자는 엄지가 폄하는 쪽으로만 움직이도록 하고, 손목의 자세를 변화시키지 않아야 한다.

다른 방법의 측각기 정렬 (Alternative Goniometer Alignment)

그림 7.40과 7.41을 참고한다.

1. 측각기의 **중심축**을 첫 번째 CMC관절의 바닥쪽면에 배치한다.
2. 측각기의 **몸쪽팔**을 큰마름뼈와 콩알뼈를 잇는 가상의 선을 긋고 그 위에 정렬시킨다. 이 선은 종종 먼쪽손목주름과 평행한다 (그림 7.27을 참고한다).
3. 측각기의 **먼쪽팔**을 첫 번째 손허리뼈의 배쪽중심선에 정렬한다.

이런 대안적인 방법은 ROM을 측정할 때 잘못된 손목 움직임 때문에 발생할 수 있는 오류를 피할 수 있다. 시작자세에서의 측각기는 손의 모양과 크기에 따라 0°보다는 약 40~70°의 각도를 가리킬 것이다. 시작자세 각도와 끝자세 각도 사이의 차이는 ROM이다. 예를 들어, 시작자세의 각도가 50°이고, 끝자세의 각도가 30°이면, ROM은 0~20°로 기록해야 한다.

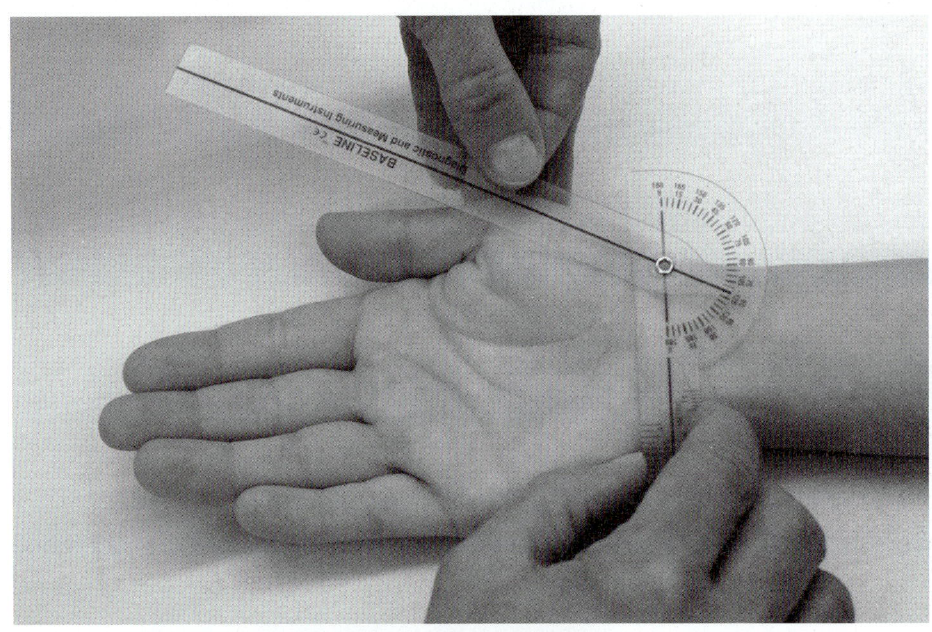

그림 7.40 CMC 관절의 폄을 시작하는 대안의 측정 방법은 CMC 관절의 굽힘 시작자세를 측정하는 대안 방법과 동일하다.

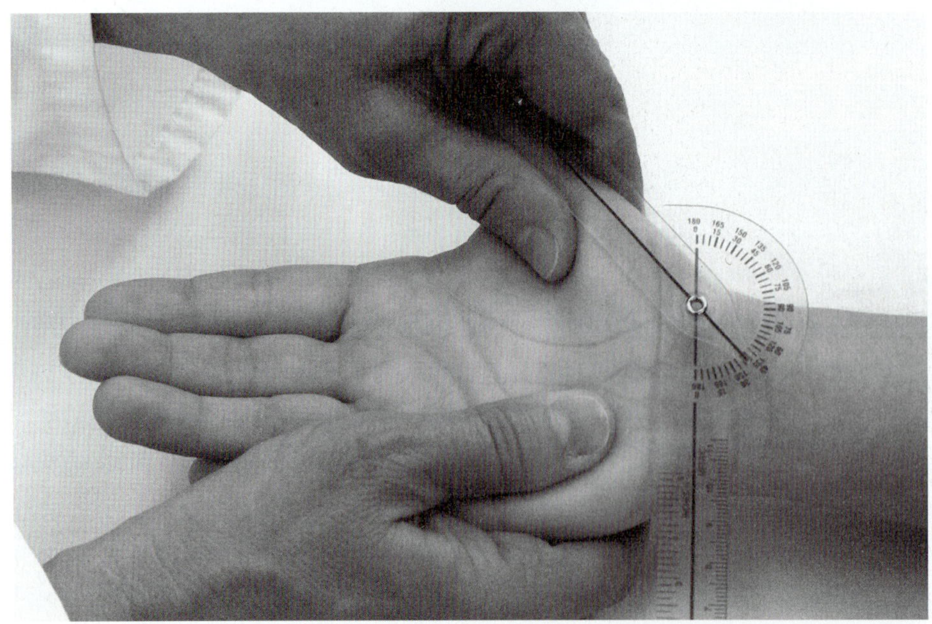

그림 7.41 CMC 관절 폄의 끝지점을 측정하는 대안적인 측정방법이다.

엄지: 손목손허리관절의 벌림 (THUMB: CARPOMETACARPAL ABDUCTION)

벌림은 손바닥과 직각으로 일어난다. 피검자가 해부학적 자세를 취하면, 벌림은 안-가축을 중심으로 시상면에서 일어난다. 벌림은 **바닥쪽벌림** 또는 anteposition으로도 불린다. 본 책에서 제시한 측정 방법을 이용했을 때 성인의 정상 ROM 값은 40~50°이다. 다른 측정 방법을 이용한 AAOS에 따르면, 벌림의 범위는 70°이었다. 표 7.3과 연구 소견의 단락을 참고하기 바란다. 표 7.3에 제시된 자료 이외에, Barakat 등은 IFSSH가 제시한 방법을 이용하여 18-37세의 건강한 여성 62명 대상으로 61.2° (SD=4.4)의 벌림을 얻었다.

검사자세 (Testing Position)

피검자는 앉은 자세를 취하고, 지지면 위에 아래팔과 손을 올려놓는다. 아래팔을 엎침과 뒤침의 중간 자세로 배치한다. 굽힘, 폄, 노쪽치우침 및 자쪽치우침이 0°되는 자세로 손목을 배치한다. 엄지의 CMC, MCP, IP를 굽힘과 폄의 0° 자세로 배치한다.

고정 (Stabilization)

손목의 움직임을 막기 위해 손목뼈와 2번 손허리뼈를 고정한다.

검사동작 (Testing Motion)

손바닥으로부터 손허리뼈를 움직임으로써 CMC를 벌림한다 (그림 7.42). 벌림 ROM의 끝은 저항이 느껴질 때 일어나고, 저항을 극복하려는 시도가 손목의 굽힘을 초래한다.

정상 끝느낌 (Normal End-Feel)

끝느낌은 팽팽한 느낌이다. 왜냐하면 엄지와 집게손가락 사이의 갈퀴 근막과 피부의 장력 때문이다. 그리고 엄지모음근과 첫 번째 등쪽뼈사이근의 긴장도 팽팽한 느낌에 영향을 준다.

측각기 정렬 (Goniometer Alignment)

그림 7.43과 그림 7.44를 참고한다.

1. 측각기의 몸쪽팔과 먼쪽팔이 1번 손허리뼈와 2번 손허리뼈의 긴축 위에 놓이도록 측각기의 **중심축**을 손배뼈의 가쪽이나 노뼈붓돌기에 배치한다.
2. 2번 MCP의 축을 기준점으로 이용하여 측각기의 **몸쪽팔**을 2번 손허리뼈의 가쪽중심선에 정렬한다.
3. 1번 MCP의 축을 기준점으로 이용하여 측각기의 **먼쪽팔**을 첫 번째 손허리뼈의 가쪽중심선에 정렬한다.

1번 손허리뼈의 몸쪽면은 큰마름뼈에 접촉하고, 2번 손허리뼈의 몸쪽면은 작은마름뼈에 접촉한다. 손허리뼈가 2개의 손목뼈와 접촉하기 때문에, 측각기의 축과 측각기의 팔을 어디에다 배치해야 하는지를 확인하기가 어렵다. 우리는 손배뼈나 노쪽붓돌기를 축으로 이용할 것을 제안하고, 또 측각기팔을 1번 손허리뼈와 2번 손허리뼈의 긴축에 배치할 것을 제안한다.

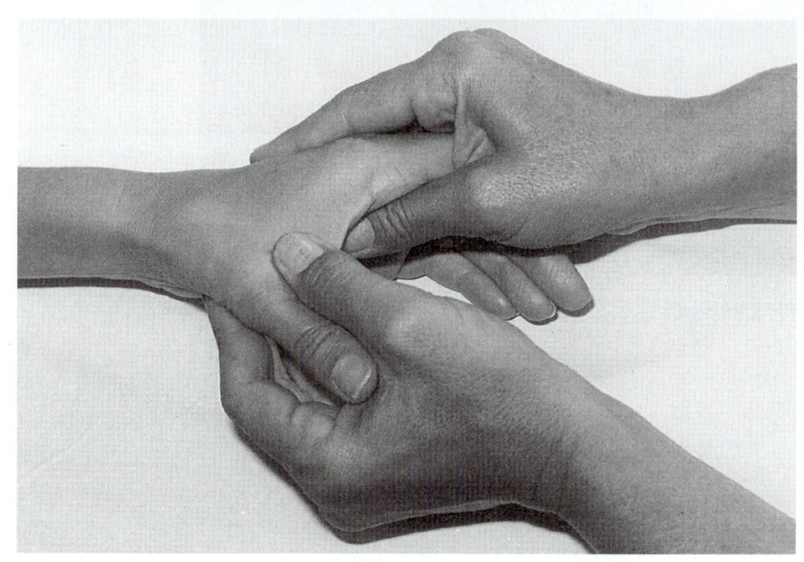

그림 7.42 손목손허리관절을 벌림할 때, 검사자는 한 손으로 피검자의 두 번째 손허리뼈를 고정한다. 검사자는 다른 손으로 MCP의 바로 몸쪽인 1번 손허리뼈 부위를 잡고서 손바닥으로부터 멀어지도록 움직여 벌림시킨다.

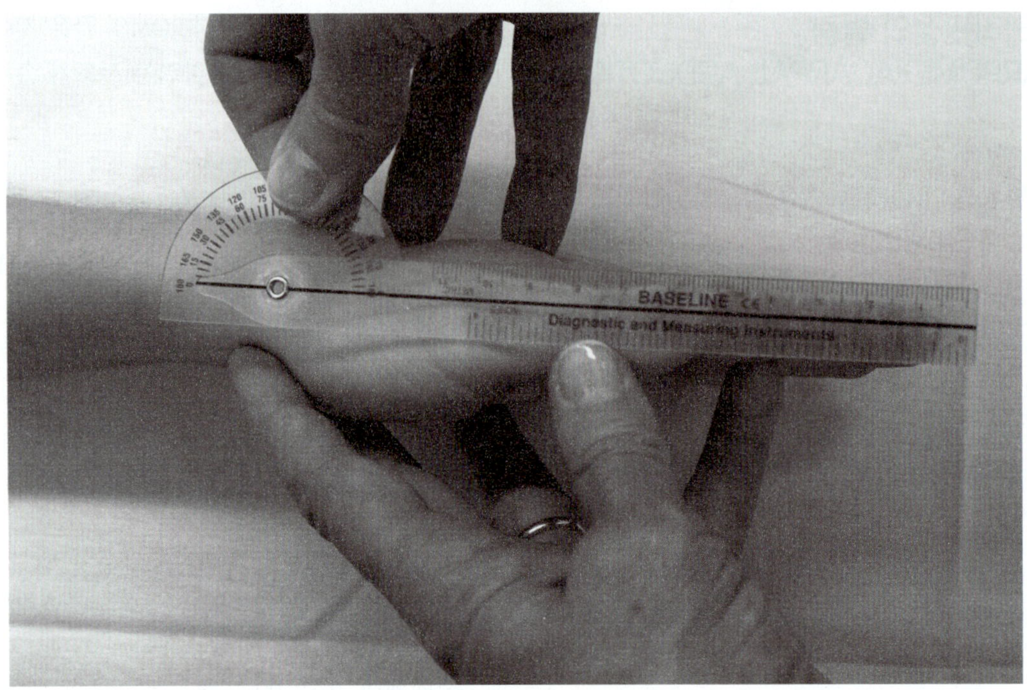

그림 7.43 엄지 손목손허리관절의 벌림 ROM을 시작할 때, 엄지의 1번 손허리뼈의 먼쪽 끝단을 집게손가락의 2번 손허리뼈에 일치시킨다.

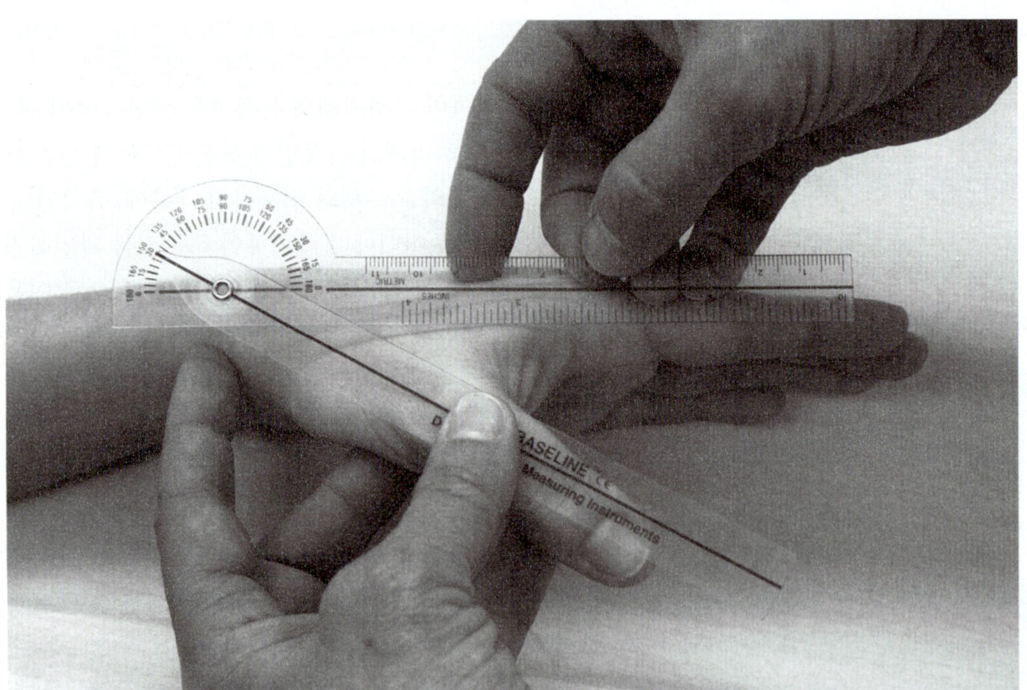

그림 7.44 손목손허리관절의 벌림 ROM 끝지점에서의 측각기 정렬. 측각기의 양쪽 팔을 몸쪽마디뼈가 아닌, 1번 손허리뼈와 2번 손허리뼈에 배치시킨다.

엄지: 손목손허리관절의 모음 (THUMB: CARPOMETACARPAL ADDUCTION)

모음은 손바닥과 직각으로 일어난다. 피검자가 해부학적 자세를 취하면, 벌림은 안-가축을 중심으로 시상면에서 일어난다. 엄지 CMC의 모음을 따로 분리하여 측정하지도 기록하지도 않는데, 그 이유는 완전한 벌림 자세에서 0의 시작자세로 돌아오는 동작이기 때문이다.

그러나 IFSSH는 이 동작을 **retroposition**이라고 불렀고, 엄지의 손허리뼈와 2번 손허리뼈 사이에서 측정된 각도가 평균 15°라고 했다. Barakat 등은 IFSSH가 제시한 방법을 이용하여 18~37세의 건강한 여성 62명 대상으로 평균 31°(SD=4)의 모음을 얻었다.

엄지: 손목손허리관절의 맞섬 (THUMB: CARPOMETACARPAL OPPOSITION)

맞섬은 엄지 CMC에서 일어나는 벌림, 굽힘, 안쪽 축성돌림 (엎침)과 모음이 결합된 움직임이다. 엄지끝과 새끼손가락바닥 (몸쪽손가락주름) 사이의 접촉은 대개 맞섬 ROM의 끝지점에서 이루어지고, MCP와 IP의 굽힘을 어느 정도 허용한다. 만약 MCP와 IP의 굽힘이 일어나지 않으면, 맞섬의 끝자세에서 엄지와 새끼손가락의 간격이 발생할 것이다. CMC 맞섬을 측정하는 방법은 많다. 중요한 것은 반복 측정할 때 측정의 일치성을 얻을 수 있도록 검사자가 뼈표식점과 MCP와 IP에서 허용되는 움직임의 양을 기록하는 것이다.

어떤 연구자들은 맞섬을 할 때 일어나는 엄지 안쪽축성돌림 (엎침)의 정량화를 시도했다. 그러나 결과는 측정의 방법과 측정이 생체내 또는 생체외 (사체 측정)인지에 따라 다양했고, 또 손허리뼈만의 움직임을 고려한 것인지 아니면 전체 엄지의 움직임을 고려한 것인지에 따라서도 측정의 결과는 달랐다. CMC와 분리된 손허리뼈의 평균 축성 ROM의 범위는 15~55°였고, MCP와 IP의 움직임을 포함한 엄지 끝에서 측정되는 범위는 약 70~90°였다. 현재까지 엄지 축성돌림의 임상적 측정 방법이 제시되지 않았다. 다음의 절차들이 엄지 맞섬을 측정하는 방법들이다.

검사자세 (Testing Position)

피검자는 앉은 자세를 취하고, 지지면 위에 아래팔과 손을 올려놓는다. 아래팔을 완전히 뒤침 자세로 배치한다. 굽힘, 폄, 노쪽치우침 및 자쪽치우침이 0°되는 자세로 손목을 배치한다.

고정 (Stabilization)

손목과 5번 CMC의 움직임을 막기 위해 5번 손허리뼈를 고정한다.

검사동작 (Testing Motion)

첫 번째 손허리뼈를 잡고 엄지를 손바닥으로부터 멀어지도록 하고, 그 다음 새끼손가락바닥 쪽으로 엄지를 자쪽 방향으로 움직인다 (굽힘과 모음). 이것은 엄지를 안쪽으로 돌림시키는 것이다 (그림 7.45). 만약 MCP와 IP의 굽힘이 허용되어 엄지의 끝이 새끼손가락바닥에 닿을 때, 맞섬의 ROM이 끝지점에 도달한다 (그림 7.46). 만약 MCP와 IP의 굽힘이 허용되지 않으면, 더 이상의 움직임에 저항이 느껴질 때 맞섬이 끝나게 되고, 저항을 극복하려는 시도가 아래팔의 엎침을 초래한다.

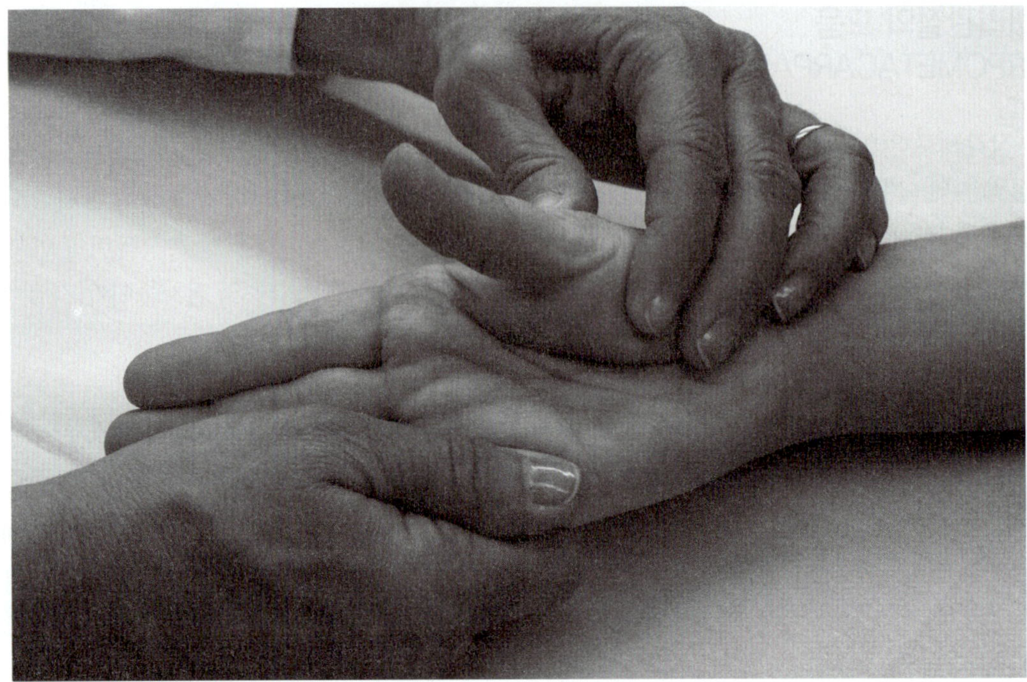

그림 7.45 CMC 맞섬 ROM을 할 때, 엄지의 손허리뼈는 벌림, 굽힘 및 안쪽돌림된다. 검사는 5번 손허리뼈를 고정한다.

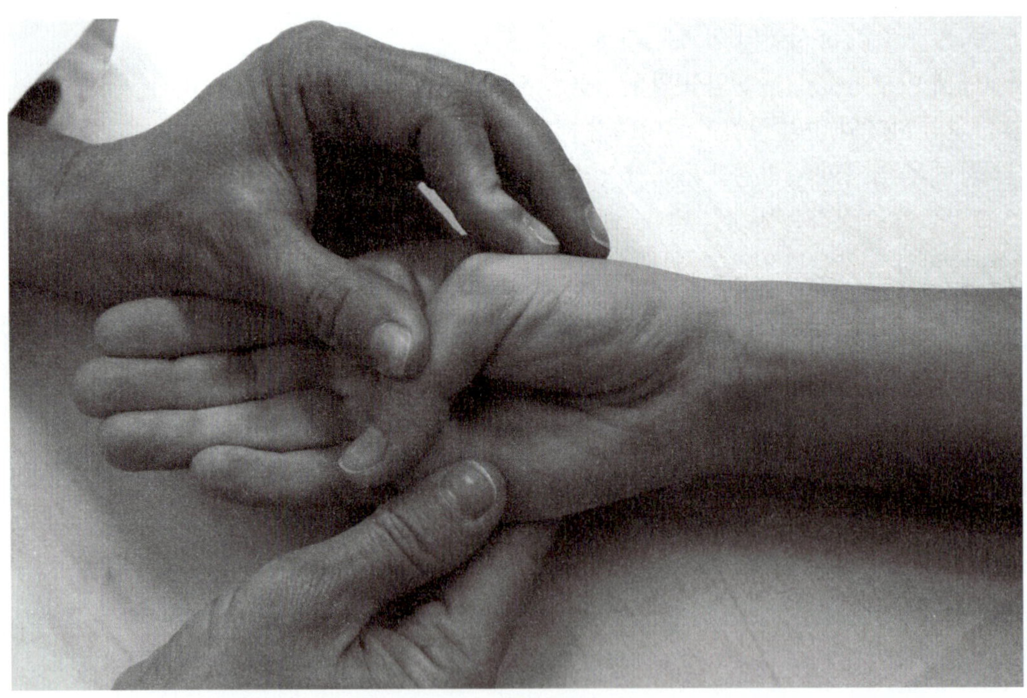

그림 7.46 맞섬의 ROM이 끝날 때는, 피검자의 엄지끝이 새끼손가락바닥에 닿게 된다. 엄지의 MCP가 굽힘될 때, CMC은 벌림, 굽힘, 안쪽돌림 및 모음으로 움직인다.

정상 끝느낌 (Normal End-Feel)

정상 끝느낌은 부드러운 느낌인데, 이것은 엄지두덩 근육과 손바닥 사이의 접촉 때문이거나 또는 엄지의 끝과 새끼손가락바닥 사이의 접촉 때문이다. 어떤 피검자의 경우에는, CMC 관절주머니와 엄지와 집게손가락사이의 근막 및 피부의 긴장 때문에 팽팽한 느낌이 발생할 수 있고, 또 엄지모음근, 1번 등쪽뼈사이근, 짧은엄지폄근 및 긴엄지폄근의 긴장 때문에도 팽팽한 느낌이 발생할 수 있다.

측정 방법: 선형 거리 (Measurement Method: Linear Distance)

일반적으로 맞섬의 ROM을 측정할 때 측각기를 사용하지 않는다. 맞섬의 끝지점에서 **엄지의 끝**과 **새끼손가락바닥** 사이의 간격을 측정하기 위해 측각기 대신에 종종 줄자를 사용한다 (그림 7.47).

대안적인 방법으로, **엄지의 몸쪽손가락주름**의 중앙과 **5번 손가락의 먼쪽손바닥주름** 사이의 최단거리를 측정할 수 있다 (그림 7.48). 이런 방법을 사용하면, 엄지의 MCP와 IP의 움직임이 맞섬의 측정에 영향을 주지 않을 것이다. 이들 양쪽 방법은 뼈표식점 사이의 간격이 짧을수록, 맞섬의 ROM이 더 커질 것이다.

AMA Guide to the Evaluation of Permanent Impairment는 **엄지 IP의 굽힘 주름**과 **3번 MCP의 먼쪽바닥주름** 사이에서 발생하는 가장 큰 거리의 측정을 권장하고 있다. 그러나 이런 측정 방법은 맞섬을 측정할 때보다는 엄지의 CMC 벌림을 측정할 때 더 일관성이 있는 것 같다. 거리가 8 cm 이하라면, 손상이 있음을 간주한다.

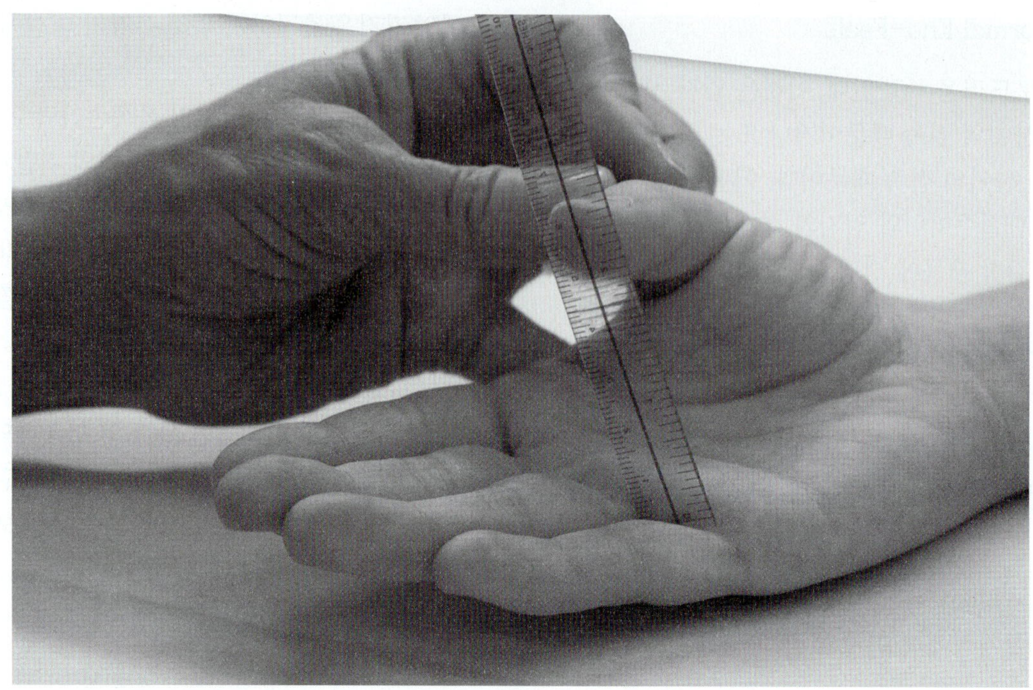

그림 7.47 맞섬의 ROM은 엄지의 끝과 새끼손가락의 몸쪽주름사이의 최단거리를 측정함으로써 결정될 수 있다. 검사자는 측각기의 팔을 사용하여 거리를 측정할 수 있지만, 줄자를 사용하는 것이 더 좋다. 피검자의 손은 완전한 맞섬 ROM을 이루지 못한다.

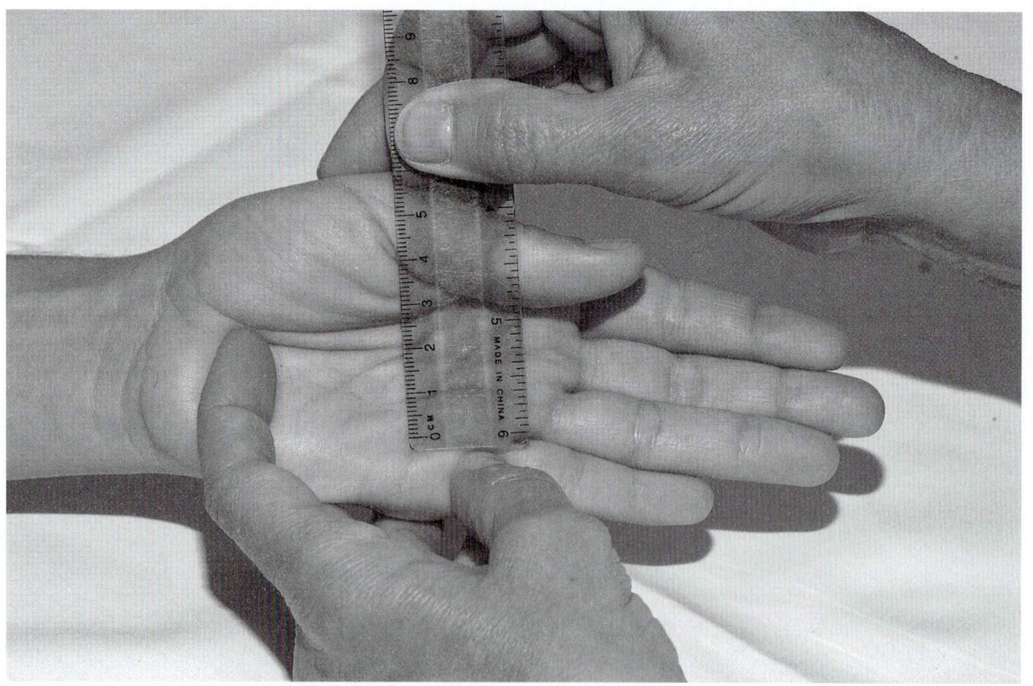

그림 7.48 엄지 맞섬을 측정하는 다른 방법은 엄지의 몸쪽주름과 5번 MCP의 먼쪽바닥주름 사이의 거리를 측정하는 것이다. 이 방법은 엄지 MCP와 IP의 움직임을 포함시키지 않아야 한다.

측정 방법: 전체 맞섬 검사 (Measurement Method: Total Opposition Test)

Kapandji와 IFSSH는 엄지를 맞섬할 때, 엄지의 복합 움직임을 평가하고 서술하는 다른 임상 방법을 제시했는데, 이런 방법을 전체 맞섬 검사라고 부르고, 이것은 10단계로 구성되어 있다. 엄지의 지문부위가 닿을 수 있는 손가락 지점에 번호를 명명했다 (그림 7.49). 1번 CMC 관절 이외에, 엄지와 손가락의 다른 관절이 굽힘을 허용한다.

0점 시작자세는 엄지의 지문 부위를 집게손가락의 몸쪽마디뼈에 붙이는 자세이다 (그림 7.50). **단계 1과 단계 2**는 각각 엄지를 집게손가락의 중간마디뼈와 먼쪽마디뼈에 접촉시키는 것이다. **단계 3에서 단계 6**은 각각 엄지의 지문 부위를 집게손가락의 끝, 가운데손가락의 끝, 반지손가락의 끝, 그리고 새끼손가락의 끝에 닿는 것이다 (그림 7.51). 그런 다음 엄지를 새끼손가락 DIP의 바닥쪽에 접촉시키고 (단계 7), PIP의 주릉에 접촉시키고 (단계 8), 새끼손가락의 몸쪽주름 (단계 9)에 접촉시키고, 그런 다음 맞섬을 완성하기위해 엄지를 먼쪽바닥주름에 접촉시킨다 (단계 10). 손가락주름과 바닥주름의 위치를 알고 싶으면 그림 7.27을 참고하기 바란다. 중요한 것은 진짜 맞섬이 일어나도록 순차적으로 단계를 완성하는 것이고, 단계 9와 단계 10을 달성하기 위해서는 엄지의 굽힘을 하지 않는 것이다.

18~37세의 건강한 62명 여성을 대상으로 측정했을 때 오른손 엄지의 TOT 점수는 평균적으로 9등급 (SD=0.5)이었다. 화상으로 회복중인 환자를 대상으로 이런 방법을 사용한 검사자간 신뢰도는 excellent 했고, 등급내 상관계수 (ICC)는 0.99였고, 최소감지차이는 0.3이었다.

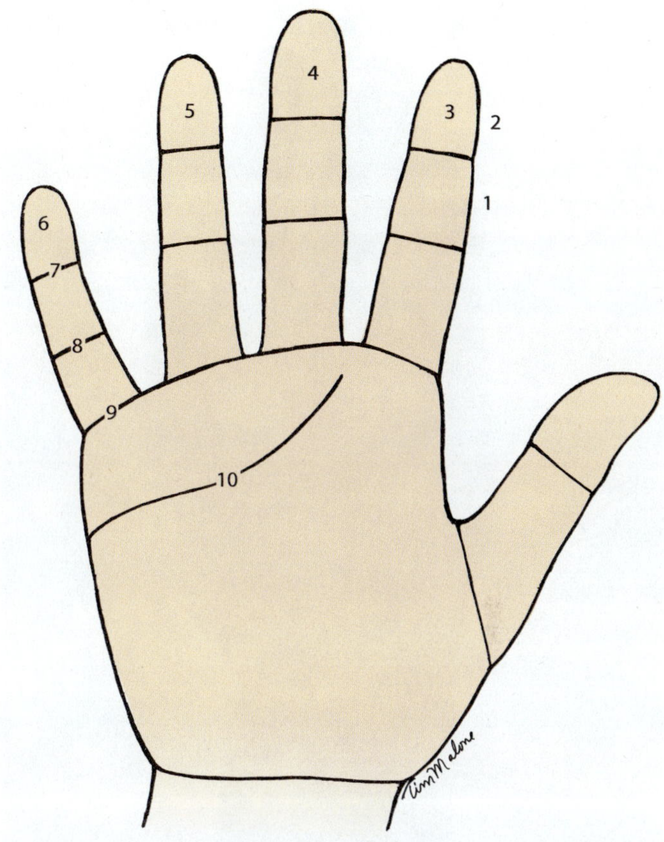

그림 7.49 전체 맞섬 검사 (TOT)의 그림은 10단계의 엄지 맞섬을 보여주고 있다. 피검자는 10단계의 맞섬을 순차적으로 수행한다. 좋은 기법의 사용으로 도달할 수 있는 가장 높은 단계가 점수이다.

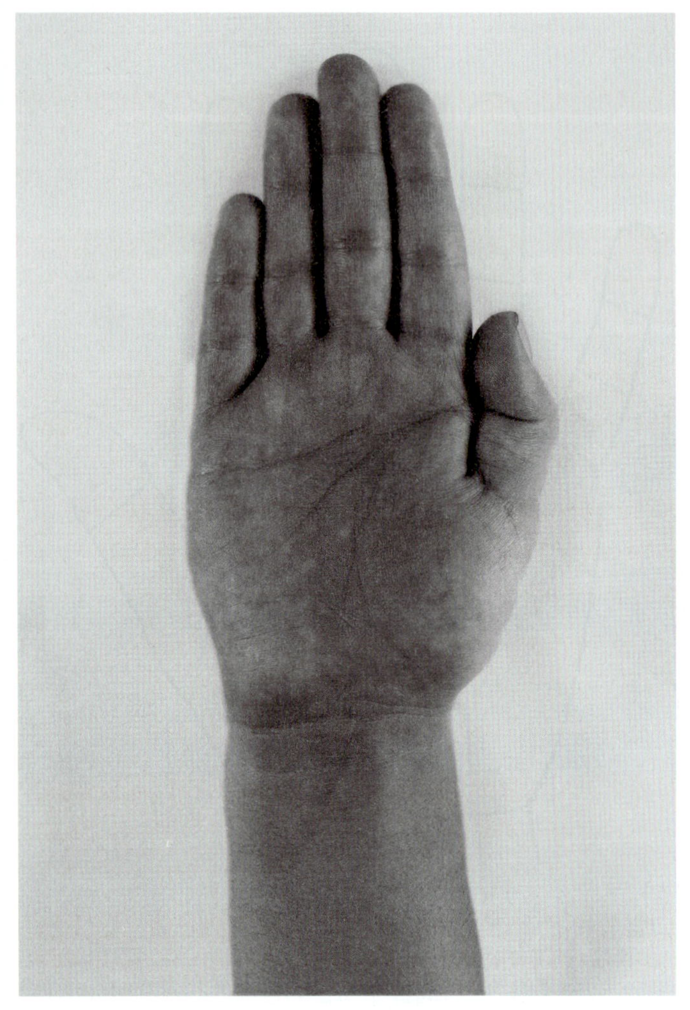

그림 7.50 전체 맞섬 검사 (TOT)의 시작 자세. 엄지를 집게손가락의 측면에 부착시킨다.

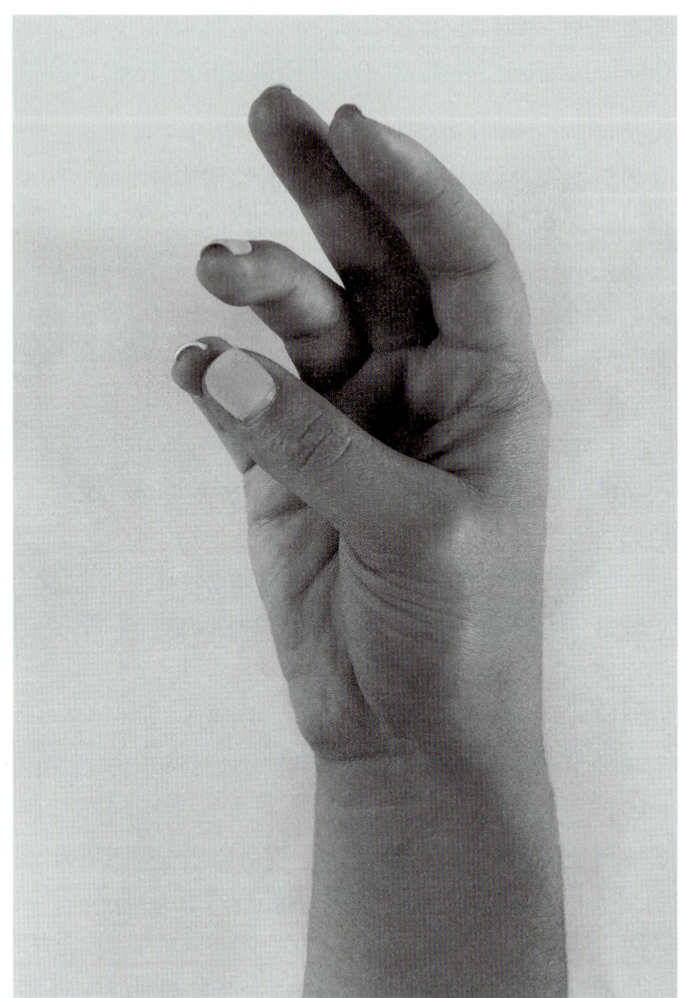

그림 7.51 피검자는 순차적으로 맞섬을 하고, 이때의 손 자세는 6단계의 맞섬이다. 엄지의 끝이 새끼손가락의 끝에 닿는다.

엄지: 손허리손가락관절의 굽힘 (THUMB: METACARPOPHALANGEAL FLEXION)

굽힘은 피검자가 해부학적 자세를 취할 때, 앞뒤축을 중심으로 이마면에서 일어난다. 성인의 정상 ROM 값은 50~60°이다. 표 7.3과 연구 소견의 단락을 참고하기 바란다. 표 7.3에 제시된 자료 이외에, DeSmet 등은 16~83세 101명의 남성과 여성을 대상으로 MCP의 굽힘이 54.0° (SD=13.7)였음을 보고했다. Barakat 등은 18-37세의 건강한 여성 62명 대상으로한 연구에서 MCP의 굽힘이 평균 60° (SD=5.5)이었음을 보고했다. Hume 등은 26~28세의 남성 35명을 대상으로 한 연구에서, 남성의 85%가 56°의 MCP 굽힘 ROM을 가졌고, 15%가 평균적으로 27°의 MCP 굽힘 ROM을 가졌음을 확인했다. 다른 연구자들은 2가지 형태 (둥근 형태와 납작한 형태)의 엄지 손허리뼈바닥을 확인했다. 둥근형태의 손허리뼈머리가 납작한 형태보다 더 큰 ROM을 가졌음이 확인되었다.

검사자세 (Testing Position)

피검자는 앉은 자세를 취하고, 지지면 위에 아래팔과 손을 올려 놓는다. 아래팔을 완전히 뒤침 자세로 배치한다. 굽힘, 폄, 노쪽치우침 및 자쪽치우침이 0°되는 자세로 손목을 배치한다. 엄지의 CMC를 0°의 벌림 자세로 배치한다. 엄지의 CMC도 굽힘, 폄, 벌림 및 모음이 0°되는 자세를 취한다. IP 관절은 굽힘과 폄이 0°되는 자세를 취한다 (손목과 엄지의 IP가 완전한 굽힘 자세를 취했다면, 긴엄지폄근의 긴장이 움직임을 제한할 수 있다).

고정 (Stabilization)

손목과 엄지 CMC의 굽힘을 막기 위해 1번 손허리뼈를 고정한다.

검사동작 (Testing Motion)

몸쪽마디뼈의 등쪽면을 밀고, 엄지를 손의 자쪽으로 움직임으로써 MCP를 굽힘한다 (그림 7.52). 굽힘 ROM의 끝은 저항이 느껴질 때 일어나고, 저항을 극복하려는 시도가 CMC의 굽힘을 초래한다.

정상 끝느낌 (Normal End-Feel)

끝느낌은 딱딱한 느낌인데, 그 이유는 몸쪽마디뼈의 바닥쪽면과 1번 손허리뼈의 바닥쪽면이 접촉하기 때문이다. 또는 끝느낌이 팽팽할 수도 있는데, 그 이유는 등쪽관절주머니, 곁인대, 짧은엄지폄근의 긴장 때문이다.

측각기 정렬 (Goniometer Alignment)

그림 7.53과 그림 7.54를 참고한다.

1. 측각기의 **중심축**을 MCP의 등쪽면에 배치한다.
2. 측각기의 **몸쪽팔**을 손허리뼈의 등쪽중심선에 정렬시킨다.
3. 측각기의 **먼쪽팔**을 몸쪽마디뼈의 배쪽중심선에 정렬시킨다.

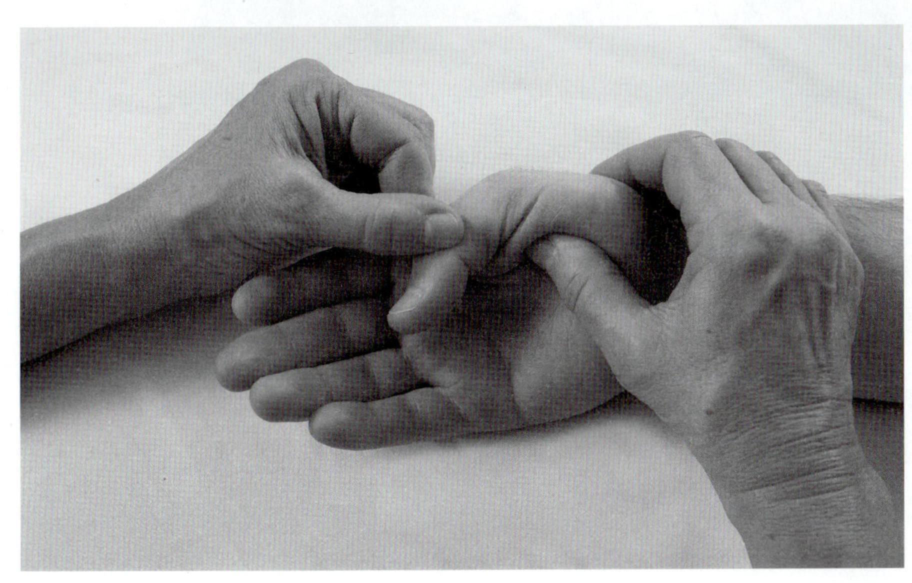

그림 7.52 엄지 MCP의 굽힘을 수행할 때, 검사자는 엄지와 집게손가락을 이용해 1번 손허리뼈를 고정하고, 손목을 중립위로 유지시킨다. 다른 손의 집게손가락과 엄지를 이용해 몸쪽마디뼈의 먼쪽끝단을 잡고 굽힘시킨다.

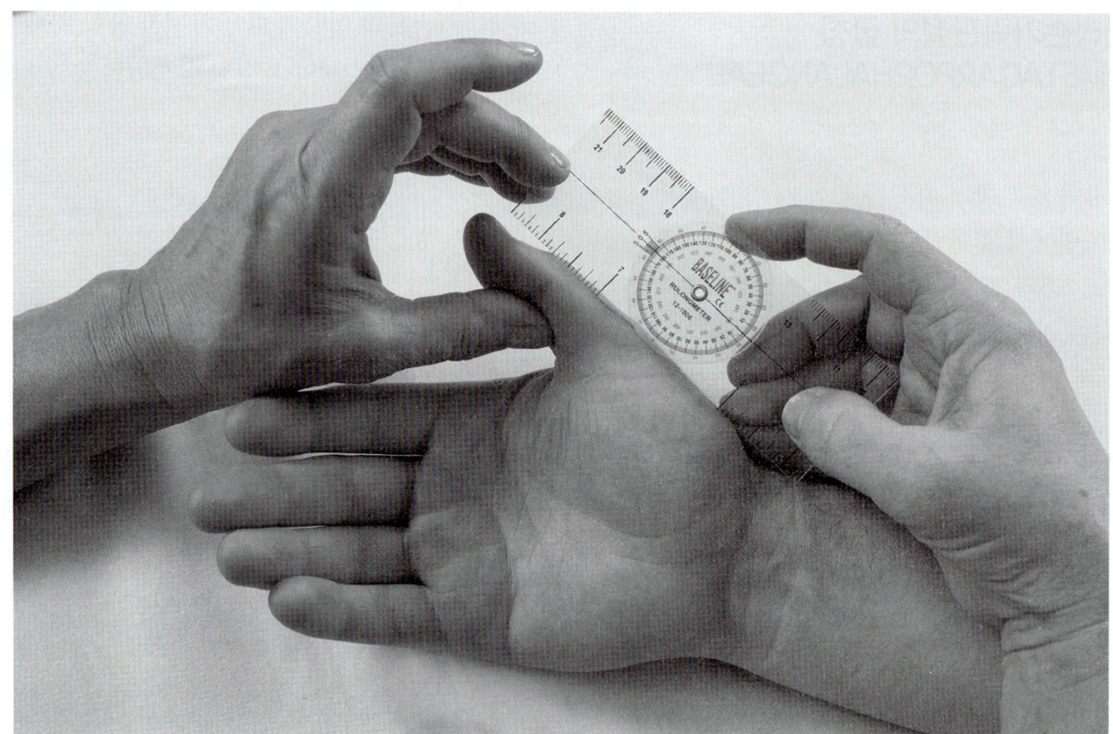

그림 7.53 엄지 MCP의 굽힘 ROM을 시작할 때, 1번 손허리뼈와 몸쪽마디뼈의 등쪽면에 측각기를 정렬한다. 만약 뼈 변형이나 부종이 있으면, 측각기를 이들 뼈의 가쪽면에 배치할 수 있다.

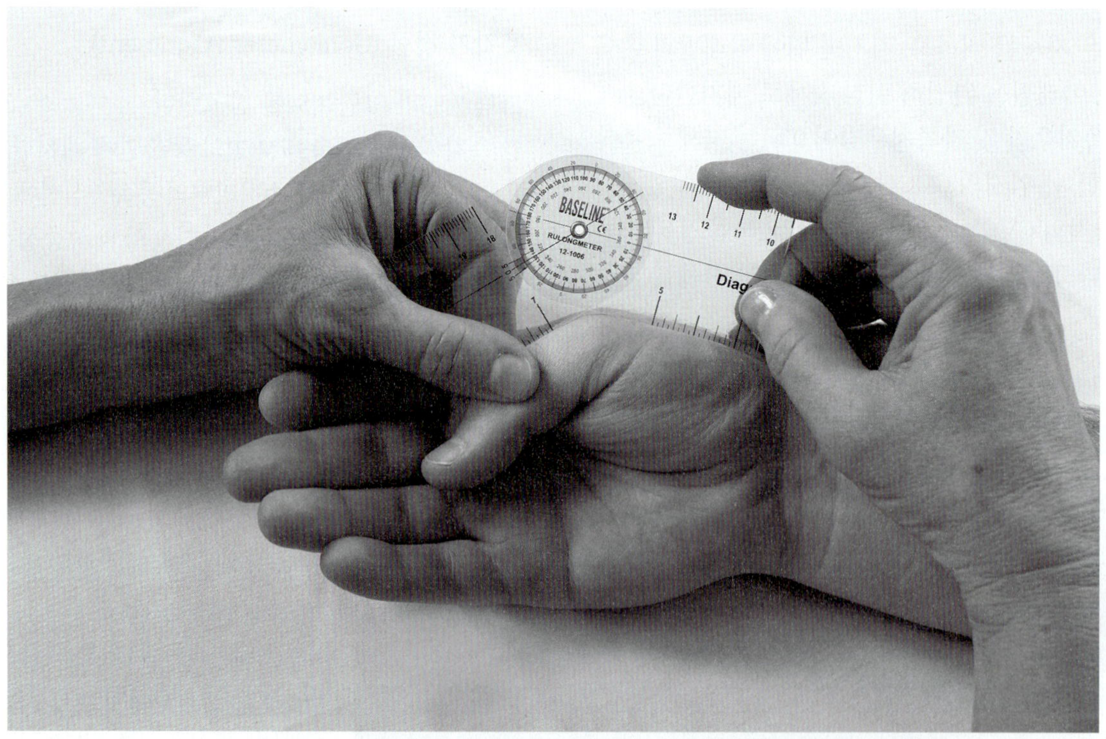

그림 7.54 엄지 MCP 굽힘 ROM의 끝지점에서는, 검사자는 한 손을 이용해 측각기 몸쪽팔을 정렬시킨다. 검사자는 다른 손을 이용해 몸쪽마디뼈를 굽힘 상태로 유지하고, 측각기의 먼쪽팔을 정렬시킨다.

엄지: 손허리손가락관절의 폄 (THUMB: METACARPOPHALANGEAL EXTENSION)

폄은 피검자가 해부학적 자세를 취할 때, 앞뒤축을 중심으로 이마면에서 일어난다. 엄지 MCP의 폄 자세는 대개 MCP 굽힘 자세의 시작자세로 기록된다. 성인의 정상 ROM 값은 대개 0°로 간주되지만, 몇몇 자료는 측정 방법에 따라 8~40°라고 보고했다. 수동 MCP 굽힘 ROM은 능동 움직임보다 더 큰 편이다. 표 7.3과 연구 소견의 단락을 참고하기 바란다.

검사자세 (Testing Position)

피검자는 앉은 자세를 취하고, 지지면 위에 아래팔과 손을 올려 놓는다. 아래팔을 완전히 뒤침 자세로 배치한다. 굽힘, 폄, 노쪽치우침 및 자쪽치우침이 0°되는 자세로 손목을 배치한다. 엄지의 CMC를 0°의 벌림 자세로 배치한다. 엄지의 CMC도 굽힘, 폄, 벌림 및 모음이 0°되는 자세를 취한다. IP 관절은 굽힘과 폄이 0°되는 자세를 취한다 (손목과 엄지의 IP가 완전한 폄 자세를 취했다면, 긴엄지굽힘근의 긴장이 움직임을 제한할 수 있다).

고정 (Stabilization)

손목과 엄지 CMC의 움직임을 막기 위해 1번 손허리뼈를 고정한다.

검사동작 (Testing Motion)

몸쪽마디뼈의 바닥쪽면을 밀고, 엄지를 손의 노쪽으로 움직임으로써 MCP를 폄한다. 폄 ROM의 끝은 저항이 느껴질 때 일어나고, 저항을 극복하려는 시도가 CMC의 폄을 초래한다.

정상 끝느낌 (Normal End-Feel)

끝느낌은 팽팽한 느낌인데, 그 이유는 바닥쪽 관절주머니, 바닥판 (바닥인대), 종자사이인대 (십자인대), 짧은엄지굽힘근의 긴장 때문이다.

측각기 정렬 (Goniometer Alignment)

그림 7.53을 참고한다.

1. 측각기의 **중심축**을 MCP의 등쪽면에 배치한다.
2. 측각기의 **몸쪽팔**을 손허리뼈의 등쪽중심선에 정렬시킨다.
3. 측각기의 **먼쪽팔**을 몸쪽마디뼈의 등쪽중심선에 정렬시킨다.

엄지: 마디뼈사이관절의 굽힘 (THUMB: INTERPHALANGEAL FLEXION)

굽힘은 피검자가 해부학적 자세를 취할 때, 앞뒤축을 중심으로 이마면에서 일어난다. 성인의 정상 ROM 값은 약 80°로 보고되고 있다. 표 7.3과 연구 소견의 단락을 참고하기 바란다. 표 7.3에 제시된 자료 이외에, DeSmet 등은 16~83세 101명의 남성과 여성을 대상으로 IP의 굽힘이 79.8° (SD=10.2)였음을 보고했다. Barakat 등은 18~37세의 건강한 여성 62명 대상으로한 연구에서 IP의 굽힘이 평균 88° (SD=2.3)이었음을 보고했다.

검사자세 (Testing Position)

피검자는 앉은 자세를 취하고, 지지면 위에 아래팔과 손을 올려 놓는다. 아래팔을 완전히 뒤침 자세로 배치한다. 굽힘, 폄, 노쪽치우침 및 자쪽치우침이 0°되는 자세로 손목을 배치한다. 엄지의 CMC를 0°의 벌림 자세로 배치한다. 엄지의 CMC도 굽힘, 폄, 벌림, 모음 및 맞섬이 0°되는 자세를 취한다. MCP 관절은 굽힘과 폄이 0°되는 자세를 취한다 (만약 손목과 엄지의 MCP가 완전한 굽힘 자세를 취했다면, 긴엄지폄근의 긴장이 움직임을 제한할 수 있다. 만약 엄지의 MCP가 완전한 폄 자세를 취했다면, 짧은엄지벌림근과 엄지모음근 빗갈래의 긴장이 닿는곳을 통해 폄근장치쪽으로의 움직임을 제한할 수 있다).

고정 (Stabilization)

MCP 관절의 굽힘이나 폄을 막기 위해 몸쪽마디뼈를 고정한다.

검사동작 (Testing Motion)

먼쪽마디뼈의 등쪽면을 밀고, 엄지를 손의 자쪽으로 움직임으로써 IP를 굽힘한다 (그림 7.55). 굽힘 ROM의 끝은 저항이 느껴질 때 일어나고, 저항을 극복하려는 시도가 MCP의 굽힘을 초래한다.

정상 끝느낌 (Normal End-Feel)

대개 끝느낌은 팽팽한 느낌인데, 그 이유는 곁인대와 등쪽관절주머니의 긴장 때문이다. 어떤 피검자에서는 끝느낌이 딱딱할 수도 있는데, 그 이유는 먼쪽마디뼈의 바닥쪽면, 바닥판 및 몸쪽마디뼈의 바닥쪽면이 접촉하기 때문이다.

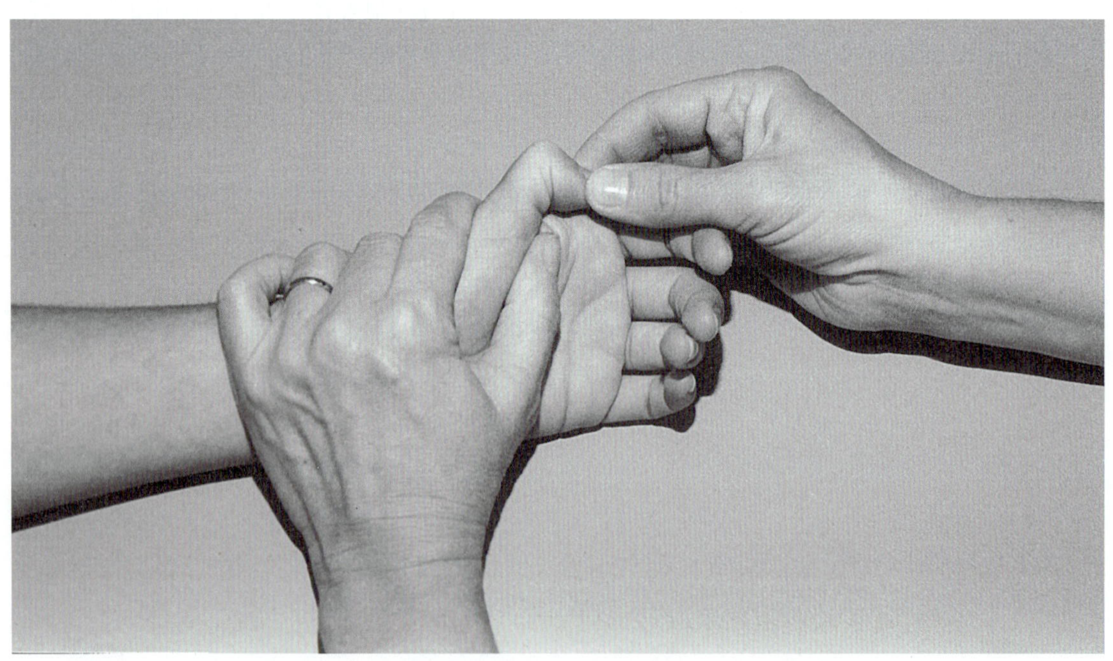

그림 7.55 엄지 IP의 굽힘을 수행할 때, 검사자는 한 손으로 몸쪽마디뼈를 고정하고, MCP를 0°의 굽힘으로 유지하고, 또 CMC를 0°의 굽힘, 벌림 및 맞섬으로 유지한다. 검사자는 다른 손의 집게손가락과 엄지를 사용해 먼쪽마디뼈를 굽힘한다.

측각기 정렬 (Goniometer Alignment)

그림 7.56과 그림 7.57을 참고한다.

1. 측각기의 **중심축**을 IP의 등쪽면에 배치한다.
2. 측각기의 **몸쪽팔**을 몸쪽마디뼈의 등쪽중심선에 정렬시킨다.
3. 측각기의 **먼쪽팔**을 먼쪽마디뼈의 등쪽중심선에 정렬시킨다.

어떤 피검자의 경우, 손톱침상의 각도 때문에 먼쪽마디뼈의 등쪽면에 측각기의 먼쪽팔을 배치하기 어렵다. 이런 경우, 측각기의 축을 IP 관절의 가쪽면에 배치하고, 측각기의 양쪽 팔을 몸쪽마디뼈와 먼쪽마디뼈의 가쪽 세로축에 정렬시킨다.

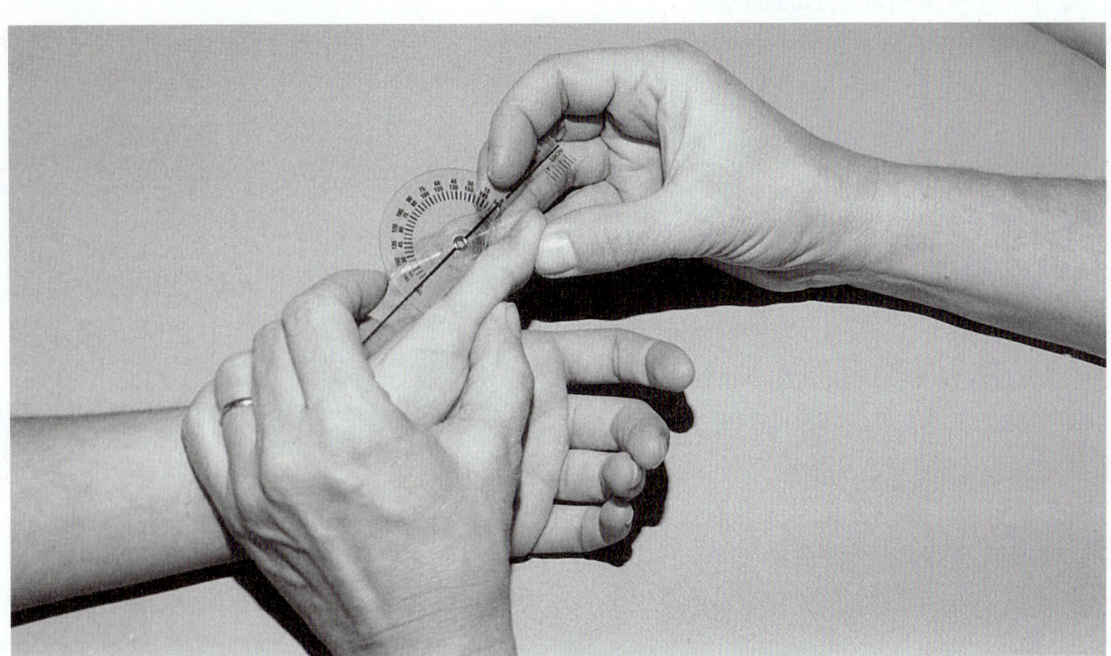

그림 7.56 엄지 IP의 굽힘 ROM을 시작할 때의 측각기 정렬. 측각기의 양쪽 팔을 몸쪽마디뼈와 먼쪽마디뼈의 등쪽면에 배치한다. 그러나 만약 손톱이 돌출되어 있거나 또는 뼈 돌출이나 부종이 있다면, 측각기의 양쪽 팔을 몸쪽마디뼈와 먼쪽마다뼈의 가쪽면에 배치할 수 있다.

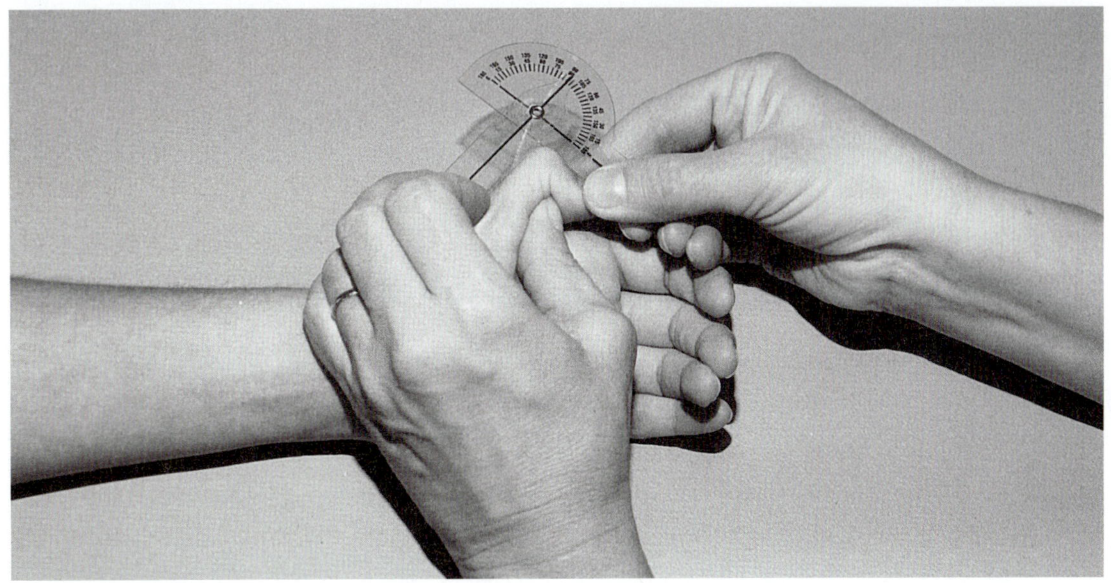

그림 7.57 엄지 IP 굽힘 ROM의 끝지점에서의 측각기 정렬. 검사자는 측각기의 양쪽 팔을 몸쪽마디뼈와 먼쪽마다뼈의 등쪽면에 고정시킨다.

엄지: 마디뼈사이관절의 폄 (THUMB: INTERPHALANGEAL EXTENSION)

폄은 피검자가 해부학적 자세를 취할 때, 앞뒤축을 중심으로 이마면에서 일어난다. 성인의 정상 ROM 값은 약 20~30°로 보고되고 있다. 수동 폄 ROM은 능동 ROM보다 더 큰 편이었다. 표 7.3과 연구 소견의 단락을 참고하기 바란다. 표 7.3에 제시된 자료 이외에, Barakat 등은 18~37세의 건강한 여성 62명 대상으로한 연구에서 IP의 굽힘이 평균 12° (SD=9.2)이었음을 보고했다.

검사자세 (Testing Position)

피검자는 앉은 자세를 취하고, 지지면 위에 아래팔과 손을 올려 놓는다. 아래팔을 완전히 뒤침 자세로 배치한다. 굽힘, 폄, 노쪽치우침 및 자쪽치우침이 0°되는 자세로 손목을 배치한다. 엄지의 CMC를 0°의 벌림 자세로 배치한다. 엄지의 CMC도 굽힘, 폄, 벌림, 모음 및 맞섬이 0°되는 자세를 취한다. MCP 관절은 굽힘과 폄이 0°되는 자세를 취한다 (만약 엄지의 MCP가 폄 자세를 취했다면, 긴엄지벌림근의 긴장이 움직임을 제한할 수 있다).

고정 (Stabilization)

MCP 관절의 굽힘이나 폄을 막기 위해 몸쪽마디뼈를 고정한다.

검사동작 (Testing Motion)

먼쪽마디뼈의 바닥쪽면을 밀고, 엄지를 손의 노쪽으로 움직임으로써 IP를 폄한다. 폄 ROM의 끝은 저항이 느껴질 때 일어나고, 저항을 극복하려는 시도가 MCP의 폄을 초래한다.

정상 끝느낌 (Normal End-Feel)

대개 끝느낌은 팽팽한 느낌인데, 그 이유는 바닥쪽 관절주머니와 바닥판의 긴장 때문이다.

측각기 정렬 (Goniometer Alignment)

그림 7.56을 참고한다.

1. 측각기의 **중심축**을 IP의 등쪽면에 배치한다.
2. 측각기의 **몸쪽팔**을 몸쪽마디뼈의 등쪽중심선에 정렬시킨다.
3. 측각기의 **먼쪽팔**을 먼쪽마디뼈의 등쪽중심선에 정렬시킨다.

어떤 피검자의 경우, 손톱침상의 각도 때문에 먼쪽마디뼈의 등쪽면에 측각기의 먼쪽팔을 배치하기 어렵다. 이런 경우, 측각기의 축을 IP 관절의 가쪽면에 배치하고, 측각기의 양쪽 팔을 몸쪽마디뼈와 먼쪽마디뼈의 가쪽 세로축에 정렬시킨다.

근육길이 검사절차: 손가락

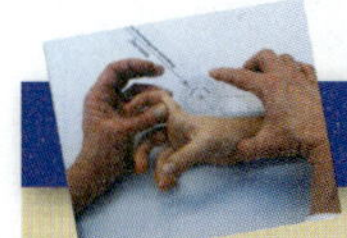

검사절차를 위한 뼈표식점 (Landmarks for Testing Procedures)

손가락의 검사절차를 위한 표식점에 대해 알고 싶으면, 그림 7.7과 그림 7.8을 참고한다.

손허리손목관절의 굽힘근 (METACARPOPHALANGEAL FLEXORS)

많은 근육이 손가락의 MCP 관절을 굽힘한다. 이들 근육으로는 벌레근, 바닥쪽뼈사이근, 등쪽뼈사이근, 깊은손가락굽힘근과 얕은손가락굽힘근 등이 있다. 벌레근, 바닥쪽뼈사이근, 등쪽뼈사이근은 MCP, PIP, DIP를 통과하는 근육들이다. 1번 벌레근과 2번 **벌레근**은 각각 집게손가락과 가운데손가락에 붙는 깊은손가락굽힘근 힘줄의 노쪽면에서 시작한다 (그림 7.58). 3번 벌레근은 가운데손가락에 붙는 깊은손가락굽힘근힘줄의 자쪽면과 반지손가락에 붙는 깊은손가락굽힘근힘줄의 노쪽면에서 시작한다. 4번 벌레근은 반지손가락에 붙는 깊은손가락굽힘근힘줄의 자쪽면과 새끼손가락에 붙는 깊은손가락굽힘근힘줄의 노쪽면에서 시작한다. 각 벌레근은 해당되는 손가락의 노쪽면을 통과하여 깊은손가락폄근의 폄근장치에서 착지한다.

1번 바닥쪽뼈사이근은 2번 손허리뼈의 자쪽면에서 시작하여 집게손가락의 몸쪽마디뼈의 자쪽면과 깊은손가락폄근의 폄근장치에서 착지한다 (그림 7.59). 2번과 3번의 바닥쪽뼈사이근은 반지손가락과 새끼손가락의 손허리뼈 자쪽면에서 시작하여 같은 손가락의 몸쪽마디뼈 자쪽면과 깊은손가락폄근의 폄근장치에서 착지한다.

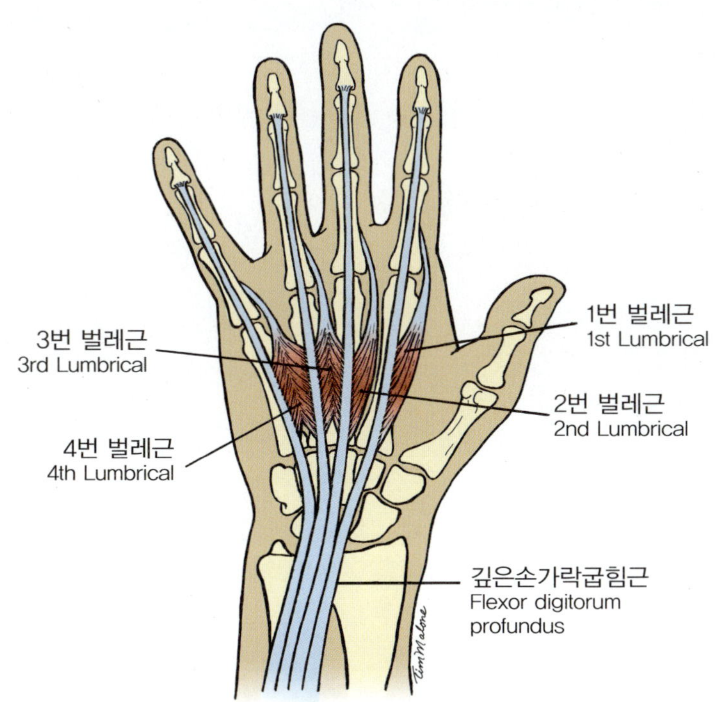

그림 7.58 오른손의 앞쪽면은 벌레근의 몸쪽 부착점을 보여주고 있다. 벌레근은 손의 뒤쪽면에 있는 손가락폄근에 착지한다 (이 그림에서는 볼 수 없음).

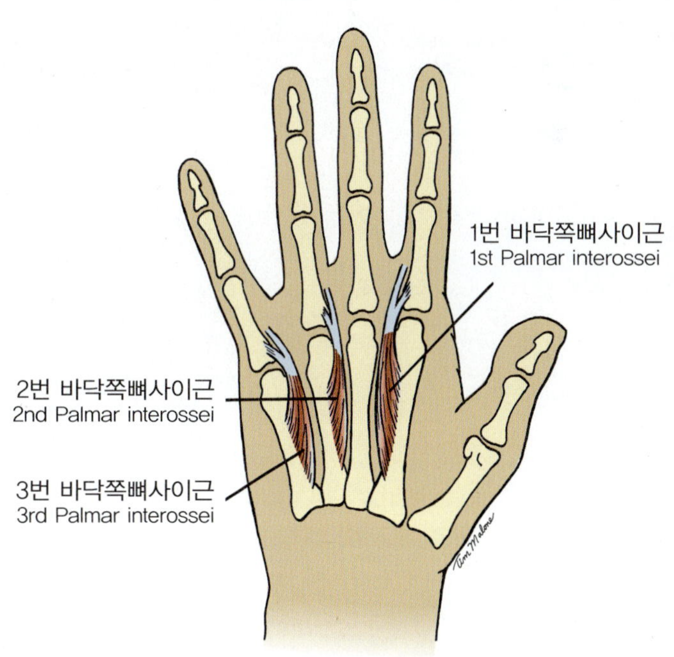

그림 7.59 오른손의 앞쪽면은 바닥쪽뼈사이근의 몸쪽 부착점과 먼쪽 부착점을 보여주고 있다. 바닥쪽뼈사이근도 손의 뒤쪽면에 있는 손가락폄근에 착지한다.

4개의 **등쪽뼈사이근**은 깃근으로써, 인접한 두 개의 손허리뼈에서 시작한다 (그림 7.60). 1번 등쪽뼈사이근은 엄지와 집게손가락의 손허리뼈에서 시작하고, 2번 등쪽뼈사이근은 집게손가락과 가운데손가락의 손허리뼈에서 시작하고, 3번 등쪽뼈사이근은 가운데손가락과 반지손가락의 손허리뼈에서 시작하고, 끝으로 4번 등쪽뼈사이근은 반지손가락과 새끼손가락의 손허리뼈에서 시작한다. 등쪽뼈사이근은 해당 손가락의 몸쪽마디뼈바닥과 깊은손가락폄근의 폄근장치에서 착지한다.

이 3근육이 수축을 하면, 그것들은 MCP를 굽힘하고, PIP와 DIP를 굽힘시킨다. 이들 근육은 수동으로 MCP를 굽힘하고 PIP와 DIP를 완전히 폄할 때 신장된다.

깊은손가락굽힘근과 얕은손가락굽힘근도 손가락의 MCP를 굽힘한다. 그러나 이들 근육은 손목, MCP, PIP 및 DIP의 바닥쪽을 지나간다. 만약 깊은손가락굽힘근과 얕은손가락굽힘근이 짧아지면, 손목, PIP 및 DIP를 폄으로 유지한 채 MCP의 폄을 제한한다. 깊은손가락굽힘근과 얕은손가락굽힘근의 길이 검사는 6장에서 설명되었다. 근육길이 검사절차: 손목 굽힘근을 참고하길 바란다.

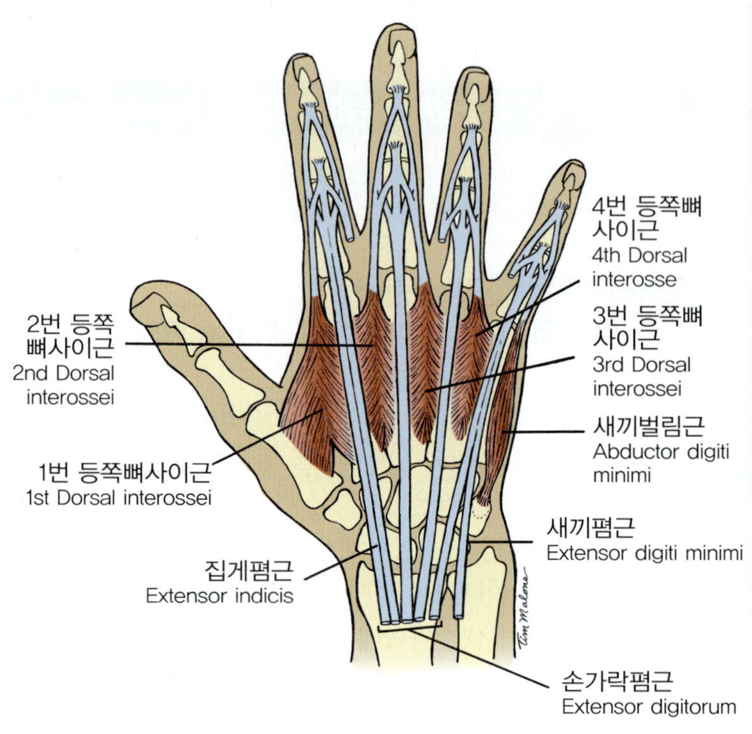

그림 7.60 오른손의 뒤쪽면은 손허리뼈에 붙은 등쪽뼈사이근의 몸쪽 부착점과 손가락폄근, 집게폄근 및 새끼폄근의 폄근장치에 붙은 먼쪽 부착점을 보여주고 있다.

벌레근, 바닥쪽뼈사이근과 등쪽뼈사이근의 길이 검사 (LUMBRICALS, PALMAR INTEROSSEI, AND DORSAL INTEROSSEI MUSCLE LENGTH TEST)

검사자세 (Testing Position)

피검자는 앉은 자세를 취하고, 지지면 위에 아래팔과 손을 올려 놓는다. 아래팔을 엎침과 뒤침의 중간 자세로 배치한다. 굽힘, 폄, 노쪽치우침 및 자쪽치우침이 0°되는 자세로 손목을 배치한다. MCP, PIP 및 DIP를 굽힌다 (그림 7.61). MCP 관절은 벌림과 모음의 중립위로 배치되어야 한다.

고정 (Stabilization)

손목 움직임을 막기 위해 손허리뼈와 손목뼈를 고정한다.

검사동작 (Testing Motion)

MCP를 폄한 채, PIP와 DIP를 완전히 굽힘시킨다 (그림 7.62와 그림 7.63). 모든 손가락을 함께 검사해야 하지만, 만약 이상이 발견되면, 각 손가락을 개별로 검사해야 한다. 굽힘 ROM의 끝은 저항이 느껴질 때 일어나고, 저항을 극복하려는 시도가 손목, PIP 및 DIP의 MCP의 폄을 초래한다.

정상 끝느낌 (Normal End-Feel)

끝느낌은 팽팽한 느낌이다. 왜냐하면 벌레근, 바닥쪽뼈사이근과 등쪽뼈사이근의 긴장 때문이다.

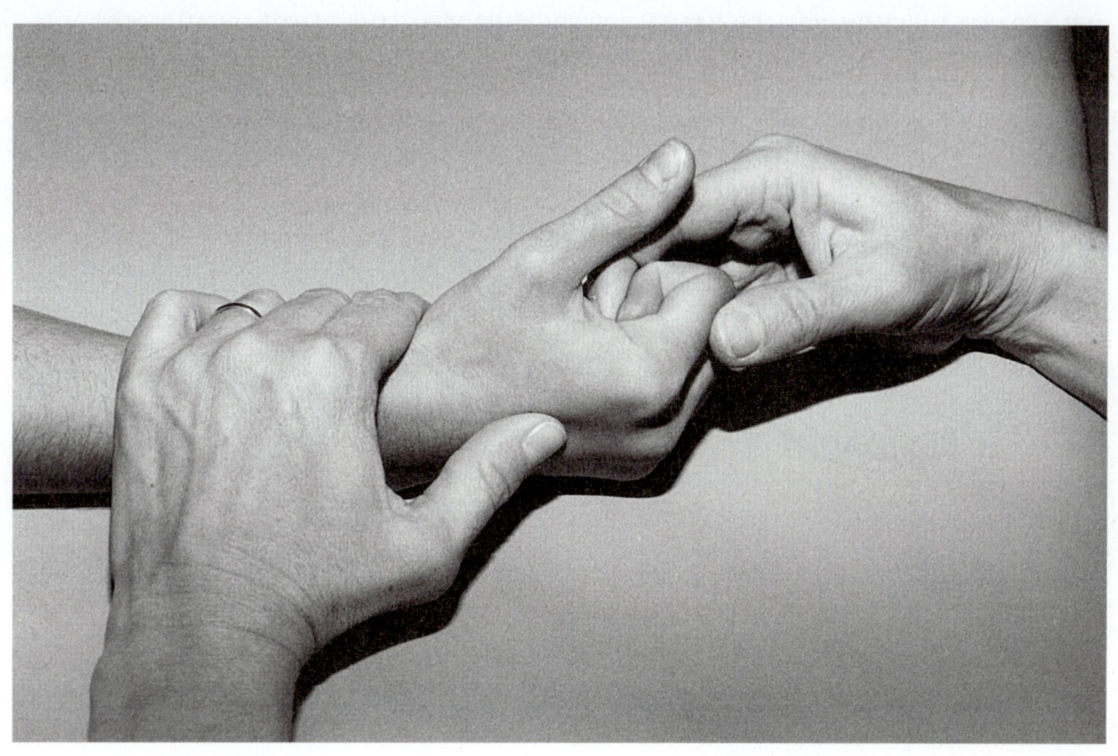

그림 7.61 벌레근, 바닥쪽뼈사이근과 등쪽뼈사이근의 길이 검사를 위한 시작자세. 검사자는 한 손으로 피검자의 손목을 고정시키고, 다른 손으로 피검자의 MCP, PIP 및 DIP를 완전히 굽힘시킨다.

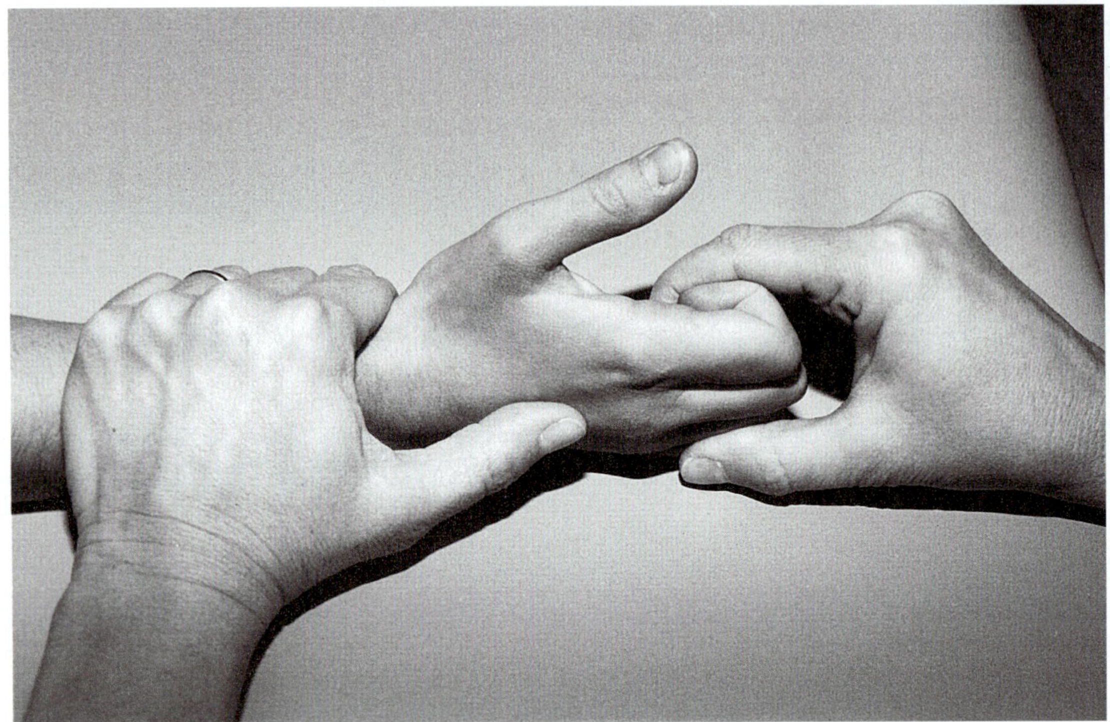

그림 7.62 벌레근, 바닥쪽뼈사이근과 등쪽뼈사이근의 길이 검사를 위한 끝자세. 검사자는 피검자의 PIP와 DIP를 굽힘 상태로 만들어 고정시키고, MCP를 폄 쪽으로 움직인다.

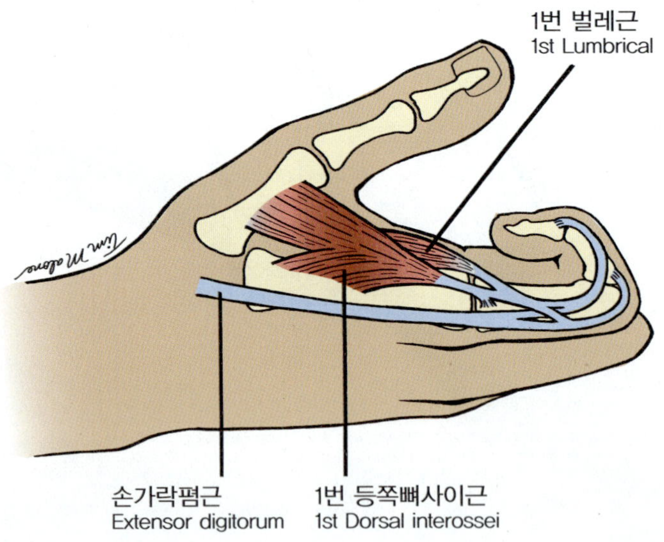

그림 7.63 오른손의 가쪽면은 MCP, PIP 및 DIP 위에서 신장된 벌레근과 1번 등쪽 뼈사이근을 보여 준다.

측각기 정렬 (Goniometer Alignment)

그림 7.64를 참고한다.

1. 측각기의 **중심축**을 손허리손가락관절의 등쪽면에 배치한다.
2. 측각기의 **몸쪽팔**을 손허리뼈의 등쪽중심선에 정렬한다.
3. 측각기의 **먼쪽팔**을 몸쪽마디뼈의 등쪽중심선에 정렬한다.

설명 (Interpretation)

만약 벌레근, 바닥쪽뼈사이근과 등쪽뼈사이근이 단축되면, 그들은 PIP와 DIP가 완전히 굽힘될 때 MCP의 폄을 제한할 것이다. 만약 깊은손가락굽힘근과 얕은손가락굽힘근이 단축되면, 그들은 PIP와 DIP가 완전히 폄될 때 MCP의 폄을 제한할 것이다. 만약 MCP의 굽힘이 PIP와 DIP의 자세에 관계없이 단축되면, 그 제한은 MCP 관절면의 이상이나 바닥쪽 관절주머니의 단축과 바닥판 때문이다. 우리는 근육길이 검사에 대한 표준 값을 알지 못한다.

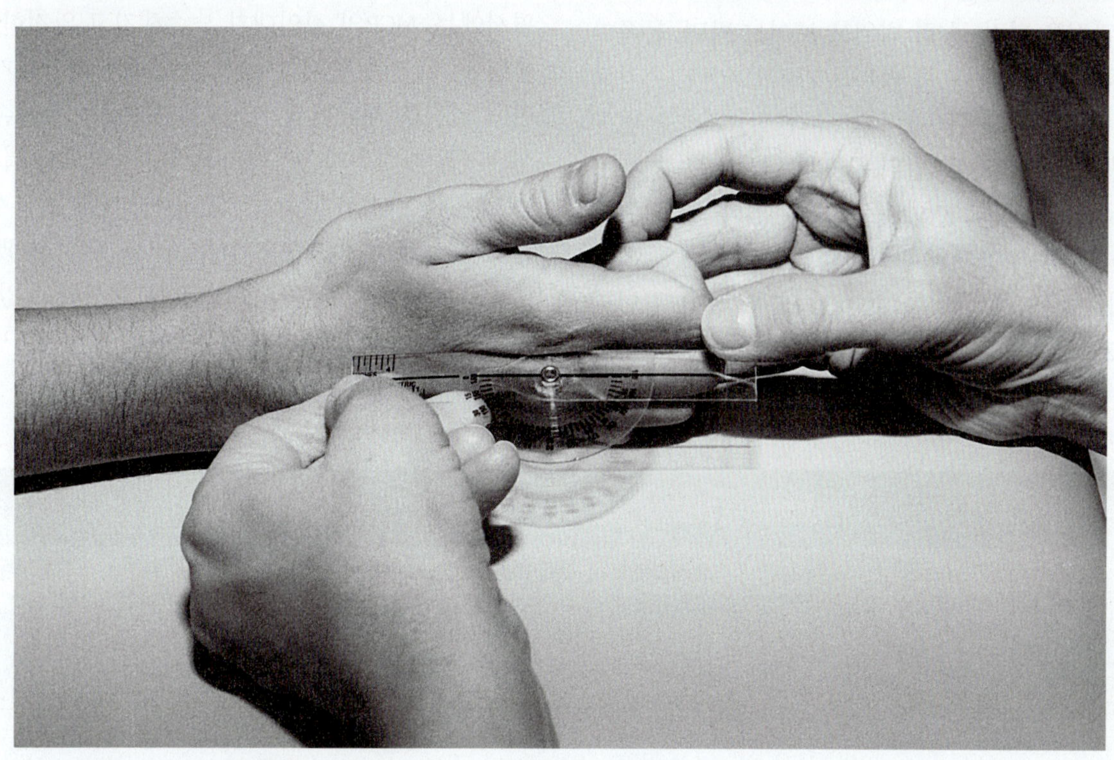

그림 7.64 벌레근, 바닥쪽뼈사이근과 등쪽뼈사이근의 길이 검사의 끝지점에서 이루어지는 측각기의 정렬. 측각기의 양쪽 팔을 검사하는 손가락의 손허리뼈와 몸쪽마디뼈의 등쪽중심선에 각각 정렬한다.

연구 소견 (Research Findings)

연령, 성별 및 기타 요소의 효과 (Effects of Age, Gender, and Other Factors)

표 7.1은 손가락의 손허리손가락관절 (MCP), 몸쪽마디뼈사이관절 (PIP), 먼쪽마디뼈사이관절 (DIP)의 ROM 값을 보여주고 있다. 비록 표 7.1의 자료에서 보고된 ROM 값들이 다양하지만, 특정 경향이 뚜렷하다. 몸쪽마디뼈사이관절이 가장 큰 굽힘 범위를 가지고 있고, 그 다음 손허리손가락관절과 먼쪽마디뼈사이관절이 차례로 그 뒤를 잇고 있다. 손허리손가락관절은 가장 큰 폄 범위를 보이는 반면, 몸쪽마디뼈사이관절은 가장 작은 폄 범위를 가지고 있다. 손가락의 손허리손가락관절, 몸쪽마디뼈사이관절, 그리고 먼쪽마디사이 관절의 굽힘과 폄 범위를 모두 더하여 전체 능동운동 (total active motion; TAM)을 구할 수 있다. 전체 능동운동의 평균은 290~310° 까지 변화한다.

개별 손가락 사이에 다양한 차이의 ROM 값이 확인되었다 (표 7.2). MCP의 굽힘 ROM은 자쪽으로 즉, 집게손가락에서 새끼손가락 쪽으로 갈수록 점차 커진다. Mallon, Brown과 Nunley는 MCP의 폄이 모든 손가락에서 거의 같음을 확인했다. 그러나 Skvarilova와 Plevkova와 Smahel과 Klimova는 새끼손가락이 가장 큰 MCP의 폄을 가지고 있다고 했다. PIP의 굽힘과 폄, 그리고 DIP의 굽힘이 일반적으로 모든 손가락에서 동등하다. 중립위를 초과하는 폄의 수동 ROM은 DIP에서 가능하고, 새끼손가락에서 집게손가락쪽으로 갈수록 점차 작아진다.

손가락의 MCP에서만 벌림-모음이 일어난다. 벌림-모음의 양은 MCP의 위치에 따라 달라질 수 있다. 벌림-모음 ROM은 폄 자세때 가장 크고, 완전 굽힘 자세때 가장 작다. 폄시에는, MCP의 곁인대가 느슨해지고 완전한 벌림을 허용한다. 그러나 완전한 굽힘 자세때는 곁인대가 타이트해지고 벌림을 제한한다. 어떤 연구자들은 집게손가락과 새끼손가락이 가운데손가락과 반지손가락보다 더 큰 벌림-모음 ROM을 가지고 있음을 확인했다. 다른 연구자들은 새끼손가락이 가장 큰 벌림 ROM을 가지고 있다고 했다.

표 7.3은 엄지 관절의 ROM 값을 제시하고 있다. 굽힘과 폄의 가장 큰 ROM은 마디뼈사이관절에서 일어난다고 보고

표 7.1 손가락의 정상 능동 ROM: 자료를 근거로 한 성인의 ROM 값 (°)

		AAOS[15,16]	AMA[17]	IFSSH[22]	Hume[33]	Mallon[*1]	Skvarilova[†12]		Smahel[†13,36]	
					26–28세 n=35 남성	18–35세 n=60 남성, 여성 60명	20–25세 n=100 남성, 여성 100명		18–28세 n=52 남성, 여성 49명	
관절	*운동*				*평균*	*평균*	*평균*	*(SD)*	*평균*	*(SD)*
MCP	굽힘	90	90	90	100	95	91.0	(6.2)	91.9	(8.0)
	폄	45	20	30	0	20	25.8	(6.7)	24.8	(7.2)
PIP	굽힘	100	100	105	105	105	107.9	(5.6)	110.7	(5.3)
	폄	0	0	0	0	7	—	—	—	—
DIP	굽힘	90	70	70	85	68	84.5	(7.9)	81.3	(7.0)
	폄	0	0	0	0	8	—	—	—	—
능동운동합계		—	—		290	303	309.2	(6.6)	308.7	(6.8)

AAOS=Academy of Orthopaedic Surgeons; AMA=American Medical Association; IFSSH=International Federation of Societies for Surgery of the Hand; DIP=Distal Interphalangeal; MCP=Metacarpophalangeal; PIP= Proximal Interphalangeal; SD=표준편차.

* 값은 양쪽 성별과 모든 손가락에서 나온 평균값이다.

† 값은 양쪽 성별, 양쪽 손, 모든 손가락에서 나온 평균값이고, 360°기록 시스템에서 180°기록 시스템으로 전환되었다.

표 7.2 개별 손가락의 정상 ROM: 자료를 근거로 한 성인의 ROM 값 (°)

		Mallon[11]		Skvarilova[*12]		Smahel[*13,36]	
		수동 ROM 18-35세		수동 ROM 20-25세		능동 ROM 18-28세	
		남성	여성	남성	여성	남성	여성
관절	운동	n=60	n=60	n=100	n=100	n=52	n=49
집게손가락							
MCP	굽힘	94	95	97	97	87	87
	폄	29	56	55	56	22	26
PIP	굽힘	106	107	115	117	111	113
	폄	11	19	—	—	—	—
DIP	굽힘	75	75	87	95	78	80
	폄	22	24	—	—	—	—
가운데손가락							
MCP	굽힘	98	100	102	104	95	94
	폄	34	54	48	48	20	24
PIP	굽힘	110	112	115	118	111	114
	폄	10	20	—	—	—	—
DIP	굽힘	80	79	87	98	84	83
	폄	19	23	—	—	—	—
반지손가락							
MCP	굽힘	102	103	104	102	94	93
	폄	29	60	48	49	21	25
PIP	굽힘	110	108	115	119	112	115
	폄	14	20	—	—	—	—
DIP	굽힘	74	76	83	92	80	78
	폄	17	18	—	—	—	—
새끼손가락							
MCP	굽힘	107	107	107	104	93	93
	폄	48	62	63	65	27	32
PIP	굽힘	111	110	111	113	104	106
	폄	13	21	—	—	—	—
DIP	굽힘	72	72	89	102	83	84
	폄	15	21	—	—	—	—

DIP=Distal Interphalangeal; MCP=Metacarpophalangeal; PIP= Proximal Interphalangeal; ROM=Range of Motion
* 값은 360°기록 시스템에서 180°기록 시스템으로 전환되었다.

표 7.3 엄지의 정상 ROM: 자료를 근거로 한 성인의 ROM 값 (°)

		AAOS[15,16]	AMA[17]	IFSSH[22]	White[23]		Jenkins[39]		Yoshida[34]	Skvarilova*[12]			
					21–92세 n=48 남성, 여성 48명		16–72세 n=50 남성, 여성 69명		18–63세 n=51 남성, 여성 49명	20–25세 n=100 남성, 여성 100명			
관절	*운동*				*수동 평균 (SD)*		*능동 평균 (SD)*		*능동 평균*	*능동 평균 (SD)*		*수동 평균 (SD)*	
CMC	굽힘	15		15**	21.7	(6.8)							
	폄	20	35†	40‡	19.5	(5.7)							
	벌림	70		40	51.1	(5.5)							
MCP	굽힘	50	60				59	(11)	77	57.0	(10.7)	67.0	(9.0)
	폄	0	40						35	13.7	(10.5)	22.6	(10.9)
IP	굽힘	80	80	80			67	(11)	81	79.1	(8.7)	85.8	(8.3)
	폄	20	30	≤40					33	23.2	(13.3)	34.7	(13.3)

AAAOS=Academy of Orthopaedic Surgeons; AMA=American Medical Association; IFSSH=International Federation of Societies for Surgery of the Hand; DIP=Distal Interphalangeal; MCP=Metacarpophalangeal; PIP= Proximal Interphalangeal; SD=표준편차.

* 값은 양쪽 성별의 양쪽 엄지를 포함한 값이고, 360°기록 시스템에서 180°기록 시스템으로 전환되었다.

** IFSSH는 이 움직임을 "손바닥 중심 쪽으로 향하는 움직임"이라고 정의했다. 이 움직임은 노쪽모음 또는 노쪽벌림의 반대 움직임으로 불린다.

† AMA에 따르면, 이 운동면에서는 1번 손허리뼈와 2번 손허리뼈 사이의 최소 분리각도가 15°였고, 반면 1번 손허리뼈와 2번 손허리뼈 사이의 최대 분리각도는 50°였다. 이들 측정의 차이값은 35°였다.

‡ IFSSH는 움직임 끝지점에서의 엄지 손허리뼈와 집게손가락 손허리뼈 사이의 최대 각도가 더 컸음을 보고했다.

되었다. Joseph과 Yoshida 등의 연구는 MCP의 ROM 값에서 나타나는 다양성을 고려할 수 있는 엄지 손허리뼈머리의 2가지 해부학적 형태를 확인했다. 둥근 손허리뼈머리를 가진 MCP 관절은 납작한 손허리뼈머리를 가진 MCP보다 더 큰 움직임을 가지고 있다. Sauseng, Kastenbauer와 Irsigler와 Shaw와 Morris는 엄지 MCP와 IP의 굽힘에 대한 표준 데이터를 제시했다. 최소한의 데이터가 CMC의 정상 값에 이용될 수 있다.

연령 (Age)

ROM에 대한 연령의 효과에 초점을 맞춘 측각기 연구들도 손가락과 엄지의 관절에 대한 연구를 하지 않았다. 손에 대한 연령의 효과를 검사한 제한된 숫자의 연구 중에서도, 어떤 연구들은 손가락과 엄지의 ROM이 연령의 증가에 따라 감소되었음을 보고했고, 반면 다른 연구들은 엄지 ROM에 대한 연령의 효과가 일관성을 갖지 못했다고 보고했다.

DeSmet 등은 엄지 MCP와 IP 관절의 굽힘 ROM 감소와 연령 증가사이에서 유의한 상관관계를 확인했다. 16~83세의 여성 58명과 남성 43명이 연구에 포함되었다. Smahel과 klimova는 101명의 대학생, 60명의 노인, 그리고 52명의 피아니스트를 대상으로 한 실험에서, 노인의 손가락 MCP, PIP 및 DIP의 ROM이 대학생보다 유의하게 적음을 확인했다 (여성의 MCP 전체 벌림 ROM을 제외하고). 능동 MCP 굽힘에 대한 평균 연령 차이는 6.3°였고, 능동 MCP 폄에서는 6.1°였고, 수동 MCP 폄에 대한 평균연령차이는 20.4°이고, 능동 PIP의 굽힘에서는 9.1°였고, 능동 DIP 굽힘에서는 9.5°였다. ROM에 대한 연령 차이는 일반적으로 여성보다 남성에서 더 컸다.

엄지와 새끼손가락의 움직임을 포함한 과가동성의 측정값은 연령이 증가함에 따라 감소되었다. Beighton, Solomon, 그리고 Soskolne는 한 아프리카의 마을에 사는 456명의 남성과 625명의 여성을 대상으로, 과가동성을 의미하는 것으로서 아래팔의 앞쪽면으로 향하는 엄지의 수동 애포지션 (apposition)과 새끼손가락 MCP의 수동 젖힘을 사용했다. 그들은 관절 느슨함이 연령의 증가에 따라 감소되었음을 확인했다. Lamari, Chueire와 Cordeiro는 4~7세의 건강한 1120명 브라질 아동을 대상으로 연구한 결과, 제한된 연령 범위지만, 연령이 증가함에 따라 낮은 과가동성 점수를 보였음을 확인했다. 전반적으로, 아동의 76%가 엄지를 아래팔에 근접시킬 수 있었고, 53%의 아동은 90° 이상 새끼손가락 MCP을 젖힘시킬 수 있었다. 엄지의 애포지션은 양쪽 성별의 모든 연령에서 유의한 차이를 보였지만, 새끼손가락의 젖힘은 남자에서만 유의한 차이가 있었다.

Allander 등은 33~70세의 여성 517명과 남성 208명을 대상으로 연구하였으며, 엄지 MCP의 능동 굽힘과 수동 폄이 연령과 일치된 양상을 보이지 않았음을 확인했다. 그들은 다른 관절의 퇴행성 관절염으로 초래된 연령에 따른 가동성의 감소가 1번 MCP 관절의 안정성을 감소시키는 인대 파열의 누적에 의해 증가될 수 있다고 말했다.

White 등은 21~96세의 남성 48명과 여성 48명을 대상으로 연령과 엄지 CMC의 굽힘/폄 사이에서 상관관계가 없음을 확인했다. 연령 증가와 엄지 CMC 벌림 ROM 사이에서 음성 상관관계 (−0.22, 확률 (p)=0.03)가 확인되었고, 통계학적으로 유의했지만, 35~49세 집단과 65세 이상의 집단 사이에서 4.5° 의 작은 차이가 있었다.

성별 (Gender)

손가락 ROM에 대한 성별의 영향에 대한 연구들도 다양한 결과를 보고했다. Mallon, Brown과 Nunley는 손가락 관절의 굽힘 ROM에 대한 성별의 유의한 효과를 발견하지 못했다. 그러나 이 연구에서 보면, 여성이 남성보다 모든 손가락 관절에서 폄의 ROM이 더 컸다. Skvarilova와 Plevkova의 연구에 따르면, 손가락 DIP 굽힘, PIP 굽힘, 그리고 MCP 폄의 경우 여성이 남성보다 큰 범위를 보였고, 반면에 MCP의 굽힘은 남성이 여성보다 더 큰 범위를 가졌다. Smahel과 Klimova는 젊은 사람 그룹과 노인 그룹 모두에서 여자의 MCP 폄 ROM이 남자보다 컸고, 반면에 MCP 굽힘의 경우는 성별 차이가 없음을 보고했다. Smahel과 Klimova는 손가락의 PIP와 DIP의 ROM 연구에서, 여성이 남성다 더 큰 PIP ROM을 보였으나, DIP 굽힘에서는 차이가 없음을 보고했다.

엄지에 대한 많은 연구들은 남성과 여성 사이에서 유의한 ROM 차이를 확인하지 못했다. Joseph는 90명의 남성과 54명의 여성을 대상으로 엄지 MCP와 IP의 굽힘 ROM을 방사선 촬영을 통해 측정했는 데, 두 성별 사이에서 유의한 차이를 발견하지 못했다. 그는 MCP 관절의 2가지 형태 (둥근 손허리뼈머리와 납작한 손허리뼈머리)를 확인했고, 둥근 손허리뼈머리가 납작한 손허리뼈머리보다 더 큰 ROM을 가졌음을 확인했다. Shaw과 Morris는 16~86세의 남성 199명과 여성 149명을 대상으로 한 연구에서 MCP 관절과 IP 관절의 굽힘 ROM 사이에서 성별간 차이를 발견하지 못했다. 이와 마찬가지로, DeSmet 등과 Jenkins 등도 엄지 MCP와 IP의 굽힘에서 성별간의 차이를 발견하지 못했다.

White 등은 21-96세의 남성 48명과 여성 48명을 대상으로 엄지 CMC의 굽힘, 폄 및 벌림에서 차이점을 발견하지 못했다. White, Nolan 및 Resteghini는 160개 (평균 31.5세의 남성 35명과 여성 45명)의 손을 대상으로한 연구에서 비록 남성이 여성보다 평균적으로 4.6°의 CMC 굽힘을 더 많이 가지고 있었지만, CMC의 폄과 벌림에서는 성별간의 차이점을 발견하지 못했다.

몇몇 연구들은 남성에 비해 여성의 MCP 움직임과 관절 느슨함이 더 컸음을 보고했다. Allander 등은 특정 연령 그룹에서, 여성이 남성보다 엄지 MCP의 가동성이 큰 것을 발견했다. Skvarilova와 Plevkova는 엄지 MCP의 굽힘과 폄은 여성이 더 크고, 반면에 IP의 ROM은 성별간에 유의한 차이가 없었음을 보고했다. Yoshida 등은 남성 51명, 여성 49명, 그리고 사체 70구를 대상으로 손허리뼈머리가 2가지 형태임을 확인했다: 둥근 형태와 납작한 형태. 여성의 경우는 MCP의 ROM이 더 컸고 둥근 손허리뼈머리가 더 많다. IP의 ROM은 성별간에 큰 차이가 없었다. 한 아프리카 마을의 남성 456명과 여성 625를 대상으로 한 Beighton, Solomon과 Soskolne의 연구, 청소년 남성 227명과 여성 219명을 대상으로 한 Fairbank, Pynsett와 Phillips의 연구, 그리고 1120명의 브라질 아동을 대상으로 한 Lamari 등의 연구는 아래팔 앞쪽면을 향하는 엄지의 수동 애포지션과 새끼손가락 또는 가운데손가락의 MCP 젖힘을 측정했다. 이들 3연구는 남성보다 여성이 관절 느슨함이 증가되었음을 보고했다.

오른쪽과 왼쪽의 비교 (Right Versus Left Sides)

좌우 손가락 관절의 ROM을 비교했던 연구들은 대개 좌우 관절에서 유의한 차이점을 확인하지 못했고, 왼쪽 관절이 더 작은 ROM을 가졌음을 확인하지 못했다. Mallon, Brown과 Nunley는 오른손잡이 60명과 왼손잡이 60명, 즉 120명을 대상으로 연구하여 양쪽 손가락의 MCP, PIP 및 DIP를 비교했지만, 좌우간에 유의한 차이를 발견하지 못했다. Skvarilova와 Plevkova는 200명을 대상으로 한 연구에서, 양쪽 손의 손가락과 엄지의 가동성에서 차이가 작았음을 보고했다. 손가락과 엄지의 MCP 폄 ROM과 엄지의 IP 굽힘 ROM 만이 왼쪽 손에서 더 컸다. Smahel과 Klimova는 101명의 대학생, 60명의 노인, 그리고 52명의 피아니스트를 대상으로 한 연구에서, 이들 3그룹 모두 왼손의 손가락 MCP의 ROM이 더 컸음을 확인했다. 그러나 대부분의 예에서는, 오른손과 왼손의 손가락 PIP와 DIP에서 ROM 차이가 유의하지 않았다.

손가락 연구의 소견과 비슷하게, 양쪽 손의 엄지 ROM에서도 유의한 차이가 보고되지 않았다. Joseph와 Shaw와 Morris은 각각 144명과 248명을 대상으로 한 연구에서, 양쪽 손의 엄지 MCP와 IP의 굽힘에서 유의한 차이가 없었음을 확인했다. DeSmet 등도 건강한 101명을 대상으로 한 연구에서 양쪽 엄지 MCP와 IP의 ROM에서 좌우 손의 차이가 없었음을 확인했다. 119명을 대상으로 한 Jenkins 등의 연구에서도 양쪽 엄지 IP 관절에서 ROM의 차이를 확인하지 못했다. 오른손 엄지의 MCP 굽힘 ROM이 왼손보다 통계학적으로 유의하게 컸지만, 그 차이는 2°에 불과했다. Allander 등은 720명을 대상으로 하여 양 손의 엄지 MCP 움직임에서 유의한 차이를 갖지 못했음을 확인했다. White, Nolan 및 Resteghini는 80명을 대상으로 한 연구에서, 양쪽 손의 엄지 CMC의 ROM에서 유의한 차이를 확인하지 못했고, 또 우성 손이 엄지 CMC 폄에서 통계학적으로 유의하게 큰 ROM을 가졌다는 것 이외에는, 좌우 손에서 유의한 차이점을 확인하지 못했다. 그러나 이들 차이는 1.0°미만이었다.

검사자세 (Testing Position)

Mallon, Brown과 Nunley는 손가락의 표준 ROM 값을 설정하는 것 이외에, 몸쪽 관절이 최대 굽힘과 폄의 자세를 취할 때 일어나는 수동 ROM을 연구했다. DIP 관절은 PIP 관절이 폄 자세일 때보다 굽힘 자세일 때 18° 이상의 큰 굽힘 ROM을 가졌음을 보였다. 이런 소견은 빗장뼈지지띠인대의 비정상적인 타이트니스 때문에 발생한 것으로 알려져 있다. 그러나 그들의 연구 결과는 이런 소견이 정상적인 것임을 제안했다. 이런 차이가 통계적으로 유의하지 않지만, 손목의 굽힘 자세보다는 손목의 폄 자세때가 MCP 관절이 6° 정도 더 굽힘된다는 것이다. 손목을 폄했을 때, 손가락폄근, 집게폄근, 새끼폄근 등이 느슨해져 더 큰 MCP 관절의 굽힘을 허용한다. MCP 관절 자세의 변화가 PIP 관절의 움직임에 영향을 주지 못한다.

Knutson 등은 8명을 대상으로 집게손가락의 MCP 관절을 수동으로 움직이는데 필요한 토크에 대한 7가지 손목 자세의 영향을 검사했다. 손목의 여러 자세에 의해, 내재근 (한 관절만을 지나감) 보다 외재근 (손가락 폄근, 집게폄근, 얕은손가락굽힘근, 깊은손가락굽힘근)이 MCP의 굽힘과 폄에 더 많은 제한을 제공하게 된다. 외재근을 느슨하게 만들 만큼 손목의 굽힘 자세나 폄 자세를 취하면, 내재근이 MCP의 수동 모멘트에 더 큰 저항을 제공했다. 그러므로 MCP 관절에서 내재근의 길이를 평가하거나 신장하기 위해서는, 긴 손가락 폄근과 긴 손가락 굽힘근을 느슨하게 만드는 손목의 이완 자세를 취해야 할 것이다.

기능적 ROM (Functional Range of Motion)

기능 활동, 작업 활동 및 여가 활동을 수행할 수 있는 손이 되기 위해서는 관절운동, 근력과 근조절, 감각, 적절한 손가락 길이, 그리고 충분한 손바닥의 폭과 깊이가 필수적이다. 기능적 손 패턴을 설명하는 많은 분류 체계와 용어들이 제안되었다. 몇가지 공통 패턴은 다음과 같다: (1) 손가락 끝잡기 (그림 7.65), 지문 부위로 잡기, 손가락 측면 잡기, 세 점 잡기 (3-point pinch) (그림 7.66) 등과 같은 손가락-엄지 잡기 패턴; (2) 파워 그립 또는 원통잡기 (그림 7.67)로 불리는 (3) 손 전체로 잡기; 팔의 폄과 같은 비 파악성 잡기; (4) 양 손의 손바닥을 사용한 양 손 잡기. Casanova와 Grunert, Totten과 Flinn-Wagner, Mackin 등, 그리고 미국 손 전문 물리치료사 협회 등이 손에 대한 많은 기능적 패턴과 검사법을 재조명했다.

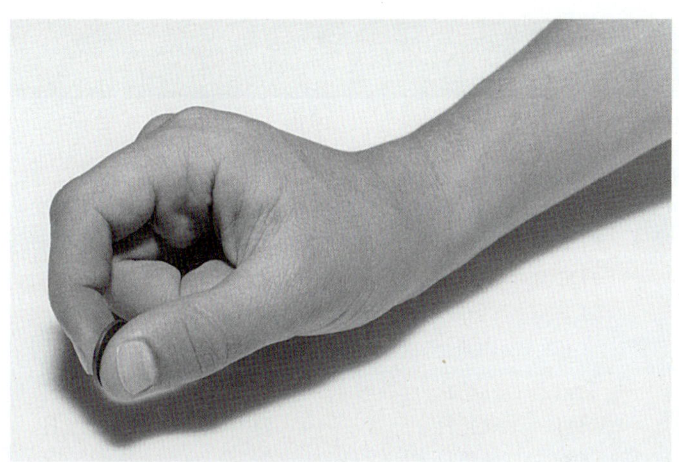

그림 7.65 동전 잡기가 손가락–엄지 잡기의 좋은 예로서, 손가락의 끝이나 지문 부위를 이용한다. 본 사진에서, 엄지의 지문 부위와 집게손가락의 끝이 이용되었다.

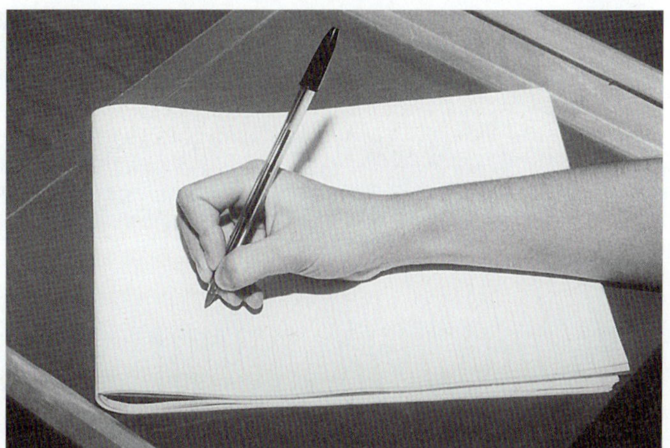

그림 7.66 글쓰기는 대개 3점 잡기 (three point pinch)로 불리는 손가락–엄지 잡기를 필요로 한다.

일반적으로 대부분의 활동과 기능적인 손 패턴은 MCP, IP의 굽힘 자세를 이용한다. 반지손가락과 새끼손가락이 집게손가락과 가운데손가락보다 굽힘 ROM이 더 크다. 그러나 MCP와 IP의 폄 움직임은 대개 파악하기 시작할 때 필요하고 그 다음 물체를 놓을 때도 필요하다. 표 7.4와 표 7.5는 다양한 손가락-엄지의 파악과 손 전체 파악을 필요로 하는 ADL 동안 손가락과 엄지의 능동 ROM을 검사했던 몇몇 연구들의 소견을 요약하고 있다. 이들 ROM 값은 손 손상 환자와 기능 제한을 가진 환자의 치료 목표를 설정할 때 도움을 줄 수 있다.

Hume 등은 전자측각기와 유니버설 측각기를 사용하여 26~28세의 남성 35명을 대상으로 11가지의 ADL 과제 수행과 4 집게/잡기를 연구했다. 각 활동을 마무리할 때의 손가락과 엄지의 기능적 자세가 결정되었고, ROM 자세가 표 7.4에 제시되어 있다. 개별 손가락의 기능적 자세 사이에서 유의한 차이가 발견되지 않았다. 그러므로, 연구자들은 소견을 그룹으로 제시했다. 포함된 활동 중에서, 음료수 캔(큰 직경의 캔) 잡기는 손가락과 엄지의 작은 굽힘을 필요로 하고, 반면, 칫솔 잡기는 큰 굽힘을 필요로 한다. 다른 모든 활동들은 평균 MCP의 61° 굽힘, PIP의 60° 굽힘, DIP의 39° 굽힘을 필요로 한다.

Lee와 Rim은 5가지 크기의 원통 잡기 때 손가락 관절에 요구되는 움직임의 정도를 연구했다. 데이터는 마커와 다중 카메라를 이용한 측정으로 4명의 피검자에게서 얻어졌

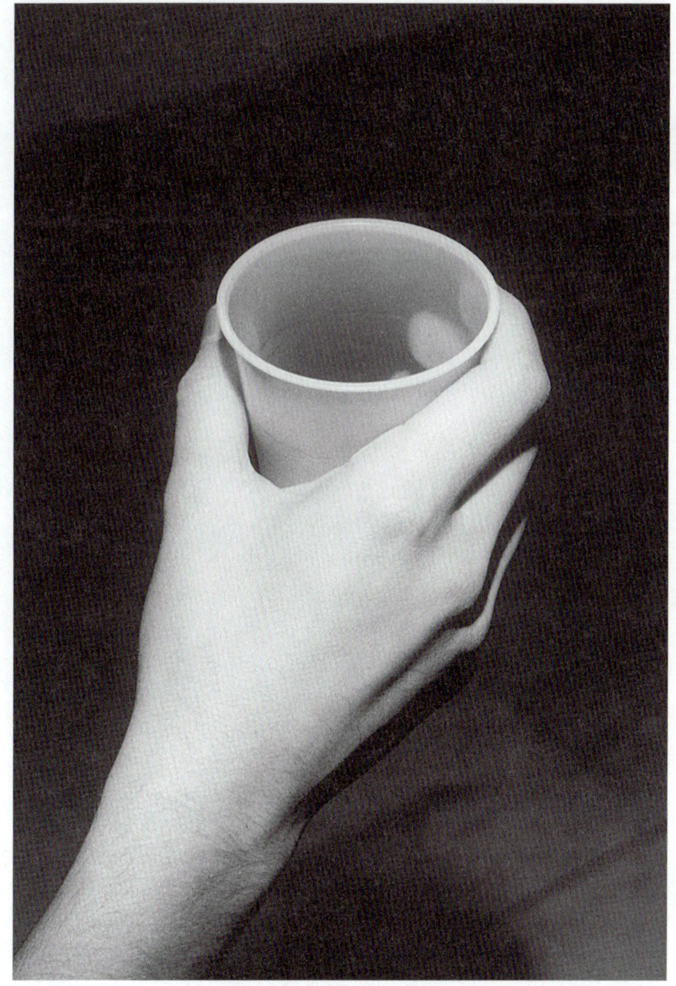

그림 7.67 컵과 같은 원통 잡기는 손 전체의 파악 (파워 그립)을 필요로 한다. 원통의 직경에 따라 MCP와 PIP의 굽힘 정도가 다양해진다.

표 7.4 ADL 동안의 손가락과 엄지의 평균 관절 각도 (°)

활동	연구			손가락	관절	굽힘		폄	
	첫 번째 저자	N	측정 방법			최소	최대	최소	최대
11개 활동	Hume[*33]	35	1축 전자측각기	Thumb	MCP	10	32		
					IP	2	43		
				Fingers	MCP	33	73		
					PIP	36	86		
					DIP	20	61		
19개 활동	Hayashi[**51]	20	1축 전자측각기	2nd	MCP		76		8
				3rd	MCP		91		8
				4th	MCP		96		12
				5th	MCP		96		15
글쓰기	Hayashi[†51]	20	1축 전자측각기	2nd	MCP	30	68		
				3rd	MCP	31	82		
				4th	MCP	36	84		
				5th	MCP	40	90		
식사준비하기	Hayashi[†51]	20	1축 전자측각기	2nd	MCP	10	67		
				3rd	MCP	15	81		
				4th	MCP	9	89		
				5th	MCP	12	95		
등 씻기	Hayashi[†51]	20	1축 전자측각기	2nd	MCP	8	62		
				3rd	MCP	8	80		
				4th	MCP	2	83		
				5th	MCP	4	87		
침대 정리	Hayashi[†51]	20	1축 전자측각기	2nd	MCP		70		6
				3rd	MCP		82		5
				4th	MCP		84		8
				5th	MCP		85		11
키보드 치기	Baker[‡52]	20	3D 비디오 시스템	Thumb	MCP		2		
				2nd	MCP		36		
				3rd	MCP		30		
				4th	MCP		24		
				5th	MCP		17		
				Thumb	IP		18		
				2nd	PIP		36		
				3rd	PIP		44		
				4th	PIP		44		
				5th	PIP		32		

DIP=Distal Interphalangeal; IP= Interphalangeal; MCP=Metacarpophalangeal; PIP= Proximal Interphalangeal

* 값은 과제를 완수했을 때의 관절 위치를 의미한다. 최소와 최대는 다음과 같은 11개 과제에 대한 평균 ROM이다: 전화기, 캔, 포크, 가위, 칫솔, 망치 등 잡기; 지퍼와 빗 사용; 열쇠 돌리기, 펜으로 그리기, 뚜껑 돌리기 등.

** 값은 19개 활동 동안의 평균 최대 관절 각도의 ROM을 의미한다. 활동 과제는 다음과 같다: 뚜껑 열기, 글쓰기, 열쇠 돌리기, 식사 준비, 문 밀기, 머리 보다 높은 선반 위에 물건 올리기, 벽 청소, 마당일, 침대 정리, 쇼핑백 운반하기, 무거운 물체 운반하기, 전구 교환하기, 머리카락 말리기, 등 씻기, 스웨트 입기, 칼 사용, 카드 놀이, 망치 사용, 프리스비 놀이 등.

† 값은 과제 동안이 최대와 최소의 관절 각도를 의미한다.

‡ 값은 오른손으로 키보드를 치는 동안 평균 관절각도를 의미한다.

표 7.5 파악활동 시 손가락과 엄지의 평균 관절 각도 (°)

활동	연구			손가락			엄지	
	이름	N	측정	MCP	PIP	DIP	MCP	IP
손가락끝 잡기	Hume[33]	35	1축 전자측각기	58	76	33	22	25
	Nakomura[*53]	15	2D 카메라 운동 시스템	35	40	60		
패드 잡기	Nakomura[*]	15	2D 카메라 운동 시스템	35	40	50		
가쪽 잡기 (열쇠)	Hume	35	1축 전자측각기	62	76	46	20	16
3점 잡기	Hume	35	1축 전자측각기	33	39	26	10	28
파워 그립	Hume	35	1축 전자측각기	72	78	50	23	36

DIP=Distal Interphalangeal; IP= Interphalangeal; MCP=Metacarpophalangeal; PIP= Proximal Interphalangeal
* 값은 집게손가락을 위한 그래프에서 나왔다.

다. Hume 등의 연구와 비슷하게, Lee와 Rim도 원통의 직경이 감소함에 따라 MCP와 PIP의 굽힘이 증가되었음을 확인했다. 그러나 DIP 관절은 모든 원통 크기에서 40°의 굽힘을 유지했다.

19개 ADL을 수행하는데 필요한 손가락 MCP 관절의 ROM이 Hayashi와 Shimizu 연구의 관심 분야였다. 20명의 건강한 젊은 성인 (남성 10명과 여성 10명)이 활동을 수행할 때 1축 전자측각기로 측정되었다. 비록 침대 정리하기와 힘든 허드레 가사노동 (벽 청소)과 같은 몇몇 과제들이 5~15°의 MCP 폄을 필요로 하겠지만, 대부분의 활동은 다양한 굽힘의 정도를 이루어진 MCP 관절에서 수행되었다 (표 7.4 참고). 모든 활동을 수행하는데 필요한 집게손가락의 최대 평균 MCP 굽힘은 62°였고, 가운데손가락의 굽힘은 77°였고, 반지손가락과 새끼손가락의 굽힘은 각각 82°와 87°였다. 손가락 간의 최대 MCP 굽힘에서의 이런 차이는 통계학적으로 유의했고, 집게손가락에서 새끼손가락으로 갈수록 증가되는 경향을 가졌다. 최대 MCP 폄의 값에서는 비슷한 경향이 없었다.

Baker 등은 20명의 전문 타이피스트가 표준 컴퓨터 키보드를 칠 때 손가락, 엄지, 손목 등의 움직임을 연구했다. Vicon 동작 측정 장비를 이용해 ROM과 각속도를 기록했다. 손가락의 평균 MCP 굽힘은 15~37°였고, 집게손가락에서 새끼손가락 쪽으로 갈수록 MCP 굽힘이 작아지는 경향이 있다 (표 7.4). 이런 경향은 엎침된 손목의 자세와 관련이 있는 것 같다. 그리고 일부 타이피스트는 의도적이지 않는 키보드 치는 것을 막기 위해 손가락을 키보드 위에 고정한 채, 새끼손가락과 반지손가락의 MCP 관절을 젖힌한다. 손가락의 평균 PIP 관절의 굽힘은 14~48°이다: 가운데손가락과 반지손가락의 PIP 굽힘은 집게손가락과 새끼손가락의 PIP 굽힘보다 더 컸다. 엄지의 MCP와 IP 관절의 굽힘은 손가락보다 크지 않았다.

Nakamura 등은 집게손가락이 엄지와 집게 잡기와 지문으로 잡기를 할 때, 2가지 크기의 원반을 잡을 때, 그리고 손가락 폄을 할 때의 집게손가락의 MCP, PIP 및 DIP 움직임의 비율과 패턴을 연구했다. 21~46세의 15명 피검자 (4명의 남성과 11명의 여성)가 2D 카메라 동작 분석 시스템으로 측정되었다. 2가지 집게 잡기 동안의 ROM 값이 그래프로 표시되었고, 집게 잡기 때의 평균 최대 굽힘 각도가 표 7.5에 요약 제시되어 있다. 이 연구에서는, DIP 관절이 가장 많이 굽힘되었고, 그 다음 순서로 PIP 관절과 MCP 관절이다.

신뢰도와 타당도 (Reliability and Validity)

관절각도측정의 신뢰도 (Reliability of Goniometric Measurements)

많은 연구들이 손 관절 각도 측정의 신뢰도를 평가했다. 대부분의 연구들은 유니버설 측각기와 특수 손가락 측각기로 이루어진 손가락의 모든 관절과 엄지의 MCP와 IP 관절의 측정이 높은 신뢰도를 보였음을 확인했다. 몇몇 연구들

표 7.6 건강한 사람과 환자에 대한 손가락 ROM 측정의 검사간 신뢰도

연구	N	표본	방법	관절/운동	r	ICC	절대 수치 (°)
건강한 사람							
Burr et al[55]	1	건강한 성인	40명 검사자 (손 전문 치료사); 3개 장비 (등쪽 배치)로 3번 측정; EMS 플라스틱 측각기 (짧은 팔), Rolyan 플라스틱 측각기, Dexter 전산화 시스템	집게손가락과 가운데손가락의 정적 자세			Median difference between max and min measurements:
				EMS 측각기:			
				PIP			2, 2
				DIP			2, 3
				Rolyan 측각기:			
				PIP			2, 6
				DIP			2, 4
				Dexter 시스템:			
				PIP			2, 2
				DIP			2, 5
Ellis et al[54]	1	건강한 성인	40명 검사자 (PT, OT); 2가지 장비 – Rolyan 등쪽 손가락 측각기와 와이어 트레이싱	가운데손가락의 2가지 정적 자세			95% CI of difference between measurements:*
				측각기:			
				MCP			3.8, 4.3
				PIP			4.7, 4.3
				DIP			6.4, 6.1
				와이어 트레이싱:			
				MCP			8.9, 8.0
				PIP			10.9, 8.1
				DIP			9.8, 10.5
Ellis and Bruton[18]	1	건강한 성인	51명 검사자 (PT, OT); PIP에 적용된 Rolyan 등쪽 손가락 측각기와 복합 손가락 굽힘 (CFF)에 적용된 자	PIP 관절 각도의 3가지 자세			95% CI of difference between 2 measurements:*
				측각기:			
				집게손가락			5 degrees
				가운데손가락			4 degrees
				반지손가락			4 degrees
				자 CFF:			
				집게손가락			5 mm
				가운데손가락			5 mm
				반지손가락			6 mm
Hamilton and Lachen-bruch[61]	1	건강한 성인	7명 검사자 (PT); 3종류의 측각기–등쪽 손가락 측각기, 가쪽 유니버설 측각기, 진자측각기	4개 손가락의 MCP, PIP, DIP의 정적 자세			Variance: Dorsal = 2.2 Lateral = 2.8 Pendulum = 2.2
Lewis et al[56]	20	건강한 성인	AROM와 PROM; 7명 검사자 (OT, PT); Rolyan 등쪽 플라스틱 측각기	가운데손가락			Method error:
				AROM			
				MCP		.64 – .93, $\bar{x}$ = .80	1.2 – 3.5, $\bar{x}$ = 2.2
				PIP		.68 – .94, $\bar{x}$ = .83	1.3 – 4.3, $\bar{x}$ = 2.2
				DIP		.78 – .99, $\bar{x}$ = .92	0.7 – 7.1, $\bar{x}$ = 2.9
				PROM			
				MCP		.57 – .84, $\bar{x}$ = .74	1.7 – 3.9, $\bar{x}$ = 2.1
				PIP		.43 – .93, $\bar{x}$ = .76	1.4 – 5.2, $\bar{x}$ = 2.7
				DIP		.72 – .99, $\bar{x}$ = .89	0.9 – 5.5, $\bar{x}$ = 3.3

표 7.6 건강한 사람과 환자에 대한 손가락 ROM 측정의 검사간 신뢰도 – 계속

연구	N	표본	방법	관절/운동	r	ICC	절대 수치 (°)
건강한 사람							
Macionis[57]	24	건강한 성인	24명 검사자 (의대생). Jamar 등쪽 플라스틱 측각기 (종이 스트립 방법–여기서는 보고되지 않음)	2개 정적 스플린트 자세; 4개 손가락			SEM:
				펴진 자세:			
				MCP		.89, .89	2.9, 3.1
				PIP		.86, .90	3.3, 4.2
				DIP		.87, .91	3.3, 3.6
				굽힘된 자세:			
				MCP		.91, .93	2.4, 2.8
				PIP		.87, .89	3.2, 3.6
				DIP		.85, .86	3.4, 3.8
Stam et al[60]	20	건강한 성인	검사자는 확인되지 않음; 직경 3.2 cm와 7.5 cm의 원통을 잡을 때 측정된 관절 각도: 측각기와 Compangle	2개 정적 자세			SEM:
				측각기			
				MCP		.74, .83	4.3, 4.8
				PIP		.80, .80	4.8, 3.7
				DIP		.58, .63	5.9, 4.2
				Compangle			
				MCP		.76, .83	3.9, 4.3
				PIP		.89, .90	3.0, 2.5
				DIP		.73, .71	4.3, 3.3
Weiss et al[62]	8	건강한 성인	AROM; 1명 검사자 (PT); 2가지 방법–금속 등쪽 측각기와 Exos 핸드마스터	집게손가락의 MCP, PIP, DIP의 6가지 정적 자세			Mean differences:
				측각기:	.98	.98	0.8
				Exos:	.93	.99	0.5
환자							
Brown et al[64]	30	정형외과 환자	3명 검사자 (OT, PT) Jamar 등쪽 손가락 측각기 Dexter 손 평가시스템	전체 능동 움직임 (TAM)을 위한 MCP, PIP, DIP			
				측각기:		.97 – .98	
				Dexter:		.98 – .99	
Flower and LaStayo[65]	7	PIP가 융합된 환자	1명 검사자 (PT) 금속 등쪽 손가락 측각기	PIP 폄		.98	
Glasgow et al[67]	10	손 외상 환자	2명 검사자 (치료사) Smith와 Nephew 금속 손가락 측각기	여러 자세에서 이루어진 500g 굽힘 토크로 이루어진 PROM		.99, .99	

r=피어슨 상관계수; ICC=등급내 상관계수; DIP=Distal Interphalangeal; IP=Interphalangeal; MCP=Metacarpophalangeal; PIP=Proximal Interphalangeal; AROM=능동 ROM; PROM=수동 ROM; PT=Physical Therapist; OT=Occupational Therapist; SD=표준편차; SEM=측정의 표준오차; MDC=최소감지변화; SDD=최소감지차이; 95% CI=95% 신뢰구간.

* 반복 계수 또는 MDC으로 불린다; 2개 숫자는 첫 번째 정적 자세와 두 번째 정적 자세에 대한 숫자이다.

표 7.7 건강한 사람과 환자에 대한 손가락 ROM 측정의 검사자간 신뢰도

연구	N	표본	방법	관절/운동	r	ICC	절대 수치 (°)
건강한 사람							
Bruton, et al[77]	1	건강한 성인	40명 검사자 (PT, OT); 2가지 장비 – Rolyan 등쪽 손가락 측각기와 눈대중	가운데손가락의 2가지 정적 자세 측각기: 눈대중: 측각기: 눈대중:			SD: 1.1, 1.7 15.7, 18.0 95% CI of difference between 2 measurements*: 4.4, 5.9 44.5, 51.0
Burr et al[55]	1	건강한 성인	40명 검사자 (손 전문 치료사); 3개 장비 (등쪽 배치)로 3번 측정; EMS 플라스틱 측각기 (짧은 팔), Rolyan 플라스틱 측각기, Dexter 전산화 시스템	집게손가락과 가운데손가락의 정적 자세 EMS 측각기: PIP DIP Rolyan 측각기: PIP DIP Dexter 시스템: PIP DIP			SD of means: 2–3, $\bar{x}$ = 2.5 3–5, $\bar{x}$ = 4.3 2–6, $\bar{x}$ = 4.0 3–4, $\bar{x}$ = 3.3 2–4, $\bar{x}$ = 3.0 3–6, $\bar{x}$ = 4.3
Ellis et al[54]	1	건강한 성인	40명 검사자 (PT, OT); 2가지 장비 – Rolyan 등쪽 손가락 측각기와 와이어 트레이싱	가운데손가락의 2가지 정적 자세 측각기: MCP PIP DIP 와이어 트레이싱: MCP PIP DIP			95% CI of difference between measure–ments:* 4.4, 5.9 7.2, 6.0 9.8, 9.9 10.3, 10.4 12.3, 9.5 11.9, 13.2
Ellis and Bruton[18]	1	건강한 성인	51명 검사자 (PT, OT); PIP에 적용된 Rolyan 등쪽 손가락 측각기와 복합 손가락 굽힘 (CFF)에 적용된 자	PIP 관절 각도의 3가지 자세 측각기: 집게손가락 가운데손가락 반지손가락 자 CFF: 집게손가락 가운데손가락 반지손가락			95% CI of difference between measure–ments:* 7 degrees 7 degrees 9 degrees 7 mm 8 mm 9 mm

표 7.7 건강한 사람과 환자에 대한 손가락 ROM 측정의 검사자간 신뢰도 – 계속

연구	N	표본	방법	관절/운동	r	ICC	절대 수치 (°)
건강한 사람							
Lewis et al[56]	20	건강한 성인	AROM와 PROM; 7명 검사자 (OT, PT); Rolyan 등쪽 플라스틱 측각기	가운데손가락			
				AROM			
				MCP		.61 – .70, x = .67	
				PIP		.55 – .73, x = .67	
				DIP		.80 – .88, x = .85	
				PROM			
				MCP		.37 – .54, x = .48	
				PIP		.48 – .62, x = .56	
				DIP		.24 – .29, x = .35	
Marcionis[57]	24	건강한 성인	24명 검사자 (의대생). Jamar 등쪽 플라스틱 측각기 (종이 스트립 방법–여기서는 보고되지 않음)	2개 정적 스플린트 자세; 4개 손가락			
				폄된 자세:			SEM:
				MCP		.86, .87	3.2, 3.5
				PIP		.80, .84	4.0, 4.9
				DIP		.86, .88	3.8, 3.8
				굽힘된 자세:			
				MCP		.86, .88	3.1, 3.0
				PIP		.80, .86	3.9, 4.1
				DIP		.75, .83	4.2, 4.4
환자							
Brown et al[64]	30	정형외과 환자	3명 검사자 (OT, PT), Jamar 등쪽 플라스틱 측각기, Dexter 손 평가 시스템	전체 능동 움직임 (TAM)을 위한 MCP, PIP, DIP			
				측각기:		.97 – .98	
				Dexter:		.98 – .99	
Edgar et al[31]	21	화상 환자	AROM; 4명 검사자 (PT); 자로 측정된 복합 손가락 굽힘 (CFF)와 핸드 스팬	CFF		.94	MDD = 7 mm
				핸드 스팬		.98	MDD = 10 mm
Engstrand et al[66]	13	Dupuytren 질병 환자	AROM; 8명 검사자 (OT); 플라스틱 360°짧은 측각기 등쪽 배치	집게손가락에서 새끼손가락까지			
				MCP 폄		.95	SEM = 2, Diff = 3
				PIP 폄		.97	SEM = 2, Diff = 7
				DIP 폄		.96	SEM = 2, Diff = 3
				MCP 굽힘		.83	SEM = 1, Diff = 4
				PIP 굽힘		.92	SEM = 1, Diff = 4
				DIP 굽힘		.91	SEM = 1, Diff = 11
				TAE		.95	SEM = 3, Diff = 8
				TAF		.90	SEM = 2, Diff = 18

(table continues on page 266)

표 7.7 건강한 사람과 환자에 대한 손가락 ROM 측정의 검사자간 신뢰도 – 계속

연구	N	표본	방법	관절/운동	r	ICC	절대 수치 (°)
환자							
Glasgow et al[67]	10	손 외상 환자	여러 자세에서 이루어진 500g 굽힘 토크로 이루어진 PROM; 2명의 검사자 (치료사); Smith와 Nephew 금속 손가락 측각기	MCP 또는 IP의 굽힘		.99	
Groth et al[63]	1	집게손가락과 가운데 손가락의 다발성 골절 환자	AROM; 6명 검사자 (OT, PT); 등쪽 DeVore 측각기와 가쪽 6 인치 플라스틱 측각기	집게손가락과 가운데 손가락의 PIP와 DIP의 굽힘과 폄			SD:
				등쪽:		.99	4.5
				가쪽:		.86	5.0

r=피어슨 상관계수; ICC=등급내 상관계수; DIP=Distal Interphalangeal; IP=Interphalangeal; MCP=Metacarpophalangeal; PIP=Proximal Interphalangeal; PT=Physical Therapist; AROM=능동 ROM; PROM=수동 ROM; OT=Occupational Therapist; SD=표준편차; SEM=측정의 표준오차; MDC=최소감지변화; SDD=최소감지차이; 95% CI=95% 신뢰구간; TAE= TAF= Diff= 가장 높은 측정과 가장 낮은 측정 사이의 차이 값 x= 평균

* 반복 계수 또는 MDC으로 불린다; 2개 숫자는 첫 번째 정적 자세와 두 번째 정적 자세에 대한 숫자이다.

은 DIP 관절의 굽힘 측정이 몸쪽 관절의 측정보다 약간 낮은 신뢰도를 보였음을 확인했는데, 그 이유는 작은 손가락의 마디뼈 위에 측각기를 배치하기 어려웠기 때문이다. 엄지 CMC의 측정이 가장 낮은 신뢰도를 보였다. 손가락의 등쪽면에서 측정된 방법은 손가락의 가쪽면에서 측정된 방법과 비슷한 결과를 보였다.

신체의 다른 부위와 일관되게, 한 명의 검사자에 의해 이루어진 손가락과 엄지의 ROM 측정은 여러 검사자에 의한 측정보다 신뢰도가 더 높았다. 연구들은 일반적으로 Bear-Lehman과 Abreu, Adams, Greene와 Topoozian의 의견을 지지하고 있다. 그들은 동일 검사자에 의해 측정이 이루어지고 표준 기법을 사용했다면, 손 관절의 측각기 측정은 대개 5°의 오차 (margin of error)라도 수용된다고 했다. 눈대중은 측각기 측정보다 더 신뢰도가 낮아서 권장되지 않는다. 손가락에 대한 다음 연구들의 소견은 표 7.6과 표 7.7에서 자세히 제시될 것이고, 엄지에 대한 연구들의 소견은 표 7.8과 표 7.9에서 제시될 것이다. 건강한 사람에 대한 연구들을 먼저 소개하고, 그 다음에 환자에 대한 연구를 소개할 것이다.

손가락 (Fingers)

건강한 사람의 손가락 ROM에 대한 측각기 측정의 신뢰도가 몇몇 연구들의 관심사였다. Lewis, Fors 및 Tharion은 건강한 사람 20명을 대상으로 가운데손가락의 MCP, PIP, DIP 관절의 능동 ROM과 수동 ROM을 검사했고, 7명의 물리치료사에 의해 3번 검사되었다. 측정은 손가락의 등쪽면에 Rolyan 젖힘 손가락 측각기로 이루어졌다. 능동 ROM 측정은 주먹을 쥔 피검자에게서 먼저 이루어지고, 그 다음 완전한 능동 폄이 측정되었고, 반면 수동 ROM 측정은 외재근이 이완된 개별 관절에서 이루어졌다.

능동 측정의 신뢰도는 수동 측정의 신뢰도보다 더 높았다. ICC 값을 의미하는 검사간 신뢰도는 0.43~0.99 였고, 평균 측정 오차의 범위는 2.2-3.3°였다. 4° 이상의 ROM 차이는 시간의 5% 미만으로 나타났다. 검사자간 신뢰도는 0.24~0.95 였고, 검사자간의 차이는 시간의 80%의 5°로 나타났다. 이들 결과는 검사간 신뢰도가 검사자간 신뢰도보다 높다는 것과 동일 검사자에 의한 반복 측정이 시간의 초기 95%의 5~6° 내에 있다는 다른 연구의 소견을 지지하고 있다.

Goldsmith와 Juzl은 12명의 건강한 사람을 대상으로 손가

락의 MCP, PIP 및 DIP의 능동 ROM 측정에 대한 검사간 신뢰도를 연구했고, 또 손 문제를 가진 12명의 환자를 대상으로 검사자간 신뢰도를 연구했다. 유니버설 측각기를 손등에 대고 손의 ROM을 측정했다. 2명의 물리치료사가 검사간 신뢰도를 측정하기 위해 한 번의 검사 회기에서 각 관절의 굽힘과 폄을 각각 3번씩 검사를 실시했고, 또 검사자간 신뢰도를 측정하기 위해 한 번의 검사 회기 동안 침범된 각 관절의 굽힘과 폄을 한 번씩 검사했다.

검사간 신뢰도와 검사자간 신뢰도는 모두 높았고, 0.99 이상의 상관계수를 가졌다. 일치가 3° 이내로 한정될 때, 일치의 백분율은 검사간 신뢰도에서 93.9~94.6%였고, 검사자간 신뢰도에서는 67.7%였다. 일치가 5° 이내로 한정되면, 일치의 백분율은 검사간 신뢰도에서 99.7~100%였고, 검사자간 신뢰도에서는 87.1%였다.

더 많은 연구들이 정적 자세로 취해진 손가락 관절의 각도 측정에 대한 신뢰도를 연구했다. 일정한 관절 각도를 유지하고, 손상된 손의 ROM 제한을 흉내내기 위해 실린더, 핸드 스플린트, 왁스 핸드 모델 및 철선으로 고정된 사체 등이 이용되어 왔다. 예를 들어, Stam 등은 건강한 사람 20명을 대상으로 2종류의 원통 (직경 3.2 cm와 7.5 cm)을 잡을 때 손가락 관절의 각도 측정에 대한 검사간 신뢰도를 연구했다. 이 연구는 1주일 간격으로 유니버설 측각기와 새로운 측각기 (Compangle)로 2번 측정되었다. Compangle은 뼈 (몸쪽뼈와 먼쪽뼈)에 부착되는 발을 가진 컴퍼스와 비슷한 2개의 다리를 가지고 있다. 새로운 장비는 측각기보다 검사간 신뢰도가 더 높은 편이었다. 측정되는 관절에 따라, 측각기와 Compangle의 ICC 값은 각각 0.58~0.83과 0.71~0.90이었다. 측각기의 측정 표준오차는 3.7~5.9°이었고, Compangle의 측정 표준오차는 2.5~4.3°였다.

Hamilton과 Lachenbruch은 7명의 검사자를 통해 손가락을 굽힘 자세로 유지한 한 명을 대상으로 MCP, PIP 및 DIP의 굽힘을 측정했다. 세 가지 종류의 측각기로 4일간 매일 측정되었고, 이 연구에서 검사자간 신뢰도는 검사간 신뢰도보다 낮았다. 모든 장비에 대한 반복 측정의 평균 검사간 변인은 약 2-3°였다. 검사자간 변인에 대한 값은 제공되지 않았다. 손가락 등쪽 측각기, 유니버설 측각기 (가쪽면 방법), 그리고 진자측각기 등으로 측정된 값 사이에 유의한 차이는 없었다.

Weiss 등은 등쪽 측각기 방법으로 6개 자세에서 집게손가락의 MCP. PIP 및 DIP의 움직임을 측정한 값과 Exos Handmaster (Hall-effect instrumented exoskeleton)로 측정한 값을 비교했다. 8명의 피검자가 1명의 검사자 (작업치료사)에 의해 한 회기에 각각의 장비로 측정되었고, 2주내에 다시 한 번더 측정되었다. 2장비의 검사간 신뢰도는 높았고, ICC는 0.98~0.99이었다. 각 장비에 대한 회기간의 차이는 1°미만이었다. 손가락 측각기에 의한 측정과 Exos Handmaster에 의한 측정은 서로에 대한 유의한 차이를 가졌지만 (평균 차이=7°), 높은 상관관계를 가졌다 (피어슨 상관계수 r=0.89-0.94).

Ellis, Bruton과 Goddard는 한 명의 피검자를 대상으로 2가지 스플린트 자세로 40명의 치료사를 통해 2가지 장비인 등쪽 손가락 측각기와 와이어 트레이싱을 사용하여 가운데손가락의 MCP, PIP 및 DIP이 움직임을 측정하도록 했다. 각 치료사는 각각의 장비로 3번씩 측정했다. 측각기는 와이어 트레싱보다 작은 범위와 작은 표준편차를 나타냈고, 측각기가 높은 신뢰도를 가졌음을 의미했다. 2 측정사이의 차이에 대한 측각기의 95% 신뢰구간은 3.8~6.4° (검사간)였고, 4.4~9.9° (검사자간) 였다. 와이어 트레이싱 방법을 이용했을 때, 2 측정사이의 차이에 대한 95% 신뢰구간은 8.0~10.5° (검사간)였고, 9.5~13.2° (검사자간)였다. 두 장비는 먼쪽 관절을 측정했을 때 더 높은 가변성을 가졌는데, 그 이유는 짧은 마디뼈에 측각기나 와이어를 정렬해야 하기 때문이다. 항상 검사간 신뢰도가 검사자간 신뢰도보다 높았다.

Burr 등은 집게손가락과 가운데손가락에 등쪽방법으로 측정된 3가지 측각기 종류의 검사간 신뢰도와 검사자간 신뢰도를 비교했다: (1) 9 cm와 5 cm의 팔을 가진 180° 플라스틱 Electro-Medical Supplies (EMS) 측각기; (2) 플라스틱 Rolyan 젖힘 측각기; (3) Dexter 전산 평가 측각기. 40명의 손 전문 치료사가 스플린트로 고정된 1명의 건강한 피검자의 PIP와 DIP를 측정했다. 그들은 3개의 장비로 각각 3번씩 측정했다. 가장 높은 신뢰도는 Electro-Medical Supplies (EMS) 측각기이었고, 그 다음이 Dexter 전산 평가 측각기와 Rolyan 젖힘 측각기의 순서였다. 4개 관절 중 3개의 관절에서 이들 장비간에 유의한 차이가 있었다. Rolyan 젖힘 측각기가 다른 2개의 장비보다 낮은 중간값 (2~4°)으로 가졌다. 다른 연구와 비슷하게, 검사간 신뢰도가 검사자간 신뢰도보다 높았다. 그들은 PIP나 DIP에 관계없이, 검사자들이 더 많이 굽힘된 관절을 측정했을 때 더 낮은 신뢰도가 나타났음을 확인했다.

Macionis는 24명의 의과대생을 대상으로 굽힘과 폄의 2가지 정적 자세로 취해진 4개 손가락의 MCP, PIP 및 DIP의 각도를 측정하는 검사간 신뢰도와 검사자간 신뢰도를 검사했다. 학생들은 12명씩 피검자 그룹과 검사자 그룹으로 나누어졌다. 각 검사자는 플라스틱 등쪽 손가락 측각기 (Jamar EZ read)와 등쪽 종이 스트립 시스템 (전산 영상)으로 2번씩 측정을 했다. 양쪽 방법의 신뢰도는 비슷했고, 측각기의 ICC는 0.73~0.93이었고, 종이 스트립 시스템의 ICC는 0.69~0.90이었다. 두 장비의 SEM은 2.4~4.9°였고, 같은 검사자와 다른 검사자에 의한 반복측정의 5°보다 더 큰 최소감지변화 (최소감지차이 또는 반복계수로 불림)를 보였다. 다른 연구와 비슷하게, Macionis도 검사간 신뢰도가 검사자간 신뢰도보다 높았고, 또 DIP의 측정이 PIP 보다 약간 일치성이 떨어졌음을 보고했다.

MCP, PIP 및 DIP 관절, 즉 전체 손가락 굽힘 ROM을 측정할 때, 손가락끝과 먼쪽바닥주름 사이의 거리를 측정하는 것이 가장 간단하고 빠른 방법으로 알려져 있다. Ellis, Bruton과 Goddard는 CFF의 검사간 신뢰도와 검사자간 신뢰도를 검사했고, 집게손가락, 가운데손가락 및 반지손가락의 PIP 굽힘을 등쪽 측각기로 비교했다. 손은 3개의 자세로 고정되었고, 18개 병원에서 51명의 치료사에 의해 자와 측각기로 3번씩 측정되었다. 검사간 측각기 측정은 시간의 95%에서 4-5°이었고, 검사간 측각기 측정은 7~9°이었다. CFF의 검사간 측정은 시간의 95%에서 5~6 mm이었고, 검사자간 측정은 7~9 mm이었다. 비교하기 위해 두 검사를 측정했을 때, 동일 검사자에 의한 측각기 측정이 CFF 측정보다 더 높은 신뢰도를 보였다. 그러나 다른 검사자에 의해 측정된 이들 두 방법은 동등한 신뢰도를 보였다. 그들은 다관절 측정이 필요할 때나 측각기 측정을 적용할 수 없을 때, CFF가 유용한 대체 방법이라고 생각했다.

환자 (Patient Populations) 측각기로 이루어진 손가락 ROM 측정의 검사간 신뢰도와 검사자간 신뢰도는 외상성 손 문제 환자, 정형외과 환자, 관절 융합 환자, Dupuytren 환자 등의 연구에서 높은 편이었다. 동일 검사자에 의한 반복측정의 ICC 값은 일반적으로 0.98~0.99였고, 다른 검사자에 의한 반복측정의 ICC 값은 0.83~0.99였다.

Groth 등은 39명의 치료사를 통해 한 명 환자의 집게손가락과 가운데손가락의 PIP와 DIP 관절을 등쪽 배치와 가쪽 배치를 적용해 6인치의 플라스틱 측각기나 또는 DeVore 금속 손가락 측각기를 사용하여 측정했다. 그 결과, 두 개의 검사 도구 사이에 유의한 차이는 보이지 않았다. 8가지의 관절 운동 중 7개 움직임에서 등쪽배치와 가쪽배치 사이의 유의한 차이는 보이지 않았으며, 평균적으로 2~0°의 차이를 나타냈다. 치료사 6명이 수행한 두가지 측정방법에 대한 검사자간 신뢰도는 높았으며, 가쪽배치의 등급내 상관계수 (ICC)는 0.86이었고, 등쪽배치의 ICC는 0.99였다.

Brown 등은 등쪽 손가락 측각기와 computerized Dexter Hand Evaluation and Treatment System을 이용하여 30명을 대상으로 두 개 손가락의 MCP, PIP, DIP의 ROM을 평가하여 전체 능동 ROM (total active motion, TAM)를 계산했다. 3명의 치료사가 한 회기 동안 각각의 장비를 이용해 각 손가락을 3회 측정했다. 검사간 신뢰도와 검사자간 신뢰도의 ICC는 0.97~0.99로 두 장비에서 모두 높았다. 장비 사이의 평균 차이는 0.1~2.4°였다.

Flower와 LaStayo는 PIP 관절이 융합된 7명의 환자를 대상으로 등쪽 금속 손가락 측각기의 사전 연구를 수행했다. 그들은 1명의 치료사로 하여금 2~8주에 걸쳐 PIP 폄을 두 번 측정하도록 했다. 검사간 신뢰도는 excellent (수) 등급이었고, ICC는 0.98이었다.

Dupuytren 환자의 손가락 움직임 측정에 대한 검사자간 신뢰도가 Engstrand, Krevers 및 Kvist에 의해 확인되었다. 8명의 작업치료사가 손가락의 길이에 맞게 절단된 360°등쪽 플라스틱 측각기를 이용해 12명 환자의 침범된 손가락의 MCP, PIP, DIP 관절을 측정했다. 검사자간 신뢰도는 good (우) – excellent (수)이었고, ICC는 0.83~0.97이었고, SEM은 3°미만이었다. 각 관절의 가장 높은 값과 가장 낮은 값사이의 평균차이는 3~11°였고, 전체 평균은 5.3°였다.

관절을 움직이기 위해 500 g의 토크를 이용한 측각기 수동 ROM 측정의 신뢰도가 Glasgow, Wilton 및 Tooth 등에 의해 보고되었고, 그들은 다양한 손가락과 엄지의 문제를 가진 10명의 환자를 대상으로 수행했다. 2명의 치료사는 Smith & Nephew 금속 손가락 측각기를 이용하여 환자의 각 관절을 10번 측정했다. 검사간 신뢰도와 검사자간 신뢰도는 excellent (수)였고, 모든 ICC는 0.99 이상이었다.

Edgar 등은 21명의 화상 환자를 대상으로 CFF와 핸드 스팬 (hand span, 한 뼘 길이)에 대한 선형 움직임의 신뢰도를 검사했다. CFF (복합 손가락 굽힘)는 피검자가 주먹을 쥐는 동안, 침범된 손가락끝과 먼쪽 바닥주름 사이의 간격으로 측정된다. 핸드 스팬은 손가락을 최대로 펼친 후, 새끼손가락끝과 엄지끝 사이의 거리로 측정된다. 다른 신체 관절과 움직임이 포함되지만, 그 결과는 여기에서 제시되지 않았다. 60분 동안 능동 ROM이 4명 치료사 중 2명에 의해 2번씩 평가되었다. CFF의 검사간 신뢰도는 excellent (수)였고, 모든 ICC는 0.99 이었다. CFF와 핸드 스팬의 검사자간 신뢰도도 excellent (수)였고, 모든 ICC는 0.94~0.98 이었다. 그리고 각각 최소감지변화는 0.7 cm과 1.0 cm였다.

엄지 (Thumb)

건강한 사람 (Healthy Populations) Barakat 등은 여성 64명의 표준 ROM 연구에서 그 중 10명의 오른손 엄지의 CMC, MCP, IP의 ROM을 반복측정했다. 검사간 신뢰도는 International Federation of Sociaties for Surgery of the Hand (IFSSH)가 제시한 방법을 이용하여 한 명의 검사자에 의해 두 번 측정되었고, 검사자간 신뢰도는 2명의 검사자에 의해 측정되었다. CMC 굽힘 ROM에 대한 검사간 신뢰도와 검사자간 신뢰도는 매우 낮은 편이었고, 각각의 상관계수도 0.04와 0.02였다. 그 이유는 엄지를 움직이는 동안, 집게손가락의 바닥측에 측각기를 고정시키기가 어려웠기 때문이다. CMC의 굽힘을 배제했을 때, 엄지의 모든 움직임과 관절의 평균 검사간 상관계수는 0.93으로 향상되었고, 검사자간 상관계수도 0.82로 향상되었다. 표 7.8과 표 7.9를 참고하기 바란다.

능동 엄지 CMC 벌림 ROM의 2가지 측정방법에 대한 신뢰도는 30명 (남성 15명과 여성 15명)을 대상으로 한 Itoh 등에 의해 측정되었다. 2명의 검사자인 1명의 정형외과의사와 1명의 손 전문 치료사는 하루에 각 피검자를 2번씩 측정했고, 3주 후에 다시 측정했다. 사용된 방법은 다음과 같다: (1) 자를 이용해 엄지끝에서 집게손가락 PIP 관절 굽힘 주름의 노쪽 가장자리까지의 거리를 측정하는 방법, (2) 자를 이용해 엄지 IP 굽힘 주름의 자쪽 가장자리에서 몸쪽 바닥주름의 노쪽 가장자리까지의 거리를 측정하는 방법, (3) 측각기를 이용해 엄지 손허리뼈와 집게손가락 손허리뼈 사이의 각도를 측정하는 방법, (4) 측각기를 이용해 엄지 몸쪽마디뼈와 집게손가락 몸쪽마디뼈사이의 각도를 측정하는 방법. 자를 이용한 방법 1과 방법 2는 fair (미)−good (우)의 검사간 신뢰도를 가졌고, ICC는 0.74~0.89였고, 검사자간 신뢰도의 ICC는 0.81~0.79였다. 측각기를 이용한 방법 3과 방법 4의 신뢰도는 약간 더 낮은 편이었다. 엄지 손허리뼈와 집게손가락 손허리뼈사이의 각도를 측정한 상관계수 (방법 3)는 검사간에서 0.71과 0.37이었고, 검사자간에서는 0.42였다. 엄지와 집게손가락의 몸쪽마디뼈 사이의 각도를 측정한 상관계수 (방법 4)는 검사간에서는 0.30과 0.28이었고, 검사자간에서는 0.28이었다. 그들은 거리 측정이 더 재생산성을 가지기 때문에, 관절각도 측정보다 거리 측정을 더 권장했다. 엄지 CMC의 벌림을 할 때 측각기의 축을 배치하기가 어렵기 때문에 덜 정확하게 재생산성이 떨어진다.

De Kraker 등은 6가지 방법으로 통해 능동 엄지 CMC 벌림 측정의 신뢰도와 수동 엄지 CMC 벌림 측정의 신뢰도를 검사했다: (1) 엄지 손허리뼈와 집게손가락 손허리뼈 사이의 각도를 측각기로 측정, (2) 각도 측정을 위해 엄지 끝에 Pollexograph angle 배치, (3) 각도 측정을 위해 엄지 손허리뼈에 Pollexograph 배치, (4) 가운데손가락 MCP 관절 위의 먼쪽 바닥주름에서 엄지 IP의 굽힘근주름 사이의 맞섬을 위한 AMA 방법, (5) 가운데손가락 MCP 관절 위의 먼쪽 바닥주름에서 엄지끝 사이의 ASHT 거리방법, (6) 등쪽 캘리퍼를 이용한 1번 손허리뼈머리와 2번 손허리뼈머리 사이의 손허리뼈사이 거리 방법 등. 측정은 25명의 건강한 사람을 대상으로 2명의 검사자 (손전문 치료사와 성형외과 수련의)에 의해 이루어졌다. 등쪽 캘리퍼로 측정된 거리 측정은 가장 높은 검사간 신뢰도와 검사자간 신뢰도를 보였다. 엄지 손허리뼈와 엄지 끝에 배치된 Pollexograph의 각도 측정은 일반 측각기보다 더 좋은 신뢰도를 보였다. 능동 ROM과 수동 ROM에 대한 신뢰도에서는 유의한 차이가 없었다.

Carvalho, Mazzer, Barbier는 30명의 검사자 (10명 물리치료과 학생, 10명 물리치료사, 그리고 10명 손전문 치료사)로 하여금 엄지 CMC 벌림, 집게손가락의 PIP 굽힘 각도, 그리고 새끼손가락의 MCP 굽힘 각도를 측정하게 했다. 측정은 2가지 포토그램 소프트웨어 프로그램 (CorelDRAW와 ALCimagem)을 이용하여 왁스 핸드 모델의 등쪽면에 180° 플라스틱 측각기를 배치함으로써 이루어졌다. 각 검사자는 각각의 방법으로 3번씩 측정했다. 모든 상황에서 모든 방법의 신뢰도가 그러하듯이, 모든 관절의 방법과 검사자 그룹에서 검사간 신뢰도는 excellent (수)였다 (ICC는 0.97 이상). 비록 PIP 관절의 평균 측정의 표준편차가 가장 작았고 (방법에 따라 2.6~2.9°), CMC 관절에서 가장 높았지만 (6.0~7.2°), 또 흥미롭게도, 엄지 CMC 벌림 측정에서 검사간 신뢰도와 검사자간 신뢰도가 일반적으로 가장 높았고, 집게손가락 PIP 굽힘 각도를 측정할 때 가장 낮았다. 측각기와 포토메트릭 방법은 각도에 변화가 있기 때문에 서로 교환할 수 없다.

환자 (Patient Populations) Sauseng 등은 제 1형 당뇨를 앓고 있는 50명의 환자와 44명의 건강한 사람들을 대상으로 5번 MCP, 1번 MCP, 1번 IP, 손목, 발목, 그리고 1번 MTP 관절을 포켓 측각기를 이용하여 능동 ROM을 측정했다. 각 검사자가 각각의 움직임을 3번씩 측정했다. 변동계수는 1.3~8.2%였다. 1번 IP와 1번 MCP를 제외하고, 측정된 모든 관절의 ROM은 당뇨병 그룹과 대조군에서 낮았다.

Edgar 등은 21명의 화상 환자를 대상으로 연구의 일부분으로써 엄지 CMC 맞섬 측정의 신뢰도를 측정했다. 맞섬은 엄지가 집게손가락, 가운데손가락, 반지손가락 및 새끼손가락에 닿는 Kapandji의 0~10 척도로 측정되었다. 2명의 물리치료사가 60분 이내에 움직임을 2번 측정했다. 검사자간 신뢰도는 excellent (수)였고, ICC는 0.99 였다. 그리고 최소 감지차이는 0.3이었다.

측각기 측정의 타당도 (Validity of Goniometric Measurements)

환자의 손가락 각도 측정은 방사선사진, 디지털 사진, 그리고 비디오 동작 분석으로 비교되어 왔다. Groth 등은 39명의 치료사로 하여금 3일에 걸쳐 다발성 골절을 가진 손 손상 환자를 대상으로 그들의 집게손가락과 가운데손가락의 PIP와 DIP의 능동 ROM을 측정하도록 했다. 측정은 DeVore 금속 손가락 측각기나 6인치 플라스틱 측각기를 등쪽 배치와 가쪽 배치로 이루어졌다. 측각기 측정을 하기에 앞서, 방사선 사진을 찍었다. 동시타당도의 입장에서 볼 때, 방사선 사진과 측각기 측정에서 유의한 차이가 있었지만, 집게손가락의 PIP 폄과 굽힘의 가쪽배치에서는 유의한 차이가 없었다. 집게손가락 PIP 움직임의 가쪽배치 측정과 등쪽배치 측정에서 방사선 사진과 측각기 사이의 차이는 1~2°였고, 가운데손가락 PIP를 측정한 가쪽배치와 등쪽배치에서는 14°까지 일어났다. 그들은 동시타당도를 포함시키지 않았는데, 그 이유는 이들 차이가 능동 수행에 대한 교육과 능동 측정할 때 발생하는 피로 등의 가변성 때문이다.

Kato 등은 3명의 치료사로 하여금 4구의 사체 16개 손가락에 Kirschner 와이어를 배치한 3 종류의 측각기를 이용하여 PIP ROM 측정과 방사선 필름 측정 사이의 정확성을 비교했다. 각 검사자는 6인치 팔을 가진 6인치 플라스틱 측각기, 3.5인치 측각기, 1인치 측각기, 그리고 1.5인치 금속 측각기를 이용하여 손가락의 가쪽면과 등쪽면에 배치했다. 검사자간 신뢰도는 good (우)였고, 피어슨 상관계수 (r)는 0.80-0.82였다. 측각기와 방사선 사진 사이의 평균 각도차이는 가쪽 배치법에서는 1.2~3.3° (SD=3.5−6.0°)였고, 등쪽 배치법에서는 0.5~2.9° (SD=3.5−6.4°)였다. 가쪽배치법을 이용한 양쪽 측각기 사이에서는 각도 차이가 유의하지 않았다. 그러나 등쪽 배치법을 사용한 2명의 검사자에서는 6인치의 플라스틱 측각기가 가장 큰 각도 차이를 보였는데, 그 이유는 다른 측각기보다 팔의 길이가 길었기 때문이다. 그들은 가쪽배치법을 사용하도록 권장했고, 또 등쪽배치법을 사용할 때는 짧은 팔을 가진 측각기를 사용하도록 권장했다.

Georgeu 등은 1명 치료사로 하여금 환자 20명의 반지손가락 또는 새끼손가락의 MCP, PIP 및 DIP의 완전한 능동 굽힘과 폄의 ROM을 측정했다. ROM을 결정하기 위해, 고정된 장비에 손을 올려놓게 한 디지털 카메라로 촬영했다. 2방법 사이에는 높은 상관관계가 있었다 (r^2=0.98). 사진을 이용한 방법이 측각기를 이용한 방법보다 더 큰 측정 각도를 보였지만, 유의한 차이는 없었다.

5명의 건강한 대학생으로 대상으로 손가락 MCP, PIP의 3가지 정적 자세 (30, 60, 90°)에서 측정한 측각기 검사와 마커를 이용한 동작 캡처 시스템 (Vicon)을 비교했다. Cook 등은 동작분석 시스템과 측각기가 집게손가락의 PIP에서 새끼손가락의 PIP 까지 평균 +3.5°, 그리고 집게손가락의 MCP에서 새끼손가락의 MCP까지 평균 −1.8°가 변화되었음을 확인했다. 일반적으로 굽힘의 각도가 클수록, 2 방법 사이에서 더 큰 차이를 보였는데, 그 이유는 피부가 이동함에 따라 측각기를 더 읽기 어려워지고, 또 마커가 더 많이 움

표 7.8 건강한 사람에 대한 엄지 ROM 측정의 검사간 신뢰도

연구	N	표본	방법	관절/운동	r	ICC	절대 수치 (°)
Barakat et al[21]	10	건강한 여성	1명 검사자 (확인되지 않음); 측각기	CMC 굽힘 CMC, MCP, IP 움직임 (CMC 굽힘 제외)		.04 .93	
Carvalho et al[70]	1	왁스 핸드 모델	30명 검사자 (PT 학생과 손전문 치료사); 180° 플라스틱 측각기; 관절 당 검사자가 3번 측정	CMC 벌림, 노뼈붓돌기에 측각기의 축 배치, 1번 손허리뼈와 2번 손허리뼈의 가쪽면 중간선에 측각기의 팔 배치		.72, 57, .87, x = .72	
de Kraker et al[69]	25	건강한 성인	2명 검사자 (손전문 치료사와 성형외과 수련의); 3가지 각도 방법: 측각기–1번과 2번 손허리뼈, Pollexograph–엄지손가락끝, Pollexograph–엄지 손허리뼈 3가지 거리 방법: AMA 엄지 IP 주름에서 3번째 먼쪽바닥주름까지, ASHT 엄지끝에서 3번째 먼쪽 바닥주름까지 손허리뼈사이거리 (IMD) 등쪽 1번 MC머리에서 2번 MC 머리까지	AROM, PROM, CMC 벌림 측각기: Pollexograph–엄지끝: Pollexograph–손허리뼈 AMA: ASHT: IMD:		.55, .76 .71, .82 .82, .81 .72, .65 .78, .72 .95, .92	SEM = 4.3, 3.5 SDD = 11.8, 9.7 SEM = 2.5, 2.0 SDD = 7.0, 5.5 SEM = 2.2, 2.7 SDD = 6.4, 7.5 SEM = 4.1, 3.9 mm SDD = 11.4, 10.9 mm SEM = 4.4, 4.5 mm SDD = 12.3, 12.6 mm SEM = 1.2, 1.4 mm SDD = 3.3, 4.1 mm
Itoh et al[68]	30	건강한 성인	2명 검사자 (1명의 정형외과의사, 1명의 손전문 치료사); 자를 이용한 2가지 방법; 측각기를 이용한 2가지 방법	AROM CMC 벌림 (바닥쪽): 엄지끝에서 집게손가락의 PIP 주름까지의 거리: 엄지 IP 주름에서 집게손가락의 PIP 주름까지 1번과 2번 손허리뼈에 정렬된 측각기 1번과 2번 몸쪽마디뼈에 정렬된 측각기		.76, .88 .74, .89 .71, .37 .30, .28	

r=피어슨 상관계수; ICC=등급내 상관계수; DIP=Distal Interphalangeal; IP=Interphalangeal; MCP=Metacarpophalangeal; PIP=Proximal Interphalangeal; AROM=능동 ROM; PROM=수동 ROM; PT=Physical Therapist; OT=Occupational Therapist;
AMA=미국의사협회; ASHT=미국 손전문치료사협회; SEM=반복측정의 표준오차; SDD=최소감지차이.
* Barakat 등은 이것을 "노쪽모음"이라 부른다. 노쪽모음은 이 책에서 노쪽굽힘이라는 용어와 동등한 것처럼 보인다.

표 7.9 건강한 사람과 환자에 대한 엄지 ROM 측정의 검사자간 신뢰도

연구	N	표본	방법	관절/운동	r	ICC	절대 수치 (°)
Barakat et al[21]	10	건강한 여성	1명 검사자 (확인되지 않음); 측각기	CMC 굽힘 CMC, MCP, IP 움직임 (CMC 굽힘 제외)	.02 .82		
Carvalho et al[70]	1	왁스 핸드 모델	30명 검사자 (PT 학생과 손전문 치료사); 180° 플라스틱 측각기; 관절 당 검사자가 3번 측정	CMC 벌림, 노뼈붓돌기에 측각기의 축 배치, 1번 손허리뼈와 2번 손허리뼈의 가쪽면 중간선에 측각기의 팔 배치		.90	SD: 4.6 – 9.5, x = 6.7
de Kraker et al[69]	25	건강한 성인	2명 검사자 (손전문 치료사와 성형외과 수련의); 3가지 각도 방법:	AROM, PROM, CMC 벌림			
			측각기–1번과 2번 손허리뼈, Pollexograph–엄지손가락끝,	측각기:		.31, .37	SEM = 5.2, 5.9 SDD = 14.4, 16.5
			Pollexograph–엄지 손허리뼈 3가지 거리 방법:	Pollexograph–엄지끝:		.66, .59	SEM = 2.6, 3.3 SDD = 7.1, 9.0
			AMA 엄지 IP 주름에서 3번째 먼쪽바닥주름까지,	Pollexograph–손허리뼈		.57, .61	SEM = 3.7, 3.5 SDD = 10.3, 9.7
			ASHT 엄지끝에서 3번째 먼쪽 바닥주름까지	AMA:		.24, .52	SEM = 6.6, 5.0 mm SDD = 18.4, 13.9 mm
			손허리뼈사이거리 (IMD) 등쪽 1번 MC머리에서 2번 MC 머리까지	ASHT:		.55, .52	SEM = 5.6, 6.2 mm SDD = 15.6, 17.2 mm
				IMD:		.82, .79	SEM = 2.2, 2.4 mm SDD = 6.1, 6.5 mm
Itoh et al[68]	30	건강한 성인	2명 검사자 (1명의 정형외과의사, 1명의 손전문 치료사); 자를 이용한 2가지 방법; 측각기를 이용한 2가지 방법	AROM CMC 벌림 (바닥쪽):			
				엄지끝에서 집게 손가락의 PIP 주름까지의 거리:	.81		
				엄지 IP 주름에서 집게손가락의 PIP 주름까지	.79		
				1번과 2번 손허리뼈에 정렬된 측각기	.42		
				1번과 2번 몸쪽 마디뼈에 정렬된 측각기	.28		
Edgar et al[31]	21	화상 환자	AROM; 4명 검사자 (PT); 0–10점 척도를 가지고 맞섬을 함.	Kapandji 전체 맞섬 척도 (TOT)		.99	MDD = 0.3 of TOT scale points

r=피어슨 상관계수; ICC=등급내 상관계수; PT=Physical Therapist; OT=Occupational Therapist; AMA=미국의사협회; ASHT=미국 손전문치료사협회; CMC=절; MCP=Metacarpophalangeal; IP= Interphalangeal; PIP=Proximal Interphalangeal; IP=Interphalangeal; PIP=Proximal Interphalangeal; AROM=능동 ROM; PROM=수동 ROM;TOT= Total Opposition Test; MDD= 최소 감지변화; SD= 표준편차; SEM= 반복측정의 표준오차; SDD=최소감지차이.

* Barakat 등은 이것을 "노쪽모음"이라 부른다. 노쪽모음은 이 책에서 노쪽굽힘이라는 용어와 동등한 것처럼 보인다.

직이기 때문이다. 손가락 움직임의 연구를 위해서는 임상에서는 측각기 사용이 좋고, 연구용으로는 동작분석시스템 사용이 좋다.

Goodson 등은 10명의 류마티스성 관절염 환자, 10명의 골관절염환자, 그리고 10명의 정상 성인을 대상으로 손등에 측각기를 배치하여, 손목과 손가락의 MCP, IP 관절의 ROM, 집기/쥐기의 근력, 그리고 통증-장애 지수 (Cochin 척도)를 측정했다. ROM과 집기/쥐기의 근력에서는 각 그룹 간의 유의한 차이가 있었다. 류마티스 환자군에서는 MCP에서 가장 큰 가동범위 감소가 있었고, 그 다음으로 손목과 PIP 관절 순이었다. 골관절염 환자들은 DIP 관절에서 가장 큰 가동범위 감소가 있었고 그 다음으로 PIP 관절 순이었다. 류마티스 환자군에서는, MCP ROM이 장애점수와 초기진단 이후의 시간과 관련성이 있었다 (r^2=0.31). 손목의 ROM은 진단 이후의 시간과 관련성이 있었다 (r^2=0.37). 그들은 ROM과 집기/쥐기 근력이 통증-장애 지수보다 관절염과 관련된 기능 손상을 정확히 반영한다고 결론을 내렸다.

Field는 손목의 콜레스 골절 환자 100명을 대상으로 동통성발육이상 (algodystrophy, complex regional pain syndrom, 복합 동통증후군)의 발달을 연구했다. 그리고 1, 5, 9주에 손가락 측각기를 등쪽에 배치하여 손가락 PIP와 DIP의 ROM을 측정하였고 손의 전체 ROM 값을 만들기 위해 모든 값을 더했다. 통각측정기 (dolorimetry)를 이용하여 압통을 측정했다. 부종은 물의 부피를 이용한 방법을 통해 측정했다. 손상된 손과 정상 손 간의 차이를 통계적으로 분석했다. 골절발생 후 9주째 쯤 24명의 환자가 동통성발육이상을 진단받았다. 1주 때의 ROM 측정은 동통성 발육이상의 발달을 예견하는데 있어서 96%의 민감도와 59%의 특이성을 보였다. 측각기와 통각측정기를 같이 사용하였을 때는 96%의 민감도와 73%의 향상된 특이성을 보였다.

MacDermid 등은 팔 장애지수 (upper extremity disability score; DASH)로 측정된 장애를 예상하는 도구로서 펄프-손바닥간 거리와 CFF의 타당도를 비교했다. 한 명의 검사자가 등쪽에 전자측각기인 NK Hand Assessment System을 배치하는 방법으로 피검자 50명의 능동 MCP, PIP 및 DIP의 굽힘을 측정했다. 동일한 피검자가 펄프-손바닥간 거리를 자로 측정했다. 펄프-손바닥 주름간 거리와 총 능동 굽힘 사이의 상관계수가 −0.46~−0.51였기 때문에, 두 장비를 교차 사용하는 것은 바람직하지 않다. DASH와 총 능동 굽힘 사이의 관계는 팔 장애지수와 펄프-손바닥간 거리의 관계 (r=0.21~0.30)에 비해 높은 상관관계 (r=0.45)를 보였다. 그들은 총 능동 ROM이 펄프-손바닥간 거리에 비해 기능적이고, 펄프-손바닥간 거리는 "피검자 개인을 모니터하는데 사용해야 하며, 피검자간 또는 피검자 집단 사이에 그 거리를 비교해서는 안된다."는 점을 시사했다.

눈대중의 신뢰도와 타당도 (Reliability and Validity of Visual Estimates)

손가락 관절각도 위치에 대한 눈대중은 측각기 측정때보다 매우 낮은 신뢰도와 타당도를 가졌다. Bruton, Ellis과 Goddard는 가운데손가락 MCP 관절에 대한 눈대중과 측각기의 검사자간 신뢰도를 측정했다. 1명의 건강한 피검자는 제거할 수 있는 정적 스플린트에 의해 2개의 MCP 자세를 취했고, 40명의 치료사가 눈대중으로 각도를 측정한 후, 측각기로 각도를 측정했다. 눈대중은 측각기보다 정적 자세의 더 큰 범위와 표준편차를 발생시켰다. 2 자세에 대한 눈대중의 평균 표준편차는 각각 15.7°와 18°이었고, 측각기의 평균 표준편차는 1.1°와 1.7°였다. 다른 관찰자에 의한 2가지 측정 사이의 차이에 대한 95% 한계는 눈대중에서 45~51°였고, 측각기에서는 5~6°였다. 직업, 임상 경험과 전문가 경험, 측정도구의 사용 등의 검사자 특성의 차이가 신뢰도에 영향을 준다는 근거는 없다.

Rose 등은 레진 캐스트된 성인 남성 손의 손가락과 엄지의 MCP와 IP 관절의 정적 각도를 눈대중으로 많이 측정해 온 71명의 외과의사와 치료사로 하여금 측정을 수행하게 한 후, 눈대중의 타당도를 연구했다. 비교의 기준점은 반복 측정이 1°미만으로 나타나는 손 평가와 치료 (HAT)의 전산화 시스템이었다. 눈대중은 약 25%의 평균값과 22%의 중간값을 가져 정확성이 떨어진다. 가장 정확한 눈대중은 엄지 IP와 새끼손가락 DIP의 움직임으로써 18%의 중간값 오차를 가지고 있다. 외과의사가 가장 정확했고, 물리치료사가 가장 정확하지 않았다. 손 수술 경험과 손 수술의 흥미가 보다 정확한 눈대중에 영향을 주었다. 그들은 비록 눈대중이 경험으로 향상될 수 있지만, 정확한 기법이 아니기 때문에 손의 각도 측정을 측각기를 이용해야 한다는 결론을 내렸다.

참고문헌

1. Austin, NM: The Wrist and Hand Complex. In Levangie, PL, and Norkin, CC: Joint Structure and Function: A Comprehensive Analysis, ed 5. FA Davis, Philadelphia, 2011.
2. Standring, S (ed): Gray's Anatomy, ed 39. Elsevier, New York, 2005.
3. Neumann, DA: Kinesiology of the Musculoskeletal System, ed 2. Mosby, St. Louis, 2010.
4. Tubiana, R, Thomine, JM, and Mackin, E (eds): Examination of the Hand and Upper Limb, ed 2. Martin Dunitz, London, 1998.
5. Krishnan, J, and Chipchase, L: Passive axial rotation of the metacarpophalangeal joint. J Hand Surg 22B:270, 1997.
6. Kaltenborn, FM: Manual Mobilization of the Joints: The Extremities, ed 7. Olaf Norlis Bokhandel, Oslo, Norway, 2011.
7. Cyriax, JH, and Cyriax, PJ: Illustrated Manual of Orthopaedic Medicine. Butterworths, London, 1983.
8. Ranney, D: The hand as a concept: Digital differences and their importance. Clin Anat 8:281, 1995.
9. Groth, GN, and Ehretsman, RL: Goniometry of the proximal and distal interphalangeal joints, part I: A survey of instrumentation and placement preferences. J Hand Ther 14:18, 2001.
10. Pratt, AL, and Burr, N: A review of goniometry use within current hand therapy practice. Br J Hand Ther 6:45, 2001.
11. Mallon, WJ, Brown, HR, and Nunley, JA: Digital ranges of motion: Normal values in young adults. J Hand Surg Am 16:882, 1991.
12. Skvarilova, B, and Plevkova, A: Ranges of joint motion of the adult hand. Acta Chir Plast 38:67, 1996.
13. Smahel, Z, and Klimova, A: The infl uence of age and exercise on the mobility of hand joints: 1: Metacarpophalangeal joints of the three-phalangeal fi ngers. Acta Chir Plast 46:81, 2004.
14. Gurbuz, H, Mesut, R, and Turan, FN: Measurement of active abduction of metacarpophalangeal joints via electronic digital inclinometric technique. Ital J Anat Embryol 111:9, 2006.
15. American Academy of Orthopaedic Surgeons: Joint Motion: Methods of Measuring and Recording. AAOS, Chicago, 1965.
16. Greene, WB, and Heckman, JD (eds): The Clinical Measurement of Joint Motion. American Academy of Orthopaedic Surgeons, Rosemont, Ill., 1994.
17. Cocchiarella, L, and Andersson, GBJ (eds): American Medical Association: Guides to the Evaluation of Permanent Impairment, ed 5. AMA, Chicago, 2001.
18. Ellis, B, and Bruton, A: A study to compare the reliability of composite fi nger fl exion with goniometry for measurement of range of motion in the hand. Clin Rehabil 16:562, 2002.
19. Adams, LS, Greene, LW, and Topoozian, E: Range of Motion. In American Society of Hand Therapists: Clinical Assessment Reco mmendations, ed 2. ASHT, Chicago, 1999.
20. White, J, Nolan, DP, and Resteghini, JM: Normative range of motion values for the carpometacarpal (CMC) joint of the thumb with reference to hand dominance, side, and gender. Phys Ther 2012. Retrieved from http://apps.apta.org/custom/abstracts/pt2012/1175-RR.html.
21. Barakat, MJ, Field, J, and Taylor, J: The range of movement of the thumb. Hand 8:179, 2013.
22. International Federation of Societies for Surgery of the Hand (IFSSH): Terminology of Hand Surgery, ed 4. Chapter 5: Atlas of Surface Anatomy and Joint Motion. IFSSH, 2001. Retrieved from http://www.ifssh.info /TerminalolgyofHandSurgery.html.
23. White, J, et al: The infl uence of age and gender on normative range of motion values of the carpometacarpal joint of the thumb. J Hand Ther 27 (2):e1, 2014. Retrieved from http://dx.doi.org/10.1016/j.jht.2014.01.002.
24. Clarkson, HM: Joint Motion and Function Assessment. Lippincott Williams & Wilkins. Philadelphia, 2005.
25. Reese, NB, and Bandy, WD: Joint Range of Motion and Muscle Length Testing. WB Saunders, Philadelphia, 2002.
26. Kapandji, A: Clinical test of apposition and counter-apposition of the thumb. Ann Chir Main 5:67, 1986.
27. Cooney, WP, et al: The kinesiology of the thumb trapeziometacarpal joint. J Bone Joint Surg Am 6:1371, 1981.
28. Zancoll, EC, Ziadenberg, C, and Zancolli, E, Jr: Biomechanics of the trapeziometacarpal joint. Clin Orthop Relat Res 220:14, 1987.
29. Coert, JH, et al: Quantifying thumb rotation during circumduction utilizing a video technique. J Orthop Res 21:1151, 2003.
30. Cheema, TA, et al: Measurement of rotation of the fi rst metacarpal during opposition using computed tomography. J Hand Surg 31A:76, 2006.
31. Edgar, D, et al: Goniometry and linear assessments to monitor movement outcomes: Are they reliable tools in burn care? Burns 35:58, 2009.
32. DeSmet, L, et al: Metacarpophalangeal and interphalangeal fl exion of the thumb: Infl uence of sex and age, relation to ligamentous injury. Acta Orthop Belg 59:357, 1993.
33. Hume, M, et al: Functional range of motion of the joints of the hand. J Hand Surg Am 15:240, 1990.
34. Yoshida, R, et al: Motion and morphology of the thumb metacarpophalangeal joint. J Hand Surg Am 28:753, 2003.
35. Joseph, J: Further studies of the metacarpophalangeal and interphalangeal joints of the thumb. J Anat 85:221, 1951.
36. Smahel, Z, and Klimova, A: The infl uence of age and exercise on the mobility of hand joints: 2: Interphalangeal joints of the three-phalangeal fi ngers. Acta Chir Plast 46:122, 2004.
37. Sauseng, S, Kastenbauer, T, and Irsigler, K: Limited joint mobility in selected hand and foot joints in patients with type 1 diabetes mellitus: A methodology comparison. Diab Nutr Metab 15:1, 2002.
38. Shaw, SJ, and Morris, MA: The range of motion of the metacarpophalangeal joint of the thumb and its relationship to injury. J Hand Surg Br 17:164, 1992.
39. Jenkins, M, et al: Thumb joint motion: What is normal? J Hand Surg Br 23:796, 1998.
40. Beighton, P, Solomon, L, and Soskolne, CL: Articular mobility in an African population. Ann Rheum Dis 32:413, 1973.
41. Lamari, NM, Chueire, AG, and Cordeiro, JA: Analysis of joint mobility patterns among preschool children. Sao Paulo Med 123:119, 2005.
42. Allander, E, et al: Normal range of joint movements in shoulder, hip, wrist and thumb with special reference to side: A comparison between two populations. Int J Epidemiol 3:253, 1974.
43. Fairbank, JCT, Pynsett, PB, and Phillips, H: Quantitative measurements of joint mobility in adolescents. Ann Rheum Dis 43:288, 1984.
44. Nicholson, B: Clinical Evaluation. In Stanley, BG, and Tribuzi, SM: Concepts in Hand Rehabilitation. FA Davis, Philadelphia, 1992.

45. Knutson, JS, et al: Intrinsic and extrinsic contributions to the passive moment at the metacarpophalangeal joint. J Biomech 33:1675, 2000.
46. Melvin, J: Rheumatic Disease in Adult and Child: Occupational Therapy and Rehabilitation, ed 3. FA Davis, Philadelphia, 1989.
47. Casanova, JS, and Grunert, BK: Adult prehension: Patterns and nomenclature for pinches. J Hand Ther 2:231, 1989.
48. Totten, PA, and Flinn-Wagner, S: Functional evaluation of the hand. In Stanley, BG, and Tribuzi, SM (eds): Concepts in Hand Rehabilitation. FA Davis, Philadelphia, 1992.
49. Mackin, E, et al: Hunter, Mackin & Callahan's Rehabilitation of the Hand and Upper Extremity, ed 5. Elsevier, St Louis, 2002.
50. Lee, JW, and Rim, K: Measurement of fi nger joint angles and maximum fi nger forces during cylinder grip activity. J Biomed Eng 13:152, 1991.
51. Hayashi, H, and Shimizu, H: Essential motion of metacarpophalangeal joint during activities of daily living. J Hand Ther 26:69, 2013.
52. Baker, NA, et al: Kinematics of the fi nger and hands during computer keyboard use. Clin Biomech 22:34, 2007.
53. Nakamura, M, et al: Analysis of voluntary fi nger movements during hand tasks by a motion analyzer. J Electromyogr Kinesiol 8:295, 1998.
54. Ellis, B, Bruton, A, and Goddard, JR: Joint angle measurement: A comparative study of the reliability of goniometry and wire tracing for the hand. Clin Rehabil 11:314, 1997.
55. Burr, N, Pratt, AL, and Stott, D: Inter-rater and intra-rater reliability when measuring interphalangeal joints. Physiotherapy 89:641, 2003.
56. Lewis, E, Fors, L, and Tharion, WJ: Interrater and intrarater reliability of fi nger goniometric measurements. Am J Occup Ther 64:555, 2010.
57. Macionis, V: Reliability of the standard goniometry and diagra mmatic recording of fi nger joint angles: A comparative study with healthy subjects and non-professional raters. BMC Musculoskelet Dis 14:17, 2013.
58. Bear-Lehman, J, and Abreu, BC: Evaluating the hand: Issues in reliability and validity. Phys Ther 69:1025, 1989.
59. Goldsmith, N, and Juzl, E: Inter-rater reliability of two trained raters using a goniometer for the measurement of fi nger joints. Br J Hand Ther 3:12, 1998.
60. Stam, HJ, et al: The Compangle: A new goniometer for joint angle measurement of the hand. A technical note. Eur Medicophys 42:37, 2006.
61. Hamilton, GF, and Lachenbruch, PA: Reliability of goniometers in assessing fi nger joint angle. Phys Ther 49:465, 1969.
62. Weiss, PL, et al: Using the Exos Handmaster to measure digital range of motion: Reliability and validity. Med Eng Phys 16:323, 1994.
63. Groth, G, et al: Goniometry of the proximal and distal interphalangeal joints. Part II: Placement preferences, interrater reliability, and concurrent validity. J Hand Ther 14:23, 2001.
64. Brown, A, et al: Validity and reliability of the Dexter Hand Evaluation and Therapy System in hand-injured patients. J Hand Ther 13:37, 2000.
65. Flower, KR, and LaStayo, PC: Effect of total end range time on improving passive range of motion. J Hand Ther 7:150, 1994. (Reprinted in J Hand Ther 25:48, 2012.)
66. Engstrand, C, Krevers, B, and Kvist, J: Interrater reliability in fi nger joint goniometer measurement in Dupuytren's disease. Am J Occup Ther 66:98, 2012.
67. Glasgow, C, Wilton, J, and Tooth, L: Optimal daily total end range time for contracture: Resolution in hand splinting. J Hand Ther 16:207, 2003.
68. Itoh, S, et al: Reproducibility of measurements of thumb abduction. Hand Surg 15:7, 2010.
69. De Kraker, M, et al: Palmar abduction: Reliability of 6 measurements methods in healthy adults. J Hand Surg Am 34:523, 2009.
70. Carvalho, RMF, Mazzer, N, and Barbier, CH: Analysis of the reliability and reproducibility of goniometry compared to hand photogra mmetry. Acta Orthop Bras (online) 30:139, 2012.
71. Kato, M, et al: The accuracy of goniometric measurements of proximal interphalangeal joints in fresh cadavers: Comparison between methods of measurement, types of goniometers, and fi ngers. J Hand Ther 20:12, 2007.
72. Georgeu, GA, Mayfi eld, S, and Logan, AM: Lateral digital photography with computer-aided goniometry versus standard goniometry for recording fi nger joint angles. J Hand Surg Br 27:184, 2002.
73. Cook, JR, et al: Measurement of wrist and fi nger postures: A comparison of goniometric and motion capture techniques. J Appl Biomech 23:70, 2007.
74. Goodson, A, et al: Direct, quantitative clinical assessment of hand function: Usefulness and reproducibility. Man Ther 12:144, 2007.
75. Field, J: Measurement of fi nger stiffness in algodystrophy. Hand Clin 19:511, 2003.
76. MacDermid, JC, et al: Validity of pulp-to-palm distance as a measure of fi nger fl exion. J Hand Surg Br 26:432, 2001.
77. Bruton, A, Ellis, B, and Goddard, J: Comparison of visual estimation and goniometry for assessment of metacarpophalangeal joint angle. Physiotherapy 85:201, 1999.
78. Rose, V, et al: Visual estimation of fi nger angles: Do we need goniometers? J Hand Surg Br 27:382, 2002.

제 III 부

다리의 검사

LOWER-EXTREMITY TESTING

학습목적

제Ⅲ부를 공부하면, 여러분은 다음을 할수 있을 것이다:

1. 다음을 확인할 수 있을 것이다:
   - 각 다리관절의 운동에 대한 적절한 운동면과 운동축을 알 수 있다.
   - 각 다리관절의 정상 ROM을 알 수 있다.
   - ROM의 끝지점을 제한하는 구조물을 알 수 있다.
   - 예상되는 정상 끝느낌을 알 수 있다.

2. 다음을 기술할 수 있을 것이다:
   - 각 다리관절의 움직임과 근육길이 검사에 이용되는 검사자세를 기술할 수 있다.
   - 각 움직임과 근육길이 검사를 위한 측각기 정렬을 서술할 수 있다.
   - 제한된 움직임의 관절주머니 패턴을 기술할 수 있다.
   - 다리의 주요 관절에서 일어나는 기능 활동에 꼭 필요한 가동범위를 기술할 수 있다.

3. 다음을 설명할 수 있을 것이다:
   - 연령, 성별 및 기타 요소들이 가동범위에 어떤 영향을 줄 수 있는지를 설명할 수 있다.
   - 도구의 실수 요소가 검사결과에 어떤 영향을 줄 수 있는지를 설명할 수 있다.

4. 다음을 포함한 엉덩관절, 무릎관절, 발목 및 발의 관절 ROM과 근육길이 검사를 위한 측각기 측정을 수행할 수 있다:
   - 검사절차의 명확한 설명
   - 검사 자세로 피검자를 적절하게 배치하는 것
   - 적절한 고정
   - 움직임 끝의 올바른 결정
   - 끝느낌의 올바른 확인
   - 적절한 뼈표식점의 촉진
   - 측각기의 적절한 정렬과 관절측정의 올바른 읽기와 기록

5. 신체 위치에 의해 구성되는 엉덩관절, 무릎관절, 발목 및 발의 관절각도 측정을 계획할 수 있다.

6. 3장에 기술된 통계 방법을 이용하여 다리관절의 관절각도 측정에 대한 독자들의 검사간 신뢰도와 검사자간 신뢰도를 평가할 수 있다.

제 8 장

엉덩관절

The Hip

구조와 기능 (Structure and Function)

엉덩넙다리관절 (Iliofemoral Joint)

엉덩관절은 다리와 몸통을 연결하는 관절로서, 엉덩넙다리관절로 불린다. 몸쪽 관절면은 절구와 윗부위의 엉덩뼈, 뒤아래부위의 궁둥뼈, 앞아래부위의 엉치뼈로 구성되어 있다 (그림 8.1). 오목한 절구는 가쪽, 아래쪽과 앞쪽 방향으로 향하고 있고, 섬유성 연골로 이루어진 관절테두리에 의해 더욱 깊어진다. 먼쪽 관절면은 볼록한 넙다리뼈머리이다. 관절은 강하고 두꺼운 관절주머니에 의해 둘러싸여 있고, 앞쪽은 엉덩넙다리인대와 두덩넙다리인대에 보강되고 (그림 8.2), 뒷쪽은 궁둥넙다리인대에 의해 보강된다 (그림 8.3).

뼈운동형상학 (Osteokinematics)

엉덩관절은 자유도 3을 갖는 절구관절이다. 엉덩관절에 수행되는 움직임은 안-가축을 중심으로 시상면에서 일어나는 굽힘–폄, 앞뒤축을 중심으로 일어나는 이마면의 벌림-모음, 그리고 수직축 또는 세로축을 중심으로 가로면의 안쪽돌림-가쪽돌림 등이다. 운동축은 넙다리뼈머리의 중심을 통과한다.

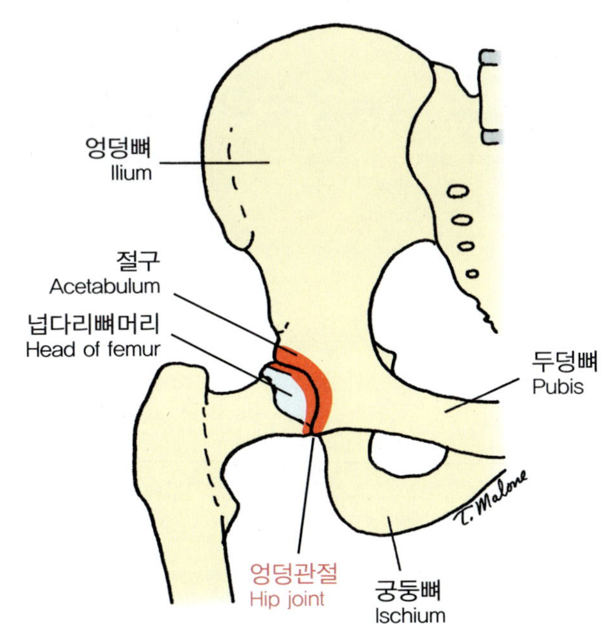

그림 8.1 오른쪽 엉덩관절의 앞쪽면

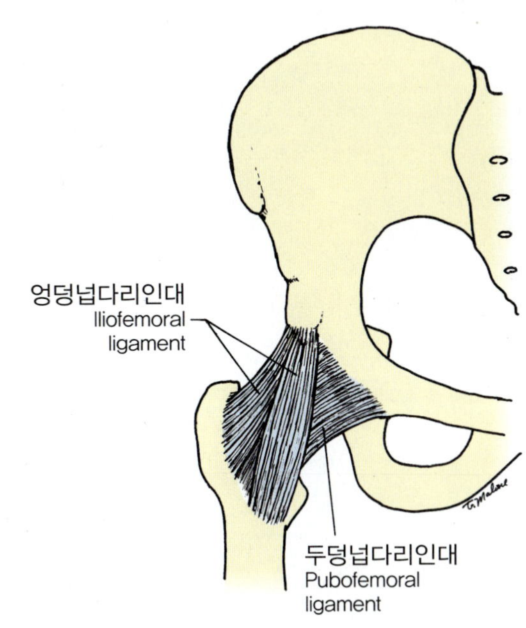

그림 8.2 오른쪽 엉덩관절의 앞쪽면은 엉덩넙다리인대와 두덩넙다리인대를 보여주고 있다.

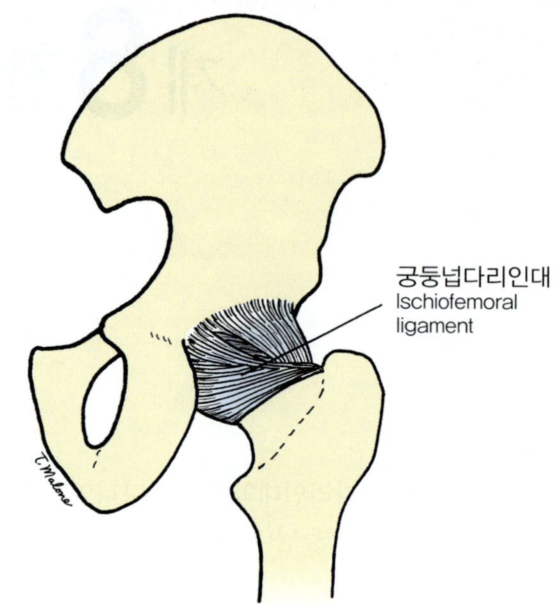

그림 8.3 오른쪽 엉덩관절의 뒤쪽면은 궁둥넙다리인대를 보여주고 있다.

관절운동형상학 (Arthrokinematics)

열린운동사슬 (비체중 지지)에서는, 볼록한 넙다리뼈머리는 넙다리뼈몸통이 일어나는 운동방향과 반대방향으로 구르기를 한다. 굽힘을 할 때, 넙다리뼈머리는 앞쪽으로 구르기를 하고, 뒤쪽으로 활주를 한다. 반면 폄을 할 때, 넙다리뼈머리는 뒤쪽으로 구르기를 하고, 앞쪽으로 활주를 한다. 안쪽돌림을 할 때, 넙다리뼈머리는 절구 위에서 앞쪽으로 구르기를 하고, 뒤쪽으로 활주를 한다. 가쪽돌림을 할 때, 넙다리뼈머리는 절구 위에서 뒤쪽으로 구르기를 하고, 앞쪽으로 활주를 한다. 벌림을 할 때, 넙다리뼈머리는 위쪽으로 구르기를 하고, 아래쪽으로 활주를 한다. 모음을 할 때, 넙다리뼈머리는 아래쪽으로 구르기를 하고, 위쪽으로 활주를 한다. 활주, 축돌림, 구르기에 대한 설명을 자세히 알고 싶으면 1장을 참고한다 (예, 그림 1.2, 그림 1.3 및 그림 1.4).

관절주머니 패턴 (Capsular Pattern)

관절주머니 패턴은 굽힘과 폄의 제한을 동반한 안쪽돌림의 제한이 가장 크고, 그 다음은 폄으로 약간 제한되고, 가쪽돌림과 모음의 제한이 가장 작다.

동작범위 검사절차: 엉덩관절

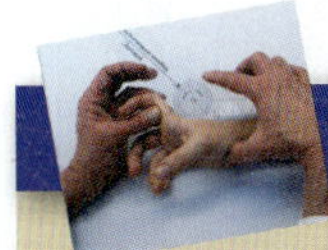

검사절차를 위한 뼈표식점 (Landmarks for Testing Procedures)

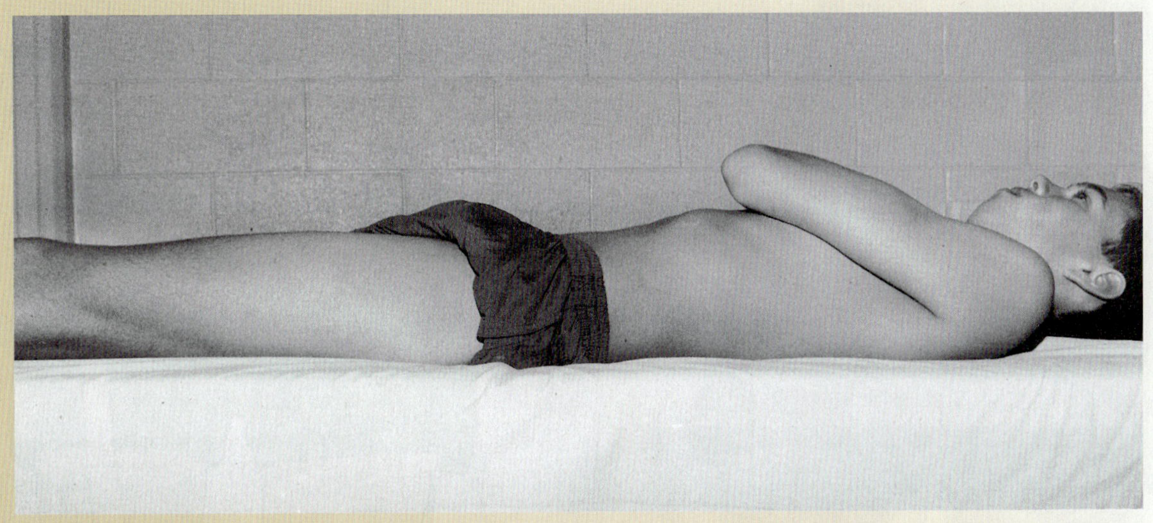

그림 8.4 엉덩관절의 가쪽면은 엉덩관절의 굽힘과 폄을 측정할 때의 측각기의 정렬을 위한 표면해부학적 표식점을 보여주고 있다.

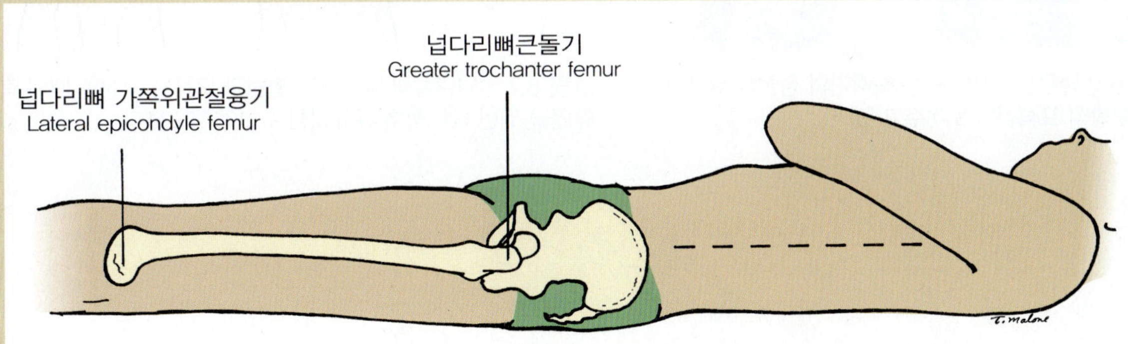

그림 8.5 엉덩관절의 가쪽면은 측각기의 정렬을 위한 해부학적 뼈표식점을 보여주고 있다.

검사절차를 위한 뼈표식점 (Landmarks for Testing Procedures) – 계속

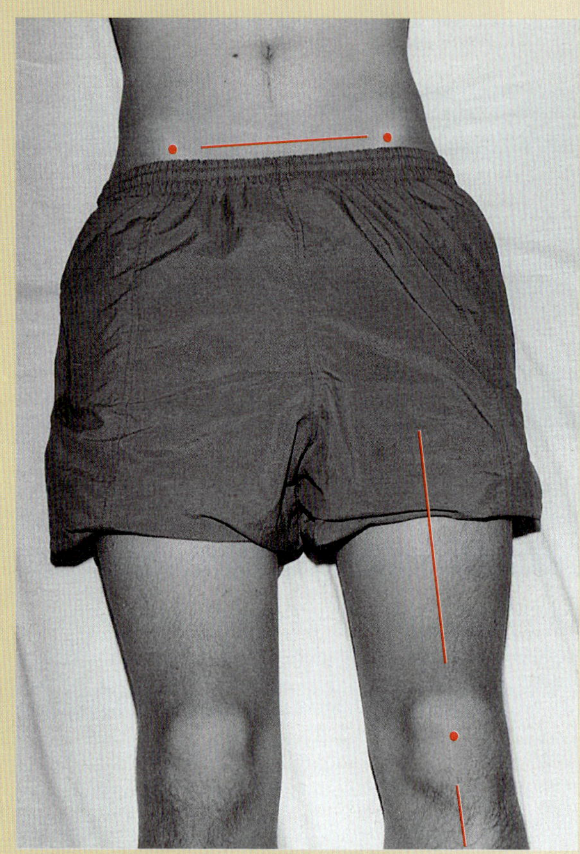

그림 8.6 엉덩관절의 앞쪽면은 측각기의 정렬을 위한 표면해부학적 표식점을 보여주고 있다.

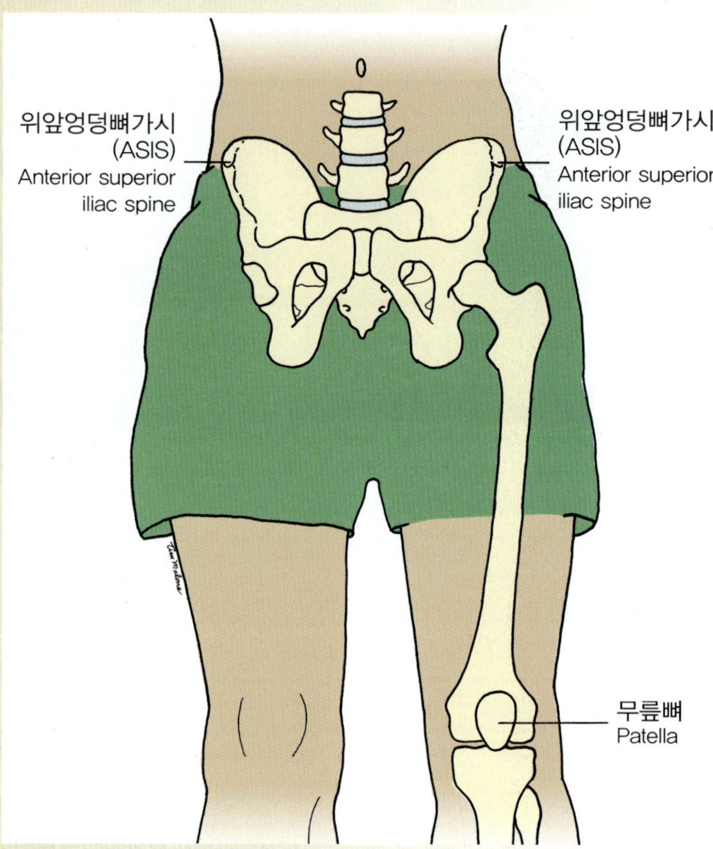

그림 8.7 엉덩관절의 앞쪽면은 벌림과 모음을 측정할 때의 측각기의 정렬을 위한 해부학적 뼈표식점을 보여주고 있다.

엉덩관절의 굽힘 (HIP FLEXION)

굽힘은 안가축을 중심으로 시상면에서 일어난다. 성인의 엉덩관절 굽힘 ROM은 일반적으로 120~140°이다. 비록 차이는 작지만, 굽힘 ROM은 아동에서 노인으로 갈수록 줄어드는 경향을 띤다: 감소되는 정도는 약 4° (남성)–10° (여성)이다. 연령과 성별에 따른 정상 ROM 값을 위해 표 8.2에서 표 8.5까지의 연구 소견 단락을 참고하기 바란다.

검사자세 (Testing Position)

피검자는 골반을 중립위로 하고 바로 누운 자세를 취한다. 그리고 양쪽 무릎을 펴하고, 양쪽 엉덩관절의 벌림, 모음 및 돌림이 0°되는 자세를 취한다. 임상적으로 누운 자세로 휴식을 취하면, 골반은 경사되고, 넙다리뼈는 가쪽으로 돌림된다. ASIS와 PSIS를 촉진하여 골반이 중립위를 취하는지 확인하고, 필요하다면 ASIS와 PSIS가 수직선 상에 놓이도록 자세를 잡아주어야 한다. 넙다리뼈의 가쪽위관절융기와 안쪽위관절융기를 촉진하고 무릎뼈의 위치를 관찰하여 엉덩관절이 0°의 돌림 자세인지를 확인한다. 무릎뼈는 정면을 향해야 하지만, 무릎뼈가 잘못 정렬될 수 있기 때문에 엉덩관절의 중립위를 정확하게 평가해야 한다.

고정 (Stabilization)

골반의 뒤쪽경사나 뒤쪽돌림을 막기 위해 한 손으로 동측 골반을 고정한다. 부가적인 고정을 제공하기 위해 반대쪽 다리를 검사대 위에 중립위로 잘 유지시킨다.

검사동작 (Testing Motion)

허벅지를 검사대로부터 들어올려 엉덩관절을 굽힘한다. 뒤넙다리근의 긴장을 줄이기 위해 굽힘을 하는 동안, 수동으로 무릎을 굽힘시킨다. 벌림을 하는 동안, 다리의 돌림, 벌림 및 모음을 중립위로 유지한다 (그림 8.8). 운동에 대해 저항이 느껴지면 굽힘의 ROM을 끝내고, 저항을 이기려는 시도가 골반의 뒤쪽경사를 초래한다. 그러므로 골반이 뒤쪽경사하는지를 확인하기 위해 엄지와 손가락을 배치한다. PSIS는 아래쪽으로 움직이고, ASIS는 위쪽으로 움직이는 것이다.

정상 끝느낌 (Normal End-Feel)

끝느낌은 대개 부드러운 느낌이다. 그 이유는 앞쪽 허벅지 근육과 아랫배의 접촉 때문이다.

그러나 끝느낌이 팽팽할 수도 있는데, 그 이유는 뒤쪽관절주머니와 큰볼기의 긴장 때문이다.

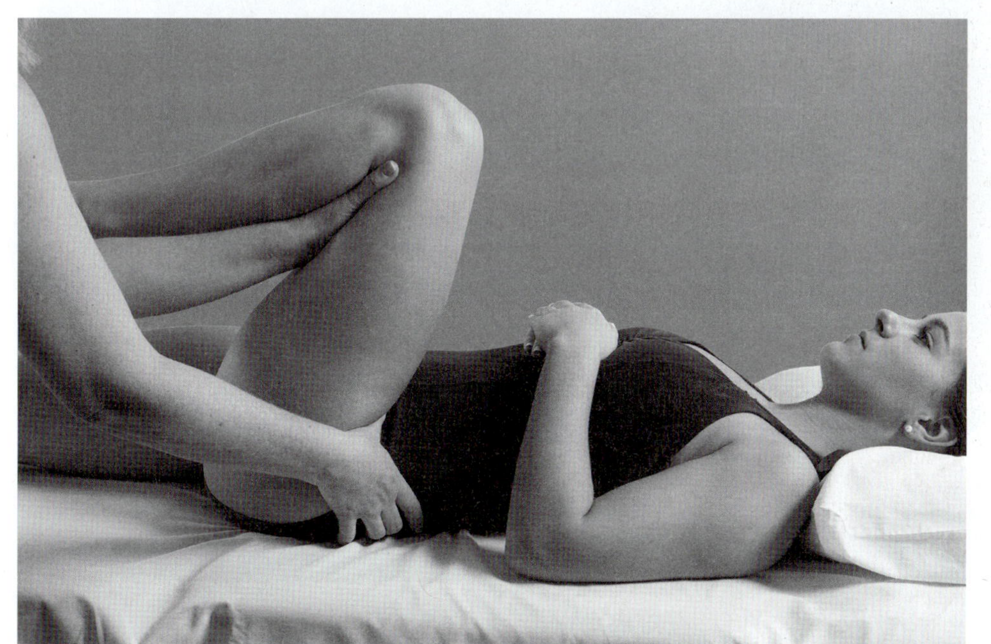

그림 8.8 왼쪽 엉덩관절의 수동 굽힘 ROM의 끝지점과 끝느낌의 평가. 검사자는 한 손을 골반에 배치하여 골반을 고정하고, 골반의 움직임을 감지한다.

측각기 정렬 (Goniometer Alignment)

그림 8.9와 그림 8.10을 참고한다.

1. 넙다리뼈 큰뼈돌기를 기준점으로 하여, 측각기의 **중심축**을 엉덩관절의 가쪽면에 배치한다.
2. 측각기의 **몸쪽팔**을 골반의 가쪽면 중심선에 정렬한다.
3. 넙다리뼈 가쪽위관절융기를 기준점으로 하여, 측각기의 **먼쪽팔**을 넙다리의 가쪽면 중심선에 정렬한다.

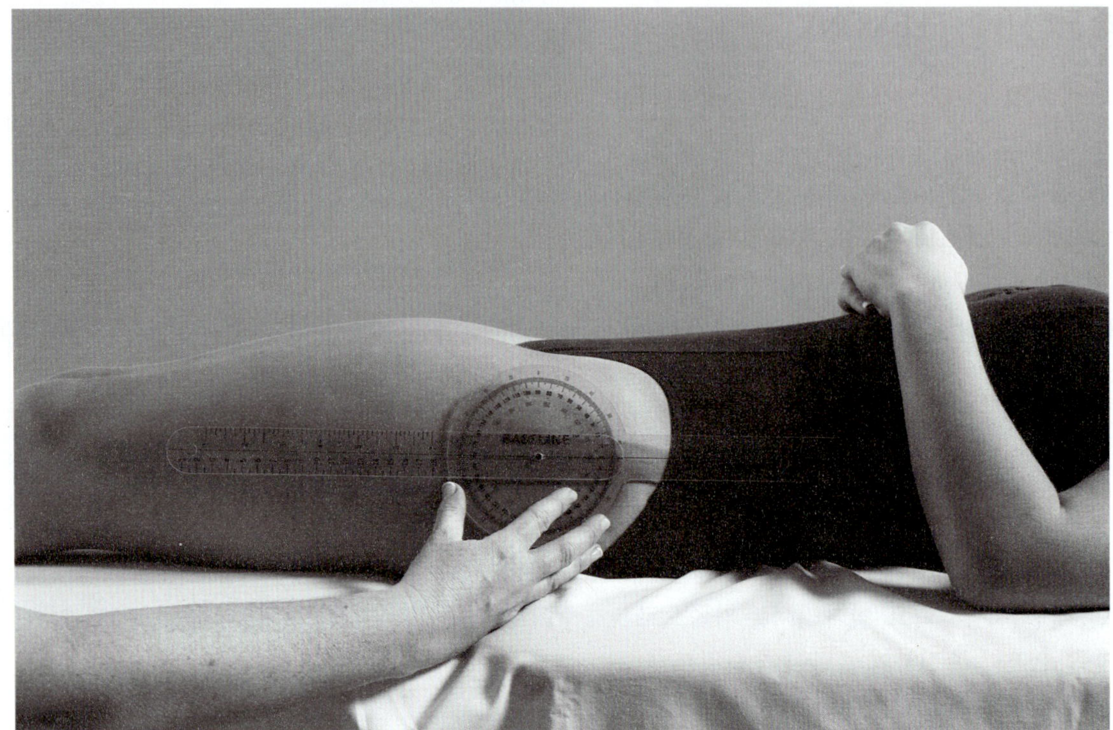

그림 8.9 엉덩관절 굽힘 ROM을 측정하는 시작 자세에서의 측각기 정렬

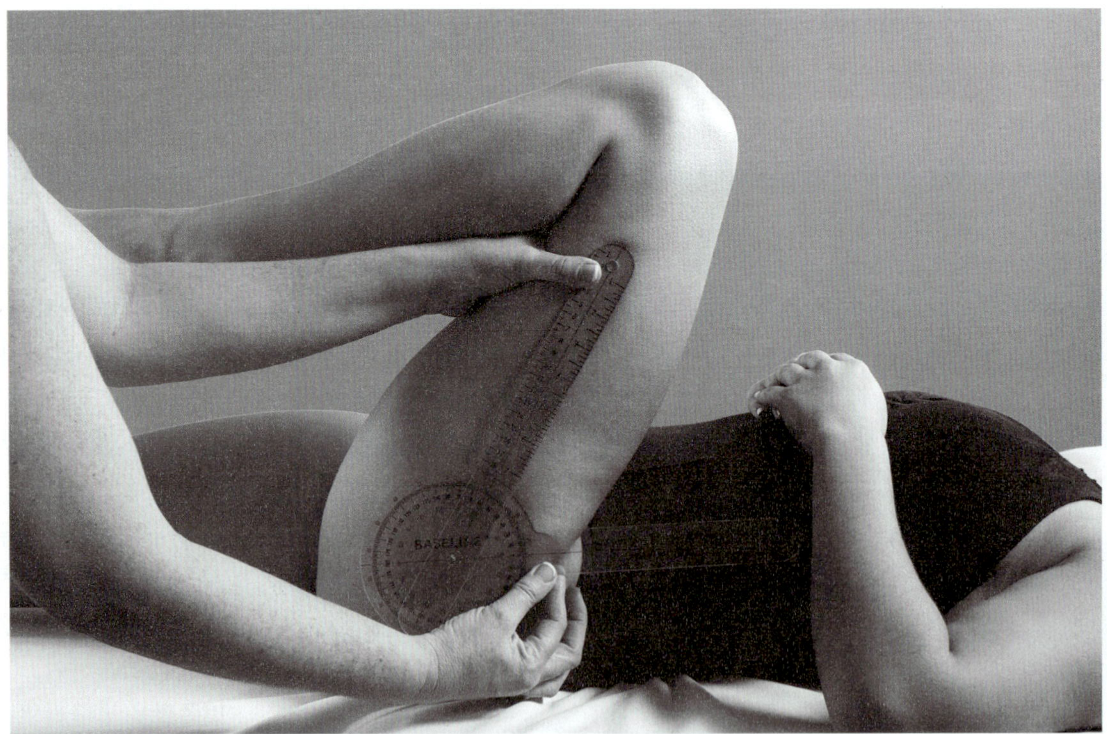

그림 8.10 엉덩관절 굽힘 ROM 측정의 끝지점에서의 측각기 정렬. 검사자는 한 손으로 엉덩관절을 굽힘 상태로 유지하고, 측각기 먼쪽팔을 정렬시킨다. 골반의 가쪽면 중심선에 측각기의 몸쪽팔을 정렬시키기 위해 골반을 고정하던 다른 손을 이동시킨다.

엉덩관절의 폄 (HIP EXTENSION)

폄은 안가축을 중심으로 시상면에서 일어난다. 성인의 엉덩관절 폄 ROM은 일반적으로 18~30°이다. 연령과 성별에 따른 정상 ROM 값을 위해 표 8.2에서 표 8.5까지의 연구 소견 단락을 참고하기 바란다.

검사자세 (Testing Position)

피검자는 엎드린 자세를 취한다. 양쪽 무릎을 폄하고, 양쪽 엉덩관절의 벌림, 모음 및 돌림이 0°되는 자세를 취한다. 임상적으로 엎드린 자세로 휴식을 취할 때, 골반은 경사되고, 넙다리뼈는 벌림과 돌림된다. ASIS와 PSIS를 촉진하여 골반이 중립위를 취하는지 확인하고, 필요하다면 ASIS와 PSIS가 수직선 상에 놓이도록 자세를 잡아주어야 한다. 넙다리뼈의 가쪽위관절융기와 안쪽위관절융기를 촉진하여 엉덩관절이 0°의 돌림 자세인지를 확인한다. 만약 필요하다면, 편안함을 주기 위해 작은 베개를 배 밑에 배치한다. 그러나 엉덩관절이 굽힘되거나 허리뼈가 굽힘된 사람에게는 베개를 제공하지 않는 것이 좋다. 그리고 이마에도 베개를 배치하지 않는 것이 좋다.

고정 (Stabilization)

골반의 앞쪽경사를 막고 ROM의 끝지점을 느끼기 위해 한 손으로 동측 골반을 고정한다. 부가적인 고정을 제공하기 위해 반대쪽 다리를 검사대 위에 잘 유지시킨다.

검사동작 (Testing Motion)

다리를 검사대로부터 들어올려 엉덩관절을 폄한다 (그림 8.11). 다리를 폄시키는 동안, 2관절 근육인 넙다리곧은근의 긴장으로 엉덩관절의 폄 ROM이 제한되지 않도록 무릎관절의 폄을 유지한다. 운동에 대해 저항이 느껴지면 폄 ROM을 끝내고, 저항을 이기려는 시도가 골반의 앞쪽경사나 허리뼈의 폄을 초래한다. 그러므로 골반이 앞쪽경사하는지를 확인하기 위해 엄지와 손가락을 배치한다. PSIS는 위쪽으로 움직이고, ASIS는 아래쪽으로 움직이는 것이다.

검사자가 끝느낌과 ROM을 확인하고자 할 때, 보조자는 가동범위의 끝지점에서 허벅지를 지지하여 검사자가 측각기를 보다 쉽게 정렬하고, 측정할 수 있도록 도울 수 있다.

정상 끝느낌 (Normal End-Feel)

끝느낌은 팽팽한 느낌인데, 그 이유는 앞쪽관절주머니와 엉덩넙다리인대의 긴장 때문이다. 그리고 작지만 두덩넙다리인대와 궁둥넙다리인대의 긴장도 영향을 준다. 엉덩허리근, 넙다리빗근, 넙다리근막긴장근, 두덩정강근, 긴모음근 등과 같이, 엉덩관절을 굽힘하는 근육의 긴장도 팽팽한 끝느낌에 영향을 줄 것이다.

측각기 정렬 (Goniometer Alignment)

그림 8.12와 그림 8.13을 참고한다.

1. 넙다리뼈 큰뼈돌기를 기준점으로 하여, 측각기의 **중심축**을 엉덩관절의 가쪽면에 배치한다.
2. 측각기의 **몸쪽팔**을 골반의 가쪽면 중심선에 정렬한다.
3. 넙다리뼈 가쪽위관절융기를 기준점으로 하여, 측각기의 **먼쪽팔**을 넙다리의 가쪽면 중심선에 정렬한다.

다른 검사자세: 옆으로 누운 자세 (Alternative Testing Position: Side-Lying)

만약 피검자가 엎드린 자세를 불편하게 여긴다면, 옆으로 누운 자세 (검사하는 쪽 다리를 위쪽으로 위치시켜)로 검사자세를 바꿀 수도 있다. 옆으로 누운 자세에서는, 편안함과 고정을 위해 바닥쪽 다리의 엉덩관절과 무릎관절을 약간 굽힘하는 것이 좋다. 고정, 검사동작, 끝느낌 및 측각기 정렬 등은 엎드린 자세에서의 검사와 동일하다.

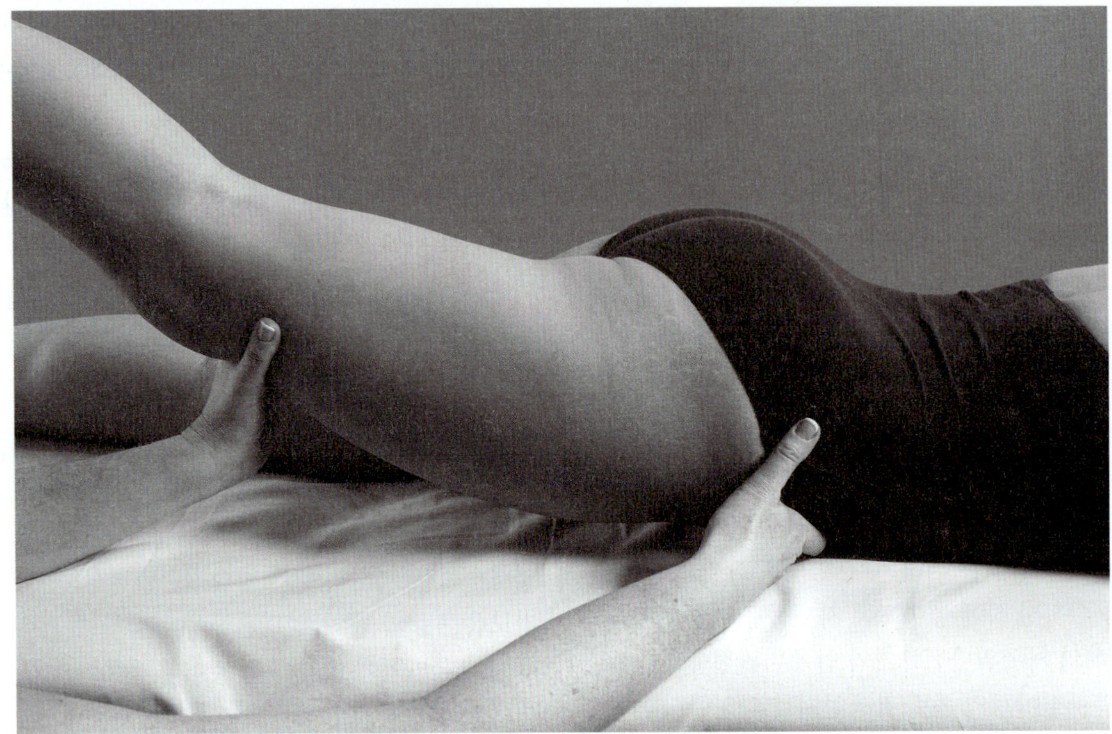

그림 8.11 오른쪽 엉덩관절의 수동 폄 ROM의 끝지점과 끝느낌의 평가. 검사자는 한 손으로 먼쪽넙다리뼈를 지지하고, 다른 손으로 고정을 하고, 골반의 경사를 감지하기 위해 ASIS 부위를 잡는다.

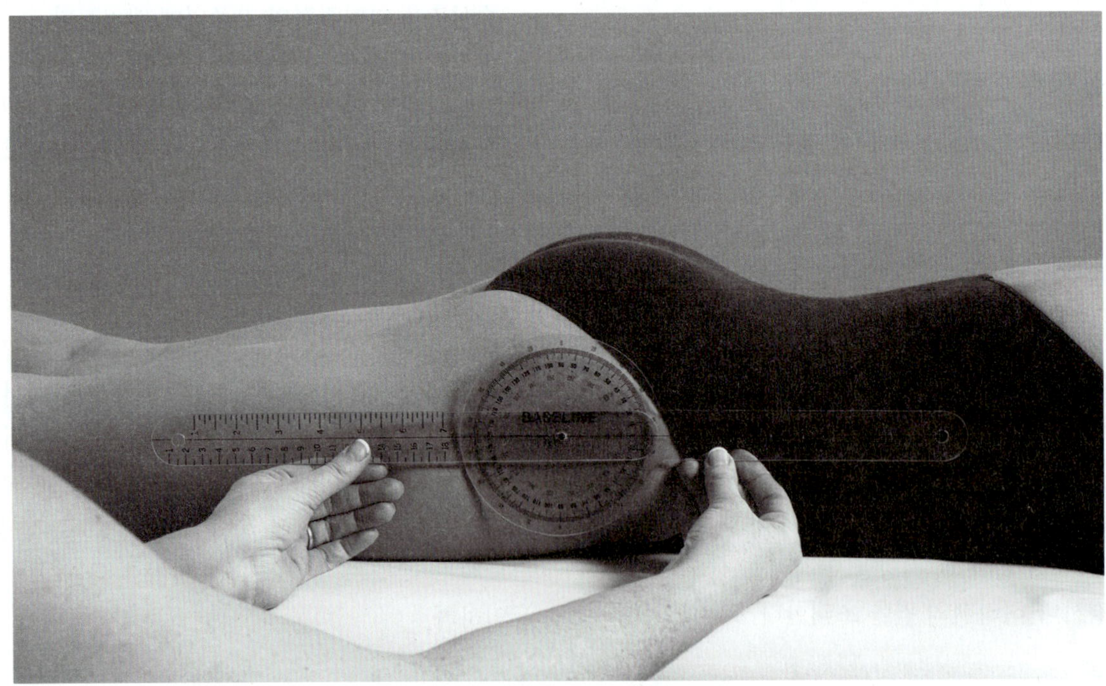

그림 8.12 엉덩관절 폄 ROM을 측정하는 엎드린 시작 자세에서의 측각기 정렬.

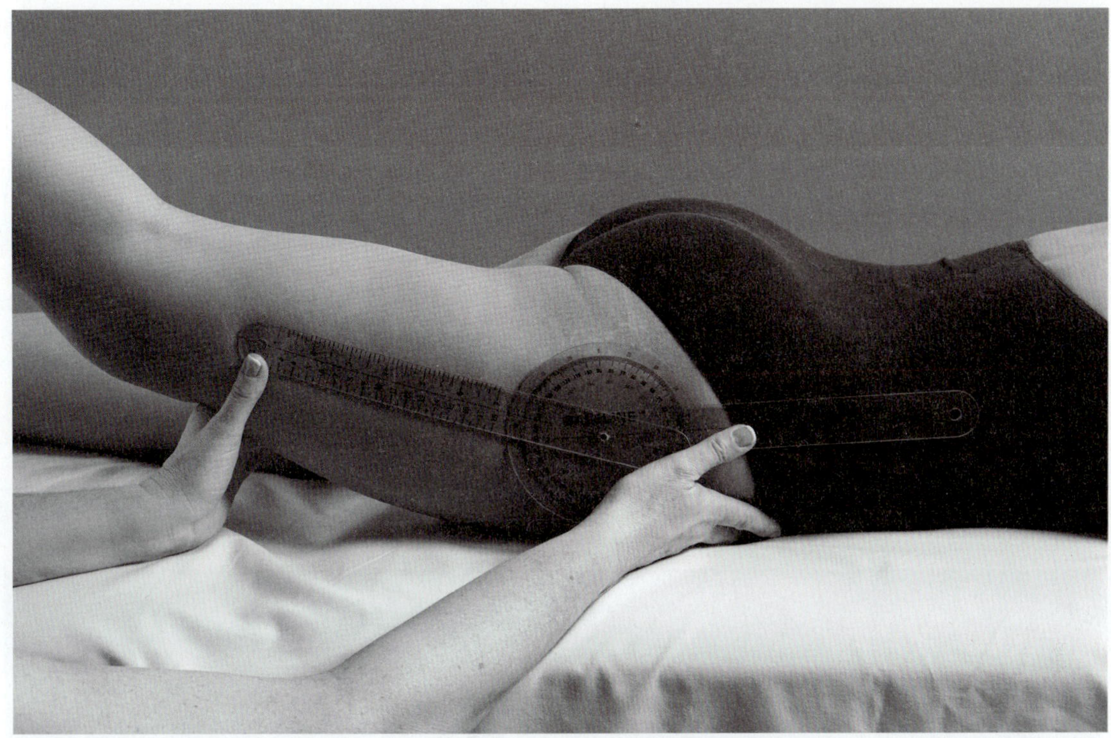

그림 8.13 엉덩관절의 수동 폄 ROM의 끝지점에서의 측각기 측정. 검사자는 한 손으로 측각기의 몸쪽팔을 정렬시킨다. 검사자는 다른 손으로 측각기의 먼쪽팔의 정렬을 유지하면서 넙다리뼈를 지지한다.

엉덩관절의 벌림 (HIP ABDUCTION)

벌림은 앞뒤축을 중심으로 이마면에서 일어난다. 성인의 엉덩관절 벌림 ROM은 40~55°이다. 연령과 성별에 따른 정상 ROM 값을 위해 표 8.2에서 표 8.5까지의 연구 소견 단락을 참고하기 바란다.

검사자세 (Testing Position)

피검자는 바로 누운 자세를 취한다. 그리고 양쪽 무릎을 폄하고, 양쪽 엉덩관절의 벌림, 모음 및 돌림이 0°되는 자세를 취한다. 넙다리뼈의 가쪽위관절융기와 안쪽위관절융기가 같은 높이에 있는지를 촉진하고 무릎뼈가 앞쪽을 향하고 있는지를 관찰하여 엉덩관절이 중립의 돌림 자세인지를 확인한다. 피검자는 검사하지 않는 다리 쪽의 검사대 끝에 위치하고, 검사대가 ROM의 끝지점에서 다리를 잘 지지하도록 한다.

고정 (Stabilization)

골반의 가쪽경사 (올림)와 돌림을 막기 위해 골반의 엉덩뼈능선을 한 손으로 고정한다. 몸통이 옆굽힘되는지를 관찰한다.

검사동작 (Testing Motion)

다리를 가쪽으로 움직여줌으로써 엉덩관절을 벌림시킨다 (그림 8.14). 엉덩관절을 벌림하는 동안, 엉덩관절이 가쪽돌림되거나 굽힘되어서는 안 된다. 운동에 대해 저항이 느껴지면 굽힘의 ROM을 끝내고, 저항을 이기려는 시도는 골반의 가쪽경사, 골반 돌림 및 몸통의 옆굽힘을 초래한다.

정상 끝느낌 (Normal End-Feel)

끝느낌은 팽팽한 느낌인데, 그 이유는 아래쪽 (안쪽)관절주머니, 두덩넙다리인대, 궁둥넙다리인대 및 엉덩넙다리인대의 아래쪽띠의 긴장 때문이다. 큰모음근, 긴모음근, 짧은모음근, 두덩근, 두덩정강근 등의 수동 장력도 팽팽한 끝느낌에 영향을 줄 것이다.

측각기 정렬 (Goniometer Alignment)

그림 8.15와 그림 8.16을 참고한다.

1. 측각기의 **중심축**을 검사하는 쪽 골반의 ASIS에 배치한다.
2. 측각기의 **몸쪽팔**을 양쪽 ASIS을 잇는 가상의 선에 정렬한다.
3. 무릎뼈의 중심선을 기준점으로 하여, 측각기의 **먼쪽팔**을 넙다리의 앞쪽면 중심선에 정렬한다. 무릎뼈 중심선이 안쪽이나 가쪽으로 치우치지 않는지를 확인하기 위해 넙다리뼈의 양쪽 위관절융기 사이의 중심점을 촉진한다.

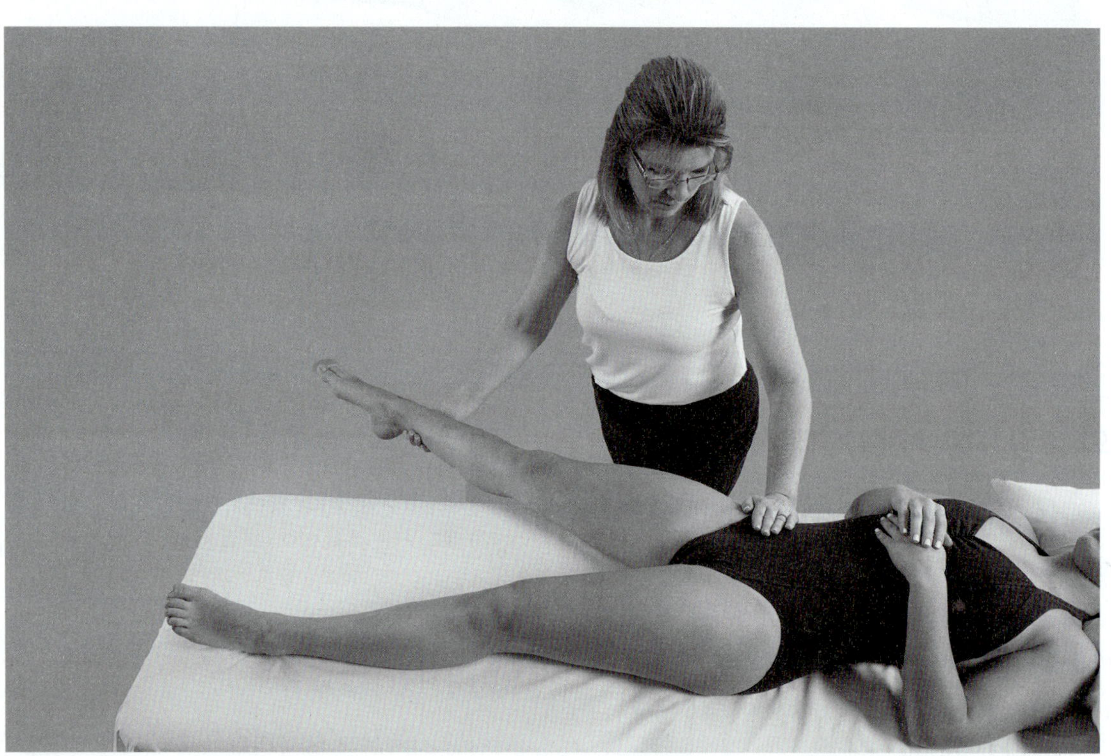

그림 8.14 오른쪽 엉덩관절의 수동 벌림 ROM의 끝지점과 끝느낌의 평가. 피검자는 검사대의 왼쪽 가장자리에 누워 오른쪽 다리가 검사대 위에서 최대로 움직일 수 있도록 만든다. 검사자는 한 손으로 다리를 벌림시킨다. 이때 검사자는 엉덩관절의 안쪽돌림이나 가쪽돌림을 막기 위해 피검자의 종아리 부위를 잡는다. 검사자는 다른 손으로 골반을 고정할 뿐만 아니라, 골반의 움직임을 감지한다.

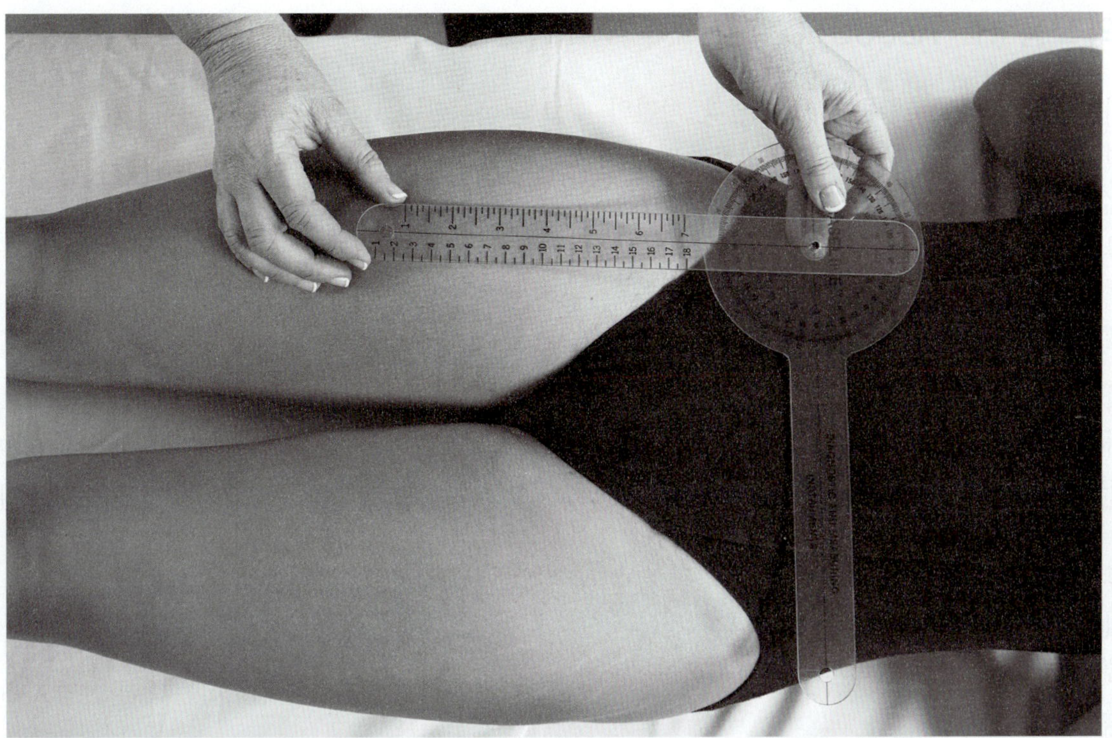

그림 8.15 엉덩관절 벌림 ROM의 시작자세일 때 측각기의 각도는 90°이다. 이 자세를 0° 시작자세로 간주한다. 이상적인 측각기는 2개의 눈금을 가질 것이다. 시작자세는 0°나 90°로 읽힐 수 있다. 만약 눈금이 하나라면, 검사자는 90°을 0°라고 생각해야 할 것이다. 예를 들어, 실제로 측각기에서 읽히는 눈금이 90~120°이지만, 기록해야 할 눈금은 0~30°이어야 한다.

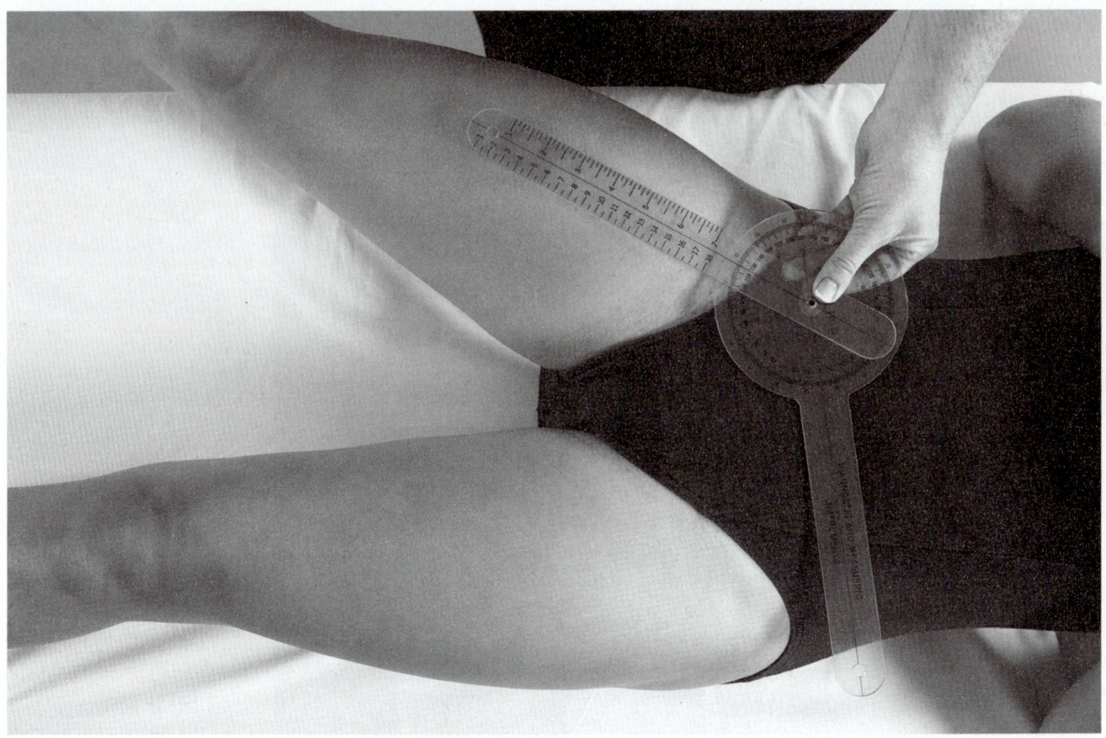

그림 8.16 엉덩관절 수동 벌림 ROM 끝지점에서의 측각기 정렬. 검사자는 끝느낌을 결정해야 하고, 고정하고 있는 오른쪽 손을 움직여 바르게 정렬된 측각기를 잡아야 한다. 검사자는 정확한 측각기 정렬을 확보하기 위해 오른쪽과 왼쪽의 ASIS 위에 피검자의 집게손가락을 배치시킬 수도 있다.

엉덩관절의 모음 (HIP ADDUCTION)

모음은 앞뒤축을 중심으로 이마면에서 일어난다. 성인의 엉덩관절 벌림 ROM은 20~25°이다. 연령과 성별에 따른 정상 ROM 값을 위해 표 8.2에서 표 8.5까지의 연구 소견 단락을 참고하기 바란다.

검사자세 (Testing Position)

피검자는 바로 누운 자세를 취한다. 그리고 양쪽 무릎을 펌하고, 양쪽 엉덩관절의 벌림, 모음 및 돌림이 0°되는 자세를 취한다. 넙다리뼈의 가쪽위관절융기와 안쪽위관절융기가 같은 높이에 있는지를 촉진하고 무릎뼈가 앞쪽을 향하고 있는지를 관찰하여 엉덩관절이 중립의 돌림 자세인지를 확인한다. 검사하는 다리가 완전히 모음할 수 있는 공간을 확보하기 위해 검사하지 않는 다리를 벌림한다.

고정 (Stabilization)

골반의 가쪽경사 (아래쪽 방향과 돌림)와 돌림을 막기 위해 동측 골반을 고정한다. 몸통이 옆굽힘되는지를 관찰한다.

검사동작 (Testing Motion)

반대쪽 다리 쪽으로 다리를 안쪽으로 움직여줌으로써 엉덩관절을 모음시킨다 (그림 8.17). 검사자는 손으로 이용해 다리를 모음시키고, 엉덩관절을 굽힘과 돌림의 중립위로 유지시킨다. 운동에 대해 저항이 느껴지면 ROM을 끝내고, 저항을 이기려는 시도는 골반의 가쪽경사, 골반 돌림 및 몸통의 옆굽힘을 초래한다.

정상 끝느낌 (Normal End-Feel)

끝느낌은 팽팽한 느낌인데, 그 이유는 위쪽 (가쪽)관절주머니와 엉덩넙다리인대의 위쪽섬유띠의 긴장 때문이다. 중간볼기근, 작은볼기근 및 넙다리근막긴장근 등의 긴장도 팽팽한 끝느낌에 영향을 줄 것이다.

측각기 정렬 (Goniometer Alignment)

그림 8.18과 그림 8.19를 참고한다.

1. 측각기의 **중심축**을 검사하는 쪽 골반의 ASIS에 배치한다.
2. 측각기의 **몸쪽팔**을 양쪽 ASIS을 잇는 가상의 선에 정렬한다.
3. 무릎뼈의 중심선을 기준점으로 하여, 측각기의 **먼쪽팔**을 넙다리의 앞쪽면 중심선에 정렬한다. 무릎뼈 중심선이 안쪽이나 가쪽으로 치우치지 않는지를 확인하기 위해 넙다리뼈의 양쪽 위관절융기 사이의 중심점을 촉진한다.

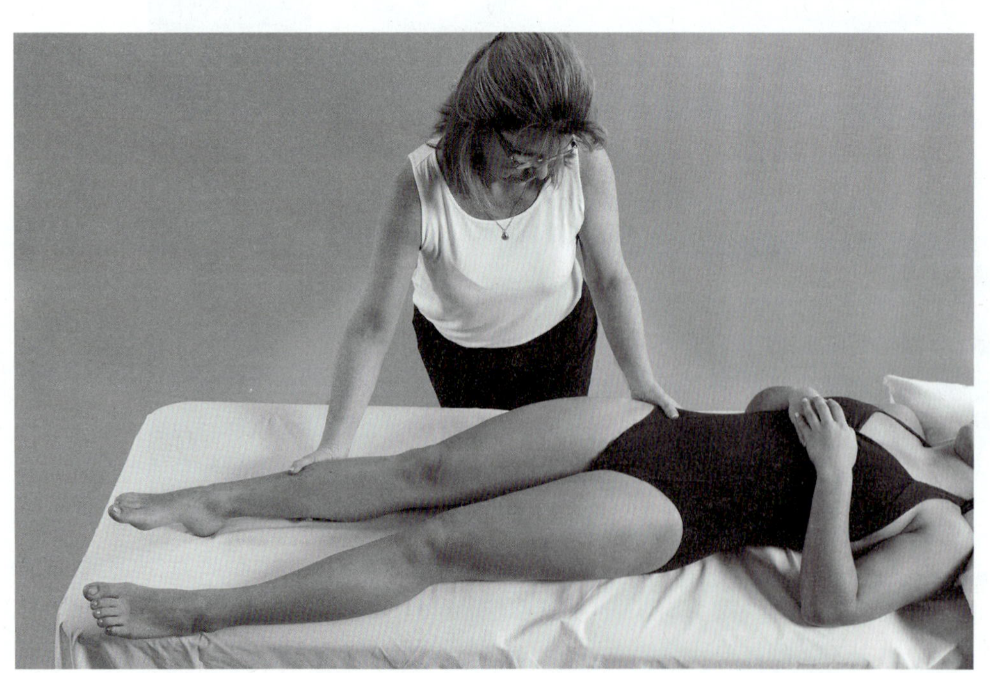

그림 8.17 오른쪽 엉덩관절의 수동 모음 ROM의 끝지점과 끝느낌의 평가. 검사자는 오른쪽 다리가 충분히 모음할 수 있는 공간을 마련하기 위해 왼쪽 다리를 벌림시킨다. 검사자는 한 손으로 다리를 모음하고, 다른 손으로 골반을 고정한다.

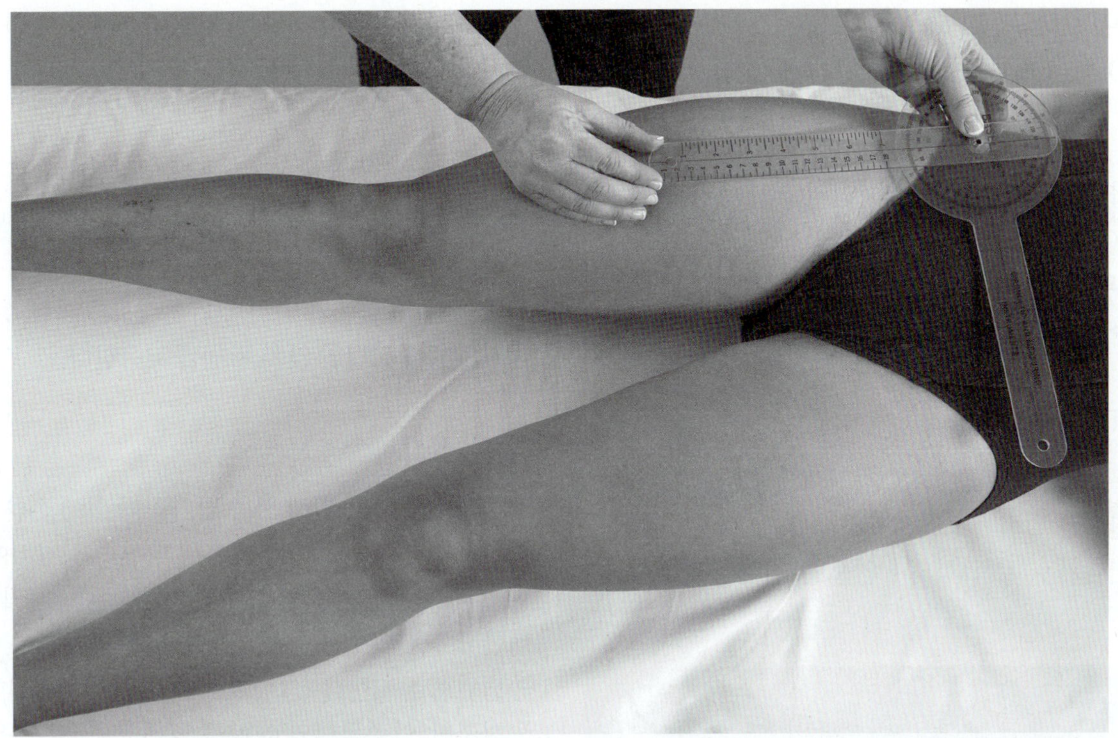

그림 8.18 엉덩관절 모음 ROM의 시작자세일 때 측각기의 각도는 90°이다. 이 자세를 0°시작자세로 간주한다. 이상적인 측각기는 2개의 눈금을 가질 것이다. 시작자세는 0°나 90°로 읽힐 수 있다. 만약 눈금이 하나라면, 검사자는 90°을 0°라고 생각해야 할 것이다. 예를 들어, 실제로 측각기에서 읽히는 눈금이 90~60°이지만, 기록해야 할 눈금은 0~30°이어야 한다.

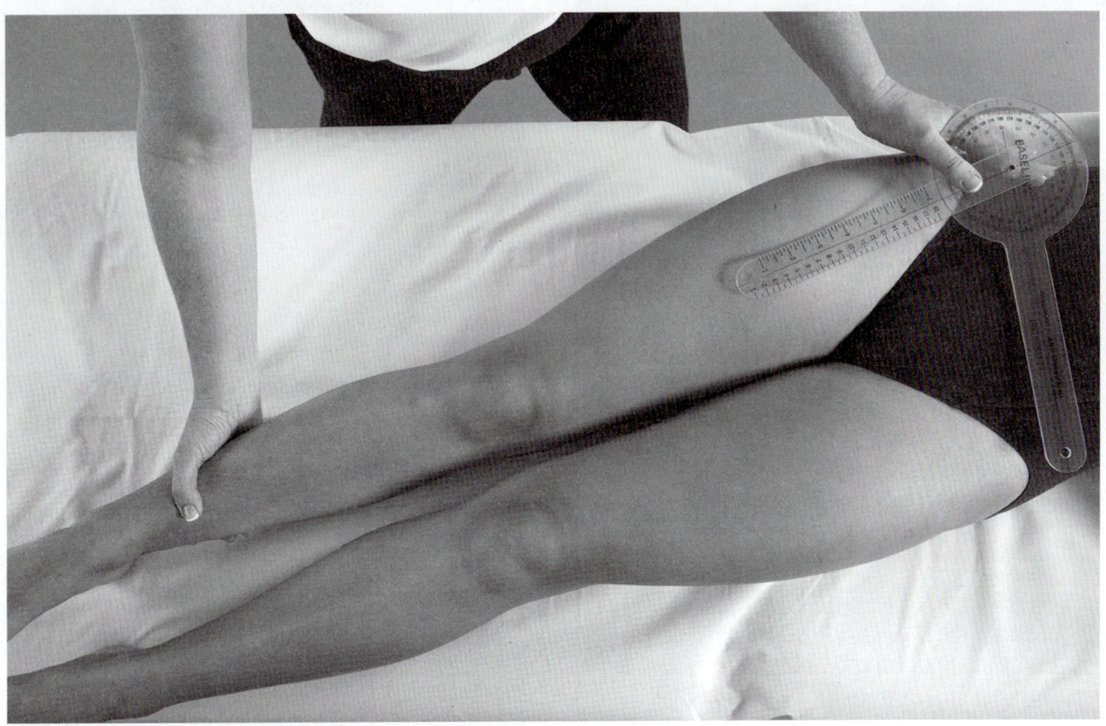

그림 8.19 엉덩관절 수동 모음 ROM 끝지점에서의 측각기 정렬. 검사자는 한 손으로 ASIS 위에 측각기의 축을 고정한다. 검사자는 다른 손으로 피검자의 다리를 견고하게 잡고서 엉덩관절 돌림을 막는다.

엉덩관절의 안쪽돌림 (HIP MEDIAL (INTERNAL) ROTATION)

안쪽돌림은 피검자가 해부학적 자세를 취할 때, 수직축을 중심으로 가로면에서 일어난다. 성인의 정상 엉덩관절 안쪽돌림 ROM은 30~45°이고, 엎드린 자세 때보다 더 큰 편이다. 연령과 성별에 따른 정상 ROM 값을 위해 표 8.2에서 표 8.5까지의 연구 소견 단락을 참고한다.

검사자세 (Testing Position)

피검자는 무릎을 90°로 굽힘하고 검사대에 걸쳐 앉는다. 이때 엉덩관절은 벌림과 모음의 0°자세이고, 90°굽힘한다. 만약 넙다리뼈가 90°로 굽힘되지 않으면, 넙다리뼈를 수평으로 유지하기 위해 먼쪽 넙다리뼈 밑에 타월을 말아서 배치한다.

고정 (Stabilization)

엉덩관절의 벌림, 모음, 굽힘을 방지하기 위해, 넙다리뼈 먼쪽끝단을 고정한다. 궁둥뼈거친면을 통한 체중부하가 고정을 돕고, 돌림과 골반의 가쪽경사를 피할 수 있도록 피검자에게 적절한 앉기 자세를 교육한다.

검사동작 (Testing Motion)

고정을 제공하기 위해 먼쪽 넙다리뼈 위에 손을 배치하고, 종아리를 가쪽으로 움직이기 위해 먼쪽 정강뼈에 다른 손을 배치한다. 움직임을 수행하는 손은 넙다리뼈에 대한 정강뼈의 돌림을 방지하기 위해 종아리를 중립위로 유지한다 (그림 8.20). 운동에 대해 저항이 느껴지면, 안쪽돌림의 ROM을 끝내고, 더 많은 움직임을

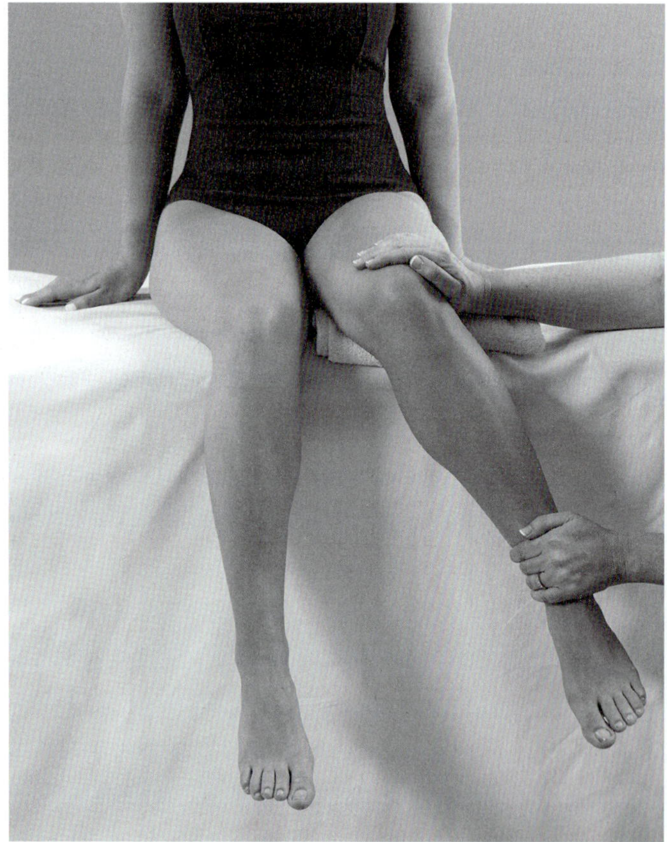

그림 8.20 왼쪽 엉덩관절의 수동 안쪽돌림 ROM의 끝지점과 끝느낌의 평가. 넙다리뼈를 수평자세로 유지하기 위해 타월을 말아서 먼쪽 넙다리뼈에 배치한다. 피검자는 적절한 앉기 자세를 유지하기 위해 자신의 팔을 이용한다. 검사자는 한 손을 먼쪽 넙다리뼈에 배치하여 엉덩관절의 굽힘, 모음 및 벌림을 막는다. 검사자는 다른 손으로 종아리를 가쪽으로 움직이면서, 골반의 움직임을 관찰한다. ROM의 끝지점에서, 검사자는 끝느낌을 결정하기 위해 동측 골반을 손으로 고정한다.

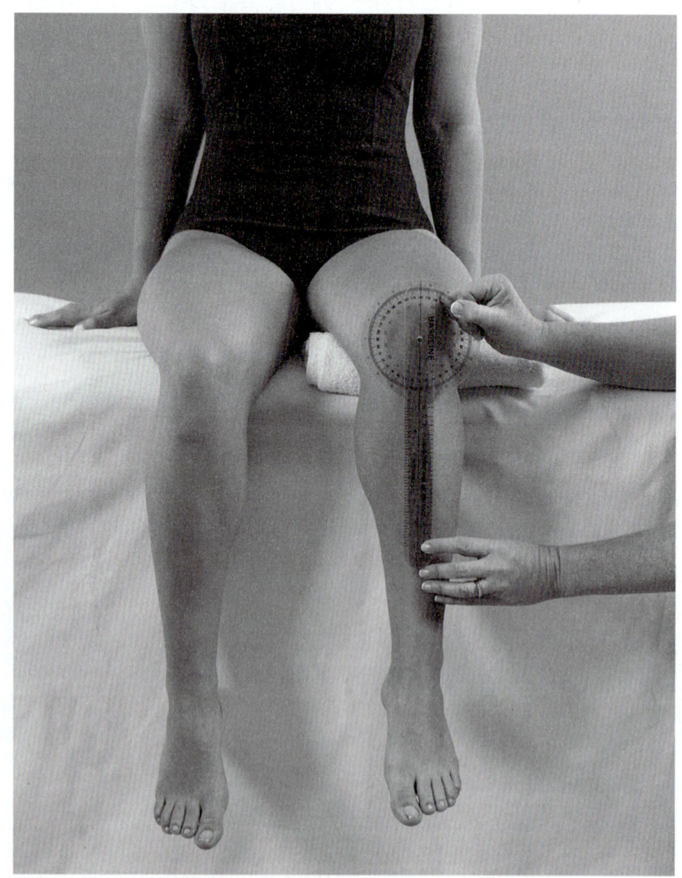

그림 8.21 엉덩관절 안쪽돌림의 측정을 시작하는 자세에서는, 측각기의 축을 무릎뼈의 중간지점에 배치한다. 측각기의 양쪽 팔을 함께 붙인다.

일으키려는 시도는 골반의 가쪽경사와 가쪽돌림과 몸통의 옆굽힘을 초래한다. 만약 검사하는 동안 피검자가 무릎에 불편을 호소하면, 무릎에 힘을 가하기 보다는 넙다리뼈 먼쪽끝단을 움직임으로써 수동을 엉덩관절을 안쪽돌림시킨다.

정상 끝느낌 (Normal End-Feel)

끝느낌은 팽팽한 느낌인데, 그 이유는 뒤쪽관절주머니와 궁둥넙다리인대의 긴장 때문이다. 다음과 같은 근육의 긴장도 팽팽한 끝느낌에 영향을 줄 것이다: 궁둥구멍근, 속폐쇄근, 바깥폐쇄근, 위쌍둥이근, 아래쌍둥이근, 넙다리네모근, 중간볼기근 (뒤쪽섬유) 및 큰볼기근 등.

측각기 정렬 (Goniometer Alignment)

그림 8.21과 그림 8.22를 참고한다.

1. 측각기의 **중심축**을 무릎뼈의 앞쪽에 배치한다.
2. 측각기의 **몸쪽팔**이 검사대와 수직 또는 수평이 되도록 배치한다. 초보자는 측각기의 몸쪽팔을 수평으로 정렬하는 것이 더 좋다.
3. 정강뼈능선과 양쪽 복사뼈 사이의 중간지점을 기준으로 하여, 측각기의 **먼쪽팔**을 종아리의 앞쪽면 중심선에 정렬한다.

다른 검사자세: 엎드린 자세 (Alternative Testing Position: Prone)

피검자는 양쪽 다리를 쭉 펴고, 엎드린 자세를 취한다. 검사하고자 하는 다리의 무릎을 90° 굽힘한다 (반대쪽 다리는 무릎을 편 채로 검사대 위에 편안하게 둔다). 측각기 정렬은 앉은 자세때 검사와 동일하다 (그림 8.23).

➧**노트:** 이 자세는 넙다리곧은근의 길이가 정상일 때만 이용되어야 한다. 만약 넙다리곧은근의 길이가 단축되면, 앉은 자세를 검사자세로 이용해야 한다.

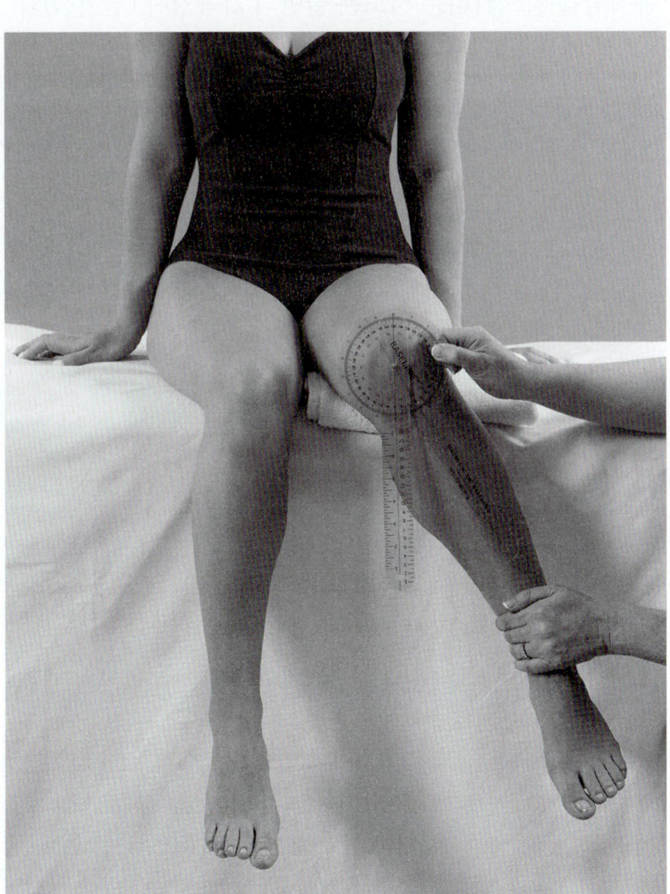

그림 8.22 왼쪽 엉덩관절 안쪽 돌림 ROM 끝지점에서 이루어지는 측각기 정렬이다. 측각기의 몸쪽팔은 바닥과 직각을 이루고, 반대로 먼쪽팔은 종아리의 앞쪽면 중심선과 정렬되어야 한다.

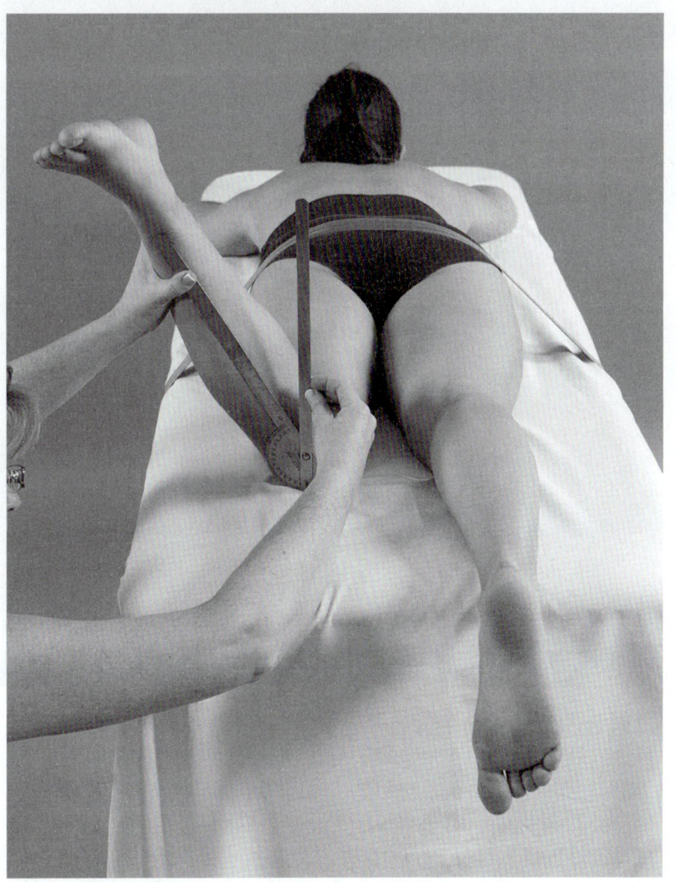

그림 8.23 다른 검사자세 (엎드린 자세)로 왼쪽 엉덩관절의 수동 안쪽돌림 ROM을 검사하는 방법이다. 이 사진은 ROM의 끝지점에서 이루어지는 측각기 정렬을 보여주고 있다. 고정을 위해 골반을 스트랩으로 묶어 놓았다.

엉덩관절의 가쪽돌림 (HIP LATERAL (EXTERNAL) ROTATION)

가쪽돌림은 피검자가 해부학적 자세를 취할 때, 수직축을 중심으로 가로면에서 일어난다. 성인의 정상 엉덩관절 가쪽돌림 ROM은 32~50°이다. 연령과 성별에 따른 정상 ROM 값을 위해 표 8.2에서 표 8.5까지의 연구 소견 단락을 참고하기 바란다.

검사자세 (Testing Position)

피검자는 무릎을 90°로 굽힘하고 검사대에 걸쳐 앉는다. 이때 엉덩관절은 벌림과 모음의 0°자세이고, 90°굽힘한다. 만약 넙다리뼈가 90°로 굽힘되지 않으면, 넙다리뼈를 수평으로 유지하기 위해 먼쪽 넙다리뼈 밑에 타월을 말아서 배치한다. 가쪽돌림이 완전한 범위로 일어날 수 있도록 반대쪽 무릎을 90°이상 굽힘시킨다.

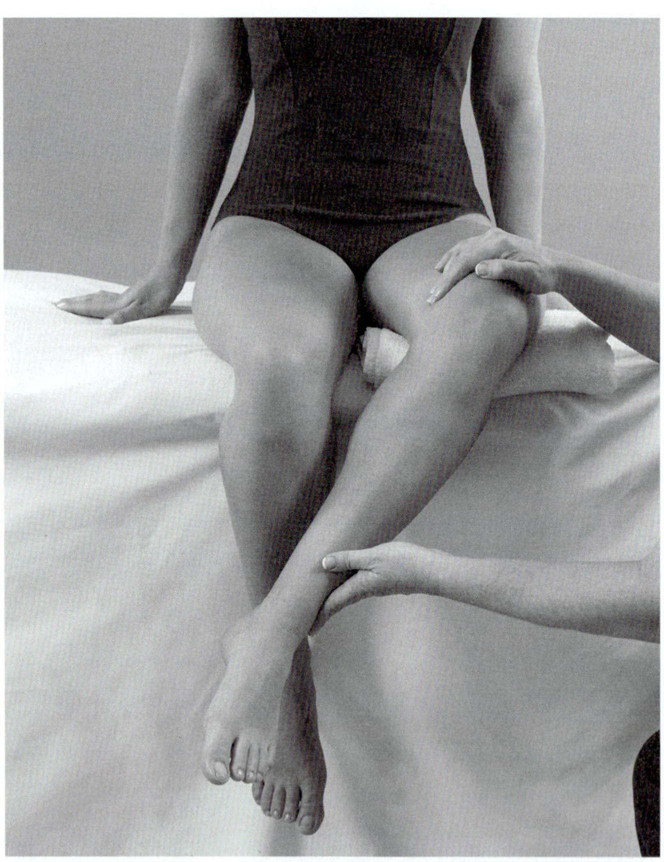

그림 8.24 왼쪽 엉덩관절의 수동 가쪽돌림 ROM의 끝지점과 끝느낌의 평가. 넙다리뼈를 수평자세로 유지하기 위해 타월을 말아서 먼쪽 넙다리뼈에 배치한다. 피검자는 적절한 앉기 자세를 유지하기 위해 자신의 팔을 이용한다. 검사자는 한 손을 먼쪽 넙다리뼈에 배치하여 엉덩관절의 굽힘과 벌림을 막는다. 피검자는 왼쪽 다리가 완전한 가쪽돌림을 할 수 있도록 오른쪽 무릎을 90°이상 굽힘한다. 검사자는 다른 손으로 종아리를 안쪽으로 움직이면서, 골반의 움직임을 관찰한다. ROM의 끝지점에서, 검사자는 끝느낌을 결정하기 위해 동측 골반을 손으로 고정한다.

고정 (Stabilization)

엉덩관절의 벌림이나 굽힘을 방지하기 위해, 넙다리뼈 먼쪽끝단을 고정한다. 궁둥뼈거친면을 통한 체중부하가 고정을 돕고, 돌림과 골반의 가쪽경사를 피할 수 있도록 피검자에게 적절한 앉기 자세를 교육한다.

검사동작 (Testing Motion)

고정을 제공하기 위해 먼쪽 넙다리뼈 위에 손을 배치하고, 종아리를 안쪽으로 움직이기 위해 먼쪽 정강뼈에 다른 손을 배치한다 (그림 8.24). 종아리에 배치된 손은 넙다리뼈에 대한 정강뼈의 돌림도 방지한다. 운동에 대해 저항이 느껴지면, 안쪽돌림의 ROM을 끝내고, 더 많은 움직임을 일으키려는 시도는 골반의 가쪽경사 (떨어짐)와

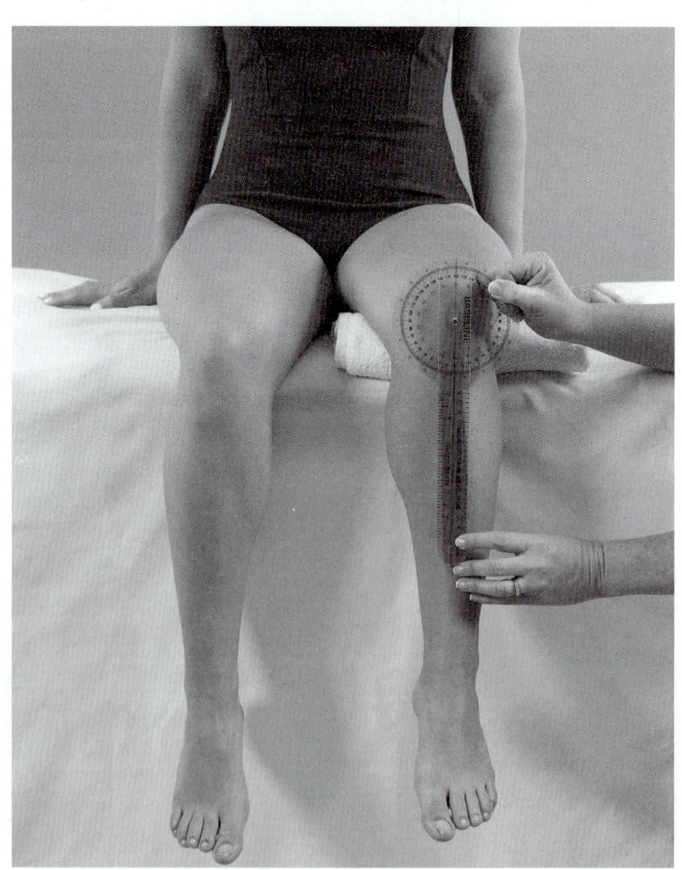

그림 8.25 엉덩관절 가쪽돌림의 측정을 시작하는 자세에서는, 측각기의 축을 무릎뼈의 중간지점에 배치한다. 측각기의 양쪽 팔을 함께 붙인다.

가쪽돌림과 몸통의 옆굽힘을 초래한다. 만약 검사하는 동안 피검자가 무릎에 불편을 호소하면, 무릎에 힘을 가하기 보다는 넙다리뼈 먼쪽끝단을 움직임으로써 수동을 엉덩관절을 가쪽돌림시킨다.

정상 끝느낌 (Normal End-Feel)

끝느낌은 팽팽한 느낌인데, 그 이유는 앞쪽관절주머니, 엉덩넙다리인대와 두덩넙다리인대의 긴장 때문이다. 중간볼기근의 앞쪽섬유, 작은볼기근, 큰모음근, 긴모음근, 두덩근, 궁둥구멍근 등의 긴장도 팽팽한 끝느낌에 영향을 줄 것이다.

측각기 정렬 (Goniometer Alignment)

그림 8.25와 그림 8.26을 참고한다.

1. 측각기의 **축**을 무릎뼈의 앞쪽에 배치한다.
2. 측각기의 **몸쪽팔**이 검사대와 수직 또는 수평이 되도록 배치한다. 초보자는 측각기의 몸쪽팔을 수평으로 정렬하는 것이 더 좋다.
3. 정강뼈능선과 양쪽 복사뼈 사이의 중간지점을 기준으로 하여, 측각기의 **먼쪽팔**을 종아리의 앞쪽면 중심선에 정렬한다.

측각기를 이용한 엉덩관절 ROM 측정 절차의 요약을 원한다면, 엉덩관절부록 B를 참고한다.

다른 검사자세: 엎드린 자세 (Alternative Testing Position: Prone)

피검자는 양쪽 다리를 쭉 펴고, 엎드린 자세를 취한다. 고정을 위해 골반을 가로질러 스트랩을 적용한다. 검사하고자 하는 다리의 무릎을 90° 굽힘한다. 반대쪽 다리는 무릎을 편 채로 검사대 위에 편안하게 둔다. 측각기 정렬은 앉은 자세 때 검사와 동일하다 (그림 8.27).

노트: 이 자세는 넙다리곧은근의 길이가 정상일 때만 이용되어야 한다. 만약 넙다리곧은근의 길이가 단축되면, 앉은 자세를 검사자세로 이용해야 한다.

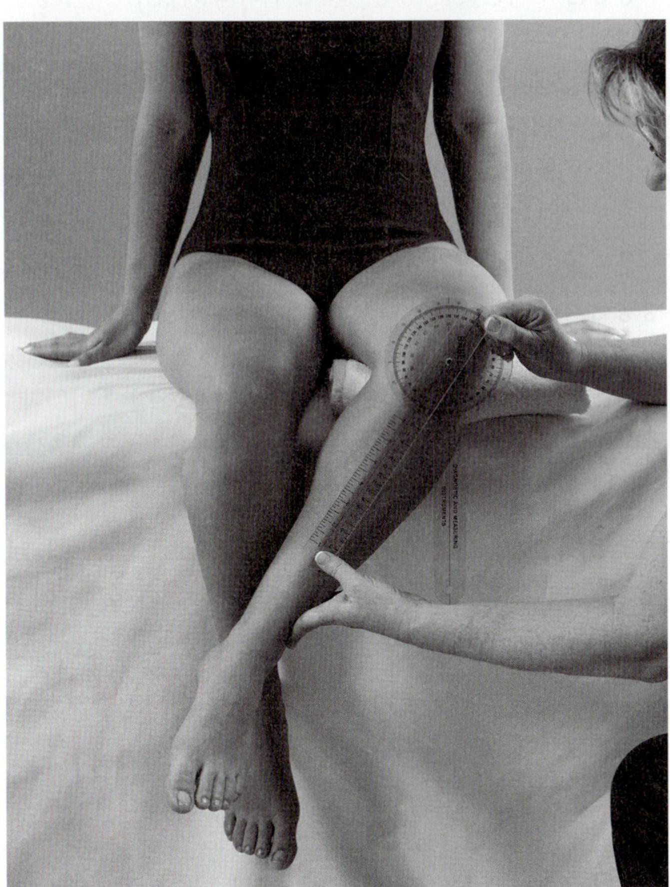

그림 8.26 왼쪽 엉덩관절 가쪽 돌림 ROM 끝지점에서 이루어지는 측각기 정렬이다. 측각기의 몸쪽팔은 바닥과 직각을 이루고, 반대로 먼쪽팔은 종아리의 앞쪽면 중심선과 정렬되어야 한다.

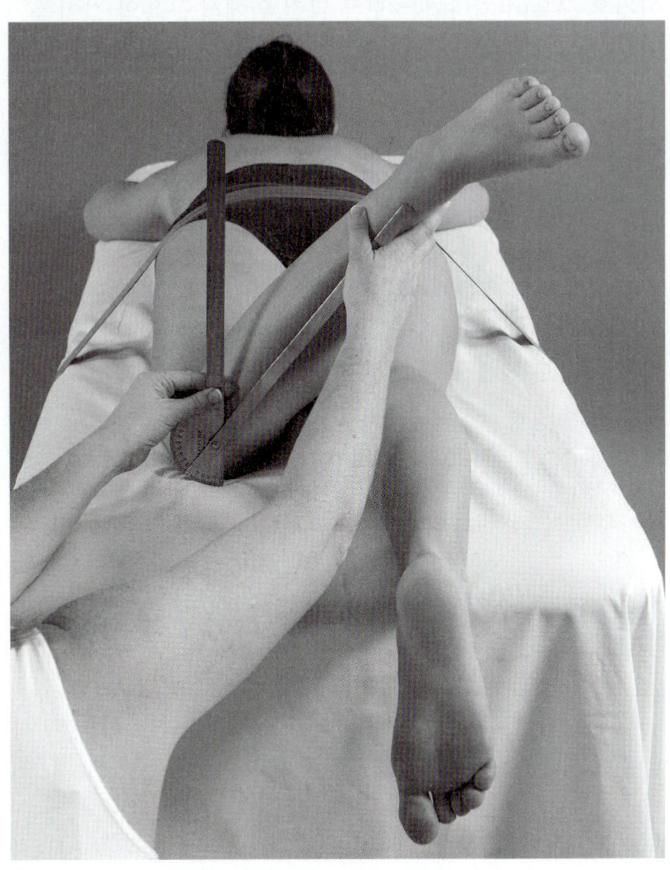

그림 8.27 왼쪽 엉덩관절의 수동 가쪽돌림 ROM을 검사하는 엎드린 자세 방법이다. 움직임의 끝지점에 측각기를 정렬시켰다. 이 사진은 ROM의 끝지점에서 이루어지는 측각기 정렬을 보여주고 있다. 고정을 위해 골반을 가로질러 스트랩을 적용했다.

근육길이 검사절차: 엉덩관절

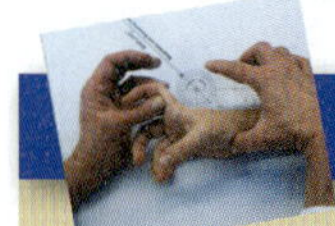

검사절차를 위한 뼈표식점 (Landmarks for Testing Procedures)

그림 8.4에서 그림 8.7까지 참고

육안해부학과 생리학에 대한 지식은 손상된 ROM이 어떤 구조물 때문에 일어났는지를 임상적으로 추론하여 결정하는데 필수적이다. 엉덩관절에 작용하는 많은 근육들이 엉덩관절 이외의 관절도 통과하기 때문에, ROM이 손상되었을 때 근육길이 검사를 해야 한다. 근육길이 검사는 2관절 근육이 짧은지 그리고 그것이 관절 ROM 제한에 영향을 주는지를 구분하는데 도움을 줄 것이다. 첫 단계는 한 번에 한 관절씩 분리하여 그 움직임이 한 관절만 통과하는 근육에 의해 발생한 것인지를 확인하는 것이다. 그 다음 검사자는 2관절 근육을 이는곳과 닿는곳을 수동으로 신장하여 검사하는 것인데, 이것은 근육이 지나가는 모든 관절 위에서 근육의 길이를 검사하는 것이다.

엉덩관절굽힘근 (HIP FLEXORS)

엉덩근과 큰허리근은 시상면에서 엉덩관절을 굽힘시키는 근육이다. 넙다리곧은근은 시상면에서 엉덩관절을 굽힘하고, 무릎관절을 펌하는 근육이다. 다른 근육도 그들의 부착점 때문에 다른 움직임과 결합하여 엉덩관절을 굽힘한다. 넙다리빗근은 무릎관절을 굽힘하는 동시에, 엉덩관절을 굽힘, 벌림 및 가쪽돌림시킨다. 넙다리근막긴장근은 엉덩관절을 벌림, 굽힘 및 안쪽돌림하고, 무릎을 폄한다. 두덩근, 긴모음근, 짧은모음근 등과 같은 엉덩관절 모음근육도 엉덩관절축의 앞쪽에 위치하기 때문에 엉덩관절의 굽힘에 관여한다. 엉덩관절을 굽힘하는 짧은 근육은 엉덩관절의 폄 ROM을 제한한다. 관절면 이상, 앞쪽관절주머니의 단축, 엉덩넙다리인대와 두덩넙다리인대의 단축에 의해 엉덩관절의 폄이 제한될 수 있다.

엉덩관절을 굽힘하는 주요 근육의 해부학이 그림 8.28에 그려져 있다.

엉덩근의 이는곳은 엉덩뼈오목 위쪽 2/3지점, 엉덩뼈능선의 안쪽선, 엉치뼈 가쪽면 (가쪽날개), 엉치엉덩인대와 엉덩허리인대이다 (그림 8.28A). 닿는곳은 넙다리뼈 작은뼈돌기이다. **큰허리근**은 T12-L5의 척추사이원반과 척추몸통의 옆쪽면과 L1-5 가로돌기에서 시작한다 (그림 8.28A). 허리근도 넙다리뼈 작은뼈돌기에서 착지한다. 이들 두 근육을 합쳐서 **엉덩허리근**이라고 부른다. 만약 엉덩허리근이 짧아지면, 엉덩관절이 다른 방향으로 당겨지지 않고 엉덩관절의 폄이 제한될 것이다. 그리고 허벅지가 시상면 상에 위치할 것이다. 무릎의 위치는 엉덩허리근의 길이에 영향을 받지 않는다.

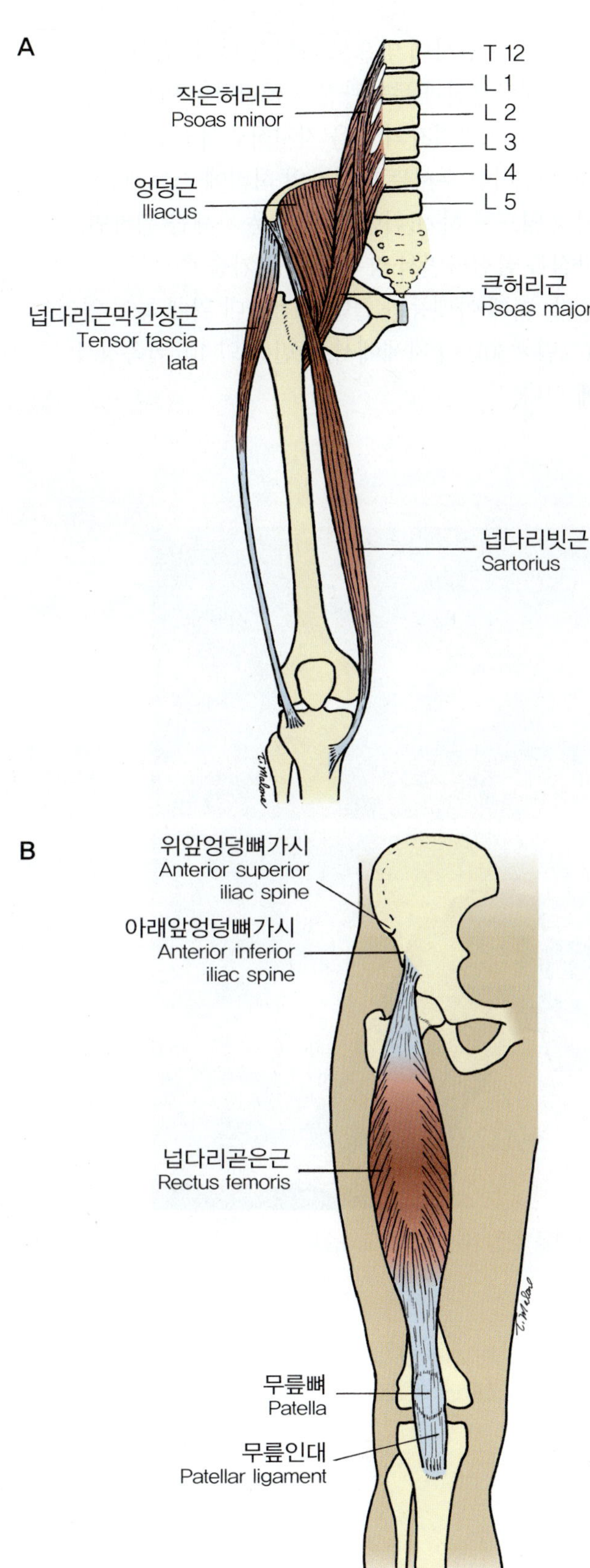

그림 8.28 엉덩관절 굽힘근의 앞쪽면.

넙다리곧은근의 이는곳은 두 개의 힘줄로 시작한다: AIIS에서 시작하는 앞쪽 힘줄과 절구 위쪽에 있는 고랑에서 시작하는 뒤쪽 힘줄 (그림 8.28B 참고). 넙다리곧은근의 닿는곳은 무릎뼈바닥과 무릎인대를 통한 정강뼈거친면이다. 넙다리곧은근이 짧아지면 엉덩관절의 폄과 무릎의 굽힘이 제한될 것이다. 만약 넙다리곧은근이 짧은 상태에서 엉덩관절의 폄을 시도하면, 짧아진 근육을 조정하기 위해 수동적으로 무릎이 펴질 것이다. 종종 넙다리곧은근이 짧아진 상태에서 엉덩관절의 폄이 시도될 때, 무릎은 굽힘된 상태로 유지되지만, 엉덩관절의 폄이 제한된다.

넙다리빗근 (그림 8.28A)은 엉덩뼈패임의 위쪽면에서 시작한다. 이 근육은 정강뼈 안쪽의 몸쪽에서 착지한다. 넙다리빗근이 짧아지면, 엉덩관절의 폄과 모음과 무릎관절의 폄이 제한될 것이다. 넙다리빗근이 짧아진 상태에서 엉덩관절의 폄을 시도하면, 수동적으로 엉덩관절은 벌림되고 무릎관절은 굽힘된다.

넙다리근막긴장근은 엉덩뼈패임과 ASIS의 가쪽면, 엉덩뼈능선의 가쪽선 앞쪽면에서 시작하여 (그림 8.28A), 넙다리근막의 약 1/3지점에 있는 엉덩정강띠에 착지한다. 엉덩정강띠는 몸쪽정강뼈의 가앞쪽면에서 착지한다. 넙다리근막긴장근이 짧아지면, 엉덩관절의 모음, 폄, 가쪽돌림과 무릎관절의 굽힘이 제한될 것이다. 만약 엉덩관절의 폄을 시도하면, 엉덩관절은 수동적으로 벌림과 안쪽돌림된다.

두덩근은 두덩뼈의 두덩뼈선에서 시작하여 넙다리뼈 작은뼈돌기에서 넙다리뼈 거친선까지 이어지는 선상에서 착지한다. **긴모음근**은 두덩뼈의 앞쪽면에서 시작하여 넙다리뼈 거친선에 착지한다. **짧은모음근**은 두덩뼈 아래가지에서 시작하여 작은뼈돌기에서 넙다리뼈 거친선까지 이어지는 선상, 두덩근의 바로 뒤쪽에 있는 거친선의 몸쪽 부위, 그리고 긴모음근의 몸쪽 부위에서 착지한다. 이들 근육의 단축은 엉덩관절의 벌림과 폄을 제한한다. 만약 이들 근육이 단축된 상태에서 엉덩관절을 펴하면, 단축된 근육을 조정하기 위해 엉덩관절이 수동적으로 모음될 것이다.

Thomas 검사

Thomas 검사는 엉덩관절을 굽힘하는 1관절 근육과 2관절 근육의 길이를 평가하는 것이다. Thomas 검사는 2관절 근육 단축으로부터 한 관절을 확인하기 위해 2개의 순서로 이루어질 수 있다.

검사자세 (Testing Position)

피검자는 검사대 끝에 걸터앉는다. 이때 아래쪽 허벅지와 무릎 및 다리가 검사대 밖으로 나와야 한다. 검사자는 피검자가 엉덩관절과 무릎관절을 굽힘하여 바로 누운 자세를 취할 때 피검자의 등을 지지하면서 돕는다 (그림 8.29). 이런 순서는 피검자의 허리에 스트레인이 가해지지 않도록 하기 위함이다. 누운 자세를 취하면, 엉덩관절을 굽힘하면서 양쪽 무릎을 가슴 쪽으로 가져온다. 이때 아랫등과 골반이 검사대 위에 놓여 있어야 한다 (그림 8.30). 이 자세에서, 골반은 약 10° 뒤쪽경사 상태에 있다.

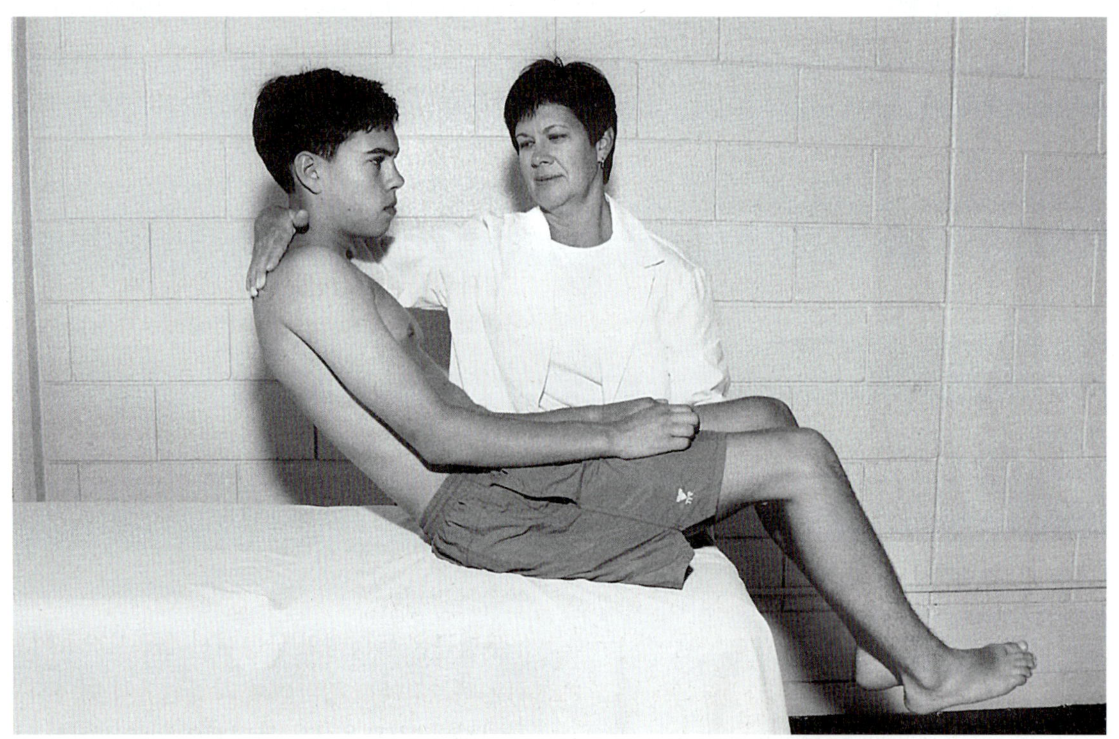

그림 8.29 검사자는 피검자가 엉덩관절 굽힘근 길이 검사의 시작자세를 취할 수 있도록 도와준다.

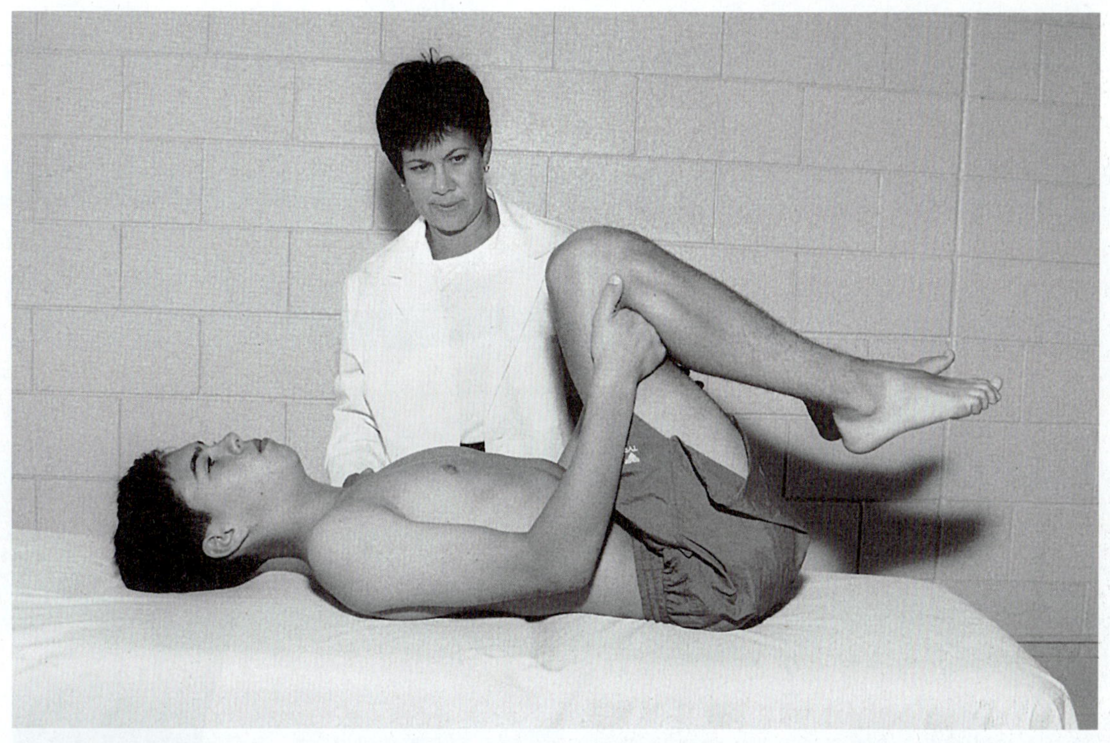

그림 8.30 엉덩관절 굽힘근의 길이 검사를 위한 시작자세. 아랫등과 골반이 검사대에 붙어 있을 만큼 양쪽 무릎과 엉덩관절을 굽힘한다.

고정 (Stabilization)

검사자나 피검자는 아랫등과 골반이 검사대에 유지될 만큼만 엉덩관절의 굽힘 (너무 가슴쪽으로 무릎을 당기지 않는다)을 유지한다. 만약 피검자의 손이 허벅지에 닿지 않으면, 타월이나 시트를 무릎 뒤에 감아서 엉덩관절의 굽힘을 유지시킨다.

검사동작 (Testing Motion)

허벅지를 검사대 쪽으로 천천히 내림으로써 검사하고자 하는 엉덩관절을 수동으로 폄시킨다. 엉덩관절이 돌림, 벌림 및 모음되지 않도록 유지함으로써 다리를 시상면상에서 유지한다. 검사자는 허벅지와 종아리가 이완되도록 하여 굽힘 상태를 유지하지 않도록 한다. 종종 피검자는 검사할 다리의 근육을 이완시키기 위해 부가적인 큐를 필요로 한다. 그림 8.31과 그림 8.32를 참고한다.

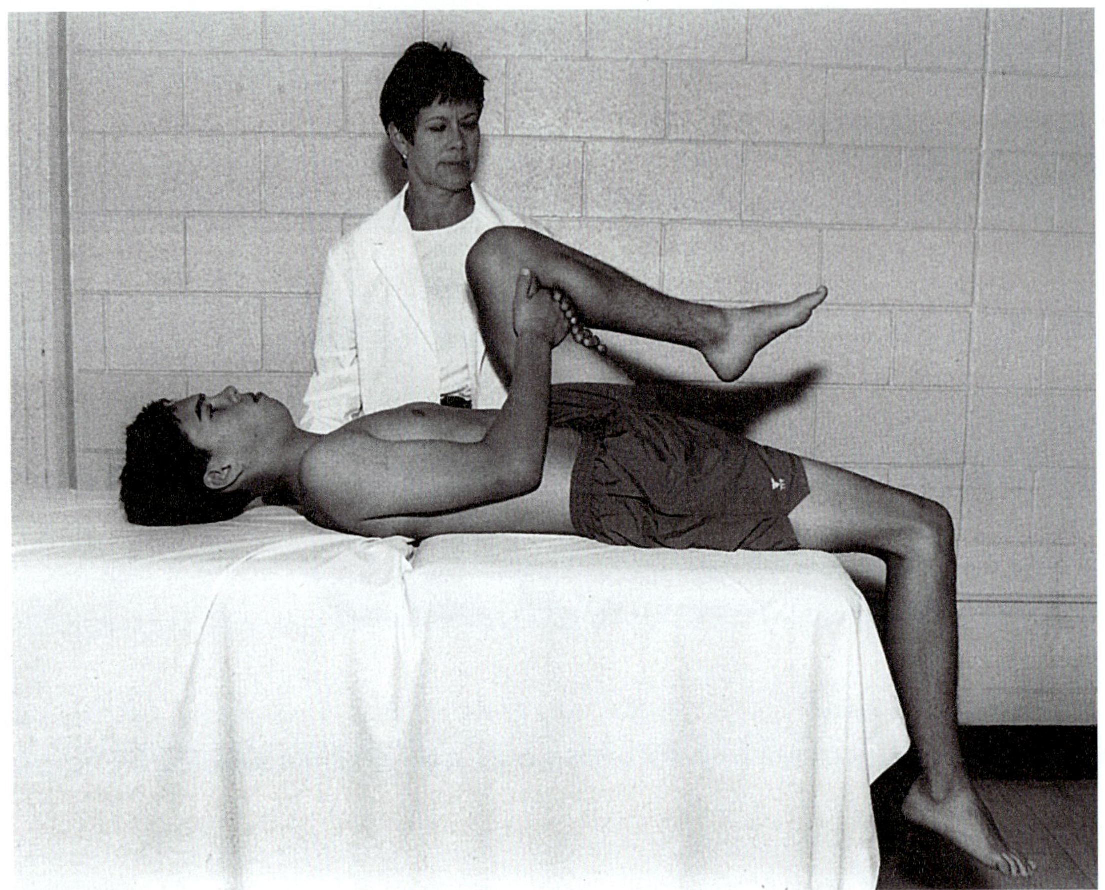

그림 8.31 오른쪽 엉덩관절 굽힘근의 길이 검사를 하는 끝자세이다. 엉덩관절은 10°정도 폄하고 (허벅지가 검사대에 닿는다), 무릎은 80°굽힘 자세를 유지한다. 그리고 다리는 시상면 상에서 유지된다. 검사자가 검사하고자 하는 엉덩관절 옆에서 선 자세를 취한다. 사진은 검사하는 모습을 잘 보여주기 위해 검사자가 반대쪽 다리 쪽에 위치하는 모습이다.

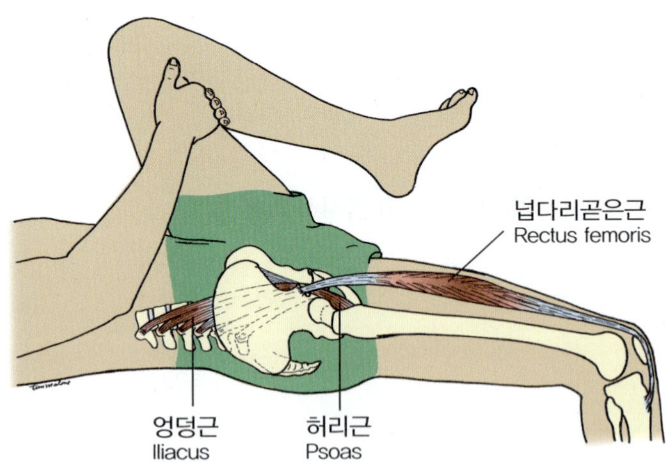

그림 8.32 엉덩관절의 가쪽면은 Thomas 검사의 끝자세 때의 엉덩관절 굽힘근을 보여주고 있다.

정상 끝느낌 (Normal End-Feel)

엉덩관절 폄 ROM의 끝지점에서 무릎이 굽힘 상태를 유지할 때, 끝느낌은 대개 팽팽한 느낌인데, 그 이유는 넙다리곧은근의 긴장 때문이다. 만약 엉덩관절 폄 ROM의 끝지점에서 무릎이 수동으로 폄을 유지하면, 끝느낌은 팽팽한 느낌일 것이고, 그 이유는 엉덩허리근, 앞쪽관절주머니, 엉덩넙다리인대, 두덩넙다리인대 및 궁둥넙다리인대의 긴장 때문이다. 만약 다음 근육중 1개 이상이 비정상적으로 단축되면, 그들 때문에 팽팽한 끝느낌이 일어날 것이다: 넙다리빗근, 넙다리근막긴장근, 두덩근, 긴모음근 및 짧은모음근.

측각기 정렬 (Goniometer Alignment)

그림 8.33을 참고한다.

1. 넙다리뼈 큰뼈돌기를 기준으로 하여 측각기의 **축**을 엉덩관절 가쪽면에 배치한다.
2. 측각기의 **몸쪽팔**을 골반의 가쪽면 중심선에 정렬한다.
3. 가쪽위관절융기를 기준점으로 하여 측각기의 **먼쪽팔**을 넙다리뼈의 가쪽면 중심선에 정렬한다.

설명 (Interpretation)

허벅지가 검사대에 닿아 있고, 무릎이 적어도 80°의 굽힘을 유지하면, 엉덩허리근과 넙다리곧은근이 정상 길이를 갖는 것이다 (그림 8.31, 그림 8.32와 그림 8.33). 검사가 끝날 때쯤에는, 엉덩관절이 약 10°정도 폄되는데, 그 이유는 골반이 약 10°정도 뒤쪽경사를 유지하기 때문이다. 이 시점일 때 검사는 음성으로 간주될 수 있고, 더 이상의 검사가 필요하지 않다. 18~45세의 건강한 핀란드 학생 20명 (여성 12명과 남성 8명)을 대상으로 한 연구에 따르면, Thomas 검사의 끝지점에서 나타나는 엉덩관절과 무릎관절의 수동 ROM의 표준값은 6~7°의 엉덩관절 폄과 118~120°의 무릎관절 굽힘이라고 한다.

만약 무릎이 적어도 80°굽힘을 유지할 때 허벅지가 검사대에 닿지 않으면, 그 원인을 찾는 추가적인 검사가 필요하다 (그림 8.34). 어느 근육이 단축되는지에 대한 정보는 무릎의 위치를 바꾸어줌으로써 그리고 엉덩관절을 폄할 때 엉덩관절과 무릎관절의 수동 움직임을 관찰함으로써 얻을 수 있다. 엉덩관절을 굽힘하고 무릎을 가슴쪽으로 가져감으로써 다시 시작자세를 취한다. 허벅지를 검사대 쪽으로 내림함으로써 엉덩관절을 폄한다.

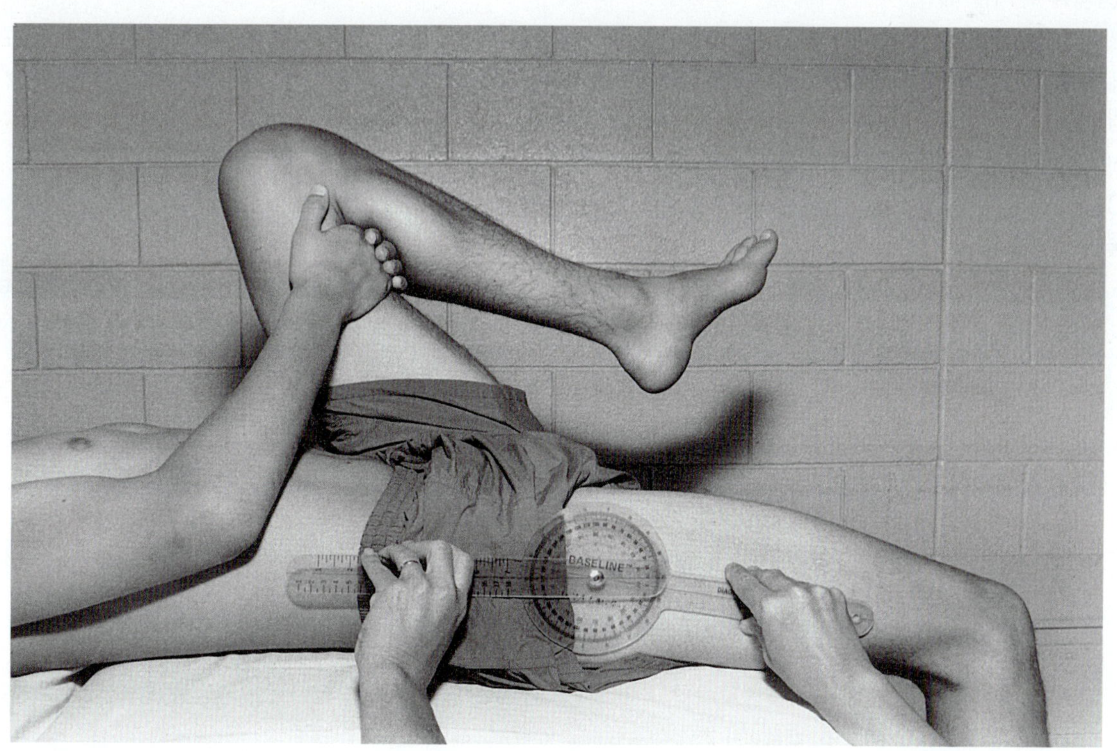

그림 8.33 엉덩관절 굽힘근의 길이 측정을 위한 측각기의 정렬.

그러나 이때 검사자는 무릎관절이 폄되도록 지지한다 (그림 8.35). 무릎이 폄을 유지할 때, 넙다리곧은근은 무릎관절에서 느슨해진다. 허벅지가 검사대에 닿을 수 있도록 무릎을 폄한 채 엉덩관절이 폄되면, 엉덩허리근, 앞쪽관절주머니, 엉덩넙다리인대, 궁둥넙다리인대가 엉덩관절의 폄을 제한하지 않을 것이고, 넙다리곧은근이 단축되는 것으로 추정될 수 있다. 만약 허벅지가 검사대에 닿지 않고 무릎이 폄되었을 때 엉덩관절을 폄할 수 없으면, 엉덩허리근과 같은 1관절 근육의 엉덩관절 굽힘근과 앞쪽관절주머니, 엉덩넙다리인대, 궁둥넙다리인대와 같은 관절구조물이 단축된 것이다.

몇몇 상황이 Thomas 검사의 결과에 영향을 줄 수 있고, 가짜 양성 소견과 가짜 음성 소견이 초래될 것이다. 가슴쪽으로 무릎을 더 당기면, 허리뼈의 앞굽음증이 역전될 것 (허리뼈 굽힘이 일어남)이고, 골반이 과도하게 뒤쪽경사질 것이다. 이런 아랫등과 골반의 자세는 검사쪽 엉덩관절의 굽힘근이 타이트하지 않아도 타이트니스를 가진 것처럼 보일 것이다. 만약 고정이 유지되지 않고 골반이 앞쪽경사되어 정상 엉덩관절의 폄을 가진 것처럼 보이면, 가짜 음성 소견 (예, 사실 넙다리곧은근이 타이트하더라도 정상 길이를 가진 것으로 결론이 난다)의 예가 일어날 것이다.

Thomas 검사의 끝지점은 다른 구조물이 단축되었는지를 결정하고 또 다른 검사가 필요한지를 결정하기 위해 이용된다. 엉덩관절이 검사대 쪽으로 폄될 때, 다리가 시상면 상에 유지되는지를 주의깊게 관찰한다. 만약 검사자가 엉덩관절의 중립위를 유지할 수 없고, 엉덩관절이 가로면이나 이마면으로 움직이면, 넙다리빗근, 넙다리근막긴장근, 두덩근, 긴모음근, 짧은모음근 등과 같은 다른 구조물이 단축되었는지를 검사해야 한다.

표 8.1 단축 구조물과 관련된 Thomas 검사 끝지점에서의 엉덩관절 자세

엉덩관절의 자세	단축 구조물	추후 검사
허벅지가 검사대에 닿고 엉덩관절이 ~10°이고, 무릎관절이 적어도 80°굽힘을 유지할 때	엉덩허리근과 넙다리곧은근이 정상 길이를 갖고 있다.	
엉덩관절이 굽힘되어 허벅지가 검사대에서 떨어지고 무릎관절이 폄될 때	2관절 근육: 엉덩허리근 비활성 관절구조물: 앞쪽관절주머니, 엉덩넙다리인대, 궁둥넙다리인대, 두덩넙다리인대	엉덩관절의 조인트 플레이 검사
허벅지가 검사대에 닿고 엉덩관절이 ~10°이고, 무릎관절이 80°미만으로 굽힘될 때	2관절 근육: 넙다리곧은근	Ely 검사
안쪽돌림과 벌림	2관절 근육: 넙다리근막긴장근 1관절 근육: 중간볼기근, 작은볼기근 및 큰볼기근 비활성 관절구조물: 위쪽관절주머니, 엉덩넙다리인대의 위쪽섬유띠	Ober 검사와 수정 Ober 검사 엉덩관절 가쪽돌림 PROM 엉덩관절 모음 PROM 엉덩관절의 조인트 플레이 검사
가쪽돌림과 벌림	2관절 근육: 넙다리빗근 1관절 근육: 궁둥구멍근, 속폐쇄근과 바깥폐쇄근, 위쌍둥이근과 아래쌍둥이근, 넙다리네모근, 중간볼기근, 작은볼기근 및 큰볼기근 비활성 관절구조물: 뒤쪽관절주머니과 궁둥넙다리인대	엉덩관절 가쪽돌림 PROM 엉덩관절 모음 PROM 엉덩관절의 조인트 플레이 검사
모음	2관절 근육: 두덩정강근 1관절 근육: 큰모음근, 긴모음근, 짧은모음근, 두덩근 비활성 관절구조물: 아래쪽관절주머니, 엉덩넙다리인대의 아래쪽섬유띠	엉덩관절 벌림 PROM 엉덩관절의 조인트 플레이 검사

PROM=수동 ROM; °= 도; ~ = 약

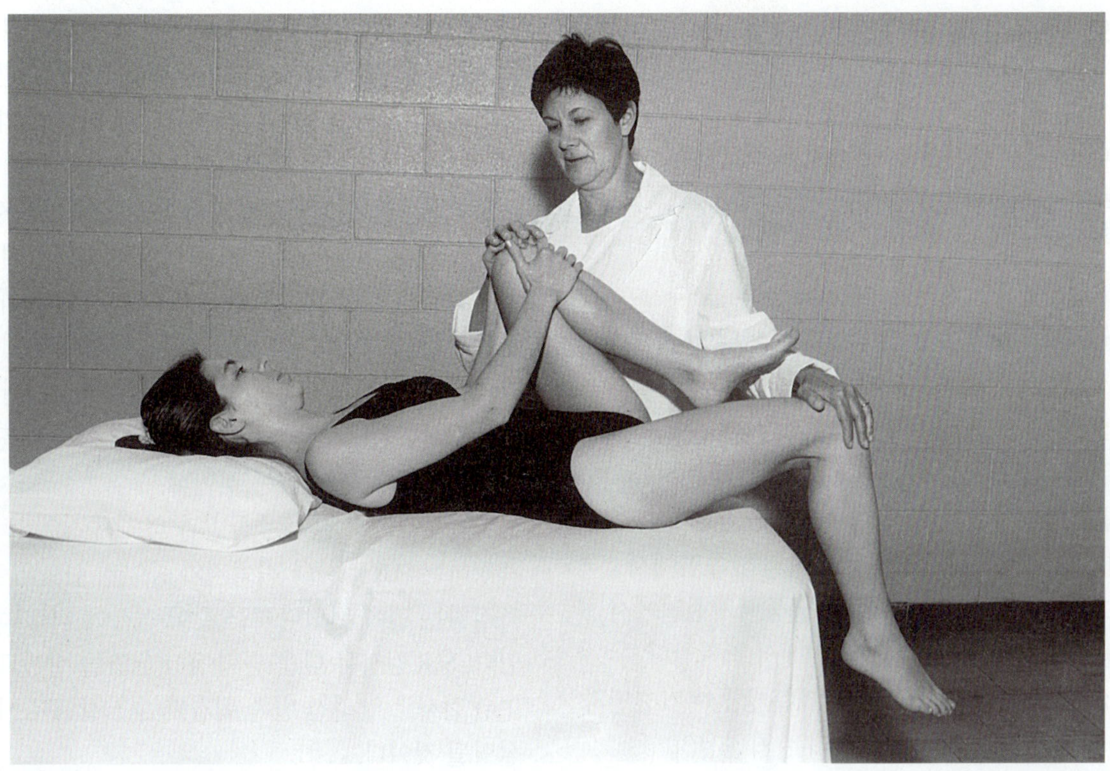

그림 8.34 피검자는 엉덩관절 폄의 제한을 가졌다. 무릎을 굽힘 80°로 유지할 때 그녀의 허벅지는 검사대에 닿지 않는다. 어떤 구조물이 단축되었는지를 확인하기 위해 추가적인 검사가 필요하다.

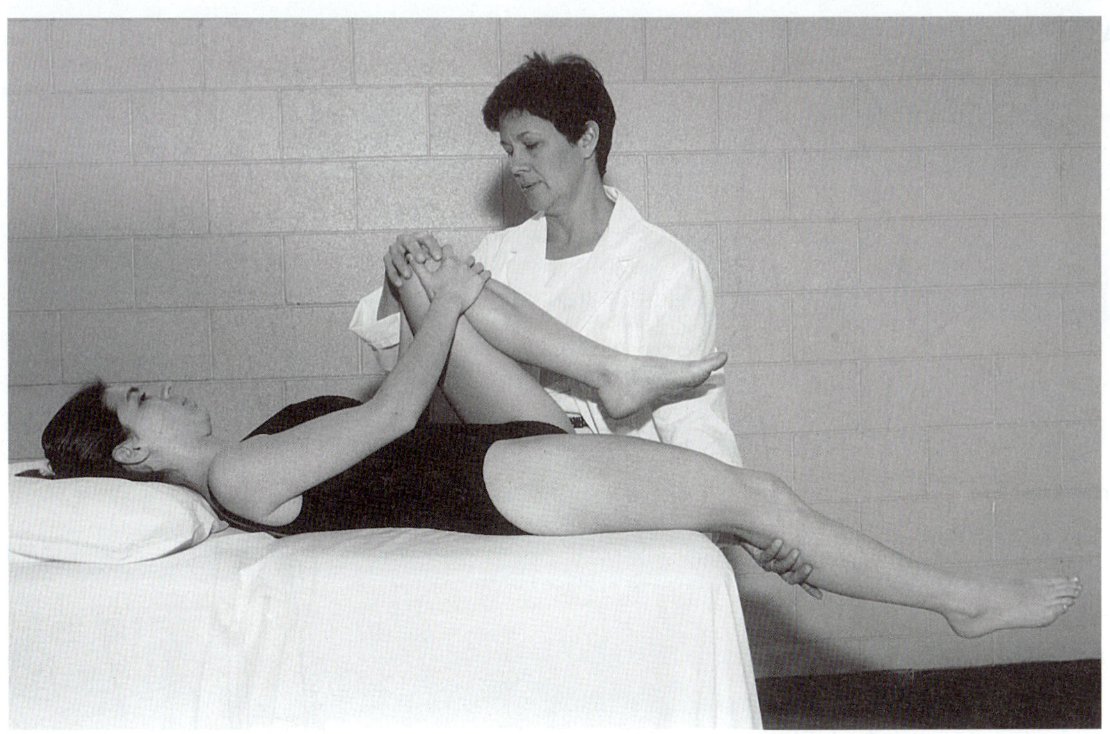

그림 8.35 검사동작의 끝지점에서 엉덩관절 폄의 제한을 가지기 때문에 (그림 8.34 참고), 검사동작을 수정하거나 반복할 필요가 있다. 다리를 검사대 쪽으로 내릴 때 무릎이 펴진다. 검사의 끝지점에서 엉덩관절은 10° 펴되고, 허벅지가 검사대에 닿을 것이다. 그러므로 단축된 것은 넙다리곧은근이고, 앞쪽관절주머니, 엉덩넙다리인대와 궁둥넙다리인대는 정상 길이이다.

엉덩관절의 폄근 (HIP EXTENSORS)

4개 근육이 엉덩관절 폄근으로 작용한다: 큰볼기근과 3개의 뒤넙다리근. **큰볼기근**은 엉덩뼈 뒤쪽, 궁둥뼈, 꼬리뼈 및 척주세움근의 널힘줄에서 시작하여, 넙다리근막긴장근의 먼쪽 엉덩정강띠와 먼쪽넙다리뼈에 있는 볼기거친면에서 착지한다. 1관절 근육의 수축은 엉덩관절을 폄하고, 허벅지를 가쪽돌림과 벌림한다. 반막모양근과 반힘줄모양근 및 넙다리두갈래근으로 구성된 뒤넙다리근은 2관절 (엉덩관절과 무릎관절) 근육이다. 뒤넙다리근이 수축하면, 그들은 엉덩관절을 폄하고 무릎관절을 굽힘한다. **반힘줄모양근**은 궁둥뼈거친면에서 시작하여 몸쪽정강뼈의 안쪽면에서 착지한다 (그림 8.36A). **반막모양근**은 궁둥뼈거친면에서 시작하여 정강뼈 안쪽융기의 뒤안쪽면에서 착지한다 (그림 8.36B). **넙다리두갈래근**의 긴갈래는 궁둥뼈거친면과 엉치결절인대에서 시작하고, 짧은갈래는 거친선의 가쪽입술, 가쪽융기위선, 그리고 가쪽근육사이막에서 시작한다 (그림 8.36A). 그리고 넙다리두갈래근은 종아리뼈머리 (정강뼈의 가쪽융기에 연결된)와 가쪽곁인대에서 착지한다.

뒤넙다리근이 엉덩관절과 무릎관절을 가로지르기 때문에, 만약 뒤넙다리근이 짧아지면 엉덩관절의 굽힘과 무릎관절의 폄이 제한된다. 뒤넙다리근이 짧아진 상태에서 무릎관절을 완전히 폄하면, 엉덩관절의 굽힘이 제한된다. 그러나 만약 무릎관절이 굽힘되었을 때 엉덩관절의 굽힘 제한이 있으면, 관절면 이상, 뒤쪽관절주머니 단축 또는 큰볼기근의 단축이 있는 것이다.

뒤넙다리근의 길이는 골반과 허벅지 사이의 각도를 측정하는 SLR 검사나 허벅지와 종아리 사이의 각도를 측정하는 먼쪽 뒤넙다리근 길이 검사에 의해 측정될 수 있다. SLR 검사는 다음 단락에서 설명될 것이고, 오금각도 (PA) 검사로 알려진 먼쪽 뒤넙다리근 길이 검사는 9장에서 설명될 것이다.

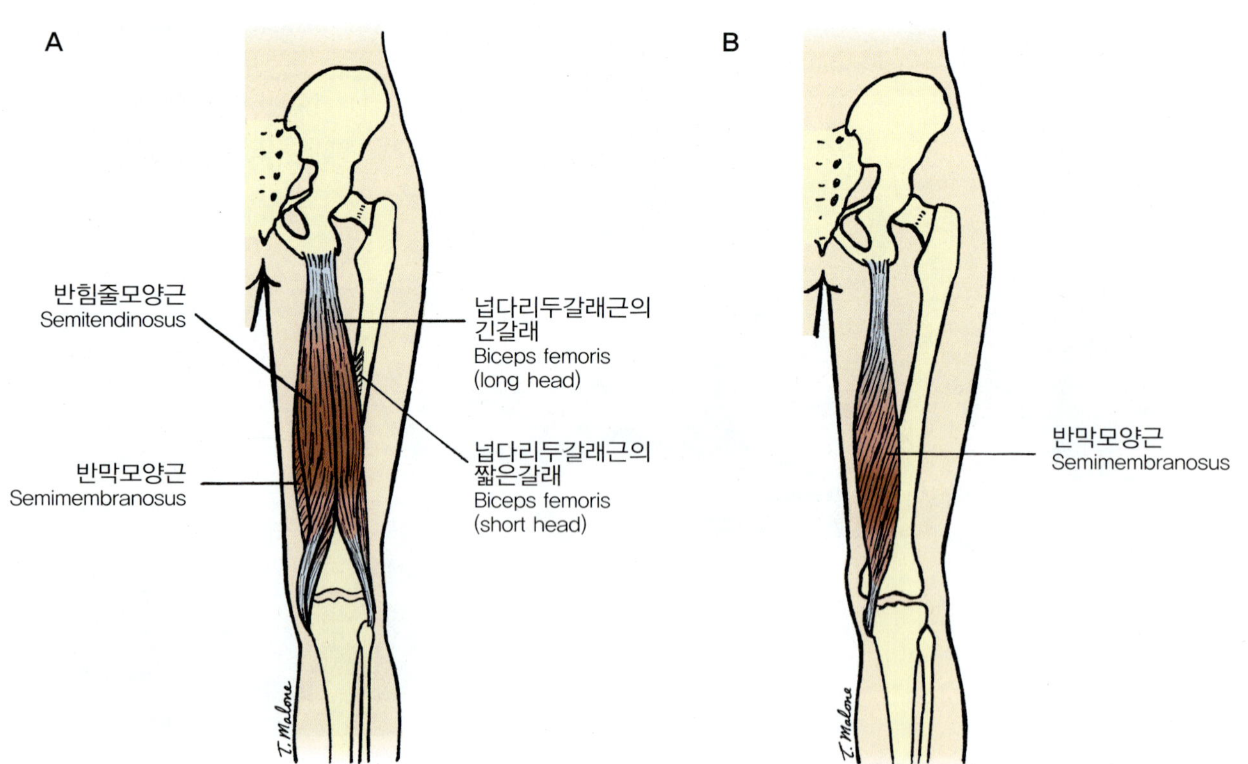

그림 8.36 (A, B) 엉덩관절의 뒤쪽면은 뒤넙다리근을 보여준다.

SLR 검사 (다리뻗어들기 검사) STRAIGHT LEG RAISING (SLR) TEST

SLR 검사는 뒤넙다리근의 길이를 평가한다.

검사자세 (Testing Position)

피검자는 양쪽 무릎을 쭉 펴고, 엉덩관절을 굽힘, 폄, 벌림, 모음 및 돌림의 0° 자세인 누운 자세를 취한다 (그림 8.37). 검사 동안 골반과 허리뼈를 관찰할 수 있도록 엉덩뼈와 아랫등을 노출하기 위해 가능하면 옷을 탈의한다.

고정 (Stabilization)

검사하는 쪽 무릎을 완전 폄한 상태로 유지한다. 골반을 고정하고 또 허리뼈가 굽힘되지 않고, 골반이 뒤쪽경사되지 않도록 반대쪽 다리를 검사대 위에 유지한다. 대개 다리 무게가 적절한 고정을 제공하지만, 필요하다면 허벅지를 검사대에 묶기 위해 스트랩을 사용하기도 한다.

검사동작 (Testing Motion)

다리를 검사대로부터 들어올림으로써 엉덩관절을 수동으로 굽힘한다 (그림 8.38과 그림 8.39). 검사자는 엉덩관절을 굽힘할 때, 허벅지 앞쪽면을 지긋이 압박하면서 무릎의 완전한 폄을 유지한다. 엉덩관절이 굽힘을 할 때, 골반과 아랫등은 검사대에 닿아 있어야 한다. 검사동작의 끝은 저항이 느낄 때 일어나고, 엉덩관절의 굽힘이 더 일어나면 무릎 굽힘, 골반 뒤쪽경사, 그리고 허리뼈의 굽힘이 초래된다.

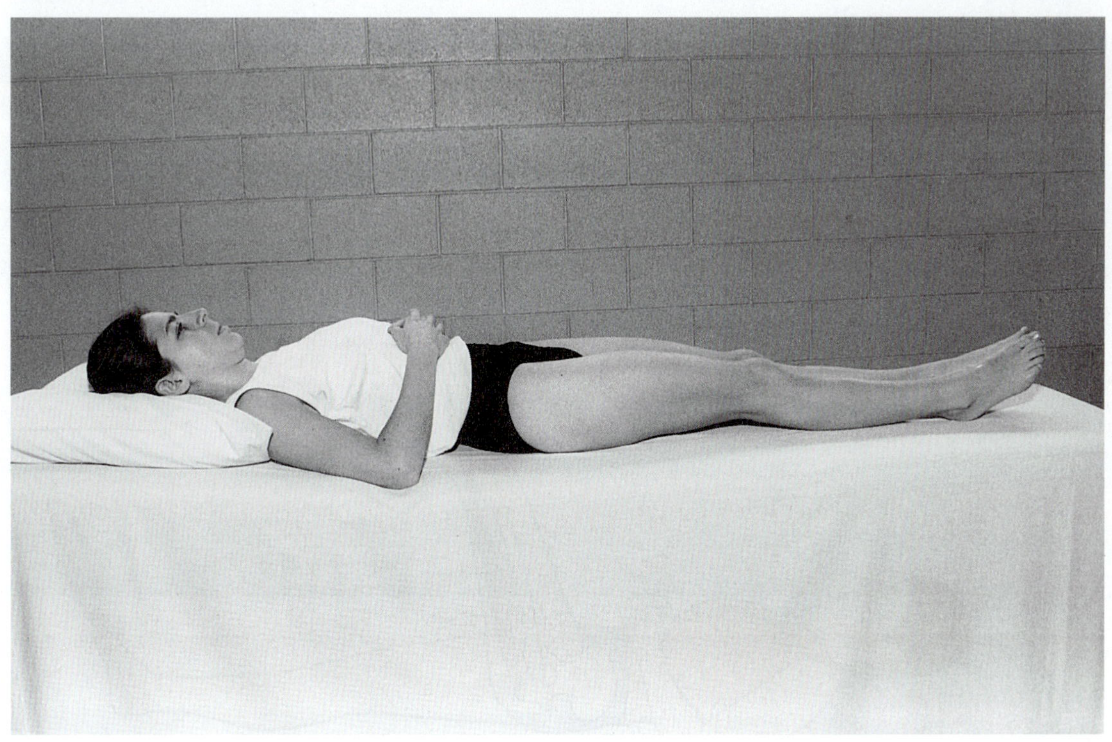

그림 8.37 뒤넙다리근의 길이를 검사하는 SLR 검사의 시작자세.

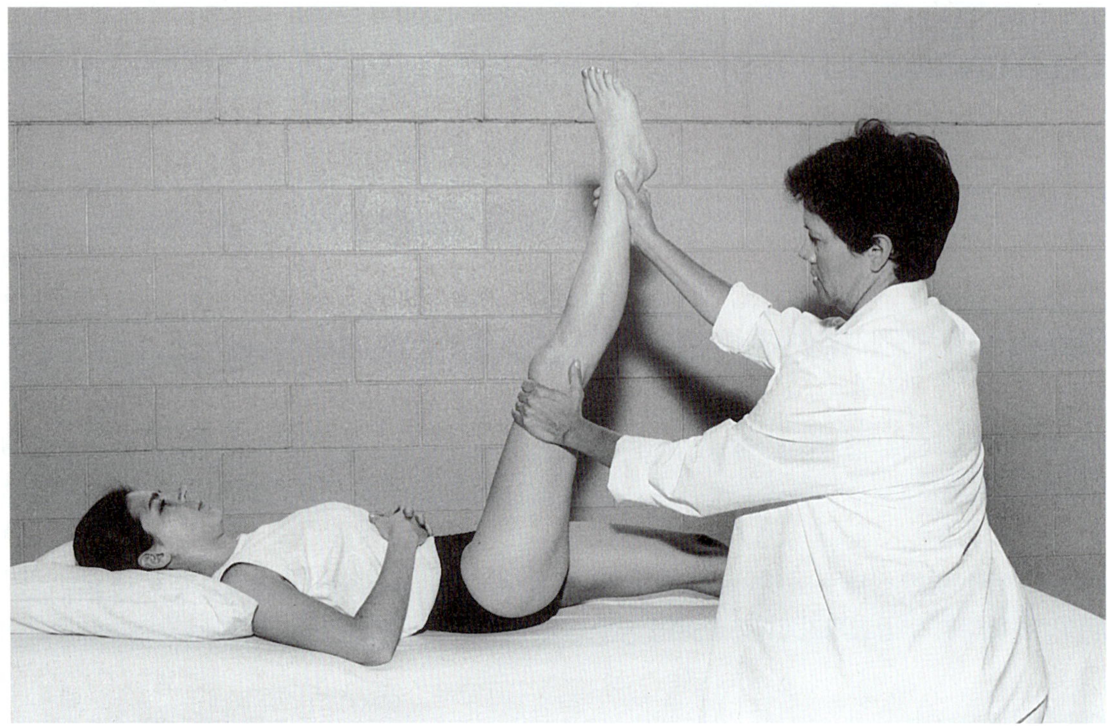

그림 8.38 뒤넙다리근의 길이를 검사하는 SLR 검사의 끝지점. 피검자는 정상적인 뒤넙다리근 길이를 가지고 있다: 무릎을 완전히 편한 상태에서 엉덩관절은 수동으로 70~80° 굽힘된다.

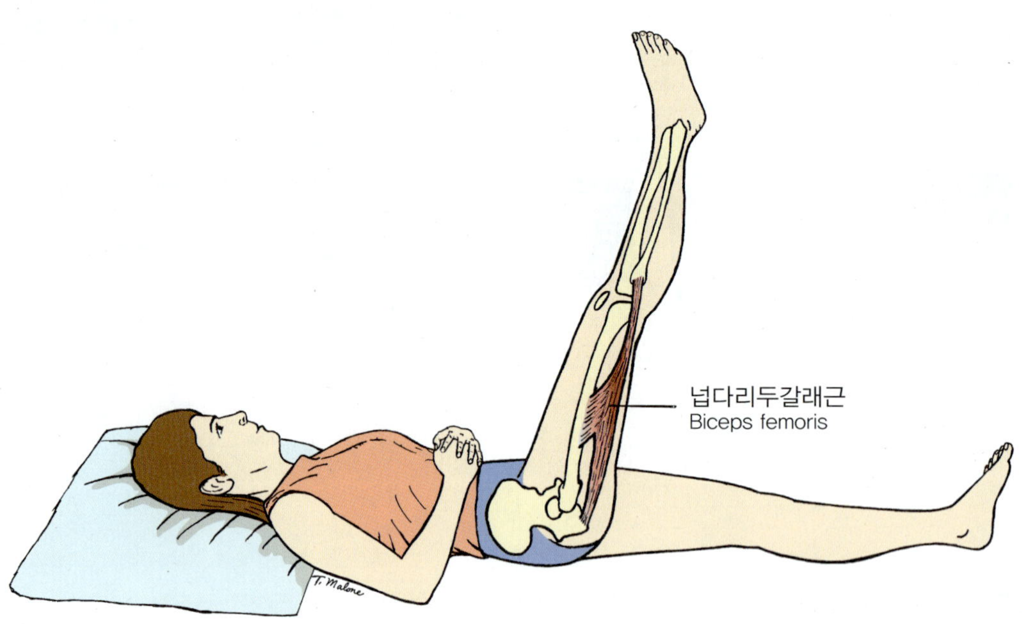

그림 8.39 엉덩관절의 가쪽면은 SLR 검사의 끝지점에 있는 넙다리두갈래근을 보여주고 있다.

정상 끝느낌 (Normal End-Feel)

끝느낌은 팽팽한 느낌인데, 그 이유는 반막모양근, 반힘줄모양근 및 넙다리두갈래근의 긴장 때문이다.

측각기 정렬 (Goniometer Alignment)

그림 8.40을 참고한다.

1. 넙다리뼈 큰뼈돌기를 기준으로 하여, 측각기의 **중심축**을 엉덩관절 가쪽면에 배치한다.
2. 측각기의 **몸쪽팔**을 골반의 가쪽면 중심선에 정렬한다.
3. 가쪽위관절융기를 기준점으로 하여, 측각기의 **먼쪽팔**을 넙다리뼈의 가쪽면 중심선에 정렬한다.

설명 (Interpretation)

만약 엉덩관절 굽힘 측정이 68~80°라면, SLR 검사는 정상이거나 음성으로 간주될 수 있다.

20~79세의 212명 (106명의 남성과 106명의 여성)을 대상으로 한 연구에서, Youdas 등은 SLR 검사를 이용해 엉덩관절 굽힘 ROM을 측정한 결과, 여성의 평균 엉덩관절 굽힘 ROM은 76.3° (SD=9.5)이고 남성의 평균 엉덩관절 굽힘 ROM은 68.5° (SD=6.8)이었다. 이런 소견은 무릎관절을 폄한 채로 엉덩관절을 굽힘했을 때 70~80°라고 제시한 다른 자료와 일치하고, 이것은 뒤넙다리근의 길이가 정상임을 의미한다.

제한된 엉덩관절 움직임에 대한 올바른 설명이 2관절 근육의 타이트니스에 의해 진짜 양성 결과임을 보장하기 위해서는, 무릎을 굽힘했을 때 엉덩관절의 굽힘이 더 크게 일어날 수 있어야 한다. 무릎의 굽힘은 뒤넙다리근을 이완시킨다. 만약 무릎을 굽힘해도 엉덩관절의 굽힘이 증가하지 않으면, 엉덩관절을 폄하는 1관절 근육 (큰볼기근)이나 비활성 관절구조물이 움직임을 제한하는 것이다. 만약 검사자가 SLR 검사 동안 골반의 뒤쪽경사를 허용하면, 사실 뒤넙다리근이 단축되어도 정상적인 유연성을 가진 것으로 착각될 것이다 (가짜 음성).

엉덩관절과 허리 부위의 근육이 단축되어도 SLR 검사에 영향을 줄 수 있다. 만약 피검자가 검사하지 않는 쪽에 엉덩관절 굽힘근의 단축을 가지고 있다면, 다리를 검사대 위에 내려 놓을 때 골반이 앞쪽경사된다. 만약 골반이 앞쪽경사되면, 검사쪽 다리를 검사대로부터 들어올릴 수 있는 높이가 감소된다. 그래서 앞쪽경사된 골반은 실제로 존재하는 뒤넙다리근의 길이보다 더 짧게 보인다. 이런 가짜 양성 SLR 검사의 결과를 치유하기 위해, 골반을 중립위로 만든다. 피검자에게 검사하지 않는 다리의 무릎을 세워 발을 검사대 위에 올려놓게 하거나 베개로 허벅지 뒤를 받쳐주어 그쪽 엉덩관절을 굽힘하도록 주문한다 (그림 8.41). 이 자세는 검사하지 않는 쪽 다리의 단축된 엉덩관절 굽힘근을 느슨하게 만들고, 아랫등과 골반이 검사대에 닿도록 한다. 과도한 골반 뒤쪽경사와 허리뼈의 굽힘을 피한다.

만약 환자가 단축된 허리뼈 폄근을 가지고 있다면, 아랫등이 과도한 앞굽음증을 갖게 되고 골반이 앞쪽경사된다. 언급되었듯이, 골반이 앞쪽경사되면 검사대로부터 다리를 들어올릴 수 있는 높이가 감소되고, 실제 뒤넙다리근의 길이보다 더 짧아져 보인다. 이런 경우에는, 엉덩관절 굽힘 ROM을 측정할 때 검사자는 측각기의 몸쪽팔을 골반의 가쪽면 중심선에 주의깊게 정렬시킬 필요가 있고, 검사대로부터 들어올리는 다리의 높이를 제대로 읽어야 한다.

성별과 연령이 뒤넙다리근의 길이에 영향을 주는 몇 가지 근거가 있다. Youdas 등은 20~79세의 214명을 대상으로 한 연구에서 뒤넙다리근의 길이를 측정하는 2가지 방법 (SLR 검사와 오금각도 검사)에서 성별 차이가 있음을 확인했다. SLR 검사에서, 여성의 엉덩관절 움직임이 남성보다 약 8° 정도 더 컸고, 오금각도 검사에서는 여성의 무릎 각도가 남성보다 11°정도 더 컸음을 확인했다. James와 Parker의 노인 연구에 따르면, 70~74세의 남성과 여성은 무릎이 폄한 상태에서 측정된 엉덩관절의 굽힘 ROM에서 비슷한 평균값을 가졌지만, 70~85세의 노인층에서는 남성이 약 25% 감소되었고, 여성은 약 11%만 감소되었다는 것이다.

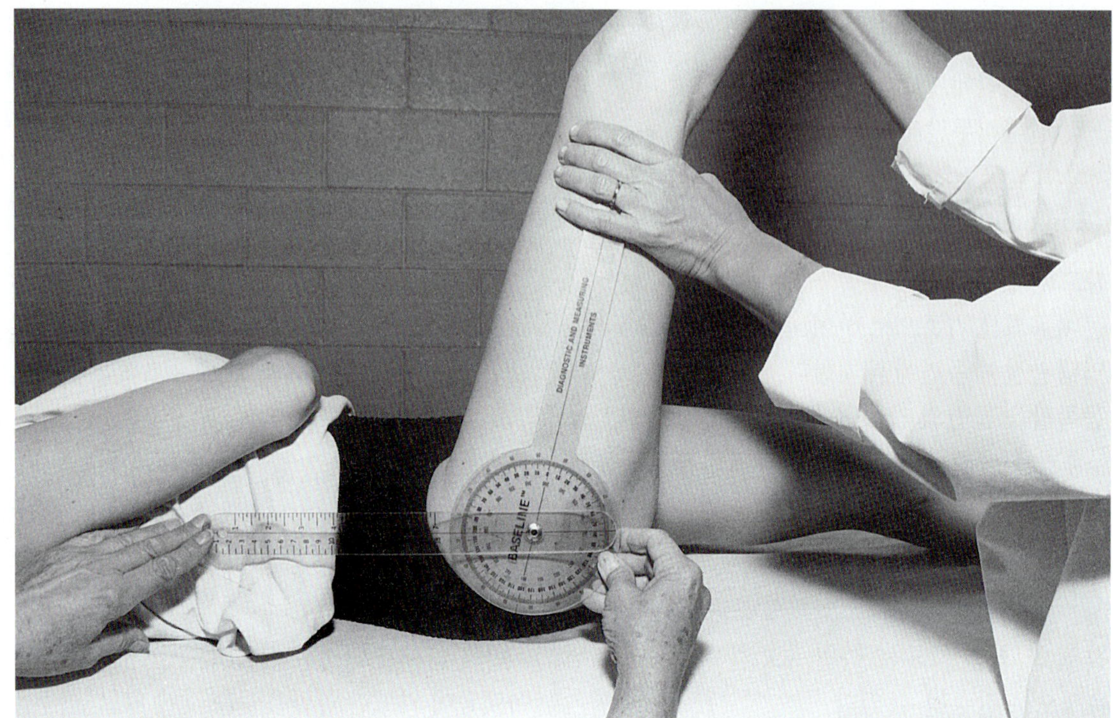

그림 8.40 뒤넙다리근의 길이를 측정하는 측각기의 정렬. 무릎이 약간 굽힘되는 것은 허용된다. 정확한 측정을 하기 전에, 주의깊게 무릎을 폄한 상태로 유지하면서 반복측정할 필요가 있다. 첫 번째 검사자가 검사쪽 다리를 지지하는 동안 다른 검사자가 측정을 해야 한다.

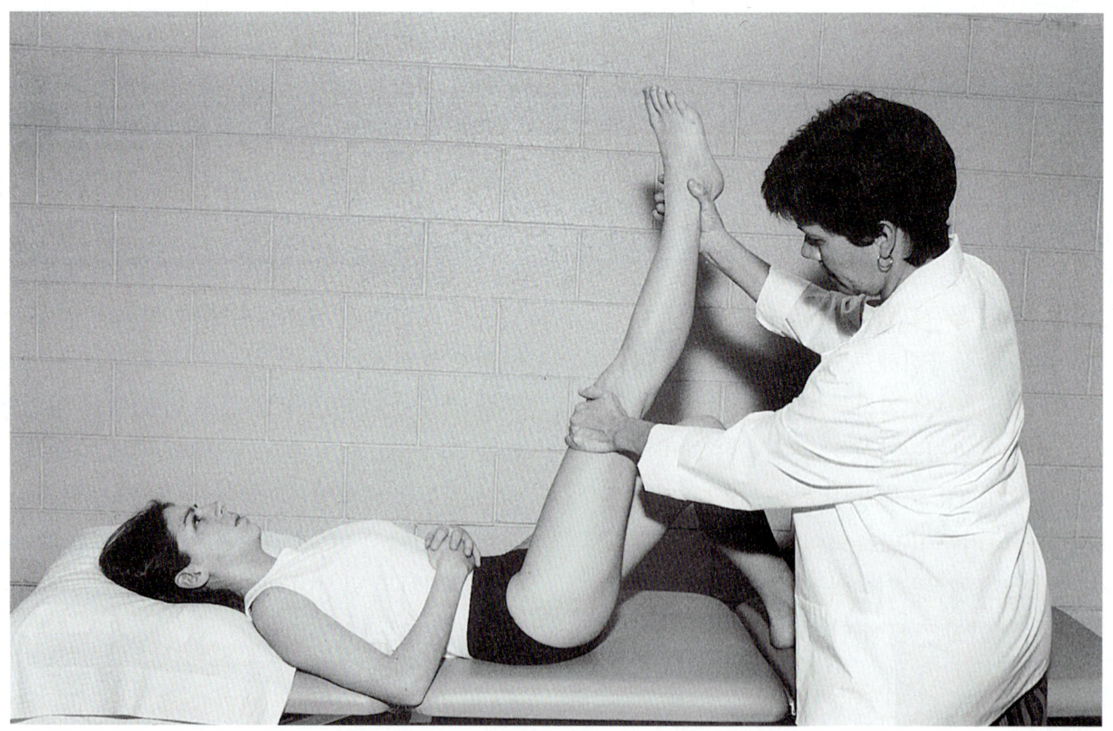

그림 8.41 만약 피검자가 반대쪽 엉덩관절 굽힘근의 단축을 가지고 있다면, 골반의 앞쪽경사를 막기 위해 반대쪽 엉덩관절을 굽힘한다.

엉덩관절의 벌림근 (HIP ABDUCTORS)

넙다리근막긴장근, 중간볼기근 및 작은볼기근은 엉덩관절을 벌림하고, 큰볼기근을 돕는다.

넙다리근막긴장근은 엉덩관절과 무릎관절을 지나간다. 넙다리근막긴장근이 수축하면, 엉덩관절이 벌림, 굽힘 및 안쪽돌림하고, 무릎이 폄한다. 넙다리근막긴장근은 엉덩뼈능선 가쪽입술의 앞쪽면과 엉덩뼈패임과 ASIS의 가쪽면에서 시작한다 (그림 8.42). 이 근육은 허벅지 아래쪽 1/3지점에 있는 엉덩정강띠에 착지한다. 엉덩정강띠는 가쪽정강뼈의 거친면, 종아리뼈머리, 넙다리뼈 가쪽관절융기 및 무릎지지띠에서 착지한다. 만약 넙다리근막긴장근이 단축되면, 넙다리근막긴장근이 엉덩관절 모음을 제한하고, 엉덩관절의 폄과 가쪽돌림, 그리고 무릎의 굽힘을 약간 제한할 것이다. 넙다리근막긴장근과 엉덩정강띠의 길이는 Ober 검사나 수정된 Ober 검사로 평가될 수 있다. 넙다리근막긴장근과 엉덩정강띠의 단축은 무릎뼈의 비정상적인 가쪽 움직임과 경사 때문에 허리 통증, 엉덩정강띠 마찰 증후군과 무릎넙다리통증의 원인으로 인식되어 왔다.

중간볼기근과 작은볼기근은 엉덩관절만 통과한다. **중간볼기근**은 엉덩뼈능선 밑부분에서 시작하고, **작은볼기근**은 중간볼기근 이는곳의 아래쪽에서 시작한다. 이들 근육은 큰볼기근 밑에 위치하고, 넙다리뼈 큰뼈돌기에서 착지한다. 만약 이들 1관절 근육이 단축되면, 엉덩관절의 모음을 제한할 것이다. 엉덩관절 모음 ROM을 측정함으로써 이들 근육을 검사할 수 있다.

Ober 검사

Ober 검사는 엉덩관절을 벌림하는 넙다리근막긴장근과 엉덩정강띠의 길이를 검사한다.

검사자세 (Testing Position)

피검자는 검사할 다리를 위쪽으로 배치하고 옆으로 누운 자세를 취한다. 피검자를 검사대의 뒤쪽 가장자리 근처로 위치시켜, 검사자가 피검자 바로 뒤쪽에 위치하도록 한다. 아래쪽 다리의 엉덩관절과 무릎관절은 굽힘된 자세로 만들어서 몸통을 고정하고, 허리뼈를 곧게 펴고, 골반을 약간 뒤쪽경사되도록 유지한다. 처음에는 위쪽 다리의 무릎을 폄하고 엉덩관절을 0°의 굽힘, 폄, 모음 및 벌림 자세로 배치한다. 넙다리근막긴장근과 엉덩정강띠의 길이를 평가하기 위해서는 적어도 0°의 엉덩관절 폄이 필요하다. 만약 엉덩허리근이 단축되면, 넙다리근막긴장근이 큰뼈돌기 위에 위치하는 것을 방해할 것이다. 만약 넙다리곧은근이 단축되면, 검사를 할 때 무릎이 폄되겠지만, 다리가 모음으로 내려갈 때 엉덩관절의 돌림을 피하기 위해 주의깊은 관리가 필요하다. 이런 검사 자세의 변화를 수정된 Ober 검사라고 한다.

고정 (Stabilization)

골반을 고정하기 위해 엉덩뼈능선에 한 손을 배치한다. 골반이 가쪽경사되는 것을 막기 위해 검사동작을 하는 동안 지긋이 압박을 가한다. 피검자에게 아래쪽 다리의 엉덩관절과 무릎관절을 굽힘하도록 주문하면, 몸통과 골반을 안정화시키는데 도움이 된다.

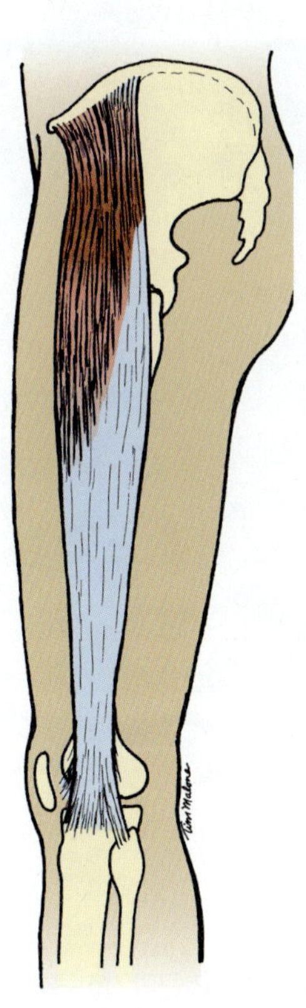

그림 8.42 왼쪽 엉덩관절의 가쪽면은 넙다리근막긴장근(적색)과 엉덩정강근막띠를 보여주고 있다.

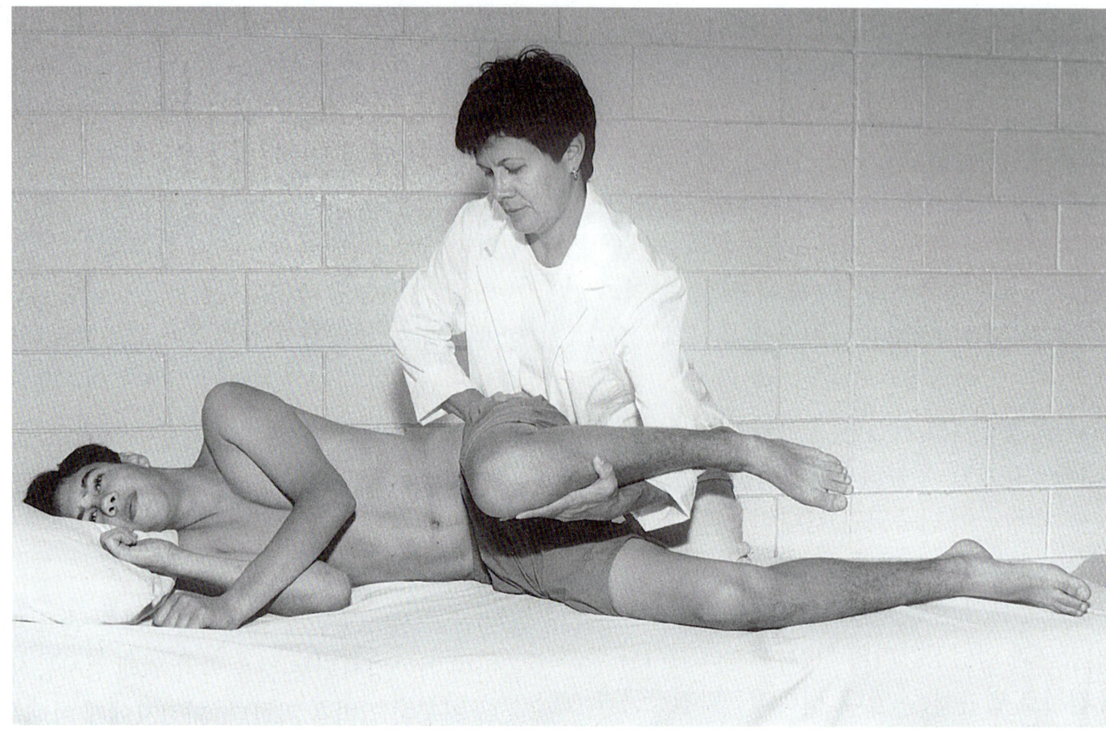

그림 8.43 넙다리근막긴장근과 엉덩정강띠의 길이 검사를 위한 검사동작의 첫 단계는 엉덩관절과 무릎관절을 굽힘하는 것이다.

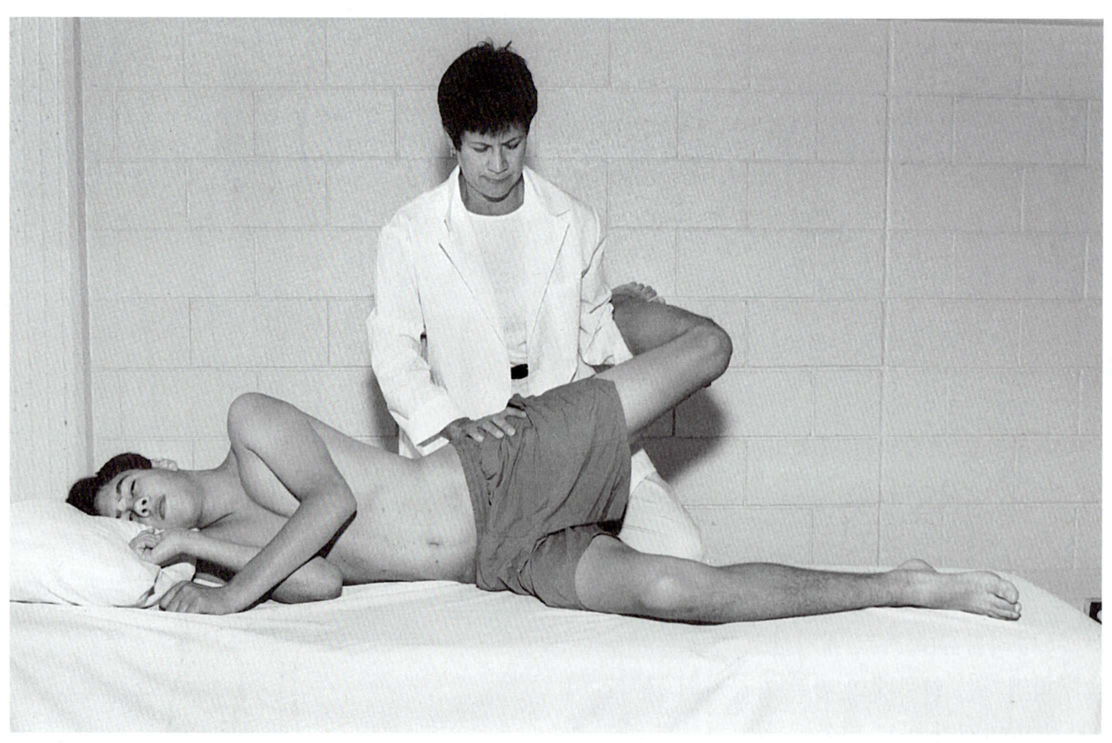

그림 8.44 넙다리근막긴장근과 엉덩정강띠의 길이 검사를 위한 검사동작의 다음 단계는 엉덩관절을 벌림하고 폄하는 것이다.

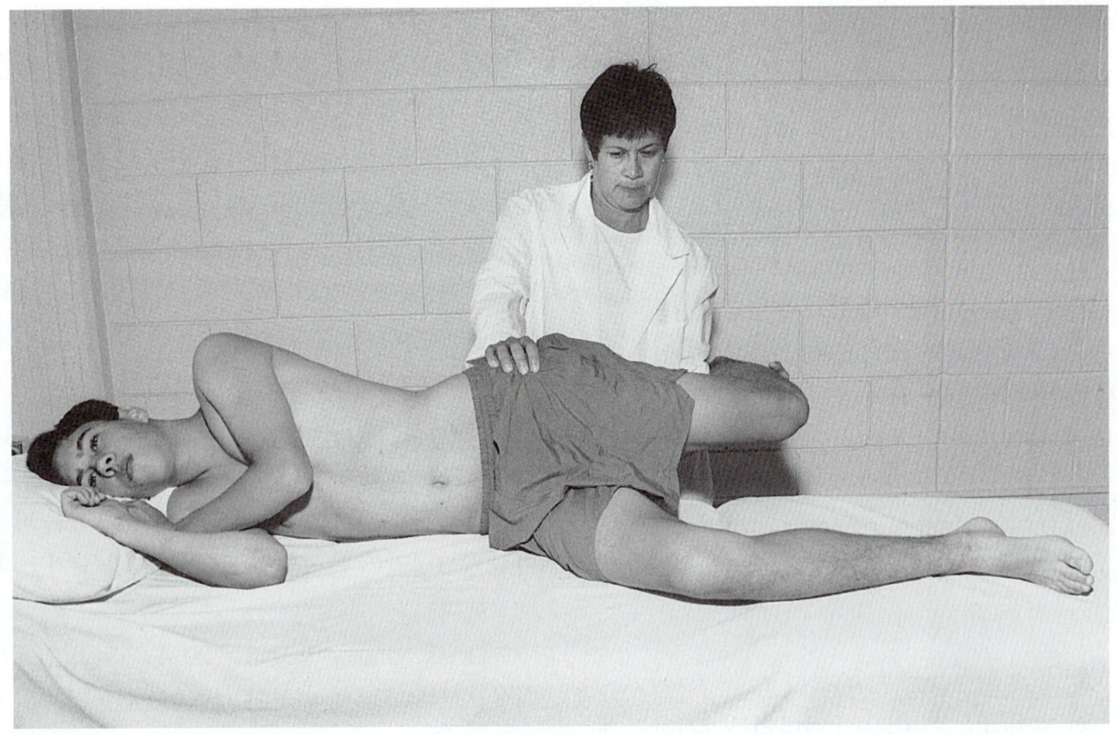

그림 8.45 이 자세는 넙다리근막긴장근과 엉덩정강띠의 길이를 평가하는 Ober 검사를 위한 검사동작의 끝지점이다. 검사자는 엉덩관절을 모음할 때 골반이 가쪽경사되는 것을 막기 위해 엉덩뼈능선을 견고하게 고정한다. 엉덩관절에서 굽힘과 안쪽돌림이 일어나서는 안된다. 피검자는 정상적인 넙다리근막긴장근과 엉덩정강띠의 길이를 가지고 있다. 허벅지가 수평선보다 약간 아래쪽으로 떨어진다.

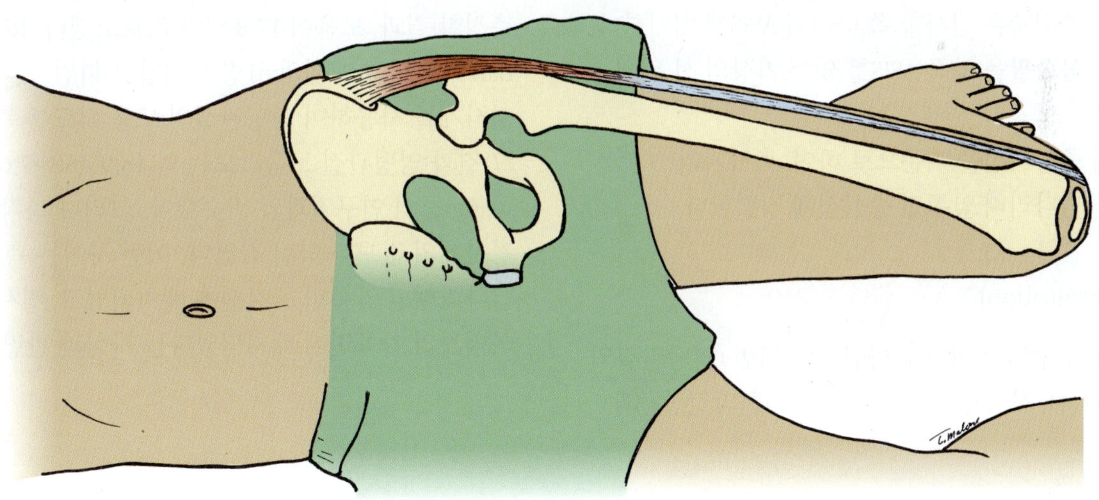

그림 8.46 엉덩관절의 앞쪽면은 Ober 검사의 끝지점에 있는 넙다리근막긴장근과 엉덩정강띠를 보여주고 있다.

검사동작 (Testing Motion)

무릎과 종아리의 안쪽면을 유지함으로써 검사할 다리를 지지한다. 엉덩관절과 무릎관절을 90°로 굽힌다 (그림 8.43). 무릎의 굽힘을 유지한 채, 엉덩관절을 벌림시킨 후, 폄시켜 넙다리근막긴장근이 큰뼈돌기 위에 위치하도록 한다 (그림 8.44). 다리를 모음되도록 내리고 검사대 쪽으로 가져감으로써 넙다리근막긴장근과 엉덩정강띠의 길이를 검사한다 (그림 8.45와 그림 8.46). 이때 골반이 가쪽경사되지 않아야 하고 (아래쪽 골반 떨어짐은 엉덩관절을 벌림시킨다), 엉덩관절이 굽힘과 안쪽돌림되지 않아야 한다. 왜냐하면 이들 동작이 근육을 느슨하게 만들기 때문이다. 무릎의 굽힘을 유지하고 엉덩관절을 중립위로 유지한다.

정상 끝느낌 (Normal End-Feel)

끝느낌은 팽팽한 느낌이고, 그 이유는 넙다리근막긴장근과 엉덩정강띠의 긴장 때문이다.

측각기 정렬 (Goniometer Alignment)

그림 8.47을 참고한다.

1. 측각기의 **중심축**은 검사할 쪽 다리의 ASIS에 배치한다.
2. 측각기의 **몸쪽팔**을 양쪽 ASIS를 잇는 가상의 선 위에 정렬한다.
3. 무릎뼈의 중앙지점을 기준으로 하여, 측각기의 **먼쪽팔**을 넙다리뼈 앞쪽면 중심선에 정렬한다.

설명 (Interpretation)

만약 허벅지가 수평선 아래로 약간 떨어지면 (엉덩관절의 모음이 10°되는), 검사는 음성이고, 넙다리근막긴장근과 엉덩정강띠는 정상 길이를 가진다. 만약 허벅지가 벌림상태로 수평선 위에 위치하면, 넙다리근막긴장근, 엉덩정강띠, 중간볼기근, 작은볼기근 및 엉덩관절 구조물이 단축된 것이다. 어떤 연구자들은 엉덩관절이 검사대쪽으로 모음될 때 넙다리근막긴장근이 정상길이를 가진다고 말했다. 그러나 Kendall 등에 따르면, 골반의 가쪽경사, 엉덩관절의 굽힘과 안쪽돌림을 방지하기 위해 골반을 고정하면, 검사를 하는 동안 약 10° 정도의 엉덩관절 모음이 제한되며, 이로 인해 넙다리뼈가 수평면 밑으로 약간 떨어지게 된다고 했다. 보다 보존적인 엉덩관절의 모음 값은 Cade 등에 의해 알려졌고, 그들은 다리를 수평자세 또는 0° 벌림 상태에서 검사를 했을 때 50명의 여성 중 7명만이 음성의 Ober 검사결과를 가졌다고 보고했다.

Gajdosik, Sandler 및 Marr는 20~43세의 성인 49명을 대상으로 무릎뼈의 위치와 성별이 Ober 검사에 미치는 효과를 알아보기 위해 측각기를 한쪽 ASIS에 배치했다. 그 결과, 피검자 중 26명의 여성이 모음은 3°, 벌림은 16°였으며, 23명의 남성은 모음이 4°, 벌림이 15°였다.

Wang 등은 평균 24.3세의 36명의 건강한 피검자들을 대상으로 넙다리뼈 가쪽위관절융기에 경사계를 배치하여 측정한 결과, 모음이 17.8°였다고 보고했다. Reese와 Bandy도 평균 24세의 61명의 건강한 피검자들을 대상으로 경사계를 사용하여 엉덩관절의 모음 각도를 측정하였는데, 그 결과 엉덩관절 모음각도는 약 18.9° (SD=7.6°)로서 Wang 등의 연구결과와 비슷했다. 그러나 측각기의 값은 경사계의 값보다 약간 작았다. 이런 차이는 측각기가 넙다리뼈의 앞쪽면 중간선에 배치되었고, 경사계가 먼쪽 허벅지의 가쪽면에 배치되었다는 사실과 관련된다.

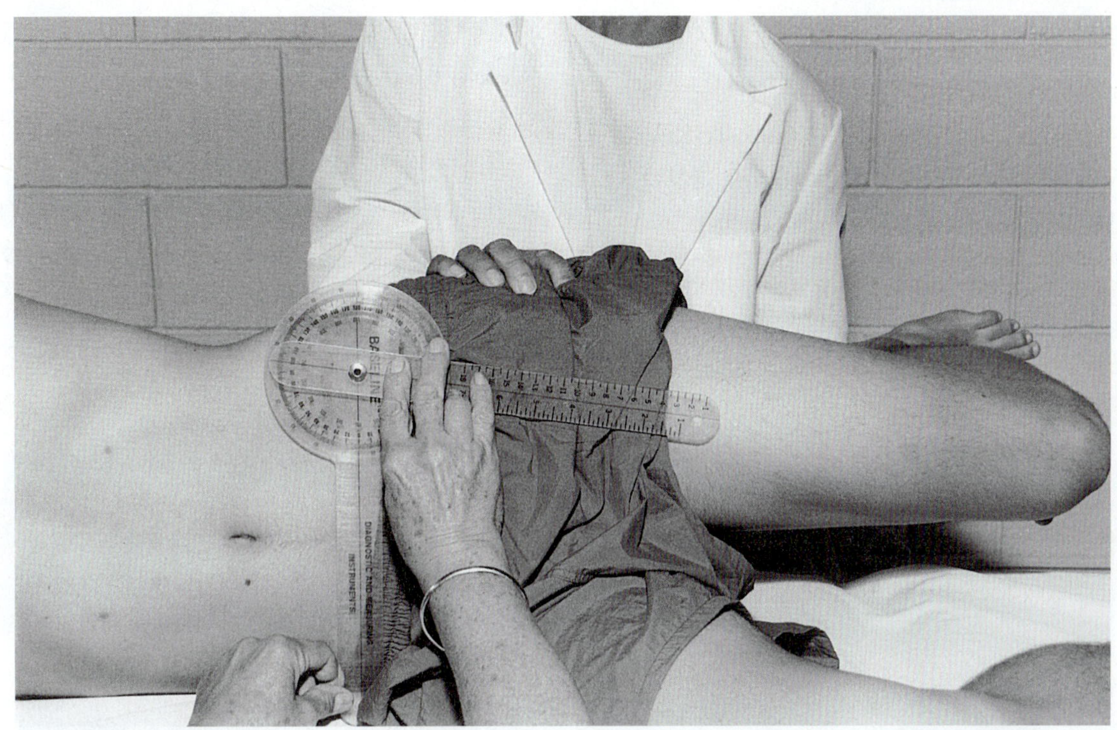

그림 8.47 넙다리근막긴장근과 엉덩정강띠의 길이 측정을 위한 측각기의 정렬. 검사자는 골반을 고정하고 검사하고자 하는 다리를 위치시키고, 다른 검사자는 측정을 한다. 만약 다른 검사자를 이용할 수 없다면, 눈대중으로 각도를 측정한다.

수정된 Ober 검사 (MODIFIED OBER TEST)

수정된 Ober 검사는 엉덩관절 벌림근의 길이를 평가하는 것이다. 이 검사는 무릎관절의 안쪽면에 가해지는 스트레인을 줄이기 위해, 무릎뼈에 가해지는 긴장을 줄이기 위해, 타이트한 2관절 근육인 넙다리곧은근의 영향을 줄이기 위해 1952년에 처음 Kendall에 의해 제안되었다.

검사자세 (Testing Position)

시작자세는 Ober 검사와 동일하다. 다른 점은 검사 동안 무릎의 폄이 유지된다는 점이다.

고정 (Stabilization)

고정은 Ober 검사와 동일하다.

검사동작 (Testing Motion)

검사동작도 Ober 검사와 같지만, 안쪽돌림이 문제가 되기 때문에 안쪽돌림을 막아야 한다. 골반이 가쪽경사되기 시작하거나 다리가 모음되는 것을 멈출 때, 검사의 끝이 일어난다 (그림 8.48).

정상 끝느낌 (Normal End-Feel)

끝느낌은 팽팽한 느낌으로써 Ober 검사와 동일하다.

측각기 정렬 (Goniometer Alignment)

측각기 정렬은 Ober 검사와 같다 (그림 8.47 참고).

설명 (Interpretation)

수정된 Ober 검사에 대한 양성 검사와 음성 검사는 Ober 검사와 같은 방법으로 결정된다. 그러나 Gajdosik, Sandler 및 Marr는 두 검사법이 다른 값을 생산해서 상호교환할 수 없다고 말했다. Gajdosik 등은 측각기로 49명의 건강한 성인 (여성 26명, 남성 23명)을 측정하여, 양쪽 성별 모두에서 무릎을 굽힘한 Ober 검사 (평균 엉덩관절 벌림: 남성은 4°, 여성은 6°)가 무릎을 폄한 수정된 Ober 검사 (평균 엉덩관절 모음: 남성은 9°, 여성은 4°)보다 더 유의하게 엉덩관절 모음이 제한되었음을 확인했다. Reese와 Bandy는 61명 (남성 17명, 여성 44명)의 피검자를 대상으로 넙다리뼈의 가쪽위관절융기 위에 경사계를 배치하여 평균의 엉덩관절 모음 자세를 결정했다. 그들은 수정된 Ober 검사 (23.4°; SD=7.0)가 Ober 검사 (18.6°; SD=6.9) 보다 더 큰 엉덩관절 모음을 가졌음을 확인했다. 부가적으로, Ober 검사나 수정된 Ober 검사를 수행할 때의 경사계 방법은 측각기 방법과 비슷한 값을 산출하지 않았다.

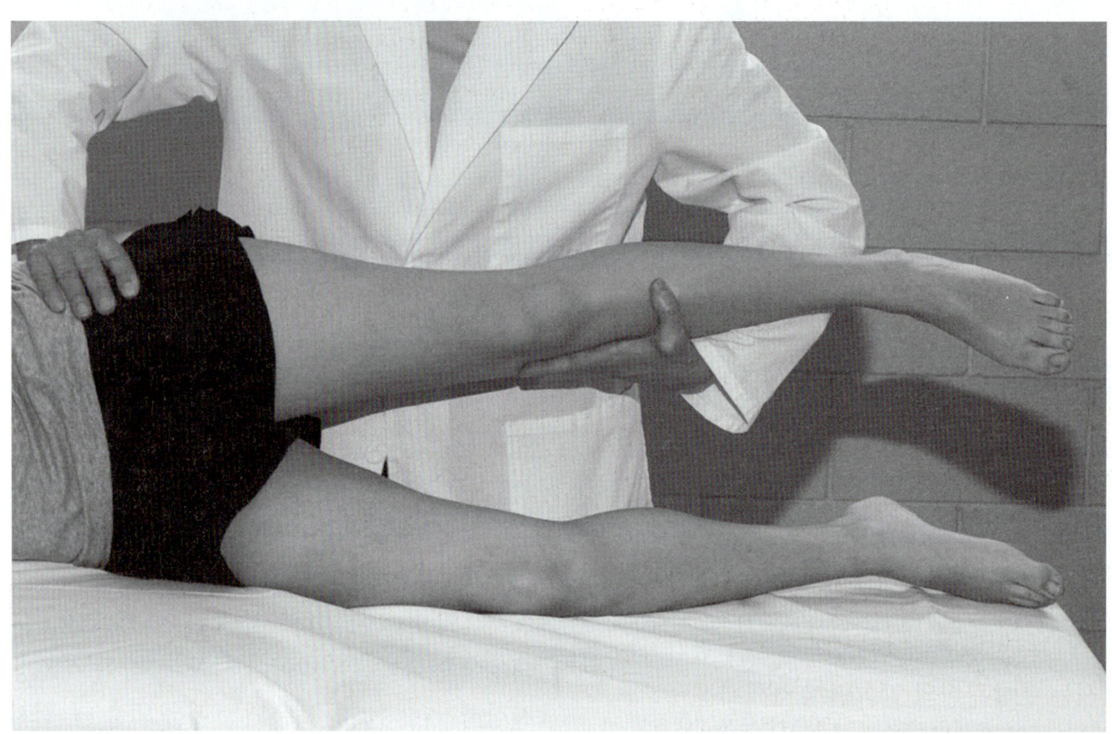

그림 8.48 폄된 무릎 자세가 수정된 Ober 검사의 끝지점에서 보여지고 있다.

연구 소견 (Research Findings)

연령, 성별 및 기타 요소의 효과 (Effects of Age, Gender, and Other Factors)

오늘날 물리치료사는 근거중심 직무를 강조하고 있고, 또 장애와 원인보다는 건강과 기능을 강조하는 국제 기능 장애 건강 분류 (ICF)를 지지하고 있다. 다음의 연구 소견들은 영아에서부터 노인에 이르기까지 정상 엉덩관절 ROM 값에 대한 근거 (표 8.2와 표 8.3 참고)와 엉덩관절의 가동성, 기능 과제에 필요한 범위, 다양한 측정 기법의 신뢰도에 영향을 주는 변경가능한 요소와 변경할 수 없는 요소들에 대한 정보를 제공하고 있다. 그러나 미국정형외과협회 (AAOS)와 미국의사협회 (AMA)는 이런 정보를 제공하지 않았다.

연령 (Age)

연구에 따르면, 연령이 엉덩관절 ROM에 영향을 미치고, 그 효과는 특정 움직임에 영향을 준다. 신생아의 수동 ROM 값은 대부분의 움직임 (폄은 이외)에서 나이 많은 아동과 성인의 수동 ROM보다 더 큰 편이다. 신생아와 영아의 경우, 수동 엉덩관절 폄 ROM에서의 뚜렷한 제한으로 인해 엉덩관절을 완전히 폄하지 못하고, 완전한 굽힘에 중립위까지만 엉덩관절을 폄하게 만든다. 표 8.3에 보고되었듯이 "생리적 움직임 제한"이라는 용어는 영아의 정상 엉덩관절의 폄 제한을 설명하기 위해 이용된다. 폄으로의 움직임은 중재 없이 진화되고, 신생아와 영아의 병적 상태로 간주되어서는 안 된다. 수동으로 엉덩관절을 폄할 수 없는 것은 자궁 안에서의 엉덩관절의 굽힘 자세 때문인 것으로 여겨지고, 신생아와 영아의 굽힘근 긴장 증가 때문에 일어나는 것으로 여겨진다. Broughton, Wright 및 Menelaus는 종적 연구를 통해, 영아의 엉덩관절 폄 제한이 출생 때 34.1°였다가, 3개월 때 18.9°로 감소되었고, 6개월 때 7.5°로 감소했음을 확인했다. 교차연구로도 엉덩관절 폄 제한이 영아가 성장함에 따라 계속 해결됨을 알 수 있다. 예를 들어, 검사된 9개월과 12개월의 영아의 100%는 어느 정도 엉덩관절 폄 제한을 가졌다. 18개월 아동의 89%가 엉덩관절 폄 제한을 가졌고, 24개월 아동의 72%가 엉덩관절 폄 제한을 가졌다. 2세 아동의 경우에는 엉덩관절 폄을 할 수 있고, 초기 청소년기에는 성인의 엉덩관절 ROM에 근접하기 시작했다. 사실, 10세 미만 아동의 엉덩관절 폄 ROM은 옆으로 누운 자세일 때 약 27°이고, 엎드린 자세일 때 약 20°이다 (표 8.2와 표 8.3 참고).

표 8.2 젊은층에서 노인층까지의 정상 엉덩관절 ROM: 자료를 근거로 한 성인의 ROM 값 (°)

	AAOS[3]	AMA[4]	Boone and Azen[9]*		Kumar 등[7]		Roach and Miles[5]					
			19–54세* n=56 남성		25–75세† n=104 남/여		25–39세† n=433 남/여		40–59세† n=727 남/여		60–74세 n=523 남/여	
관절			*평균*	*(SD)*	*평균*	*(SD)*	*평균*	*(SD)*	*평균*	*(SD)*	*평균*	*(SD)*
굽힘	120	100	121.3	(6.4)	137.0	(6.9)	122	(12)	120	(14)	118	(13)
폄	20	30	12.1	(5.4)	—		22	(8)	18	(7)	17	(8)
벌림		40	40.5	(6.0)	42.0	(5.1)	44	(11)	42	(11)	39	(12)
모음		20	25.6	(3.6)	—		—		—		—	
안쪽돌림	45	40†	44.4	(4.3)	27.2	(6.9)	33	(7)	31	(8)	30	(7)
가쪽돌림	45	50†	44.2	(4.8)	30.5	(5.2)	34	(8)	32	(8)	29	(9)

AAOS=Academy of Orthopaedic Surgeons; AMA=American Medical Association; SD=표준편차.

* 제시된 능동 ROM

† 누운 자세에서 측정된 피검자

표 8.3 신생아와 아동의 정상 엉덩관절 ROM: 자료를 근거로 한 성인의 ROM 값 (°)

	Drews 등[27]	Schwarze and Denton[25]	Watanabe 등[30]	Sankar 등[29]							
	12시간~8일 n=54	1~3일 n=1,000	4주 n=62	2–5세 n=41 남아		2–5세 n=22 여아		6–10세 n=67 남아		6–10세 n=39 여아	
관절	*평균 (SD)*	*평균*	*평균*	*평균*	*(SD)*	*평균*	*(SD)*	*평균*	*(SD)*	*평균*	*(SD)*
굽힘	–	–	138	118	(12)	121	(10)	118	(9)	122	(13)
폄	Lacking 28.3 (6.0)*	Lacking 20	Lacking 12	21	(5)	21	(5)	19	(4)	21	(5)
벌림	55.5 (9.5)†	78†	51	51	(11)	53	(15)	43	(12)	51	(12)
모음	6.4 (3.9)†	15†	–	17	(5)	18	(5)	15	(5)	18	(6)
안쪽돌림	79.8 (9.3)†	58	24	엉덩관절 굽힘:		엉덩관절 굽힘:		엉덩관절 굽힘:		엉덩관절 굽힘:	
				45	(13)	47	(11)	40	(10)	41	(11)
				엉덩관절 폄		엉덩관절 폄		엉덩관절 폄		엉덩관절 폄	
				47	(9)	51	(9)	44	(11)	48	(5)
가쪽돌림	113.7 (10.4)†	80	66	엉덩관절 굽힘:		엉덩관절 굽힘:		엉덩관절 굽힘:		엉덩관절 굽힘:	
				51	(11)	49	(12)	51	(11)	49	(12)
				엉덩관절 폄		엉덩관절 폄		엉덩관절 폄		엉덩관절 폄	
				47	(10)	50	(12)	42	(10)	47	(11)

SD=표준편차.
* 옆으로 누운 자세에서 측정된 피검자
† 누운 자세에서 측정된 피검자

Boone와 Azen은 노화로 뚜렷한 감소가 일어나기 전까지 출생 때의 엉덩관절 수동 폄 ROM이 30~39세까지 증가되는 경향을 띤다고 했다. 능동 엉덩관절 폄도 노화될 때 감소하는 것 같다. Walker 등은 60~69세와 75~84세 사이 (남성 30명과 여성 30명)의 능동 엉덩관절 폄을 비교했다. 비록 양쪽 노인 그룹 간에는 차이가 없었지만, 양쪽 노인 그룹은 엉덩관절 굽힘을 위한 중립 시작 자세를 얻을 수 없었다. 엉덩관절 굽힘 ROM의 측정을 위한 양쪽 노인 그룹을 위한 평균 시작자세는 0°가 아니라 11°였다. 엉덩관절 폄은 오직 능동 엉덩관절 ROM이었고, 가장 어린 연령층 그룹 (25~39세)과 가장 나이 많은 연령층 그룹 (60~74세) 사이의 차이는 움직임 범위의 20%이상 감소되었다.

엉덩관절의 안쪽돌림과 가쪽돌림 ROM도 연령이 증가함에 따라 감소된다. 신생아는 청소년과 성인에 비해 큰 안쪽돌림과 더 큰 가쪽돌림을 가진다 (표 8.2, 표 8.3, 그리고 표 8.4 참고). 33~70세 사이의 720명을 대상으로 한 연구는 노인층 그룹이 젊은층 그룹보다 뚜렷한 적은 수동 돌림 ROM을 가짐을 확인했다.

영아의 안쪽돌림과 가쪽돌림 사이의 관계도 청소년과 성인의 돌림 ROM과 다른 것 같다. 신생아의 가쪽돌림은 안쪽돌림보다 상당이 큰 편이고, 이것은 청소년까지 유지된다. 8-9세 아동 1140명을 대상으로 한 연구에 따르면, 이런 차이가 청소년 이후에 해소된다고 했다. 아동의 90%가 수동 가쪽돌림과 수동 안쪽돌림 사이에서 10°미만 차이를 가지고 있다고 한다.

신생아의 벌림 ROM은 청소년과 성인보다 더 큰 ROM을 가진다. 엉덩관절 돌림 ROM와 비슷하게, 연령이 증가함에 따라 엉덩관절의 벌림과 모음도 감소된다고 한다. 예를 들어, AMA는 60~84세의 노인이 엉덩관절의 돌림, 벌림 및 모음에서 평균 엉덩관절 ROM 보다 14~25° 작은 값을 가진다고 했다. Walker 등은 노화로 엉덩관절 벌림이 감소되었고, 가장 고령층 (85~92세)이 가장 젊은층 (70~74세)에 비해 33.4% 작았음을 확인했다. 반대로, 무릎을 굽힘한 상태에서의 엉덩관절 굽힘과 무릎을 폄한 상태에서의 엉덩관절 굽힘은 연령에 크게 영향을 받지 않고, 단 85세 이상 그룹에서만 유의한 감소가 일어났다.

비록 대부분의 수동 엉덩관절 ROM이 시간이 경과함에 따라 감소하지만, Roach와 Miles는 25~74세 사이에서는 차이가 거의 나지 않는 능동 엉덩관절 ROM을 확인했다. 게다가 25~74세에서의 능동 ROM의 차이는 10%미만의 ROM 소실을 보였다. 연령 그룹 사이에서 임상적으로 ROM 차이가 유의하지 않지만, Roach와 Miles는 실질적인 ROM 소실이 비정상이라고 했고, 노화에 영향을 받지 않는다고 말했다. Nonaka 등은 연령의 증가로 인한 엉덩관절 가동성 감소를 확인했지만, 무릎의 가동성이 변하지 않았음을 확인했다. 대부분 ADL이 엉덩관절 근육의 최대 신장 없이도 수행되었지만, 연구자들은 변화된 활동이 ROM 소실을 일으키는 것이지, 노화에 의해 ROM 소실이 일어나지 않는 것은 아니라고 했다. 이들은 신체 활동의 감소가 근육이나 결합조직의 단축을 초래하고, 연이어 엉덩관절 움직임을 감소시킨다라고 말했다. 잘 통제된 종적 연구가 활동과 생활양식의 변화가 엉덩관절 가동성의 감소에 영향을 준다는 것을 확인하는데 필요할지라도, 교차연구에 의한 증거가 적절한 연령 기준의 사용을 지지한다.

성별 (Gender)

엉덩관절 굽힘에 대한 연령의 효과는 연령과 움직임에 특이적이고, 측정의 전체 변수에 비하면 상대적으로 작은 것으로 간주된다. 신생아와 영아에 대한 성별의 효과는 보고되지 않았다. 예를 들어, 60명 신생아 (26명의 여아와 34명의 남아)의 연구에 따르면, 엉덩관절의 수동 ROM 측정에서 유의한 성별 차이가 없었고, 영아와 어린 아동 86명 (9~24개월)에서 엉덩관절 돌림에 대한 성별 차이가 보고되지 않았다. 그러나 결과는 청소년과 성인의 성별 차이와 반대였다.

일반적으로, 성별이 청소년과 성인의 엉덩관절 가동성에 영향을 주지 않고, 여성이 남성보다 더 큰 가동성을 가진다는 근거들이 있다. 그러나 움직임, 연령 및 문화적 영향이 성별 차이에 영향을 준다 (표 8.4와 표 8.5 참고). 33~70세의 517명의 여성과 203명의 남성을 대상으로 한 스웨덴과 아이스랜드인의 연구는 여성이 남성보다 더 큰 엉덩관절 가동성을 가지고 있음을 보고했다. Allander 등의 연구결과는 33~70세의 8개 연령 그룹중 다섯 개 연령 그룹에서 여성이 남성보다 더 큰 엉덩관절 가동성을 가졌음을 확인했다. 그리고 노르웨이 연구자들은 4~104세의 여성 761명과 남성 61명을 평가했을 때, 연령과 특정 움직임의 차이를 확인했다. 모든 연령 그룹의 여성은 수동 전체 ROM, 전체 돌림, 안쪽돌림, 모음 및 벌림에 대한 더 큰 수동 엉덩관절 ROM을 가졌다. 그러나 안쪽돌림과 벌림만이 통계학적으로 큰 차이를 보였다 (표 8.4 참고). 11~15세의 노르웨이 여아와 여성 성인도 엉덩관절 굽힘에서 남성보다 더 큰 ROM을 가졌다.

미국에 거주하는 건강한 피검자도 아동과 성인에서 성별 사이의 엉덩관절 ROM의 차이를 보였다. 그러나 특정 움직임과 연령에서 차이가 있었고, 2 연구의 결과는 완전하게 보충적이지 않았다. 한 연구는 벌림을 제외한 모든 엉덩관절 움직임에서 여성이 남성보다 더 큰 가동성을 가졌다는 결론을 내렸고, 반면 다른 연구는 특정 연령대에서만 성별 사이에 유의한 차이가 있음을 확인했고, 또 이들 성별차이가 특정 움직임에서 나타남을 확인했다. 특히, 여아 (1~9세), 젊은 여성 성인 (21~29세), 그리고 여성 노인 (61~69세)이 남성보다 더 큰 엉덩관절 굽힘을 가졌다.

몇몇 연구 소견은 여성이 남성보다 더 큰 엉덩관절 가쪽돌림을 가지고 있음을 의미했다. Walker 등은 60~84세의 30명 여성이 남성보다 더 큰 엉덩관절 안쪽돌림을 가졌음을 확인했다. Simoneau 등은 여성 (평균 21.8세)이 같은 연령의 남성보다 더 큰 안쪽돌림과 가쪽돌림을 가졌다.

Thomas 검사는 성별 차이에 대한 검사를 수행했다. 모든 피검자에 대한 남성 (20~95°)과 여성 (14~85°)의 평균 무릎 각도는 큰 범위의 50° (SD=12°) 였다. 수정된 Thomas 검사를 할 때, 평균적으로, 여성은 남성보다 더 무릎 굽힘 각도와 더 큰 넙다리곧은근의 길이를 가진다.

여성의 엉덩관절 가동성이 남성보다 항상 더 크지 않다

표 8.4 아동과 청소년의 엉덩관절 ROM에 대한 연령과 성별의 효과: 정상값 (°)

		Svenningsen[32]			Soucie[6]	
		4세	8세	15세	2–8세	9–19세
	여성	n=52	n=52	n=57	n=39	n=56
	남성	n=51	n=52	n=57	n=55	n=48
움직임		*평균*	*평균*	*평균*	*평균*	*평균*
굽힘	여성	151	146	141	141	135
	남성	149	146	138	131	135
폄	여성	29	27	26	26	21
	남성	28	27	25	28	18
벌림	여성	55	50	46		
	남성	53	47	42		
모음	여성	30	28	28		
	남성	30	28	29		
안쪽돌림	여성	60	57	48		
	남성	51	51	41		
가쪽돌림	여성	44	43	42		
	남성	48	42	43		

그룹 평균은 각도로 표시됨. 원은 성별사이에 유의한 차이가 있음을 의미한다. Soucie 등은 성별 차이에 대한 통계를 보고하지 않았다.

표 8.5 성인의 엉덩관절 ROM에 대한 연령과 성별의 효과: 정상값 (°)

		Svenningsen[32]	Soucie[6]	
		23세	20–44세	45–69세
	여성	n=104	n=143	n=123
	남성	n=102	n=114	n=96
움직임		*평균*	*평균*	*평균*
굽힘	여성	141	134	131
	남성	137	130	127
폄	여성	26	18	17
	남성	23	17	14
벌림	여성	42		
	남성	40		
모음	여성	30		
	남성	29		
안쪽돌림	여성	52		
	남성	38		
가쪽돌림	여성	41		
	남성	43		

원은 성별사이에 유의한 차이가 있음을 의미한다. Soucie 등은 성별 차이에 대한 통계를 보고하지 않았다.

는 증거가 있다. Boone 등과 Svenningson 등은 특정 연령대의 특정 움직임에서 여성이 남성보다 더 작은 가동성을 가졌음을 확인했다. Boone 등은 젊은 여성과 늙은 여성이 남성보다 더 작은 엉덩관절 폄을 가졌음을 확인했다. 또한 여성은 남성보다 더 작은 엉덩관절 모음과 가쪽돌림을 가졌지만, 아동과 젊은 성인에서만 이들 차이가 나타났다. Svenningson 등은 4세 아동과 성인 (평균 23세)에서 남성이 여성보다 더 큰 가쪽돌림을 가졌음을 확인했다 (표 8.4와 표 8.5 참고).

여전히 다른 연구자들은 성별 사이의 엉덩관절 가동성에서 차이가 없음을 보고했다. 엉덩관절 ROM은 65~85세의 중국인과 21~71세의 건강한 나이지리아인과 당뇨병 환자의 성별 사이에서 비슷하게 나타났다. 중국의 연구자들은 엉덩관절 움직임을 측정하기 위해 사진 측정을 이용했다. 부가적으로, 다른 연구에서의 전체 엉덩관절 돌림의 성별 비교는 여성과 남성의 청소년과 성인에서 차이가 없음을 의미했다. 남성과 여성도 Ober 검사와 수정 Ober 검사에서 유의한 차이를 가지지 못했다.

연구 소견이 다를지라도, 증거는 연령과 성별 기준의 사용을 지지한다. 그러나 엉덩관절 ROM 값에서 임상적으로 의미있는 차이에 대한 데이터가 부족하기 때문에, 성별과 연령에서 통계학적으로 유의한 차이를 가진 평균 차이를 설명할 때 주의를 요한다.

신체질량지수 (Body Mass Index; BMI)

신체질량지수가 증가할수록 엉덩관절의 ROM은 감소하는 경향이 있다. BMI와 엉덩관절 ROM 사이의 연관성은 사춘기의 성숙 정도에 영향을 받는데, 그 이유는 BMI 값이 사춘기 상태에 좌우되기 때문이다. 특히 여성이 더욱 그러하다. 사춘기 성숙 정도가 양쪽 성별에서 연령보다 BMI에 대한 영향이 더 크기 때문에, ROM을 평가할 때 연령과 함께 사춘기 상태를 반드시 고려해야 한다. 여성의 경우는 더욱 고려해야 한다.

BMI의 역치나 특정 크기가 증가된 BMI와 엉덩관절 가동성 소실 사이의 관계를 유발할 수 있다. Bennell 등은 77명의 초보 발레 댄서 그룹과 8~11세 대조군 사이에서 BMI와 엉덩관절 돌림의 능동 ROM사이에 상관관계가 없음을 확인했다. 그러나 댄서 그룹과 대조군의 평균 BMI는 각각 16.3과 18.3이었다. 역으로, 노년층과 비만층에서는, Kettunen 등은 높은 체질량지수 (≥28.1)를 가진 과거 엘리트 선수가 낮은 체질량지수 (<24)를 가진 과거 엘리트 선수 (장거리 달리기선수, 축구선수, 역도선수 및 사격선수)에 비하여 더 작은 엉덩관절 수동 ROM을 가졌음을 확인했다.

많은 연구자들이 BMI와 엉덩관절 굽힘 ROM 사이의 상관관계를 연구해 왔다. Escalante 등은 지역사회에 거주하는 노년층 (65~78세) 687명 개개인의 체질량지수가 단위증가에 따라 엉덩관절의 수동 굽힘 ROM이 최소 1° 정도 감소한다고 결론내렸다. 누운 자세에서 경사계로 측정했을 때, 심한 비만 피검자가 비만이 아닌 피검자보다 엉덩관절 굽힘 ROM이 평균 18° 정도 작았다. BMI는 연령, 성별, 인종, 통증, 관절염 및 당뇨병 등 어떤 다른 변인보다 엉덩관절의 굽힘 ROM에 큰 영향을 주었다. Lichtenstein 등은 Escalante 등의 연구에서 보고된 변인들 사이의 상관관계를 연구했고, BMI가 엉덩관절의 수동 굽힘 ROM에 영향을 주는 주요 결정요소임을 결론내렸다. 엉덩관절 굽힘 ROM과 보행속도 사이의 알려진 연관성은 BMI 감소가 보행속도를 증가시킨다는 것이다. 보행속도가 삶의 질과 연관이 있고, 보행속도가 미래의 건강상태를 예측할 수 있는 능력을 가지고 있기 때문에, BMI 감소시키고 엉덩관절 굽힘 ROM을 증가시키는 중재가 필요하다.

엉덩관절 ROM에 영향을 주는 것으로 알려진 방법론적 차이 (Methodological Differences Known to Influence Hip Range of Motion)

측정장비 (Measurement Device)

비슷한 측정방법과 동일한 장비를 엉덩관절 ROM을 측정할 때 사용해야 한다는 증거들이 있다. 예를 들어, Ortho Ranger와 측각기로 엉덩관절의 능동 모음, 벌림, 가쪽돌림 ROM을 측정했을 때, 상관관계는 낮았다 (피어슨 상관계수: 0.07~0.57). 그러므로 이들 두 장비를 상호교환하여 사용할 수 없다. 이와 같이, 측각기와 경사계로 측정된 측정의 비교는 몇몇 자세에서 엉덩관절 능동 ROM이 두 장비 사이에서 통계학적인 차이를 보였음을 의미한다. 다른 연구에서는, 엉덩관절의 수동 폄과 안쪽돌림, 가쪽돌림의 ROM을 측각기와 경사계로 측정했고, 두 측정장비 사이에 3~5°의 차이가 있었다. 반대로, Clapis, Davis 및 Davis는 42명의 건강한 피검자를 대상으로 수정된 Thomas 검사를 이용하여 시상면의 엉덩관절 각도를 측정하는 측각기와 경사계의 측정을 비교했다. 측각기와 경사계로 측정된 엉덩관절 굽힘의 측정에서는 유의한 차이가 나타나지 않았고, 각 장비의 측정은 서로 상관관계가 높았다 (검사자 1과 검사자 2에 대한 상관계수는 각각 0.89와 0.92). 그래서 그들은 Thomas 검사에서 엉덩관절 굽힘을 측정할 때 측각기와 경사계를 서로 교환하여 사용할 수 있다고 결론을 내렸다.

능동 ROM과 수동 ROM (Active and Passive Motion)

관절 측정 동안 능동 ROM과 수동 ROM의 사용은 ROM 값에 영향을 줄 수 있다. 능동 ROM과 수동 ROM 값에 대한 기준은 비교될 수 없어, 서로 교환하여 사용할 수 없다. 능동 엉덩관절 가동성은 명령을 따르고, 몸통을 고정하고, 전 가동범위로 팔다리를 움직일 수 있는 피검자의 능력을 필요로 한다. 수동 엉덩관절 가동성 검사를 할 때, 피검자는 이완되어야 하고, 팔다리의 움직임에 어떤 도움을 주어서도 안 된다. 운동조절과 근력의 손상이 움직임에 영향을 주어서도 안 된다. 동일 피검자의 능동과 수동 엉덩관절 ROM을 비교하는 근거는 많지 않다. 그러나 노년층에서는 가동범위가 다를 것이다. 예를 들어, 60~84세 60명을 대상으로 했을 때 엉덩관절 폄의 능동 ROM은 11° 부족했고, 수동 ROM은 60~74세 523명에서 17° 부족했다. 비록 엉덩관절 폄 ROM이 두 연구에서 큰 차이를 보였지만, 능동 ROM과 수동 ROM이 동일 집단에서 측정되지 않아서, 차이가 발생한 이유를 확인할 수 없었다.

검사자세 (Testing Position)

검사자세의 다양성은 신생아의 엉덩관절 ROM 측정에 영향을 주지 않는 것 같지만, 성인의 ROM에는 영향을 주는 것 같다. 100명의 신생아를 대상으로 한 엉덩관절의 수동 안쪽돌림과 가쪽돌림 ROM 측정은 누운 자세와 엎드린 자세를 비교했을 때 차이가 없었다. 그러나 성인에서는, 엉덩관절 ROM 값이 자세에 영향을 받는다는 근거들이 있다 (표 8.6 참고). 60명의 건강한 대학생을 대상으로 앉은 자세에서 측정된 엉덩관절의 능동 가쪽돌림은 통계학적으로 엎드린 자세보다 적게 나왔다. 그러나 다른 자세는 안쪽돌림에 영향이 적었다. 능동과 수동의 엉덩관절 ROM 값도 넓은 연령범위 (21~43세의 남성 2명과 여성 7명)의 작은 표본에서 측정되었다. 소견에 따르면, 앉은 자세와 누운 자세에서 측정된 안쪽돌림과 가쪽돌림의 ROM도 능동 ROM과 수동 ROM에 대해 엎드린 자세에서 측정된 것과 비교했을 때 유의하게 작았다. 1~75세의 건강한 인도 사람 326명에 대한 종적 연구에 따르면, 엎드린 자세에서 측정된 엉덩관절의 수동 안쪽돌림과 가쪽돌림은 앉은 자세나 누운 자세 때보다 더 컸다. Bierma-Zeinstra 등은 누운 자세에서 측정했을 때보다 옆으로 누운 자세에서 측정했을 때가 더 큰 엉덩관절 모음을 보고했다. 그러나 엉덩관절의 수동 벌림은 자세들 사이에서 차이를 보이지 않았다.

엉덩관절과 무릎관절의 자세도 성인의 엉덩관절 폄과 벌림의 ROM에 영향을 주는 것 같다. Van Dillen 등은 10명의 요통환자와 35명의 건강한 피검자의 수동 엉덩관절 폄 ROM에 대한 무릎관절과 엉덩관절 자세의 영향을 비교했다. 양쪽 그룹은 엉덩관절을 완전히 벌림했을 때보다 중립의 벌림 자세에서 측정되었을 때 더 적은 엉덩관절의 폄을 가졌다. 또한 양쪽 그룹은 무릎관절을 완전히 폄할 때보다 무릎관절을 80° 굽힘 상태에서 측정했을 때 엉덩관절의 폄 ROM이 적었다 (표 8.5). 이들 소견은 엉덩관절 굽힘근 길이를 위한 Thomas 검사에서 무릎관절 각도의 변화가 수동 엉덩관절 폄 ROM에 영향을 미친다고 보고한 Kendall 등의 연구를 지지해 주고 있다. Gajdosik, Sandler과 Marr는 49명을 대상으로 무릎관절을 굽힘한 상태에서 실시하는 Ober 검사와 무릎관절을 폄한 상태에서 실시하는 수정된 Ober 검사를 수행한 결과, 엉덩관절의 모음 각도가 증가되었음을 보고했다. 검사자세가 엉덩관절 ROM에 영향을 주기 때문에, 피검자의 자세 (누운 자세, 앉은 자세, 엎드린 자세)가 표준화되고 보고되어야 한다.

댄스와 스포츠 (Dance and Sports)

발레, 다른 형태의 댄스, 또는 아이스하키 등의 효과와 관련된 연구들은 ROM이 활동에 따라 필요하고, ROM의 변화가 특정 활동에 맞게 바뀌었음을 보여주었다. 댄서들이 엉덩관절이 가쪽돌림되고 발이 바깥쪽으로 틀리는 자세를 필요로 하기 때문에, 연구들은 발이 가쪽으로 틀리는 자세의 움직임을 연구했다. Bennell 등은 8~11세의 발렛을 배웠던 77명과 대조군 49명을 연구하여, 발의 가쪽돌림 정도에서

표 8.6 엉덩관절 ROM에 자세의 효과: 정상값 (°)

저자	움직임	자세		
		앉은 자세	*엎드린 자세*	*누운 자세*
Simoneau 등[40]	가쪽돌림*	36 (7)	45 (10)	–
	안쪽돌림*	33 (7)	36 (9)	–
Bierma-Zeinstra 등[54]	가쪽돌림*	33.9	47.0	33.1
	안쪽돌림*	33.6	46.3	36.0
	가쪽돌림*	37.6	51.9	34.2
	안쪽돌림*	38.8	53.2	39.9
Kumar 등[7]	가쪽돌림*	30.5 (5.2)	38.0 (10.3)	25.9 (7.1)
	안쪽돌림*	27.2 (6.9)	32.2 (11.2)	20.5 (5.8)

그룹 평균 (표준편차)은 각도로 표시됨.
* 능동 ROM은 측각기로 측정된 값
† 수동 ROM은 측각기로 측정된 값

유의한 차이가 없었음을 확인했다. 비록 발 돌림 각도의 정도가 그룹 간에 차이가 없었지만, 댄서 그룹이 대조군보다 엉덩관절의 수동 가쪽돌림과 안쪽돌림에서 유의하게 적었다. 흥미롭게도, 댄서 그룹의 능동 엉덩관절 가쪽돌림은 발 가쪽돌림의 60%정도였고, 대조군은 80% 정도 였다. 가쪽돌림 중 엉덩관절을 제외한 가쪽돌림의 커다란 백분율 (예, 발을 가쪽으로 돌릴 때 엉덩관절 아래에서 일어나는 가쪽돌림)은 어린 댄서의 무릎관절, 발목, 및 발의 안쪽면에 가해지는 토크의 크기를 증가시켰고, 손상의 위험을 증가시킨다. Gilbert, Gross 및 Klug도 11~14세 20명 여성 발레 댄서의 양쪽 엉덩관절 가쪽돌림의 합보다 유의하게 큰 발의 가쪽돌림 각도 (13~17°)를 보고했다. 이들 소견은 발의 가쪽 돌림 각도를 얻기 위해 엉덩관절을 제외한 다리의 해부학적 위치의 움직임을 사용했음을 의미한다.

Steinberg 등은 댄싱 수업 (발레, 현대무용, 재즈댄스)에 참여했던 1320명의 여성과 댄싱 수업을 받지 않은 비슷한 연령대의 대조군 (8~16세)의 수동 엉덩관절 ROM을 비교했다. 수동 엉덩관절 안쪽돌림과 가쪽돌림은 연령의 증가에 따라 양쪽 그룹에서 유의하게 감소되었다. Gilbert 등의 소견과 비슷하게, 수동 엉덩관절 가쪽돌림은 연령과 댄스 경험 년수에 따라 증가하지 않았다. 근거에 따르면, 댄서의 엉덩관절 가쪽돌림의 평가는 합당하다. 엉덩관절 돌림의 증가나 유지를 위한 중재 수행도 댄서에게 고려되어야 한다.

아이스하키의 참여도 엉덩관절 가동성에 영향을 주는 것 같다. Tyler 등은 25명의 남성 아이스하키 프로선수를 대상으로 25명의 대조군보다 엉덩관절 폄 ROM이 10° 정도 작았음을 확인했다. 그들은 아이스하키 선수의 엉덩관절 폄 ROM 감소가 엉덩관절의 앞족 관절주머니의 타이트함과 단축된 엉덩허리근 때문이라고 생각했다. 스케이팅할 때 취해지는 엉덩관절과 무릎관절의 굽힘 자세가 Thomas 검사 때 확인된 근육의 단축과 엉덩관절 폄 ROM의 폄에 영향을 주었다. 비록 엉덩관절 폄 ROM 감소와 아이스하키 선수의 엉덩관절 굽힘근, 배근육 및 샅부위 등의 높은 손상 비율 사이에 결정적인 연결이 없지만, 댄서와 마찬가지로 아이스하키 선수의 엉덩관절 ROM에도 신경을 집중해야 한다.

건강 상태 (Health Conditions)

감소된 엉덩관절 ROM도 건강 상태와 달리기 및 다리 손상과 연관된다. 흥미롭게도, 20~41세 건강한 성인 100명을 대상으로 한 연구에서, 단지 27%만이 안쪽돌림보다 가쪽돌림이 더 컸고, 반면 요통 환자 50명의 48%가 안쪽돌림보다 가쪽돌림이 더 컸다. 가쪽돌림보다 안쪽돌림이 상대적으로 크게 감소되는 것이 노화의 과정이고, 요통의 결과일 수 있다.

엉덩관절의 병리 상태가 엉덩관절의 돌림에 영향을 주고, 엉덩관절 진단을 예측하고 특정 치료의 성공과 실패에 영향을 준다는 근거가 있다. 예를 들어, 제한된 엉덩관절

ROM (15°미만의 안쪽돌림과 115°이하의 엉덩관절 굽힘)과 엉덩관절 통증이 엉덩관절 퇴행성 관절염의 진단에 이용되는 기준이다. 보다 최근의 근거에 따르면, 엉덩관절 퇴행성 관절의 진단과 관련된 변인으로서 엉덩관절 안쪽돌림의 제한 (≤25°)이 포함되었다. 엉덩관절의 작은 벌림, 가쪽돌림 및 안쪽돌림이 엉덩관절 OA의 커다란 심각성과 기능장애와 관련된다는 근거가 있다. 감소된 엉덩관절 가동성도 기능 제한과 관련되고, 적은 ROM은 높은 수준의 장애를 가진다. 그러므로, OA 환자의 치료 효율성을 확인하기 위해서는 엉덩관절 ROM의 기준값과 변화를 모니터해야 한다.

노인의 엉덩관절 가동성도 모니터링해야 하는데, 그 이유는 ROM 값이 기능 결과와 낙상 위험과 관련되기 때문이다. 노화 단락에서 언급되었듯이, 엉덩관절 폄 ROM은 고령기에 접어들 때 감소한다. 111명의 너싱홈에 거주하는 노인을 대상으로 했을 때 엉덩관절의 폄 ROM은 평균적으로 4°였다. 엉덩관절 폄 ROM이 노인 비낙상자와 젊은 성인에 비해 노인 낙상자에게서 유의하게 감소된 유일한 관절 변수였기 때문에, 엉덩관절 폄 ROM이 주된 관심사이다. 부가적으로, 감소된 다리의 수동 ROM값은 너싱홈에 거주하는 노인 (평균 81세이고 22명의 남성과 58명의 여성)의 기능을 예측한다. 그러므로 특정 노인의 엉덩관절 ROM과 폄에 대한 평가는 합당하다. 엉덩관절 폄 ROM 증가가 엉덩관절 OA 환자와 너싱홈 등에 거주하는 사람의 건강 상태를 향상시키고, 낙상의 위험을 감소시킨다는 근거가 있다.

당뇨병을 가진 남성과 여성은 21~72세의 같은 연령대 대조군 (111.0°)보다 더 작은 엉덩관절 굽힘 (92°)을 가졌다. 평균 92°는 쭈그려 앉기와 양말 착용하기 때 요구되는 각도보다 작다. 만약 엉덩관절 ROM이 평가되고 문제가 밝혀지면, 증가된 가동성이 당뇨병 환자의 기능 결과를 향상시킬 것이다.

문헌고찰과 메타분석은 발허리뼈 스트레스 증후군 (MTSS)의 발생 위험이 성별에 따라 달라지고, 증가된 엉덩관절 수동 가쪽돌림 ROM이 남성 달리기 선수의 MTSS 증가와 뚜렷하게 관련된다는 결론을 내렸다. 부가적으로, 15세의 230명 고등학생 달리기 선수를 대상으로 한 전향성 연구에 따르면, 앉은 자세 때 남성이 아닌 여성에서 엉덩관절의 수동 안쪽돌림 각도와 MTSS 사이에 통계학적으로 유의한 상관관계가 있음이 확인되었다. 남성과 여성이 포함된 후향성 연구에 따르면, 엎드린 자세에서 건측 다리 (6.5° 차이)보다 환측 다리를 측정했을 때 더 큰 엉덩관절의 수동 안쪽돌림이 측정되었음이 확인되었다. 그러므로 달리기 선수의 엉덩관절 ROM을 평가해야 하고, 또 임상 결정이 성별 차이를 예측하는 요소이어야 한다.

엉덩관절 ROM은 중재가 요통환자의 기능 결과를 어떻게 변화시킬 것인지를 예측하는 임상예측법칙에서도 사용된다. 예를 들어, 치료 계획이 허리뼈 안정화 운동을 포함한다면, 91°이상의 SLR이 성공적인 결과를 예측하는 하나의 변인이다. 급성 요통환자에게 허리뼈 교정술을 적용한 후 원하는 결과를 예측하는 하나의 변인은 엉덩관절의 안쪽돌림이 35°이상이어야 한다는 것이다. 양쪽 다리의 전체 엉덩관절 돌림 ROM의 감소 또는 엉덩관절 안쪽돌림 ROM의 차이를 가진 환자는 허리뼈 교정술에 잘 반응하지 않는 것 같다.

이와 같이, 엉덩관절 가동성은 무릎 병리환자의 결과 예측인자로서 잘 알려져 있다. 14°이상의 좌우 엉덩관절 안쪽돌림의 차이는 무릎넙다리 통증 증후군을 가진 환자가 허리뼈 교정술에 더 잘 반응한다는 예측인자이다. 17°미만의 수동 엉덩관절 안쪽돌림은 무릎 OA 환자가 엉덩관절 가동술에 잘 반응한다는 예측인자이다. 그러므로 피검자가 엉덩관절 병리 뿐만 아니라 특별한 무릎 병리를 가졌을 때 엉덩관절 안쪽돌림이 중요한 객관적 측정일 수 있다.

기능적 ROM (Functional Range of Motion)

적절한 엉덩관절 ROM은 걷기, 계단 오르내리기, 앉고 굽힘하는 많은 일상활동 수행과 같은, 가동성이 요구되는 활동에 중요한 역할을 한다. 보행을 할 때는 대부분의 엉덩관절 움직임이 시상면에서 일어나고, 이마면과 가로면의 움직임은 많지 않다. 보행을 할 때 엉덩관절에서 일어나는 ROM은 20°의 폄에서 25°의 굽힘까지이다. 이마면에서는 최대 5°의 엉덩관절 벌림과 10°의 모음이 남성과 여성 모두에서 일어난다. 가로면에서 일어나는 전체 돌림 (안쪽돌림+가쪽돌림)은 평균적으로 8°의 작은 움직임을 보인다.

비록 엉덩관절 폄이 보행 때 일어날지라도, Lee 등에 따르면, 정상 아동과 뇌성마비 아동 모두 엉덩관절 굽힘구축으로 보행할 수 있다고 한다. 아동이 제한된 엉덩관절 폄 가

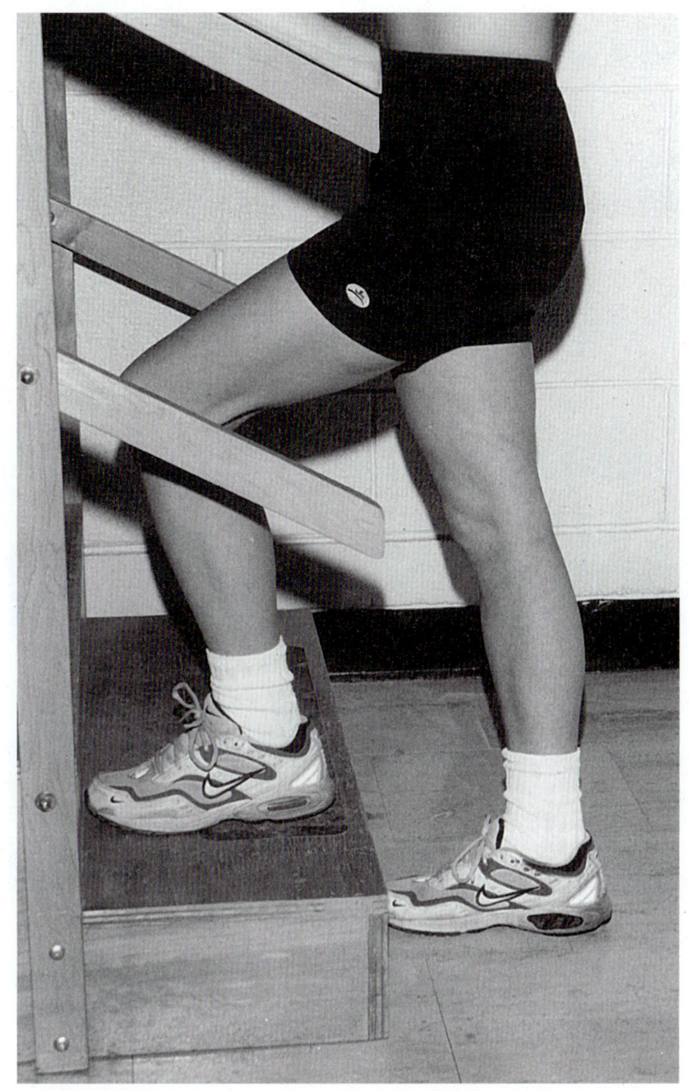

그림 8.49 계단의 치수에 따라, 계단을 올라갈 때는 47~66°의 엉덩관절 굽힘 ROM이 요구된다.

동성을 가졌으면, 골반, 허리뼈, 무릎 및 발목의 보상 운동을 이용하여 보행하게 된다. Lee 등은 엉덩관절 가동성 검사가 보행 입각기 동안 측정된 최대 엉덩관절 폄과 어느 정도의 높은 상관관계가 있는지를 알아보기 위해 수렴 신뢰도를 검증했다. 보행과 관련된 엉덩관절 가동성은 엎드린 자세에서 측정된 뇌성마비 아동의 엉덩관절 폄 ROM 수치 (예, Staheli 검사)와 관련이 있었고, 반면 누운 자세에서 이루어진 엉덩관절 폄 (예, Thomas 검사)은 정상 아동의 보행 동안에 나타난 엉덩관절 굽힘 구축의 값으로 확인되었다.

Magee에 따르면, 이상적인 기능적 엉덩관절 범위는 120°의 굽힘, 20°의 벌림과 가쪽돌림이다. 그러나 가동성의 요구는 과제에 따라 달라진다. 16명의 남성과 17명의 여성을 대상으로 연구했을 때, 18 cm (7.1인치)의 계단 높이와 28.5 cm (11.2인치)의 폭을 가진 계단을 올라갈 때는 약 65°의 엉덩관절 굽힘 ROM이 필요하고, 반대로 내려갈 때는 40°의 엉덩관절 굽힘이 필요하다고 한다 (그림 8.49). 다른 연구자들은 피검자의 키에 따라 계단을 올라갈 때는 47~66°의 엉덩관절 굽힘이 필요하고, 내려갈 때는 26~45°의 굽힘이 필요하다고 했다. 낮은 높이 (12.7 cm, 5인치)와 큰 폭 (41.9 cm, 16.5인치)를 가진 계단을 오르내릴 때는 약간의 엉덩관절 폄이 요구된다.

다른 기능적 활동과 자가 관리 활동은 보행이나 계단보행보다 더 큰 엉덩관절 ROM을 필요로 한다. 예를 들어, 앉기는 무릎관절의 굽힘과 함께 적어도 90~112°의 엉덩관절 굽힘을 필요로 한다 (그림 8.50). 양말 신기 (120°), 쭈그려 앉기 (115°), 허리 숙이기 (125°) 등은 더 큰 엉덩관절 굽힘 ROM을 필요로 할 것이다 (그림 8.51).

다양한 문화의 일상활동은 다른 기능적 ROM을 필요로 할 것이다. 재래식 화장실을 이용할 때의 쭈그려 앉기와 다른 문화의 기도 자세 (무슬림 기도 자세)와 휴식 자세 (양반다리 앉기, 무릎꿇기)가 또다른 엉덩관절 ROM 값을 요구할 것이다. 비서구 문화에서 나타나는 엉덩관절의 기능적 ROM에 따르면, 동양의 쭈그려 앉기는 130°이상의 굽힘과 5~36°의 가쪽돌림, 10~30°의 벌림을 필요로 한다. 양반다리 앉기는 90~100°의 엉덩관절 굽힘과 35~60°의 가쪽돌림, 40~45°의 벌림을 필요로 한다. 건강한 인도사람 30명을 대상으로 연구했을 때도, 비슷한 엉덩관절 ROM 값이 확인되었다: 인도사람이 양반다리 앉기를 할 때 평균 83°의 엉덩관절 굽힘, 34°의 엉덩관절 벌림, 37°의 가쪽돌림이 일어났다. 이들 30명의 인도인이 발꿈치를 바닥에 대고 쭈그려 앉기를 했을 때 평균 95°의 엉덩관절 굽힘이 일어났다. 44명의 건강한 인도인을 대상으로 한 다른 연구도 비슷한 결과를 보였다: 양반다리 앉기를 했을 때, 평균 91°의 엉덩관절 굽힘, 39°의 벌림, 그리고 49°의 가쪽돌림이 일어났다.

다양한 과제를 수행할 때 일어나는 엉덩관절의 기능적 ROM이 넓기 때문에, 임상가는 각 피검자의 요구를 고려해야 한다. 예를 들어, 임상가는 각 피검자에 맞는 ROM 목표를 공식화하기 위해 문화, 예술/스포츠, 고용 및 여가 등의 요구를 고려해야 한다. 피검자의 건강상태를 고려해야 하

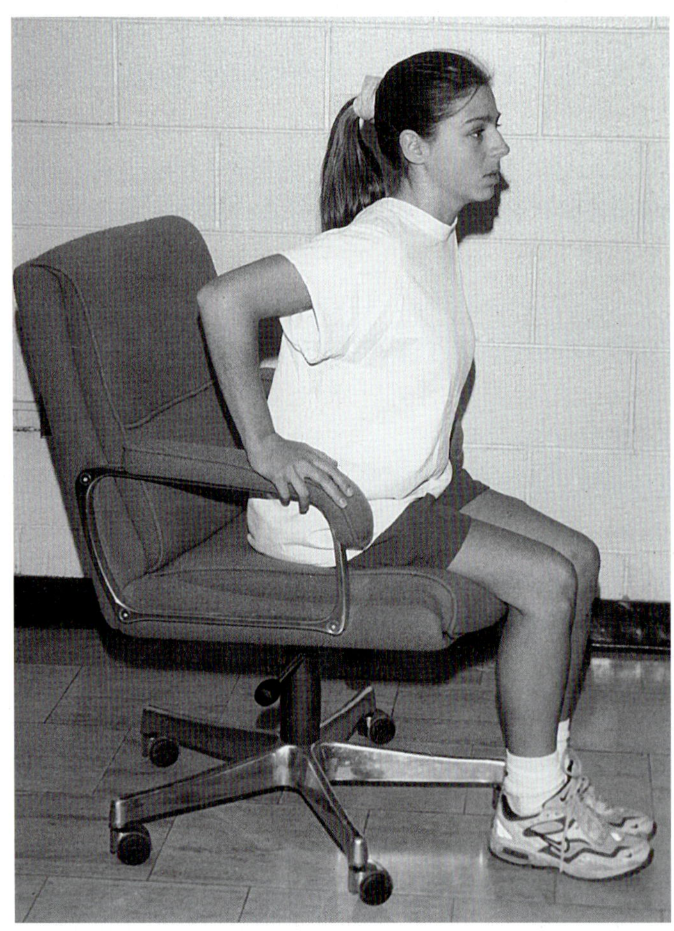

그림 8.50 평균 높이의 의자 앉기는 112°의 엉덩관절 굽힘을 필요로 한다.

고, 또 특정 건강 상태, 진단 및 손상에 대한 보상적 전략의 평가를 포함해야 한다. 이들 고려사항은 중요한데, 그 이유는 특정 기능적 활동이나 움직임 패턴을 피하고자 할 때 보상작용이 엉덩관절 ROM을 감소시킬 수 있기 때문이다.

엉덩관절 ROM 측정의 신뢰도와 타당도 (Reliability and Validity of Hip Range of Motion Measurements)

엉덩관절 ROM의 신뢰도에 대한 연구는 능동 운동과 수동 운동, 그리고 다양한 연령대와 집단을 대상으로 측정한 다양한 종류의 측정 도구를 검증했다. 검사간 신뢰도와 검사자간 신뢰도 연구의 표본은 각각 표 8.7과 표 8.8에 제시되어 있다. 언제라도 가능하다면, 등급내 상관계수 (ICC)와 피어슨 상관계수 (r)과 같은 상대 신뢰도 뿐만 아니라, 각도 측정과 같은 절대 신뢰도를 포함시킨다.

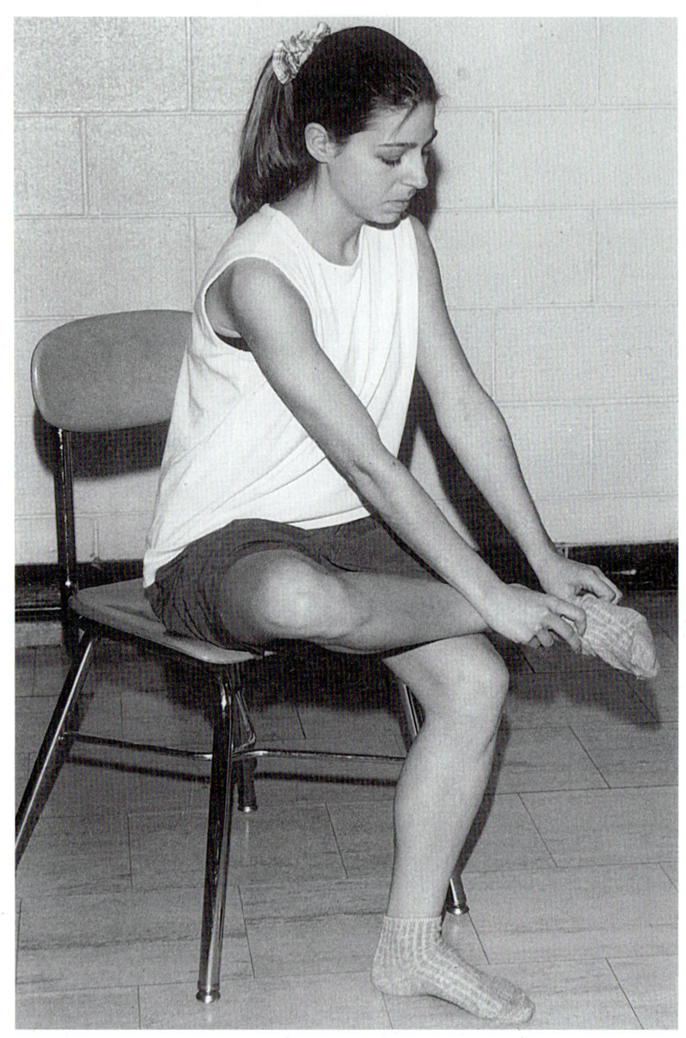

그림 8.51 양말 신기는 120°의 엉덩관절 굽힘, 20°의 벌림, 20°의 가쪽돌림을 필요로 한다.

엉덩관절 신뢰도 연구 사이의 비교는 다른데, 그 이유는 측정 방법과 연구 표본이 너무 다양하기 때문이다. 그러나 연구 비교를 위해 어느 정도 일반화가 이루어질 수 있다. 골반 움직임을 고정하기가 어렵기 때문에, 비록 엉덩관절 ROM 측정이 실제 엉덩관절 ROM을 과대평가할 수 있지만, 엉덩관절 가동성의 측정으로써 임상에서 널리 쓰이고 있다. 측정 장비는 눈대중보다 훨씬 신뢰성이 높다. 그러므로 눈으로 평가하는 것보다 측정 장비의 사용을 더 많이 권장한다. 이상적인 측정은 동일 검사자가 피검자를 여러 번 검사하는 것이다. 왜냐하면 검사간 신뢰도가 검자사간 신뢰도보다 더 높기 때문이다. 수동 ROM 측정은 능동 ROM 측정보다 다양성이 적고 신뢰성이 더 높다. 물론, 재생될 수 있는 능동 ROM을 위해서는 피검자는 뚜렷한 약증이나 통증을 가지고 있지 않아야 한다.

어떤 연구자들은 신뢰도의 향상을 위해 측정기법의 엄격한 표준화와 엉덩관절 ROM 측정을 도와줄 수 있는 도우미와 보조 검사자의 이용을 권장한다. 그러나 보조 검사자의 유무에 관계없이, 신뢰도의 값은 연구에 따라 달라졌다. 엉덩관절 퇴행성 관절염 환자의 수동 움직임을 측정하기 위한 측각기 사용의 표준화 이전에, 수용가능한 검사자간 신뢰도가 보고되었다. 신뢰도의 측면에서 볼 때, 측각기나 경사계는 특별한 장점을 갖지 못한다. 그러나 연구자들은 피검자의 진전을 확인하는 모든 후속 검사 때 동일한 도구의 사용을 권장한다. 엉덩관절 ROM 측정의 신뢰도에 대한 연구들의 소견과 다양한 방법들의 내용을 독자들이 알 수 있도록 많은 연구들을 요약하여 제시하고 있다. 양쪽 다리의 ROM 값 사이에서는 뚜렷한 차이가 없었다. 그러므로 연구가 양쪽 다리에 대한 신뢰도 결과를 보고했지만, 오른쪽 엉덩관절의 ROM을 측정한 신뢰도의 값만이 표 8.7-표 8.11에 수록되어 있다.

엉덩관절 능동 ROM 측정의 신뢰도 (Reliability of Active ROM Hip Measurements)

몇몇 연구들은 건강한 사람을 대상으로 한 능동 ROM 측정의 신뢰도를 조사했다. Boone 등은 4명의 물리치료사를 검사자로 하여 26~54세의 건강한 남성 12명을 대상으로 능동 엉덩관절 벌림 ROM을 측정하기 위해 측각기를 이용했다. 4주 동안 매주 4회씩 각각 3번의 엉덩관절 능동 벌림의 측정이 동일 검사자에 의해 이루어졌고, 이들에 대한 합격 신뢰도를 구했다 (검사간 신뢰도=0.75). 그러나 측정이 다른 검사자에 의해 이루어졌을 때 신뢰도가 감소되었다 (검사자간 신뢰도=0.55). 절대 오차가 2명의 검사자에 의해 얻어진 측정보다 높기 때문에, 능동 ROM의 큰 이득이 움직임을 결정하는데 필요하다. 예를 들어, 만약 각 측정이 다른 검사자에 의해 이루어졌다면, 6°이상의 엉덩관절 능동 벌림 ROM 증가가 향상을 의미할 것이고, 반면 각 측정이 동일 검사자에 의해 이루어졌다면, 4°이상의 움직임 증가가 향상을 의미할 것이다. Boone 등은 엉덩관절 벌림 ROM에 대한 1번의 회기에서 한 번의 측정이 반복 측정의 평균값 만큼 신뢰성이 있었다고 한다.

Clapper와 Wolf는 건강한 남성 10명과 여성 10명을 대상으로 능동 엉덩관절 움직임의 연구에서 전자 진자측각기인 Ortho Ranger와 유니버설 측각기의 신뢰도를 비교했다. 엉덩관절 가쪽돌림의 측정을 제외하고는, 측각기가 Ortho Ranger보다 덜 뚜렷한 가변성을 가지고 있다 (표 8.7 참고). 그들은 측각기가 Ortho Ranger보다 더 신뢰성 있는 도구라고 결론을 내렸다.

Simoneau 등은 60명의 건강한 대학생을 대상으로 한 능동 안쪽돌림과 가쪽돌림의 측정에서 검사자간 신뢰도를 측정하기 위해 2명의 검사자를 묶어서 3팀을 만들었다. 보행벨트로 골반을 고정하고서, 측각기로 ROM을 측정했다. 피검자는 엎드린 자세와 앉은 자세에서 엉덩관절의 안쪽돌림을 수행했다. 각 팀의 ICC는 0.76~0.98이었고, 각 측정에 대한 각 검사자의 평균값 차이는 모든 조건 (예를 들면, 앉은 자세와 엎드린 자세에서 안쪽돌림과 가쪽돌림의 ROM)에서 1°미만이었다. 6명 검사자의 결합 ICC는 0.90 이상이었다 (표 8.8 참고).

Bierma-Zeinstra 등은 21~43세의 건강한 9명을 대상으로 유니버설 측각기로 측정된 엉덩관절 능동 ROM 값의 신뢰도와 전자경사계로 측정된 ROM 값에 대한 검사간 신뢰도와 검사자간 신뢰도를 비교했다. 측정은 다양한 자세에서 이루어졌다: 엉덩관절의 안쪽돌림과 가쪽돌림은 엎드린 자세, 누운 자세, 앉은 자세에서 이루어졌고, 엉덩관절의 벌림과 모음은 옆으로 누운 자세와 누운 자세에서 이루어졌다. 한 사람에 의한 검사간 다양성을 검사하기 위해, 한 명의 검사자는 각 피검자를 10회 반복 측정을 했다. 오차는 표준편차로서 보고되었고, 오차 범위는 측각기와 경사계에서 비슷했다 (각각, 2~4°, 3~6°). 검사자간 신뢰도를 검사하기 위해, 10명의 검사자가 앉은 자세의 엉덩관절 돌림을 측정했다. 검사자간의 다양성 (연구자간의 표준편차)은 측각기는 4~5°이었고, 경사계는 3~4°이었다. 능동 ROM을 측정할 때 다양성이 가장 작은 장비에 대해 의견은 다양했다. 낮은 검사간 오차는 엎드린 자세의 가쪽돌림을 측정한 경사계에서 일어났지만, 측각기는 엎드린 자세의 안쪽돌림에서 가장 낮은 오차를 가졌다.

표 8.7 건강한 사람과 환자를 대상으로 측각기와 경사계를 이용한 엉덩관절 ROM 측정의 검사간 신뢰도

연구	N	표본	방법	운동	r	ICC	절대 수치 (°)
건강한 사람							
Aalto 등[11]	20	건강한 성인 (18–45세)	PROM; 2명 검사자 (PT); 측각기; 앉은 자세	안쪽돌림		Tester 1; 2 .95; .95	CV (%) 8.4; 4.2
Clapper and Wolf[53]	20	건강한 성인 (23–40세)	AROM; 1명 검사자 (PT); 측각기;				
			누운 자세	굽힘		.95	
			엎드린 자세	폄		.83	
			선 자세	벌림		.86	
			선 자세	모음		.80	
			누운 자세	안쪽돌림		.92	
			누운 자세	가쪽돌림		.80	
Clapper and Wolf[53]	20	건강한 성인 (23–40세)	AROM; 1명 검사자 (PT); Ortho Ranger;				
			누운 자세	굽힘		.89	
			엎드린 자세	폄		.72	
			선 자세	벌림		.79	
			선 자세	모음		.77	
			누운 자세	안쪽돌림		.86	
			누운 자세	가쪽돌림		.86	
Ellison 등[65]	22	건강한 성인 (20–41세)	PROM; 3명 검사자 (PT); 경사계; 엎드린 자세	안쪽돌림 가쪽돌림		.99 .96	
Prather 등[106]	28	건강한 성인 (18–51세)	PROM; 28명 검사자 (15명 PT, 13명 의사)*; 측각기				CV (%)
			누운 자세	굽힘		.95	3
			엎드린 자세	폄		.83	16
			누운 자세	벌림		.85	10
			누운 자세	모음		.88	16
			누운 자세	안쪽돌림		.88	14
			누운 자세	가쪽돌림		.95	7
			엎드린 자세	안쪽돌림		.94	10
			엎드린 자세	가쪽돌림		.85	8
Steinberg 등[61]	20	건강한 여성 (8–16세)	PROM; 2명 검사자 (의사); 측각기				
			누운 자세	굽힘	.96		
			엎드린 자세	폄	.91		
			엎드린 자세	안쪽돌림	.90		
			엎드린 자세	가쪽돌림	.90		
환자							
Cadenhead 등[111]	6	뇌성마비 성인 (20–44세)	PROM; 1명 검사자 (PT)*; 측각기;				
			엎드린 자세	폄		.98	
			누운 자세	벌림		.97	
			누운 자세	가쪽돌림		.79	

표 8.7 건강한 사람과 환자를 대상으로 측각기와 경사계를 이용한 엉덩관절 ROM 측정의 검사간 신뢰도

연구	N	표본	방법	운동	r	ICC	절대 수치 (°)
환자							
Ellison 등[65]	15	요통 환자 (23–61세)	PROM; 3명 검사자 (PT); 경사계; 엎드린 자세	안쪽돌림 가쪽돌림		.96 .96	
Fosang 등[110]	18	뇌성마비 아동 (2–10세)	PROM; 6명 검사자 (PT); 측각기; 누운 자세	벌림		Range = .58 – .83	SEM (°): 3.7 – 6.9
Mutlu 등[99]	38	뇌성마비 아동 (18–108개월)	PROM; 3명 검사자 (PT); 측각기; 누운 자세 앉은 자세	 벌림 가쪽돌림	Tester 1; 2; 3 .54; .32; .53 .75; .72; 67	Tester 1; 2; 3 .70; .48; .69 .85; .84; .80	
Nussbaumer 등[101]	30	건강한 성인과 넙다리절구 충돌증후군 환자 (35±11세)	PROM; 1명 검사자; (인간 운동 과학자)*, 측각기; 누운 자세 누운 자세 누운 자세 누운 자세 누운 자세	 굽힘 벌림 모음 안쪽돌림 가쪽돌림		 .92 .92 .84 .95 .91	CV (%); SEM (°) 3.12; 3.94 5.84; 2.36 6.73; 2.36 7.74; 2.42 5.23; 2.53
Pua 등[108]	22	엉덩관절 퇴행성 관절염 환자 (50–84세)	PROM; 1명 치료사 (PT); 연장할 수 있는 측각기 또는 전자 경사계; 누운 자세, 경사계 누운 자세, 경사계 누운 자세, 측각기 누운 자세, 경사계 누운 자세, 경사계	 굽힘 폄 벌림 안쪽돌림 가쪽돌림'		 .97 .89 .94 .93 .96	SEM; MDC (°) 3.5; 8.2 4.7; 11.0 3.2; 7.3 3.4; 7.8 3.1; 7.1

ICC = 등급간 상관계수; CV=변동계수; MDC=최소감지변화; SEM = 측정의 표준오차; PROM = 수동 ROM; AROM = 능동 ROM; r = 피어슨 상관계수; PT=물리치료사; °= 각도
* 검사자가 측정할 때 보조 검사자의 도움을 받은 경우

Walker 등은 하루에 4명의 검사자로 하여금 4명의 피검자를 측정하게 함으로써 능동 엉덩관절 ROM 측정의 신뢰도를 검증했다. 검사자는 엉덩관절의 굽힘, 벌림, 모음, 안쪽돌림 및 가쪽돌림을 측정했다. 검사간 신뢰도에 대한 피어슨 상관계수는 높았다 (r=0.81–0.99). 60~84세의 60명의 건강한 사람을 대상으로 엉덩관절 능동 ROM을 얻는 큰 연구의 모든 측정을 얻기 위해 가장 높은 검사간 신뢰도를 가진 2명의 검사자가 선택되었다. 이들 2명의 검사자 사이에 특별한 평균 검사자간 신뢰도가 확인되지 않았지만, 모든 움직임 (팔과 다리의 움직임을 포함해)에 대한 결합 오차는 6° (SD=5°)로 보고되었다.

엉덩관절 수동 ROM 측정의 신뢰도 (Reliability of Passive ROM Hip Measurement)

많은 연구들이 엉덩관절의 수동 ROM 측정에 대한 신뢰도를 조사했다. 제시된 연구들은 성인에서 아동까지 엉덩관절 수동 ROM의 신뢰도를 요약했다. 건강한 사람에 대한 신뢰도를 먼저 설명하고, 그 다음 환자에 대한 신뢰도를 설명할 것이다.

표 8.8 건강한 사람과 환자를 대상으로 측각기와 경사계를 이용한 엉덩관절 ROM 측정의 검사자간 신뢰도

연구	N	표본	방법	운동	r	ICC	절대 수치 (°)
건강한 사람							
Aalto 등[11]	20	건강한 성인 (18–45세)	PROM; 2명 검사자 (PT); 측각기; 앉은 자세	안쪽돌림	.91		CV (%) = 11.1
Drews[27]	9	건강한 신생아 (12시간–6일)	PROM; 옆으로 누운 자세				
			측각기	폄	.56		
			경사계	폄	.74		
Ellison 등[65]	22	건강한 성인 (20–41세)	PROM; 3명 검사자 (PT); 경사계; 엎드린 자세	안쪽돌림	.99		
				가쪽돌림	.96		
Prather 등[106]	28	건강한 성인 (18–51세)	PROM; 28명 검사자(15명 PT, 13명 의사)*; 측각기				Mean absolute difference (°); CV (%)
			누운 자세	굽힘	.87		6.5; 5
			엎드린 자세	폄	.44		5.5; 28
			누운 자세	벌림	.34		8.9; 20
			누운 자세	모음	.54		5.1; 38
			누운 자세	안쪽돌림	.75		6.4; 20
			누운 자세	가쪽돌림	.63		9.1; NA
			엎드린 자세	안쪽돌림	.79		6.5; 18
			엎드린 자세	가쪽돌림	.18		8.2; 18
Simoneau 등[40]	60	건강한 성인 (18–27세)	AROM; 6명 검사자; 측각기				
			엎드린 자세	안쪽돌림	.94		
			앉은 자세	안쪽돌림	.91		
			엎드린 자세	가쪽돌림	.93		
			앉은 자세	가쪽돌림	.90		
환자							
Ellison 등[65]	15	요통 환자 (23–61세)	PROM; 3명 검사자 (PT); 경사계; 엎드린 자세	안쪽돌림	.96		
				가쪽돌림	.95		
Fosang 등[110]	18	뇌성마비 아동 (2–10세)	PROM; 6명 검사자 (PT); 측각기; 누운 자세	벌림	.62		SEM (°) = 5.6
McWhirl and Glanzman	25	뇌성마비 아동 (2–18세)	PROM; 2명 검사자 (PT); 측각기; 누운 자세	벌림	.91		Mean absolute difference (°) 3.6
Mutlu 등[99]	38	뇌성마비 아동 (18–108개월)	PROM; 3명 검사자 (PT); 측각기;		First measure; second measure		
			누운 자세	벌림	.77; .61		
			앉은 자세	가쪽돌림	.91; .92		
Owen 등[114]	101	넙다리뼈골절 환자 (4–10세)	측각기; 4개 임상 지점; 검사자의 숫자는 밝혀지지 않았음.				Mean difference (°)
				굽힘	.48		−1.5
				벌림	.28		1.8
				모음	.20		−1.9
				안쪽돌림	.41		2.3
				가쪽돌림	.06		−3.4

표 8.8 건강한 사람과 환자를 대상으로 측각기와 경사계를 이용한 엉덩관절 ROM 측정의 검사자간 신뢰도

연구	N	표본	방법	운동	r	ICC	절대 수치 (°)
환자							
Poulsen 등[109]	48	엉덩관절 퇴행성 관절염 환자 (65.6±8세)	PROM; 2명 치료사 (의사); 측각기;				Mean difference; SEM (°)
			누운 자세	굽힘	.73		7; 8
			엎드린 자세	폄	.68		2; 4
			누운 자세	벌림	.63		3; 6
			누운 자세	모음	.65		0; 4
			누운 자세	안쪽돌림	.63		−8; 9
			누운 자세	가쪽돌림*	.53		−4; 6
Poulsen 등[109]	61	엉덩관절 퇴행성 관절염 환자 (65.6±8세)	PROM; 2명 치료사 (카이로프랙터); 측각기;				Mean difference; SEM (°)
			누운 자세	굽힘	.79		4; 7
			엎드린 자세	폄	.33		−6; 5
			누운 자세	벌림	.45		7; 8
			누운 자세	모음	.14		3; 6
			누운 자세	안쪽돌림	.44		2; 10
			누운 자세	가쪽돌림*	.48		2; 8

ICC = 등급간 상관계수; CV=변동계수; PROM = 수동 ROM; AROM = 능동 ROM; SEM = 측정의 표준오차; °= 각도
* 검사자가 측정할 때 보조 검사자의 도움을 받은 경우

건강한 사람 (Healthy Populations)

Van Trijffel 등은 수동 엉덩관절 ROM에 대한 검사자간 신뢰도의 연구를 문헌적으로 고찰했다. 엉덩관절이 관절성형술을 받았거나, 통증이나 불안정 때문에 수동 ROM 시 제한이 있거나, 비정상의 근육톤 (예, 신경학적 질환)이 있는 경우에는 연구에서 배제되었다. 7개의 연구가 포함 기준을 충족했고, 측정이 측각기나 경사계로 이루어진 것에 관계없이 (ICC 또는 r 값 <0.75), 대부분의 엉덩관절 움직임에서 낮은 신뢰도를 보였다. 엉덩관절 굽힘의 측각기 측정과 안쪽돌림의 측각기와 경사계 측정이 가장 신뢰도가 높은 것으로 나타났고, 반면 모든 엉덩관절 움직임의 눈대중이 신뢰성이 없었다 (ICC<0.56). Chevillotte 등도 건강한 성인의 엉덩관절 움직임에 대한 눈대중의 검사자간 ICC의 범위가 0.0~0.45 였음을 보고했고, 이것은 엉덩관절 움직임에 대한 눈대중이 신뢰성이 없음을 의미한다.

Aalto 등은 2명의 물리치료사가 건강한 성인을 대상으로 안쪽돌림 ROM 측정을 했을 때의 검사간 신뢰도와 검사자간 신뢰도를 보고했다. 팽팽한 끝느낌이나 뼈끝이 닿는 느낌이 될 때와 보상움직임이 일어날 때나 피검자가 불편을 호소할 때까지 신장을 포함한 수동 움직임을 수행했다. 비록 반복 신장이 수동 안쪽돌림의 ROM을 증가시켰지만, 8번 신장 이후의 측정은 신장 전에 수행된 측정보다 신뢰성이 높지 않았다. 검사간 신뢰도가 검사자간 신뢰도보다 높기 때문에, 그들은 동일 물리치료사가 반복한 측정을 권장했다 (표 8.7과 표 8.8 참고).

Bierma-Zeinstra 등은 앉은 자세와 엎드린 자세에서 ROM 유니버설 측각기와 경사계로 측정한 엉덩관절의 수동 안쪽돌림 ROM의 신뢰도와 가쪽돌림 ROM의 신뢰도를 비교했다. 검사자내의 가변성은 표준편차로 보고되었고, 측각기의 범위와 경사계의 범위는 비슷했다 (각각 2~4°, 3~4°). 검사자간 가변성 (검사자 사이의 표준편차)는 앉은 자세에서 측각기와 경사계로 측정한 10명에 의해 결정되었다. 측각기의 가변성은 5°였고, 경사계의 가변성은 4°였다. 이 연구의 결과에 따르면, 엉덩관절 수동 ROM을 측정한 측각기와

경사계 사이에서 체계적 차이가 일어났음을 의미한다.

Ekstrand 등은 건강한 남성을 대상으로 2번의 검사 시리즈를 수행할 때, 수동 엉덩관절 굽힘, 폄 및 벌림 등의 ROM을 측정하기 위해 flexometer (중력 경사계)를 사용했다. 2번의 검사 시리즈는 물리치료사와 정형외과의사가 한 팀을 형성하여 이루어졌다. 첫 번째 검사 시리즈인 A 시리즈에서는, 임상에서 얻어진 측정과 비슷한 검사절차로 표준화되었다. 두 번째 검사 시리즈인 B 시리즈에서는, 해부학적 표식점 표시, 검사대 위에 딱딱한 보드 설치, 검사대 높이 조절 등을 포함한 보다 엄격한 표준화가 이루어졌다. A 시리즈에서의 검사자간 오차는 상호분석 (CV %)으로써 표현되었고, B 시리즈의 오차보다 더 높았다 (표 8.8). 이들 결과는 더 좋은 고정과 해부학적 표식점의 정교한 확인과 표시 등과 같은 엄격한 표준화가 있을 때 오차는 감소하고 신뢰도는 증가한다고 제시한다.

Roach 등은 30명을 대상으로 측각기와 경사계를 이용하여 엉덩관절 폄, 안쪽돌림 및 가쪽돌림의 수동 ROM을 측정했다. 측각기의 평균 검사간 ICC는 0.80였고, 경사계의 평균 검사간 ICC는 0.90이었다.

Steinberg 등은 큰 종적 연구를 완성하기 전에 20명의 건강한 여성을 대상으로 한 ROM 측정의 검사간 신뢰도 계수를 계산했다. 검사간 피어슨 상관계수는 이틀 연속으로 측정된 모든 엉덩관절 움직임에서 높은 편이었다. 검사자간 신뢰도도 2명의 의사 검사자에 의해 비교되었고, 예상대로 검사간 신뢰도가 검사자간 신뢰도보다 컸다. 검사간 r 값의 범위는 0.90~0.96이었고, 검사자간 r 값의 범위는 0.74~0.95 (표 8.7 참고)이다.

Prather 등은 수동 엉덩관절 ROM의 측정에 대한 검사간 신뢰도와 검사자간 신뢰도를 결정하기 위해 28명의 건강한 성인을 대상으로 연구를 수행했다. 15명의 의사와 13명의 물리치료사가 모든 엉덩관절 움직임에 대한 수용 가능한 검사간 신뢰도를 가졌다 (ICC=0.83~0.95; 표 8.7 참고). 그러나 흥미로운 것은 신뢰성이 없었다는 것이다 (ICC=0.18~0.87; 표 8.8 참고). 수동 엉덩관절 움직임은 양쪽 다리에서 측정되었고, 오른쪽 엉덩관절과 왼쪽 엉덩관절의 ICC 값은 혼합되어 보고되었다.

Ellison 등은 엎드린 자세에서의 수동 엉덩관절 돌림측정하기 위해 경사계와 유니버설 측각기를 사용했다; 이때 건강한 사람의 검사쪽 엉덩관절 자세는 중립위이고, 무릎의 자세는 90° 굽힘이었다. 반대쪽 엉덩관절의 자세는 30° 벌림이었다. 엉덩관절 돌림의 높은 검사간 ICC와 검사자간 ICC의 각 도구는 신뢰성이 있었고, 또 검사자들은 경사계의 사용이 더 쉽기 때문에 경사계를 더 선호하고 있음을 의미한다. 경사계로 측정한 오른쪽 다리 측정의 ICC 값이 표 8.7과 표 8.8에 수록되어 있다. 측각기에 대한 등급내 상관계수는 알려지지 않았다.

환자 (Patient Populations)

성인 (Adults)

연구자들은 다양한 질환을 가진 성인 환자를 대상으로 수동 엉덩관절 ROM의 신뢰도를 검사했다. 많은 연구들은 엉덩관절 퇴행성 관절염 (OA) 환자에 초점을 맞추어 왔다. Chevillotte 등은 전문 검사자 (의사)와 숙련의로 하여금 엉덩관절 퇴행성 관절염 환자를 대상으로 관절성형술 이전과 이후의 수동 엉덩관절 ROM의 신뢰도를 보고했다. 눈대중의 검사자간 신뢰도는 나쁜 편이고, 양쪽 그룹에 대한 ICC의 값은 0.12~0.56였다: 엉덩관절 OA 환자는 전관절성형술을 받았고 (21개 엉덩관절), 적어도 전관절성형술후 12개월이 지났다 (21개 엉덩관절). 동일 검사자에 의해 측정이 반복되었을 때 가변성이 감소되었더라도, 검사간 비교와 검사자간 비교에 관계없이, 눈대중 동안의 오차는 실질적이어서, 임상에 적용되지 못했다.

역으로, Holm 등은 측각기 측정과 눈대중사이에서 유의한 차이를 확인하지 못했고, 또는 엉덩관절 벌림 ROM을 제외한 엉덩관절 움직임 측정 사이에서 검사간 차이를 확인하지 못했다. 이 연구는 OA 환자 25명을 포함시켰다 (6명 남성과 19명 여성; 평균 연령=68.5세). 측각기 측정은 서로 돕는 2명의 물리치료사와 반원 금속 측각기를 이용한 경험 많은 단일 물리치료사로 된 2 팀에 의해 이루어졌다: 한명의 정형외과의사도 눈대중에 참여했다. 측정은 회기 사이 1주 간격으로 2개의 경우로 이루어졌다. 표준 동의 지수로 표현되는, 정형외과의사에 의한 눈대중과 2명의 물리치료사에 의한 측각기 측정 사이의 일치는 0.77~0.83이었고, 이것은 좋은 일치를 의미한다. 2명의 물리치료사에 의한 측각기 측정은 단일 물리치료사에 의해 측정된 것과 유의하게 다르다 (안쪽돌림은 제외). 그들은 가장 적합한 결과를 얻기 위해, 측정은 서로 도움을 주는 2명의 물리치료사에 의해 수행되어야 하고, 엉덩관절 굽힘이 가장 재생산된다고 결론을 내렸다.

Sutlive 등은 편측 엉덩관절 통증과 OA 환자 30명을 대상으로 물리치료과 박사과정 학생 2명을 팀으로 하여 표준화 측정 방법으로 수동 엉덩관절 ROM의 검사자간 신뢰도를 연구했다. 유니버설 측각기는 대부분의 엉덩관절 움직임 측정에 이용되었고, 반면, 경사계는 엉덩관절의 돌림에 이용되었다. ICC 값은 수용될 수 있었고, 모음의 0.54에서 굽힘과 벌림의 0.85와 돌림의 0.88까지이다. 절대오차는 0.7~2.0°의 측정 표준오차로서 합당하였고, 최소감시변화(MDC) 값은 1.9~5.5°였다. 이들 결과에 따르면, 물리치료과 박사과정 학생들이 임상적으로 수용할 수 있었던 엉덩관절 ROM 측정을 실증해 보였다는 것이다.

Croft 등은 한쪽 엉덩관절 OA 환자 6명을 대상으로 양쪽 엉덩관절의 수동 굽힘 ROM과 돌림 ROM을 얻기 위해 6명의 임상가로 하여금 Plurimeter라는 액체 경사계를 이용하도록 했다. 그 결과에 따르면, 검사자 사이의 일치 정도는 엉덩관절 굽힘 측정에서 가장 높았다.

Pua 등은 7년의 임상 경험을 가진 물리치료사 (1명)로 하여금 엉덩관절 OA 환자의 수동 ROM을 측정하도록 한 후, 그에 대한 검사간 신뢰도에 대해 보고했다. 반대쪽 엉덩관절을 10°벌림한 자세에서 측각기 (연장할 수 있는)를 이용하여 엉덩관절 벌림 ROM을 측정했다. 엉덩관절의 굽힘, 폄 및 돌림을 전자 경사계로 측정했다. 피검자는 첫 측정 이후 평균 19일만에 재검사를 받았다. 검사간 ICC와 절대 측정오차는 수용가능한 신뢰도였고, 최소감지변화는 모든 움직임에서 11°미만이었다.

Cibere 등은 표준화 (예, 기법에 대한 의견, 표식점)가 측각기로 측정한 엉덩관절 ROM의 검사자간 신뢰도에 어떤 영향을 주는지를 연구했다. 엉덩관절 OA 환자 6명 (63세; 평균 49~65세)의 수동 엉덩관절 ROM이 의사 (류마티스 전문의와 정형외과의사)에 의해 측정되었다. 신뢰도 계수 (Rc)는 Rc=1-변인의사로 계산되었다. 이때, 변인의사는 의사에 의한 전체 변인의 비율이다. 앉은 자세와 누운 자세에서 이루어진 엉덩관절 굽힘, 벌림, 안쪽돌림 및 가쪽돌림과 누운 자세에서 이루어진 가쪽돌림의 전-표준화(prestandardization, Rcs)는 0.87 이상이었다. 표준화 교육후, 앉은 자세에서 이루어진 엉덩관절 가쪽돌림에 대한 Rc는 0.55에서 0.80로 향상되었고, 반면 엉덩관절 모음은 0.72에서 0.56으로 감소되었다. 그러므로 이들 2가지 훈련사이의 검사자간 신뢰도는 대부분의 엉덩관절 측정에서 수용가능했다.

Cliborne 등은 무릎 OA 환자 22명 (평균 연령= 61.2세)과 증상이 없는 17명의 피검자를 대상으로 엉덩관절 굽힘의 검사간 신뢰도를 연구했다. 결과에 따르면, 2쌍의 검사자가 경사계를 이용해 엉덩관절 굽힘을 측정했고, 그에 대한 검사간 신뢰도는 excellent이었고, ICC는 0.94었다. Poulsen 등은 2명의 정형외과의사와 2명의 카이로프랙터로 하여금 엉덩관절 OA 환자의 6가지 움직임을 측정하도록 했고, 그에 대한 검사간 신뢰도에 대해 보고했다. 엉덩관절 ROM은 각 검사자에 의해 측각기로 측정되었고, 값은 가장 가까운 5°로 기록되었다. 엉덩관절 폄을 측정하는 동안 보조 검사자는 다리를 잡고 있었다. 재생산의 결과는 정형외과의사와 카이로프랙턱 사이에서 fair-poor이었다. 양쪽 전문가 그룹의 ROM 측정 사이 절대 차이는 가변적이었고, 엉덩관절 가쪽돌림이 가장 나쁜 측정 표준오차이었다 (표 8.8 참고).

0A 이외의 정형외과 질환 환자에 대한 엉덩관절 ROM 측정의 신뢰도도 연구되었다. Nussbaumer 등은 넙다리절구충돌증후군과 건강한 사람을 대상으로 수동 엉덩관절 ROM 측정에 이용된 측각기의 검사간 신뢰도를 검증했다. 검사-재검사 측정에 대한 ICC가 양쪽 그룹에서 비슷했기 때문에, 그 결과는 혼합되었고, 표 8.7에 보고되었다. 소견은 측각기 측정값이 임상에 이용될 수 있다고 제시했다.

Cibulka 등은 요통 환자 100명을 대상으로 수동 엉덩관절의 안쪽돌림과 가쪽돌림을 측정했고, 엎드린 자세에서 측각기로 측정된 돌림의 측정이 앉은 자세때보다 더 신뢰성이 높다는 것을 확인했다.

Cadenhead 등은 6명의 뇌성마비 성인을 대상으로 신뢰도 연구를 수행했다. 그들은 1명의 물리치료사가 측정한 엉덩관절 ROM의 검사간 신뢰도를 검사했고, 임상 사용에 신뢰도가 수용될 수 있음을 확인했다.

유아와 아동 (Infants and Children)

연구자들은 건강한 유아와 뇌성마비와 넙다리뼈골절을 가진 아동에 대한 엉덩관절 ROM의 신뢰도를 연구했다.

Drew는 측각기와 경사계를 사용하여 옆으로 누운 자세의 건강한 유아의 엉덩관절 폄 ROM을 측정했고, 측각기보다 경사계로 측정했을 때 더 나은 검사자간 신뢰도를 얻었다 (표 8.8 참고).

Fosang 등은 뇌성마비 아동을 대상으로 한 수동 엉덩관절 벌림 ROM 측정의 검사간 신뢰도와 검사자간 신뢰도를 검증했다. 6명의 검사자는 4~21년간 아동을 치료한 임상경험의 물리치료사였다. 물리치료사는 2명씩 짝을 이루어 6일에 걸쳐 매일 하루에 2번씩 각 아동을 측정했다. 신뢰도 값의 오차 경계를 토대로 했을 때, 엉덩관절 벌림 ROM의 큰 변화들이 요구되는데, 그 이유는 그들 변화들이 측정오차의 결과가 아니기 때문이다 (표 8.7과 표 8.8 참고).

Mutlu 등은 경직성 뇌성마비 아동을 대상으로 수동 ROM을 측정했다. 3명의 물리치료사가 360° 측각기를 이용하여 각 아동들의 엉덩관절 ROM을 1주일 간격으로 측정했다. 검사간 신뢰도와 검사자간 신뢰도 (표 8.7과 표 8.8 각각 참고)를 토대로, Mutlu 등은 측각기의 신뢰도와 측정이 임상에서 적절하게 이용될 수 있다는 결론을 내렸다.

McWhirk 등은 2-18세의 경직성 뇌성마비 아동 25명을 대상으로 측정했을 때, 엉덩관절 벌림 ROM의 검사자간 신뢰도가 높았음을 확인했다 (ICC=0.91; 평균 절대오차의 95% CI=3.5°±1.5°). 측정 동안 다른 수준의 소아 치료 경험을 가진 2명의 물리치료사가 서로 도왔고, 높은 수준의 검사자간 신뢰도가 달성되었다.

Owen 등은 넙다리뼈몸통골절을 당하고, Spica casts 외적 고정장치로 치료를 받은 아동 82명을 대상으로 능동 엉덩관절 ROM을 연구했다. 검사자는 AAOS의 측각기 프로토콜을 이용해 골절 후 15개월과 24개월 때 능동 엉덩관절 ROM을 측정했다. 검사자간 신뢰도에 대한 비교가 한 번의 프레임내 또는 골절 후 15~24개월 사이에서 이루어졌는지는 명확하지 않다. 능동 엉덩관절 ROM을 위한 표준화된 프로토콜을 사용하더라도, 상대 검사자간 신뢰도는 낮았다 (표 8.8 참고). 일치의 95% 한계의 계산을 토대로, 그들은 대부분의 엉덩관절 움직임에 대한 차이가 30°를 초과했을 때만 실제 변화가 일어났다고 결론을 내렸다. 그러나 일치의 한계는 생물학적 변인을 의미하는 평균 표준편차의 사용을 결정하는 것 같다.

근육길이검사의 신뢰도와 타당도 (Reliability and Validity of Muscle Length Testing)

임상에서 이루어지는 근육길이검사는 일반적으로 양성 또는 음성 (정상한계내)으로써 등급화된다. 검사 끝시점에서의 관절각도의 객관적 값 (°)은 덜 빈번하게 측정된다. 그러나 객관적 값의 신뢰도는 근육길이검사가 임상 사용에 적절한지를 나타낸다.

Thomas 검사의 신뢰도 (Reliability of the Thomas Test)

신뢰도 연구의 근거에 따르면, Thomas 검사 동안 엉덩관절 굽힘근 단축을 측정하기 위한 측각기와 경사계의 이용은 건강한 사람에게도 임상적으로 사용할 수 있다는 것이다. 그러나 다른 연구들에 따르면, 건강한 사람과 정형외과적 손상과 신경학적 손상의 환자에게서 좋지 못한 결과가 보고되었다고 했는데, 이것은 Thomas 검사가 특정 환자의 임상 이용에 적합하지 않는다는 것을 의미한다. 다른 측정절차에서처럼, 검사간 신뢰도가 대개 검사자간 신뢰도보다 높았다.

건강한 사람 (Healthy Population)

Aalto 등은 건강한 사람을 대상으로 Thomas 검사의 수용가능한 (합격) 검사간 신뢰도를 보고했다. 훈련을 잘 받은 2명의 물리치료사가 독자적으로 검사를 수행했다. 이 연구의 프로토콜은 반대쪽 엉덩관절을 최대로 굽힘한 상태에서 검사자가 측각기를 이용하여 보조연구자의 도움없이 시상면의 수동 엉덩관절 ROM을 측정하는 것이었다. 비록 검사간 ICC가 양쪽 검사자에서 높았지만, 절대차이는 검사자들사이에서 가변적이었다 (표 8.9 참고). 검사자간 ICC는 좋지 않았고, 이것은 동일 검사자가 측정을 반복해야 한다는 것을 의미한다 (표 8.10).

Winters 등은 검사간 신뢰도와 검사자간 신뢰도의 회기내 ICC가 0.98이었음을 보고했고, 이것은 신뢰도가 매우 높았음을 의미한다. 그들은 요통이나 허리 사분원 증후군이 없는 건강한 피검자 20명을 대상으로 보조검사자와 함께 수정 Thomas 검사를 수행했다. 검사자와 피검자에 대한 부가적인 정보는 밝혀지지 않았다. Harvey는 117명의 엘리트 운동선수 (예, 테니스, 야구, 조정, 달리기 등)를 대상으로 한 수정 Thomas 검사의 검사간 신뢰도를 보고했다. 운동선수들은 한쪽 엉덩관절을 최대로 굽힘했고, 반대쪽 다리는 지면 쪽으로 내렸다. 지면 쪽으로 내리는 다리의 엉덩관절의 굽힘과 벌림 그리고 무릎관절의 굽힘을 측정하기 위해 측각기를 사용했다. 각 움직임의 특정 ICC가 제공되지 않았지만, ICC 범위 (0.91~0.94)는 Thomas 검사가 임상에 사용될 만큼 신뢰도가 높다는 것을 의미한다. 또 그 결과는 이들 엘리트 선수들이 엉덩관절 1관절 굽힘근과 2관절 굽힘근들의 단축을 가졌다는 것을 제시한다.

Clapis 등은 건강한 성인을 대상으로 수정 Thomas 검사를 수행하여 측각기와 경사계의 신뢰도를 보고했고, 상대 검사자간 신뢰도가 높았고 (>0.89), 또 절대 오차는 낮았음을 확인했다 (표 8.10 참고).

Godges 등은 수동 상대 신뢰도는 동안 측각기로 수동 엉덩관절 폄 ROM을 측정했다. 그들은 무릎을 90°굽힘으로 잠김시키는 양쪽 다리 브레이스를 사용했다. 1명의 검사자는 2명의 보조연구자 (한 사람은 다리 배치를 돕고, 다른 한 사람은 표준화 지시사항을 읽었다)와 함께 수행했다. 중재 이전과 중재 이후에 수행된 측정의 상대 신뢰도는 수용가능했다: 한 그룹은 엉덩관절 신장 그룹으로 배정되었고, 다른 그룹은 몸통 근력강화 그룹으로 배정되었다 (표 8.9 참고).

Wang 등은 건강한 피검자를 대상으로 한 검사간 신뢰도를 수행했고, 무릎의 자세를 통제하기 위해 무릎 브레이스를 사용했다: 엉덩허리근의 길이를 측정하기 위해 무릎을 폄했고, 넙다리곧은근의 길이를 측정하기 위해 무릎을 90°로 굽힘했다. 검사자들은 연구보조자와 함께, 1일 또는 2일 내에 반복 측정을 수행했다. ICC는 0.97로서 훌륭한 검사간 신뢰도를 보였다 (표 8.9 참고). 비록 이들 두 연구가 수용가능한 상대 신뢰도를 보고했지만, 무릎 브레이스를 사용하는 Thomas 검사 프로토콜은 임상에서 널리 사용되지 않는다.

Van Dillen 등은 건강한 피검자를 대상으로 검사–재검사 신뢰도를 측정했고, Thomas 검사 동안 측정된 측정값의 상대 검사간 신뢰도가 임상에서도 적용될 수 있음을 확인했다 (표 8.9). 그러나 표본 크기가 작았고, 측정이 3명의 검사자에 의해 이루어졌다: 한 명의 검사자는 허리뼈를 촉진하여 허리뼈가 납작했음을 확인했다: 두 번째 검사자는 수동 ROM 동안 다리를 통제했다: 세 번째 검사자는 측각기의 눈금을 읽고 기록했다. 검사자의 직업과 경력은 확인되지 않았다.

Peeler와 Anderson은 시상면에서 일어나는 엉덩관절 ROM 측정의 검사간 신뢰도와 검사자간 신뢰도를 보고했고, Thomas 검사의 점수를 성공과 실패로 기록했다. 이들 검사자는 6~22년의 경력을 가진 훈련 트레이너였고, 건강한 피검자를 대상으로 7~10일 간격으로 검사-재검사 평가를 수행했다. 피검자는 가슴 쪽으로 굽힘된 자신의 한쪽 다리를 그대로 유지하도록 지시를 받았고, 또 반대쪽 다리는 허벅지를 검사대 위에 내려놓고, 무릎을 90°굽힘 상태로 유지되었다. 아래쪽 다리의 무릎 각도는 측각기의 축을 종아리뼈머리 위에 배치함으로써 측정되었다. 만약 검사쪽 무릎이 90°굽힘 상태로 유지되었다면 성공으로 간주되었고, 반면 무릎이 90°미만으로 폄되면 실패로 간주되었다. 검사간 신뢰도와 검사자간 신뢰도 모두는 관절각도 측정방법이 성공-실패 방법보다 더 일치성이 좋았다는 것을 의미했다 (표 8.9와 표 8.10 참고). 그러나 비록 임상가가 비슷한 경력과 훈련을 받았다 하더라도, 높은 절대 오차는 2관절 근육 가동성을 측정하는 수정 Thomas 검사가 임상에 사용될 수 있는지에 대해 의구심을 제공한다. 예를 들어, 19°의 최소감지차이는 검사와 재검사 사이에서 실제 차이가 발생한다는 것을 가정하려면 19°차이의 무릎 굽힘이 필요하다는 것을 의미한다.

환자 (Patient Populations)

엉덩관절 OA 환자를 대상으로 Thomas 검사를 이용한 시상면에서 일어나는 엉덩관절 ROM 측정의 임상 사용은 결론을 내릴 수 있는데, 그 이유는 신뢰도의 결과가 다양하기 때문이다. Pua 등은 OA 환자를 대상으로 측각기로 엉덩관절 굽힘 ROM을 측정한 검사자간 신뢰도에 대해 보고했다. 경험이 많은 물리치료사가 처음에는 무릎을 약 80°로 제한하고 수동 엉덩관절 굽힘을 측정했고, 그 다음에는 무릎관절의 움직임을 자유롭게 하고 수동 엉덩관절 굽힘을 측정했다. 검사간 신뢰도의 좋은 ICC가 얻어졌다 (표 8.9). 검사와 재검사 사이에 커다란 시간적 간격이 있었다 (평균 19일). Currier 등은 무릎 OA 환자에 대한 Thomas 검사의 신뢰도에 대해 보고했다. 그들의 결과에 따르면, 중력 경사계로 측정된 엉덩관절 폄은 2명의 물리치료과 학생 사이에서 신뢰도가 낮았다: 그러나 측각기로 측정된 무릎 ROM값은 검사자 사이에서 보다 높은 신뢰도를 보였다 (표 8.10).

많은 연구자들이 다양한 의학적 진단을 받은 아동을 위해 Thomas 검사를 사용했고, 그에 대한 신뢰도를 연구했다. 몇몇 연구들은 건강한 아동을 대조군으로 사용했다. 환자를 대상으로 한 많은 신뢰도 연구들은 경련성 뇌성마비 아동을 대상으로 했다. Kilgour 등은 경련성 양하지 뇌성마비 아동과 비뇌성마비 아동을 대상으로 측정했던 1명 소아 전문 물리치료사의 신뢰도에 대해 보고했다. 그 물리치료사는 30년의 경험을 가졌고, 연구보조자 (ROM 측정을 도와주는 사람과 기록자)의 도움을 받으면서 Thomas 검사를 수행했다. 측정은 1 회기내에서 반복으로 이루어졌고, 검사 7일 후에 회기내 신뢰도와 회기간 신뢰도를 각각 연구했다. 경련성 양하지 뇌성마비 아동과 비뇌성마비 아동에 대한 상대 신뢰도와 절대 신뢰도가 보고되었고, 또 회기 1과 회기 2의 초기 측정을 이용해 절대 차이를 계산했다 (표 8.10 참고). 비록 ICC의 범위가 컸지만, 절대 오차는 양쪽 그룹에서 모두 낮았다. 반복 측정은 단일 측정에 비해 신뢰도를 향상시키지 못했다. 물리치료사들은 마네킹의 고정된 관절도 측정했다. 고정 관절 측정의 다양성은 매우 낮았지만, 양쪽 그룹의 다양성은 높았는데, 이것은 연구에 오차의 주요 원인이 정확한 끝범위 관절 자세를 결정하기 어렵기 때문일 수 있다는 것이다. 부가적으로, 비슷한 측정의 다양성이 경련성 양하지 뇌성마비 아동과 비뇌성마비 아동에게서 나타났다. 이것은 측정 오차가 경련성에 영향을 받지 않음을 의미한다. 이들 결과를 토대로, 연구자들은 Thomas 검사가 임상적으로 경련성 양하지 뇌성마비 아동과 비뇌성마비 아동에게 이용될 수 있고 또 한 번의 회기내에 여러 번 측정할 필요가 없음을 결론내렸다.

Bartlett 등은 측각기 사용에 경험이 많은 2명의 물리치료사가 수용가능한 검사간 신뢰도를 가졌는지를 연구했다. 물리치료사들은 Thomas 검사 동안 통일된 검사절차를 확보하기 위한 훈련에 참여했다. 경련성 뇌성마비 아동과 척수 수막류 아동은 최초에 측정되었고, 45분의 휴식을 한 후 다시 측정되었다. 양쪽 그룹에서 수용가능한 상대 신뢰도가 있었음을 확인했다; 그러나 최초 측정과 차후 측정사이의 절대 차이는 척수 수막류 아동에게서 크게 일어났다 (표 8.9 참고). Bartlett 등은 아동과 젊은 성인을 3그룹 나누어 실시한 Thomas 검사 때의 검사자간 신뢰도도 연구했다: 경련성 양하지 뇌성마비 아동, 척수 수막류 아동, 그리고 건강한 대조군. 검사자간 절대 차이 (검사자 2의 값에서 검사자 1의 값을 뺀)를 통해 건강한 대조군에서는 차이가 적게 나타났음을 확인했다 (표 8.10 참고). Thomas 검사가 이런 진단을 받은 사람을 대상으로 했을 때 신뢰성이 떨어지고 재생산성이 떨어지기 때문에, 그들은 경련성이 없는 건강한 피검자를 대상으로 Thomas 검사의 수행을 권장했다.

Lee 등은 뇌성마비 아동과 비뇌성마비 아동에 대한 검사자간 신뢰도를 측정했고, 그들이 가변적이고 수용가능한 ICC이 아니었음을 보고했다. 그러나 그들은 평균 절대 차이가 뇌성마비 아동과 비뇌성마비 아동에게 Thomas 검사를 이용할 수 있다고 결론을 내렸다 (표 8.10 참고).

Ashton 등은 물리치료사가 경련성 양하지 뇌성마비 아동에게 Thomas 검사를 수행하는 동안 특별한 측정 지시사항이나 비특이한 측정 지시사항을 이용했을 때 검사자간 신뢰도가 다를 수 있는지를 연구했다. 결과에 따르면, 지시사항의 종류가 신뢰도에 영향을 주지 않았다는 것이다 (표 8.10 참고). Thomas 검사의 상대 신뢰도가 낮기 때문에, 그들은 측정이 뇌성마비 아동의 연구에서 충분한 신뢰도를 갖지 않았다고 요약했다.

McWhirk과 Glanzman은 여러 물리치료사가 경련성 뇌성마비 아동을 대상으로 엉덩관절 폄을 측정하기 위해 Thomas 검사를 사용했을 때 낮은 검사자간 신뢰도가 있었음을 확인했다. 2명의 물리치료사 (10년 경력과 1년 경력)는 서로를 도와주면서 측정 동안 다리를 지지하고 고정했다. 상대 신뢰도 결과가 낮았지만, 절대 오차를 통해 경력과 관계없이 물리치료사는 같은 회기 동안 6°내의 측정을 일으킬 수 있음을 알 수 있었다 (표 8.10). 이들 결과에 따르면, 다른 수준의 경력을 가진 물리치료사가 엄격한 프로토콜을 사용하고 연구보조자와 함께 한다면 중등도에서 높은 수준의 검사자간 신뢰도를 달성 할 수 있다는 것이다.

다른 연구자들은 더 좋은 결과를 보고했고, 그래서 Thomas 검사가 뇌성마비 아동에게 적용될 수 있음을 지지했다. Glanzman 등은 뇌성마비 아동을 대상으로 한 Thomas 검사의 상대 검사간 신뢰도가 임상에서 근육길이검사로 수용될 수 있음을 보고했다 (표 8.10 참고). 이들 연구자는 검사자가 보조검사자의 도움과 관계없이 측정했을 때 상대 신뢰도가 비슷했다고 보고했다. Mutlu 등도 Thomas 검사에 대한 높은 검사간 신뢰도와 검사자간 신뢰도를 보고했다 (각각 표 8.9와 표 8.10 참고). 3명의 물리치료사가 2번의 다른 경우에서 1주일 간격 뇌성마비 아동을 측정했고, 그들에 따르면 Thomas 검사가 경련성 양하지 뇌성마비 아동에게 임상적으로 이용될 수 있다는 것이다. Stuberg 등도 검사자간 가변성에 비해 낮은 검사간 가변성을 확인했고, 중등도에서 심한 과긴장을 가진 뇌성마비 아동을 대상으로 엉덩관절의 폄을 평가할 때 동일 검사자가 Thomas 검사를 수행해야 한다고 결론을 내렸다.

Pandya 등의 연구에서, 5명의 물리치료사가 뒤센형 근이영양증을 가진 105명의 아동과 청소년을 대상으로 Thomas 검사 시 측각기를 이용해 수동 엉덩관절 폄을 측정했다. 이들 아동과 청소년은 4개의 클리닉에서 동원되었고, 각 물리치료사는 1개월 안에 3번의 측정을 실시했다. 검사간 신뢰도는 검사자간 신뢰도보다 높았다 (표 8.9와 표 8.10); 그러므로 연구자들은 뒤센형 근이영양증 환자를 대상으로 치료적 중재의 효과를 측정할 때 동일한 검사자가 추후 검사를 실시해야 한다고 결론을 내렸다.

Owen 등은 Spica나 외적고정을 받은 넙다리뼈골절 아동을 대상으로 Thomas 검사의 검사자간 신뢰도를 연구했다. 이 연구가 연구로서의 권한을 가질 수 있도록 하기 위해, 아동은 능동으로 엉덩관절을 폄할 수 있어야 한다. 데이터 수집을 위해 4개의 국제 사이트를 방문했다. 보고된 일치의 한계는 서로 다른 검사자에 의해 측정된 2개 측정 사이의 차이가 95% 신뢰구간이 되도록 29°를 초과할 필요가 있음을 제시했다. 이들 차이는 실제 엉덩관절 폄의 변화를 나타낸다. 아동들의 평균 엉덩관절 폄 ROM을 감안하면, 이런 높은 변화 값이 가망없을 수 있다 (표 8.10 참고).

SLR 검사의 신뢰도
(Reliability of the Straight Leg Raise (SLR) Test)

일반적으로, SLR 검사를 통한 뒤넙다리근의 길이검사가 수용가능한 검사간 신뢰도와 검사자간 신뢰도를 가졌다는 근거가 많다. 그래서 이 검사법이 임상적으로 널리 사용되고 있다 (표 8.11과 표 8.12). Hanten과 Chandler는 건강한 여성만을 대상으로 측정했고, 같은 회기내에서 즉각 재검사를 수행하여 ICC 값을 보고했다. 액체 측각기를 가쪽 허벅지 (가쪽위관절융기로부터 몸쪽으로 10 cm 떨어진)에 부착했고, 반대쪽 엉덩관절을 20°굽힘시키고 스트랩으로 고정했다. 수동 SLR 검사를 수행할 때 높은 검사간 ICC가 나타났다 (표 8.11 참고).

Gajdosik 등은 건강한 남성을 대상으로 하여 측각기로 측정한 검사-재검사 신뢰도에 대해 보고했고, 스트랩의 유무에 관계없이 중등도 수준의 ICC가 있었음을 확인했다. Gajdosik 등은 SLR 검사의 재생산성을 평가하는 것 이외에, 15명의 건강한 피검자를 대상으로 고정 스트랩이 SLR 값의 신뢰도를 향상시켰는지를 검사했다. 재검사는 30분의 휴식 이후에 이루어졌다. 검사자는 고정 스트랩을 이용하고 피검자의 등이 일자등 (flat back, 골반 뒤쪽경사)이 되도록 유지시키는 전통적인 방법으로 SLR 검사를 수행했다. 이들 두 방법의 ICC는 수용가능했고, 측정값들은 서로에 대해 높은 상관관계를 보였고 (피어슨 상관계수 r=0.70), 그 값은 유의한 차이를 보이지 않았다; 그러므로 스트랩의 적용이 필요하지 않는 것이다 (표 8.11 참고).

Ylinen, Kautiainen 및 Hakkinen은 능동 SLR 검사, 수동 SLR 검사 (예, 최대 신장, 수동 ROM이 아닌), 그리고 도구를 이용한 SLR 검사가 신뢰성 있는 방법인지를 검증했다. 뒤넙다리근의 유연성이 떨어지는 남성 (평균적으로 1주일에 4번 스포츠 여가활동에 참여했던)들이 동원되었다. 같은 날에 이루어진 검사-재검사 재생산성은 상대 신뢰도와 절대 신뢰도의 수용가능 범위에 해당되었다 (표 8.11 참고). 보고된 재생산성 계수는 같은 날 수행된 검사-재검사 값 사이의 예측된 절대 차이이다. 연구자들은 측정 방법의 타당도를 조사하고, 또 어느 방법이 SLR 검사에 민감하게 반응하는지를 조사하는 측정 방법들을 비교했다. 그러므로 남성은 기본적인 검사와 가정 프로그램 (오른쪽 다리는 신장되고, 왼쪽 다리는 대조군으로서) 참여 후 4주 지났을 때 검사를 받았다. 연구 소견에 따르면, 신장된 다리의 SLR 값은 3번의 검사 방법에서 유의하게 차이를 보였고, 도구 SLR 검사가 좋은 민감도를 보였다. 반면, 능동 SLR 검사와 수동 SLR 검사는 변화를 감지하는 능력이 좋지 못했다. 비록 ICC가 능동 SLR 검사, 수동 SLR 검사, 그리고 도구 SLR 검사에서 수용가능한 것으로 나타났지만, 그들은 도구 SLR 검사가 신장

표 8.9 근육길이검사의 검사간 신뢰도: 엉덩관절 굽힘근을 위한 Thomas 검사

연구	N	표본	방법	r	ICC	절대 수치 (°)
건강한 사람						
Aalto 등[11]	20	건강한 성인(18–45세)	2명의 검사자(PT), 측각기; 엉덩관절 폄 각도; 무릎관절 굽힘 각도		검사자 1:2 .96; .95 .87; .81	CV (%): 검사자 1:2 9.3; 29.1 4.3; 3.3
Godges 등[117]	25	건강한 남성(19–24세)	1명 검사자, 2명 보조검사자 측각기; 90° 굽힘된 무릎 보조기 착용		치료전:치료후 .80; .88	
Kilgour 등[98]	25	건강한 아동(6–17세)	1명 검사자, 2명 보조검사자; 측각기; 무릎 폄된 상태		(2개 지절에 대한 범위와 2번 회기의 범위) .09 – .91	평균절대차이 (°) 회기간 : 0.7 회기사이: 1.3
Peeler 등[41]	54	건강한 성인(18–45세)	3명 검사자(ATC), 측각기		검사자 1:2:3 .65; .72; .67	
Peeler 등[41]	54	건강한 성인(18–45세)	3명 검사자(ATC), 통과/실패 점수		검사자 1:2:3을 위한 κ 통계 .54; .39; .28	
Van Dillen[59]	10	건강한 성인(31±11세)	1명 검사자; 2명 보조검사자; 측각기; 2개 자세; 80° 무릎 굽힘 자세와 0° 무릎 굽힘 자세		 .70 .72	
Wang 등[127]	10	신상에 대한 자료 없음	1명 검사자; 측각기 2개 자세 90° 굽힙된 무릎보조기 착용 0° 굽힙된 무릎보조기 착용		 .97 .97	
환자						
Bartlett 등[119]	14	척수막탈출증을 가진 아동/젊은 성인(4–19세)	2명 검사자; 측각기	.93		평균차이 (°) 5.1
Bartlett 등[119]	14	경련성 양하지마비를 가진 아동/젊은 성인 (6–20세)	2명 검사자; 측각기	.89		평균차이 (°) 3.2
Glanzman 등[120]	25	뇌성마비아동(6–18세)	1–2명 검사자; 측각기		.98 .98	
Kilgour 등[98]	25	경련성 양하지마비를 가진 아동(6–17세)	1명 검사자; 2명 보조검사자 측각기, 무릎 폄된 상태		범위: 2개 지절과 2번 회기 .17 – .66	평균절대차이 (°) 회기간: 1.0 회기사이: 1.2
Mutlu 등[99]	38	경련성 뇌성마비 아동 (18–108개월)	3명 검사자; 측각기	검사자 1; 2; 3; .88, .99, .61	검사자 1; 2; 3; .92, .99, .73	
Pandya 등[96]	150	뒤세느형 근이영양증을 가진 아동/젊은 성인 (1–20세)	5명 검사자; 측각기 무릎 폄된 상태		.85	
Pua 등[131]	22	엉덩관절 관절염 환자 (50–84세)	1명 검사자; 측각기 80° 무릎 굽힘		 .86 .89	SEM; MDC (°) 4.5; 10.5 4.7; 11.0

ICC = 등급간 상관계수; CV=변동계수; MDC=최소감지변화; SEM = 측정의 표준오차; r = 피어슨 상관계수; ATC=운동 트레이너; PT=물리치료사; K 통계= Kappa 통계; °=각도

* 보조검사자가 평가에 도움을 주었다.

표 8.10 근육길이검사의 검사자간 신뢰도: 엉덩관절 굽힘근을 위한 Thomas 검사

연구	N	표본	방법	r	ICC	절대 수치 (°)
건강한 사람						
Aalto 등[11]	20	건강한 성인(18–45세)	2명 검사자(PT), 측각기 엉덩관절 폄 무릎관절 굽힘		 .87 .62	CV (%) 79.8 9.4
Bartlett 등[119]	15	건강한 아동과 젊은 성인 (3–20세)	2명 검사자, 측각기		.	평균차이 (°) 1.9
Clapis 등[56]	42	건강한 성인(18–36세)	2명 검사자(PT), 측각기, 경사계		 .92 .89	SEM (°) 1.9 2.1
Lee 등[86]	37	건강한 아동(5–15세)	3명 검사자, 측각기		.21	평균절대차이 (°) 1.2
Peeler 등[41]	54	건강한 성인(18–45세)	3명 검사자(ATC), 측각기; 통과/실패 점수		.50 k 통계 .33	SEM (°); CV (%); 7; 19
환자						
Ashton 등[118]	4	경련성 양하지마비(2명 경증; 2명 중등도)를 가진 아동 (10–13세)	16명 검사자(PT), 측각기, 특별한 지시, 특별하지 않은 지시		가벼운 CP 중등도 CP .55; .70 .53; .70	
Bartlett 등[119]	15	척수막탈출증을 가진 아동/젊은 성인(4–19세)	2명 검사자, 측각기	.90		2명 검사자 사이의 평균차이 (°) 6.4
Bartlett 등[119]	15	경련성 양하지마비를 가진 아동/젊은 성인(6–20세)	2명 검사자, 측각기	.70		2명 검사자 사이의 평균차이 (°) 9.2
Currier 등[82]	25	무릎관절염 환자(51–79세)	2명 검사자(PT 학생), 엉덩관절 폄; 경사계; 무릎관절 굽힘, 측각기		 .20 .87	SEM (°); CV (%) 4.5; 24 8.2; 4
Lee 등[86]	36	뇌성마비아동(5–19세)	3명 검사자, 측각기		.50	평균절대차이 (°) 5.8
McWhirk and Glanzman[94]	25	뇌성마비아동(2–18세): 46 엉덩관절	2명 검사자(PT), 측각기		.58	평균절대차이 (°) 4.0
Mutlu 등[99]	38	경련성 뇌성마비 아동(18–108 개월, 평균 53개월)	3명 검사자(PT), 측각기		.95	
Owen 등[114]	101	넙다리골절 아동(4–10세)	4개 임상 지점, 검사자 숫자는 모름, 측각기		.19	평균차이 (°); 95% LOA (°) .02; −28.8 to 28.8
Pandya 등[96]	21	뒤세느형 근이영양증을 가진 아동/젊은 성인(1–20세)	5명 검사자(PT); 측각기, 무릎관절 폄 상태		.74	

ICC = 등급간 상관계수; CV=변동계수; MDC=최소감지변화; SEM = 측정의 표준오차; r = 피어슨 상관계수; LOA=일치 한계; ATC=운동 트레이너; PT=물리치료사; K 통계= Kappa 통계; °=각도
* 보조검사자가 평가에 도움을 주었다.

표 8.11 근육길이검사의 검사간 신뢰도: 엉덩관절 폄근을 위한 SLR 검사

연구	N	표본	방법	ICC	절대 수치 (°)
건강한 사람					
Aalto 등[11]	20	건강한 성인(18–45세)	수동; 2명 검사(PT); 측각기 하루 사이 하루간격	(검사자 1:2) .94; .96 .79; 99	CV (%) (검사자 1:2) 3.6; 2.9 6.4; 2.6
Gajdosik 등[123]	15	건강한 남성(평균 23세)	수동; 1명 검사; 중력 진자형 측각기 스트랩 비착용 스트랩 착용	 .88 .83	
Hanten and Chandler[125]	75	건강한 여성(18–29세)	수동, 체액형 경사계	.91	
Hsieh 등[128]	10	건강한 성인(26–30세)	1명 검사자(PT) 측각기 플렉시오메터 줄자	회기내: 회기간 .95; .88 .97; .88 .99; .74	회기내 측정오차의 SD (°) 1.9 1.5 1.5
Kilgour 등[98]	25	건강한 아동(6–17세)	1명 검사자(PT), 측각기 회기내 회기간	(2개 지절과 2번 회기의 범위) .99 - .99 .52 - .61	평균절대차이 (°) 2.4 8.1
Lindell 등[129]	20	건강한 성인(22–55세)	능동, 2명 검사자 PT 연구보조자	 .99 .97	SEM; 평균차이 (°) 2; 0 3; 0
Ylinen 등[126]	12	건강한 남성(평균 34세)	디지털 프로트랙터 무릎 보조기	.91	재생계수 7
Youdas 등[12]	43	건강한 성인(20–79세)	수동; 2명 검사자(PT), 측각기	.98	
Wang 등[127]	10	건강한 성인(18–37세)	1명 검사자, 측각기, 무릎 폄 상태의 보조기	.90	
환자					
Kilgour 등[98]	25	뇌성마비 아동(6–17세)	1명 검사자(PT), 측각기 회기내 회기간	(2개 지절과 2번 회기의 범위) .95 - .98 .62 - .63	평균 절대차이 (°) 4.2 6.6

ICC = 등급간 상관계수; CV=변동계수; SD= 표준편차; SEM = 측정의 표준오차; PT=물리치료사; °=각도
* 보조검사자가 평가에 도움을 주었다.

된 다리와 신장되지 않는 다리 사이에서의 변화를 구분할 수 있다고 결론을 내렸다. 이 연구의 제한점은 검사의 순서였다:능동 SLR 검사, 수동 SLR 검사, 그리고 도구 SLR 검사로 이루어졌다. 게다가, 임상적으로 볼 때, SLR 장비는 시간에 따른 체계적인 변화를 검사하는데 사용되지 않고 있다.

Wang 등은 무릎을 폄한 상태로 브레이슬 착용시키고, 1~2일 이후에 재검사를 실시했을 때의 SLR 검사에 대한 높은 ICC를 보고했다 (표 8.11 참고).

Hsieh, Walker 및 Gillia는 수동 SLR를 측정하는 3가지 방법이 다른 신뢰도 값을 가지는지를 연구했다. 동일 회기 내에서 다시 측정을 하기 위해 측각기, flexometer (중력 측각기) 또는 줄자를 사용했을 때 높은 ICC가 보고되었다. 그러나 재검사 측정이 회기간 (intersession) 검사로서 다른 날 (평균 3일 간격으로 재검사가 이루어졌을 때)에 이루어졌

표 8.12 근육길이검사의 검사자간 신뢰도: 엉덩관절 폄근을 위한 SLR 검사

연구	N	표본	방법	ICC	절대 수치 (°)
건강한 사람					
Aalto 등[11]	20	건강한 성인 (18–45세)	수동; 2명 검사 (PT); 측각기 하루사이 하루간격	 .94 .94	CV (%) 5.2 5.7
Lindell 등[129]	20	건강한 성인 (2–55세)	능동; 2명 검사 (PT, 연구보조자); 측각기	.84	SEM; 평균차이 (°) 5; 4
환자					
Lindell 등[129]	30	목 통증과 등 통증을 가진 성인 (20–63세) 〉 4주	능동; 2명 검사 (PT, 연구보조자); 측각기	.96	SEM; 평균차이 (°) 4; 2
Piva 등[124]	30	무릎넙다리 통증증후군 성인 (29±8.4세)	수동; 4명 검사자 (PT); 앞쪽 정강뼈의 아래쪽 절반에 적용된 중력 경사계	.92	SEM (°) 4.3

ICC = 등급간 상관계수; CV=변동계수; SEM = 측정의 표준오차; PT=물리치료사; °=각도

을 때는 줄자의 값이 신뢰성을 잃어버렸다 (표 8.11 참고).

Aalto 등은 건강한 피검자의 SLR 값이 2일 동안 유지되었다고 보고했고, 분리된 고정 프로토콜이 시간에 따른 변화를 감지하는데 필요하지 않았다고 보고했다. 그들은 수동 SLR 측정하기 위해 측각기를 이용하는 것이 1명의 검사자에서 반복이 가능했고, 또 같은 회기내와 2일 간격으로 측정한 검사자들 사이에서도 반복이 가능했다 (표 8.11과 표 8.12 각각 참고)고 결론을 내렸다. 그러나 검사자가 어떻게 골반을 고정했는지에 대해서는 언급이 없었다.

Youdas 등은 경험이 많은 물리치료사가 넓은 연령대의 많은 피검자를 대상으로 양쪽 다리의 수동 SLR 각도를 측정하기 위해 측각기를 사용했을 때 검사간 신뢰도가 수용가능했다고 보고했다 (표 8.11 참고).

Lindell, Eriksson 및 Strender는 훈련받은 피검자와 훈련받지 않는 피검자가 능동 SLR 검사를 신뢰성 있게 수행할 수 있는지를 검사했다. 한 번의 회기 동안 건강한 피검자는 3번의 검사를 받았다: 한 명의 검사자에 의해 두 번 측정되었고, 다른 검사자에 의해 1번 측정되었다. 검사간 신뢰도는 수용가능한 것으로 나타났다 (표 8.11 참고). 검사자간 신뢰도 통계는 건강한 피검자 성인과 목/허리 통증을 가진 성인의 측정으로부터 계산되었다. 연구자들은 신뢰도에 대해 엄격한 기준을 적용했고, 검사자사이의 상대 차이와 절대 차이를 감안해서, 능동 SLR를 측정하기 위해 훈련받지 않는 피검자를 이용하는 것은 지지를 받지 못했다고 결론을 내렸다 (표 8.12 참고).

Piva 등은 다중심 연구를 수행했고, 4명의 물리치료사 (2명이 쌍을 이루어 활동했다)가 무릎넙다리 통증증후군 환자를 대상으로 2개의 SLR 값을 측정했다. 측정은 중력 측각기 (경사계)로 이루어졌고, 평균 SLR 검사 시도를 기록했다. 검사자간 ICC는 각쌍의 물리치료사에게 있어 수용가능했다 (표 8.12 참고).

Kilgour 등은 뇌성마비 아동과 비뇌성마비 아동을 대상으로 뒤넙다리근 길이를 측정하기 위한 SLR 검사의 신뢰도를 연구했다. 측정은 같은 회기내에서 이루어졌고, 7일 이후에도 이루어졌다 (표 8.11 참고). 양쪽 그룹에서 측정의 회기간 변인이 비슷했기 때문에, 연구자들은 가변성이 경련성의 유무에 영향을 받지 않는다고 결론을 내렸다. 게다가 반복 측정은 한 번의 측정보다 회기간 신뢰도를 향상시키지 못했다. 이것은 반복 측정이 필요하지 않음을 의미한다.

Stuberg 등은 중등도에서 심한 과긴장을 가진 아동 (예, 뇌성마비, Reye, Sanfilippo 및 Dandy-Walker 증후군; 그리고 18 염색체성)을 대상으로 SLR를 측정하기 위해 측각기를 이용한 측정의 신뢰도를 연구했다. 그들의 결과에 따르면, 검사간 차이가 7.6°였고, 5°에서의 검사자 사이 일치 백분율은 SLR 검사에서 30%밖에 되지 않았다고 한다.

표 8.13 근육길이검사의 검사간 신뢰도: 엉덩관절 벌림근을 위한 Ober 검사와 수정 Ober 검사의 연구

연구	N	표본	방법	r	ICC	절대 수치 (°)
건강한 사람						
Gajdoski 등[20]	49	건강한 성인 (20–43세, 평균 27세)	2명 검사자; 측각기 Ober 검사 수정 Ober 검사		평균; 여성 .83; .87 .82; .92	
Reese and Bandy[2]	61	건강한 성인 (21–30세, 평균 24세)	1명 검사자; 경사계 Ober 검사 수정 Ober 검사		 .90 .91	날짜 사이의 평균 절대차이 (°) .6 .4
Herrington 등[44]	5	건강한 성인 (18–34세)	액체 측각기, 압력 생체피드백 (골반) Ober 검사 수정 Ober 검사	 .96 .97		SEM (°) 1.3 1.1
환자						
Melchione and Sullivan[130]	10	무릎 통증을 가진 청소년/성인 (16–43세)	2명 검사자 (PT); 경사계 수정 Ober 검사 (무릎 굽힘 5°) 골반에 특수한 수평 장비		 .94	SEM (°) 1.0

r = 피어슨 상관계수; ICC = 등급간 상관계수; SEM = 측정의 표준오차; PT=물리치료사; °=각도

표 8.14 근육길이검사의 검사자간 신뢰도: 엉덩관절 벌림근을 위한 Ober 검사와 수정 Ober 검사의 연구

연구	N	표본	방법	ICC	절대 수치 (°)
환자					
Melchione and Sullivan[130]	10	무릎 통증을 가진 청소년/성인 (16–43세)	2명 검사자 (PT); 경사계 수정 Ober 검사 (무릎 굽힘 5°) 골반에 특수한 수평 장비	.73	SEM (°) 2.0
Piva 등[124]	30	무릎넙다리 통증증후군을 가진 성인 (평균 29세)	4명 검사자 (PT); 중력 경사계; Ober 검사	.97	SEM (°) 2.1

ICC = 등급간 상관계수; SEM = 측정의 표준오차; PT=물리치료사

Ober 검사와 수정 Ober 검사의 신뢰도 (Reliability of the Ober and Modified Ober Tests)

Ober 검사와 수정 Ober 검사의 신뢰도는 건강한 성인과 무릎 통증을 가진 환자를 대상으로 측각기나 경사계로 측정했을 때 임상적으로 적용가능한 것으로 나타났다. 검사의 일치성을 향상시키기 위해 엄격한 검사 프로토콜의 사용이 필요하고, 또 검사 다리를 유지하거나 고정하는데 도움을 줄 수 있는 보조검사자의 이용이 필요하다고 한다.

Gajdosik 등은 한 회기 동안 3번의 반복 측정을 이용하여 Ober 검사와 수정 Ober 검사의 검사간 신뢰도를 평가했다. 검사받은 피검자는 골반을 고정하기 위해 아래쪽 엉덩관절과 무릎관절을 45°로 굽힘하여 옆으로 누운 자세를 취했다. 1명의 검사자는 검사를 수행했고, 보조검사자는 측각기를 허벅지 중간선에 정렬되도록 배치하고, 눈금을 읽었다. Ober 검사와 수정 Ober 검사를 할 때 남성의 ICC는 여성보다 약간 낮았다 (표 8.13). 그 이유는 아마 골반을 고정하는데 영향을 줄 수 있는 남성의 다리가 여성의 다리보다 더 무거웠기 때문이다.

Reese와 Bandy는 Ober 검사와 수정 Ober 검사의 반복 측정에 대한 검사간 신뢰도를 결정하기 위해 건강한 사람

을 대상으로 먼쪽 허벅지에 경사계를 배치했다. 검사간 신뢰도는 상대 신뢰도와 절대 신뢰도에서 수용가능했고, 이것은 양쪽 검사가 임상에서 이용될 수 있음을 의미한다 (표 8.13 참고).

Herrington 등은 골반 움직임의 시작을 감지하기 위해 압력 생체피드백 장비를 이용했다. 그들이 5명의 건강한 피검자인 작은 표본을 대상으로 연구했지만, 상대 신뢰도와 절대 신뢰도의 값은 여기에 사용된 방법이 임상에서도 이용될 수 있음을 의미한다 (표 8.13 참고).

Piva 등은 무릎넙다리 통증증후군 환자를 대상으로 이마면의 엉덩관절 각도를 측정하기 위해 경사계를 사용했다. 상대 신뢰도와 절대 신뢰도의 값들은 Ober 검사가 임상에서도 이용될 수 있음을 의미한다 (표 8.14 참고).

Melchione와 Sullivan은 수정 Ober 검사 (무릎을 15°로 굽힌한)를 수행할 때, 피드백을 제공하기 위해 골반에 부착되는 특별한 장비를 개발했다. 그들은 새로운 방법의 신뢰도를 측정하기 위해 앞쪽 무릎통증을 가진 환자를 동원했다. 상대 신뢰도와 절대 신뢰도는 심지어 다른 검사자가 추후 검사를 수행하더라도, 이들 방법이 임상에서 이용될 수 있음을 의미한다 (표 8.13와 표 8.14 각각).

참고문헌

1. Martin, RL: The Hip Complex. In Levangie, P, and Norkin, CC: Joint Structure and Function: A Comprehensive Analysis, ed 5. FA Davis, Philadelphia, 2011.
2. Cyriax, JH, and Cyriax, P: Illustrated Manual of Orthopaedic Medicine. Butterworths, London, 1983.
3. Greene, WB, and Heckman, JD (eds): The Clinical Measurement of Joint Motion. American Academy of Orthopaedic Surgeons, Rosemont, IL, 1994.
4. Cocchiarella, L, and Andersson, GBL (eds): Guides to the Evaluation of Permanent Impairment, ed 5. American Medical Association, Chicago, 2000.
5. Roach, KE, and Miles, TP: Normal hip and knee active range of motion: The relationship to age. Phys Ther 71 (9):656, 1991.
6. Soucie, JM, et al: Range of motion measurements: Reference values and a database for comparison studies. Haemophilia 17 (3):500, 2011.
7. Kumar, S, et al: Normal range of motion of hip and ankle in Indian population. Acta Orthop Traumatol Turc 45 (6):421, 2011.
8. Rodinelli, RD (ed): Guides to Evaluation of Permanent Impairment, ed 6. American Medical Association, Chicago, 2007.
9. Boone, DC, and Azen, SP: Normal range of motion of joints in male subjects. J Bone Joint Surg Am 61 (5):756, 1979.
10. Kendall, FP: Muscles: Testing and Function With Posture and Pain, ed 5. Lippincott Williams & Wilkins, Baltimore, 2005.
11. Aalto, TJ, et al: Effect of passive stretch on reproducibility of hip range of motion measurements. Arch Phys Med Rehabil 86 (3):549, 2005.
12. Youdas, JW, et al: The influence of gender and age on hamstring muscle length in healthy adults. J Orthop Sports Phys Ther 35 (4):246, 2005.
13. James, B, and Parker, AW: Active and passive mobility of lower limb joints in elderly men and women. Am J Phys Med Rehabil 68 (4):162, 1989.
14. Ober, F: The role of the iliotibial band and fascia lata as a factor in the causation of lower back disabilities and sciatica. J Bone Joint Surg Am 18:105, 1936.
15. Noble, H, Hajeck, MR, and Porter, M: Diagnosis and treatment of iliotibial band tightness in runners. Phys Sports Med 10:67, 1982.
16. McConnell, J: The physical therapist's approach to patellofemoral disorders. Clin Sports Med 21 (3):363, 2002.
17. Hoppenfeld, S: Physical Examination of the Spine and Extremities. Appleton-Century-Crofts, New York, 1976.
18. Gose, JC, and Schweizer, P: Iliotibial band tightness. J Orthop Sports Phys Ther 10 (10):399, 1989.
19. Cade, D, et al: Indirectly measuring length of the iliotibial band and related hip structures: A correlational analysis of four adduction tests. Abstract Platform Presentation, APTA Combined Sections Meeting. J Orthop Sports Phys Ther 31:A22, 2001.
20. Gajdosik, RL, Sandler, mm, and Marr, HL: Influence of knee positions and gender on the Ober test for length of the iliotibial band. Clin Biomech 18 (1):77, 2003.
21. Wang, TG, et al: Assessment of stretching of the iliotibial tract with Ober and modified Ober tests: An ultrasonographic study. Arch Phys Med Rehabil 87 (10):1407, 2006.
22. Reese, NB, and Bandy, WD: Use of an inclinometer to measure flexibility of the iliotibial band using the Ober test and the modified Ober test: Differences in magnitude and reliability of measurements. J Orthop Sports Phys Ther 33 (6):326, 2003.
23. Forero, N, Okamura, LA, and Larson, MA: Normal ranges of hip motion in neonates. J Pediatr Orthop 9 (4):391, 1989.
24. Waugh, KG, et al: Measurement of selected hip, knee, and ankle joint motions in newborns. Phys Ther 63 (10):1616, 1983.
25. Schwarze, DJ, and Denton, JR: Normal values of neonatal lower limbs: An evaluation of 1,000 neonates. J Pediatr Orthop 13 (6):758, 1993.
26. Broughton, NS, Wright, J, and Menelaus, MB: Range of knee motion in normal neonates. J Pediatr Orthop 13 (2):263, 1993.
27. Drews, J, Vraciu, JK, and Pellino, G: Range of motion of the joints of the lower extremities of newborns. Phys Occup Ther Pediatr 4:49, 1984.
28. Phelps, E, Smith, LJ, and Hallum, A: Normal ranges of hip motion of infants between nine and 24 months of age. Dev Med Child Neurol 27 (6):785, 1985.
29. Sankar, WN, Laird, CT, and Baldwin, KD: Hip range of motion in children: What is the norm? J Pediatr Orthop 32 (4):399, 2012.
30. Watanabe, H, et al: The range of motions of the extremities in healthy Japanese people: The difference according to age. Nippon Seikeigeka Gakkai Zasshi 53:275, 1979.
31. Walker, JM: Musculoskeletal development: A review. Phys Ther 71 (12):878, 1991.
32. Svenningsen, S, et al: Hip motion related to age and sex. Acta Orthop Scand 60 (1):97, 1989.
33. Walker, JM, et al: Active mobility of the extremities in older subjects. Phys Ther 64 (6):919, 1984.
34. Allander, E, et al: Normal range of joint movements in shoulder, hip, wrist and thumb with special reference to side: A comparison between two populations. Int J Epidemiol 3 (3):253, 1974.
35. Kozic, S, et al: Femoral anteversion related to side differences in hip rotation. Passive rotation in 1,140 children aged 8–9 years. Acta Orthop Scand 68 (6):533, 1997.
36. Nonaka, H, et al: Age-related changes in the interactive mobility of the hip and knee joints: A geometrical analysis. Gait Posture 15 (3):236, 2002.
37. Fairbank, JC, Pynsent, PB, and Phillips, H: Quantitative measurements of joint mobility in adolescents. Ann Rheum Dis 43 (2):288, 1984.
38. Beighton, P, Solomon, L, and Soskolne, CL: Articular mobility in an African population. Ann Rheum Dis 32 (5):413, 1973.
39. Boone, D, Walker, JM, and Perry, J: Age and sex differences in lower extremity joint motion. Paper presented at the National Conference of the American Physical Therapy Association, Washington, DC, 1981.
40. Simoneau, GG, et al: Influence of hip position and gender on active hip internal and external rotation. J Orthop Sports Phys Ther 28 (3):158, 1998.
41. Peeler, JD, and Anderson, JE: Reliability limits of the modified Thomas test for assessing rectus femoris muscle flexibility about the knee joint. J Athl Train 43 (5):470, 2008.
42. Hu, H, et al: Measurements of voluntary joint range of motion in the Chinese elderly living in Bejiing area by a photographic method. Int J Indust Ergon 36:861, 2006.
43. Sanya, AO, and Obi, CS: Range of motion in selected joints of diabetic and non-diabetic subjects. Afr J Health Sci 6 (1):17, 1999.

44. Herrington, L, Rivett, N, and Munro, S: The relationship between patella position and length of the iliotibial band as assessed using Ober's test. Man Ther 11 (3):182, 2006.
45. Bini, V, et al: Body mass index in children and adolescents according to age and pubertal stage. Eur J Clin Nutr 54 (3):214, 2000.
46. Kettunen, JA, et al: Factors associated with hip joint rotation in former elite athletes. Br J Sports Med 34 (1):44, 2000.
47. Escalante, A, et al: Determinants of hip and knee flexion range: Results from the San Antonio Longitudinal Study of Aging. Arthritis Care Res 12 (1):8, 1999.
48. Lichtenstein, MJ, et al: Modeling impairment: Using the disablement process as a framework to evaluate determinants of hip and knee flexion. Aging (Milano) 12 (3):208, 2000.
49. Bennell, K, et al: Hip and ankle range of motion and hip muscle strength in young female ballet dancers and controls. Br J Sports Med 33 (5):340, 1999.
50. Schmid, A, et al: Improvements in speed-based gait classifications are meaningful. Stroke 38 (7):2096, 2007.
51. Studenski, S, et al: Physical performance measures in the clinical setting. J Am Geriatr Soc 51 (3):314, 2003.
52. Purser, JL, et al: Walking speed predicts health status and hospital costs for frail elderly male veterans. J Rehabil Res Dev 42 (4):535, 2005.
53. Clapper, MP, and Wolf, SL: Comparison of the reliability of the Orthoranger and the standard goniometer for assessing active lower extremity range of motion. Phys Ther 68 (2):214, 1988.
54. Bierma-Zeinstra, SM, et al. Comparison between two devices for measuring hip joint motions. Clin Rehabil 12 (6):497, 1998.
55. Roach S, et al: Concurrent validity of digital inclinometer and universal goniometer in assessing passive hip mobility in healthy subjects. Int J Sports Phys Ther 8 (5):680, 2013.
56. Clapis, PA, Davis, SM, and Davis, RO: Reliability of inclinometer and goniometric measurements of hip extension flexibility using the modified Thomas test. Physiother Theory Pract 24 (2):135, 2008.
57. Cyriax, J: Textbook of Orthopaedic Medicine: Vol. 1: Diagnosis of Soft Tisse Lesions, ed 8. Bailliere Tindall, London, 1982.
58. Kumar, D, et al: Differences in the association of hip cartilage lesions and cam-type femoroacetabular impingement with movement patterns: A preliminary study. PM R 2014.
59. Van Dillen, LR, et al: Effect of knee and hip position on hip extension range of motion in individuals with and without low back pain. J Orthop Sports Phys Ther 30 (6):307, 2000.
60. Gilbert, CB, Gross, MT, and Klug, KB: Relationship between hip external rotation and turnout angle for the five classical ballet positions. J Orthop Sports Phys Ther 27 (5):339, 1998.
61. Steinberg, N, et al: Range of joint movement in female dancers and nondancers aged 8 to 16 years: Anatomical and clinical implications. Am J Sports Med 34 (5):814, 2006.
62. Tyler, TF, et al: Groin injuries in sports medicine. Sports Health 2 (3):231, 2010.
63. Emery, CA, Meeuwisse, WH, and Powell, JW: Groin and abdominal strain injuries in the National Hockey League. Clin J Sport Med 9 (3):151, 1999.
64. Shindle, MK, et al: Hockey injuries: A pediatric sport update. Curr Opin Pediatr 22 (1):54, 2010.
65. Ellison, JB, Rose, SJ, and Sahrmann, SA: Patterns of hip rotation range of motion: A comparison between healthy subjects and patients with low back pain. Phys Ther 70 (9):537, 1990.
66. Altman, RD: The classification of osteoarthritis. J Rheumatol Suppl 43:42, 1995.
67. Altman, R, et al: The American College of Rheumatology criteria for the classification and reporting of osteoarthritis of the hip. Arthritis Rheum 34 (5):505, 1991.
68. Sutlive, TG, et al: Development of a clinical prediction rule for diagnosing hip osteoarthritis in individuals with unilateral hip pain. J Orthop Sports Phys Ther 38 (9):542, 2008.
69. Arokoski, MH, et al: Physical function in men with and without hip osteoarthritis. Arch Phys Med Rehabil 85 (4):574, 2004.
70. Steultjens, MP, et al: Range of joint motion and disability in patients with osteoarthritis of the knee or hip. Rheumatology (Oxford) 39 (9):955, 2000.
71. Mollinger, LA, and Steffen, TM: Knee flexion contractures in institutionalized elderly: Prevalence, severity, stability, and related variables. Phys Ther 73 (7):437, 1993.
72. Kerrigan, DC, et al: Reduced hip extension during walking: Healthy elderly and fallers versus young adults. Arch Phys Med Rehabil 82 (1):26, 2001.
73. Beissner, KL, Collins, JE, and Holmes, H: Muscle force and range of motion as predictors of function in older adults. Phys Ther 80 (6):556, 2000.
74. Magee, DJ. Orthopedic Physical Assessment, ed 4. Saunders, Philadelphia, 2002.
75. Newman, P, et al: Risk factors associated with medial tibial stress syndrome in runners: A systematic review and meta-analysis. Open Access J Sports Med 4:229, 2013.
76. Yagi, S, Muneta, T, and Sekiya, I: Incidence and risk factors for medial tibial stress syndrome and tibial stress fracture in high school runners. Knee Surg Sports Traumatol Arthrosc 21 (3):556, 2013.
77. Zifchock, RA, et al: Side-to-side differences in overuse running injury susceptibility: A retrospective study. Hum Mov Sci 27 (6):888, 2008.
78. Hicks, GE, et al: Preliminary development of a clinical prediction rule for determining which patients with low back pain will respond to a stabilization exercise program. Arch Phys Med Rehabil 86 (9):1753, 2005.
79. Childs, JD, et al: A clinical prediction rule to identify patients with low back pain most likely to benefit from spinal manipulation: A validation study. Ann Intern Med 141 (12):920, 2004.
80. Fritz, JM, et al: Factors related to the inability of individuals with low back pain to improve with a spinal manipulation. Phys Ther 84 (2):173, 2004.
81. Iverson, CA, et al: Lumbopelvic manipulation for the treatment of patients with patellofemoral pain syndrome: Development of a clinical prediction rule. J Orthop Sports Phys Ther 38 (6):297, 2008.
82. Currier, LL, et al: Development of a clinical prediction rule to identify patients with knee pain and clinical evidence of knee osteoarthritis who demonstrate a favorable short-term response to hip mobilization. Phys Ther 87 (9):1106, 2007.
83. Perry, CJ, et al: The effects of anterior load carriage on lower limb gait parameters during obstacle clearance. Gait Posture 32 (1):57, 2010.

84. Ranchos Los Amigos Medical Center: The Pathokinesiology Service and the Physical Assesment Department: Observational Gait Analysis Handbook. Downey, CA, 1989.
85. Weisl, H: The movements of the sacroiliac joint. Acta Anat (Basel) 23 (1):80, 1955.
86. Thorstensson, A, et al: Trunk movements in human locomotion. Acta Physiol Scand 121 (1):9, 1984.
87. Lee, KM, et al: Reliability of physical examination in the measurement of hip flexion contracture and correlation with gait parameters in cerebral palsy. J Bone Joint Surg Am 93 (2):150, 2011.
88. McFadyen, BJ, and Winter, DA: An integrated biomechanical analysis of normal stair ascent and descent. J Biomech 21 (9):733, 1988.
89. Livingston, LA, Stevenson, JM, and Olney, SJ: Stairclimbing kinematics on stairs of differing dimensions. Arch Phys Med Rehabil 72 (6):398, 1991.
90. Protopapadaki, A, et al: Hip, knee, ankle kinematics and kinetics during stair ascent and descent in healthy young individuals. Clin Biomech (Bristol, Avon) 22 (2):203, 2007.
91. Mulholland, SJ, and Wyss, UP: Activities of daily living in non-Western cultures: Range of motion requirements for hip and knee joint implants. Int J Rehabil Res 24 (3):191, 2001.
92. He mmerich, A, et al: Hip, knee, and ankle kinematics of high range of motion activities of daily living. J Orthop Res 24 (4):770, 2006.
93. Kapoor A, et al: Range of movements of lower limb joints in crosslegged sitting posture. J Arthroplasty 23 (3):451, 2008.
94. McWhirk, LB, and Glanzman, AM: Within-session interrater reliability of goniometric measures in patients with spastic cerebral palsy. Pediatr Phys Ther 18 (4):262, 2006.
95. Holm, I, et al: Reliability of goniometric measurements and visual estimates of hip ROM in patients with osteoarthrosis. Physiother Res Int 5 (4):241, 2000.
96. Pandya, S, et al: Reliability of goniometric measurements in patients with Duchenne muscular dystrophy. Phys Ther 65 (9):1339, 1985.
97. Croft, PR, et al: Interobserver reliability in measuring flexion, internal rotation, and external rotation of the hip using a plurimeter. Ann Rheum Dis 55 (5):320, 1996.
98. Kilgour, G, McNair, P, and Stott, NS: Intrarater reliability of lower limb sagittal range-of-motion measures in children with spastic diplegia. Dev Med Child Neurol 45 (6):391, 2003.
99. Mutlu, A, Livanelioglu, A, and Gunel, MK: Reliability of goniometric measurements in children with spastic cerebral palsy. Med Sci Monit 13 (7):CR323, 2007.
100. Bohannon, RW, Gajdosik, RL, and LeVeau, BF: Relationship of pelvic and thigh motions during unilateral and bilateral hip flexion. Phys Ther 65 (10):1501, 1985.
101. Nussbaumer, S, et al: Validity and test-retest reliability of manual goniometers for measuring passive hip range of motion in femoroacetabular impingement patients. BMC Musculoskelet Disord 11:194, 2010.
102. van Trijffel, E, et al: Inter-rater reliability for measurement of passive physiological movements in lower extremity joints is generally low: A systematic review. J Physiother 56 (4):223, 2010.
103. Chevillotte, CJ, et al: Variability in hip range of motion on clinical examination. J Arthroplasty 24 (5):693, 2009.
104. Boone, DC, et al: Reliability of goniometric measurements. Phys Ther 58 (11):1355, 1978.
105. Ekstrand, J, et al: Lower extremity goniometric measurements: A study to determine their reliability. Arch Phys Med Rehabil 63 (4):171, 1982.
106. Prather, H, et al: Reliability and agreement of hip range of motion and provocative physical examination tests in asymptomatic volunteers. PM R 2 (10):888, 2010.
107. Cibere, J, et al: Reliability of the hip examination in osteoarthritis: Effect of standardization. Arthritis Rheum 59 (3):373, 2008.
108. Pua, YH, et al: Intrarater test-retest reliability of hip range of motion and hip muscle strength measurements in persons with hip osteoarthritis. Arch Phys Med Rehabil 89 (6):1146, 2008.
109. Poulsen, E, et al: Reproducibility of range of motion and muscle strength measurements in patients with hip osteoarthritis—an inter-rater study. BMC Musculoskelet Disord 13:242, 2012.
110. Fosang, AL, et al: Measures of muscle and joint performance in the lower limb of children with cerebral palsy. Dev Med Child Neurol 45 (10):664, 2003.
111. Cadenhead, SL, McEwen, IR, and Thompson, DM: Effect of passive range of motion exercises on lower-extremity goniometric measurements of adults with cerebral palsy: A single-subject design. Phys Ther 82 (7):658, 2002.
112. Cliborne, AV, et al: Clinical hip tests and a functional squat test in patients with knee osteoarthritis: Reliability, prevalence of positive test findings, and short-term response to hip mobilization. J Orthop Sports Phys Ther 34 (11):676, 2004.
113. Cibulka, MT, et al: Unilateral hip rotation range of motion asy mmetry in patients with sacroiliac joint regional pain. Spine (Phila Pa 1976) 23 (9):1009, 1998.
114. Owen, J, Stephens, D, and Wright, JG: Reliability of hip range of motion using goniometry in pediatric femur shaft fractures. Can J Surg 50 (4):251, 2007.
115. Winters, MV, et al: Passive versus active stretching of hip flexor muscles in subjects with limited hip extension: A randomized clinical trial. Phys Ther 84 (9):800, 2004.
116. Harvey, D: Assessment of the flexibility of elite athletes using the modified Thomas test. Br J Sports Med 32 (1):68, 1998.
117. Godges, JJ, MacRae, PG, and Engelke, KA: Effects of exercise on hip range of motion, trunk muscle performance, and gait economy. Phys Ther 73 (7):468, 1993.
118. Ashton, BB, Pickles, B, and Roll, JW: Reliability of goniometric measurements of hip motion in spastic cerebral palsy. Dev Med Child Neurol 20 (1):87, 1978.
119. Bartlett, MD, et al: Hip flexion contractures: A comparison of measurement methods. Arch Phys Med Rehabil 66 (9):620, 1985.
120. Glanzman, AM, Swenson, AE, and Kim, H: Intrarater range of motion reliability in cerebral palsy: A comparison of assessment methods. Pediatr Phys Ther 20 (4):369, 2008.
121. Stuberg, WA, Fuchs, RH, and Miedaner, JA: Reliability of goniometric measurements of children with cerebral palsy. Dev Med Child Neurol 30 (5):657, 1988.
122. Stuberg, WA, and Metcalf, WK: Reliability of quantitative muscle testing in healthy children and in children with Duchenne muscular dystrophy using a hand-held dynamometer. Phys Ther 68 (6):977, 1998.

123.Gajdosik, RL, et al: Comparison of four clinical tests for assessing hamstring muscle length. J Orthop Sports Phys Ther 18 (5):614, 1993.

124.Piva, SR, et al: Reliability of measures of impairments associated with patellofemoral pain syndrome. BMC Musculoskelet Disord 7:33, 2006.

125.Hanten, WP, and Chandler, SD: Effects of myofascial release leg pull and sagittal plane isometric contract-relax techniques on passive straight-leg raise angle. J Orthop Sports Phys Ther 20 (3):138, 1994.

126.Ylinen, JJ, Kautiainen, HJ, and Hakkinen, AH: Comparison of active, manual, and instrumental straight leg raise in measuring hamstring extensibility. J Strength Cond Res 24 (4):972, 2010.

127.Wang, SS, et al: Lower extremity muscular flexibility in long distance runners. J Orthop Sports Phys Ther 17 (2):102, 1993.

128.Hsieh, CY, Walker, JM, and Gillis, K: Straight-leg-raising test. Comparison of three instruments. Phys Ther 63 (9):1429, 1983.

129.Lindell, O, Eriksson, L, and Strender, LE: The reliability of a 10-test package for patients with prolonged back and neck pain: Could an examiner without formal medical education be used without loss of quality? A methodological study. BMC Musculoskelet Disord 8:31, 2007.

130.Melchione, WE, and Sullivan, MS: Reliability of measurements obtained by use of an instrument designed to indirectly measure iliotibial band length. J Orthop Sports Phys Ther 18 (3):511, 1993.

131.Pua, YH, et al: Association of physical performance with muscle strength and hip range of motion in hip osteoarthritis. Arthritis Rheum 61 (4):442, 2009.

제 9 장

무릎
The Knee

구조와 기능 (Structure and Function)

정강넙다리관절과 무릎넙다리관절 (Tibiofemoral and Patellofemoral Joints)

무릎은 하나의 관절주머니에 둘러싸인 두 개의 관절로 구성되어 있다: 정강넙다리관절과 무릎넙다리관절. 정강넙다리관절에서, 몸쪽면은 볼록한 먼쪽 넙다리뼈의 안쪽관절융기와 가쪽 관절융기이다 (그림 9.1). 뒤아래쪽에는, 안쪽관절융기가 융기사이패임으로 불리는 깊은 고랑에 의해 가쪽 관절융기와 분리되어 있다. 앞쪽에는, 양쪽 관절융기가 넙다리무릎뼈의 표면으로 불리는 얕은 뼈 영역에 의해 분리되어 있다. 먼쪽 관절면은 정강뼈 몸쪽 끝단에 있는 2개의 얇게 오목한 정강뼈의 안쪽관절융기와 가쪽관절융기이다. 융기사이결절로 불리는 2개의 가시가 안쪽융기와 가쪽융기를 분리하고 있다. 그리고 반달판이라 불리는 2개의 관절원반이 정강뼈융기의 관절면에 부착되어 있다 (그림 9.2). 무릎넙다리관절의 관절면은 무릎뼈의 뒤쪽면과 넙다리무

그림 9.1 오른쪽 무릎의 앞쪽면은 정강넙다리관절을 보여주고 있다.

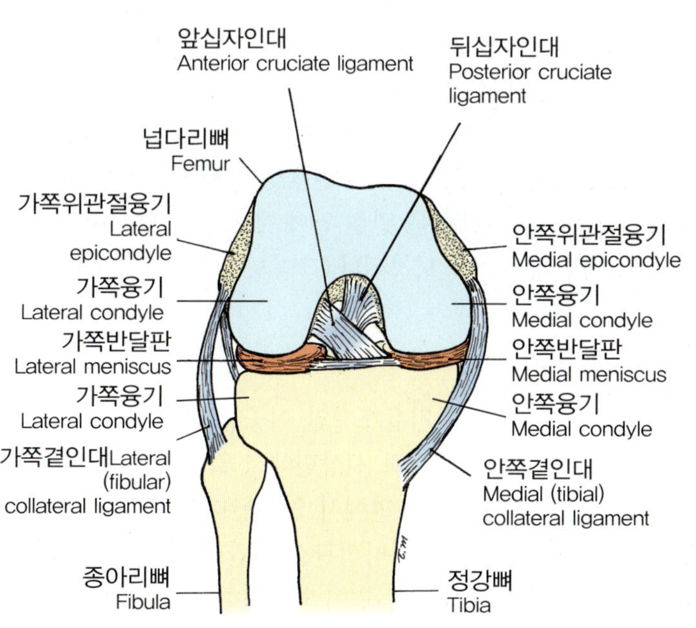

그림 9.2 굽힘된 오른쪽 무릎의 앞쪽면은 넙다리뼈융기와 정강뼈융기, 안쪽과 가쪽의 반달판, 십자인대와 곁인대를 보여주고 있다.

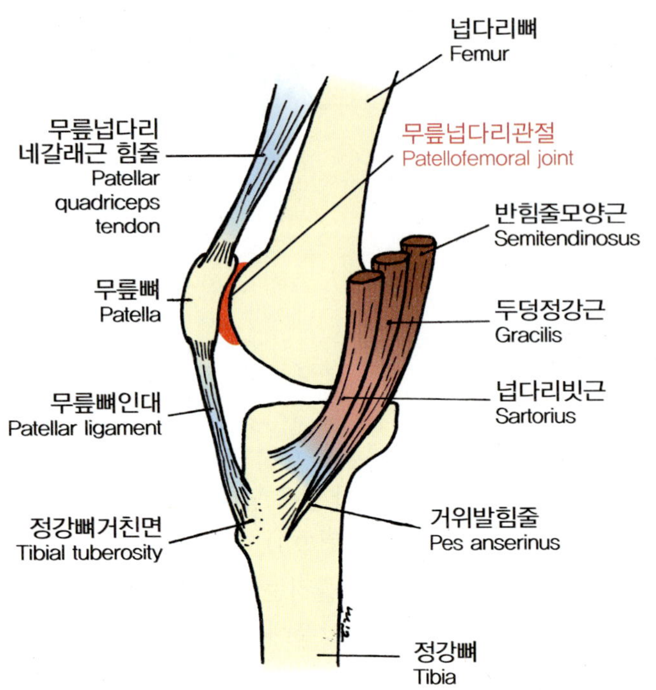

그림 9.3 오른쪽 무릎의 안쪽면은 거위발을 형성하는 3개의 힘줄을 보여주고 있다. 그리고 무릎넙다리관절, 무릎뼈인대 및 무릎힘줄도 보여주고 있다.

릎뼈 표면이다 (그림 9.3).

2개의 관절을 둘러싸고 있는 관절주머니는 크고 느슨한 편이며, 힘줄과 주위 근육과 인대의 팽창부에 의해 보강되고 있다. 넙다리네갈래근 힘줄, 무릎뼈인대 및 폄근팽창부가 앞쪽 안정성을 제공한다 (그림 9.3 참고). 가쪽곁인대, 안쪽곁인대, 엉덩정강띠 및 거위발은 안쪽-가쪽 안정성을 제공하고, 무릎 굽힘근은 뒤쪽 안정성을 제공한다. 부가적으로, 정강넙다리관절은 관절 안에 위치하는 앞십자인대와 뒤십자인대에 의해 보강된다 (그림 9.2 참고).

뼈운동형상학 (Osteokinematics)

정강넙다리관절은 자유도 2인 이중융기관절이다. 굽힘-폄은 안가축을 중심으로 시상면에서 일어나고, 돌림은 수직축을 중심으로 가로면에서 일어난다. 근육 활성과 인대 제한과 함께, 정강넙다리관절의 관절면 불일치성과 비대칭에 의해 자동적인 돌림이 일어난다. 이런 자동적 돌림 (automatic rotation)은 불수의적이고, 폄의 끝지점에서 주로 일어난다. 즉 폄이 짧은 가쪽관절융기 위에서 움직임이 끝나더라도 긴 안쪽관절융기에서는 움직임이 계속 일어나기 때문이다. 능동 폄 ROM의 마지막 부분 동안, 자동 돌림은 무릎의 나사홈 기전으로 불리는 잠김 현상을 일으킨다. 예를 들어, 비체중부하 상태에서 정강뼈가 무릎을 폄할 때, 마지막 10~15°의 무릎 폄에서 무릎을 잠그기 위해 정강뼈가 가쪽돌림한다. 그러므로, 무릎이 완전한 폄 자세를 취할 때, 정강뼈가 넙다리뼈에 대해 가쪽돌림되어 있다. 잠김된 무릎을 풀기 위해서는, 정강뼈가 안쪽돌림되거나 넙다리뼈가 가쪽돌림되어야 한다.

이런 자동 돌림은 수의적으로 조절되지 않고, 무릎이 굽힘되었을 때 일어날 수 있는 수의적 돌림과 혼동되어서는 안 된다. 무릎이 90° 굽힘될 때, 가장 큰 돌림 ROM이 일어날 수 있다. Almquist 등은 120명의 건강한 피검자 (남성 60명과 여성 60명)를 대상으로 연구한 결과, 전체 수의적 무릎 돌림의 40%가 안쪽돌림되었고, 60%가 가쪽돌림되었음을 확인했다.

관절운동형상학 (Arthrokinematics)

비체중부하의 능동 활동을 할 때, 정강뼈의 오목한 관절면은 볼록한 넙다리뼈 관절융기 위에서 정강뼈몸통이 움직이는 방향과 같은 방향으로 활주한다. 정강뼈 관절융기는 굽힘할 때 넙다리뼈 관절융기 위에서 뒤쪽으로 활주하고, 폄을 할 때 앞쪽으로 활주한다.

체중부하상태일 때, 볼록한 넙다리뼈융기의 큰 관절면이 작은 정강뼈 관절면 위에서 유지되려면 서로 반대되는 방향으로 구르기와 활주를 해야 한다. 체중부하상태에서 굽힘을 할 때, 넙다리뼈 관절융기는 뒤쪽으로 구르기하고 앞쪽으로 활주한다. 넙다리에 의한 반월판 고정 (meniscus fixation)에서 뒤쪽 방향으로 비틀어짐에 의해 넙다리뼈관절융기 구름에 따른다. 반달판은 굽힘시 뒤쪽으로 비틀림함으로써 관절융기의 구르기를 따라 움직인다. 폄할 때 넙다리뼈 관절융기는 앞쪽으로 구르기하고, 뒤쪽으로 활주한다. 무릎의 폄이 넙다리뼈 가쪽관절융기에서 끝나지만, 무릎이 잠길 때까지 활주가 안쪽관절융기에서 계속 일어난다.

무릎뼈는 폄할 때 위쪽으로 활주하고, 굽힘할 때 아래쪽으로 활주한다. 그리고 굽힘과 폄을 할 때 약간의 무릎뼈 돌림과 경사가 활주를 동반한다.

관절주머니 패턴 (Capsular Pattern)

무릎관절의 관절주머니 패턴은 굽힘이 폄보다 더 많이 제한되고, 돌림의 제한은 거의 없다. Fritz 등은 관절주머니 패턴을 가진 환자가 폄 소실과 굽힘 소실의 비율로서 0.03~0.50을 가졌고, 관절염이나 관절증을 가진 사람보다 3.2배가 컸음을 확인했다.

동작범위 검사절차: 무릎

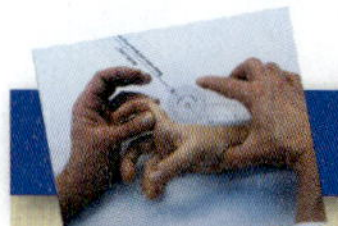

검사절차를 위한 뼈표식점 (Landmarks for Testing Procedures)

그림 9.4는 측각기 몸통이 위치해야 하는 무릎관절의 중심을 의미하는 붉은 점을 제공한다. 엉덩관절과 발목관절에 있는 붉은 점은 측각기의 양쪽팔이 정렬되어야 하는 지점을 의미한다. 그림 9.5에서는, 해부학적 표식점을 확인할 수 있다: 가쪽위관절융기에는 측각기의 몸통이 배치되어야 하고, 큰뼈돌기와 가쪽복사뼈에는 측각기의 팔이 배치되어야 한다.

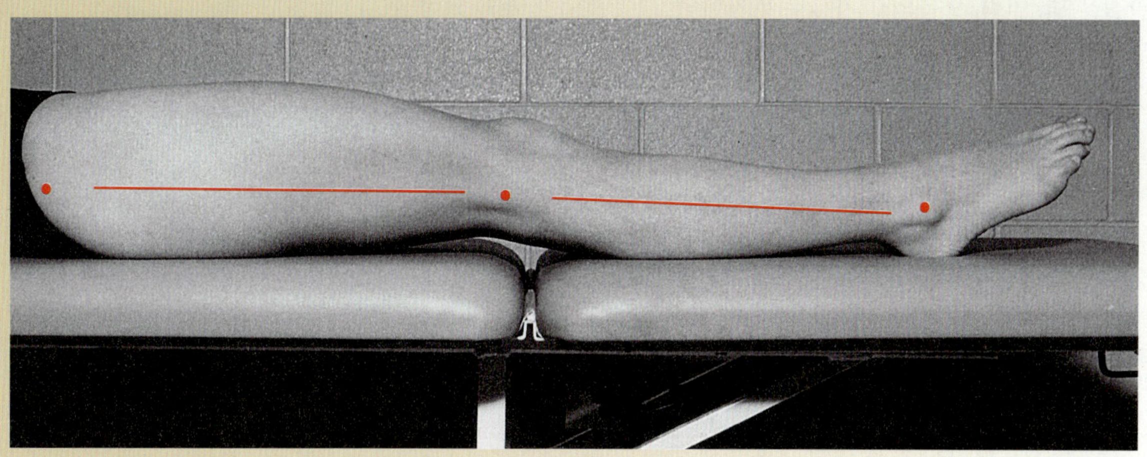

그림 9.4 오른쪽 다리의 가쪽면은 측각기 정렬을 위한 표면해부학적 표식점을 보여주고 있다.

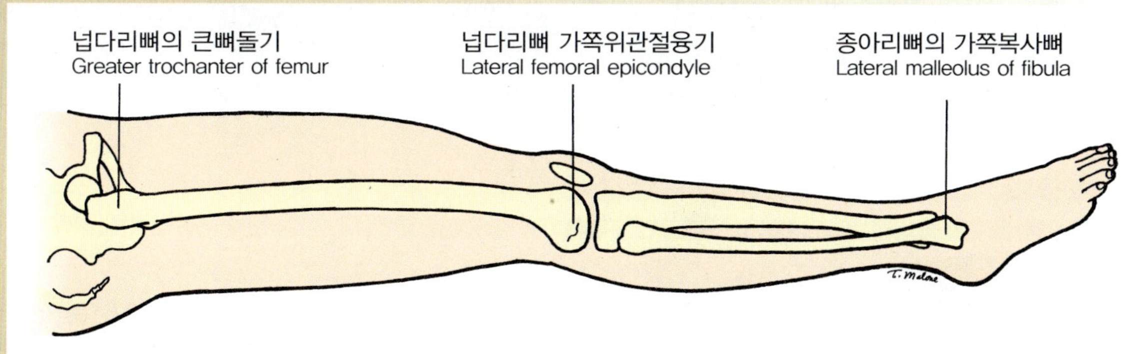

그림 9.5 오른쪽 다리의 가쪽면은 무릎 굽힘 ROM을 측정하는 측각기 정렬을 위한 뼈표식점을 보여주고 있다.

무릎관절의 굽힘 (KNEE FLEXION)

굽힘은 안가축을 중심으로 시상면에서 일어난다. 성인의 정상 굽힘 ROM 값은 130~140°이다. 그러나 AMA's Guides to the Evaluation of Permanent Impairment의 6판에 따르면, 110° 이상의 무릎 굽힘 ROM이 정상으로 간주되고 있다. 정상 ROM의 정의는 광범위하고, 다른 연구자들과 일치하지 않는다. 연령과 성별에 의한 부가적인 정상 ROM에 대해 알고 싶으면, 연구 소견 단락에 있는 표 9.1~표 9.3을 참고하기 바란다.

검사자세 (Testing Position)

피검자는 한쪽 무릎을 펴하고 바로 누운 자세를 취한다. 이때 엉덩관절은 폄, 벌림, 모음의 0° 자세로 위치한다. 가능하면 무릎이 많이 폄되도록 타월을 말아서 발목 밑에 배치한다.

고정 (Stabilization)

엉덩관절의 돌림, 벌림 및 모음을 막기 위해 넙다리뼈를 고정한다.

검사동작 (Testing Motion)

한 손으로는 발목을 잡고, 다른 손은 허벅지 앞쪽에 배치한다. 피검자의 허벅지를 엉덩관절이 90° 굽힘되도록 움직이고, 무릎을 굽힘한다 (그림 9.6). 더 이상의 엉덩관절 움직임을 막기 위해 허벅지를 고정하고, 종아리를 움직여 무릎을 굽힘한다. 저항이 느껴질 때 무릎 굽힘의 ROM을 끝내고, 저항을 이기려는 시도가 부가적인 엉덩관절의 굽힘을 초래한다.

정상 끝느낌 (Normal End-Feel)

일반적으로 끝느낌은 부드럽다. 그 이유는 장딴지의 뒤쪽 근육과 허벅지의 뒤쪽 근육이 접촉되기 때문이다. 끝느낌이 팽팽할 수도 있는데, 그 이유는 안쪽넓은근, 가쪽넓은근 및 중간넓은근의 긴장 때문이다.

측각기 정렬 (Goniometer Alignment)

그림 9.7과 그림 9.8을 참고한다.

1. 측각기의 **중심축**을 넙다리뼈 가쪽위관절융기에 배치한다.
2. 큰뼈돌기를 기준으로 하여, 측각기의 **몸쪽팔**을 넙다리뼈의 가쪽면 중심선에 정렬한다.
3. 가쪽복사뼈와 종아리뼈머리를 기준으로 하여, 측각기의 **먼쪽팔**을 종아리뼈의 가쪽면 중심선에 정렬한다.

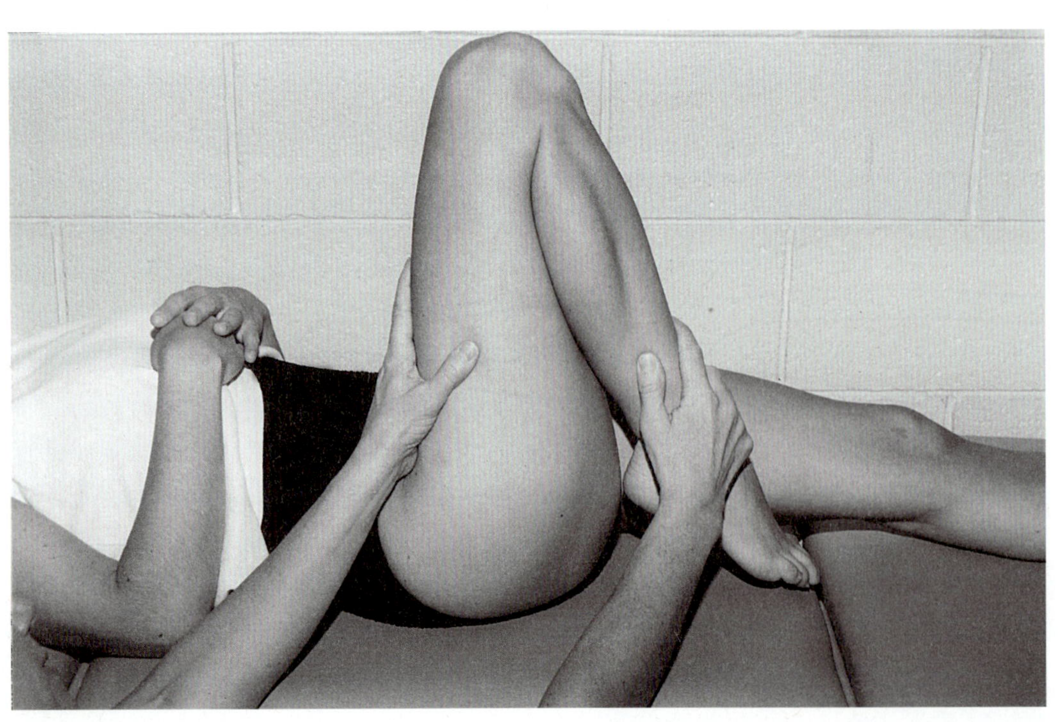

그림 9.6 무릎 굽힘 ROM의 끝지점 때의 오른쪽 다리. 검사자는 한 손으로 피검자의 허벅지를 약 90°로 굽힘한다. 그리고 더 이상의 굽힘을 막기 위해 넙다리뼈를 고정한다. 검사자는 다른 손으로 완전한 무릎 굽힘 ROM을 통해 종아리를 가이드한다.

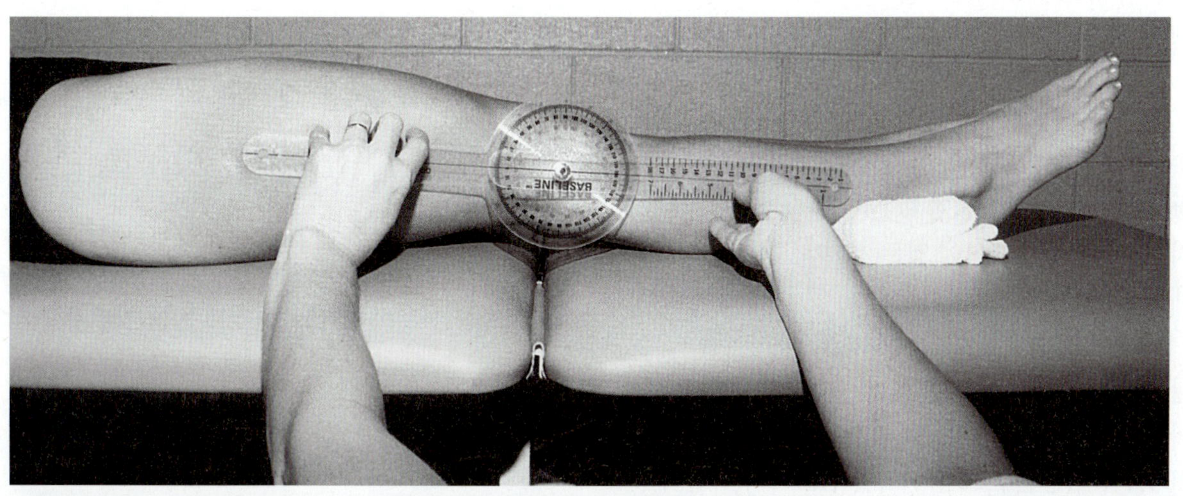

그림 9.7 무릎 굽힘 ROM을 위한 시작자세에서, 피검자는 누운 자세를 취하고, 큰뼈돌기를 확인하고 촉진할 수 있도록 위쪽 허벅지까지 노출시킨다. 완전한 시작 ROM을 측정할 수 있도록 종아리를 들어올리기 위해 발목 밑에 타월을 말아서 배치한다. 검사자는 측각기를 정렬하고 눈금을 읽기 위해 무릎을 꿇거나 스툴에 앉는다.

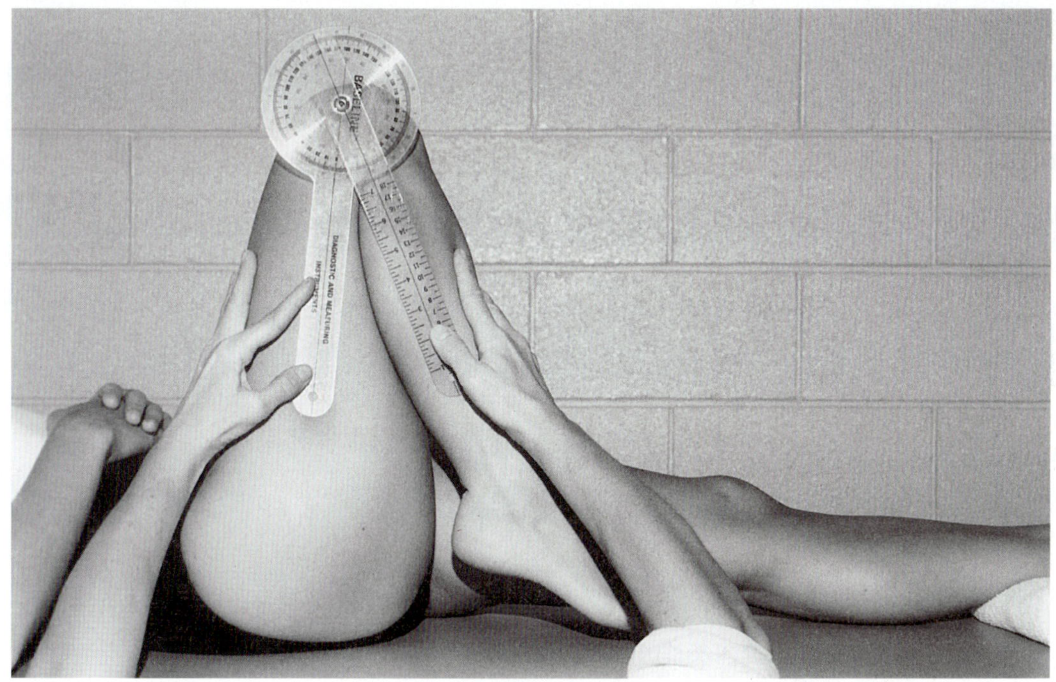

그림 9.8 무릎 굽힘 ROM을 위한 끝지점에서, 검사자는 한 손을 이용해 무릎 굽힘을 유지시키고, 또 측각기의 먼쪽팔을 종아리의 가쪽면 중심선에 정렬시킨다.

쭈그려 앉은 자세에서 이루어지는 무릎 굽힘의 측정값은 누운 자세에서 측정되는 것보다 더 큰 것으로 확인되었다. 그러므로 몇몇 연구자들은 쭈그려 앉은 자세에서 무릎 굽힘을 측정해야 한다는 것을 제안했다. 그러나 쭈그려 앉기를 취하도록 피검자에게 주문할 때 주의를 요구해야 한다. 근력, 균형, 관절 온전성 등의 문제가 존재한다면, 낙상과 관절 손상의 위험이 일어날 수 있다. 누운 자세, 즉, 비체중부하 자세가 많은 피검자에게 더 안전한 자세로 간주되고 있다.

무릎관절의 폄 (KNEE EXTENSION)

폄은 안가축을 중심으로 시상면에서 일어나고, 대개 무릎 굽힘 ROM에 대한 시작자세로 기록된다. 성인의 정상 굽힘 ROM 값은 약 0°이다. 굽힘 ROM의 시작자세가 0°에서 시작하지 못할 때 폄의 제한이 있는 것이다. 폄이 0점 시작자세를 초과하면, 아동에서는 5~10°의 정상 한계내에 있지만, 성인의 경우에는 5°이상이 초과되어도, 이를 젖힘이나 젖힌무릎이라고 부른다. 신생아에서 노인에 이르기까지 연령에 대한 정보를 더 많이 알고 싶으면, 표 9.1~표 9.4까지의 연구 소견 단락을 참고하기 바란다.

검사자세 (Testing Position)

무릎의 굽힘을 측정하기 위해, 피검자를 0점 시작자세의 누운 자세로 취하게 만든다. 무릎이 완전한 폄을 이룰 수 있도록, 발목 밑에 타월을 말아서 배치한다.

고정 (Stabilization)

엉덩관절을 벌림, 모음 및 돌림의 중립위를 유지하기 위해 넙다리뼈를 고정한다.

검사동작 (Testing Motion)

젖힘이 존재하는지를 확인하기 위해, 검사자는 한 손을 아래쪽 허벅지의 앞쪽에 배치하고, 약간 아랫방향으로 압박을 가한다.

정상 끝느낌 (Normal End-Feel)

끝느낌은 팽팽한 느낌인데, 그 이유는 뒤쪽관절주머니, 빗오금인대와 활오금인대, 곁인대, 앞십자인대 및 뒤십자인대의 긴장 때문이다.

측각기 정렬 (Goniometer Alignment)

1. 측각기의 **중심축**을 넙다리뼈 가쪽위관절융기에 배치한다.
2. 큰뼈돌기를 기준으로 하여, 측각기의 **몸쪽팔**을 넙다리뼈의 가쪽면 중심선에 정렬한다.
3. 가쪽복사뼈와 종아리뼈머리를 기준으로 하여, 측각기의 **먼쪽팔**을 종아리뼈의 가쪽면 중심선에 정렬한다.

유니버설 측각기를 이용하는 무릎 ROM의 측정에 대한 가이드를 알고 싶으면, 부록 B를 참고하기 바란다.

무릎관절의 돌림 (KNEE ROTATION)

요즘 임상에서는 무릎 돌림의 측정을 권장하지 않는데, 그 이유는 대부분의 측정 방법이 아직 여러 개발 단계에 있기 때문이다. 이들 방법 중 3가지 방법이 수용가능한 결과의 신뢰도 검증을 받고 있다.

임상에서 이용되고 있는 유일한 실제 방법은 Clarkson에 의해 개발된 방법이다. 그는 무릎을 90°로 굽힘하고 앉은 자세에서 이루어진 정강뼈의 능동 전체 돌림 ROM을 측정했다. OB Myrin 컴패스 경사계를 정강뼈에 묶어서 측정한 결과, 전체 ROM의 평균값이 여성에서는 40°였고, 남성에서는 58°였다. 그러나 이 검사 방법의 신뢰도 타당도는 보고되지 않았다.

근육길이 검사절차: 무릎

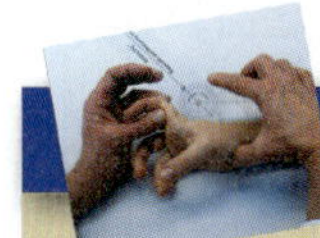

검사절차를 위한 뼈표식점 (Landmarks for Testing Procedures)

그림 9.4와 그림 9.5를 참고한다.

육안해부학과 생리학에 대한 지식은 손상된 ROM이 어떤 구조물 때문에 일어났는지를 임상적으로 추론하여 결정하는데 필수적이다. 근육길이 검사는 ROM 제한이 2관절 근육 때문인지 아니면 1관절 근육 때문인지를 구분하는데 도움을 준다. 한 번에 한 관절씩 분리한 ROM 검사는 1관절 근육과 관절구조물에 의해 움직임이 제한되는지를 확인하는데 필수적이다. 2관절 근육이 제한되었는지를 확인하기 위해서는, 그 근육이 지나가는 모든 관절에서 신장을 적용해야 한다.

무릎관절의 폄근 (KNEE EXTENSORS)

주요 무릎관절 폄근은 다음과 같은 4개의 근육으로 구성된 넙다리곧은근이다: 넙다리곧은근, 안쪽넓은근, 가쪽넓은근 및 중간넓은근. **넙다리곧은근**만이 엉덩관절과 무릎관절을 통과하는 유일한 2관절 근육이다. 넙다리곧은근은 몸쪽에 2개의 힘줄을 가지고 있다: 앞쪽힘줄은 AIIS에서 시작하고, 뒤쪽 힘줄은 절구 위쪽 가장자리에 있는 고랑에서 시작한다. 3개의 **넓은근**은 넙다리뼈에서 시작하여 넙다리네갈래근힘줄 (무릎뼈의 몸쪽면에 부착되는)로 불리는 두꺼운 힘줄에서 넙다리곧은근과 혼합된다. 넙다리네갈래근 힘줄은 무릎뼈 위를 지나 무릎뼈 꼭대기에 착지한다. 그리고 넙다리네갈래근 힘줄의 일부는 정강뼈거친면에 착지하여 무릎힘줄 또는 무릎뼈인대로 불리는 구조물이 된다 (그림 9.9).

넙다리곧은근이 수축하면, 엉덩관절이 굽힘되고 무릎관절이 펴된다. 만약 넙다리곧은근이 짧아진 상태에서 무릎 굽힘을 시도하면, 단축된 근육을 조정하기 위해 엉덩관절이 수동으로 굽힘된다. 3개의 넓은근은 능동으로 무릎을 펴하지만, 무릎관절만 통과한다. 이들 3개 근육은 엉덩관절의 위치와는 관계없이 무릎의 굽힘에 의해 모두 수동으로 신장된다. 이들 근육의 길이는 무릎 굽힘을 측정할 때 다른 관절구조물과 함께 자동적으로 검사된다. 그러므로 분리 검사를 적용하지 않았다.

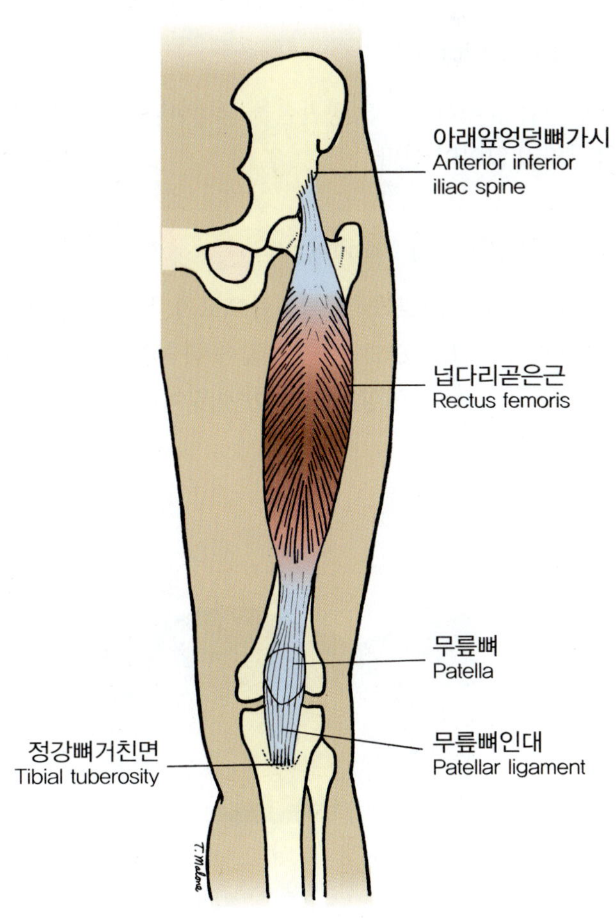

그림 9.9 왼쪽 다리의 앞쪽면은 넙다리곧은근의 부착점을 보여주고 있다.

Ely 검사 (ELY TEST)

Ely 검사는 엉덩관절을 0°의 굽힘으로 만든 후 무릎을 굽힘함으로써 넙다리곧은근의 길이를 평가하는 방법이다.

검사자세 (Testing Position)

피검자는 엎드린 자세를 취하고, 양 발을 검사대 밖으로 내어 놓는다. 무릎을 폄하고, 엉덩관절은 굽힘, 폄, 벌림, 모음 및 돌림의 0° 자세를 취한다 (그림 9.10). 만약 무릎뼈의 압박으로 통증이 발생하면, 허벅지를 약간 들어주기 위해 작은 타월을 말아서 먼쪽넙다리뼈 밑에 배치한다. 이것은 무릎뼈와 검사대 사이의 접촉을 감소시킨다.

고정 (Stabilization)

중립위를 유지하도록 엉덩관절을 고정한다. 엉덩관절은 굽힘되지 않아야 한다.

검사동작 (Testing Motion)

종아리를 검사대로부터 들어올림으로써, 무릎을 굽힘한다 (그림 9.11과 그림 9.12). 저항이 앞쪽 허벅지에서 느껴질 때 ROM을 끝내고, 더 이상 무릎 굽힘이 일어나면, 엉덩관절의 굽힘이 초래된다.

정상 끝느낌 (Normal End-Feel)

넙다리곧은근의 긴장 때문에 끝느낌은 팽팽한 느낌이다.

측각기 정렬 (Goniometer Alignment)

그림 9.13을 참고한다.

1. 측각기 **중심축**을 넙다리뼈 가쪽위관절융기 위에 배치한다.
2. 큰뼈돌기를 기준점으로 하여, 측각기의 **몸쪽팔**을 넙다리뼈의 가쪽면 중심선에 정렬한다.
3. 가쪽복사뼈와 종아리뼈머리를 기준점으로 하여, 측각기의 **먼쪽팔**을 종아리뼈의 가쪽면 중심선에 정렬한다.

설명 (Interpretation)

만약 엉덩관절이 중립위에 있을 때 무릎이 적어도 90°굽힘될 수 있으면, 넙다리곧은근의 길이는 정상 길이로 간주될 수 있다. Gnat 등은 30명의 건강한 대학생 중에서 14명을 선택하여 연구했다. 수동 무릎 굽힘 자세는 검사대 위에 엎드린 자세이고, 무릎뼈 꼭대기와 양쪽 복사뼈를 잇는 선 사이의 절반 지점에 해당되는 종아리 부위에 측각기를 배치한다. 힘 게이지를 발목에 착용했다. Gnat 등이 만든 그래프에서 볼 때, ROM은 125~132°이었다.

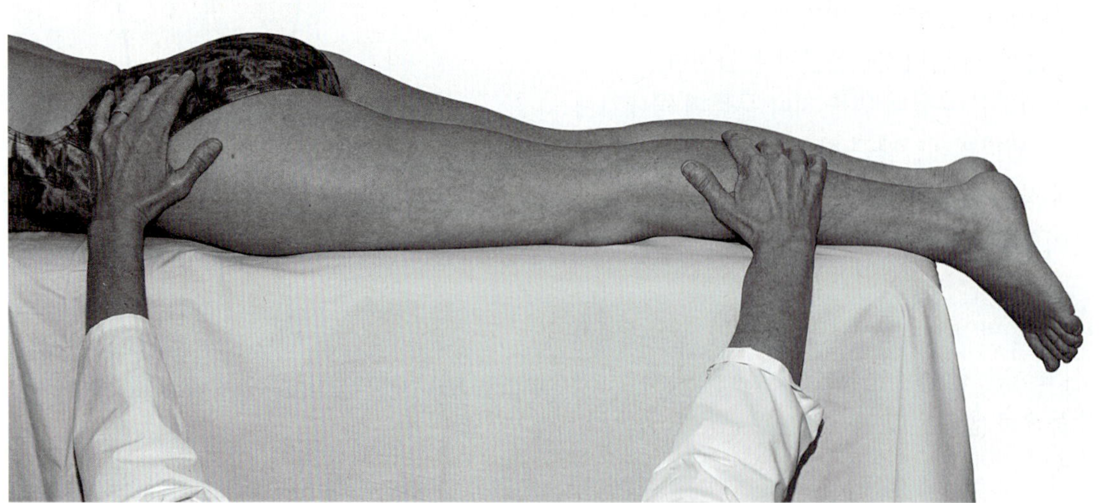

그림 9.10 넙다리곧은근의 길이를 측정하는 피검자의 시작자세는 엎드린 자세이다.

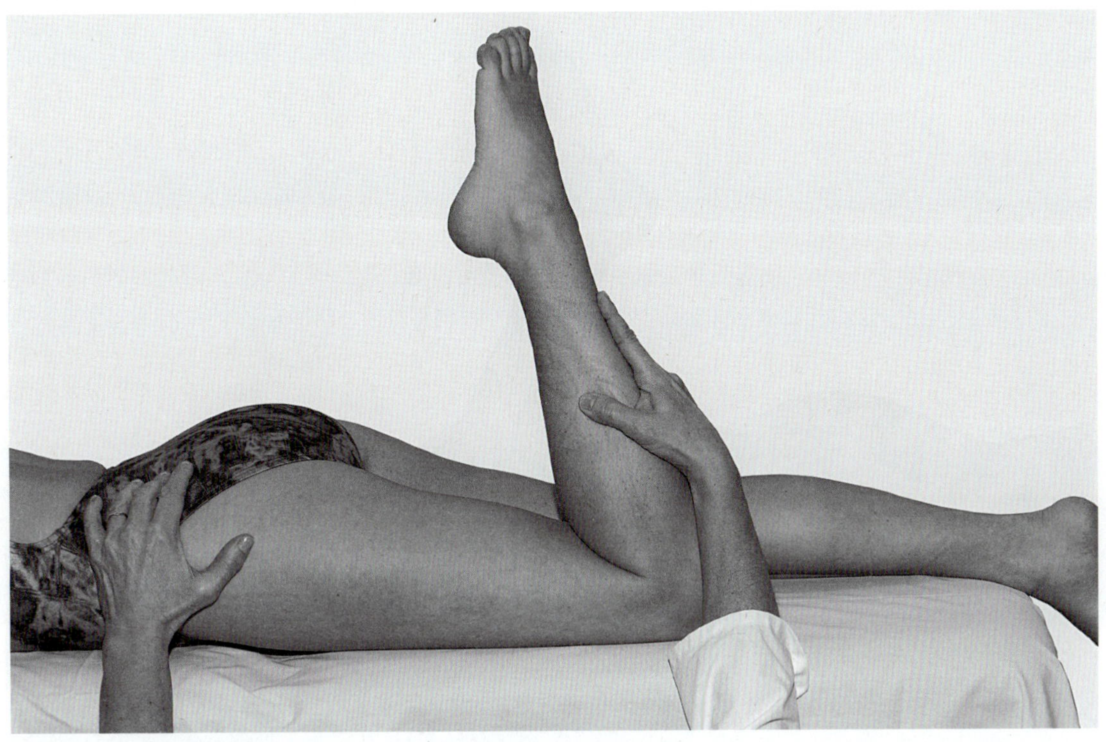

그림 9.11 피검자의 가쪽면은 넙다리곧은근의 길이를 측정하는 검사동작의 끝지점을 보여주고 있다.

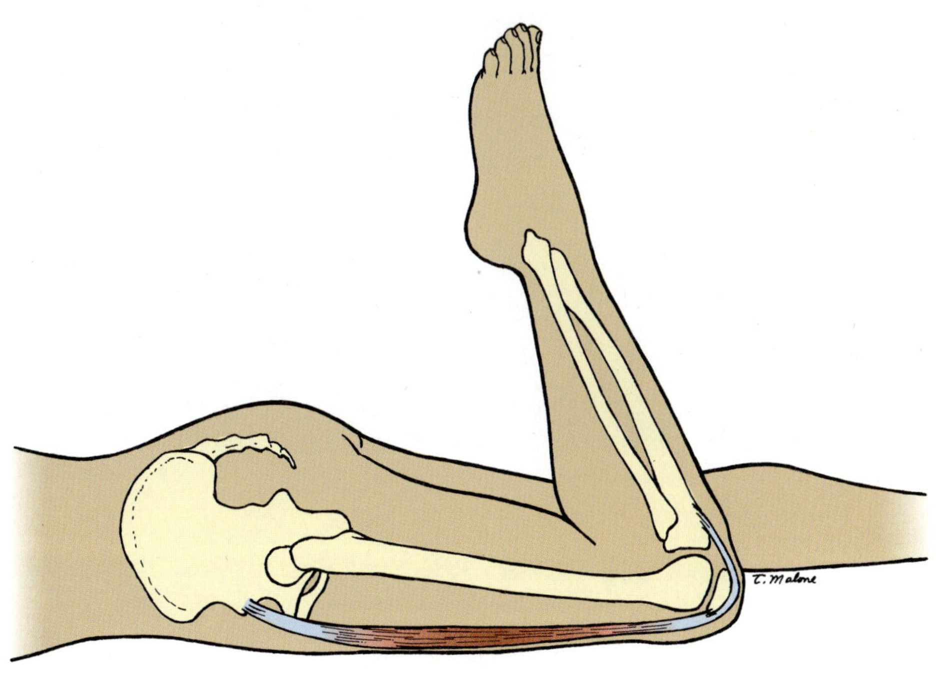

그림 9.12 검사동작의 끝지점이다. 왼쪽 넙다리곧은근의 가쪽면은 엉덩관절과 무릎관절 위에서 근육이 신장되는 것을 보여주고 있다.

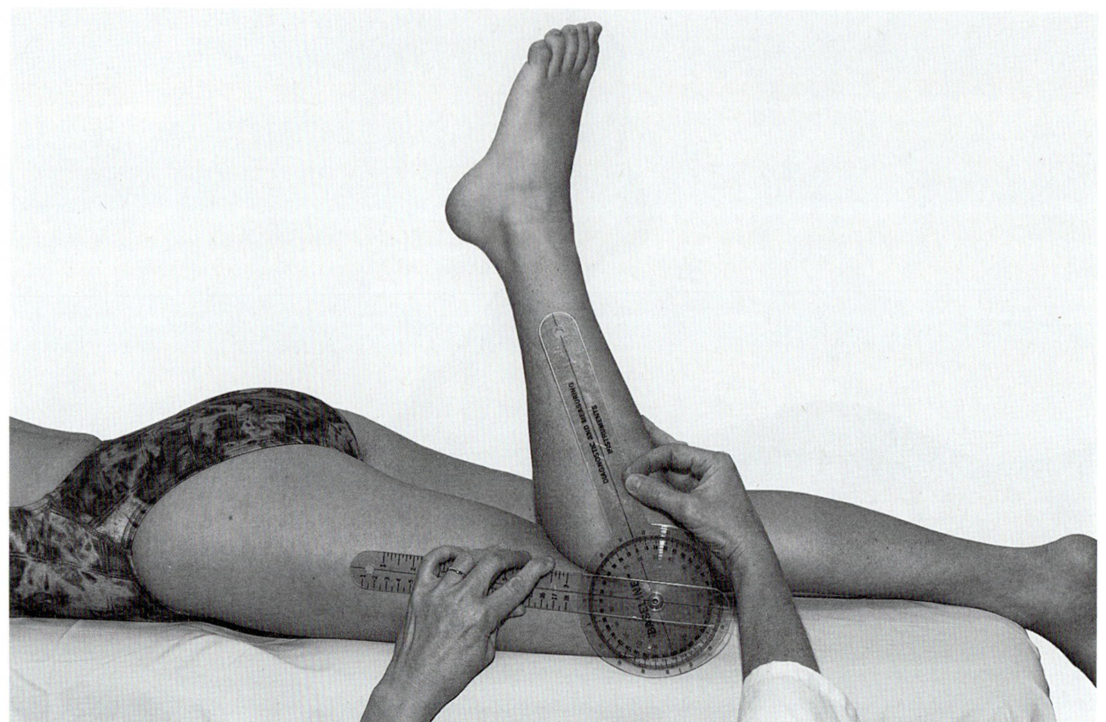

그림 9.13 Ely 검사의 끝지점에서 무릎의 자세를 측정하는 측각기 정렬.

무릎관절의 굽힘근 (KNEE FLEXORS)

뒤넙다리근은 반힘줄모양근, 반막모양근, 넙다리두갈래근 (긴갈래와 짧은갈래)으로 구성된다.

반힘줄모양근, 반막모양근, 넙다리두갈래근의 긴갈래는 2관절 근육로서 엉덩관절과 무릎관절을 통과한다. **반힘줄모양근**의 몸쪽 부착점은 궁둥뼈거친면이고, 먼쪽부착점은 몸쪽정강뼈의 안쪽면이다 (그림 9.14A). **반막모양근**의 몸쪽 부착점도 궁둥뼈거친면이고, 먼쪽부착점은 정강뼈 안쪽관절융기의 안쪽면이다 (그림 9.14B). **넙다리두갈래근**은 2개의 갈래로 시작한다: 긴갈래는 궁둥뼈거친면과 엉치결절인대에 시작하고, 반면 짧은갈래는 거친선의 가쪽입술, 가쪽관절위융기선, 그리고 가쪽근육사이막을 따라 넙다리뼈에 시작한다. 넙다리두갈래근의 먼쪽 부착점은 종아리뼈머리, 정강뼈의 가쪽관절융기와 가쪽곁인대이다 (그림 9.14A 참고).

뒤넙다리근육이 수축하면, 그들은 엉덩관절을 펌하고 무릎관절을 굽힘시킨다. 엉덩관절을 굽힘하고 무릎관절을 폄할 때 이들 근육이 수동으로 신장된다.

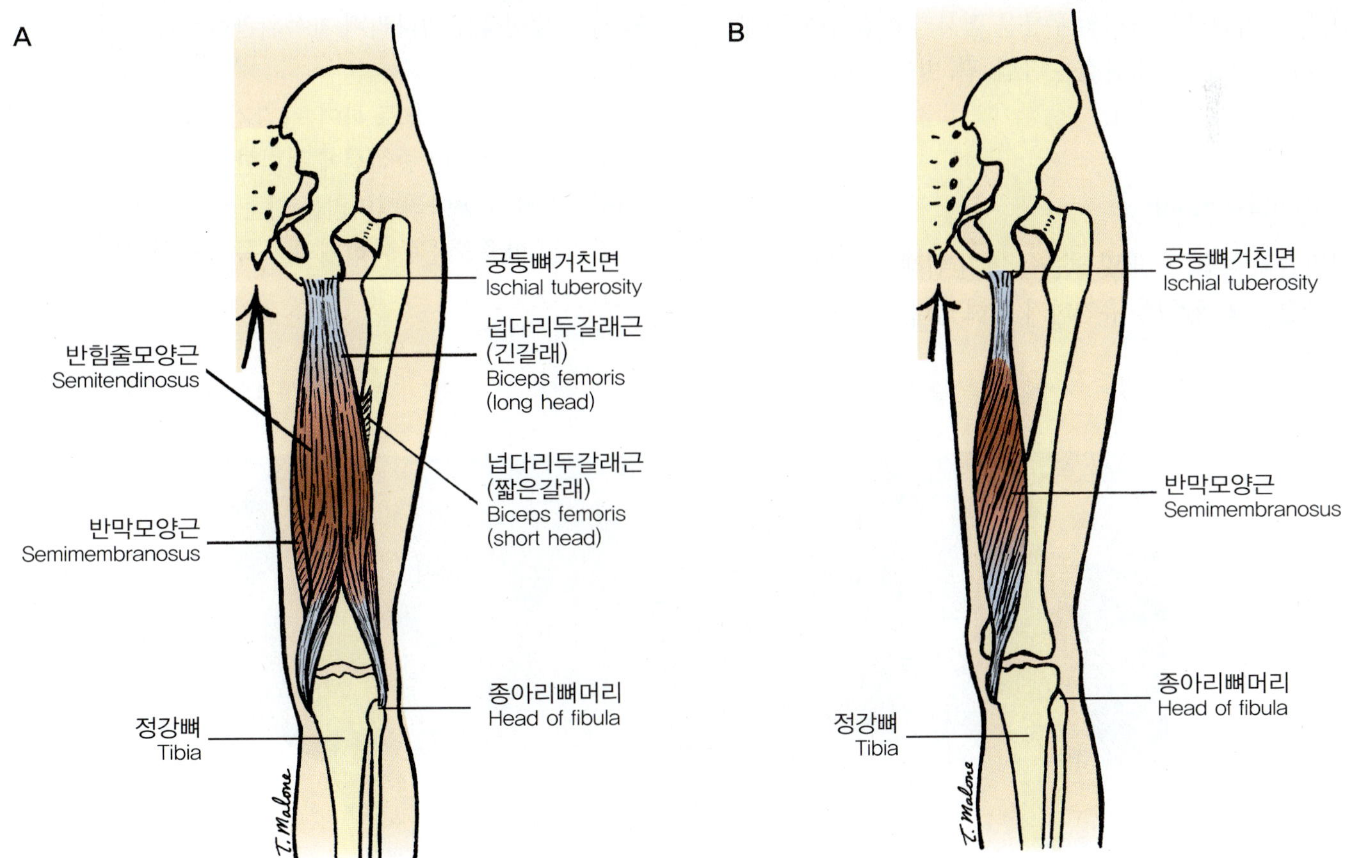

그림 9.14 (A) 허벅지의 뒤쪽면은 반힘줄모양근과 반막모양근, 넙다리두갈래근의 부착점을 보여주고 있다. (B) 허벅지의 뒤쪽면은 반막모양근 (파트 A에 있는 2개 뒤넙다리근 밑에 위치하는)의 부착점을 보여주고 있다.

먼쪽 뒤넙다리근 길이 검사 (DISTAL HAMSTRING LENGTH TEST)

먼쪽 뒤넙다리근 길이 검사 또는 뒤넙다리근의 수동 무릎 폄 (PKE)검사는 오금각도검사로도 불리는데, 그 이유는 측정되는 각도가 넙다리뼈와 종아리 사이의 오금각도이기 때문이다.

검사자세 (Testing Position)

피검자는 누운 자세에서 검사쪽 엉덩관절을 90°로 굽힘하고, 그쪽 엉덩관절을 벌림, 모음 및 돌림의 0° 자세로 취한다 (그림 9.15). 초기에는 검사쪽 무릎을 굽힘되도록 이완한다. 비검사쪽 다리의 무릎을 폄시키고 검사대 위에 올려놓는다. 이때 엉덩관절은 굽힘, 폄, 벌림, 모음 및 돌림의 0° 자세를 취한다.

고정 (Stabilization)

엉덩관절의 돌림, 벌림 및 모음을 막기 위해, 그리고 엉덩관절의 90° 굽힘을 유지하기 위해 넙다리뼈를 고정한다.

검사동작 (Testing Motion)

ROM의 끝지점까지 무릎을 굽힘한다. 저항이 뒤쪽 허벅지에서 느껴질 때 검사동작을 끝내고, 더 이상의 무릎 폄은 엉덩관절의 폄을 초래한다 (그림 9.16과 9.17).

정상 끝느낌 (Normal End-Feel)

끝느낌은 반막모양근, 반힘줄모양근, 넙다리두갈래근의 긴장 때문에 팽팽한 느낌이다.

측각기 정렬 (Goniometer Alignment)

그림 9.18을 참고한다.

1. 측각기 **중심축**을 넙다리뼈 가쪽위관절융기 위에 배치한다.
2. 큰뼈돌기를 기준점으로 하여, 측각기의 **몸쪽팔**을 넙다리뼈의 가쪽면 중심선에 정렬한다.
3. 가쪽복사뼈와 종아리뼈머리를 기준점으로 하여, 측각기의 **먼쪽팔**을 종아리뼈의 가쪽면 중심선에 정렬한다.

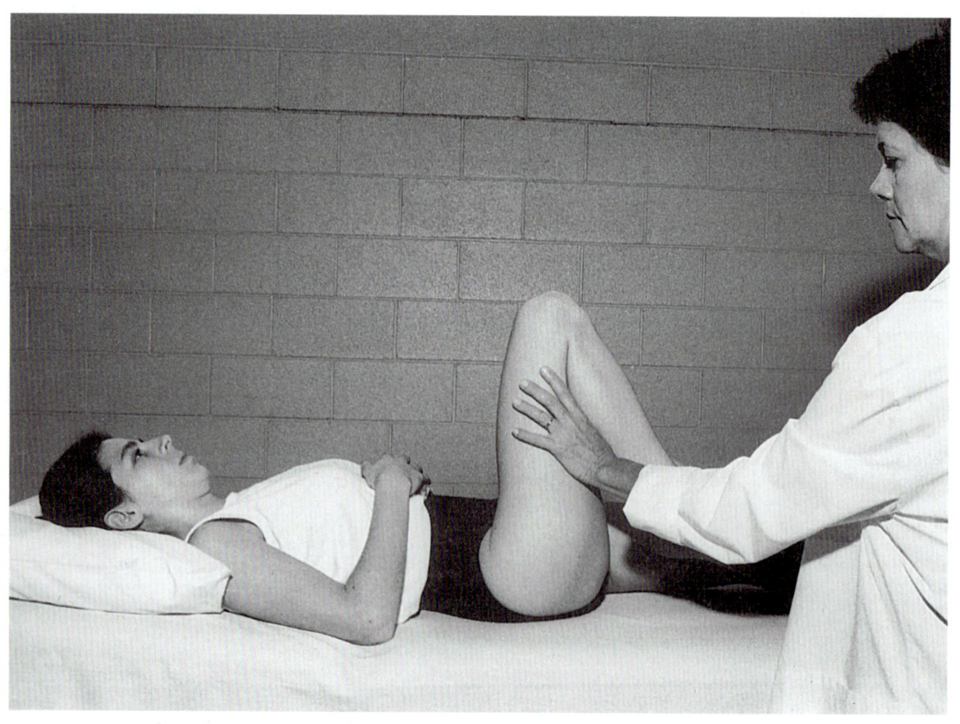

그림 9.15 뒤넙다리근의 길이를 측정하는 시작자세

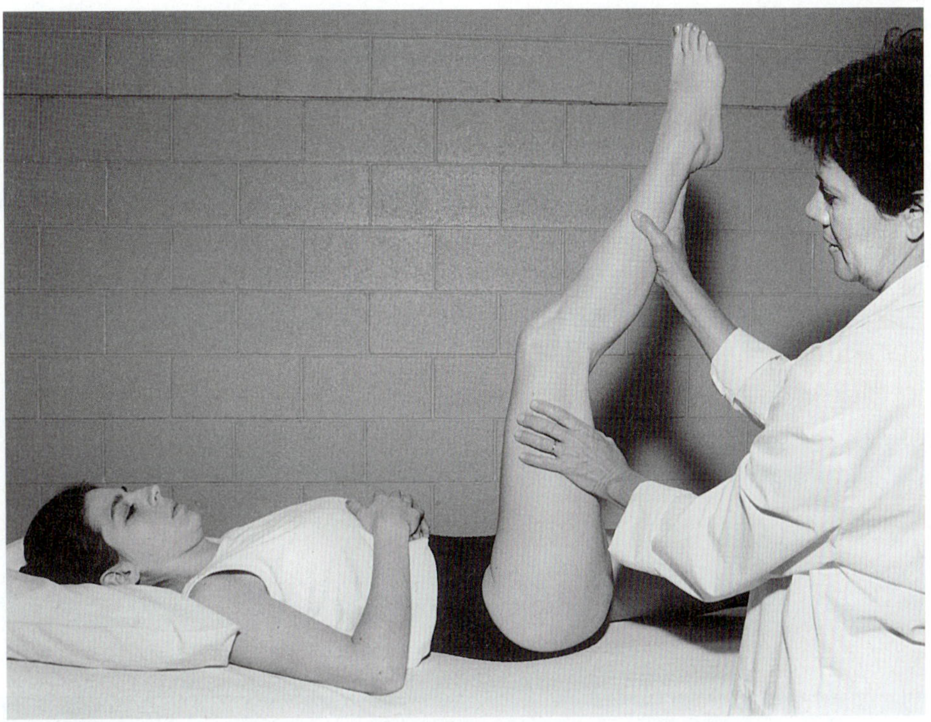

그림 9.16 오른쪽 뒤넙다리근의 길이를 측정하는 끝지점

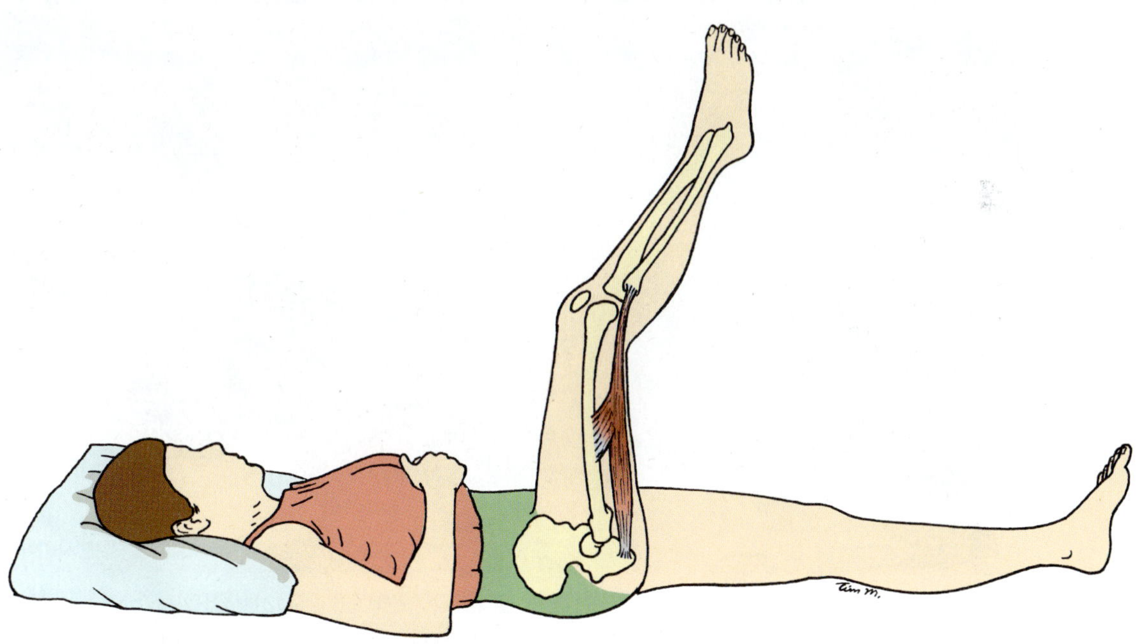

그림 9.17 오른쪽 다리의 가쪽면은 뒤넙다리근을 보여주고 있다. 검사동작의 끝지점에서 근육은 엉덩관절과 무릎관절 위에서 신장된다

설명 (Interpretation)

Gajdosik 등은 18~40세의 건강한 남성 30명을 대상으로 연구한 결과, 무릎관절의 굽힘은 평균 31° (SD=7.5°)이다. 어떤 연구자들은 Gajdosik 등이 제시한 각도에 보충 각도를 보고했다. Youdas 등은 20~79세 사이의 대상자 214명 (여자 108명, 남자 106명)을 대상으로 오금각도 (PA) 검사를 측정하기 위해 360°의 유니버설 측각기를 사용했다. 여성의 평균값은 152° (SD=10.6°)로서 남성의 평균인 141.4° (SD=8.1°)보다 더 컸다. 여성과 남성의 보충 각도 (supplementary angle)는 각각 28°와 38.6°였으며, 이 값은 Gajdosik 등의 연구결과와 일치한다.

Gnat 등은 근육길이를 측정하기 위해 수정된 수동 무릎 폄 (PKE) 검사의 검사자간 신뢰도와 검사-재검사 신뢰도를 연구했다. 수동 무릎 폄 자세는 누운 자세이고, 벨트로 골반을 고정하고, 무릎뼈 꼭대기와 양쪽 복사뼈를 잇는 선 사이의 절반 지점에 해당되는 종아리 부위에 측각기를 배치한다. 힘 게이지를 발목에 착용했다.

Fredriksen 등은 두 명의 검사자로 하여금 PKE 각도 측정을 확인하도록 했다. 한 명의 여성이 좌우 각각의 다리에 16번의 검사를 받았다: 왼쪽 무릎의 굽힘이 153-159°이고, 오른쪽 무릎의 굽힘이 154~165°였다. 역량계를 이용하여 무릎관절의 폄 각도를 측정할 때는 표준화된 힘을 사용해야 하며, 골반을 벨트로 고정한다. Youdas와 Gajdosik에 의해 사용된 90°의 엉덩관절 굽힘 보다 상당히 더 큰 120°굽힘 자세를 취했다.

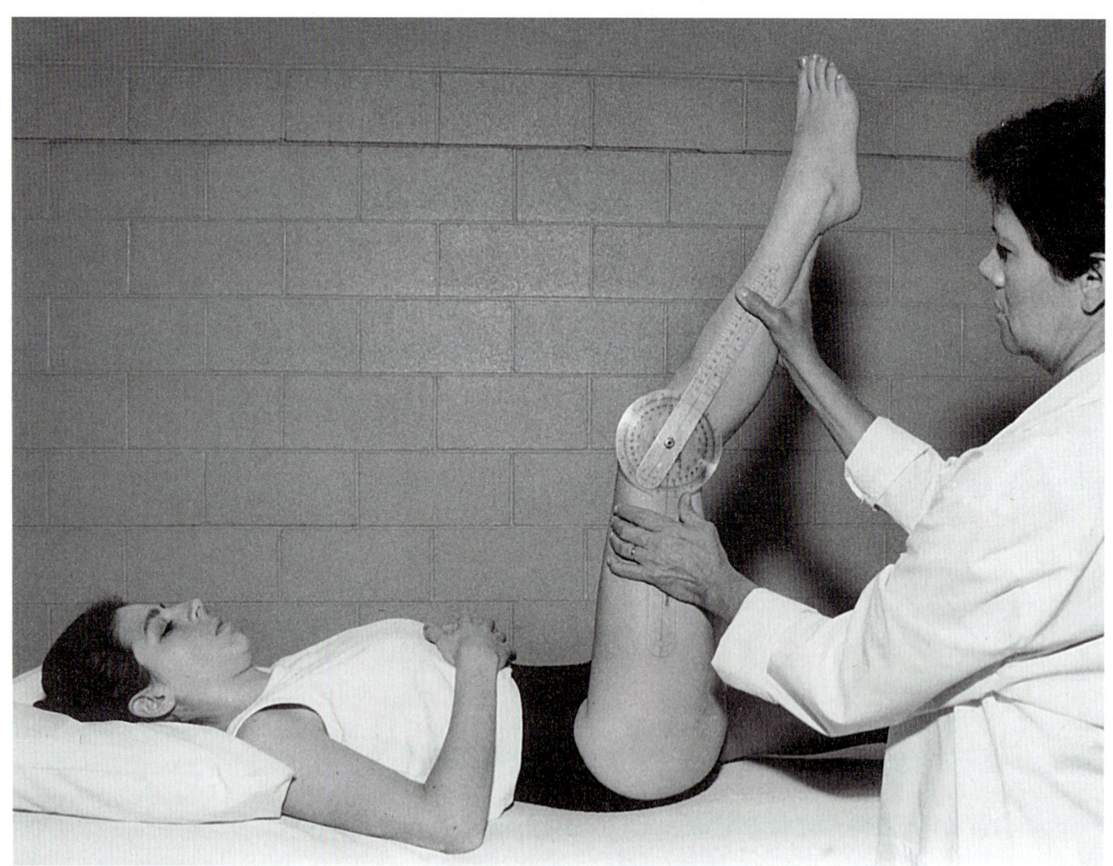

그림 9.18 먼쪽 뒤넙다리근 길이 검사의 끝지점에서 무릎 위치를 측정하는 측각기의 정렬. 이 검사법은 오금각도 검사로도 불린다.

연구 소견 (Research Findings)

본 단락은 무릎 ROM에 대한 연령과 성별의 효과 뿐만 아니라, 체질량의 효과도 다룬다. 부가적으로, 계단과 다른 일상생활활동 때 요구되는 기능적 무릎 ROM을 설명하고, 또 그 다음 건강한 사람과 환자들에 대한 신뢰도와 타당도에 대한 내용도 다룰 것이다. 표 9.1은 여러 자료에서 나온 성인의 무릎 굽힘 ROM 값을 제시하고 있다. 표 9.2~표 9.4는 신생아에 대한 정보, 유아와 어린 아동이 표준 값과 무릎 굽힘 ROM에 대한 연령 효과를 제공한다.

연령, 성별 및 기타 요소의 효과 (Effects of Age, Gender, and Other Factors)

연령 (Age)

태어났을 때 15~20°의 무릎관절 폄 제한은 정상적인 것이고, 엉덩관절의 폄 제한과 비슷한 것이다.

"폄 제한"이란 용어가 "굽힘 구축"보다 더 적합한데, 그 이유는 구축의 의미가 영구적인 근육 단축에 의해 발생하는 비정상의 상태이기 때문이다. 신생아의 무릎 폄 제한은 점차 감소되어 12세 또는 13세때 사라지고, 오히려 아동기에서는 폄이 과도하게 젖힘이 일어날 수 있다. 연구에 대한 내용을 자세히 알고 싶으면, 아래 단락과 표 9.2-표 9.4를 참고하기 바란다.

Waugh 등과 Drew 등은 신생아가 무릎관절의 폄이 약 15~20° 부족하다는 것을 발견했다. Schwarze와 Denton은 생후 3일된 1,000명의 신생아 (여아 527명, 남아 473명)를 대상으로 평균 15°의 무릎관절 폄 제한이 있었음을 발견했다. 이런 소견은 신생아의 무릎관절이 14° 제한되었음을 발견한 Wanatabe 등의 소견과 일치했다. 폄 제한은 연령이 증가함에 따라 점차 사라지고, 표 9.2와 표 9.3을 통해 알 수 있다.

Broughton, Wright 및 Menelaus는 출생 시 폄 제한을 측정하고, 그 다음 3개월 후와 6개월 후에 신생아의 폄 제한을 측정했다. 출생 시 57명 중 53명 (93%)의 신생아가 15° 이상의 폄 제한을 가졌고, 또 6개월이 되었을 때는 30명 (53%)만이 폄 제한을 가졌다. 폄 제한의 평균 감소는 출생에서

표 9.1 성인의 무릎 굽힘 ROM: 정상값 (°)

	Boone[9]	Roach and Miles[10]		Soucie[32]			
성별; 연령 범위: 샘플	남성 20–54세 n=56	남/여 40–59세 n=727	남/여 60–74세 n=523	여성 20–44세 n=143	남성 20–44세 n=114	여성 45–69세 n=123	남성 45–69세 n=96
움직임	*평균 (SD)*	*평균 (SD)*	*평균 (SD)*	*평균 (SD)*	*평균 (SD)*	*평균 (SD)*	*평균 (SD)*
굽힘	141.0 (5.4)	132.0 (11.0)	131.0 (11.0)	141.9 (6.3)	137.7 (6.5)	137.8 (7.4)	132.9 (6.3)

SD = 표준편차

표 9.2 6시간–7일의 신생아의 무릎 폄 제한: 정상값 (°)

	Waugh et al[23]	Drews et al[24]	Schwarze and Denton[25]	Broughton et al[27]
연령 범위: 샘플	6–65시간 n=40	12시간–6일 n=54	1–3일 n=1,000	1–7일 n=57
움직임	*평균 (SD)*	*평균 (SD)*	*평균*	*평균 (SD)*
폄 제한	15.3 (9.9)	20.4 (6.7)	15.0	21.4 (7.7)

SD = 표준편차
모든 값은 유니버설 측각기로 수동 ROM을 측정했을 때 얻어졌다.

표 9.3 0–12세의 유아와 어린 아동의 무릎 ROM: 정상값 (°)

	Broughton et al[27]		Wanatabe et al[26]	Boone[28]	
연령 범위: 샘플	3개월 n=57	6개월 n=57	0–2세 n=109	1–5세 n=19	6–12세 n=17
움직임	*평균 (SD)*	*평균 (SD)*	*평균 범위*	*평균 (SD)*	*평균 (SD)*
굽힘	145.5 (5.3)	141.7 (6.3)	148–159	141.7 (6.2)	147.1 (3.5)
폄	10.7 (5.1)*	3.3 (4.3)*	5.0†	5.4 (3.1)†	0.4 (0.9)

SD = 표준편차
* 폄 제한을 의미한다.
† 0°를 초과한 폄을 의미한다.

3개월까지는 매달 3.5°이었고, 3~6개월에서는 2.8°이었다 (표 9.2와 표 9.3 참고). Wanatabe 등의 연구는 2세 아동에서는 무릎관절의 폄 제한이 없었다고 보고했다 (표 9.3 참고).

0°를 초과한 무릎관절의 폄 (젖힘으로도 불림)은 어린 아동에게서 정상 소견으로 간주되지만, 성인에서는 젖힘이 거의 나타나지 않는다. 성인은 완전한 무릎 폄을 보다 약간 적은 무릎의 폄을 가진다. Wanatabe 등은 2세의 아동은 5°의 젖힘을 가졌음을 발견했다. 이런 소견은 1~5세의 아동이 평균 5.4°의 젖힘을 가졌다는 Boone의 소견과 비슷했다. Beighton, Solomon 및 Soskolne은 1,081명을 대상으로 한 관절 이완의 연구를 통해 양쪽 성별 모두에서 관절 이완이 빠르게 감소되었음을 확인했고, 청소년기 동안에는 느린 속도로 감소되는 것을 확인했다. 그들은 관절 이완의 기준 중 하나로서 무릎의 젖힘이 10° 이상되는 것을 사용했다. Cheng, Chan 및 Hui는 중국 아동 2,360명을 대상으로 한 연구에서, 3세 때의 16°의 무릎 젖힘이 9세때에는 7°로 감소되었음을 확인했다.

Steinberg 등은 8~16세의 1320명의 여성 댄서와 비슷한 연령인 226명의 대조군을 대상으로 한 연구에서, 무릎 굽힘의 ROM이 작았지만 양쪽 성별에서 연령이 증가함에 따라 뚜렷하게 감소되었음을 확인했다. 그들은 ROM 감소가 허벅지 근육과 종아리 근육의 둘레 증가 (근육의 성숙과 피하지방의 축적으로 인한)와 관련될 수 있다고 제시했다. 그러나 대조군에서의 ROM 감소가 댄서 그룹보다 더 크게 나타났는데, 그것은 댄서 그룹이 대조군보다 더 많은 활동을 했기 때문이다.

Soucie 등은 평균 연령 33세인 674명의 남성과 여성을 7개 연령 그룹으로 나누어서 남성과 여성의 양쪽 수동 무릎 ROM을 측정했다. 피검자는 주로 백인이었고, 남성보다 여성이 조금 더 많았다. 그들은 아동 그룹 (2~8세)과 다른 연령 그룹 사이에서 가장 큰 차이가 있었음을 확인했고, 또 연령이 증가함에 따라 관절 ROM이 감소되는 경향을 발견했

표 9.4 2–74세 피검자의 무릎 굽힘에 대한 연령의 효과: 평균값 (°)

	Soucie[32] *	Boone[28]		Roach and Miles[10]	
연령 범위: 샘플	2–8세 n=39	13–19세 n=17	20–29세 n=19	40–59세 n=727	60–74세 n=523
움직임	*평균 (SD)*	*평균 (SD)*	*평균 (SD)*	*평균 (SD)*	*평균 (SD)*
굽힘	152.6 (4.5)	142.9 (3.7)	140.2 (5.2)	132.0 (11.0)	131.0 (11.0)
폄	5.4 (4.9)	0.0 (0.0)	0.4 (0.9)		

SD = 표준편차
* 여성

다. 어린 연령과 높은 연령 사이에서 연령과 관련된 가장 큰 차이는 평균 15°차이의 무릎 굽힘 ROM 이었다 (2세 그룹과 45~69세 그룹).

13-19세 그룹의 무릎 젖힘에 대한 비교는 표 9.3에 제시되어 있다. 표 9.3은 1~5세 그룹의 무릎 폄 값을 제시하고 있다. 이것은 무릎 젖힘의 감소가 아동기 때 일어난다는 것을 보여주고 있다.

Walker 등은 레크리에이션 센터에 동원된 60~84세의 남성 30명과 여성 30명을 대상으로 무릎관절의 능동 ROM을 측정했다. 60~69세 그룹과 75~84세 그룹 사이는 무릎 ROM에 뚜렷한 차이를 갖지 못했다. 그러나 평균값을 통해 피검자가 무릎관절의 폄 제한 (무릎을 중립위인 0°로 폄할 수 없음)을 가졌다는 것을 알 수 있다. 이런 소견은 엉덩관절, 팔꿉관절 및 첫 번째 발허리발가락관절에서 나타난 폄 소실과 비슷했다. 무릎관절에서 발견된 2°의 폄 제한은 엉덩관절에서 발견된 2°의 폄 제한보다 훨씬 작다. AAOS에 따르면, 2°의 무릎관절 폄 제한은 성인의 경우에는 정상으로 간주된다고 한다. 성인에서 5° 이상의 무릎관절 폄 제한은 무릎관절의 굽힘근 구축으로도 간주될 수 있다. 이런 구축은 종종 노인층에서 발생하는데, 그 이유는 질환이나, 좌식 생활 습관, 그리고 결합조직의 노화 때문일 수 있다.

Mollinger와 Steffan은 평균 연령 83세인 112명의 너싱홈 거주자를 대상으로 유니버설 측각기를 사용하여 무릎관절 ROM을 측정했다.

그들은 피검자의 13%만이 완전한 양쪽 수동 무릎관절 폄 (0°)을 가졌다. 112명중 37명 (33%)이 양쪽 무릎관절에서 5°미만의 폄 제한을 가졌는데, AAOS에 따르면 노인에서의 이 각도는 정상 각도로 간주된다. 47명 (42%)이 10° 이상의 폄 제한 (굽힘 구축)을 가졌다. 30° 이상의 폄 제한을 가진 피검자는 수동 움직임에 저항이 증가되고 보행 소실을 가진다.

Steultjens 등은 198명의 무릎관절 OA와 엉덩관절 OA 환자를 대상으로 연구하여 그 중 31.5%가 무릎관절 굽힘 구축을 가졌음을 확인했다 (그들은 굽힘을 측정할 때 수평의 0° 시작자세를 취할 수 없는 것을 무릎관절의 굽힘구축으로 간주했다). 무릎관절의 굽힘 구축이나 엉덩관절의 굽힘 구축, 또는 양쪽 모두가 환자의 73%에서 발견되었다. 일반적으로, 능동보조 ROM 감소는 장애의 증가와 관련되지만, 움직임에 따라 다르다. 장애와 가장 크게 관련된 움직임은 무릎관절의 굽힘, 엉덩관절의 폄과 가쪽돌림이다. Ersoz와 Ergun은 원발성 무릎관절 OA를 가진 44~76세 그룹에서, 40개의 무릎관절 중에서 33개 (82.5%)가 1~4°의 폄 제한을 가졌다.

Mollinger와 Steffan이 노인에게서 무릎관절 굽힘 구축을 발견함에도 불구하고, 많은 노인들은 최소한의 기능적 굽힘 ROM을 가진 것으로 보인다. Escalante 등은 65~79세의 지역사회 거주 노인 687명을 대상으로 무릎관절의 수동 굽힘을 측각기로 측정했다. 그 결과 무릎관절이 90° 이상 굽힘되는 환자는 피검자들 중 619명 (90.1%)이었다. 그들은 정상 한계 값으로써 124° 굽힘을 탈락값 (cutoff)으로 사용했다. 굽힘 각도가 124°가 되지 않는 피검자들은 비정상 ROM을 가진 것으로 분류했다. 이 기준을 사용한 결과, 오른쪽은 76명 (11%), 왼쪽은 63명 (9%)가 이 기준값보다 낮았으며, 이들 환자들만 비정상의 수동 굽힘 ROM을 가졌다고 판정했다. Nonaka 등은 15~73세의 건강한 남성 77명을 대상으로 연령과 엉덩관절과 무릎관절의 연관성에 대해 조사했다. 그들에 따르면, 엉덩관절의 수동 ROM은 연령이 증가할수록 감소하였지만, 무릎관절의 수동 ROM은 변화가 없다고 한다. 그러나 엉덩관절과 무릎관절의 상호작용은 연령이 증가할수록 감소하였는데, 그 이유는 근육과 결합조직이 단축되었기 때문이다.

Macedo와 Magee는 18~59세의 건강한 백인 여성 90명을 대상으로 발목, 무릎, 엉덩관절, 어깨, 팔꿈치 및 손목의 수동 ROM을 측각기로 측정했다. 그들은 검사 동작 중 11개의 움직임에서만 연령의 증가가 수동 ROM의 감소와 연관성이 있었음을 확인했지만, 감소의 정도는 매우 작았다.

성별 (Gender)

일반적으로, 여성이 남성보다 더 큰 무릎관절의 ROM과 관절 이완을 가진 것으로 보인다. Soucie 등은 연령 차이 이외에, 성별 차이도 존재함을 확인했다. 거의 모든 연령대에서 여성이 남성보다 더 큰 관절 가동성을 가졌다. 또한 관절 가동성 지수가 사춘기의 여성에서 증가한다는 소견을 지지하는 몇몇 근거를 그들이 확인했다.

Beighton, Solomon 및 Soskolne은 무릎관절의 폄이 10° 이상되는 것을 젖힘이라고 정의했고, 1,081명의 남성과 여성을 대상으로 한 관절 이완의 연구에 이 기준을 포함시켰다. 그들은 어떤 연령대에서나 여성이 남성보다 관절이완이 더 크다고 단정을 지었다. Loudon, Goist와 Loudon은 0~5° 이상의 무릎관절 폄을 무릎관절의 젖힘 (젖힌무릎)이라고 정의했다. 그들은 임상적으로, 남성보다 여성에서 무릎의 젖힘이 더 일반적일 뿐만 아니라, 그 상태가 근력의 기능적 결핍, 관절 불안정, 최종 무릎 폄의 나쁜 고유수용성 조절 등으로 일어났음을 관찰했다. 그들은 무릎 젖힘을 가진 여성 운동선수가 앞십자인대의 손상 위험이 더 클지도 모른다고 경고했다. Hall 등은 과가동성 증후군으로 진단된 10명이 여성 환자가 연령 관련 대조군과 성별 관련 대조군에 비해 무릎관절의 고유수용성 예민성의 변화를 가졌음을 확인했다.

Almquist 등은 15~60세의 건강한 여성 60명과 남성 60명을 대상으로 무릎의 돌림을 측정했다. 그들은 전체 무릎 돌림을 측정할 때 6~9 Nm의 회전력을 이용해 무릎 굽힘 각도 90°, 60°, 30°에서 양쪽 무릎을 측정했다. 연령이나 성별의 효과를 볼 때, 왼쪽 무릎과 오른쪽 무릎 사이의 전체 안쪽돌림과 가쪽돌림에서 큰 차이가 없었다. 그러나 여성은 검사되는 무릎관절의 굽힘 각도와 적용된 회전력에 관계없이 남성보다 더 큰 돌림 ROM을 가졌다. 여성은 남성보다 전체 무릎 돌림에서 10~20% 더 큰 ROM을 가졌다.

James와 Parker는 70~85세의 남녀 노인 80명을 대상으로 무릎관절 굽힘 ROM을 연구했다. 여성 그룹이 능동과 수동의 무릎관절 굽힘 ROM에서 남성보다 큰 ROM을 가졌다. 전반적으로 무릎관절 굽힘의 값은 남녀 모두 기댓값 보다 낮았는데, 그 이유는 아마도 엎드린 자세로 측정했을 때 2관절 근육인 넙다리곧은근 때문에 ROM이 제한을 받았기 때문이다.

James와 Parker의 연구 결과와는 반대로, Escalante 등은 동일 연령의 남성과 비교했을 때 여성의 수동 무릎관절 굽힘 ROM이 더 많이 감소되었음을 확인했다. 그러나 여성이 남성보다 평균적으로 2°의 무릎관절 굽힘이 작았다. 또한 여성은 남성보다 더 높은 신체질량지수를 가졌고, 그것은 무릎관절 굽힘의 감소에 영향을 줄 수 있다.

Schwarze와 Denton은 1~3일 동안 527명의 여성과 473명의 남성을 대상으로 한 연구에서 성별의 차이가 없음을 확인했다. 반대로 Cleffken 등은 19~27세의 남자 23명과 여자 19명의 건강한 성인을 대상으로 능동과 수동의 무릎관절 굽힘 ROM과 폄 ROM을 측정한 결과, 성별에 따른 차이는 없었음을 보고했다.

신체질량지수 (Body Mass Index; BMI)

신체질량지수 (BMI)는 신장에 대한 체중의 지수로서, 성인 남성과 여성을 과체중과 비만으로 분류하는데 이용된다. BMI는 체중을 신장의 제곱으로 나눈 값이다. WHO가 최근에 발표한 내용에 따르면, 사람이 25 이상의 BMI를 가졌을 때 과체중으로 분류한다. 만약 사람의 BMI가 30 이상일 때 그 사람은 비만으로 분류된다. Lichtenstein 등은 647명의 지역 거주자인 고령의 피검자 (64~78세)를 대상으로 한 연구를 통해, 낮은 신체질량지수를 가진 피검자보다 높은 신체질량지수를 가진 피검자가 더 작은 무릎관절 ROM을 가졌다고 했다. 심하게 뚱뚱한 노인 피검자는 그렇지 않는 사람보다 평균적으로 13°의 무릎 굽힘 ROM 소실을 가졌다. 그들은 신체질량지수가 1씩 증가함에 따라 적어도 1°의 무릎관절 ROM 소실이 발생한다고 규정했다. Escalante 등은 비만이 수동 무릎관절 굽힘 ROM 감소와 상당한 관련이 있음을 알아냈다. 과체중의 피검자 무릎관절은 비만이 아닌 피검자보다 굽힘 각도가 약 5° 작다고 했다. Sobti 등은 5,042명의 우체국 연금 수령자를 대상으로 한 조사에서, 비만이 무릎관절이나 엉덩관절의 통증이나 경직과 상당히 관련되었음을 보고했다. 과체중 피검자들의 무릎관절 굽힘 각도는 비만이 아닌 피검자보다 5°작다고 했다.

Park 등은 평균 26세의 20명 비만 남성 (BMI=44)과 평균 22세의 20명 비-비만 남성 (BMI=22)를 대상으로 어깨관절, 팔꿉관절, 무릎관절, 발목관절 등을 포함해 30개의 ROM 측정을 비교했다. 비만은 30개 움직임 중 9개 움직임에서 뚜렷한 ROM 감소를 보였고, 가장 작은 감소가 무릎 굽힘이었다 (11.1%). 비-비만 그룹의 오른쪽 무릎 굽힘은 비만 그룹의 오른쪽 무릎 굽힘 (112.9°)보다 평균적으로 더 컸다 (128.7°). 비-비만 그룹의 왼쪽 무릎 ROM은 129°였고, 비만 그룹의 왼쪽 무릎 ROM은 114.7°였다.

10개 연구는 높은 BMI, 특정 작업 활동 및 무릎관절 OA 사이의 강한 연관성을 확인했다.

McCarthy 등은 무릎 OA 환자 39명과 건강한 사람 42명을 대상으로 보행을 분석하기 위해 센서 시스템을 사용했다.

그들은 입각기 동안의 무릎굽힘 ROM이 OA 환자와 건강한 사람에서 구분되는 것을 확인했다. 그러나 보행 속도는 두 그룹 간에 차이가 없었다. OA 환자는 대조군에 비해 입각기 동안 무릎 굽힘 ROM이 39.7% 감소되었다. 그들은 이런 차이가 각 OA 환자가 넙다리네갈래근의 근력 (입각기 때 최대 굽힘 출력)을 감소시켜 통증을 피하려는 시도 때문이라고 제안했다.

기능적 ROM (Functional Range of Motion)

보행, 계단 오르내리기, 그리고 일어서고 앉기, 욕조로 들어가기, 스쿼팅, 무릎꿇기 등의 여러 일상활동이 본 단락에서 설명될 것이다. 보행은 최소한의 무릎 ROM을 요구하는 것 같고, 반면 계단 오르내리기, 의자에서 일어서기와 앉기, 욕조로 들어가기, 무릎꿇기, 스쿼트 등은 매우 큰 무릎 ROM을 필요로 한다.

표 9.5는 각종 기능적 활동에 요구되는 무릎관절 ROM의 값을 제공한다. 그림 9.19~그림 9.21은 다양한 무릎 굽힘 ROM을 필요로 하는 기능적 활동을 보여주고 있다. Jevsevar 등에 의해 측정된 활동 (계단 오르내리기, 보행, 의자에서 일어나기) 중에서, 계단 오르기가 가장 큰 무릎관절의 ROM을 요구한다.

Oberg, Karsznia 및 Oberg는 10~79세의 233명 건강한 남성과 여성을 대상으로 중간입각기와 유각기 때의 무릎관절 움직임을 측정하기 위해 전자측각기를 사용했다. 단지 작은 변화가 연령에 영향을 받았고, 그들에 따르면, 10년 마다 중간입각기 때 약 0.5°씩 무릎 각도가 증가했고, 유각기 때는 0.5~0.8°씩 감소했다는 것이다.

Rowe 등은 20명의 노인 (54~90세)을 대상으로 한 그들의 연구에서, 보행이 최소한의 무릎 굽힘 ROM을 필요로 한다는 것을 확인했고, 반면 욕조로 들어가기는 최대한의 무릎 굽힘 (135°)이 필요하다는 것을 확인했다. 그들은 보행, 계단 오르내리기, 의자에 앉고 일어서기 등은 최소한 110° 무릎 굽힘이 필요하다는 임상 가이드라인을 제안했다. 목표가 무릎관절의 90° 굽힘이라면, 환자가 정상 활동을 수행하는데 부적절할 것이다.

Livingston, Stevenson 및 Olney는 높이가 다른 3개의 시험계단을 사용했다. 키가 작은 사람은 키가 큰 사람에 비해 계단 오르기 (83~96°)를 할 때 평균적으로 더 큰 무릎 굽힘 (92~105°)을 필요로 했다. Laubenthal, Smidt 및 Kettlekamp는 전자측각기 측정방법을 사용하여 3개의 운동면 (시상면, 이마면, 가로면)에서 무릎관절 움직임을 측정했다. 30명의 건강한 젊은 사람 (평균 연령=25세)을 대상으로 한 연구에서, 계단 오르내리기를 할 때 83°의 무릎 움직임이 필요했다.

Desloovere 등은 일련의 운동 과제 (옆으로 걷기와 다리를 교차해서 걷기, 계단 오르내리기, 옆으로 계단 내려오기와 다리를 교차해서 내려오기, 의자에서 일어서기, 중간 정도 및 깊은 쪼그려 앉기 및 런지)를 분석하는 연구를 수행했다. 자발적으로 참여한 평균 연령 29세의 10명 (9명 남성과 1명 여성)이 이들 활동을 수행했다. 표준 보행분석 시스템과 프로토콜을 이용하여 3번의 운동분석 회기를 각기 다른 날에 수행했다. 사이드스텝 턴 (sidestep turn)은 비슷한 수준의 반복성을 유지하면서, 보행 때 보다 더 큰 축성 돌림 ROM을 가졌다. 계단 오르기는 의자에서 일어서기, 쪼그려 앉기, 런지 사이에서 가장 큰 반복성을 가졌고, 이들 모든 활동은 보행 보다 더 큰 굽힘 ROM을 보였다.

McFayden과 Winter는 계단 오르내리기를 할 때 필요한 무릎 굽힘 ROM을 측정하기 위해 22 cm의 계단높이와 28 cm의 계단 폭을 사용했다. 계단 오를 때 필요한 무릎 굽힘의 ROM 범위는 10~100°였고, 계단 내려올 때의 굽힘 ROM 범위는 20~100°였다. Protopapadaki 등도 18~39세의 건강한 남녀 33명을 대상으로 계단 보행할 때의 무릎 움직임을 측정하기 위해 비슷한 치수의 계단 (높이 18 cm, 폭 28.5 cm)을 사용했다. 평균 무릎관절 굽힘각도는 계단을 오를 때 93.9°였고, 계단을 내려올 때는 90.5°였다.

Lark 등은 6명의 건강한 노인 남성 (평균 연령=64세)과 비슷한 연령대의 6명의 젊은 사람 (평균 연령=25세)을 대상으로 계단 내려올 때의 무릎 ROM을 측정했다. 무릎관절의 굽힘 ROM은 젊은 사람들보다 나이가 많은 사람들이 12° 정도 작았지만, 무릎관절 폄은 두 그룹 간에 유의한 차이가 없었다. 그러나 노인 그룹은 그들의 수동 무릎 ROM을 80~100%를 사용한 반면, 젊은 남성들은 70~80% 정도만 사용한 것으로 나타났다.

표 9.5 기능적 활동에 요구되는 무릎 굽힘 ROM: 정상값 (°)

	Jevsevar et al[60]*		Livingston et al[63]	Laubenthal et al[64]		Deslooval et al[65]		Rowe et al[62]	
상태: 성별: 연령: 샘플	건강한 사람 (남성 6명, 여성 5명); 평균 53세; n=11		건강한 여성; 19–26세; n=15	건강한 남성; 평균 25세; n=30		건강한 사람 (남성 9명, 여성 1명); 평균 29세; n=10		건강한 노인; 평균 67세; n=20	
활동	*평균*	*(SD)*	*평균*	*평균*	*(SD)*	*평균*	*(SD)*	*평균*	*(SD)*
평지 보행	63.1	(7.7)				61.1	(5.0)	64.5	(5.9)
다리 교차 보행						57.7	(4.2)		
옆으로 걷기						57.5	(8.0)		
계단 오르기	92.9 88	(9.4), 99 young old	83 – 105	83	(8.4)	83.6	(5.3)	80.3	(8.1)
계단 내려가기	86.9 84	(5.7), 90 young old	86 – 107	83	(8.2)	56.1	(3.7)	77.8	(8.3)
의자에서 일어서기	90.1 84	(9.8), 97 young old				81	(6.6)	89.8	(9.4)
의자에 앉기				93	(10.3)				
신발끈 묶기				106	(9.3)			91.0	(11.8)
쭈그려 앉기 (완전)						95.4	(25)		

SD = 표준편차

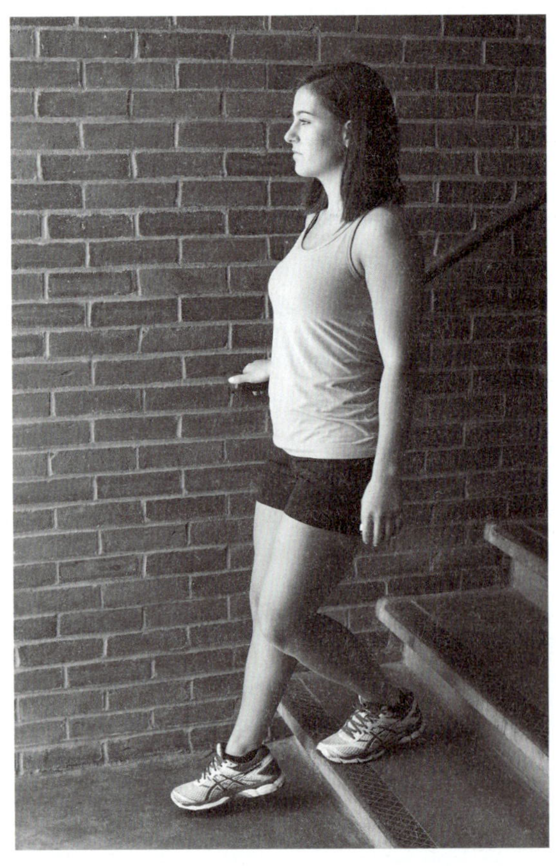

그림 9.19 계단 내려오기는 계단 높이에 따라 86~107°의 무릎 굽힘을 필요로 한다.

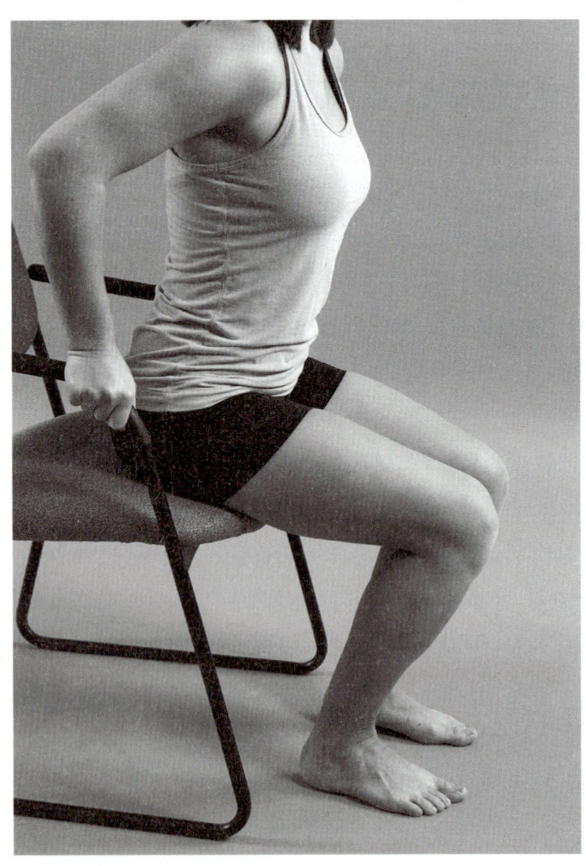

그림 9.20 의자에서 일어서기는 90~95°의 평균 무릎 굽힘을 필요로 한다.

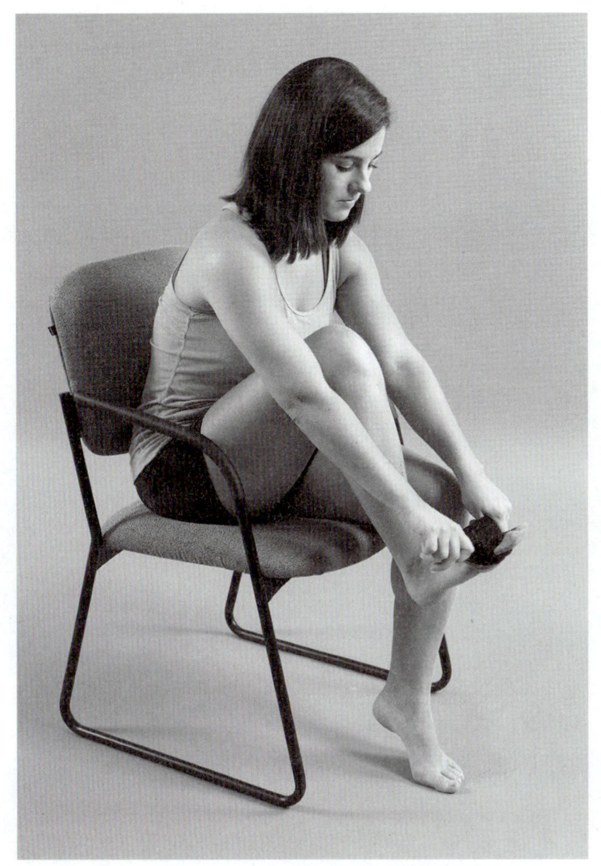

그림 9.21 양말신기는 약 117°의 무릎 굽힘을 필요로 한다.

비서양 문화에서의 기능적 무릎 움직임 (Functional Knee Motions in Non-Western Cultures)

Mullholland와 Wyss은 비서양 문화의 정상 일상생활에 필요한 무릎 움직임의 기능적 ROM에 대한 문헌을 고찰했다. 아시아의 많은 나라 사람들은 의자에 앉기 보다는 주로 바닥에 앉고, 또 쭈그려 앉기, 무릎꿇기, 양반다리 앉기 등을 선호한다 (그림 9.22, 그림 9.23, 그림 9.24). Hemmerich 등은 Mullholland와 Wyss가 사용한 몇 가지 동작을 수행하는데 필요한 ROM을 측정하기 위해, 전자측각기 동작 추적 장치를 이용했다. 그들의 피검자는 평균 연령이 48세인 인도 사람 30명 (여성 10명, 남성 20명)이었고, 쭈그려 앉기 (발꿈치를 들고)와 양반다리 앉기, 무릎꿇기 (발등굽힘과 발바닥굽힘)를 수행했다. 쭈그려 앉기와 무릎꿇기 (발등굽힘한 상태) 때의 평균 최대 굽힘 각도는 150°에 이르렀다. 발바닥굽힘하고 무릎꿇기를 했을 때의 최대 굽힘 각도는 144°였고, 발꿈치를 들고 쭈그려 앉기를 할 때의 최대 굽힘 각도는 157°였다. 모든 활동을 할 때 무릎의 안쪽돌림과 엉덩관절의 굽힘이 동반되었는데, 이중에서 가장 큰 무릎의 안쪽돌림 (33°)은 양반다리 앉기에서 일어났다. 이 연구에서 발견된 ROM은 의족에 의해 조정될 때보다 훨씬 컸고, Rowe 등과 AMA에 의해 제시된 무릎 굽힘 110°의 임상 가이드보다 더 컸다.

Smith 등은 149.9°의 쭈그려 앉기를 할 때 49.7N/kg의 최대 접촉력이 있었음을 확인했다. 계단 오르기와 비교해 볼 때, 쭈그려 앉기를 할 때의 최대 평균 관절 접촉력은 큰 굽힘 각도에서 일어났다.

Zhou 등은 중국인을 대상으로 전형적인 무릎꿇기 자세를 취하도록 하고, 엉덩관절, 무릎관절, 발목 등의 ROM을 측정하기 위해 Optotrack Certus 3020 (3차원 분석기) 추적

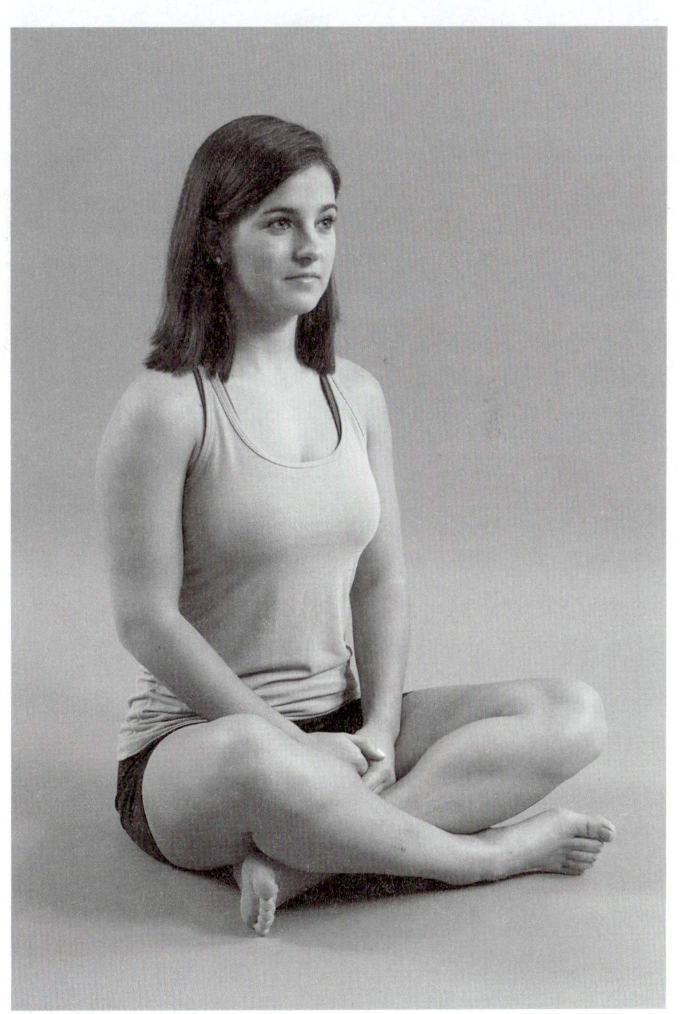

그림 9.22 양반다리 앉기는 33°의 무릎 안쪽돌림과 약 37°의 엉덩관절 가쪽돌림을 필요로 한다.

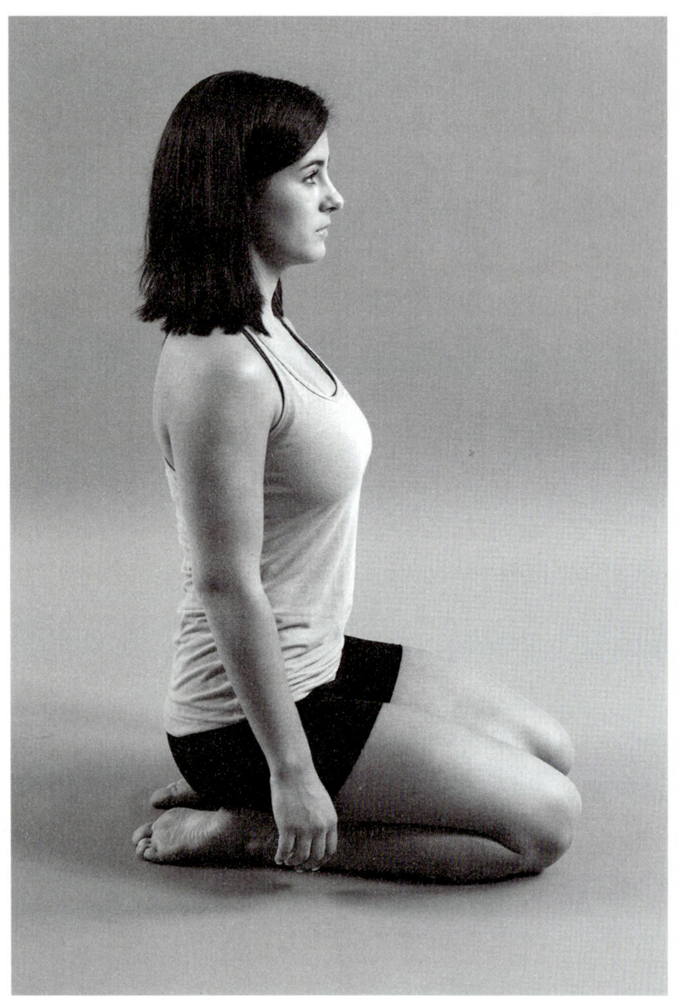

그림 9.23 무릎꿇기 (발바닥굽힘한 상태)는 약 144°의 무릎 굽힘을 필요로 한다.

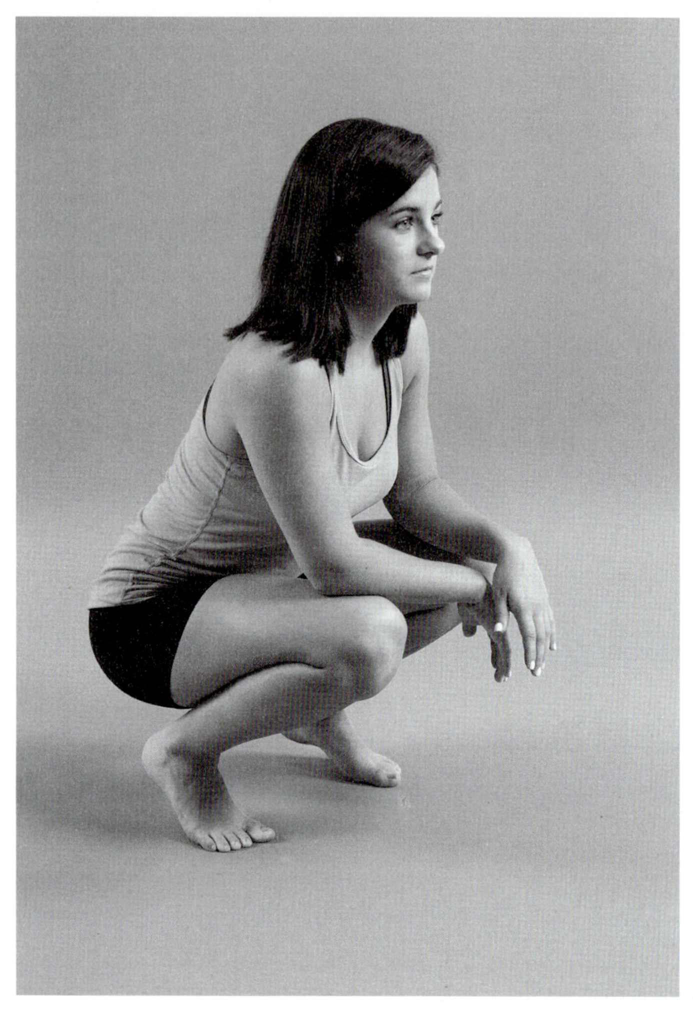

그림 9.24 쭈그려 앉기 (발꿈치 들고)는 157°의 무릎 굽힘을 필요로 한다.

시스템을 사용했다. 평균 연령 24세의 15명 남녀와 평균 연령 64세의 10명 남녀가 연구에 참여했다. 두 연령대에서는 무릎꿇기에 필요한 ROM에서 차이가 없었다 (젊은 사람의 평균 무릎 굽힘은 140°이고, 고령층의 평균 무릎 굽힘은 141°이었다).

Kapoor 등은 동양 문화와 아시아 문화의 일상활동에 꼭 필요한 자세인 양반다리 앉기에 필요한 ROM을 조사했다. 자발적인 참여한 건강한 인도인 44명을 대상으로 오른쪽 엉덩관절, 무릎관절, 발목관절의 측정을 실시했다. 평균 무릎 굽힘은 126~142° (평균 135°)였고, Zhou의 소견과 마찬가지로, 무릎관절 성형술의 임상 가이드라인을 초과한 ROM이었다.

ROM 측정의 신뢰도와 타당도 (Reliability and Validity of Range of Motion Measurement)

무릎관절의 능동 ROM과 수동 ROM에 대한 신뢰도 연구들이 건강한 사람과 환자를 대상으로 이루어져 왔다. 다른 관절의 소견과 비슷하게, 무릎 연구의 결과도 검사간 신뢰도가 검사자간 신뢰도보다 더 높았다. 신뢰도와 ROM 값도 측정도구와 검사자세, 그리고 검사되는 움직임의 종류에 의해 영향을 받는 것 같다. 신뢰도를 향상시키는 요소로는 검사자의 훈련, 표식점 표시, 환자의 자세, 그리고 고정을 도와주고 무거운 팔을 유지해 주는 보조검사자 등이 있다.

유니버설 측각기의 신뢰도: 건강한 사람 (Reliability of the Universal Goniometer in Healthy Populations)

Boone 등은 4명의 검사자가 1주일에 4번의 회기로 유니버설 측각기를 사용하여 무릎관절의 능동 굽힘과 폄 ROM을 측정했다. 검사간 신뢰도가 검사자간 신뢰도보다 더 높았다. 측정에 대한 검사간 표준편차는 4°이고, 검사자간 표준편차는 5.9°였다. 실제 변화가 일어났던 것을 보여주기 위해, 그들은 1명 이상의 검사자가 무릎관절 ROM을 측정할 때 ROM의 변화는 6° 이상을 초과해야 함을 권장했다.

Rheault 등은 유니버설 측각기와 액체 경사계 (r=0.83)로 능동 무릎 굽힘을 측정할 때 좋은 검사자간 신뢰도가 있었음을 확인했다. 그러나 측정 도구 사이에서 ROM의 유의한 차이가 있었음이 밝혀졌다.

그러므로 비록 유니버설 측각기와 액체 측각기가 좋은 신뢰도와 타당도를 가진 것으로 나타났지만, 임상에서 이들 도구를 상호교환하여 사용해서는 안 된다.

Bartholomy, Chandler 및 Kaplan도 위와 비슷한 소견을 가졌다. 그들은 유니버설 측각기와 액체 측각기, Optotrack (3D motion) 분석시스템을 이용하여 무릎관절 수동 ROM을 측정 비교했다. 그들은 22~43세의 80명을 대상으로 측정했다. 유니버설 측각기와 액체 측각기는 수동 무릎 굽힘을 측정하는데 신뢰성 있는 도구로 확인되었다. 유니버설 측각기의 등급내 상관계수 (ICC)는 0.97이었고 액체 측각기의 등급내 상관계수는 0.98이었다. 그러나 사용된 세 개의 도구 사이의 ROM 값에서 유의한 차이가 있었고, 이들 도구를 상호교환하여 사용하지 않아야 한다.

Mollinger와 Steffan은 두 명의 검사자로 하여금 유니버설

표 9.6 검사간 신뢰도와 검사자간 신뢰도: 유니버설 측각기로 측정된 무릎 굽힘 ROM

연구자	N	표본	움직임	검사간 ICC	검사자간 ICC	검사간 r	검사자간 r
Boone 등[30]	12	건강한 남성 (25–54세)	AROM 굽힘	.87	.50		
Brosseau 등[78]	60	건강한 성인 (평균 연령 =20.6세)	굽힘 고정된 각도	.86 – .97	.91 – .94		
Rheault 등[76]	20	건강한 성인 (평균 연령=24.8세)	AROM 굽힘				.87
Gogia 등[75]	30	건강한 성인 (20–60세)	PROM 굽힘		.99		.98
Drews 등[24]	9	건강한 유아 (12시간–6일)	PROM 굽힘				.69 left .89 right
Rothstein 등[80]	12	환자 (연령이 확인되지 않았음)	PROM 굽힘 폄	 .97 – .99 .91 – .97	 .84 – .99 .59 – .80	 .97 – .99 .91 – .96	 .83 – .92 .57 – .79
Watkins 등[81]	43	환자 (평균 연령 39.5세)	PROM 굽힘 폄	 .99 .98	 .90 .86		
Pandya 등[82]	150* 21†	뒤센형 근이영양증 환자 (1세 미만–20세)	PROM 폄	.93	.73		
Mollinger and Steffan[35]	10	너싱 홈 거주자	폄	.99	.97		

AROM=능동 ROM; ICC=등급내 상관계수; CV=변동계수; PROM= 수동 ROM; r = 피어슨 상관계수

* 검사간 ICC를 계산하기 위해 150명 피검자가 이용되었다.

† 검사자간 ICC를 계산하기 위해 21명 피검자가 이용되었다.

측각기를 사용하여 무릎관절 폄 ROM을 측정하도록 했고, 이를 통해 검사간 신뢰도 데이터를 수집했다. 무릎관절 폄의 반복 측정에 대한 등급내 상관계수는 높았고 (표 9.6 참고), 측정사이의 차이는 평균 1°였다.

Brosseau 등은 유니버설 측각기와 수평측각기 (parallel goniometer)를 이용하여 60명의 건강한 피검자 (여성 44명과 남성 16명)의 무릎 굽힘 각도를 측정했다. 작은 각도 자세 (약 20°)와 큰 각도 자세 (약 100°)의 검사간 신뢰도는 유니버설 측각기에서는 good-excellent 이었고, 수평측각기에서는 good이었다. 검사자간 신뢰도는 자세와 측각기에서 검사간 신뢰도보다 더 낮았지만, 작은 각도 자세는 큰 각도 자세에 비해 더 낮은 검사자간 신뢰도를 가졌다 (표 9.6 참고).

Peters 등은 무릎관절 굽힘과 폄의 ROM을 측정하기 위해, 2명의 물리치료사로 하여금 유니버설 측각기를 이용하도록 했고, 또 3명의 의사로 하여금 눈대중으로 ROM을 측정하도록 하여 서로 비교했다. 또 방사선 측각기와도 비교했다. 사진을 이용하는 방사선 측정은 전자 의료 영상을 위한 소통 시스템을 달성한다. 각도는 넙다리뼈와 정강뼈의 긴축을 이용해 측정되었고, 전자측각기를 통해 가장 가까운 각도로 견적되었다. 21명의 건강한 남성 자원자는 오른쪽 무릎이나 왼쪽 무릎이 평가되도록 무작위로 배당되었다. 무릎 ROM 검사는 검사간 신뢰도 평가를 허용하는 분리 회기 동안 3명의 의사와 2명의 물리치료사에 의해 13명의 환자에게 반복되었다. 건강한 21명의 방사선 사진은 일치성의 평가에 이용될 수 있었다. 폄, 굽힘 및 쭈그려 앉기 (방사선 측정만)에 대한 검사간 신뢰도의 모든 ICC (유니버설 측각기, 눈대중, 방사선 측정)가 수용가능했다. 그러나 방법 간에는 일치성이 없었다. 그들은 일치성의 부족이 정형외과의사와 물리치료사의 훈련 차이 때문이라고 여겼다. 방사선 측정의 평균 쭈그려 앉기의 굽힘 ROM은 158°였고, 누운 자세의 굽힘보다 14°컸다. 그리고 이것은 누운 자세의 굽힘이 최대 ROM의 정확한 수치인지에 대해 의문을 들게 만든다.

유니버설 측각기의 신뢰도: 환자 (Reliability of the Universal Goniometer in Patient Populations)

Rothstein, Miller 및 Roettger는 무릎 문제로 인해 물리치료실로 의뢰된 24명 환자를 대상으로 검사간 신뢰도, 검사자간 신뢰도 및 측정 도구간 신뢰도를 조사했다. 무릎의 수동 굽힘과 폄 ROM 측정에 대한 검사간 신뢰도는 높았다. 수동 무릎관절 굽힘 ROM에 대한 12명 검사자들의 검사자간 신뢰도도 높은 편이었지만, 무릎관절 수동 폄 ROM 측정에 대한 검사자간 신뢰도는 낮은 편이었다 (표 9.6 참고). 검사자간 신뢰도는 반복 측정으로 향상되지 않았지만, 검사자가 동일 검사 자세를 이용했을 때는 증가했다. 측정 도구간 신뢰도는 모든 측정에서 높은 편이었다. 측정에 대한 유니버설 측각기의 효과는 재질 (금속 또는 플라스틱)이나 크기 (크거나 작음)에 상관없이 유의한 차이를 보이지 않았다.

Watkins 등은 14명의 물리치료사로 하여금 유니버설 측각기와 눈대중 방법을 이용해 43명의 환자를 대상으로 무릎관절의 수동 ROM을 측정하도록 하고, 이를 비교했다. 그들은 무릎관절의 굽힘과 폄 모두에서 유니버설 측각기의 검사간 신뢰도가 높았음을 확인했다. 측각기 방법의 검사자간 신뢰도 무릎관절 굽힘과 폄 ROM 측정에서 높았다 (표 9.6 참고). 눈대중의 검사간 신뢰도와 검사자간 신뢰도는 측각기를 이용한 측정의 신뢰도보다 낮은 편이었다. 그들은 눈대중이 평가의 오류를 범할 수 있으므로 무릎관절 ROM을 평가할 때 측각기 방법의 대용으로 눈대중 평가를 하지 않아야 한다고 제안했다.

Pandya 등은 뒤센형 근이영양증의 진단을 받은 1~20세의 150명 어린이를 대상으로 무릎관절 수동 폄 ROM 측정에 대한 검사간 신뢰도와 검사자간 신뢰도를 연구했다. 유니버설 측각기를 사용한 검사간 신뢰도는 높은 편이었지만, 검사자간 신뢰도는 좋지 않았다 (표 9.6 참고).

McWhirk와 Glanzman은 두명의 물리치료사로 하여금 경직성 뇌성마비 아동 25명 (2-18세)의 46개 무릎의 오금각도과 무릎관절의 ROM을 측정하도록 했다. 무릎관절의 폄 각도에 대한 검사자간 신뢰도 ICC는 0.78이었고, 95% 신뢰구간 (CI)은 ±1.75이었다. 그리고 오금각도에 대한 검사자간 신뢰도는 ICC는 0.93이었고, 95%신뢰구간은 ±1.47이었다. 물리치료사들은 검사 다리를 지지하거나 고정하는데 서로 도움을 주면서 측정에 임했다.

Lessen 등의 연구에서는, 두 명의 물리치료사가 무릎관절 전치환술 후 4일 이내의 환자 30명을 대상으로 유니버설 측각기로 능동과 수동의 무릎관절 굽힘과 폄의 각도를 측정했다. 병실 침대에 누운 환자와 침대에 걸쳐 앉은 환자를 대상으로 측정이 이루어졌다. 검사자간의 일치도가 가장 높은 것은 앉은 자세에서 측정된 무릎관절의 수동 굽힘과 폄이었고, 가장 낮은 일치도를 보인 것은 누운 자세에서 측정한 수동 굽힘이었다. 두 검사자간의 차이는 16.2~19.0° 였다. 검사자간 신뢰도의 ICC 값은 앉은 자세에서 측정된 능동 및 수동의 무릎관절 굽힘에서 가장 높았다.

Kilgour, McNair 및 Stott는 세 명의 소아 물리치료사로 하여금 6~17세의 경직성 뇌성마비 아동 25명과 비슷한 연령과 같은 성별을 가진 대조군 25명을 대상으로 양쪽 무릎 폄 각도를 측정하도록 했다. 대조군의 측정내 절대값의 차이는 0~2.7°였고, 뇌성마비아동의 절대값 차이는 대조군의 측정내 ICC는 good (ICC = 0.79−0.87)이었고, 뇌성마비아동의 측정내 ICC는 excellent 했다 (ICC = 0.97−0.99). 측정간 ICC는 양쪽 그룹 모두에서 낮았지만, 대조군의 ICC (0.34−0.67)는 수용될 수 없었고, 뇌성마비 아동의 ICC는 0.89~0.92 였다. 그들은 회기내와 회기간 모두에서 대조군과 비교했을 때 시상면상에서의 ROM 수치가 경직성 뇌성마비아동의 신뢰도 수준과 비슷하다고 했다.

경사계의 신뢰도 (Reliability of the Inclinometer)

Piva 등은 4명 검사자로 하여금 경사계를 사용하여 Ely 검사를 하도록 했고, 그들의 평균 무릎 굽힘 ROM은 138.5°였다. 측정은 14~47세의 무릎넙다리 통증 증후군을 가진 30명을 대상으로 이루어졌다. 검사자간 신뢰도 ICC는 0.91이었다.

Gnat 등의 연구에서, 3명의 물리치료사는 26명의 학생을 대상으로 무릎 ROM을 측정하기 위해 무릎뼈 꼭대기와 양쪽 복사뼈를 잇는 선 사이의 절반 지점인 종아리에 pleurimeter를 부착했고, 또 무릎의 수동 폄과 굽힘을 일으키는데 필요한 힘의 크기를 측정하기 위해 발목에 힘 측정장치 (force gauge)를 부착했다. 무릎 굽힘에 대한 검사자간 신뢰도는 0.85~0.95에 이르는 ICC를 가졌고, SEM은 2.3~3.8이었고, 최소감지 (SDD)차이는 6.4~10.5 였다. 무릎 폄에 대한 검사자간 신뢰도는 0.88~0.97에 이르는 ICC를 가졌고, SEM은 2.4~3.8이었고, 최소감지 (SDD)차이는 6.4~10.4였다.

Rheault 등은 능동 무릎 굽힘의 측정에 대한 유니버설 측각기와 경사계의 동시 타당도를 연구했다. 각 도구들은 좋은 타당도를 가졌지만, 그 도구들을 상호교환하여 사용할 수 없다.

디지털 경사계와 전자측각기의 신뢰도 (Reliability of the Electronic Digital Inclinometer and Electrogoniometer)

Cleffken 등은 42명의 건강한 사람을 대상으로 능동과 수동의 무릎관절 굽힘과 폄에 대한 검사간 재생산성과 검사자간 재생산성을 연구했다. 두 명의 검사자가 디지털 전자 경사계인 CYBEX ED 1320를 이용해 총 4번의 측정 회기 동안 3번에 걸쳐 각 움직임을 측정했다. 무릎관절의 최대 수동 ROM은 능동 무릎관절 굽힘에 대한 검사자간 비교보다 더 작은 감지차이를 보였다. 검사간 신뢰도는 검사자간 신뢰도보다 더 좋은 재생산성을 가졌고, 0.4~1.9° 감소된 SDD를 가졌다.

Piriyaprasarth 등은 피검자를 누운 자세, 앉은 자세 및 선 자세로 배치하고, 고정된 2개 굽힘 각도 (45°와 75°)에서 무릎 측정의 검사간 신뢰도와 검사자간 신뢰도를 평가했다. 37명의 건강한 성인 (평균 연령 31세)이 검사간 신뢰도 연구에 참여했고, 35명의 건강한 성인 (평균 연령 30세)이 검사자간 신뢰도 연구에 참여했다. 2명의 검사자에 의해 10번의 측정이 수행되었다. 누운 자세에서 이루어진 측정의 검사간 신뢰도는 fair (ICC=0.75−0.76)였고, 앉은 자세의 검사간 신뢰도는 good (ICC=0.86−0.87)였고, 선 자세의 검사간 신뢰도 (ICC)는 0.87~0.88 였다. 누운 자세에서 이루어진 측정의 검사자간 신뢰도는 poor-fair (ICC=0.58−0.71)였고, 앉은 자세의 검사간 신뢰도는 fair (ICC=0.68−0.79)였고, 선 자세의 검사간 신뢰도는 poor-good (ICC=0.57−0.80) 였다. 앉은 자세는 누운 자세보다 검사간 신뢰도와 검사자간 신뢰도 모두에서 높은 ICC와 낮은 SEM을 가졌다. 동일 검사자가 측정을 반복했을 때, 동일 검사자에 대한 반복 수치의 SEM은 1.7°미만이었다. 연구에서의 하나의 결점은 90°미만의 각도만 측정한 것이다.

디지털 영상과 포토그래프의 신뢰도와 타당도 (Reliability and Validity of Digital Imaging and Photography)

Bennett 등은 10명의 피검자 다리를 다음과 같은 4개 자세로 취하게 하고, 각 4개의 영상을 기록했다: 능동 폄, 수동 최대 폄, 능동 굽힘 및 수동 최대 굽힘. 물리치료사와 정형외과 레지던트가 독자적으로 관찰자간 신뢰도를 위해 40개의 영상을 측정했고, 그 결과는 피어슨 상관계수로 분석되었다 (r=0.993−0.995). 등급내 상관계수는 0.91~0.99이었고, SD는 0.9-1.9°였다. 그들에 따르면, 이 기법을 사용하는 장점은 뼈표식점 위의 피부 마크에 좌우되지 않는다는 점이다. 다른 장점은 피부가 움직여 뼈표식점의 마킹이 변화될 때 요구되는 뼈표식점의 재촉진과 측각기의 재배치가 필요없기 때문이다. 또다른 장점은 연속의 영상을 만들 수 있고 또 다시 확인할 수 있다는 점이다. 주요 단점은 상대적으로 시간의 소요가 길고, 양쪽 검사자가 동일한 사진으로부터 측정했고 임상에서 사용할 수 없다는 점이다.

Naylor 등은 측각기와 방사선 검사, 포토그래프를 통해 무릎 ROM 측정의 신뢰도와 타당도를 평가했다. 3명의 검사자가 2개의 측각기 정렬 방법을 이용하여 31명의 지원자 (13명 관절염 환자와 18명 건강한 사람)를 검사했다: (1) 큰뼈돌기 위에 피부 마커를 부착한 마커 방법과 (2) 넙다리뼈 라인의 견적을 이용하는 넙다리뼈 라인 방법. 3명의 검사자가 측정한 굽힘과 폄에 대한 매일의 검사간 신뢰도는 피부 마킹 방법과 넙다리뼈 라인 방법 둘 다에서 높은 일치도 상관관계 (CCC)를 가졌다. 그리고 폄보다 굽힘에서 약간 더 높은 CCC를 가졌다. 넙다리뼈 라인 방법과 비교해 볼 때 포토그래프 측정 방법의 검사자간 신뢰도는 폄에 비해 굽힘에서 약간 높은 상관계수를 가졌다. 검사간 신뢰도와 검사자간 신뢰도 모두에서, 평균차이는 2°미만이었고, 95%의 일치 한계도 수용될 수 있었다 (5°이내). 그들은 포토그래피가 표준 측각기보다 더 높은 상위의 측정 방법을 제공한다는 결론을 내렸는데, 그 이유는 포토그래피가 투명성이 더 좋고 협의할 기회를 제공하는 영구적인 기록을 할 수 있기 때문이다.

Verhagen 등은 49명의 환자를 대상으로 무릎의 최대 굽힘과 폄의 움직임을 측정하는 디지털 포토그래프와 20 cm의 팔을 가진 플라스틱 360°유니버설 측각기를 비교했다. 결과에 따르면, 무릎관절의 굽힘과 폄에 있어 포토그래프 방법의 관찰간 신뢰도가 전통적인 관절 측정에 비해 높았다는 것이다. 양쪽 방법에 있어, 폄에 대한 관찰간 신뢰도가 굽힘의 관찰간 신뢰도보다 낮았다. 디지털 방법의 관찰간 SEM은 유니버설 측각기의 SEM보다 낮았다. 그들은 디지털 포토그래프로 측정된 최대 굽힘과 폄은 표준 측각기보다 더 신뢰성이 높았다고 결론을 내렸다.

FMS (Functional Movement System)에서 완전한 쭈그려 앉기를 하는 동안 시상면에서 일어나는 엉덩관절, 무릎, 발목 등의 움직임 측정의 평가를 위해, Krause 등은 2차원 운동분석 테블릿 컴퓨터 애플리케이션인 Coaches Eye의 신뢰도를 검사했다 (FMS는 7개의 기본 움직임을 검사하는 장치로서, 기능적 움직임 패턴을 평가하고 분류하는데 이용된다). 2번째 목적은 3D Vicon 운동분석 시스템으로 얻어진 ROM 값을 비교하는 것이었다. 21~26세의 건강한 26명 피검자가 연구에 참여했다. 운동분석 시스템의 측정 신뢰도는 0.62~0.88이었고, 애플의 신뢰도는 0.79~0.98이었다. 애플에 의한 무릎에서의 MDC는 6°였다. 평균 무릎 각도는 114°였고, ICC는 0.96이었다. 그들은 완전한 쭈그려 앉기를 할 때 Coaches Eye 애플이 시상면의 관절운동형상학을 평가할 수 있는 신뢰성 있는 수단이라는 결론을 내렸다.

Rotameter와 Rottameter의 신뢰도

제한된 연구와 도구들이 수의적 무릎 돌림을 측정하고 있다. Pittsburgh 대학교의 Tsai 등은 무릎관절의 수동 안쪽돌림과 가쪽돌림을 측정하는 Rotameter로 불리는 장비를 개발했다. 장비는 폼 형태의 부츠이고, 신발바닥에 힘/모멘트의 센서가 부착되어 있고, 이 센서는 자기 추적시스템과 연결되었다. 이 장비가 11명의 피검자에게 적용되었다. 무릎 굽힘 30°와 90°에서의 한 번 회기내의 검사간 신뢰도는 양쪽 모두의 ICC가 0.95 이상이었고, 1°미만의 SEM과 2.0°미만의 95% 일치 한계를 가졌음을 확인했다. 90° 굽힘 자세에서의 검사자간 신뢰도는 평균의 ICC와 각각 0.88과 1.6의 SEM을 가졌다.

Almquist 등은 1일이나 1주 간격으로 Rottameter로 불리는 외적 장비의 검사간 신뢰도를 검사했다. 모든 3개 굽힘 각도 (90, 60 및 30°)에서 6 Nm과 9 Nm의 힘을 적용했을 때의 ICC는 0.50-0.94였다. 한 명의 물리치료사는 건강한 성인

10명 (6명의 여성과 4명의 남성)의 양쪽 무릎을 같은 날 한 번은 아침에 측정하고, 한 번은 오후에 측정했다. 남녀 10명의 다른 그룹은 1주일 간격으로 같은 시간대에 측정되었다. 하루내의 가장 높은 ICC는 30°무릎 굽힘 각도에서 0.94 Nm의 힘을 적용했을 때 계산되었다. 검사자간 신뢰도는 2명의 물리치료사에 의해 측정되었고, 6 Nm의 힘을 90°굽힘 자세 때 적용했을 때 0.87의 가장 높은 ICC가 산출되었고, 30°굽힘 자세 때 0.61~0.70의 ICC가 산출되었다. 그들은 3개의 무릎 각도 자세에서 6 Nm과 9 Nm의 힘을 적용했을 때 Rottameter가 무릎 돌림의 측정에서 good (ICC=0.75) ~ excellent (ICC=0.75 이상)의 신뢰도를 가진 장비라고 판단했다. 힘의 적용이 9 Nm일 때 총 돌림의 ROM은 Rottameter로 측정했을 때 70~79°였다. 이 장비의 주요 결점은 쉽게 전환되지 않는다는 것인데, 그 이유는 그것이 무거운 나무 상자로 된 구조물이고, 시제품이었기 때문이다.

Desloovere 등은 10명의 지원자를 대상으로 11개의 운동 과제를 수행하는 동안 보행분석 기법을 이용해 3개의 해부학적 면에서 무릎관절 움직임을 측정했다. 그들은 사이드스텝 턴과 계단 내려오기가 일반 보행보다 약 8~9°의 더 큰 무릎 돌림을 일으켰다는 것을 확인했다. 결과에 따르면, 터닝이 무릎의 축성 돌림을 유의하게 증가시켰다는 것이다. 18~24°의 축성 ROM이 90°터닝 과제에서 관찰되었는데, 정상 보행 때보다 유의하게 더 컸다.

스마트폰 애플리케이션의 신뢰도와 타당도 (Reliability and Validity of Smartphone Applications)

Jenny는 무릎 OA 때문에 관절치환술을 받은 10명 (남성 4명과 여성 6명, 평균 연령 69세)의 10개 무릎에서 굽힘 각도를 측정하기 위해 스마트폰 애플리케이션을 사용했다. 스마트폰은 무균성 플라스틱 백에 의해 감싸져 있고, 다음처럼 배치되었다: 피부절개 부위의 바로 몸쪽인 허벅지 앞쪽에 한 개의 스마트폰이 배치되었고, 다른 스마트폰은 절개부위의 먼쪽인 정강뼈의 앞쪽면에 배치되었다. 무릎은 내비게이션 시스템에 따라 6개의 자세를 취했다: 처음에는 완전한 폄 자세를 취했고, 맨 마지막에는 최대 굽힘을 취했다. 그러므로 6개의 내비게이션 측정과 6개의 스마트폰 측정은 총 60개의 내비게이션 측정과 60개의 스마트폰 측정을 제공한 각 환자로부터 얻어졌다. 결과는 모든 환자 (r^2=0.88–0.99)의 내비게이션 측정과 스마트폰 측정 사이에서 유의한 상관관계가 있었음을 보여주었고, 또 스마트폰과 내비게이션 사이에서 평균 차이가 유의하지 않았음 (−1.1°, ±6.8°)을 보여주었다. 결과에 따르면, 양쪽 측정 사이의 일치도 (coherence)는 good이었다. 표 9.7을 참고한다.

Ockendon과 Gilbert는 무릎 변형을 평가하기 위해 긴 팔의 측각기와 스마트폰 가속계-기반 무릎 측각기를 비교했다. 30~40세의 5명 건강한 남성이 연구에 이용되었다. 스마트폰 측각기의 관찰간 상관계수는 r=0.98이었고, 유니버설 측각기의 관찰간 상관계수는 r=0.93이었다. 그들은 스마트폰 측각기가 임상에서 무릎 굽힘을 측정하는데 신뢰성 있는 장비라고 결론을 내렸다.

Ferriereo 등은 유니버설 측각기에 의한 측정과 스마트폰 측각기의 측정을 비교함으로써 포토그래프 관절각도 측정을 위해 개발된 스마트폰 기반 애플리케이션 (Dr Goniometer)의 신뢰도를 평가했다. 파트 Ⅰ에서, 4명의 검사자가 서로 다른 무릎관절 고정된 굽힘 자세에서 스마트폰 애플과 유니버설 측각기에 의한 반복 측정을 수행했다. 검사간 ICC는 0.95였고, 검사자간 ICC는 0.99였다. 파트 Ⅱ에서는, 10명의 다른 검사자가 20~145°의 여러 굽힘 각도에서 촬영된 무릎 사진 (35 사진의 배터리)을 측정했다. 결과는 검사자간 상관계수와 검사간 상관계수가 항상 0.96 이상이었음을 보여주었다. 그러나 그들에 따르면, 유니버설 측각기와 포토그래프 각도 측정 둘 다는 더 큰 무릎 굽힘 각도를 가졌고 더 신뢰성이 높았다. Dr Goniometer와 유니버설 측각기 사이의 일치성은 18.2° (95%의 일치 한계 [LOA]) (LOA=−7.5/+10.7°)와 14.1°의 폭을 보였다. 그들은 스마트폰 애플이 무릎 ROM을 측정하는데 신뢰성 있는 방법이기 때문에, 무릎관절 측정의 다른 방법이나 또는 부가적인 방법으로 사용될 수 있다라고 결론을 내렸다. 그것은 다른 포토그래프 기반의 관절 ROM 평가보다 더 쉽게 사용될 수 있다.

유니버설 측각기의 타당도 (Validity of the Universal Goniometer)

다음 연구들은 무릎 측정의 타당도에 대한 것으로써 유니버설 측각기와 방사선 촬영을 비교한 것이다. Gogia 등은 굽힘 0~120° 사이의 무릎관절 각도를 측정했고, 그 다음

표 9.7 검사간 신뢰도와 검사자간 신뢰도: 디지털 경사계, 유니버설 측각기, 디지털 사진 영상 장치 및 스마트폰 애플리케이션

연구자	N	검사자	방법	움직임	검사간 ICC	검사자간 ICC
Bennett 등[88]	10명 환자 (7명 여성, 3명 남성)	검사자 2명: PT와 정형외과 레지던트	중력 디지털 경사계 디지털 영상 장치	AROM 폄 PROM 폄 AROM 굽힘 PROM 굽힘	.90 .95 .99 .99	.99 .95 .99 .99
Cleffken 등[44]	42명의 건강한 남성; 평균 연령 22.1	2명의 검사자	중력 디지털 경사계; 엉덩관절을 20° 굽힘하고 누운 자세	AROM 굽힘 PROM 굽힘 AROM 폄	r = .83 .87 .94	r = .83 .83 .94
Ferriero[93]		4명의 검사자 (2명의 PT, 2명의 학생 PT) + 10명의 검사자	스마트폰 애플리케이션 (Dr Goniometer) 유니버설 측각기	고정된 무릎 자세 20–145°의 고정된 무릎 자세를 32개 사진의 배터리	.96 .99	.99 .99
Jenny[91]	57–81세의 무릎 전치환술 환자 10명 (4명 남성, 6명 여성)	수술의와 보조수술의	스마트폰 애플리케이션 (angle, Smudge) 내비게이션 시스템 (OrthoPilot, Aesculap, Tuttlingen)	고정된 무릎 굽힘 자세	.81	.79
Peters 등[12]	21명의 건강한 남성; 평균 연령 29.6세	3명의 MS 2명의 PT 3명의 MD	눈대중 유니버설 측각기 방사선 측각기	굽힘 폄 굽힘 폄 굽힘 폄	.96 .95 .97 .85 .94 .87	.80 .80 .88 .21 .99
Naylor[89]	31명 (13명 관절염 환자, 18명 건강한 사람); 평균 연령 33.8세	3명의 검사자: 2가지 방법 사용	넙다리뼈 라인 방법 마커 방법	굽힘 폄 굽힘 폄	.99 .99 .99 .98	.99 .89 .99 .98
Okendon[92]	5명의 건강한 남성; 30–40세	경력을 가진 2명의 검사자	스마트폰 애플리케이션 유니버설 측각기	고정된 무릎 굽힘 자세	r = 0.98 .94	.99 .95
Verhagen[90]	다양한 병력을 가진 49명의 환자	검사자 4명	디지털 포토그래프와 관절각도측정	측각기 굽힘 디지털 굽힘 측각기 폄 디지털 폄	.95 .99 .82 .84	.92 .96 .64 .65

ICC=등급내 상관계수; r=피어슨 상관계수; AROM=능동 ROM; PROM=수동 ROM; PT=물리치료사; MD=의사

에 즉각 방사선 촬영으로 무릎 굽힘 ROM의 측정을 수행했다. 검사자간 신뢰도는 높았다 (표 9.6). 타당도에 대한 ICC도 높았다 (0.99). 그들은 유니버설 측각기로 측정한 무릎관절 각도 측정이 신뢰성이 있고, 또 타당성이 있었음을 확인했다.

Enwemeka는 방사선 검사에 의해 제공된 뼈 각도 측정과 6개의 무릎관절 각도 자세 (0, 15, 30, 45, 60, 90°)에서 유니버설 측각기를 이용한 측정을 비교했다. 21~35세의 건강한 10명의 성인 (남성 6명, 여성 4명)을 대상으로 측정을 수행했다. 굽힘 30°와 굽힘 90° 사이에서 측정된 유니버설 측각기 측정과 방사선 검사 측정 사이의 평균 차이는 0.52~3.81°이었다. 그러나 평균차이는 0°와 15°에서 측각기 측정과 방사선 측정 사이가 더 높았다 (4.59°).

Ersoz와 Ergun은 양쪽 무릎관절 OA 환자 20명을 대상으로, ROM을 측정하기 위해 25 cm의 팔과 1° 눈금을 가진 유니버설 측각기를 이용했다. 그리고 동일 무릎의 정강넙다리 구획, 가쪽정강넙다리 구획 및 무릎넙다리 구획을 방사선 검사로 측정했다. 그 결과, 연구자들은 방사선으로 측정한 값과 유니버설 측각기로 측정한 값, 즉 무릎관절의 굽힘, 폄, 안쪽과 가쪽돌림에 대한 ROM 측정 간에는 명확한 상관관계가 있었다고 했다. 예를 들어, 안쪽돌림의 제한이 있으면 무릎의 가쪽면에 문제가 있음을 의미한다. 그들은 ROM 측정이 질병에 의해 침범당한 부위를 결정하는데 도움이 된다고 결론을 내렸다.

Brousseau 등은 평균 연령 21세인 60명의 건강한 대학생 (여자 44명, 남자 16명)을 대상으로 2개의 관절 자세에서 능동 무릎 굽힘을 측정했다. 훈련을 받은 2명의 검사자가 유니버설 측각기와 수평 측각기를 교대로 사용하여 측정했다. 무릎을 굽힘하고 누운 자세에서 8회를 측정했고, 또 누운 자세에서 첫 20° 굽힘 자세에서 8회를 측정했다. 각 무릎 자세에서 각 피검사를 방사선으로 측정했다. 준거타당도는 측각기와 방사선을 이용한 측정 간의 피어슨 상관계수를 이용하여 측정했다. 연구결과를 통해, 표준기준으로써 방사선을 이용한 작은 굽힘 각도와 비교해 볼 때 큰 고정된 무릎 굽힘 각도를 측정할 때에 수평 측각기와 유니버설 측각기의 타당도가 높았음을 확인했다. Naylor 등은 방사선 측정에 대한 포토그래프의 타당도가 다음의 각각 (넙다리뼈 라인과 마커 방법)을 위해 3명의 모든 검사자가 매우 높은 굽힘의 CCC (0.98–0.99)를 산출했고, 또 중등도의 폄 CCC (0.48–0.68)를 산출했음을 확인했다. 평균 차이와 95% 일치 한계는 폄보다 굽힘에서 더 좁았다. 그들은 포토그래프의 ROM 측정이 굽힘에서는 excellent 한 타당도를 보였지만, 폄의 타당도는 낮았다고 결론을 내렸다.

근육길이검사의 신뢰도와 타당도 (Reliability and Validity of Muscle Length Testing)

Gajdosik 등은 18~40세의 건강한 남성 30명을 대상으로 한 연구에서, 무릎 폄 검사의 검사간 신뢰도는 무릎을 능동으로 폄할 때 0.86이었고, 수동으로 무릎을 폄했을 때는 0.90이었음을 확인했다. Youdas 등은 수동 SLR과 오금 각도를 측정함으로써 뒤넙다리근 길이 (HML)에 대한 연령과 성별의 효과를 검사하는 연구를 수행했다. 그들의 연구는 20~79세의 214명 (여성 108명, 남성 106명)을 대상으로 이루어졌다. 측각기로 몸통-허벅지 각도 (PSLR)와 PA (허벅지-종아리 각도)를 측정했다. 결과에 따르면, HML이 성별에 따라 유의하게 달랐다고 한다. 즉, 여성이 남성보다 더 큰 유연성을 가졌다. 데이터에 따르면, 여성의 PSLR 평균 값은 76.3°였고, 이것은 남성의 68.5°값보다 80°에 더 가까웠다. 남성의 PSLR 각도는 여성의 것보다 유의하게 작았다.

Gnat 등은 뒤넙다리근 길이에 대한 수동 무릎 폄 (PKE) 검사의 신뢰도를 평가하기 위해 상관계수, SEM 및 SDD를 계산했다. 결과는 훌륭한 신뢰도를 보였다. PKE 검사에 대한 평균 검사자간 ICC는 0.93이었다.

참 고 문 헌

1. Levangie, PK, and Norkin, CC: Joint Structure and Function: A Comprehensive Analysis, ed 5. FA Davis, Philadelphia, 2011.
2. Williams, PL (ed): Gray's Anatomy, ed 38. Churchill Livingstone, New York, 1995.
3. Mossberg, KA, and Smith, LK: Axial rotation of the knee in women. J Orthop Sports Phys Ther 4:27, 1983.
4. Zarins, B, et al: Rotational motion of the knee. Am J Sports Med 11:152, 1983.
5. Almquist, PO, et al: Knee rotation in healthy individuals related to age and gender. J Orthop Res 31 (1):23, 2013.
6. Kaltenborn, FM: Mobilization of the Extremity Joints, ed 5. Olaf Norlis Bokhandel, Oslo, Norway, 1999.
7. Cyriax, JH, and Cyriax, PJ: Illustrated Manual of Orthopaedic Medicine. Butterworths, London, 1983.
8. Fritz, JM, et al: An examination of the selective tissue tension scheme, with evidence for the concept of a capsular pattern of the knee. Phys Ther 78:1046, 1998.
9. Boone, DC, and Azen, SP: Normal range of motion of joints in male subjects. J Bone Joint Surg Am 61:756, 1979.
10. Roach, KE, and Miles, TP: Normal hip and knee active range of motion: The relationship to age. Phys Ther 71:656, 1991.
11. Rondinell, RD (ed): Guides to the Evaluation of Permanent Impairment, ed 6. American Medical Association, Chicago, 2009.
12. Peters, PG, et al: Knee range of motion: Reliability and agreement of 3 measurement methods. Am J Orthop 40 (12):E249, 2011.
13. Alam, M, et al: A clinical device for measuring internal-external rotational laxity of the knee. Am J Sports Med 41 (1):87, 2013.
14. Ahrens, P, et al: A novel tool for objective assessment of femorotibial rotation: A cadaver study. Int Orthop 35 (11):1611, 2011.
15. Tsai, AG, et al: Rotational knee laxity: Reliability of a simple measurement device in vivo. BMC Musculoskelet Disord 9:35, 2008.
16. Almquist, PO, et al: Measurements of knee rotation-reliability of an external device in vivo. BMC Musculoskelet Disord 12:291, 2011.
17. Clarkson, HM: Musculoskeletal Assessment Joint Motion and Muscle Testing, ed 3. Walters Klower Lippincott William and Wilkins, Philadelphia, 2013.
18. Gnat, R, et al: Reliability of the passive knee fl exion and extension tests in healthy subjects. J Manipulative Physiol Ther 33:659, 2010.
19. Gajdosik, RL, et al: Comparison of four clinical tests for assessing hamstring muscle length. J Orthop Sport Phys Ther 18:614, 1993.
20. Youdas, JW, et al: The infl uence of gender and age on hamstring muscle length in healthy adults. J Orthop Sports Phys Ther 35:246, 2005.
21. Fredriksen, H, et al: Passive knee extension test to measure hamstring muscle tightness. Scand J Med Sci Sports 7:279, 1997.
22. Rothstein, JM, Roy, SH, and Wolf, SL: The Rehabilitation Specialist's Handbook, ed 2. FA Davis, Philadelphia, 1998
23. Waugh, KG, et al: Measurement of selected hip, knee, and ankle joint motions in newborns. Phys Ther 63:1616, 1983.
24. Drews, JE, Vraciu, JK, and Pellino, G: Range of motion of the lower extremities of newborns. Phys Occup Ther Pediatr 4:49, 1984.
25. Schwarze, DJ, and Denton, JR: Normal values of neonatal limbs: An evaluation of 1000 neonates. J Pediatr Orthop 13:758, 1993.
26. Wanatabe, H, et al: The range of joint motions of the extremities in healthy Japanese people: The difference according to age. Nippon Seikeigeka Gakkai Zasshi 53:275, 1979. (Cited by Walker, JM: Musculoskeletal development: A review. Phys Ther 71:878, 1991.)
27. Broughton, NS, Wright, J, and Menelaus, MB: Range of knee motion in normal neonates. J Pediatr Orthop 13:263, 1993.
28. Boone, DC: Techniques of measurement of joint motion. (Unpublished supplement to Boone, DC, and Azen, SP: Normal range of motion in male subjects. J Bone Joint Surg Am 61:756, 1979.)
29. Beighton, P, Solomon, L, and Soskolne, CL: Articular mobility in an African population. Ann Rheum Dis 32:23, 1973.
30. Cheng, JC, Chan, PS, and Hui, PW: Joint laxity in children. J Pediatr Orthop 11:752, 1991.
31. Steinberg, N, et al: Range of joint movement in female dancers and nondancers aged 8–16 years. Am J Sports Med 34 (5):814, 2006.
32. Soucie, JM, et al: Range of motion measurements reference values and a database for comparison studies. Haemophilia, 17 (3):500, 2011.
33. Walker, JM, et al: Active mobility of the extremities in older subjects. Phys Ther 64:919, 1984.
34. Greene, WB, and Heckman, JD (eds): The Clinical Measurement of Joint Motion. American Academy of Orthopaedic Surgeons, Chicago, 1994.
35. Mollinger, LA, and Steffan, TM: Knee fl exion contractures in institutionalized elderly: Prevalence, severity, stability and related variables. Phys Ther 73:437, 1993.
36. Steultjens, MPM, et al: Range of motion and disability in patients with osteoarthritis of the knee or hip. Rheumatology 39:955, 2000.
37. Ersoz, M, and Ergun, S: Relationship between knee range of motion and Kellgren-Lawrence radiographic scores in knee osteoarthritis. Am J Phys Med Rehabil 82:110, 2003.
38. Escalante, A, et al: Determinants of hip and knee fl exion range: Results from the San Antonio Longitudinal Study of Aging. Arthritis Care Res 12:8, 1999.
39. Nonaka, H, et al: Age-related changes in the interactive mobility of the hip and knee joints: A geometrical analysis. Gait Posture 15:236, 2002.
40. Macedo, LG, and Magee, DJ: Effects of age on passive range of motion of selected peripheral joints in healthy adult females. Physiother Theory Pract 25 (2):146, 200.
41. Loudon, JK, Goist, HL, and Loudon, KL: Genu recurvatum syndrome. J Orthop Sports Phys Ther 27:361, 1998.
42. Hall, MG, et al: The effect of hypermobility syndrome on knee joint proprioception. Br J Rheumatol 34:121, 1995.
43. James, B, and Parker, AW: Active and passive mobility of the lower limb joints in elderly men and women. Am J Phys Med Rehabil 68:162, 1989.
44. Cleffken, B, et al: Digital goniometric measurement of knee joint motion. Evaluation of usefulness for research settings and clinical practice. Knee 14:385, 2007.
45. Jasmuheen.com (http://www.who.int/mediacentre/factsheets/fs311/en/index .html).
46. Lichtenstein, MJ, et al: Modeling impairment: Using the disablement process as a framework to evaluate determinants of hip and knee fl exion. Aging (Milano) 12:208, 2000.
47. Sobti, A, et al: Occupational physical activity and long term risk of musculoskeletal symptoms: A national survey of post offi ce pensioners.

Am J Indust Med 32:76, 1997.
48. Park,W, et al: Obesity effect on male active joint range of motion. Ergonomics 53 (1):102, 2010.
49. Grotle, M, Hagen, KB, and Natvig, B: Obesity and osteoarthritis in knee, hip and hand. An epidemiological study in the general population with ten years follow up. BMC Musculoskelet Disord 9:132, 2008.
50. Richmond, SA, et al: Are joint injury, sport activity, physical activity, obesity or occupational activities predictors for osteoarthritis? A systematic review. J Orthop Sports Phys Ther 43 (8):515, 2013.
51. Widmyer, MR, et al: High body mass index is associated with increased diurnal stains in articular cartilage of the knee. Arthritis Rheum 65 (10):2615, 2013.
52. Vrezas, J, et al: Case control study of knee osteoarthritis and lifestyle factors considering their interaction with physical workload. Arch Occup Environ Health 83 (3):291, 2010.
53. Jensen, LK, Rytter, S, and Bonde, JP: Symptomatic knee disorders in fl oor layers and graphic designers. A cross-sectional study. BMC Musculoskelet Disord 113:188, 2012.
54. Amin, S, et al: Occupation-related squatting, kneeling, and heavy lifting and the knee joint: A magnetic resonance imaging-based study in men. J Rheumatol 35 (8), 2008.
55. Sowers, MF, et al: BMI versus body composition and radiographically defi ned osteoarthritis of the knee in women: A 4-year follow-up study. Osteoarthritis Cartilage 16:367, 2008.
56. Seidler, A, et al: The role of cumulative physical work load in symptomatic knee osteoarthritis—a case control study. J Occup Med Toxicol 14, 2008.
57. Teichtahl, AJ, et al: Occupational activity is associated with knee cartilage morphology in females. Maturitas 66 (1):72, 2010.
58. Palmu, SA, et al: Childhood femoral fracture can lead to premature knee joint arthritis. Acta Orthop 84 (1):71, 2013.
59. McCarthy, I, et al: Analysis of knee fl exion characteristics and how they alter with the onset of knee osteoarthritis. A case control study. BMC Musculoskelet Disord 14: 169, 2013.
60. Jevsevar, DS, et al: Knee kinematics and kinetics during locomotor activities of daily living in subjects with knee arthroplasty and in healthy control subjects. Phys Ther 73:229, 1993.
61. Oberg, T, Karsznia, A, and Oberg, K: Joint angle parameters in gait: Reference data for normal subjects, 10–79 years of age. J Rehabil Res Dev 31:199, 1994.
62. Rowe, PJ, et al: Knee kinematics in gait and other functional activities measured using fl exible electrogoniometry: How much knee motion is suffi cient for a normal daily life? Gait Posture 12:143, 2000.
63. Livingston, LA, Stevenson, JM, and Olney, SJ: Stairclimbing kinematics on stairs of differing dimensions. Arch Phys Med Rehabil 72:398, 1991.
64. Laubenthal, KN, Smidt, GL, and Kettlekamp, DB: A quantitative analysis of knee motion during activities of daily living. Phys Ther 52:34, 1972.
65. Desloovere, K, et al: Range of motion and repeatability of knee kinematics for 11 clinically relevant motor tasks. Gait Posture 32 (4):597, 2010.
66. McFayden, BJ, and Winter, DA: An integrated biomechanical analysis of normal stair ascent and descent. J Biomech 21:733, 1988.
67. Protopapadaki, A, et al: Hip, knee and ankle kinematics and kinetics during stair ascent and descent in healthy young individuals. Clin Biomech 22:203, 2007.
68. Lark, SD, et al: Knee and ankle range of motion during stepping down in elderly compared to young men. Eur J Appl Physiol 9:287, 2004.
69. Mulholland, SJ, and Wyss, UP: Activities of daily living in non- Western cultures: Range of motion requirements for hip and knee joints. Int J Rehabil Res 24:191, 2001.
70. He mmerich, A, et al: Hip, knee and ankle kinematics of high range of motion activities of daily living. J Orthop Res 24:770, 2006.
71. Smith, SM, et al: Tibiofemoral contact forces and knee kinematics during squatting. Gait Posture 27 (3):376, 2008.
72. Zhou, H, et al: Kinematics of the hip, knee, ankle of the young and elderly Chinese people during kneeling activity. J Zhejiang Univ Sci B 13 (10):831, 2012.
73. Kapoor, A, et al: Range of movements of lower limb joints in crosslegged sitting. J Arthroplasty 23 (3):451, 2008.
74. Boone, DC, et al: Reliability of goniometric measurements. Phys Ther 58:1355, 1978.
75. Gogia, PP, et al: Reliability and validity of goniometric measurements at the knee. Phys Ther 67:192, 1987.
76. Rheault, W, et al: Intertester reliability and concurrent validity of fl uid based and universal goniometers for active knee fl exion. Phys Ther 68:1676, 1988.
77. Bartholomy, JK, Chandler, RF, and Kaplan, SE: Validity analysis of fl uid goniometer measurements of knee fl exion [abstract]. Phys Ther 80:S46, 2000.
78. Brosseau, L, et al: Intratester and intertester reliability and criterion validity of the parallelogram and universal goniometers or active knee fl exion in healthy adults. Physiother Res Int 2:150, 1997.
79. Enwemeka, CS: Radiographic verifi cation of knee goniometry. Scand J Rehabil Med 18:47, 1986.
80. Rothstein, JM, Miller, PJ, and Roettger, RF: Goniometric reliability in a clinical setting. Phys Ther 63:1611, 1983.
81. Watkins, MA, et al: Reliability of goniometric measurements and visual estimates of knee range of motion obtained in clinical settings. Phys Ther 71:90, 1991.
82. Pandya, S, et al: Reliability of goniometric measurements in patients with Duchenne muscular dystrophy. Phys Ther 65:1339, 1985.
83. McWhirk, LB, and Glanzman, AM: Within-session inter-rater reliability of goniometric measures in patients with spastic cerebral palsy. Pediatr Phys Ther 18:262, 2006.
84. Lessen, AF, et al: Reproducibility of goniometric measurement of the knee in the in-hospital phase following total knee arthroplasty. BMC Musculoskelet Disord 8:83, 2007.
85. Kilgour, G, McNair, PM, and Stott, NS: Intrarater reliability of lower limb sagittal range-of-motion measures in children with spastic diplegia. Dev Med Child Neurol 45:391, 2003.
86. Piva, SR, et al: Reliability of measures of impairments associated with patellofemoral pain syndrome. BMC Musculoskelet Disord 7:33, 2006.
87. Piriyaprasarth, P, et al: The reliability of knee joint position testing using electrogoniometry. BMC Musculoskelet Disord 9:6, 2008.
88. Bennett, D, et al: Measurement of joint motion using digital imaging. Int Orthop 33 (6):1627, 2009.
89. Naylor, JM, et al: Validity and reliability of using photography for measuring knee range of motion: A methodological study. BMC

Musculoskelet Disord 12:77, 2011.
90. Verhagen, F, et al: Are clinical photographs appropriate to determine the maximal range of motion of the knee range of motion? Acta Orthop Belg 76 (6), 2010.
91. Krause, D, et al: The reliability and accuracy of a goniometer mobile device application for video measurement of the functional movement screen deep squat test. Int J Sports Phys Ther 10:37, 2015.
92. Jenny, J-Y: Measurement of knee fl exion angle with a smartphone application is precise and accurate. J Arthroplasty 28:784, 2013.
93. Ockendon, M, and Gilbert, RE: Validation of a novel smartphone accelerometer- based knee goniometer. J Knee Surg 25 (4):341, 2012.
94. Ferreiro, G, et al: Reliability of a smartphone-based goniometer for knee goniometry. Int J Rehabil Res 36 (2), 2013.

제10장

발목과 발
The Ankle and Foot

구조와 기능 (Structure and Function)

몸쪽 정강종아리관절과 먼쪽 정강종아리관절 (Proximal and Distal Tibiofibular Joints)

관절면의 형태가 사람마다 차이가 나지만, 몸쪽 정강종아리관절은 약간 볼록한 정강뼈 관절면과 오목한 종아리뼈 관절면에 의해서 형성된다 (그림 10.1A). 이 윤활관절은 관절주머니에 의해 둘러싸여 있고, 오금근 힘줄 뿐만 아니라, 앞쪽과 뒤쪽에 있는 인대들에 의해 보강된다 (그림 10.1B,C).

먼쪽 정강종아리관절은 먼쪽정강뼈의 가쪽면에 있는 오목한 파셋과 먼쪽종아리뼈의 볼록한 파셋 사이에 있는 섬유성 연결에 의해 형성된다 (그림 10.1A). 이들 양쪽 관절은 정강뼈와 종아리뼈 사이의 뼈사이막에 의해 지지를 받고 있다 (그림 10.1B). 먼쪽 정강종아리관절은 관절주머니를 가지고 있지 않지만, 앞쪽 인대와 뒤쪽 인대, 그리고 발목 뼈사이정강종아리인대에 의해 지지된다 (그림 10.1B,C).

뼈운동형상학 (Osteokinematics)

몸쪽 정강종아리관절과 먼쪽 정강종아리관절은 해부학적으로 발목관절과 다르지만, 발목 기능에 기여한다. 몸쪽 정강종아리관절은 평면 윤활관절로서 정강뼈에 대한 약간의 종아리뼈의 위쪽 활주와 아래쪽 활주, 그리고 약간의 돌림을 허용한다. 먼쪽 정강종아리관절은 섬유성 연결이지만, 약간의 움직임을 허용한다.

관절운동형상학 (Arthrokinematics)

발목을 발등굽힘할 때, 종아리뼈는 몸쪽으로 활주하고, 정강뼈로부터 멀어지는 약간 뒤쪽 (가쪽돌림)으로 움직인다. 발바닥굽힘을 할 때, 종아리뼈는 먼쪽으로 활주하고, 정강뼈쪽으로 약간 앞쪽 (안쪽돌림)으로 움직인다. 안쪽번짐하는 동안 종아리뼈는 먼쪽과 약간 뒤쪽으로 움직인다. 가쪽번짐 동안, 종아리뼈는 몸쪽과 약간 앞쪽으로 활주한다. 종아리뼈의 작은 움직임은 비대칭 (앞쪽이 더 넓은) 형태의 목말뼈 돔 (dome) 뿐만 아니라, 정강뼈와 종아리뼈와 관절을 이루는 목말뼈의 비대칭 크기와 가쪽 파셋과 안쪽 파셋의 방향에 관련된다.

관절주머니 패턴 (Capsular Pattern)

정강종아리관절의 관절주머니 패턴은 아직 밝혀지지 않았다.

목말다리관절 (발목관절) (Talocrural Joint)

목말다리관절은 목말뼈, 먼쪽 정강뼈/종아리뼈로 구성되는 관절이다. 몸쪽 관절면은 먼쪽정강뼈의 오목면과 정강복사뼈와 종아리복사뼈에 의해 형성된다. 먼쪽의 관절면은 볼록한 목말뼈 돔이다. 관절주머니는 특히 앞쪽과 뒤쪽이 얇고 약한 편이고, 가쪽과 안쪽의 인대들에 의해 보강되고 있다. 앞뒤 정강종아리인대와 발꿈치종아리인대는 관절주머니와 관절의 가쪽면을 지지하고 있다 (그림 10.2A,B). 세모인대는 안쪽 지지를 제공한다 (그림 10.3). 먼쪽의 정강뼈와 종아리뼈를 연결하는 인대들은 장부구멍과 목말다리관

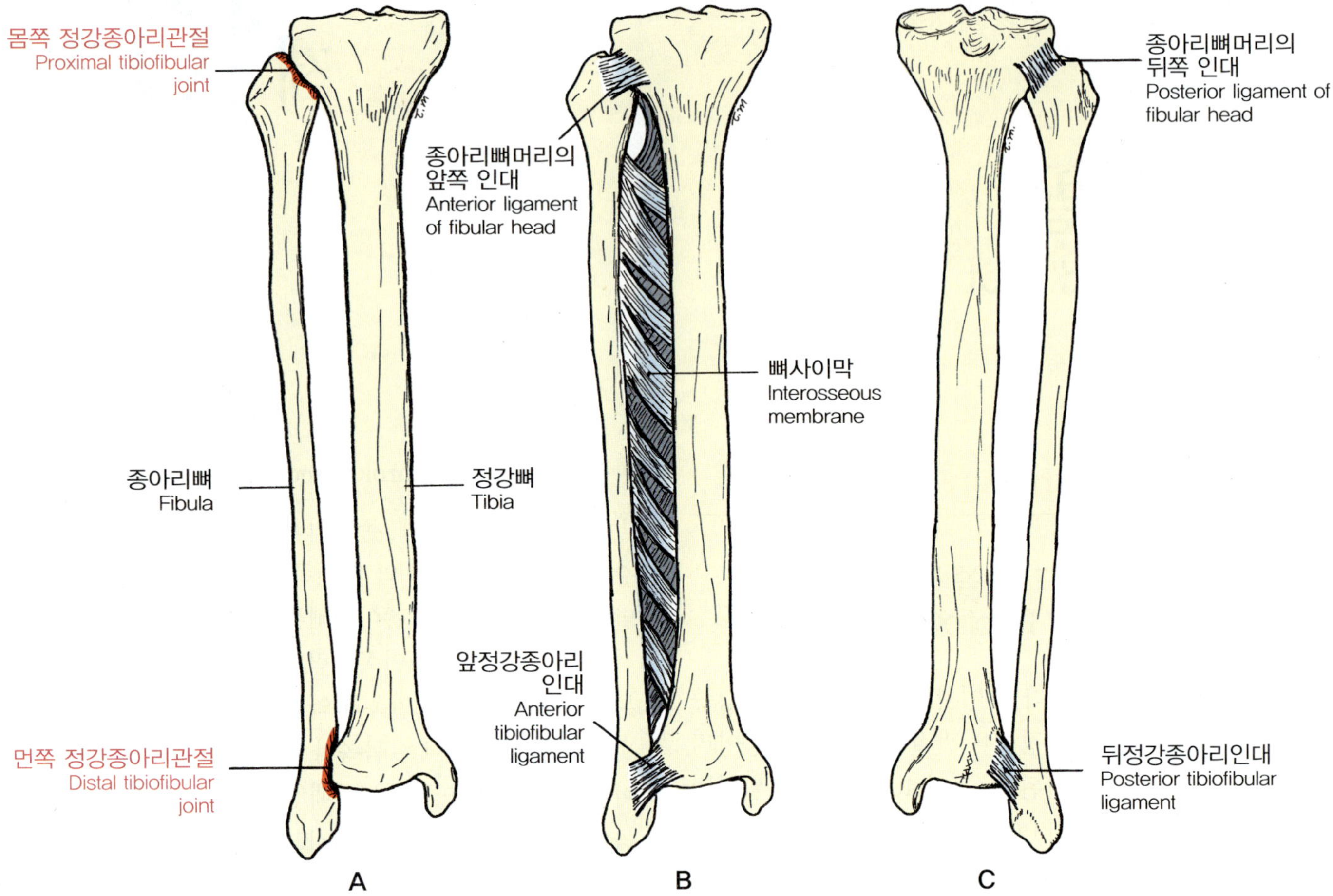

몸쪽 정강종아리관절
Proximal tibiofibular joint
종아리뼈머리의 앞쪽 인대
Anterior ligament of fibular head
종아리뼈머리의 뒤쪽 인대
Posterior ligament of fibular head
뼈사이막
Interosseous membrane
종아리뼈
Fibula
정강뼈
Tibia
앞정강종아리 인대
Anterior tibiofibular ligament
먼쪽 정강종아리관절
Distal tibiofibular joint
뒤정강종아리인대
Posterior tibiofibular ligament
A
B
C

그림 10.1 (A) 오른쪽 다리의 몸쪽 정강종아리관절과 먼쪽 정강종아리관절의 앞쪽면. (B) 앞정강종아리인대와 뼈사이막, (C) 오른쪽 다리의 정강종아리관절의 뒤쪽면과 뒤정강종아리인대

A
정강뼈
Tibia
종아리뼈
Fibula
목말다리관절
Talocrural joint
목말뼈
Talus
뒤목말종아리인대
Posterior talofibular ligament
발꿈치종아리인대
Calcaneofibular ligament
발뒤꿈치뼈
Calcaneus
제5발허리뼈
Fifth metatarsal
입방뼈
Cuboid
앞목말종아리인대
Anterior talofibular ligament
B
종아리뼈
Fibula
정강뼈
Tibia
뒤정강종아리인대
Posterior tibiofibular ligament
목말뼈
Talus
목말다리관절
Talocrural joint
뒤목말종아리인대
Posterior talofibular ligament
발꿈치종아리인대
Calcaneofibular ligament
발뒤꿈치뼈
Calcaneus

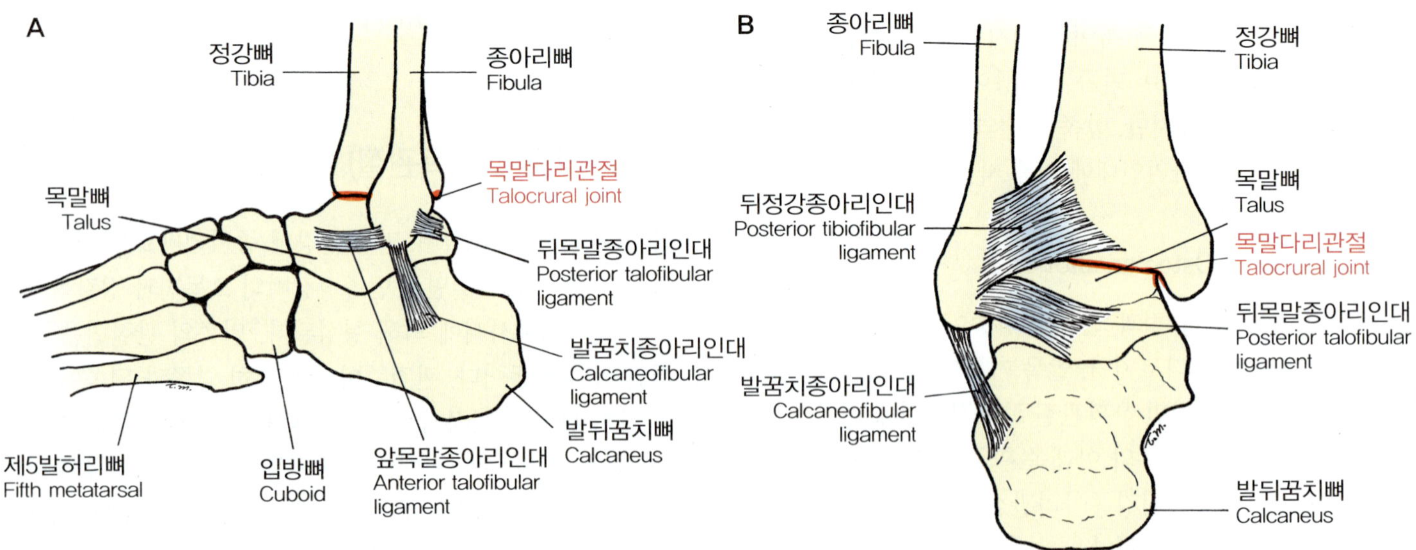

그림 10.2 (A) 앞뒤 정강종아리인대와 발꿈치종아리인대를 가진 왼쪽 목말다리관절의 가쪽면. (B) 왼쪽 목말다리관절의 뒤쪽면은 뒤정강종아리인대와 발꿈치종아리인대를 보여주고 있다.

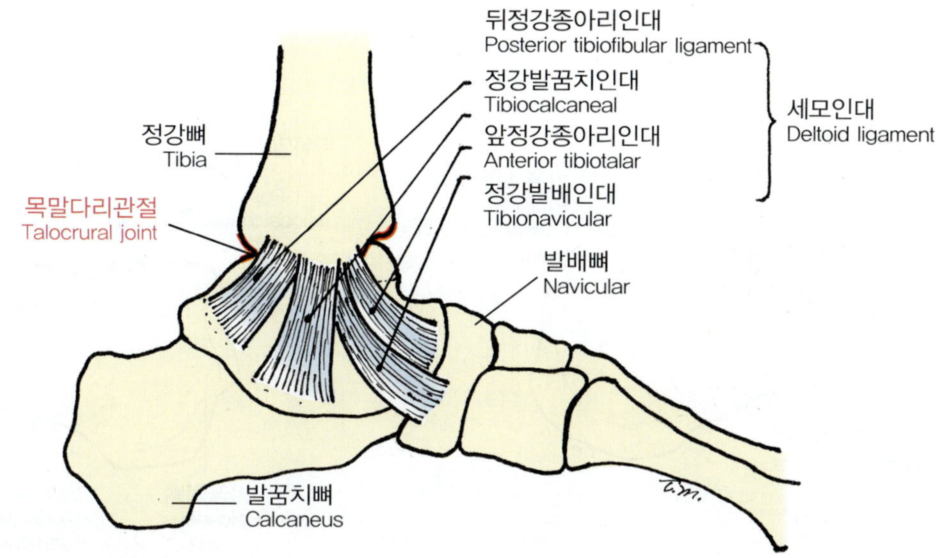

그림 10.3 왼쪽 목말다리관절의 안쪽면에 있는 세모인대

절의 안정성에 중요한 역할을 한다. 이들 인대들로서, 다리 정강종아리 뼈사이인대, 정강종아리 뼈사이막, 그리고 앞뒤의 정강종아리인대 등이 있다 (그림 10.1B,C).

뼈운동형상학 (Osteokinematics)

목말다리관절 (발목관절)은 윤활의 경첩관절이며 자유도는 1이다. 발생하는 움직임은 발등굽힘과 발바닥굽힘이다. 가쪽복사뼈가 안쪽복사뼈보다 더 먼쪽과 뒤쪽에 위치하기 때문에, 운동축이 사선이고, 이들 움직임은 시상면에서 일어나지 않는다. 발목의 발등굽힘은 발을 벌림, 엎침 및 가쪽번짐시키고, 반면 발바닥굽힘은 발을 모음, 뒤침 및 안쪽번짐시킨다. 발이 정강뼈와 수직을 이룰 때, 발목을 0°의 중립위로 간주한다.

관절운동형상학 (Arthrokinematics)

비체중부하 상태에서의 발등굽힘은 목말뼈가 앞쪽으로 구르기하고, 뒤쪽으로 활주한다. 발바닥굽힘을 할 때는 목말뼈가 뒤쪽으로 구르기하고 앞쪽으로 활주한다. 목말뼈가 고정되는 체중부하 상태에서의 발등굽힘은 정강뼈가 앞쪽으로 움직이고, 발바닥굽힘을 할 때는 정강뼈가 뒤쪽으로 움직인다.

관절주머니 패턴 (Capsular Pattern)

관절주머니 패턴은 발등굽힘보다 발바닥굽힘이 더 크게 제한된다.

목말밑관절 (Subtalar Joint)

목말밑관절은 분리된 3개의 평면관절로 구성되어 있다: 목말뼈와 발꿈치뼈사이에 있는 [뒤쪽 관절, 앞쪽 관절 및 중간 관절. 뒤쪽 관절이 가장 크고, 목말뼈 아래쪽면에 있는 오목한 파셋과 발꿈치뼈 위쪽면에 있는 볼록한 파셋으로 구성된다. 앞쪽 관절과 중간 관절은 목말뼈에 있는 2개의 볼록한 파셋과 발꿈치뼈에 있는 2개의 오목한 파셋으로 구성된다. 목말밑관절은 앞목말발꿈치인대, 뒤목말발꿈치인대, 가쪽목말발꿈치인대, 안쪽목말발꿈치인대, 뼈사이 목말발꿈치인대에 의해서 보강된다 (그림 10.4, 10.5).

뼈운동형상학 (Osteokinematics)

이 관절에서 허용되는 움직임은 사선 축을 중심으로 일어나는 안쪽번짐과 가쪽번짐이다. 사선 축은 앞쪽, 안쪽 및 위쪽 방향으로 목말밑관절을 통해 가쪽-뒤쪽 발꿈치를 통과한다. 안쪽번짐-가쪽번짐은 모음-벌림, 뒤침-엎침, 그리고 약간의 굽힘-폄이 혼합되어 일어나는 움직임이다. 비체

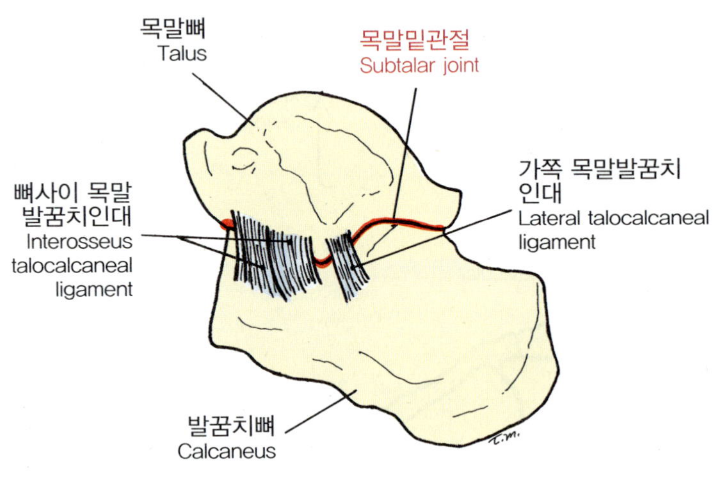

그림 10.4 뼈사이 목말발꿈치인대와 가쪽 목말발꿈치인대가 왼쪽 목말밑관절의 가쪽면에 있다.

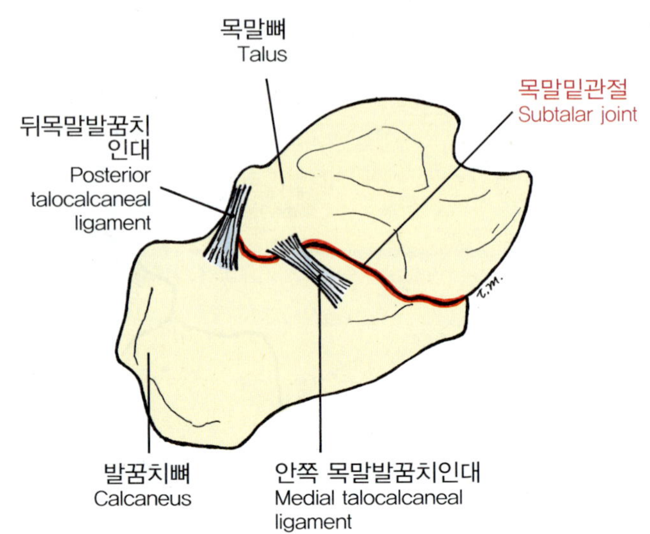

그림 10.5 안쪽 목말발꿈치인대와 뒤목말발꿈치인대가 왼쪽 목말밑관절의 안쪽면에 있다.

중부하 동안의 안쪽번짐에서는 발꿈치뼈가 모음, 뒤침 및 발바닥굽힘을 한다. 가쪽번짐 동안에는 발꿈치뼈가 벌림, 엎침 및 발등굽힘을 한다. 뒤침은 안쪽번짐으로 대신 사용되고, 엎침은 가쪽번짐으로 대신 사용된다.

관절운동형상학 (Arthrokinematics)

또다른 볼록 파셋과 오목 파셋이 가동성을 제한하고, 목말뼈에 대한 발꿈치뼈의 비틀림 움직임을 일으킨다. 목말밑관절의 가장 큰 뒤쪽 부분은 목말뼈가 오목하고, 발꿈치뼈가 볼록하다. 발이 안쪽번짐할 때, 발꿈치뼈는 고정된 목말뼈 위에서 안쪽으로 구르기하고, 가쪽으로 활주한다. 가쪽번짐할 때, 발꿈치뼈는 가쪽으로 구르기하고, 안쪽으로 활주한다.

관절주머니 패턴 (Capsular Pattern)

관절주머니 패턴은 밖굽이 (가쪽번짐)보다 안굽이 (안쪽번짐)가 더 많이 제한된다.

가로발목관절 (중간발목관절) Transverse Tarsal (Midtarsal) Joint

가로발목관절, 또는 중간발목관절은 복합관절로서, 목말발배관절과 발꿈치입방관절으로 구성된다 (그림 10.6A). 목말발배관절은 커다란 목말뼈머리의 볼록면과 발배뼈 뒷부분의 오목면에 의해 형성된다. 오목의 정도는 바닥쪽 발꿈치발배인대 (스프링인대)에 의해 커진다. 이 관절은 목말밑관절의 앞쪽 부분과 중간 부분과 함께 관절주머니를 공유하고, 스프링인대, 두갈래인대 (발꿈치입방인대와 발꿈치발배인대)와 등쪽목말발배인대에 의해서 보강된다 (그림 10.6B).

발꿈치입방관절은 안장관절로서, 앞쪽발꿈치뼈에 있는 얕은 볼록-오목 관절면과 이에 상응하는 뒤쪽 입방뼈에 있는 볼록-오목 관절면과 관절을 이룬다. 이 관절은 관절주머니에 의해 둘러싸여 있고, 두갈래인대 (발꿈치입방인대와 발꿈치발배인대), 등쪽 발꿈치입방관절, 바닥쪽 발꿈치입방관절 및 긴 바닥인대 등에 의해 보강된다 (그림 10.6C).

뼈운동형상학 (Osteokinematics)

관절은 2개 축, 즉 하나의 세로축과 하나의 사선축을 가진 것으로 고려된다. 양쪽 축을 중심으로 일어나는 움직임은 3면 운동이고, 안쪽번짐과 가쪽번짐으로 구성된다. 가로발목관절은 발뒤쪽과 발앞쪽 사이를 연결하는 고리 역할을 한다.

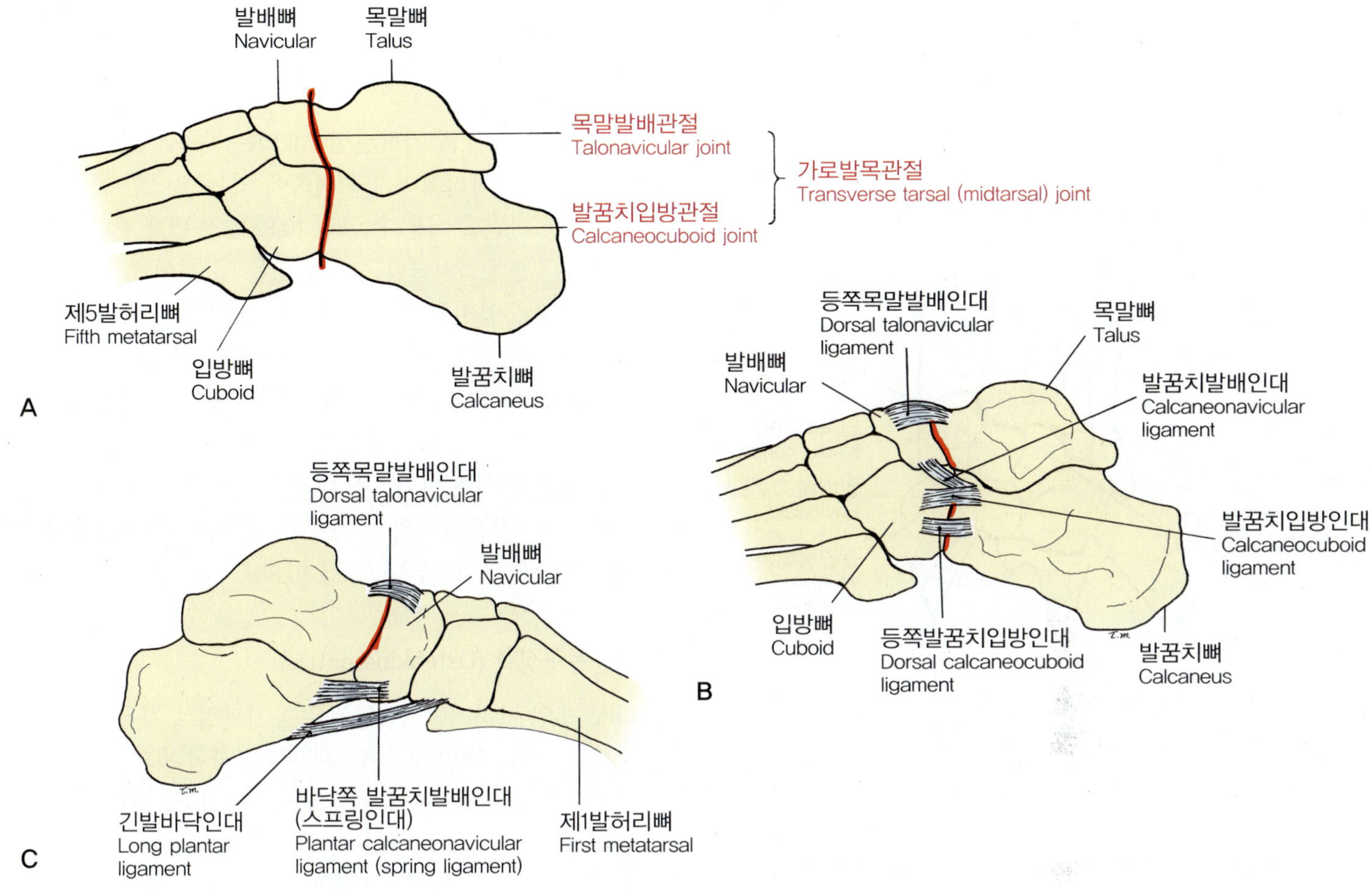

그림 10.6 (A) 왼쪽 발목의 가쪽면은 가로발목관절을 구성하는 2개의 관절을 보여주고 있다. (B) 왼쪽 발목의 가쪽면은 등쪽 목말발배인대, 두갈래인대 (발꿈치발배인대와 발꿈치입방인대), 등쪽 발꿈치입방인대 등을 보여주고 있다. (C) 왼쪽 발목의 안쪽면은 긴발바닥인대, 바닥쪽 발꿈치발배인대, 등쪽 목말발배인대 등을 보여주고 있다.

관절운동형상학 (Arthrokinematics)

비체중부하 상태에서 안쪽번짐할 때, 오목한 발배뼈는 볼록한 목말뼈 위에서 안쪽과 등쪽으로 활주한다. 입방뼈는 안쪽과 발꿈치뼈의 바닥면 쪽으로 활주한다. 이런 방법으로 움직일 때, 발의 안쪽면이 위로 올라간다. 가쪽번짐하는 동안, 발배뼈는 가쪽과 바닥면으로 활주하고, 입방뼈는 가쪽과 등쪽면 쪽으로 활주한다. 이들 움직임은 발의 가쪽면이 올라가도록 만든다.

관절주머니 패턴 (Capsular Pattern)

관절주머니 패턴으로써 모음과 안쪽돌림 (안쪽번짐)이 제한되고, 나머지 모든 움직임은 완전하게 일어난다.

발목발허리관절 (Tarsometatarsal Joints)

다섯 개의 발목발허리 (TMT)관절은 발목뼈의 먼쪽과 다섯 개의 발허리뼈바닥을 연결한다 (그림 10.7). 오목한 1번 발허리뼈바닥은 볼록한 안쪽쐐기뼈와 관절을 이룬다. 2번 발허리뼈바닥은 중간쐐기뼈와 안쪽과 가쪽 쐐기뼈의 측면에 의해 형성된 장부구멍과 관절을 이룬다. 3번 발허리뼈바닥은 가쪽쐐기뼈와 관절을 이루고, 4번 발허리뼈바닥은 가쪽쐐기뼈와 입방뼈와 관절을 이룬다. 5번 발허리뼈바닥은 입방뼈와 관절을 이룬다. 첫 번째 관절은 자신만의 관절주머니를 가지고 있고, 2번째~5번째 관절은 관절주머니를 서로 공유한다. 각 관절은 수 많은 등쪽 인대, 바닥쪽 인대 및 뼈사이 인대에 의해 보강되고 있다.

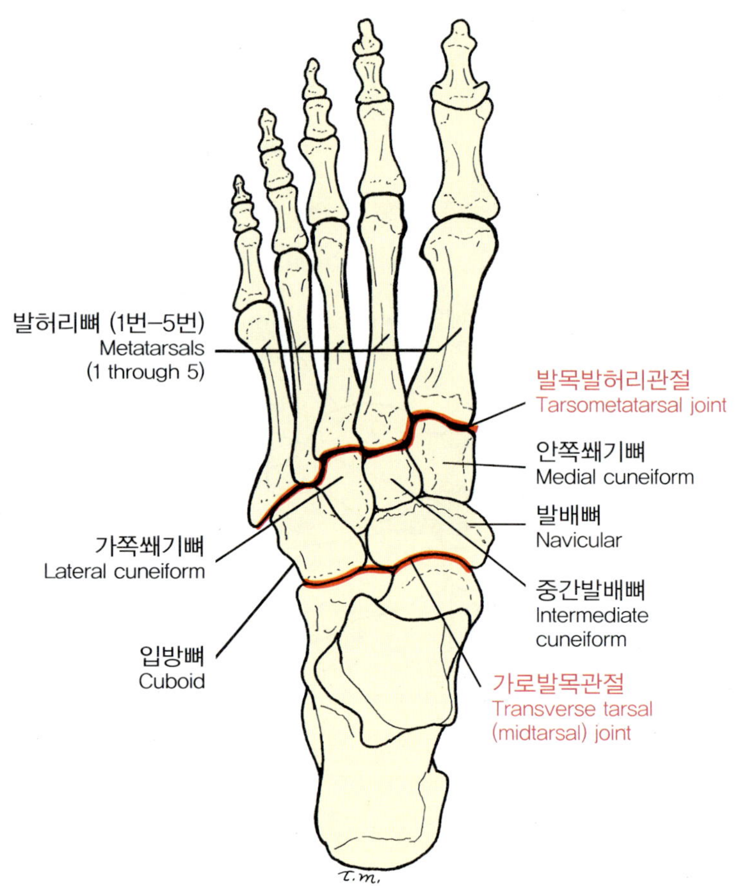

그림 10.7 왼쪽 발의 등쪽면에 있는 발목발허리관절과 가로발목관절

뼈운동형상학 (Osteokinematics)

발목발허리관절 (TMT)은 평면 윤활관절로서 굽힘-폄과 약간의 벌림-모음 및 돌림을 허용한다. 움직임의 종류와 양은 각 관절마다 다양하다. 예를 들어, 2번 TMT 관절은 움직임이 가장 많이 제한되고, 발의 기둥으로 기능한다. 반면 주변 TMT 관절은 더 큰 가동성을 가지고 있다. 여러 관절에서 일어나는 움직임의 복합은 발이 지지할 수 있도록 발을 얕고 납작하게 만든다.

관절운동형상학 (Arthrokinematics)

먼쪽 관절면은 발허리뼈몸통과 같은 방향으로 구르기와 활주를 한다.

발허리발가락관절 (Metatarsophalangeal Joints; MTP)

다섯 개의 발허리발가락관절 (MTP)은 몸쪽에 있는 볼록한 다섯 개의 발허리뼈머리와 먼쪽에 있는 오목한 몸쪽마디뼈바닥과 관절을 이룬다 (그림 10.8A). 첫 번째 발허리발가락관절은 짧은엄지굽힘근 내에 있는 두 개의 종자뼈를 가지는데, 짧은엄지굽힘근은 먼쪽 발허리뼈의 바닥면에 있는 2개 고랑 사이에 위치한다. 각 MTP 관절의 관절주머니는 안쪽과 가쪽의 곁인대에 의해 보강되고 있다. 발바닥널힘줄은 섬유성 바닥판을 형성하기 위해 각 관절주머니의 바닥쪽 부분과 섞여 있다. 바닥판은 안정성을 제공하고 폄을 제한한다. 작은 4개의 발가락은 깊은가로발허리인대에 의해 바닥면과 연결된다 (그림 10.8B).

뼈운동형상학 (Osteokinematics)

다섯 개의 발허리발가락관절은 융기관절로 자유도는 2°이고, 굽힘-폄과 벌림-모음을 허용한다. 굽힘-폄의 축은 사선이고 발허리뼈 브레이크 (metatarsal break)로 알려져 있다. 폄의 ROM이 굽힘보다 커지만, 전체 ROM은 발허리뼈의 상대적 길이와 체중부하 상태에 따라서 달라진다.

관절운동형상학 (Arthrokinematics)

굽힘을 할 때, 오목한 마디뼈바닥은 발허리뼈머리 위에서 바닥쪽으로 구르기와 활주를 한다. 벌림을 할 때, 오목한 마디뼈바닥은 볼록한 발허리뼈머리 위에서 2번째 발가락에서 멀어지는 가쪽 방향으로 구르기와 활주를 한다. 모음을 할 때, 마디뼈바닥은 2번째 발가락 쪽인 안쪽방향으로 구르기와 활주를 한다.

관절주머니 패턴 (Capsular Pattern)

첫 번째 발허리발가락관절의 패턴은 큰 폄의 제한과 작은 굽힘의 제한을 가진다. 다른 자료들은 굽힘에서 큰 제한이 있고, 제한이 모든 방향에서 일어난다고 했고, 또 2번째~5번째 관절에 따라 제한 패턴이 다르다고 했다.

발목뼈관절: 안쪽번짐 (TARSAL JOINTS: INVERSION)

안쪽번짐은 목말밑관절, 가로발목관절 (목말발꿈치관절과 발꿈치입방관절), 입방발배관절, 쐐기발배관절, 쐐기사이관절, 쐐기입방관절, 발목발허리관절, 발허리뼈사이관절 등에서 다양한 각도로 일어나며, 뒤침, 모음 및 발바닥굽힘이 결합된 움직임이다. 측각기가 1개의 축만을 가지고 있기 때문에, 발의 안쪽번짐은 앞뒤축을 중심으로 이마면에서 측정된다. 성인의 발목뼈관절 안쪽번짐 정상 ROM 값은 30~35°이다. 자세한 정보를 알고 싶으면, 표 10.1과 표 10.3~표 10.5를 참고하기 바란다.

검사자세 (Testing Position)

피검자는 무릎을 90°로 굽히고 앉은 자세이다. 그리고 검사대 가장자리에 종아리를 걸쳐 놓는다. 엉덩관절은 돌림, 모음 및 벌림의 0°자세이다. 다른 자세로는 누운 자세가 있는데, 발을 검사대 가장자리에 걸쳐 놓는다.

고정 (Stabilization)

무릎의 가쪽돌림과 굽힘, 그리고 엉덩관절의 안쪽돌림과 모음을 막기 위해, 정강뼈와 종아리뼈를 고정한다.

검사동작 (Testing Motion)

발앞쪽을 모음과 발바닥굽힘시킨다. 그리고 발바닥이 뒤침되도록 안쪽으로 비튼다. 즉, 안쪽번짐을 일으키기 위해 발의 안쪽면이 가쪽면보다 더 높아지도록 한다 (그림 10.21). 저항이 느껴질 때 ROM을 끝내고, 더 이상의 움직임은 무릎의 안쪽돌림과 엉덩관절의 가쪽돌림과 벌림을 초래한다.

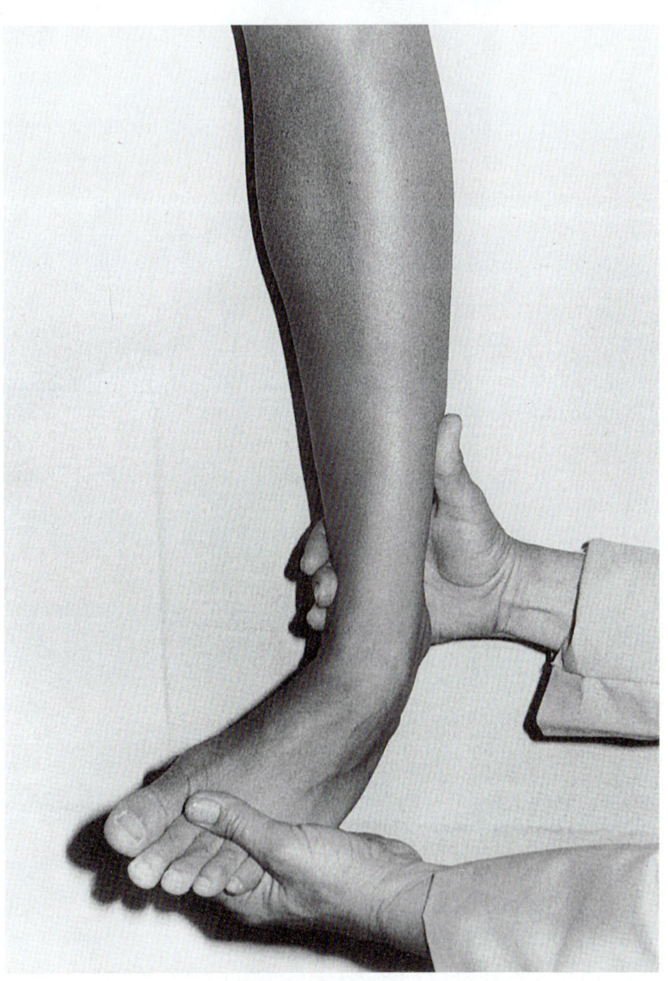

그림 10.21 안쪽번짐 ROM 끝 자세에서의 왼쪽 발과 발목. 검사자는 무릎과 엉덩관절의 움직임을 막기 위해 한 손으로 종아리 먼쪽 부위를 잡는다. 그리고 다른 손으로 발을 안쪽번짐시킨다.

정상 끝느낌 (Normal End-Feel)

끝느낌은 팽팽한 느낌이다. 왜냐하면 관절주머니, 앞뒤목말종아리인대, 발꿈치종아리인대, 앞/뒤/가쪽/뼈사이 목말발꿈치인대, 등쪽 발꿈치인대, 등쪽 발꿈치입방인대, 등쪽 목말발배인대, 가로발허리인대, 입방발배관절, 쐐기사이관절, 쐐기입방관절, TMT, 발허리뼈사이관절 등의 다양한 등쪽/바닥쪽/뼈사이 인대들, 그리고 긴종아리근과 짧은종아리근 등의 긴장 때문이다.

측각기 정렬 (Goniometer Alignment)

그림 10.22와 10.23을 참고한다.

1. 측각기의 **중심축**을 양쪽 복사뼈 사이에 있는 발목 앞쪽면의 중앙 지점에 배치한다 (유연성이 좋은 플라스틱 측각기가 금속 측각기보다 안쪽번짐을 측정하는데 더 적합한 도구이다).
2. 정강뼈거친면을 기준점으로 하여, 측각기의 **몸쪽팔**을 종아리뼈의 앞쪽면 중심선에 정렬한다.
3. 측각기의 **먼쪽팔**을 2번 발허리뼈 앞쪽면의 중심선에 정렬한다.

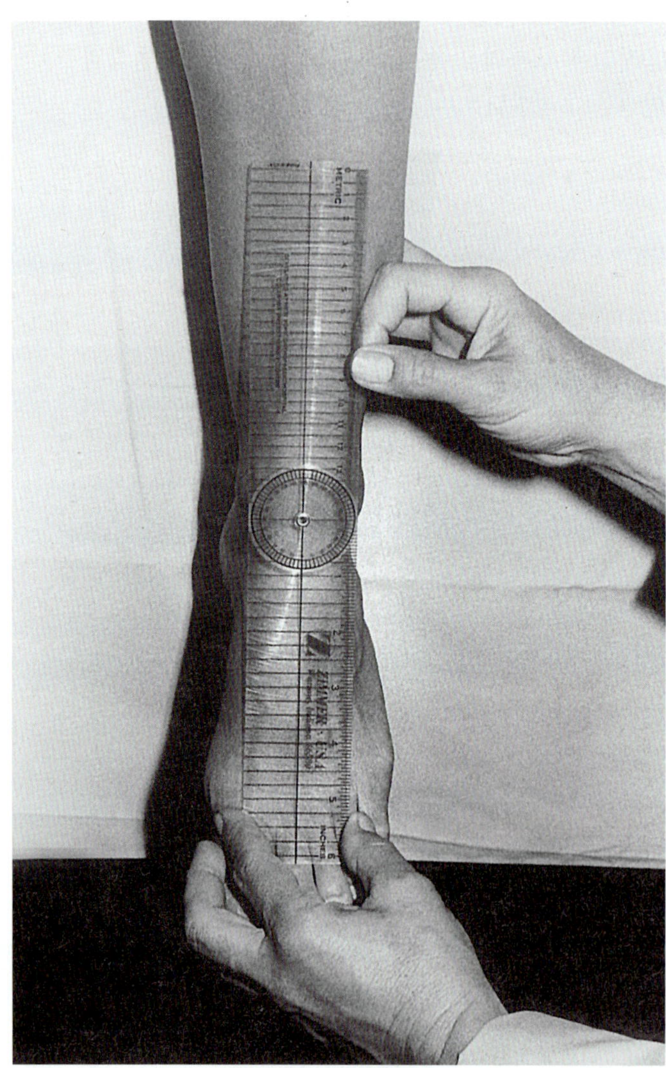

그림 10.22 안쪽번짐 ROM을 측정하는 시작지점에서의 측각기 정렬.

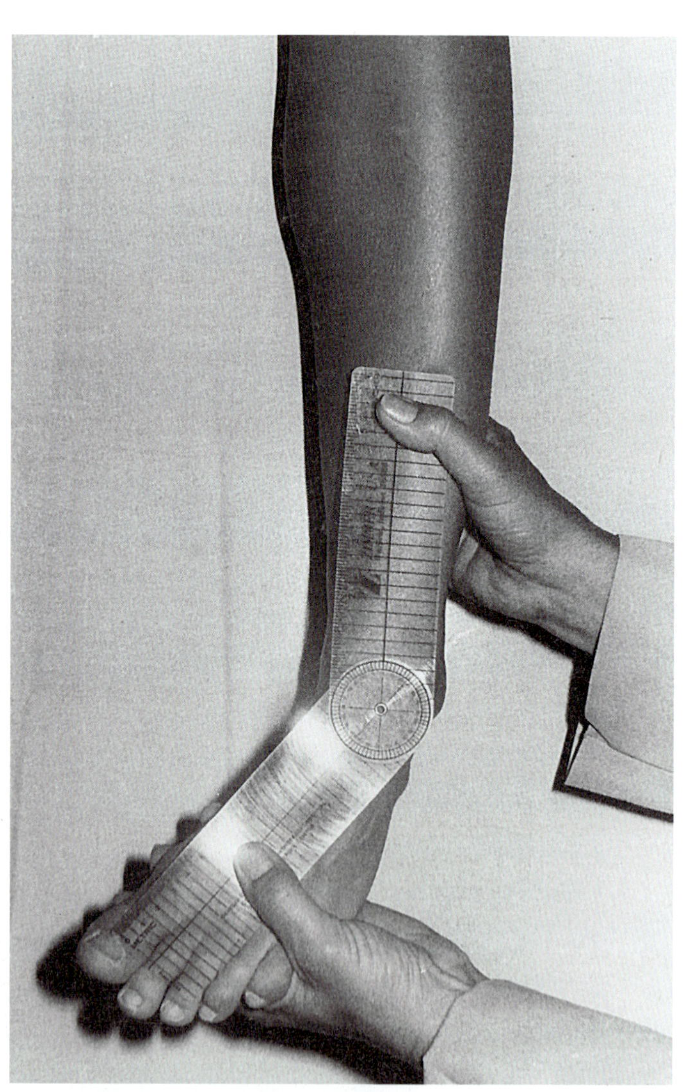

그림 10.23 ROM의 끝지점에서, 검사자는 한 손으로 안쪽번짐을 유지하면서 측각기의 먼쪽팔을 정렬시킨다. 다른 한 손으로 종아리를 고정하고 측각기의 몸쪽팔을 정렬한다.

발목뼈관절: 가쪽번짐 (TARSAL JOINTS: EVERSION)

가쪽번짐은 목말밑관절, 가로발목관절 (목말발꿈치관절과 발꿈치입방관절), 입방발배관절, 쐐기발배관절, 쐐기사이관절, 쐐기입방관절, 발목발허리관절, 발허리뼈사이관절 등에서 다양한 각도로 일어나며, 엎침, 벌림 및 발등굽힘이 결합된 움직임이다. 측각기가 1개의 축만을 가지고 있기 때문에, 발의 안쪽번짐은 앞뒤축을 중심으로 이마면에서 측정된다. 성인의 발목뼈관절 가쪽번짐 정상 ROM 값은 15~20°이다. 자세한 정보를 알고 싶으면, 표 10.1과 표 10.3~표 10.5를 참고하기 바란다.

검사자세 (Testing Position)

피검자는 무릎을 90°로 굽히고 앉은 자세이다. 그리고 검사대 가장자리에 종아리를 걸쳐 놓는다. 엉덩관절은 돌림, 모음 및 벌림의 0°자세이다. 다른 자세로는 누운 자세가 있는데, 발을 검사대 가장자리에 걸쳐 놓는다.

고정 (Stabilization)

무릎의 안쪽돌림과 폄, 그리고 엉덩관절의 가쪽돌림과 벌림을 막기 위해, 정강뼈와 종아리뼈를 고정한다.

검사동작 (Testing Motion)

발앞쪽을 벌림과 발등굽힘시킨다. 그리고 발바닥이 엎침되도록 가쪽으로 비튼다. 즉, 가쪽번짐을 일으키기

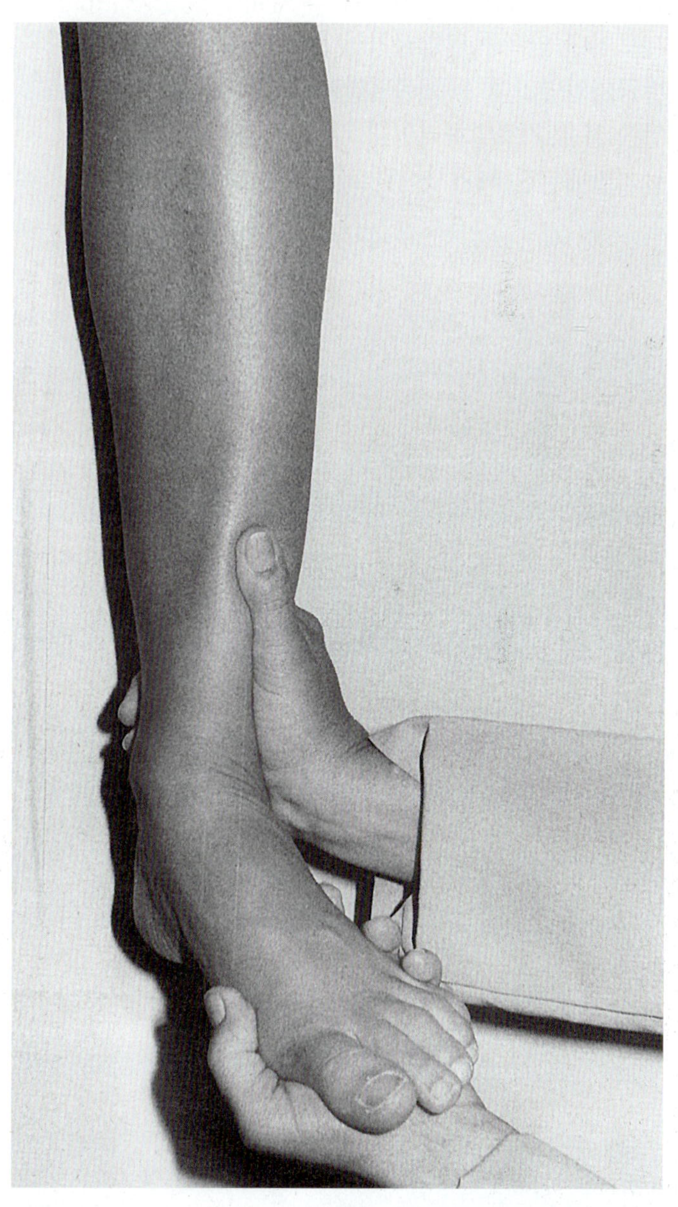

그림 10.24 가쪽번짐 ROM 끝 자세에서의 왼쪽 발과 발목. 검사자는 무릎의 굽힘과 가쪽돌림을 막기 위해 한 손으로 종아리 먼쪽 부위를 잡는다. 그리고 다른 손으로 발을 가쪽번짐시킨다. 끝느낌을 확인하고, 눈대중으로 ROM을 측정

위해 발의 가쪽면이 안쪽면보다 더 높아지도록 한다 (그림 10.24). 저항이 느껴질 때 ROM을 끝내고, 더 이상의 움직임은 무릎의 가쪽돌림과 엉덩관절의 안쪽돌림과 모음을 초래한다.

정상 끝느낌 (Normal End-Feel)

끝느낌은 딱딱한 느낌이다. 왜냐하면 발꿈치뼈와 발목뼈굴이 서로 부딪히기 때문이다. 어떤 경우에는, 끝느낌이 팽팽할 수도 있는데, 그 이유는 관절주머니, 세모인대, 안쪽 목말발꿈치인대, 바닥쪽 발꿈치발배인대와 발꿈치입방인대, 등쪽 목말발배인대, 두갈래인대의 안쪽 섬유, 가로발허리인대, 그리고 입방발배관절, 쐐기발배관절, 쐐기사이관절, 쐐기입방관절, TMT, 발허리뼈사이관절 및 뒤정강근의 긴장 때문이다.

측각기 정렬 (Goniometer Alignment)

그림 10.25와 10.26을 참고한다.

1. 측각기의 **중심축**을 양쪽 발목 사이의 발목 앞쪽면의 중앙 지점에 배치한다 (유연성이 좋은 플라스틱 측각기가 금속 측각기보다 안쪽번짐을 측정하는데 더 적합한 도구이다).
2. 정강뼈거친면을 기준점으로 하여, 측각기의 **몸쪽팔**을 종아리뼈의 앞쪽면 중심선에 정렬한다.
3. 측각기의 **먼쪽팔**을 2번 발허리뼈 앞쪽면의 중심선에 정렬한다.

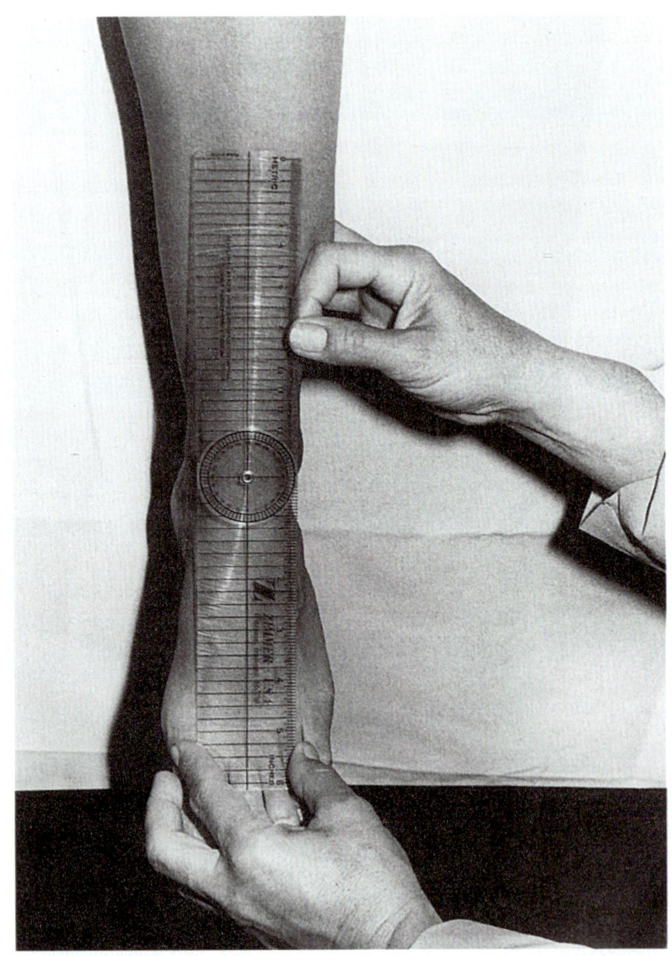

그림 10.25 가쪽번짐 ROM을 측정하는 시작지점에서의 측각기 정렬.

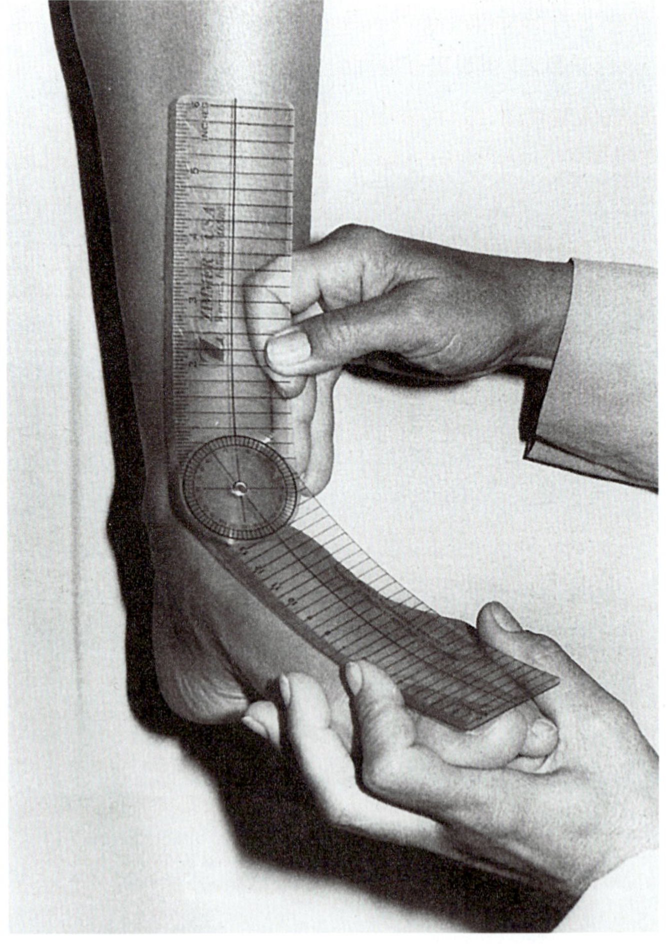

그림 10.26 가쪽번짐 ROM의 끝지점에서, 검사자는 한 손으로 가쪽번짐을 유지하면서 측각기의 먼쪽팔을 2번 발허리뼈에 정렬시킨다. 검사자의 오른손으로 움직임 동안 고정하고 측각기의 몸쪽팔을 정렬한다.

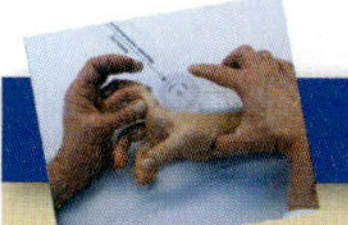

검사절차를 위한 뼈표식점: 목말밑관절 (발뒤쪽) (Landmarks for Testing Procedures: Subtalar Joint (Rearfoot))

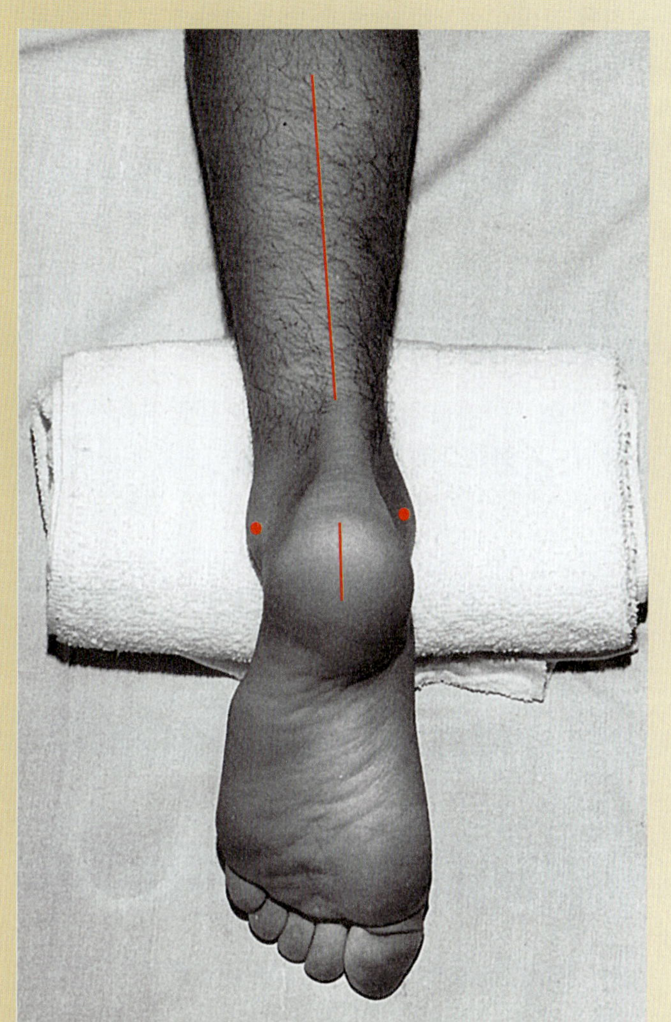

그림 10.27 왼쪽 종아리와 발의 뒤쪽면은 목말밑관절 (발뒤쪽)의 안쪽번짐과 가쪽번짐 ROM을 측정하는 측각기 정렬을 위한 표면 해부학적 표식점을 보여 준다.

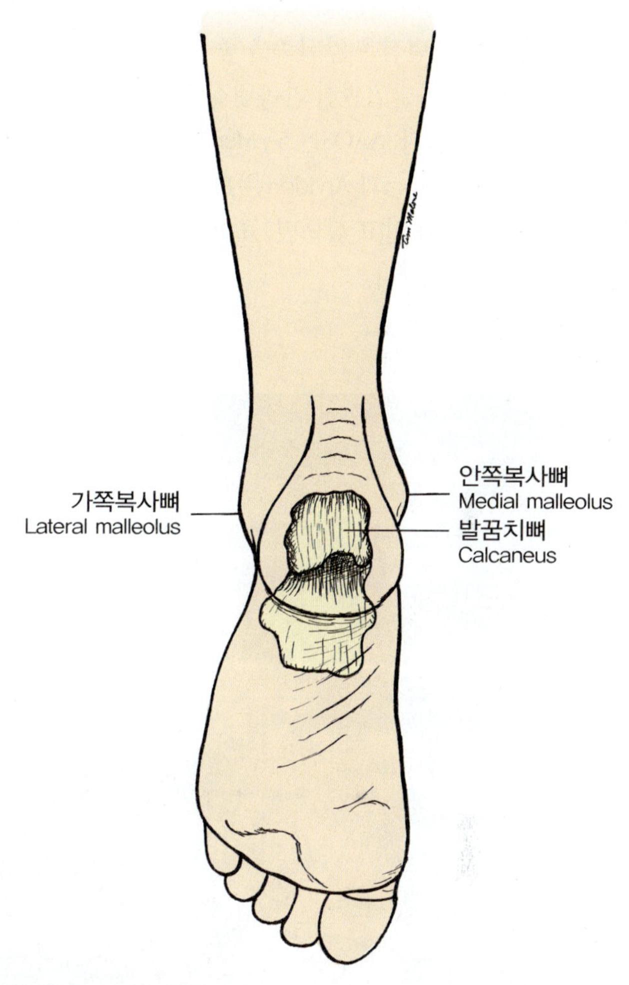

그림 10.28 왼쪽 종아리와 발의 뒤쪽면은 목말밑관절 (발뒤쪽)의 안쪽번짐과 가쪽번짐 ROM을 측정하는 측각기 정렬을 위한 해부학적 뼈표식점을 보여준다.

목말밑관절 (발뒤쪽): 안쪽번짐 (SUBTALAR JOINT (REARFOOT): INVERSION)

안쪽번짐은 뒤침, 모음 및 발바닥굽힘이 결합된 움직임이다. 측각기가 1개의 축만을 가지고 있기 때문에, 목말밑관절의 안쪽번짐은 앞뒤축을 중심으로 이마면에서 측정된다. 성인의 목말밑관절 안쪽번짐 정상 ROM 값은 다음과 같이 다양하다: AAOS는 5°, Menadue 등은 능동 ROM이 15°이고, Astrom과 Arvidon은 PROM이 약 25°라고 했다. 자세한 정보를 알고 싶으면, 표 10.1과 연구 소견 단락을 참고하기 바란다.

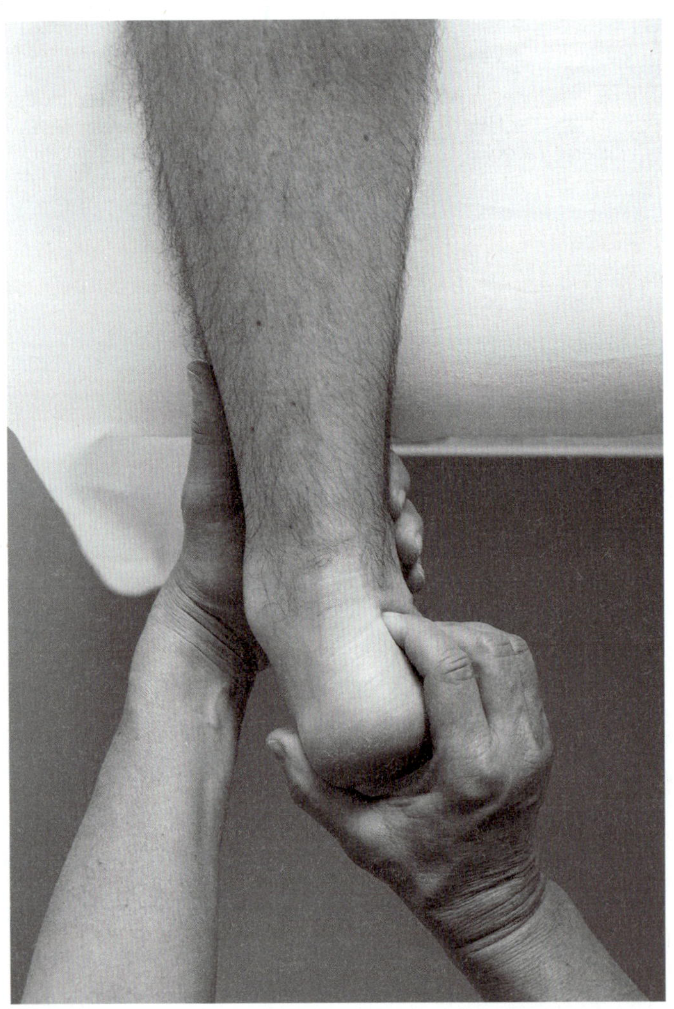

그림 10.29 목말밑관절 안쪽번짐 ROM의 끝지점에 위치한 왼쪽 다리.

검사자세 (Testing Position)

피검자는 엎드린 자세를 취하고, 엉덩관절은 굽힘, 폄, 벌림, 모음 및 돌림의 0° 자세를 취한다. 그리고 무릎은 굽힘과 폄의 0° 자세를 취한다. 발을 검사대 밖으로 걸쳐 놓는다.

고정 (Stabilization)

가쪽 엉덩관절과 무릎의 돌림과 엉덩관절의 모음을 막기 위해, 정강뼈와 종아리뼈를 고정한다.

검사동작 (Testing Motion)

한 손으로 종아리를 잡고, 다른 손으로 발꿈치뼈가 모음되도록 안쪽으로 당기고, 또 뒤침되도록 돌림하고, 또 목말밑관절을 안쪽번짐시킨다 (그림 10.29). 발앞쪽을 밀지 않는다.

더 이상의 움직임에 대해 저항이 느껴지면 ROM을 끝내고, 저항을 이겨내려는 시도는 엉덩관절이나 무릎관절의 가쪽돌림을 일으킨다.

정상 끝느낌 (Normal End-Feel)

끝느낌은 팽팽한 느낌이다. 왜냐하면 가쪽 관절주머니, 앞뒤목말종아리인대, 발꿈치종아리인대, 가쪽/뒤쪽/앞쪽/뼈사이 목말발꿈치인대의 긴장 때문이다.

측각기 정렬 (Goniometer Alignment)

그림 10.30과 10.31을 참고한다.

1. 측각기의 **중심축**을 양쪽 복사뼈 사이의 발목 뒤쪽면의 중앙 지점에 배치한다.
2. 측각기의 **몸쪽팔**을 종아리뼈의 뒤쪽면 중심선에 정렬한다.
3. 측각기의 **먼쪽팔**을 발꿈치뼈의 뒤쪽면 중심선에 정렬한다.

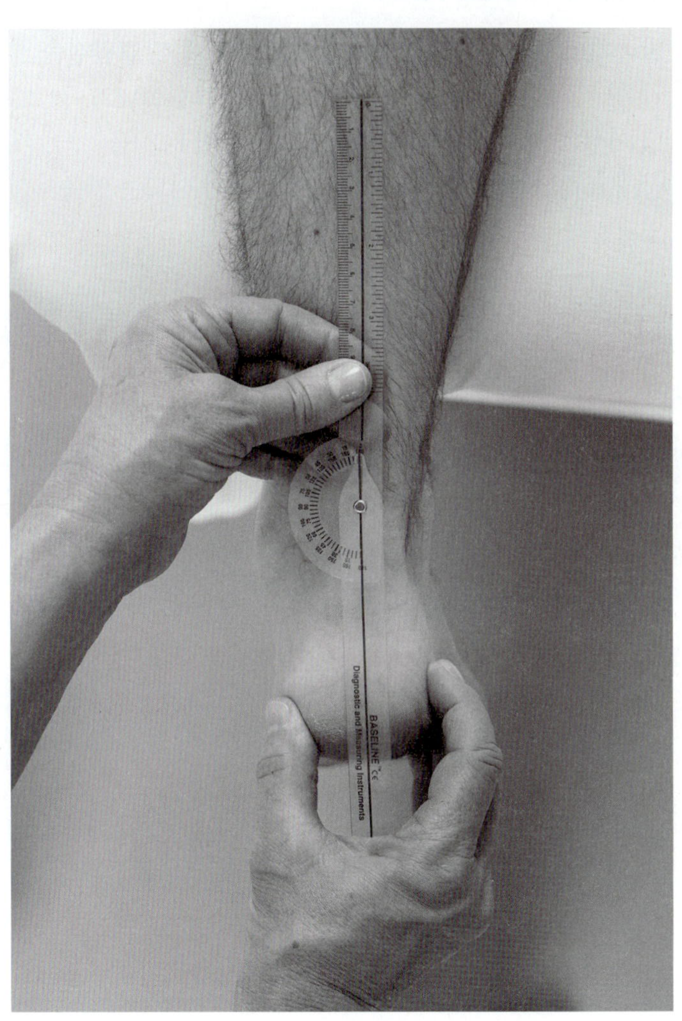

그림 10.30 목말밑관절 안쪽번짐 ROM을 측정하는 시작지점에서의 측각기 정렬.

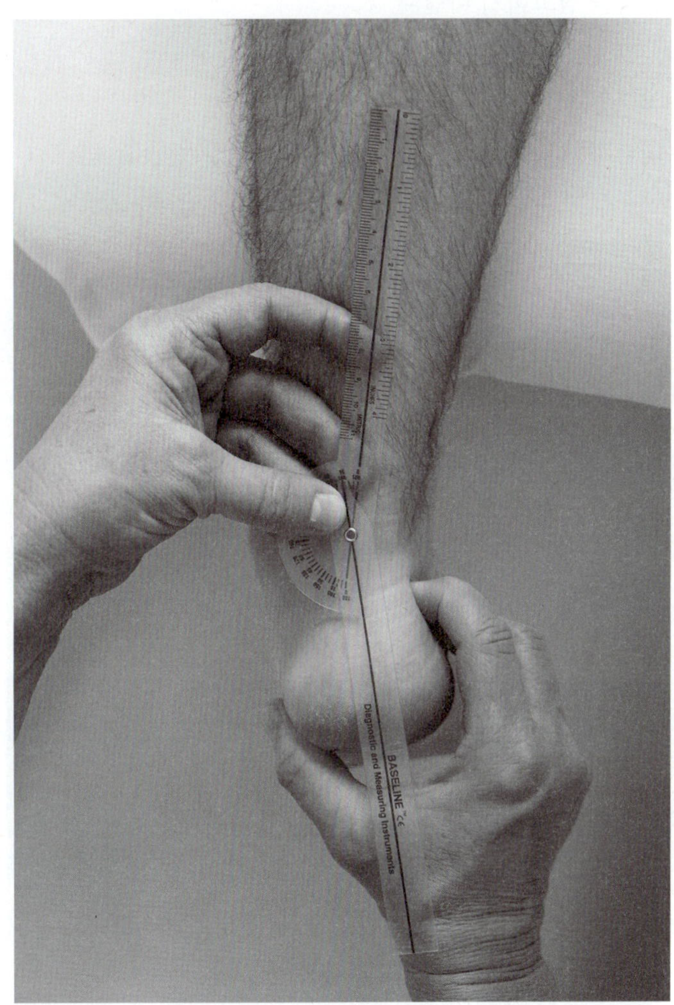

그림 10.31 목말밑관절 안쪽번짐의 ROM 끝지점에서, 검사자는 한 손으로 안쪽번짐을 유지한다. 다른 손은 운동 동안 고정을 제공하고, 측각기의 양쪽 팔을 정렬시키는데 사용한다.

목말밑관절 (발뒤쪽): 가쪽번짐 (SUBTALAR JOINT (REARFOOT): EVERSION)

가쪽번짐은 엎침, 벌림 및 발등굽힘이 결합된 움직임이다. 측각기가 1개의 축만을 가지고 있기 때문에, 목말밑관절의 가쪽번짐은 앞뒤축을 중심으로 이마면에서 측정된다. 성인의 목말밑관절 가쪽번짐 정상 ROM 값은 5~12°이다. 능동 ROM 값은 8~9°였고, PROM의 값은 약간 더 큰 12°였다. 자세한 정보를 알고 싶으면, 표 10.1과 연구 소견 단락을 참고하기 바란다.

검사자세 (Testing Position)

피검자는 엎드린 자세를 취하고, 엉덩관절은 굽힘, 폄, 벌림, 모음 및 돌림의 0° 자세를 취한다. 그리고 무릎은 굽힘과 폄의 0° 자세를 취한다. 발을 검사대 밖으로 걸쳐 놓는다.

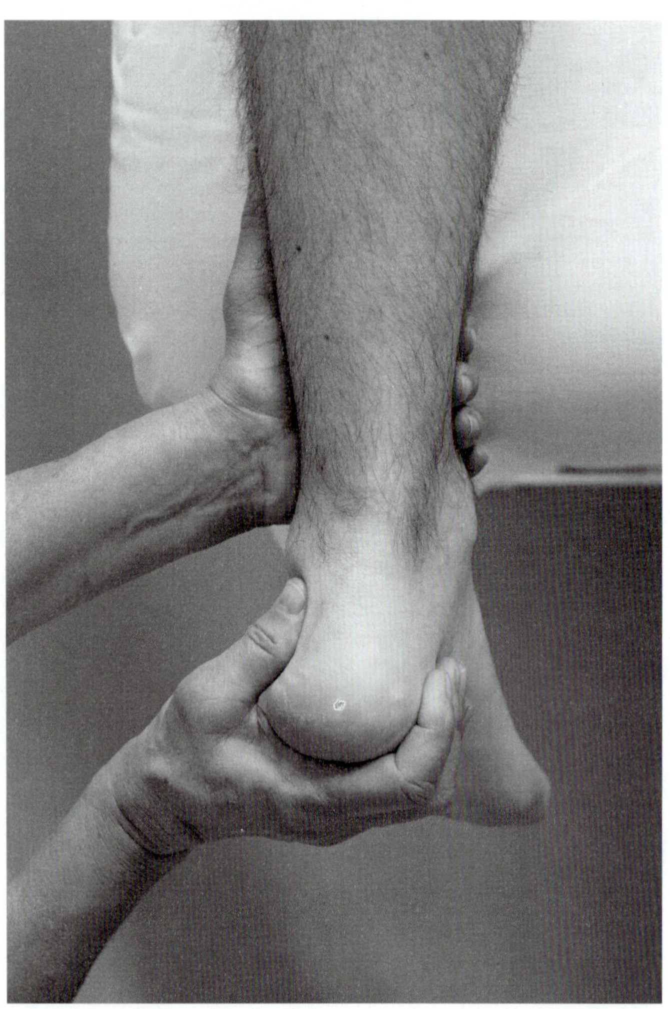

그림 10.32 목말밑관절 가쪽번짐 ROM의 끝지점에 위치한 왼쪽 다리. 손으로 발꿈치뼈를 가쪽으로 당겨 목말밑관절을 가쪽번짐시킨다.

고정 (Stabilization)

안쪽 엉덩관절과 무릎의 돌림과 엉덩관절의 벌림을 막기 위해, 정강뼈와 종아리뼈를 고정한다.

검사동작 (Testing Motion)

발꿈치뼈가 벌림되도록 가쪽으로 당기고, 목말밑관절을 가쪽번짐시키기 위해 발을 엎침시킨다 (그림 10.32). 더 이상의 움직임에 대해 저항이 느껴지면 ROM을 끝내고, 발꿈치뼈를 움직이려는 부가적인 시도는 안쪽 엉덩관절이나 무릎관절의 돌림을 일으킨다.

정상 끝느낌 (Normal End-Feel)

끝느낌은 딱딱한 느낌이다. 왜냐하면 발꿈치뼈와 발목뼈굴이 서로 부딪히기 때문이다. 또는 팽팽한 느낌이 나타날 수 있는데, 그 이유는 세모인대, 안쪽 목말발꿈치인대와 뒤정강근의 긴장 때문이다.

측각기 정렬 (Goniometer Alignment)

그림 10.33과 10.34를 참고한다.

1. 측각기의 **중심축**을 양쪽 복사뼈 사이의 발목 뒤쪽면의 중앙 지점에 배치한다.
2. 측각기의 **몸쪽팔**을 종아리의 뒤쪽면 중심선에 정렬한다.
3. 측각기의 **먼쪽팔**을 발꿈치뼈의 뒤쪽면 중심선에 정렬한다.

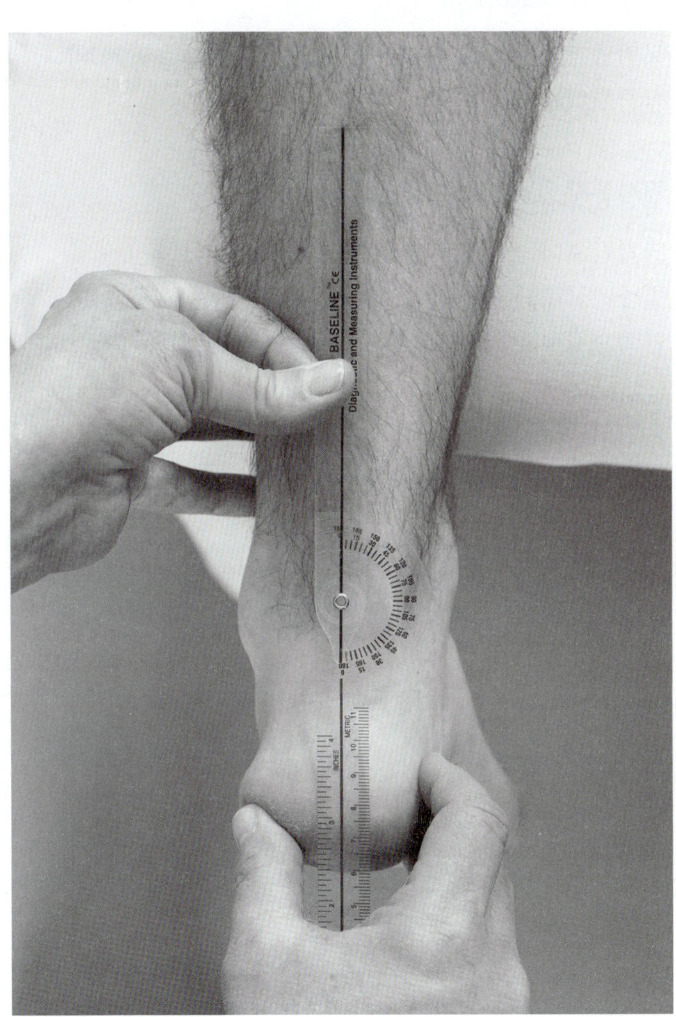

그림 10.33 목말밑관절 가쪽번짐을 측정하는 시작자세의 측각기 정렬.

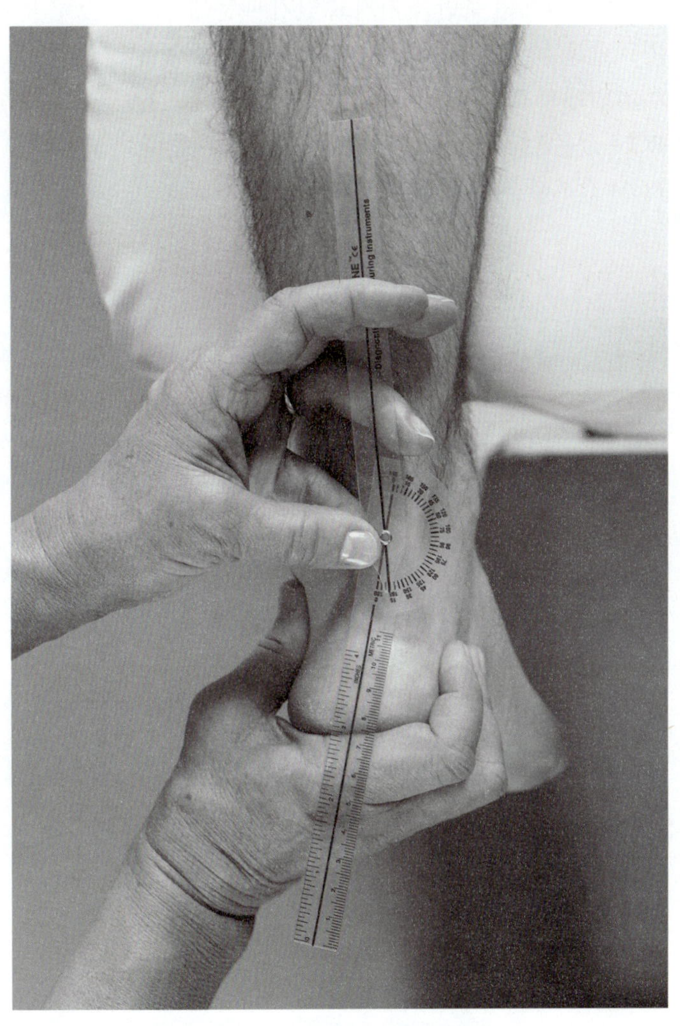

그림 10.34 목말밑관절 가쪽번짐의 ROM 끝지점에서, 검사자는 손으로 가쪽번짐을 유지한다. 다른 손으로 움직임 동안 고정을 제공하고, 측각기의 양쪽 팔을 정렬시킨다.

가로발목관절 (중간발목관절): 안쪽번짐 (TRANSVERSE TARSAL (MIDTARSAL) JOINT: INVERSION)

대부분의 발앞쪽 움직임은 가로발목관절 (목말발배관절과 발꿈치입방관절)에서 일어난다. 일부 부가적인 움직임은 입방발배관절, 쐐기발배관절, 쐐기사이관절 및 쐐기입방, TMT에서 일어난다.

안쪽번짐은 뒤침, 모음 및 발바닥굽힘의 결합이다. 측각기가 1개의 축만을 가지고 있기 때문에, 가로발목관절의 안쪽번짐은 앞뒤축을 중심으로 이마면에서 측정된다. 성인의 가로발목관절 안쪽번짐 정상 ROM 값은 알려지지 않았지만, 모든 발목뼈관절을 포함한 ROM 값보다 적을 것이다.

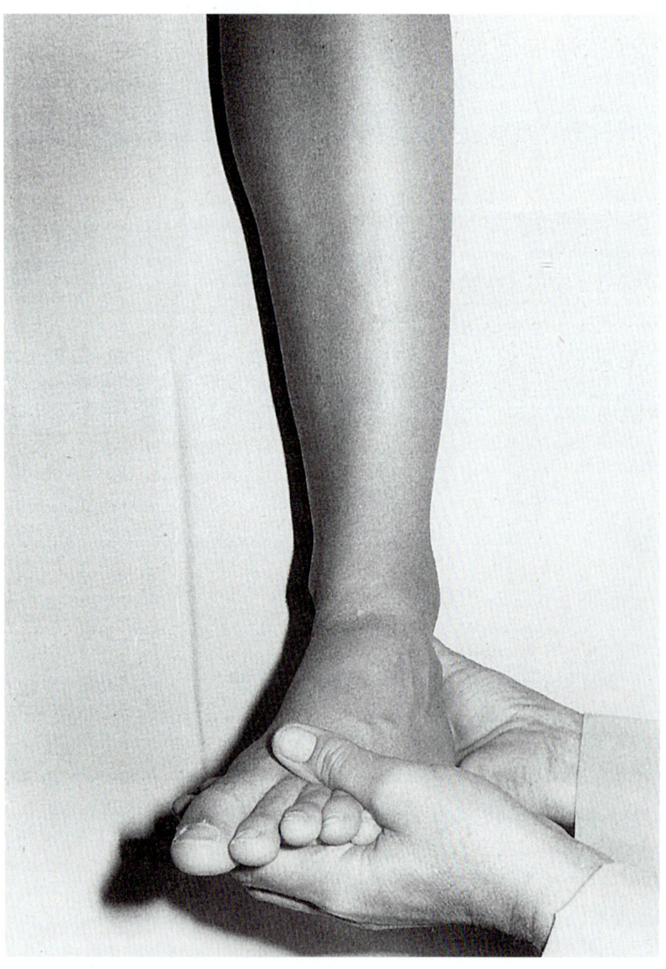

그림 10.35 가로발목관절 안쪽번짐 ROM의 끝지점에 위치한 왼쪽 다리. 검사자는 종아리의 중간선과 발꿈치뼈가 평행하도록 그리고 해부학적 중립위를 유지하도록 발꿈치뼈를 고정한다. 가로발목관절의 ROM은 모든 발목뼈관절의 결합된 ROM 보다 적다.

검사자세 (Testing Position)

피검자는 앉은 자세에서 무릎을 90°로 굽힌다. 종아리를 검사대 가장자리에 걸쳐 놓는다. 엉덩관절은 돌림, 모음, 벌림의 0° 자세를 취한다. 발꿈치뼈가 종아리의 중간선과 평행하도록 목말밑관절을 0점의 시작자세로 배치한다. 다른 검사자세로는 누운 자세가 있는데, 이때 발을 검사대 밖으로 내어놓는다.

고정 (Stabilization)

목말밑관절의 안쪽번짐과 발목의 발등굽힘을 막기 위해, 발꿈치뼈를 고정한다.

검사동작 (Testing Motion)

발가락보다 발허리뼈를 잡는다. 발앞쪽을 모음과 발바닥굽힘되도록 안쪽으로 민다. 발바닥을 뒤침되도록 안쪽으로 비튼다. 발목이 발등굽힘되지 않도록 주의한다 (그림 10.35). 저항이 느껴질 때까지 ROM을 끝내고, 더 이상의 움직임을 시도하면 목말밑관절의 안쪽번짐과 발등굽힘을 일으킨다.

정상 끝느낌 (Normal End-Feel)

끝느낌은 팽팽한 느낌이다. 왜냐하면 관절주머니, 등쪽 발꿈치입방인대, 등쪽 목말발배인대, 두갈래인대의 가쪽섬유, 가로발허리인대, 그리고 입방발배관절, 쐐기발배관절, 쐐기사이관절, 쐐기입방관절, TMT, 발허리뼈사이관절 등의 등쪽/바닥쪽/뼈사이 인대, 긴종아리근과 짧은종아리근의 긴장 때문이다.

측각기 정렬 (Goniometer Alignment)

그림 10.36와 10.37을 참고한다.

1. 측각기의 **중심축**을 양쪽 복사뼈 중간 지점의 바로 먼쪽 부위인 발목의 앞쪽면에 배치한다.
2. 정강뼈거친면을 기준점으로 측각기의 **몸쪽팔**을 종아리뼈의 앞쪽면 중심선에 정렬한다.
3. 측각기의 **먼쪽팔**을 2번 발허리뼈의 앞쪽면 중심선에 정렬한다.

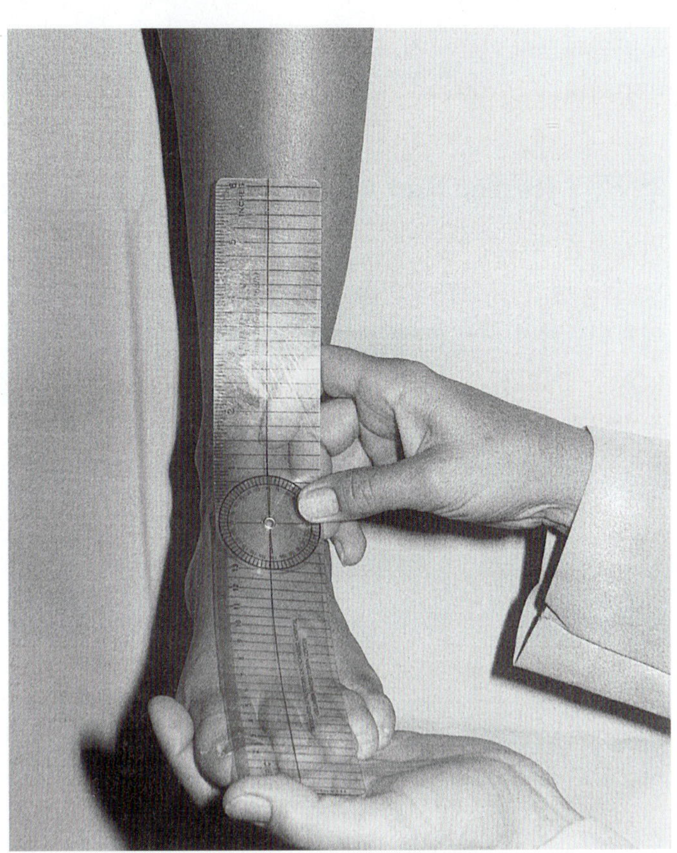

그림 10.36 가로발목관절의 안쪽번짐 ROM을 측정하는 시작지점에서의 측각기 정렬.

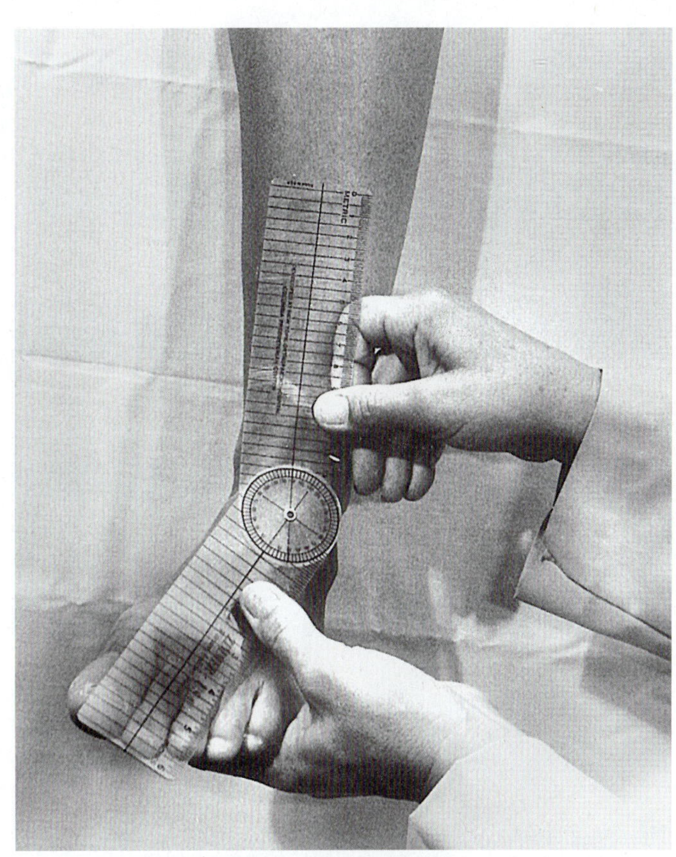

그림 10.37 가로발목관절의 안쪽번짐 ROM 끝지점에서, 검사자는 발꿈치뼈에 놓인 손을 해제하고, 종아리에 측각기의 몸쪽팔을 정렬시킨다. 검사자는 다른 손으로 안쪽번짐을 유지하면서 측각기의 먼쪽팔을 2번 발허리뼈에 고정시킨다.

가로발목관절: 가쪽번짐 (TRANSVERSE TARSAL (MIDTARSAL) JOINT: EVERSION)

가쪽번짐은 엎침, 벌림 및 발등굽힘의 결합이다. 축각기가 1개의 축만을 가지고 있기 때문에, 가로발목관절의 가쪽번짐은 앞뒤축을 중심으로 이마면에서 측정된다. 성인의 가로발목관절 가쪽번짐 정상 ROM 값은 알려지지 않았지만, 모든 발목뼈관절을 포함한 ROM 값보다 적을 것이다.

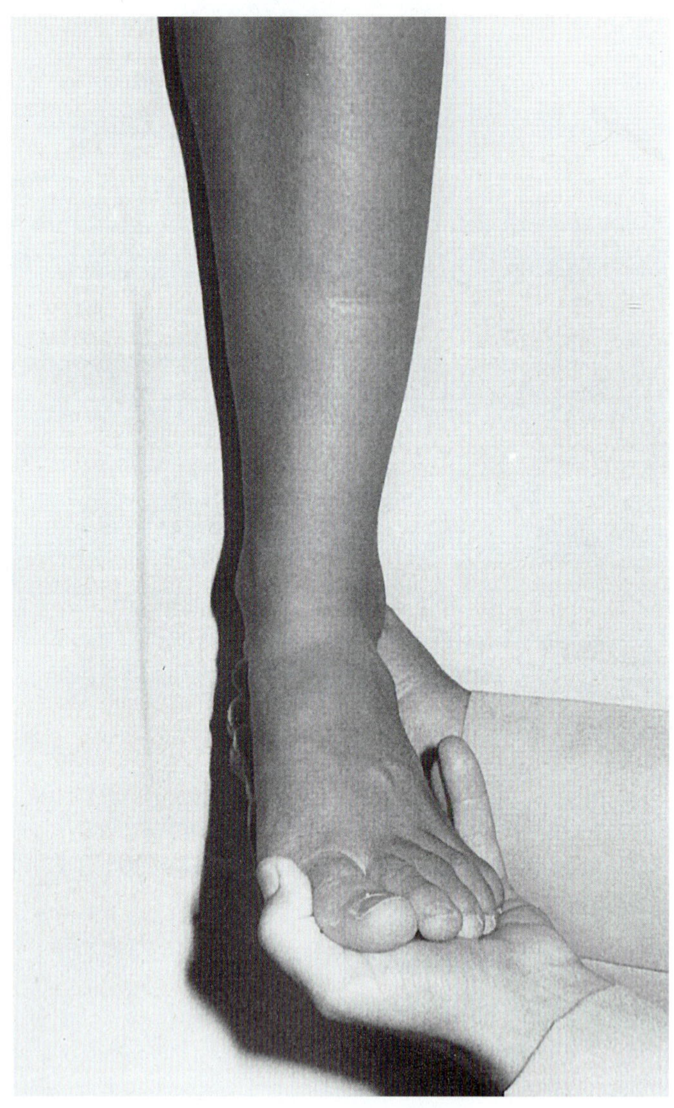

그림 10.38 가로발목관절 가쪽번짐 ROM의 끝지점. 검사자는 목말밑관절의 가쪽번짐을 막기 위해 발꿈치뼈를 고정한다. 사진처럼, 이 피검자의 경우에는 작은 움직임만이 가로발목관절에서 일어난다.

검사자세 (Testing Position)

피검자는 앉은 자세에서 무릎을 90°로 굽힌다. 종아리를 검사대 가장자리에 걸쳐 놓는다. 엉덩관절은 돌림, 모음, 벌림의 0°자세를 취한다. 발꿈치뼈가 종아리의 중간선과 평행하도록 목말밑관절을 0점의 시작자세로 배치한다. 다른 검사자세로는 누운 자세가 있는데, 이때 발을 검사대 밖으로 내어놓는다.

고정 (Stabilization)

목말밑관절의 가쪽번짐과 발목의 발바닥굽힘을 막기 위해, 발꿈치뼈를 고정한다.

검사동작 (Testing Motion)

발앞쪽을 벌림과 약간의 발등굽힘이 되도록 가쪽으로 당긴다. 발의 가쪽면이 안쪽면보다 높아지도록 발앞쪽을 엎침되도록 비튼다 (그림 10.38). 저항이 느껴질 때까지 ROM을 끝내고, 부가적인 움직임을 일으키는 시도는 목말밑관절의 가쪽번짐과 발바닥굽힘을 일으킨다.

정상 끝느낌 (Normal End-Feel)

끝느낌은 팽팽한 느낌이다. 왜냐하면 관절주머니, 세모인대, 바닥쪽 발꿈치발배인대와 발꿈치입방인대, 등쪽 목말발배인대, 두갈래인대의 안쪽섬유, 가로발허리인대, 그리고 입방발배관절, 쐐기발배관절, 쐐기사이관절, 쐐기입방관절, TMT, 발허리뼈사이관절 등의 등쪽/바닥쪽/뼈사이 인대, 뒤정강근의 긴장 때문이다.

측각기 정렬 (Goniometer Alignment)

그림 10.39와 10.40을 참고한다.

1. 측각기의 **중심축**을 양쪽 복사뼈 중간 지점의 바로 먼쪽 부위인 발목의 앞쪽면에 배치한다.
2. 정강뼈거친면을 기준점으로 측각기의 **몸쪽팔**을 종아리뼈의 앞쪽면 중심선에 정렬한다.
3. 측각기의 **먼쪽팔**을 2번 발허리뼈의 앞쪽면 중심선에 정렬한다.

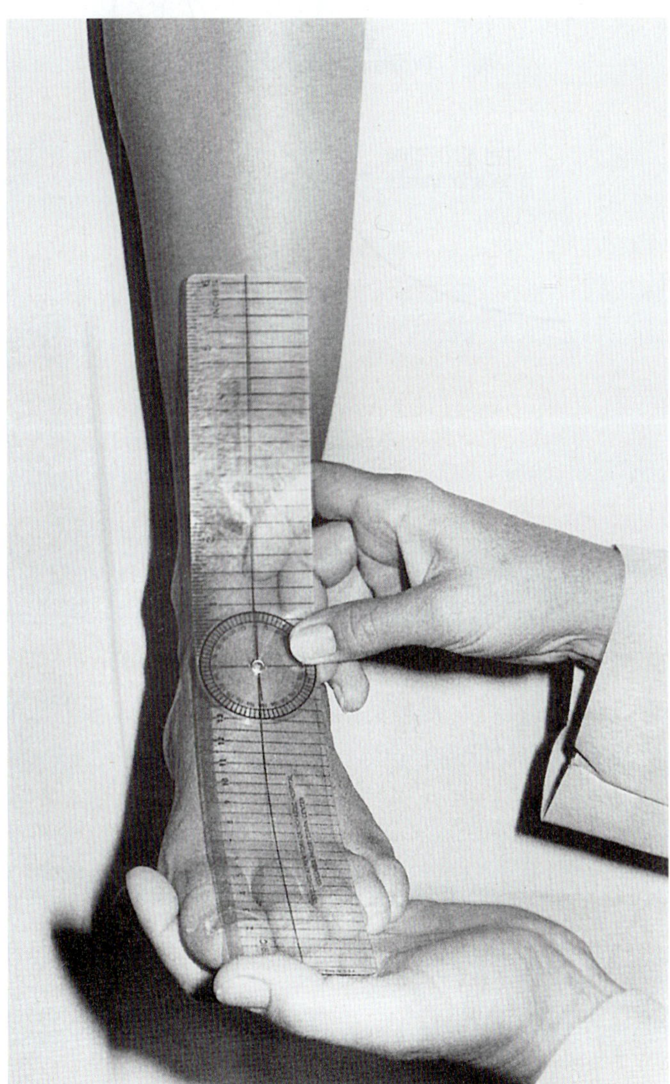

그림 10.39 가로발목관절의 가쪽번짐 ROM을 측정하는 시작지점에서의 측각기 정렬.

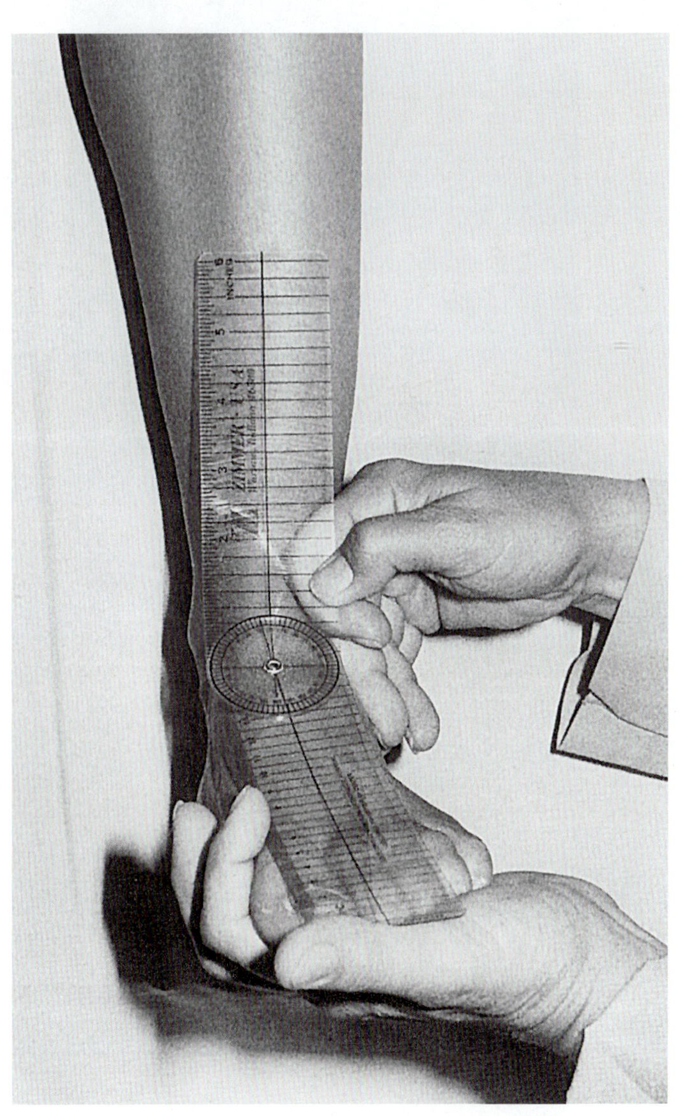

그림 10.40 가로발목관절의 가쪽번짐 ROM 끝지점에서, 검사자는 발꿈치뼈에 놓인 손을 해제하고, 종아리에 측각기의 몸쪽팔을 정렬시킨다. 검사자는 다른 손으로 가쪽번짐을 유지하면서 측각기의 먼쪽팔을 정렬시킨다.

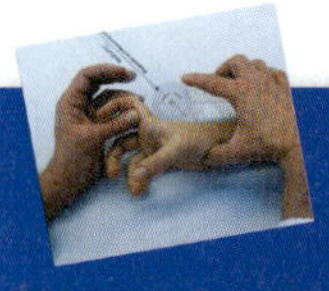

검사절차를 위한 뼈표식점: 발허리발가락관절과 마디뼈사이관절 (Landmarks for Testing Procedures: Metatarsophalangeal and Interphalangeal Joints)

그림 10.41A,B와 그림 10.42A,B를 참고한다.

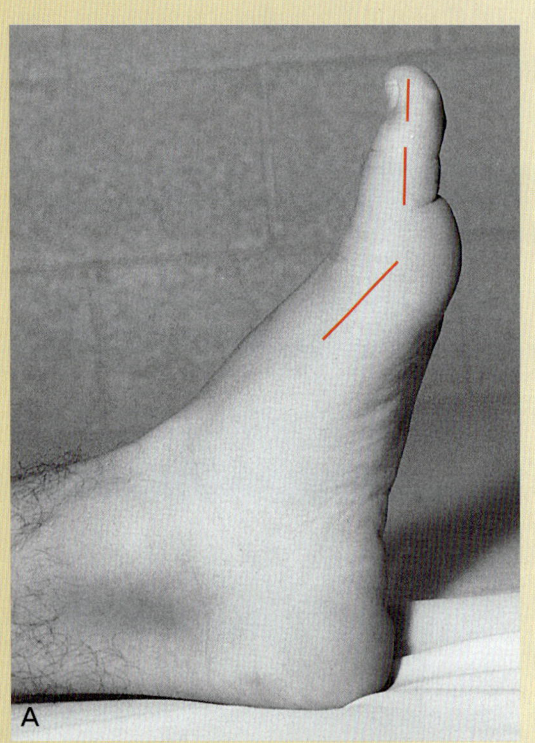

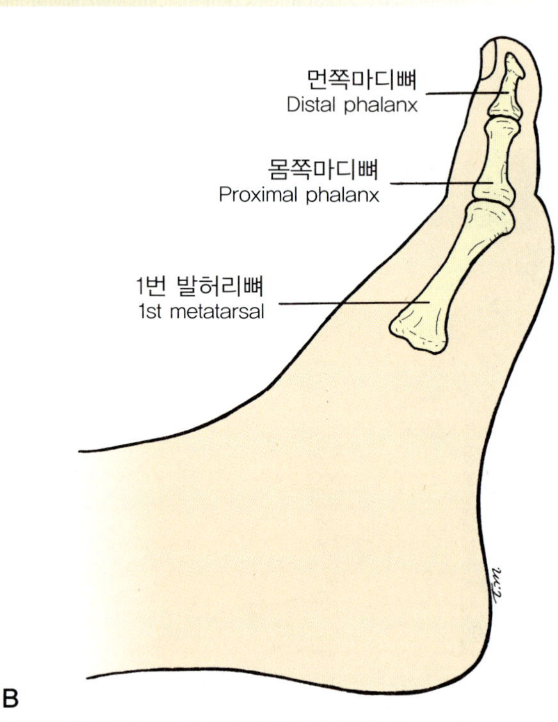

그림 10.41 (A) 왼쪽 발의 안쪽면은 1번 발허리발가락관절과 1번 마디뼈사이관절의 굽힘과 폄을 측정하는 표면해부학적 표식점을 보여주고 있다. (B) 1번 발허리발가락관절 (MTP)과 1번 마디뼈사이관절 (IP)의 굽힘과 폄을 측정하기 위한 해부학적 뼈표식점.

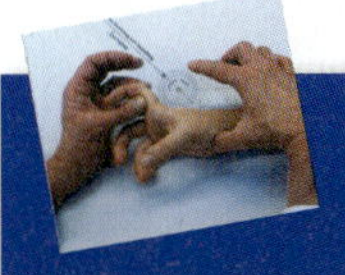

검사절차를 위한 뼈표식점: 발허리발가락관절과 마디뼈사이관절 – 계속 (Landmarks for Testing Procedures: Metatarsophalangeal and Interphalangeal Joints)

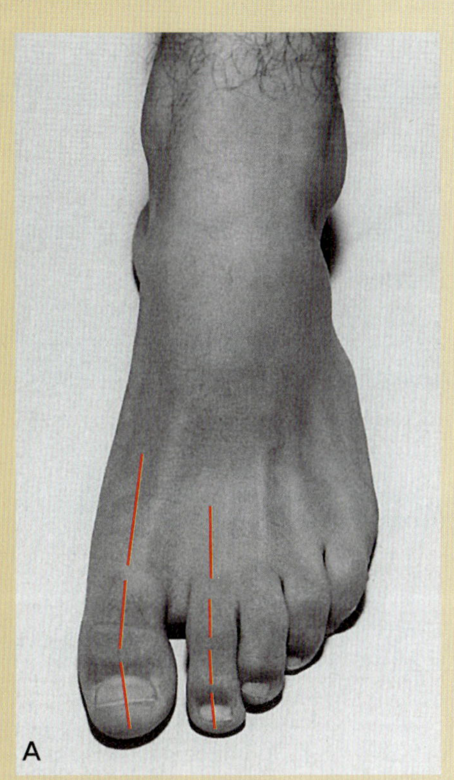

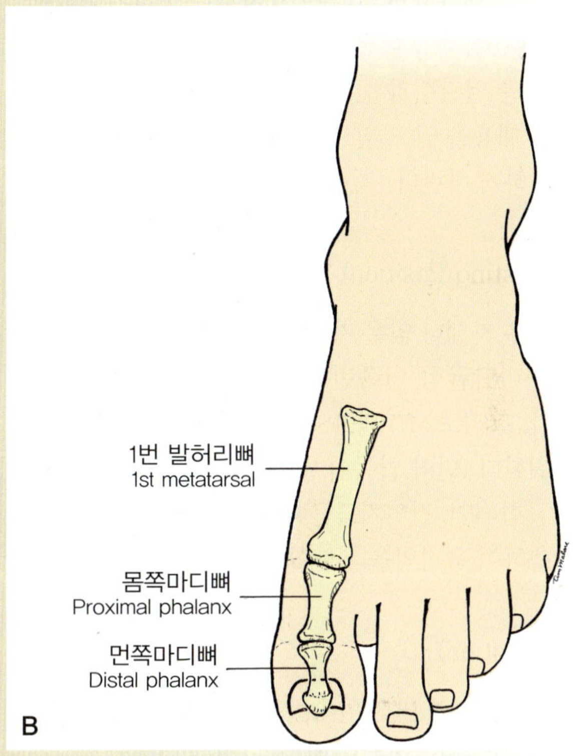

그림 10.42 (A) 1번과 2번 MTP와 IP 관절의 굽힘과 폄 ROM과 1번 MTP의 벌림과 모음 ROM을 측정하는 등쪽 측각기 정렬을 위한 표면해부학적 표식점. (B) 1번과 2번의 MTP와 IP 관절의 굽힘과 폄 ROM과 1번 MTP의 벌림과 모음을 측정하는 해부학적 뼈표식점. 이 피검자는 1번 발가락의 IP 관절에서 약간의 밖굽이 변형을 가지고 있다.

발허리발가락관절 (MTP): 굽힘 (METATARSOPHALANGEAL JOINT: FLEXION)

굽힘은 안가축을 중심으로 시상면에서 일어난다. 첫 번째 발허리발가락관절의 굽힘 ROM은 30~45°이다. 발허리뼈와 마디뼈의 일직선 위치를 0으로 이용하는 것이 매우 강하게 권장되고 있다. 왜냐하면 그것은 선 자세나 이완된 (앉은 자세의 매달린) 자세를 이용하는 것보다 ROM 측정에 있어서 더 좋은 일관성과 신뢰성을 제공하기 때문이다. 보다 자세한 내용을 알고 싶으면 표 10.2와 연구 소견 단락을 참고하기 바란다.

검사자세 (Testing Position)

피검자는 누운 자세나 앉은 자세를 취하고, 발목과 발을 발등굽힘, 발바닥굽힘, 안쪽번짐, 가쪽번짐의 0° 자세를 취하게 한다. 그리고 MTP와 IP 관절은 굽힘과 폄의 0° 자세를 취한다 (만약 발목이 발바닥굽힘되고 검사되는 IP 관절이 굽힘되면, 긴엄지폄근이나 긴발가락폄근에 긴장이 발생하여 움직임을 제한할 것이다).

고정 (Stabilization)

발목의 발바닥굽힘과 발의 안쪽번짐이나 가쪽번짐을 방지하기 위해, 발허리뼈를 고정한다. 이때 나머지 발가락의 MTP을 펴하지 않아야 한다. 그 이유는 가로발허리인대의 긴장으로 움직임을 제한할 수 있기 때문이다.

검사동작 (Testing Motion)

엄지의 몸쪽마디뼈를 발바닥쪽으로 움직여 굽힘한다 (그림 10.43). 이때 먼쪽마디뼈를 잡고 움직이면 IP 관절이 굽힘되기 때문에 주의해야 한다. 저항이 느껴질 때 ROM을 끝내고, 더 이상의 움직임 시도는 발목의 발바닥굽힘을 초래한다.

정상 끝느낌 (Normal End-Feel)

끝느낌은 팽팽한 느낌이다. 그 이유는 등쪽 관절주머니와 곁인대의 긴장 때문이다. 짧은발가락폄근의 긴장으로도 팽팽한 끝느낌이 발생할 수 있다.

측각기 정렬 (Goniometer Alignment)

그림 10.44와 그림 10.45를 참고한다.

1. 측각기의 **중심축**을 MTP관절의 등쪽면 위에 배치한다.
2. 측각기의 **몸쪽팔**을 발허리뼈의 등쪽면 중심선에 정렬한다.
3. 측각기의 **먼쪽팔**을 몸쪽마디뼈의 등쪽면 중심선에 정렬한다.

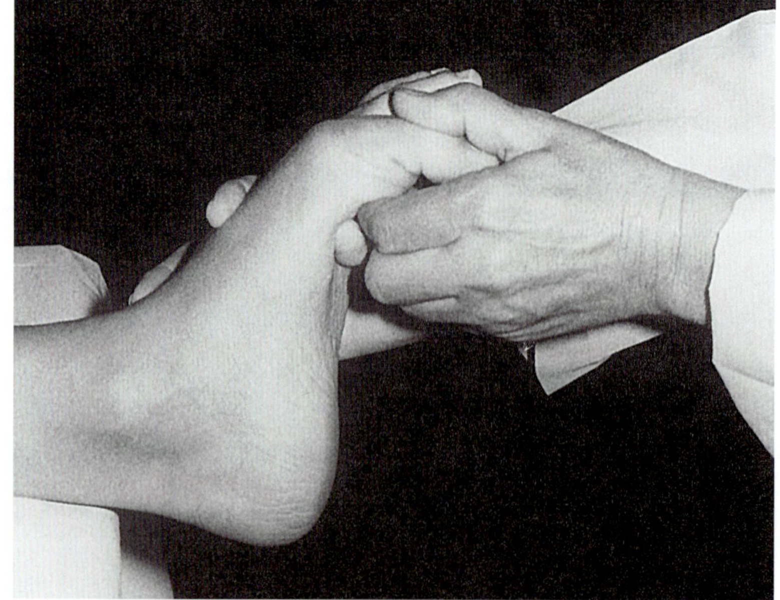

그림 10.43 왼쪽 1번 MTP 관절의 굽힘 ROM 끝지점. 피검자는 누운 자세를 취하고, 발목과 발을 검사대 밖으로 내어 놓는다. 그러나 발을 검사대 위에 내려 놓을 수도 있다. 검사자는 발목의 발바닥굽힘을 방지하기 위해 엄지로 발허리뼈를 가로질러 배치한다. 검사자는 1번 MTP 관절을 굽힘하기 위해 다른 손으로 몸쪽마디뼈를 움직인다.

1번 MTP 관절을 위한 다른 측각기 정렬 (Alternative Goniometer Alignment for First Metatarsophalangeal Joint)

1. 측각기의 **중심축**을 1번 MTP 관절의 안쪽면에 배치한다.
2. 측각기의 **몸쪽팔**을 1번 발허리뼈의 안쪽면 중심선에 정렬한다.
3. 측각기의 **먼쪽팔**을 1번 발가락의 몸쪽마디뼈의 안쪽면 중심선에 정렬한다.

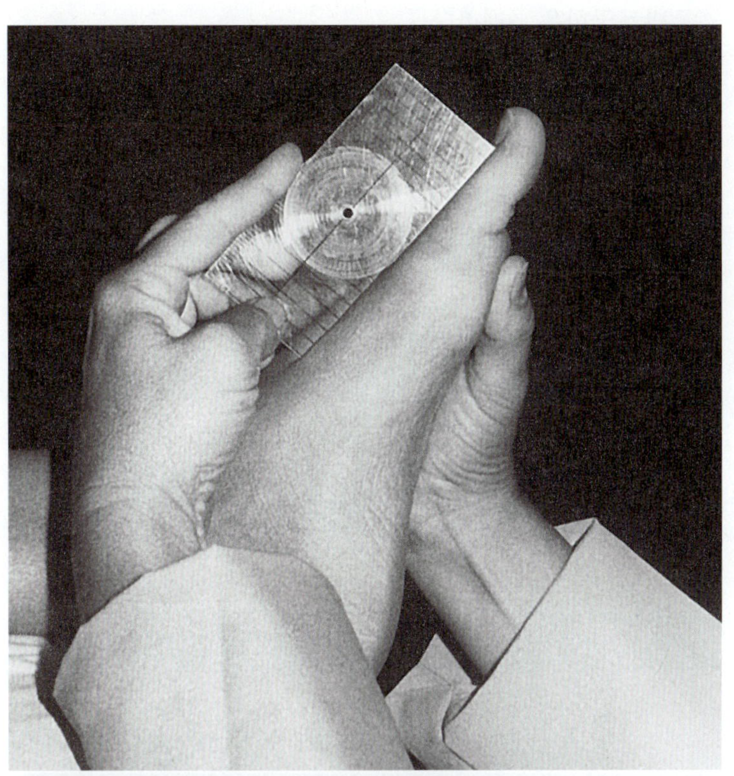

그림 10.44 발허리발가락관절의 굽힘 ROM 시작자세에서의 측각기의 정렬. 측각기의 눈금이 0°에 맞춰지도록 몸쪽마디뼈와 발허리뼈를 일직선되게 만든다. 360°의 측각기 팔을 짧게 절단하여 발허리뼈와 몸쪽마디뼈의 길이에 맞게 만든다.

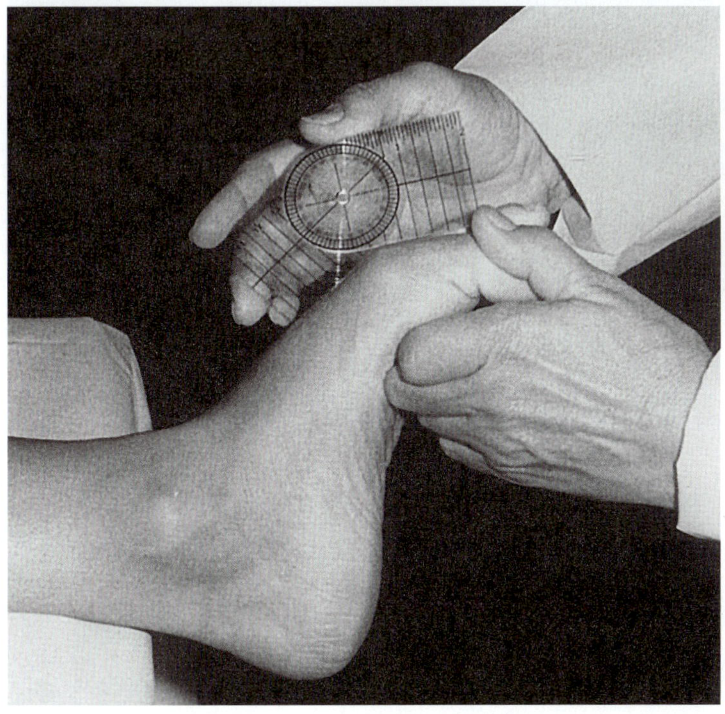

그림 10.45 ROM의 끝지점에서, 검사자는 발허리뼈를 고정하던 손을 해제하여, 측각기를 정렬시킨다. 그리고 다른 손으로 발허리발가락관절의 굽힘을 유지한다.

발허리발가락관절: 폄 (METATARSOPHALANGEAL JOINT: EXTENSION)

폄은 안가축을 중심으로 시상면에서 일어난다. 첫 번째 발허리발가락관절의 폄 ROM은 70~80°이다. 보다 자세한 내용을 알고 싶으면 표 10.2와 연구 소견 단락을 참고하기 바란다.

검사자세 (Testing Position)

피검자는 굽힘의 검사자세와 동일하다 (만약 발목이 발등굽힘되고 검사되는 IP 관절이 폄되면, 긴엄지굽힘근이나 긴발가락굽힘근에 긴장이 발생하여 움직임을 제한할 것이다. 만약 검사되는 IP 관절이 심하게 굽힘되면, 벌레근과 뼈사이근의 긴장이 폄을 제한할 것이다).

고정 (Stabilization)

발목의 발등굽힘과 발의 안쪽번짐이나 가쪽번짐을 방지하기 위해, 발허리뼈를 고정한다. 이때 나머지 발가락의 MTP을 심하게 굽힘하지 않아야 한다. 그 이유는 가로발허리인대의 긴장으로 움직임을 제한할 수 있기 때문이다.

검사동작 (Testing Motion)

엄지의 몸쪽마디뼈를 발등쪽으로 움직여 MTP 관절을 폄한다 (그림 10.46). 이때 먼쪽마디뼈를 잡고 움직이면 IP 관절이 폄되기 때문에 주의해야 한다. 저항이 느껴질 때 ROM을 끝내고, 더 이상의 움직임 시도는 발목의 발등굽힘을 초래한다.

정상 끝느낌 (Normal End-Feel)

끝느낌은 팽팽한 느낌이다. 그 이유는 바닥쪽 관절주머니, 바닥쪽 패드 (바닥쪽 섬유연골성 판), 짧은엄지굽힘근, 짧은발가락굽힘근, 새끼굽힘근 등의 긴장 때문이다.

측각기 정렬 (Goniometer Alignment)

그림 10.47와 그림 10.48을 참고한다.

1. 측각기의 **중심축**을 MTP관절의 등쪽면에 배치한다.
2. 측각기의 **몸쪽팔**을 발허리뼈의 등쪽면 중심선에 정렬한다.
3. 측각기의 **먼쪽팔**을 몸쪽마디뼈의 등쪽면 중심선에 정렬한다.

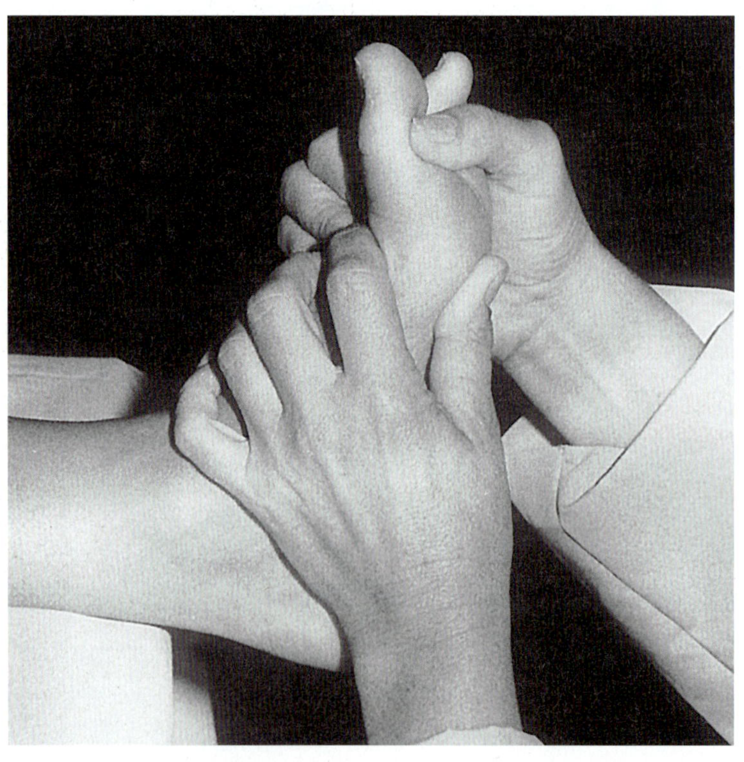

그림 10.46 왼쪽 1번 MTP 관절의 폄 ROM 끝지점. 검사자는 손을 발등 위에 배치하여 발등굽힘을 방지하고, 다른 손의 엄지로 몸쪽마디뼈를 폄한다.

1번 MTP 관절을 위한 다른 측각기 정렬 (Alternative Goniometer Alignment for First Metatarsophalangeal Joint)

1. 측각기의 **중심축**을 1번 MTP 관절의 안쪽면에 배치한다.
2. 측각기의 **몸쪽팔**을 1번 발허리뼈의 안쪽면 중심선에 정렬한다.
3. 측각기의 **먼쪽팔**을 1번 발가락의 몸쪽마디뼈의 안쪽면 중심선에 정렬한다.

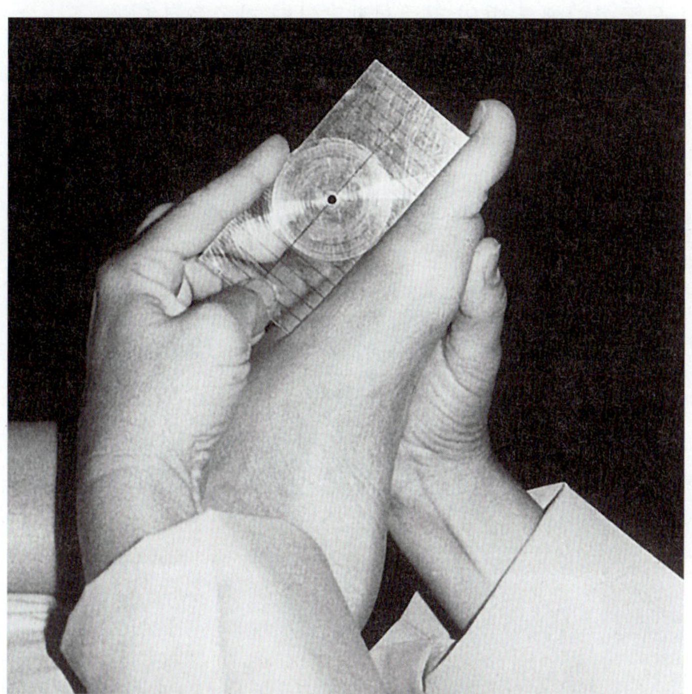

그림 10.47 1번 발허리발가락관절의 폄 ROM을 측정하는 시작자세에서의 측각기의 정렬.

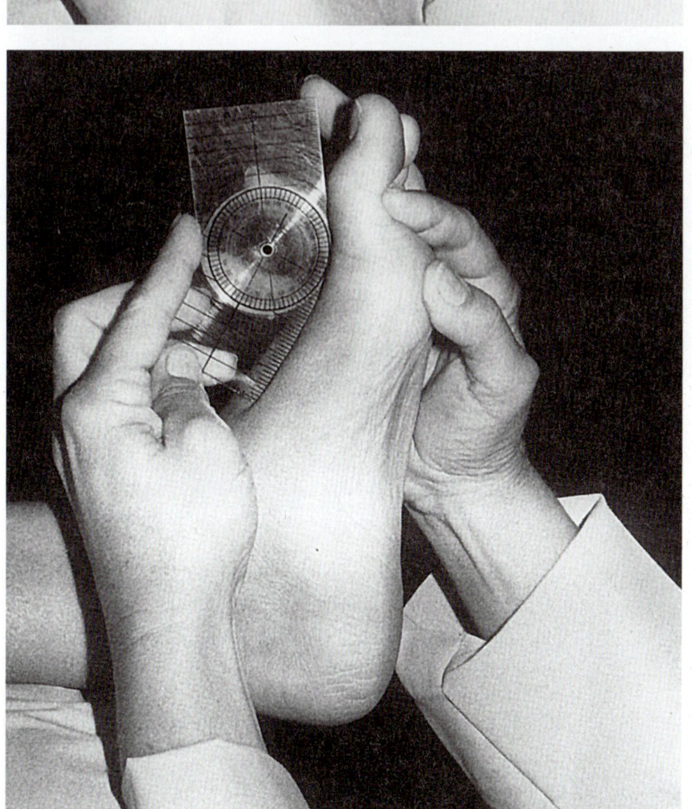

그림 10.48 MTP 폄 ROM의 끝지점에서, 검사자는 발허리뼈를 고정하던 손을 해제하여, 측각기를 정렬시킨다. 다른 손의 손가락으로 폄을 유지한다.

발허리발가락관절: 벌림 (METATARSOPHALANGEAL JOINT: ABDUCTION)

해부학적 자세를 취할 때 벌림은 수직축을 중심으로 가로면에서 일어난다.

검사자세 (Testing Position)

피검자는 누운 자세나 앉은 자세를 취한다. 발은 안쪽번짐과 가쪽번짐의 0° 자세이다. 발허리발가락관절과 마디뼈사이관절은 굽힘과 폄의 0° 자세이다. 발의 안쪽번짐이나 가쪽번짐을 막기 위해 발허리뼈를 고정한다.

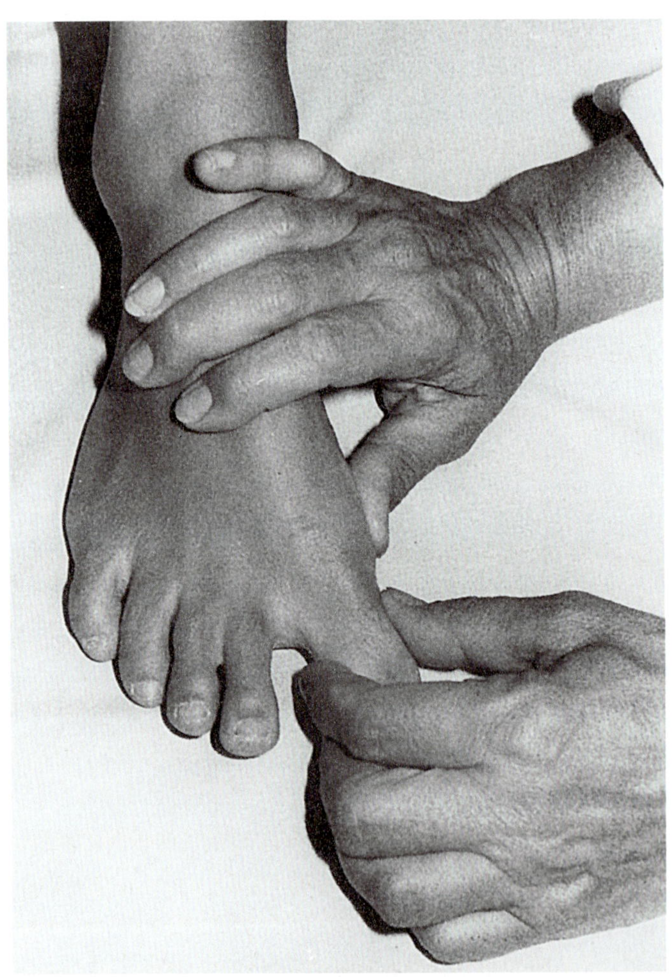

그림 10.49 오른쪽 엄지의 벌림 ROM 끝지점. 검사자는 가로발목관절의 안쪽번짐을 막기 위해 발허리뼈를 엄지로 고정한다. 다른 손의 엄지와 집게손가락을 이용하여 몸쪽마디뼈를 벌림한다.

고정 (Stabilization)

발의 안쪽번짐과 가쪽번짐을 방지하기 위해 발허리뼈를 고정한다.

검사동작 (Testing Motion)

몸쪽마디뼈를 발의 정중선으로부터 가쪽으로 당겨 벌림한다 (그림 10.49). 먼쪽마디뼈에 힘을 가해서는 안되는데, 그 이유는 IP 관절에 스트레인이 가해지기 때문이다. 저항이 느껴질 때 ROM을 끝내고, 더 이상의 움직임 시도는 발의 안쪽번짐이나 가쪽번짐을 초래한다.

정상 끝느낌 (Normal End-Feel)

끝느낌은 팽팽한 느낌이다. 그 이유는 관절주머니, 곁인대, 발가락사이의 갈퀴 부위 근막, 엄지모음근과 바닥쪽뼈사이근의 긴장 때문이다.

측각기 정렬 (Goniometer Alignment)

그림 10.50과 그림 10.51을 참고한다.

1. 측각기의 **중심축**을 MTP 관절의 등쪽면에 배치한다.
2. 측각기의 **몸쪽팔**을 발허리뼈의 등쪽면 중심선에 정렬한다.
3. 측각기의 **먼쪽팔**을 몸쪽마디뼈의 등쪽면 중심선에 정렬한다.

발허리발가락관절: 모음 (METATARSOPHALANGEAL JOINT: ADDUCTION)

모음은 해부학적 자세를 취할 때 수직축을 중심으로 가로면에서 일어난다. 모음은 벌림에서 시작자세로 되돌아오는 것이기 때문에, 대개 모음을 측정하지 않는다.

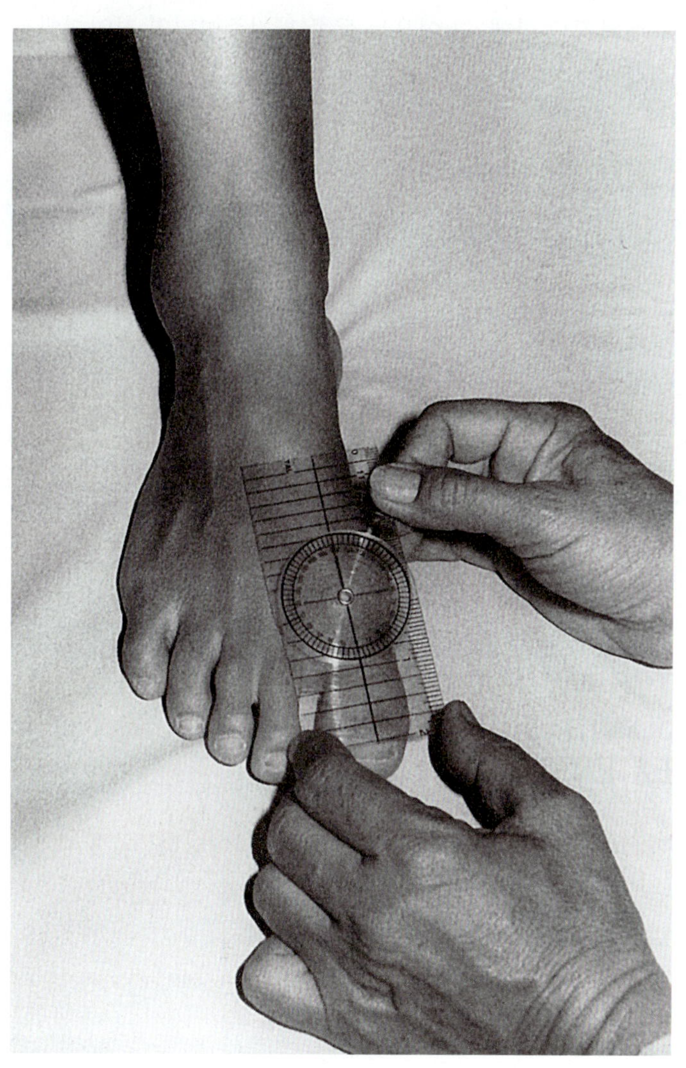

그림 10.50 발허리발가락관절의 벌림 ROM 시작지점에서 측각기 정렬. 발허리뼈와 몸쪽마디뼈는 일직선을 유지한다.

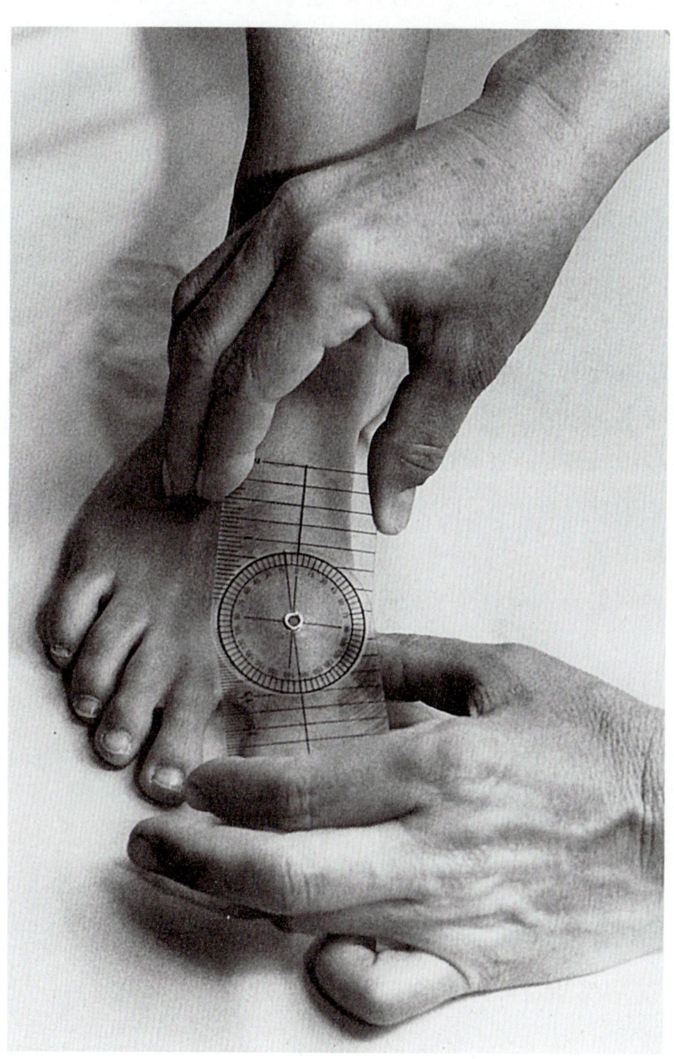

그림 10.51 발허리발가락관절 (MTP)의 벌림 ROM 끝지점에서, 검사자는 MTP 관절을 벌림한 상태로 유지하면서, 측각기의 먼쪽팔을 정렬한다.

첫 번째 발가락의 마디뼈사이관절과 네 개의 작은 발가락의 몸쪽마디뼈사이관절: 굽힘 (INTERPHALANGEAL JOINT OF THE FIRST TOE AND PROXIMAL INTERPHALANGEAL JOINTS OF THE FOUR LESSER TOES: FLEXION)

굽힘은 안가축을 중심으로 시상면에서 일어난다. 보고된 정상 엄지 IP 관절의 굽힘 ROM은 30~90°이다. 나머지 4개 발가락 PIP의 정상 굽힘 ROM 범위는 35°이다. 몇몇 자료에서 나온 정상 ROM을 자세히 알고 싶으면, 표 10.2와 연구 소견 단락을 참조하기 바란다.

검사자세 (Testing Position)

피검자는 누운 자세나 앉은 자세를 취한다. 발목과 발은 발등굽힘, 발바닥굽힘, 안쪽번짐과 가쪽번짐의 0° 자세이다. 발허리발가락관절과 마디뼈사이관절은 굽힘, 폄, 벌림 및 모음의 0° 자세이다 (만약 발목이 발바닥굽힘되고 MTP가 굽힘되면, 긴엄지폄근이나 긴발가락폄근의 긴장이 움직임을 제한할 것이다. 만약 MTP 관절이 완전히 폄되면, 벌레근과 뼈사이근의 긴장이 움직임을 제한할 것이다).

고정 (Stabilization)

발목의 발등굽힘이나 발바닥굽힘과 발의 안쪽번짐이나 가쪽번짐을 방지하기 위해, 발허리뼈와 몸쪽마디뼈를 고정한다. 발허리발가락관절의 굽힘과 폄을 피한다.

검사동작 (Testing Motion)

첫 번째 발가락의 먼쪽마디뼈나 작은 발가락의 중간마디뼈를 발바닥쪽으로 민다. 저항이 느껴질 때 ROM을 끝내고, 더 이상의 움직임 시도는 발목의 발바닥굽힘이나 MTP관절의 굽힘을 초래한다.

정상 끝느낌 (Normal End-Feel)

엄지 IP 관절의 굽힘과 네 개 발가락의 PIP 관절의 굽힘 끝느낌은 부드러운 느낌이다. 그 이유는 마디뼈의 바닥면 사이의 물렁조직이 압박되기 때문이다. 가끔 끝느낌이 팽팽하기도 한데, 그 이유는 등쪽 관절주머니와 곁인대의 긴장 때문이다.

측각기 정렬 (Goniometer Alignment)

1. 측각기의 **중심축**을 검사하는 IP 관절의 등쪽면에 배치한다.
2. 측각기의 **몸쪽팔**을 몸쪽마디뼈의 등쪽면 중심선에 정렬한다.
3. 측각기의 **먼쪽팔**을 검사하는 관절의 먼쪽에 위치한 마디뼈의 등쪽면 중심선에 정렬한다.

첫 번째 발가락의 마디뼈사이관절과 네 개의 작은 발가락의 몸쪽마디뼈사이관절: 폄 (INTERPHALANGEAL JOINT OF THE FIRST TOE AND PROXIMAL INTERPHALANGEAL JOINTS OF THE FOUR LESSER TOES: EXTENSION)

폄은 안가축을 중심으로 시상면에서 일어난다. 대개 폄은 측정되지 않는데, 그 이유는 굽힘에서 시작자세로 되돌아오는 움직임이기 때문이다.

네 개의 작은 발가락의 먼쪽마디뼈사이관절: 굽힘 (DISTAL INTERPHALANGEAL JOINTS OF THE FOUR LESSER TOES: FLEXION)

굽힘은 안가축을 중심으로 시상면에서 일어난다. 정상 굽힘 ROM은 50~60°이다.

검사자세 (Testing Position)

피검자는 누운 자세나 앉은 자세를 취한다. 발목과 발은 발등굽힘, 발바닥굽힘, 안쪽번짐과 가쪽번짐의 0° 자세이다. 발허리발가락관절과 마디뼈사이관절은 굽힘, 폄, 벌림 및 모음의 0° 자세이다.

고정 (Stabilization)

발목의 발등굽힘이나 발바닥굽힘과 발의 안쪽번짐이나 가쪽번짐을 방지하기 위해, 발허리뼈, 몸쪽마디뼈와 중간마디뼈를 고정한다. 검사하는 발가락의 MTP관절과 PIP관절의 굽힘과 폄을 피한다.

검사동작 (Testing Motion)

먼쪽마디뼈를 발바닥쪽으로 민다. 저항이 느껴질 때 ROM을 끝내고, 더 이상의 움직임 시도는 발목의 발바닥굽힘이나 MTP와 PIP 관절의 굽힘을 초래한다.

정상 끝느낌 (Normal End-Feel)

끝느낌은 팽팽한 느낌이다. 그 이유는 등쪽 관절주머니, 곁인대, 사선지지띠성 인대의 긴장 때문이다.

측각기 정렬 (Goniometer Alignment)

1. 측각기의 **중심축**을 DIP의 등쪽면에 배치한다.
2. 측각기의 **몸쪽팔**을 중간마디뼈의 등쪽면 중심선에 정렬한다.
3. 측각기의 **먼쪽팔**을 먼쪽마디뼈의 등쪽면 중심선에 정렬한다.

네 개의 작은 발가락의 먼쪽마디뼈사이관절: 폄 (DISTAL INTERPHALANGEAL JOINTS OF THE FOUR LESSER TOES: EXTENSION)

폄은 안가축을 중심으로 시상면에서 일어난다. 대개 폄은 측정되지 않는데, 그 이유는 굽힘에서 시작자세로 되돌아오는 움직임이기 때문이다.

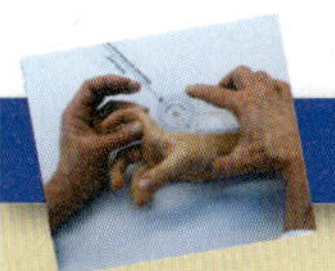

검사절차를 위한 뼈표식점 (Landmarks for Testing Procedures)

그림 10.9와 그림 10.10을 참고한다.

근육길이 검사절차: 발목의 발바닥굽힘근

발목의 발바닥굽힘근 (ANKLE PLANTARFLEXORS)

2개의 근육이 발목의 발바닥굽힘을 주로 수행하고, 만약 이들 근육이 단축되면 발목의 발등굽힘을 제한한다. **장딴지근**은 2관절 근육으로써 발목과 무릎을 통과한다. 장딴지근의 안쪽갈래는 넙다리뼈의 안쪽관절융기의 뒤쪽면에서 시작하고, 가쪽갈래는 가쪽관절융기의 뒤가쪽면에서 시작한다 (그림 10.52). 이들 양쪽 갈래는 아킬레스힘줄을 형성하기 위해 가자미근 힘줄과 연결된다. 아킬레스 힘줄은 발꿈치뼈의 뒤쪽면에 부착한다. 장딴지근이 수축하면, 발목을 발바닥굽힘하고 무릎을 굽힌다. 즉, 무릎을 펴하고 발목을 발등굽힘하면 장딴지근이 수동적으로 늘어나게 된다.

장딴지근과 반대로, **가자미근**은 발목관절을 통과한다. 가자미근은 종아리뼈머리의 뒤쪽면과 종아리뼈 뒤쪽면, 정상뼈의 중간 1/3지점, 그리고 정강뼈와 종아리뼈 사이의 널힘줄에서 시작한다. 가자미근은 아킬레스힘줄을 형성하기 위해 장딴지근과 결합한다. 아킬레스의 먼쪽 힘줄은 발꿈치뼈의 뒤쪽면에 부착한다. 가자미근은 무릎의 위치와 관계없이 발목이 발등굽힘되면 수동적으로 신장된다. 발목의 발등굽힘 ROM을 측정할 때, 다른 관절 구조물과 함께 가자미근의 길이가 자동적으로 검사된다. 그러므로 우리는 가자미근의 길이 검사를 따로 수행하지 않는다.

장딴지근의 근육길이검사: 누운 자세의 비체중부하 (GASTROCNEMIUS MUSCLE LENGTH TEST: SUPINE NON-WEIGHTBEARING)

이 검사는 주의깊게 무릎을 펴하고 발목을 발등굽힘 시킴으로써 장딴지근의 길이를 평가하는 방법이다.

검사자세 (Testing Position)

피검자는 무릎을 편한 채 누운 자세를 취한다. 이때 발은 안쪽번짐과 가쪽번짐의 0° 자세이다.

고정 (Stabilization)

무릎을 완전히 편한 상태로 유지한다. 대개 다리의 무게와 앞쪽 종아리에 놓인 손의 압박이 무릎의 폄을 유지시킨다.

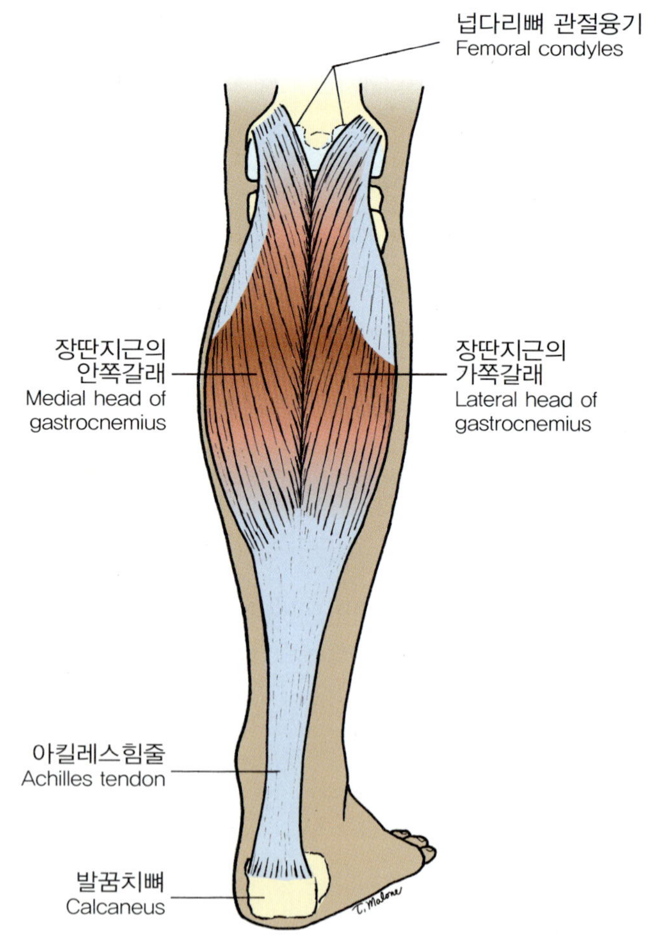

그림 10.52 오른쪽 다리의 뒤쪽면은 장딴지근의 부착점을 보여주고 있다.

검사동작 (Testing Motion)

발허리뼈머리 부위의 발바닥면을 위쪽으로 밀면서 ROM의 끝지점까지 발목을 발등굽힘한다 (그림 10.53과 그림 10.54). 발이 돌림되지 않고, 또 안쪽번짐이나 가쪽번짐되지 않도록 해야 한다. 뒤쪽 장딴지와 무릎에서 상당한 저항이 느껴질 때 검사동작을 끝내고, 더 이상의 발등굽힘은 무릎의 굽힘을 초래한다.

정상 끝느낌 (Normal End-Feel)

끝느낌은 팽팽한 느낌이다. 그 이유는 장딴지근의 긴장 때문이다.

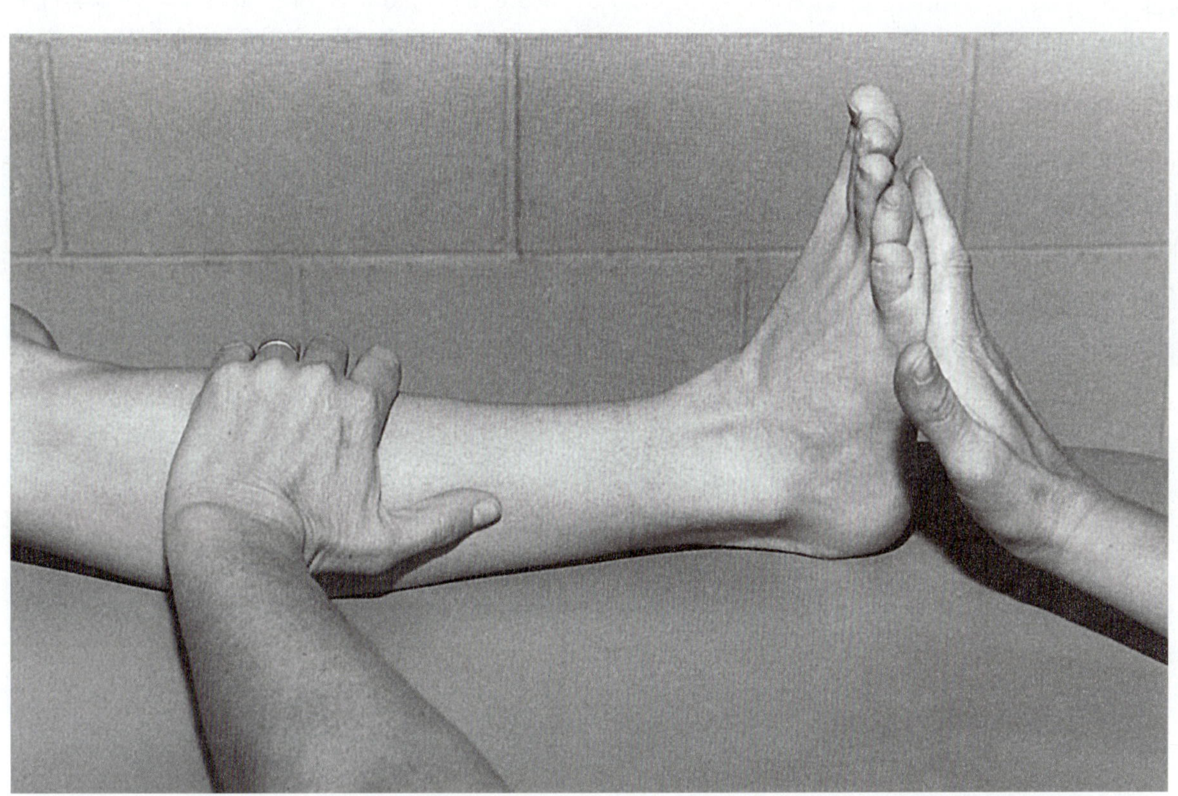

그림 10.53 장딴지근의 길이 측정을 하는 오른쪽 발목의 검사동작 끝지점. 이 피검자는 무릎을 폈했을 때 약간의 발등굽힘을 가지고 있다.

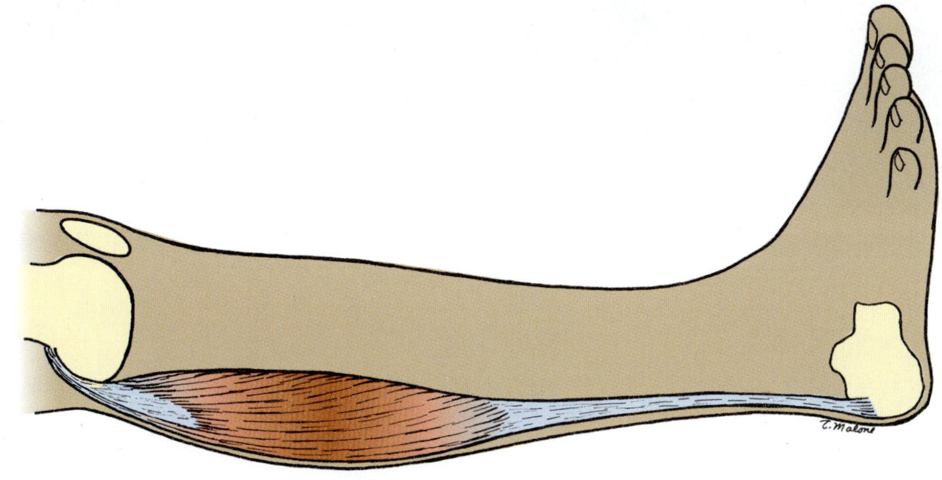

그림 10.54 장딴지근은 폄된 무릎과 발등굽힘된 발목 위에서 신장되어 있다.

측각기 정렬 (Goniometer Alignment)

그림 10.55를 참고한다.

1. 측각기의 **중심축**을 가쪽복사뼈의 가쪽면에 배치한다.
2. 종아리뼈머리를 기준점을 이용하여, 측각기의 **몸쪽팔**을 종아리뼈의 가쪽면 중심선에 정렬한다.
3. 측각기의 **먼쪽팔**을 5번 발허리뼈의 가쪽면과 평행하게 정렬한다.

설명 (Interpretation)

장딴지근이 단축되면, 무릎을 폄했을 때 발목의 발등굽힘을 제한한다. 만약 무릎의 굽힘이나 폄의 자세에 관계없이 발등굽힘이 제한되면, 그 제한은 발목관절면의 이상, 관절주머니의 단축, 세모인대의 뒤쪽섬유, 뒤목말종아리인대, 발꿈치종아리인대 등과 같은 인대의 단축 및 가자미근 때문이다.

누운 자세와 엎드린 자세와 같이 무릎이 폄된 비체중부하 상태에서의 정상 성인의 발등굽힘 ROM 값은 10~20°이다. 어떤 경우에서는, 이들 값이 다른 연구자들 (무릎을 굽힘한 발등굽힘 ROM-측정 표식점, 도구, 능동운동과 수동운동 때문에)이 보고한 값보다 더 컸다. 체중부하 상태의 이들 측정은 비체중부하 상태 (누운 자세나 엎드린 자세 등)의 측정보다 더 큰 편이다. 동일 피검자를 무릎을 굽힘한 상태와 무릎을 폄한 상태로 하여 발등굽힘 ROM을 비교한 연구에 따르면, 무릎을 폄했을 때의 ROM 값이 3~7°감소되었다. 자세한 정보를 알고 싶으면, 표 10.6과 표 10.7과 연구 소견 단락을 참고하기 바란다.

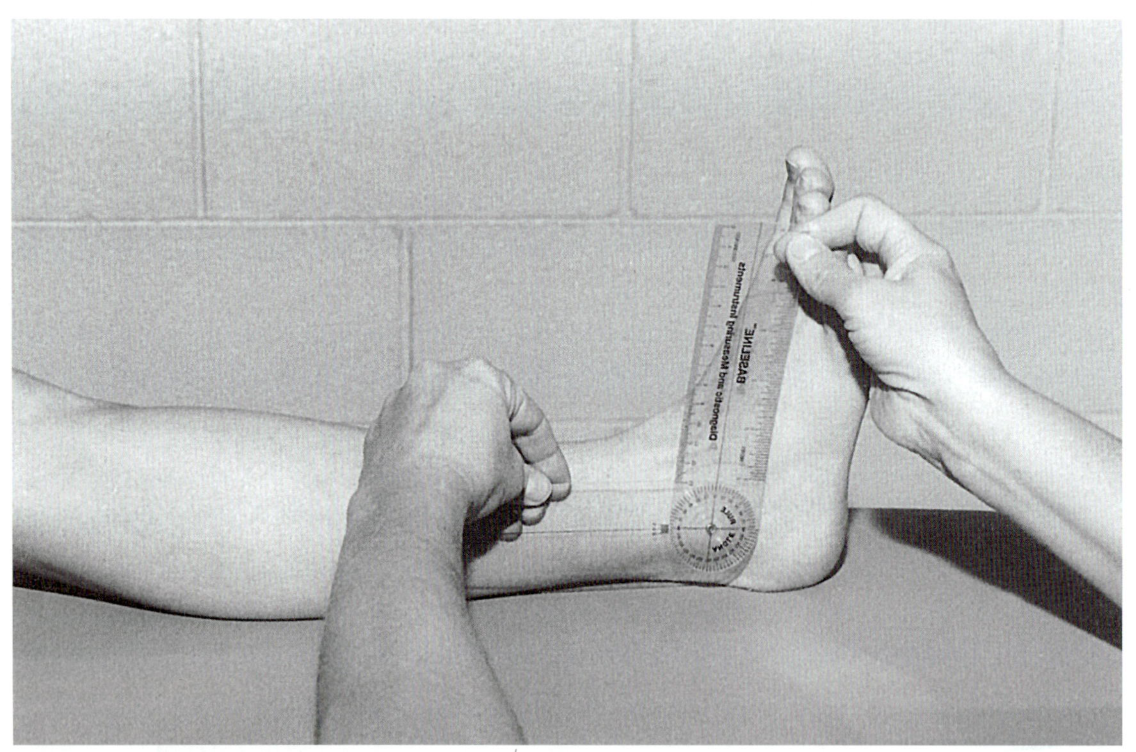

그림 10.55 장딴지근의 길이 검사를 위한 비체중부하 자세의 끝지점에서 배치된 측각기 정렬. 측각기 몸쪽팔을 종아리뼈에 정렬하고, 축을 가쪽복사뼈에 배치하고, 먼쪽팔을 5번 발허리뼈와 평행하게 정렬한다.

장딴지근의 근육길이 검사: 선 자세의 체중부하 (GASTROCNEMIUS MUSCLE LENGTH TEST: STANDING WEIGHT-BEARING)

이 검사는 체중을 부하한 상태에서 무릎을 펌하고 발목을 발등굽힘함으로써 장딴지근의 길이를 측정하는 방법이다.

검사자세 (Testing Position)

피검자는 선 자세를 취한다. 이때 무릎을 폄하고, 발은 안쪽번짐과 가쪽번짐의 0°자세를 취한다. 발은 종아리와 무릎과 일직선을 유지해야 한다 (시상면에 위치하도록). 피검자는 벽이나 검사대를 바라보고 선 자세를 취한다. 균형을 유지하기 위해 벽이나 검사대를 잡는다.

고정 (Stabilization)

무릎은 완전한 폄 자세로 유지되고, 발꿈치를 지면에 꼭 부착되도록 유지시킨다. 검사자는 발꿈치가 지면에 부착되도록 돕는다.

검사동작 (Testing Motion)

피검자는 몸을 앞으로 기울이면서 발목을 발등굽힘한다 (그림 10.56). 뒤쪽 장딴지와 무릎에서 상당한 저항이 느껴질 때 검사동작을 끝내고, 더 이상의 발등굽힘은 무릎의 굽힘을 초래하거나 발꿈치를 지면으로부터 들어올리게 만든다.

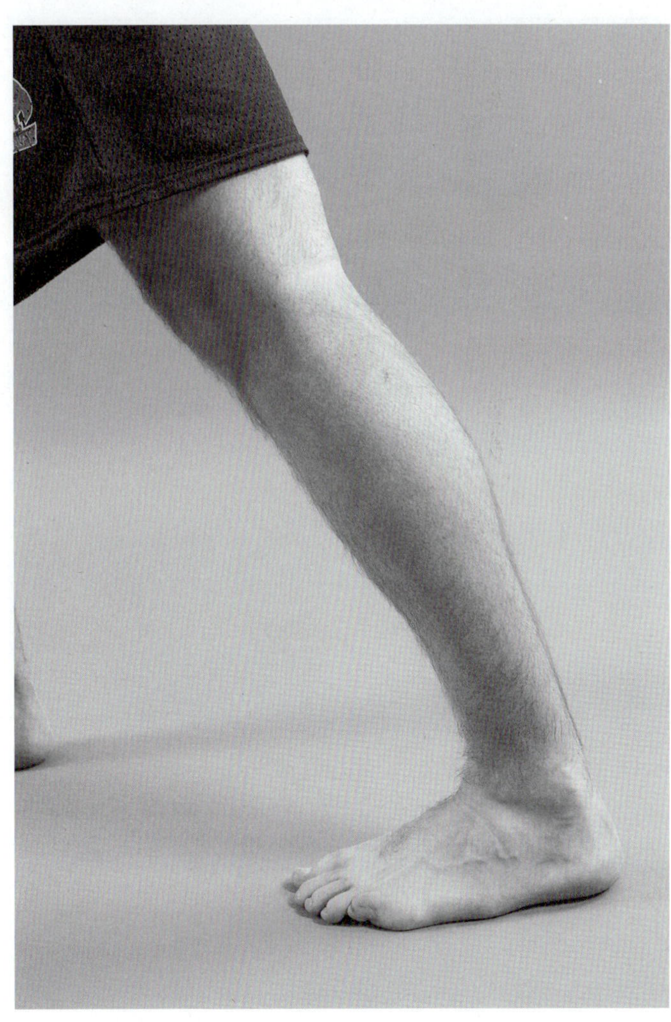

그림 10.56 장딴지근의 길이 검사를 위한 체중부하 자세의 끝지점에서 배치된 측각기 정렬. 검사를 하는 동안 무릎을 폄한 상태로 유지한다. 발은 종아리와 일직선되게 유지되어야 하고, 돌림되어서는 안된다.

측각기 정렬 (Goniometer Alignment)

그림 10.57을 참고한다.

1. 측각기의 **중심축**을 가쪽복사뼈의 가쪽면에 배치한다.
2. 종아리뼈머리를 기준점을 이용하여, 측각기의 **몸쪽팔**을 종아리뼈의 가쪽면 중심선에 정렬한다.
3. 측각기의 **먼쪽팔**을 5번 발허리뼈의 가쪽면과 평행하게 정렬한다.

설명 (Interpretation)

장딴지근이 단축되면, 무릎을 폄했을 때 발목의 발등굽힘을 제한한다. 만약 무릎의 굽힘이나 폄의 자세에 관계없이 발등굽힘이 제한되면, 그 제한은 발목관절면의 이상, 관절주머니의 단축, 세모인대의 뒤쪽섬유, 발꿈치종아리인대 등과 같은 인대의 단축 및 가자미근 때문이다.

무릎이 폄된 체중부하 상태에서의 정상 성인의 발등굽힘 ROM 값은 22~25°이다. 체중부하 상태의 이들 측정은 비체중부하 상태 (누운 자세나 엎드린 자세 등)의 측정보다 더 큰 편이다. 자세한 정보를 알고 싶으면, 표 10.7과 연구 소견 단락을 참고하기 바란다.

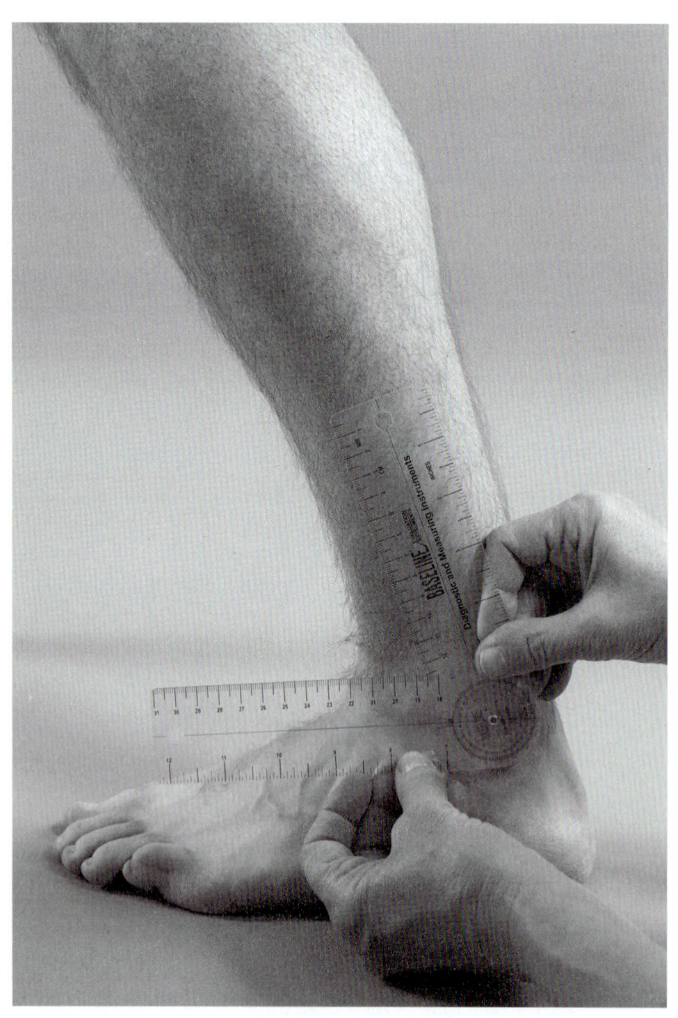

그림 10.57 체중부하 검사자세 때의 측각기 정렬

연구 소견 (Research Findings)

연령, 성별 및 기타 요소의 효과 (Effects of Age, Gender, and Other Factors)

표 10.1과 표 10.2는 다양한 자료로부터 평가된 발목과 발의 ROM 값을 제공한다. 발등굽힘 ROM 값은 약 15~20°이고, 발바닥굽힘의 ROM 값은 40~60°이다. 발뒤쪽 (목말밑관절)의 움직임만 측정할 때는 물론, 발중간과 발뒤쪽을 결합하여 측정했을 때도 안쪽번짐 ROM의 값은 가쪽번짐보다 항상 크다. 안쪽번짐과 가쪽번짐 ROM의 관계는 2:1으로써, 표 10.1의 연구자들 뿐만 아니라 다른 연구자들에 의해 확인되었다. 비록 AAOS와 AMA가 측정방법과 연구 표본을 밝히지 않았지만, 표에 있는 모든 자료들은 비체중부하 상태에서 유니버설 측각기로 측정되었다. 1994년 AAOS의 출판물도 이들과 일부 동일한 자료를 제공한다. 발등굽힘 값은 무릎을 굽힘한 상태에서 측정되었고, 이것은 장딴지근의 길이보다는 발목관절 움직임을 반영한다.

발가락 ROM을 다룬 대부분의 연구들은 엄지의 MTP 관절에만 초점을 맞추고 있지만, AAOS와 AMA는 나머지 발가락의 MTP와 IP 관절의 ROM 값을 제공하고 있다. 일반적으로, 엄지의 굽힘과 폄은 나머지 발가락의 굽힘과 폄보다 큰 편이다. 표 10.2의 모든 자료는 발허리뼈와 몸쪽마디뼈가 일직선을 이룰 때 MTP 관절을 0°로 간주했다. MTP 관절의 측정은 측각기를 등쪽면 배치인지 안쪽면 배치인지에 따라 달라졌지만, 이런 정렬의 차이가 중요한 효과를 갖는지는 명확하지 않다. Hopson, McPoil 및 Cornwall은 등쪽면 배치 (평균 85.0°)보다 안쪽면 배치 (평균 95.9°)를 했을 때가 엄지의 MTP 폄 ROM이 더 컸음을 확인했다. 그러나 Buell 등은 안쪽면 배치로 측정했을 때 MTP 폄의 ROM이 82°였다고 보고했고, 등쪽면 배치로 측정했을 때는 Hopson, McPoil 및 Cornwall가 보고한 값과 비슷했다고 말한다. 2번째~4번째 MTP 관절의 굽힘과 폄 ROM 측정은 안쪽면 배치와 가쪽면 배치가 어렵기 때문에, 등쪽면 측각기 배치가 필요하다. Kwon 등의 한 연구에 따르면, 2번째~4번째 MTP 관절의 폄 ROM에 대한 측각기의 등쪽면 배치는 CT 스캔으로 측정했

표 10.1 자료를 근거로 한 성인의 정상 발목 ROM 값 (°)

	AAOS[8]	AMA[12]	Boone and Azen*[15]		Roass and Andersson†[16]		Macedo and Magee**[17]		Menadue et al‡[9]	
			20–54세 n=56 남성		34–40세 n=96 남성		18–59세 n=90 여성		21–59세 n=11 남성, n=20 여성	
움직임			*평균*	*(SD)*	*평균*	*(SD)*	*평균*	*(SD)*	*평균*	*(SD)*
발등굽힘	20	20	12.2	(4.1)	15.3	(5.8)	13	(9)	–	
발바닥굽힘	50	40	54.3	(5.9)	39.7	(7.5)	60	(13)	–	
안쪽번짐	35	30	36.2	(4.2)	27.7	(6.9)	47	(9)	31.5	(8.8)
가쪽번짐	15	20	19.2	(4.9)	27.7	(4.6)	33	(10)	11.1	(7.4)
목말밑관절의 안쪽번짐	5	–	–		–		–		15.0	(6.1)
목말밑관절의 가쪽번짐	5	–	–		–		–		8.3	(3.6)

AMA=미국의학학회; AAOS=미국정형외과학회; SD=표준편차

* 값은 유니버설 측각기로 측정된 AROM의 값이다.

† 값은 무릎을 굽힘하고 누운 자세에서 유니버설 측각기로 측정된 오른쪽 발목의 PROM의 값이다.

* 값은 유니버설 측각기로 측정된 PROM의 값이다. 발등굽힘과 발바닥굽힘은 무릎을 굽힘하고 앉은 자세에서 유니버설 측각기로 측정되었다; 안쪽번짐과 가쪽번짐은 무릎을 폄하고 누운 자세에서 측정되었다.

‡ 값은 유니버설 측각기로 측정된 AROM의 값이다. 안쪽번짐과 가쪽번짐은 앉은 자세에서 측정되었고, 목말밑관절의 ROM은 본 책의 1판에서 제시한 방법대로 엎드린 자세에서 측정되었다.

을 때보다 ROM이 8~10°작게 측정되었다. 그러나 이들 측정의 관련성은 높은 편이었다.

연령 (Age)

표 10.3에서 보듯이, 신생아와 영아는 아동과 성인보다 큰 발등굽힘 ROM과 작은 발바닥굽힘 ROM을 가지고 있다. 가장 어린 연령 그룹의 평균 발등굽힘 값은 표 10.1, 표 10.4 및 표 10.5에서 제시된 성인의 평균 값보다 2배 이상 크다. 그러나 1~5세 그룹에서는, 발등굽힘의 값이 감소했다. 1세 미만의 영아와 비교해 아동에서의 이런 실질적인 발등굽힘의 감소는 쭈그려 앉기와 양반다리 앉기 등의 생활양식을 가진 인도인을 대상으로 연구한 Kumar 등에 의해 확인되었다. 신생아의 발바닥굽힘 ROM은 성인보다 작았지만, 신생아는 생후 몇 주동안에 성인의 ROM 값에 도달했다. Walker는 신생아의 발바닥굽힘 ROM의 제한이 지속되는 것을 병적인 상태라고 했다.

표 10.4와 표 10.5는 아동에서 성인으로 연령이 증가할 때 발등굽힘과 발바닥굽힘이 약간 감소된다는 근거를 제공한다. Soucie 등은 남성과 여성 모두에서 발등굽힘의 감소를 보고했고, 아동 (2~8세)과 나머지 모든 연령 그룹 사이에서 연령과 관련된 가장 큰 차이를 가졌다고 보고했다. 일반적으로 청소년 (9~19세)과 성인 (45~69세) 사이에서 통계학적으로 유의한 차이가 확인되지만, 청소년과 젊은 남성 (20~44세) 사이에서는 유의한 차이가 없었다. 연구자들은 이런 차이가 일어나는 이유를 연골의 탄성 소실, 인대의 탄성 감소, 지방의 재분포, AROM할 때의 근력 감소 때문이라고 제안했다. Kumar 등은 인도 사람의 경우에도 연령이 증가함에 따라 발등굽힘과 발바닥굽힘이 감소한다는 사실을 확인했지만, 아동 (3~10세)과 성인 (25~75세) 사이의 평균 차이는 5°미만 이었다. Boone와 Azen은 19세 미만의 남성이 19~54세의 남성보다 발바닥굽힘, 안쪽번짐, 가쪽번짐의 움직임이 더 작았음을 확인했다. 그리고 평균차이는 각각 3.9, 1.3, 2.1°를 가졌다. Nigg 등은 발목 ROM의 연령 관련 변화가 특정 움직임에서 일어났고, 남성과 여성 사이에

표 10.2 자료를 근거로 한 성인의 정상 발가락 ROM 값 (°)

관절	폄				굽힘		
	AMA[12]	AAOS[8]	Buell et al*[11] 19–75세 n=33 여성, n=17 남성	Hopson et al†[18] 21–43세 n=10 남성, n=10 여성	AMA[12]	AAOS[8]	Buell et al*[11] 19–75세 n=33 여성, n=17 남성
			평균	평균 (SD)			평균
MTP 1	50	70	82	85.0 (10.7)	30	45	17
2	40	40			30	40	
3	30	40			20	40	
4	20	40			10	40	
5	10	40			10	40	
IP 1	–	–			30	90	
PIP 2–5	–	–			–	35	
DIP 2–5	–	–			–	60	

AMA=미국의학학회; AAOS=미국정형외과학회; SD=표준편차; DIP=먼쪽마디뼈사이관절; IP=마디뼈사이관절; MTP=발허리발가락관절; PIP=몸쪽마디뼈사이관절

* 측정은 가쪽면 배치로 이루어졌다. 0°=발허리뼈와 몸쪽마디뼈가 일직선을 이룬 상태.

† 측정은 배쪽면 배치로 이루어졌다. 0°=발허리뼈와 몸쪽마디뼈가 일직선을 이룬 상태. 가쪽면 배치로 측정했을 때는 평균=95.9°;SD=9.7°.

표 10.3 신생아와 아동의 발목 ROM에 대한 연령의 효과: 정상값 (°)

	Waugh 등[21]	Wanatabe 등[22]	Boone[23]		Soucie 등[24]		Kumar 등[20]		
	6–72시간 n=40	2주–2세 남/여 n=45	1–5세 남성 n=19	6–12세 남성 n=17	2–8세 남성 n=55	여성 n=39	1세 미만 남/여 n=32	1–3세 남/여 n=25	3–10세 남/여 n=43
움직임	*평균 (SD)*	*평균 ROM*	*평균 (SD)*	*평균 (SD)*	*평균 (SD)*	*평균 (SD)*	*평균 (SD)*	*평균 (SD)*	*평균 (SD)*
발등굽힘	58.9 (7.9)	53 to 41	14.5 (5.0)	13.8 (4.4)	22.8 (5.6)	24.8 (7.2)	48.0 (9.6)	32.8 (4.1)	27.0 (4.9)
발바닥굽힘	25.7 (6.3)	58 to 62	59.7 (5.4)	59.6 (4.7)	55.8 (5.2)	67.1 (7.4)	43.3 (6.0)	46.4 (5.5)	38.6 (5.9)
안쪽번짐			40.4 (2.5)	37.2 (4.5)					
가쪽번짐			25.0 (3.2)	23.5 (3.3)					

SD = 표준편차

표 10.4 청소년과 젊은 성인의 발목 ROM에 대한 연령과 성별의 효과: 정상값 (°)

	Boone[23]			Soucie 등[24]				Kumar 등[20]	
	13–19세 남성 n=17	20–29세 남성 n=19	30–39세 남성 n=18	9–19세 남성 n=48	여성 n=56	20–44세 남성 n=114	여성 n=143	10–15세; 남/여 n=65	15–25세 남/여 n=57
움직임	*평균 (SD)*	*평균 (SD)*	*평균 (SD)*	*평균 (SD)*	*평균 (SD)*	*평균 (SD)*	*평균 (SD)*	*평균 (SD)*	*평균 (SD)*
발등굽힘	10.6 (3.7)	12.1 (3.4)	12.2 (4.3)	16.3 (5.1)	17.3 (6.4)	12.7 (5.9)	13.8 (5.5)	29.8 (4.8)	24.3 (5.9)
발바닥굽힘	55.5 (5.7)	55.4 (3.6)	54.6 (6.0)	52.8 (7.0)	57.3 (9.4)	54.6 (7.8)	62.1 (9.3)	36.2 (5.0)	40.0 (8.5)
안쪽번짐	34.7 (5.1)	35.9 (5.2)	36.4 (3.1)						
가쪽번짐	18.1 (4.2)	17.6 (4.5)	18.9 (4.1)						

SD = 표준편차

표 10.5 노인의 발목 ROM에 대한 연령과 성별의 효과: 정상값 (°)

	Boone[23]	Boone[26]	Soucie 등[24]		Nigg 등*[27]		Nigg 등*[27]		Mecagni 등[28]
	40–54세 남성 n=19	61–69세 남성 n=10	45–69세 남성 n=96	여성 n=123	40–59세 남성 n=15	여성 n=15	70–79세 남성 n=15	여성 n=15	64–87세 여성 n=34
움직임	*평균 (SD)*	*평균 (SD)*	*평균 (SD)*	*평균 (SD)*	*평균 (SD)*	*평균 (SD)*	*평균 (SD)*	*평균 (SD)*	*평균 (SD)*
발등굽힘	12.4 (4.7)	8.2 (4.6)	11.9 (5.0)	11.6 (5.5)	27.1 (5.9)	23.7 (5.7)	26.4 (4.7)	18.5 (4.8)	10.9 (4.2)
발바닥굽힘	52.9 (7.6)	46.2 (7.7)	49.4 (8.4)	56.5 (8.7)	40.0 (6.2)	40.6 (9.4)	33.7 (6.9)	40.5 (5.9)	60.8 (8.7)
안쪽번짐	36.2 (4.3)	37.9 (4.8)							29.1 (5.5)
가쪽번짐	20.9 (5.5)	20.3 (5.7)							18.2 (4.0)

SD=표준편차

* 무릎을 굽힘하고 앉은 자세에서 피검자의 능동 ROM을 측정하기 위해 신발과 발판을 이용한 실험용 좌표계 ROM 도구가 사용되었다 (다른 연구들은 ROM을 측정하기 위해 유니버설 측각기를 이용했다).

표 10.6 비체중부하 상태에서의 장딴지근 길이 (무릎을 펌하고 발등굽힘 ROM 측정)에 대한 연령의 효과: 정상값 (°)

Gajdosik 등*[31]			Moseley 등†[33]	Jonson and Gross‡[34]	Vandervoort 등§[35]	
20–24세 n=24 여성	40–59세 n=24 여성	60–84세 n=33 여성	15–34세 n=298 남/여	18–30세 n=57 남/여	55–60세 n=36 남/여	80–85세 n=35 남/여
평균 (SD)	*평균 (SD)*	*평균 (SD)*	*평균 (SD)*	*평균 (SD)*	*평균 (SD)*	*평균 (SD)*
25.83 (5.5)	22.8 (4.4)	15.4 (5.8)	18.1 (6.9)	16.2 (3.7)	20.3 (4.6)	11.8 (5.2)

SD = 표준편차
* 수동 ROM은 누운 자세에서 유니버설 측각기로 측정되었다.
† 수동 ROM은 엎드린 자세에서 각도기와 토크 12.0Nm의 적용으로 측정되었다.
‡ 능동 ROM은 엎드린 자세에서 유니버설 측각기로 측정되었다.
§ 능동 ROM은 엎드린 자세에서 발판과 전위측정계로 측정되었다.

차이가 있었음을 확인했다. 20~79세의 121명 전체 그룹에서는, 연령이 증가됨에 따라 발바닥굽힘, 안쪽번짐 (뒤침), 벌림 및 모음 등의 능동 ROM이 감소되었고, 반면 가쪽번짐 (엎침)과 발등굽힘에서는 감소가 일어나지 않았다. 발바닥굽힘은 가장 어린 연령층에서부터 노인층에 이르기까지 약 8°감소되었다. 측정은 실험용 좌표계 장비와 발판으로 무릎을 굽힘하여 앉은 자세에서 이루어졌다.

발목 ROM의 감소가 노인층에서도 확인되었다. James와 Parker는 70~92세의 80명 남녀를 대상으로 모든 발목의 움직임에서 연령이 증가함에 따라 능동과 수동의 ROM 모두가 감소되었음을 확인했다. ROM이 가장 빠르게 감소된 집단은 90세 이상의 그룹이었다. 무릎을 폄한 상태에서 측정된 발등굽힘 (장딴지근 길이 검사)이 가장 뚜렷하게 변화되었다. 연구자들은 발바닥굽힘 근육힘줄 단위의 신장성 감소가 노화와 관련된 결합조직의 변화 때문이라고 제시했다. 무릎을 폄한 상태에서 측정된 발등굽힘 ROM (장딴지근 길이검사)에 대한 연령의 효과를 검사한 다른 연구에서, Gajdosik, VanderLinden 및 Williams은 74명 여성 (20~84세)을 대상으로 장딴지 근육을 수동으로 신장하기 위해 등속성 장비를 이용했다. 노인 여성 (60~84세)은 발등굽힘 ROM이 평균 15.4°으로써, 평균 25.8°의 중간연령 여성, 22.8°의 젊은 여성 (20~39세) 보다 작았음이 확인되었다 (표 10.6). 노인 여성의 발등굽힘 ROM 감소는 발바닥굽힘 굽힘근의 근육-힘줄 단위의 신장성 감소와 관련이 있었다.

후속 연구에서, Gajdosik 등은 평균 연령 79세의 노인 15명과 평균 연령 24세의 젊은 성인 15명을 대상으로 장딴지 근육의 수동 신장과 이완 특성을 비교했다. 오른쪽 발목을 발바닥굽힘에서 최대 발등굽힘으로 신장했고, 그 다음 발바닥굽힘으로 이완했다. 노인은 젊은 사람에 비해 장딴지근육의 신장성, 수동 저항능력, 수동 탄성 에너지 저장 능력, 그리고 평균 최대 수동 발등굽힘 ROM (젊은 사람은 28.0°이고 노인은 10.3°였다)이 작았다.

엄지 MTP의 움직임 감소도 연령의 증가와 관련성이 있었다. Buell 등은 19~75세의 여성 33명과 남성 17명을 대상으로 연령의 증가로 MTP 폄 (발등굽힘)은 실제로 감소했지만, 굽힘 (발바닥굽힘)에서는 차이가 없었음을 확인했다. 가장 어린 연령층 (19~29세)은 95°의 평균 폄을 가졌고, 중간 연령층 (30~45세)은 82°을 가졌다. 그리고 가장 나이가 많은 층 (45세 이상)은 65°의 폄을 가졌다. 이들 3 연령층 그룹의 엄지 MTP 굽힘은 각각 20, 17, 14°이었다.

성별 (Gender)

ROM에 대한 성별의 효과는 관절과 움직임에 따라 다르고, 종종 연령과 관련된다. 일반적으로, 연구에 따르면, 여성이 남성보다 더 큰 발바닥굽힘을 가졌고, 반면 발등굽힘은 남성이 여성보다 더 컸다. Soucie 등은 여성이 거의 모든 관절에서 더 큰 가동성을 가졌음을 확인했고, 가장 뚜렷한 움직임은 발바닥굽힘이었다. Nigg 등은 발목 운동에서 성별 차이가 있었음을 확인했고, 또 연령이 증가함에 따라 차이에도 변화가 있었음을 확인했다. 가장 고령층에서만 여성이 남성보다 발바닥굽힘이 뚜렷하게 컸다 (8°). Boone, Walker 및 Perry에 의한 확인된 성별 차이만이 1-9세 여아와 61~69세 여성이 남성들보다 더 큰 발바닥굽힘 ROM을 가졌다는 것이다. 4개의 다른 연구도 여성이 남성보다 더 큰 발바닥굽힘 ROM을 가졌음을 확인했다. Alanen 등은 7~14세 (평균 10세)의 아동 245명을 대상으로 한 발목관절 가동성 연구에서, 여아가 남아보다 수동 발바닥굽힘이 훨씬 컸다고 주장했다. 그러나 그들에 의하면 그 차이는 적었고, 임상적 가치는 없었다고 한다. Walker 등은 60~84에의 남성과 여성 각각 30명을 대상으로 능동 ROM을 연구했다. 여성은 남성보다 11°가 더 큰 발바닥굽힘을 가졌다. James와 Parker는 성별 사이의 유의한 차이를 보였던 유일한 움직임이 발바닥굽힘이라고 했다. 70~74세의 그룹에서는 여성과 남성이 비슷한 평균값을 가졌지만, 전체 연령대에 걸쳐 능동과 수동의 발바닥굽힘 ROM 감소는 여성 (11.3%)보다 남성 (25.2%)이 더 컸다. Nigg 등은 여성이 남성보다 발바닥굽힘이 더 큰 하나의 이유로서 하이힐을 신는 것이라고 했다.

여성이 남성보다 더 큰 발바닥굽힘을 가졌다는 소견 이외에, 어떤 연구자들은 여성이 남성보다 능동과 수동의 발등굽힘 ROM이 더 작다고 한다. 121명의 피검자를 대상으로 한 Nigg 등은 노인 남성이 같은 연령대의 여성보다 무릎을 굽힘한 상태에서 측정한 능동 발등굽힘 ROM (8도)이 더 컸다고 한다 (표 10.5). 여성은 연령이 증가함에 따라 가장 어린 연령층의 26.0°에서 가장 고령층의 18.5°까지 능동 발등굽힘 ROM의 감소를 보였다. 또한 여성은 연령이 증가함에 따라 가쪽번짐에서 5.8°의 상당한 감소를 보였다. 반면, 남성은 가장 어린 연령층에서 가장 고령층까지 능동의 발등굽힘 또는 가쪽번짐에서 약간의 ROM 차이나 거의 변화가 없었다. Vandervoort 등은 발판을 이용하여 무릎을 굽힘한 상태에서의 수동 발등굽힘 ROM을 측정한 연구에서도 비슷한 결과를 확인했다. 연구에서 여성은 가장 어린 연령층 (55~60세)의 19.3°에서 가장 고령층 (81~85세)의 12.1°까지 수동 발등굽힘 ROM의 감소를 보였다. 여성과 남성을 비교했을 때, 남성의 발등굽힘 경우에는 가장 어린 연령층 (평균 15.4°)과 가장 고령층 (평균 13.1°)이 단지 평균 2.3°의 감소를 나타냈다. 발등굽힘의 10°에서 남성이 여성보다 더 큰 수동의 탄성의 강직도를 가졌다.

Baggett와 Young은 18~66세 남녀를 대상으로 한 연구에서, 남성이 여성보다 비체중부하 상태에서 발등굽힘이 작았음을 확인했고, 또 체중부하 상태에서는 더 큰 발등굽힘을 가졌음을 확인했다. 그러나 ROM의 차이는 성별 사이에서 작았고, 임상적으로도 의미가 없었다.

어떤 연구들은 여성이 남성보다 더 큰 발바닥굽힘과 발등굽힘의 ROM을 가졌다고 보고했다. Bell과 Hoshizaki는 18~88세 124명 여성과 66명 남성을 17개 관절 움직임을 연구했다. 17~30세의 여성은 같은 연령대의 남성보다 더 큰 발바닥굽힘-발등굽힘을 가졌다. Grimston 등은 9~20세의 120명 (남성 58명, 여성 62명)을 대상으로 능동 ROM을 측정했다. 그들은 일반적으로 여성이 남성보다 발목의 모든 ROM이 컸음을 발견했다. 남성과 여성 모두 연령이 증가함에 따라 ROM이 감소되는 경향을 띠지만, 여성이 남성보다 감소가 더 컸음을 보여준다.

앞에서 언급된 성별과 관련된 소견과는 달리, Kumar 등은 1개월~75세의 인도인 326명을 대상으로 같은 연령대 남성과 여성의 발등굽힘과 발바닥굽힘 ROM에서 사이에 유의한 차이를 확인하지 못했다. Saxena와 Kim는 14~17세 남자 24명과 여자 16명을 대상으로 한 연구에서, 발등굽힘의 ROM에서 차이가 없었음을 확인했다. Van der Worp 등은 22명의 남성과 20명의 여성 달리기 선수를 대상으로 무릎을 폄한 상태에서 측정된 발등굽힘 ROM에서 성별 차이를 발견하지 못했다. 여성 달리기 선수 (79°)는 남성 (70°) 보다 더 큰 엄지 MTP 폄을 가졌다. MTP 폄은 무릎을 폄한 상태로 선 자세에서 발꿈치 들기를 할 때 측정되었다.

신체질량지수 (Body Mass Index; BMI)

BMI의 증가는 발목 ROM의 변화와 연관이 없었다. Park 등은 40명을 대상으로 비-비만 남성과 30 kg/m^2 이상의 비만 성인을 비교하여 발등굽힘과 발바닥굽힘에서 1~2°의 미미한 증가가 있었음을 확인했다.

오른쪽과 왼쪽 (Right Versus Left Sides)

오른쪽과 왼쪽 발목 ROM을 비교했던 연구들은 좌우 또는 우성과 열성의 양쪽에서 뚜렷한 차이가 없었음을 확인했다. 이들 소견은 건강한 쪽 발목을 기준으로 ROM 재활 목

표의 설정에 이용되는 것을 지지한다.

Soucie 등은 2~69세 (54.6% 여성)의 674명을 대상으로 연구하여, 양쪽 발목의 발등굽힘과 발바닥굽힘에서 차이가 없었음을 확인했다. Moseley, Crosbie와 Adam은 15~34세의 300명 남녀를 대상으로 좌우 발목 또는 우성과 열성의 발목의 유연성이나 발등굽힘 ROM에서 차이가 없었다고 보고했다. 이와 같이, Roaas와 Andersson은 30~40세의 스웨덴 남성의 192개 발목을 대상으로 연구하여, 발목의 발등굽힘, 발바닥굽힘, 가쪽번짐 및 안쪽번짐의 ROM에서 좌우 발목 사이에 차이가 없었음을 보고했다.

몇몇 연구들은 특정 발목 움직임에서 양쪽 사이에 최소의 차이만을 확인했고, 임상적 가치가 없다고 보고했다. Alstrom과 Arvidson은 121명의 남녀를 대상으로 연구하여, 발목의 발등굽힘, 발바닥굽힘, 가쪽번짐 및 안쪽번짐의 ROM에서 좌우 발목사이에 차이가 없었음을 보고했다. 양쪽 사이의 통계학적인 차이는 발꿈치 (목말밑관절)의 가쪽번짐에서 확인되었다; 그러나 그 차이는 1°미만이었고, 그래서 연구자들이 무시했는데, 그 이유는 차이가 너무 작았고, 검사자의 실수에 가깝기 때문이다. Macedo와 Magee는 18-59세의 여성 90명을 대상으로 연구하여, 능동과 수동의 가쪽번짐, 안쪽번짐 및 능동의 발등굽힘에서 우성 발목과 열성 발목사이에서 차이가 없었음을 발견했고, 또 수동의 발등굽힘과 발바닥굽힘과 능동의 발바닥굽힘에서는 차이가 있었음을 발견했다. 평균 차이는 3.5°미만이었지만 임상적으로 유의하지 않는 것으로 간주된다. 연구자들은 그들의 결론을 통해 손상쪽과 비교할 수 있는 기준으로써 반대쪽 발목의 이용을 지지했다. Alanen 등은 7~14세 245명을 대상으로 한 연구에서, 가쪽번짐, 발등굽힘 및 발바닥굽힘에 대한 양쪽 발목의 움직임에서 1~3°의 작은 평균차이를 확인했다. 그들은 이들 차이가 임상적으로나 직무적으로 봤을 때 너무 작았다고 결론을 내렸다. 그러나 아동의 5%는 10°이상의 차이를 보였다. 그래서 연구자들은 아동의 ROM에 대한 기준으로써 이것을 조심스럽게 이용하고 있다.

검사자세 (Testing Position)

무릎을 굽힘하고 앉은 자세, 무릎을 굽힘하거나 폄한 상태에서의 누운 자세, 무릎을 굽힘하거나 폄한 상태에서의 엎드린 자세, 무릎을 굽힘하거나 폄한 상태에서의 선 자세 등을 포함한 다양한 자세들이 발등굽힘 ROM의 측정에 이용되었다. 굽힘된 무릎 자세는 장딴지근의 먼쪽 부착점과 몸쪽 부착점이 가까워져 장딴지근의 이완을 초래하고, 발등굽힘 ROM에 대한 효과를 감소시킨다. 일반적으로 무릎이 폄된 자세는 장딴지근의 길이를 검사하는 것으로 이용되고, 무릎이 굽힘되었을 때보다 발등굽힘 ROM의 감소를 초래한다 (표 10.6과 표 10.7 참고). 체중부하상태에서의 발등굽힘 측정은 대개 비체중부하 상태에서 측정된 값도 대개 더 크다. 발바닥굽힘 ROM 값은 비체중부하 상태보다 체중부하 상태에서 감소되었음이 보고되었다.

여러 연구들이 동일한 피검자를 대상으로 무릎을 굽힘한 상태와 무릎을 폄한 상태에서의 발등굽힘 ROM 측정을 직접 비교했다 (표 10.7). 기대했던 바와 같이, McPoil과 Cornwall은 27명의 건강한 젊은 성인을 대상으로 발등굽힘 ROM의 평균값은 무릎을 폄했을 때 (10.1°)보다 무릎을 굽힘했을 때 (16.2°) 더 컸음을 확인했다 (표 10.7). 7~14세를 대상으로 한 발등굽힘 연구에서 Alanen 등은 무릎을 90° 굽힘하고 측정한 값이 무릎을 폄하고 측정한 값보다 10~19° 컸다고 했다. 무릎을 굽힘하고 측정했을 때보다 무릎을 폄하고 측정했을 때가 발등굽힘의 ROM이 감소했다 (평균 차이는 약 2.5~7°)는 비슷한 소견이 Mecagni 등, Bennell 등, 그리고 Ekstrand 등에 의해 보고되었다.

Riemann 등은 신체 활동을 많이 하는 12명 남성과 12명 여성을 대상 (평균 연령 21세)으로 23°의 발바닥굽힘에서 13°의 발등굽힘 까지의 범위에서 수동 발등굽힘에 대한 저항을 검사했다. 일정한 각속도에서의 수동 움직임이 등속성 장비의 수동 모드로 적용되었다. 유의하게 높은 강직도 (stiffness)의 값이 무릎을 굽힘했을 때보다는 무릎을 폄한 상태에서 나타났다. 강직도 값은 발목이 발바닥굽힘에서 발등굽힘으로 전환 될 때 증가했다. 강직도는 주어진 하중에 비례하여 변형의 양이 나타날 때라고 그들이 정의했다.

누운 자세나 엎드린 자세와 같은 비체중부하 자세에서 얻어진 발등굽힘 ROM 값은 일반적으로 체중부하 상태의 선 자세보다 작았다. Baggett와 Young은 18~66세의 남성 10명과 여성 20명을 대상으로 체중부하 자세인 선 자세와 비체중부하 누운 자세에서의 발등굽힘 ROM을 측정하여 비교했다. 누운 자세와 선 자세 모두 무릎을 폄한 상태에서 측정했다. 누운 자세에서의 평균 발등굽힘 ROM은 8.3°인

표 10.7 무릎을 굽힌한 상태와 무릎을 폄한 상태 (장딴지근 길이 검사)에서 측정된 발등굽힘 ROM 사이의 비교: 정상값 (°)

	Bennell 등*[44]		Ekstrand 등†[45]				McPoil and Cornwall‡[46]		Mecagni 등§[28]	
	8–11세 n=49 여성		20–25세 n=10 남성		22–30세 n=12 남성		평균 연령 26.1세 n=56 발		64–87세 n=34 여성	
	평균	*(SD)*	*평균*	*(SD)*	*평균*	*(SD)*	*평균*	*(SD)*	*평균*	*(SD)*
무릎을 굽힘한 자세	29.9	(6.4)	26.6	(2.5)	24.9	(0.8)	16.2	(3.2)	10.9	(4.2)
무릎을 폄한 자세	26.1	(9.0)	22.9	(2.5)	22.5	(0.7)	10.1	(2.2)	8.4	(3.7)

SD=표준편차
* 측정은 경사계로 체중부하자세에서 이루어졌다.
† 측정은 Leighton Flexometer (경사계의 한 종류)로 체중부하자세에서 이루어졌다.
‡ 측정은 18명 여성과 19명 남성을 대상으로 유니버설 측각기로 이루어졌다.
§ 능동보조 ROM은 유니버설 측각기로 비체중부하 자세에서 오른쪽 발을 대상으로 이루어졌다.

반면, 선 자세에서의 발등굽힘 ROM 각도는 20.9°이었다. 비체중부하 자세와 체중부하 자세 사이에 약간의 상호관계가 있음을 발견했다. 결론적으로 그들은 비체중부하 자세와 체중부하 자세를 서로 번갈아가며 사용하지 않도록 권고했고, 체중부하 자세가 보다 더 임상적으로 유용하다라고 했다. Kumar 등은 25~75세의 인도인 104명을 대상으로 한 연구에서 평균 발등굽힘 ROM이 무릎을 45° 굽힘하고 비체중부하한 상태의 누운 자세 (24.3°)와 비교해 봤을 때 체중부하 쭈그려 앉기 (40.5°)에서 더 컸음을 확인했다. 발등굽힘에서 비슷한 차이가 어린 연령그룹에서 발견되었다. 이와 반대로, 25~75세 그룹에서 평균 발바닥굽힘 ROM은 누운 자세 (37.0°)와 비교했을 때 체중부하한 발가락끝 서기 (33.4°)에서 약간 더 작았다.

안쪽번짐과 가쪽번짐 ROM에 대한 검사 자세의 효과도 연구되었다. Lattanza, Gray, Kanter는 여성 15명과 남성 2명을 대상으로 체중부하 자세와 비체중부하 자세에서 목말밑관절의 가쪽번짐을 측정했다. 목말밑관절의 가쪽번짐은 비체중부하 자세에서 보다 체중부하 자세에서 눈에 띄게 컸다. 그들은 이 두 자세에서의 측정을 주장했다.

Nawoczenski, Baumhauer, Umberger은 20~54세의 여성 14명과 남성 19명을 대상으로 서로 다른 자세에서 첫 번째 MTP 관절의 능동과 수동 폄의 ROM을 측정했다. 발가락의 능동과 수동 폄 측정은 피검자가 에지 위에서 발가락끝으로 서서 발가락을 폄한 자세이다. 수동 측정은 비체중부하의 앉은 자세와 선 자세에서 뒤꿈치 들기를 함으로 수행되었다. 체중부하 자세에서의 평균값은 수동 MTP 폄이 37°이고, 능동 폄이 44°였다. 그리고 비체중부하의 앉은 자세에서는 57°였고, 선 자세에서 뒤꿈치 들기를 했을 때는 58°였다. 발목의 ROM에 대한 여러 검사자세의 효과와 비슷하게, 그 결과들은 뒤꿈치 들기와 비체중부하자세를 제외하고는 서로 교환하여 사용해서는 안된다고 했다.

측각기 정렬을 위한 검사 표식점 (Testing Landmarks for Goniometer Alignment)

발등굽힘 각도의 측정에 이용되는 표식점의 선택도 ROM 측정에 효과를 주는 것으로 알려졌다. Bohannon, Tiberio와 Zito는 20~36세의 36명 여성을 대상으로 각도기 3세트의 표식점을 이용하여, 무릎을 폄하고 누운 자세에서 발목의 발등굽힘 ROM을 측정했다. 3개의 모든 상황에서, 몸쪽 표식점이 종아리뼈에 나란하게 배치되고, 반면 먼쪽 표식점은 발꿈치, 5번 발허리뼈 및 발바닥 사이에서 다양하게 배치된다. 발등굽힘 ROM은 사용된 표식점에 따라 유의하게 달라졌다. 발꿈치에 배치했을 때 가장 큰 발등굽힘 각도가 발생했고, 반면 5번 발허리뼈에 배치했을 때 가장 작은 발등굽힘 각도가 발생했다. 검사자에 의한 수동의 힘과 피검자가 제공한 능동보조의 양에 의해서 결과가 달라질 수 있다.

손상/질환 (Injury/Disease)

발목 ROM이 다양한 손상의 위험 요소로서 연구되었다. Kaufman 등은 발의 구조와 근육뼈대성 과사용 다리 손상의 발생 사이에 연관성이 있는지를 결정하기 위해 Naval Special Warfare Training Center의 훈련생을 대상으로 연구했다. 제한된 발등굽힘 ROM이 과사용 손상과 관련된 5개 위험 요소 중의 하나였다.

Morrison과 Kaminski는 1965년부터 2005년까지 급성 및 만성 발목 안쪽번짐의 위험요인에 대한 정보와 이런 손상에 대한 발의 역할에 대한 정보 자료를 고찰했다. 그들은 가장 흔한 위험요인들은 높은 세로활 (longitudinal arch), 넓은 발의 폭 (width), 휜안쪽번짐 발 변형 (cavovarus foot), 여성의 열린 사슬에서 측정된 큰 발꿈치뼈 가쪽번짐 ROM, 목말밑관절의 불안정, 큰 발허리발가락 (MTP)관절의 폄 ROM이라고 했다. 그러나 그들은 대부분의 연구들이 이들 위험 요소를 적절하게 평가하는데 필요하다고 시사했다.

Wilson과 Gansneder은 급성 발목 염좌가 있는 21명의 운동선수를 대상으로 신체 손상 (수동 발목 발등굽힘과 발바닥굽힘의 ROM 소실과 부종), 기능 제한 및 장애 기간을 측정했다. 그들은 ROM 소실과 부종의 통합이 장애 기간을 예견할 수 있음을 확인했다. 기능 제한의 측정만이 정확한 장애 기간을 예견할 수 있었다: 운동선수가 급성 발목 염좌 후 활동하지 못한 날들에서 변인의 67%에 해당한다고 했다.

발등굽힘 ROM의 감소가 발목 골절 이후에도 나타났다. Chesworth와 Vandervoort은 발목 골절이 발생한 다음, 발등굽힘의 ROM을 측정했다. 그들은 수동 발등굽힘의 최대 ROM이 골절된 발목과 반대쪽의 건측 발목 사이에서 큰 차이가 있었음을 알았다. 수동 발등굽힘의 최대 ROM은 발바닥굽힘 근육의 활동이 시작하기 전 지점이라고 정의된다. 그들은 반사성 길이-장력 관계 가설로서 고정기간 후에 과도로 늘어난 발바닥굽힘 근육의 보호를 위한 보호기전의 활동으로 골절된 발목과 반사적인 활동의 변화라고 했다. 동물 모델을 이용한 다른 연구자들은 건강한 쥐를 대상으로 한 6주간 고정 이후에 발등굽힘 ROM의 뚜렷한 소실 (70%)을 확인했다. 그들은 근육힘줄 단위의 신장성 감소가 아마도 장기간의 고정 동안 발생되는 조직 재형성에 영향을 받았다고 시사했다.

당뇨병도 발목 움직임에 영향을 주는 것 같다. Salsich, Mueller, Sahrmann 등은 당뇨병 환자와 말초신경병증 환자가 같은 연령대의 대조군보다 발등굽힘 ROM (근 힘줄 단위의 신장성)이 작다는 것을 확인했다. Rao 등은 25명의 당뇨병 환자와 당뇨병이 없는 같은 연령대의 64명을 대상으로 발목 ROM과 강직도를 비교했다. 무릎을 폄한 상태에서 측정된 당뇨병 환자의 최대 발등굽힘 ROM은 13°였고, 비당뇨병 환자의 ROM은 21°였다. 반대로 무릎을 굽힘한 상태에서 측정된 당뇨병 환자의 발등굽힘 ROM은 20°이고, 비당뇨병 환자의 ROM은 28°였다. 그들은 당뇨병 환자의 발바닥굽힘 근육 탄성요소와 수축요소의 특성이 변화되어 수동 신장의 저항이 증가되었다고 주장했다. Hastings 등은 보행 동안 제한된 발등굽힘 ROM을 발바닥 압력의 증가와 당뇨병 환자의 기능 수행 감소에 대한 위험 요소로서 확인했다.

기능적 ROM (Functional Range of Motion)

발목과 발, 발가락의 적절한 ROM은 정상 보행에 필수적이다. 표 10.8은 여러 자료로부터 나온 보행과 일반 기능 과제 동안에 필요한 최대 평균 발목 ROM을 요약하고 있다. 적어도 10~15°의 발등굽힘이 보행 시 정강뼈가 발등위로 지나는 입각기 때 필요하다고 한다. 15~30°의 발바닥굽힘이 전유각기 때 일어났다. 부하반응으로써 충격을 흡수하기 위해 중간발목관절이 풀림될 수 있도록 5°의 가쪽번짐이 필요하다. 중간발목관절이 풀려 있을 때, 발이 안쪽과 가쪽으로 기울어져 다양한 지면에 적응하게 될 것이다. 보행의 종말입각기와 전유각기 때 작은 양의 안쪽번짐이 일어나서 발끝밀기 (push-off)를 할 수 있도록 발이 뻣뻣해진다. 정상 보행의 경우, 종말입각기 때 약 30°의 폄이 MTP에서 필요하다.

전유각기 때는 발꿈치가 들어올려진 후, 발가락이 지면과 최대로 접촉되도록 MTP가 최대 60~65°의 폄을 해야 한다. 그림 10.58에서처럼 발가락 서기는 정상 보행을 위해 MTP에서 적절한 폄 ROM을 가진다. 만약 MTP의 ROM이 제한되면, 앞으로 전진이 방해를 받게 될 것이고, 반대쪽 다리의 보폭이 감소될 것이다.

달리기는 0~20°의 발등굽힘과 0~30°의 발바닥굽힘을 필

표 10.8 기능 활동 동안의 발목 움직임: 평균 최대값 (°)

활동	연구						
	1번 연구자	*N*	*측정*	*발등굽힘*	*발바닥굽힘*	*안쪽번짐*	*가쪽번짐*
평지 보행	Begg[62]	24	3D 비디오 시스템	22 (젊은층) 17 (노인층)	31 (젊은층) 17 (노인층)		
	Hageman[63]	39	2D 고속 카메라 시스템		31 (젊은층) 24 (노인층)		
	Locke[64]	20	2 전자 측각기	10 (젊은층) 13 (노인층)	25 (젊은층) 17 (노인층)	4 (젊은층) 4 (노인층) (안굽이 발꿈치)	7 (젊은층) 6 (노인층) (바깥굽이 발꿈치)
	Murray[59] Ostrosky[60]	60	2D 비디오 시스템	10 12 (젊은층) 14 (노인층) 10	15–30 28 (젊은층) 24 (노인층) 15		
	Rancho Los Amigos[58]						
계단 올라가기	Livingston[65]	15	카메라 시스템; 20.3 cm의 높이와 30.5 cm의 폭	22 – 27†	24†		
	Livingston	15	카메라 시스템; 20.3 cm의 높이와 21 cm의 폭	20–24	24–30		
	Livingston	15	카메라 시스템; 12.7 cm의 높이와 41.9 cm의 폭	14–19	24–28		
	Protopapadaki[66]	33	3D 광학 시스템; 18 cm의 높이	11	31		
계단 내려오기	Lark[67]	12	2D 단일 카메라 광전자 시스템	−20 (젊은층) −25 (노인층)			
	Livingston	15	카메라 시스템; 20.3 cm의 높이와 30.5 cm의 폭	21–32†	28–30†		
	Livingston	15	카메라 시스템; 20.3 cm의 높이와 21 cm의 폭	26–36	26–31		
	Livingston	15	카메라 시스템; 12.7 cm의 높이와 41.9 cm의 폭	29–32	24–28		
	Protopapadaki	33	3D 광학 시스템; 18 cm의 높이와 28.5 cm의 폭	21	40		
의자에서 일어서기	Ikeda[68]	18	3D 광전자 시스템; 의자 좌석높이 무릎의 80%	27 (젊은층) 29 (노인층)			
	Rodosky[69]	10	3D 광전자 시스템; 의자 좌석높이 무릎의 80%	23 (오른쪽) 29 (왼쪽)			
	Rodosky	10	3D 광전자 시스템; 의자 좌석높이 무릎의 115%	13 (오른쪽) 20 (왼쪽)			
	Rodosky	10	3D 광전자 시스템; 의자 좌석높이 무릎의 65%	27 (오른쪽) 31 (왼쪽)			

표 10.8 기능 활동 동안의 발목 움직임: 평균 최대값 (°) – 계속

활동	연구						
	1번 연구자	*N*	*측정*	*발등굽힘*	*발바닥굽힘*	*안쪽번짐*	*가쪽번짐*
무릎꿇기	Hemmerich[70]	26	3D 전자시스템; 발등굽힘 상태	40	–3	13	9
	Hemmerich	6	3D 전자시스템; 발바닥굽힘 상태	33	24	12	12
쭈그려 앉기	Hemmerich	26	3D 전자시스템; 발꿈치 내린 상태	39	–3	0	18
	Hemmerich	26	3D 전자시스템; 발꿈치 올린 상태	38	–4	10	7
	Kumar[20]	104	유니버설 측각기; 발꿈치 내린 상태	40			
양반다리 앉기	Hemmerich	26	3D 전자시스템	32	26	25	17
	Kapoor[71]	44	유니버설 측각기		29		
발가락으로 서기	Kumar	104	유니버설 측각기		33		

일반적으로 젊은층은 20–40세이고, 노인층은 60세 이후이다.

* 값은 발등굽힘이나 발바닥굽힘에 대해 구분없이 발목 ROM으로 보고되었다.

† 다양한 신장을 가진 여성이 3그룹에 대한 평균 최대 ROM: 작은 신장, 중간 신장 및 큰 신장.

** 보고된 값은 자세와 관계없이 이루어졌다.

요로 할 것이다. 이런 ROM은 계단 오르내리기를 할 때 요구되는 움직임의 양과 비슷하다는 것을 표 10.8에서 볼 수 있다. 계단 오르기는 일반적으로 최대 10~25°의 발등굽힘을 필요로 하고, 반면 계단 내려가기 (그림 10.59)는 최대 20~35°의 발등굽힘과 25~40°의 발바닥굽힘을 필요로 한다. 계단의 높이와 폭, 그리고 피검자의 신장이 요구되는 ROM의 크기에 영향을 줄 것이다.

연령은 평지보행과 계단 보행에서 어느 정도 보행의 매개변수에 영향을 주는 것 같다. 몇몇 연구들은 노인이 자유속도로 보행할 때, 보행 속도가 느리고, 온걸음과 보폭의 길이가 짧고, 이중입각기의 길이 길어지고, 발바닥 닿기가 길어지고, 발목의 움직임이 감소했음을 확인했다. 노인의 이런 보행 패턴은 안정되고 안전한 보행 패턴에 영향을 주었다. Lark 등은 노인이 젊은층에 비해 계단 내려오기를 수행할 때, 최대 30% 더 큰 발등굽힘을 가졌음을 확인했다. 젊은층은 계단으로 발을 내디딜 때 발의 언덕부위를 빠르게 들어올리는 경향을 띠었고, 반면, 노인층은 안정성을 증가시키기 위해 한발 서기를 할 때 발바닥으로 오랫동안 지면에 붙이는 경향을 보였다.

일상생활활동도 문화에 따라 달라진다. 서구 문화의 일상생활활동으로써 의자에서 일어서고 앉고, 침대로 들어가고 나오는 것을 포함한다. 무릎높이의 80%에 해당되는 좌석 높이를 가진 의자에서 일어서기 (그림 10.60)는 발목 발등굽힘의 25~30°를 요구한다. 의자의 좌석높이가 증가하면, 일어설 때 발등굽힘이 감소되고, 반면 의자 좌석의 높이가 감소되면, 더 큰 발등굽힘을 필요로 한다. Rodosky 등도 의자에서 일어설 때 왼쪽 발목이 오른쪽 발목보다 더 큰 발등굽힘이 일어나는 비대칭성을 확인했다 (표 10.8 참고).

북미와 유럽 이외의 국가에서는, 일상생활활동으로 무릎꿇기, 쭈그려 앉기, 양반다리 앉기 등의 자세를 포함하고 있다. 이들 자세는 서구 문화의 일상생활활동에 요구되는 자세보다 더 큰 발등굽힘 ROM을 필요로 한다 (표 10.8 참고).

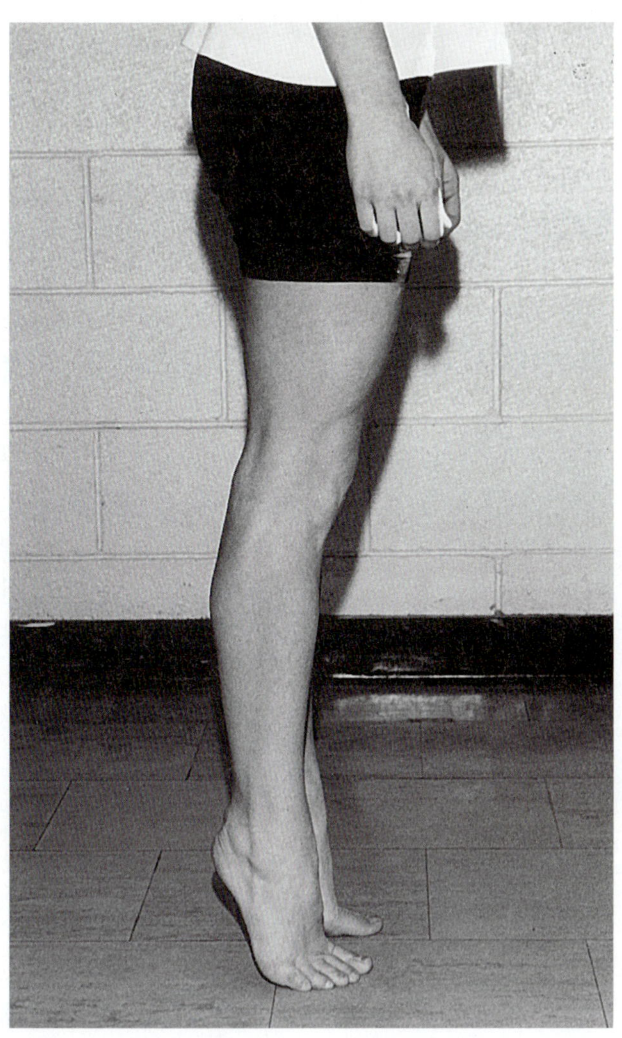

그림 10.58 발가락 서기는 완전한 발목 발바닥굽힘과 58–60°의 엄지 MTP 폄을 필요로 한다.

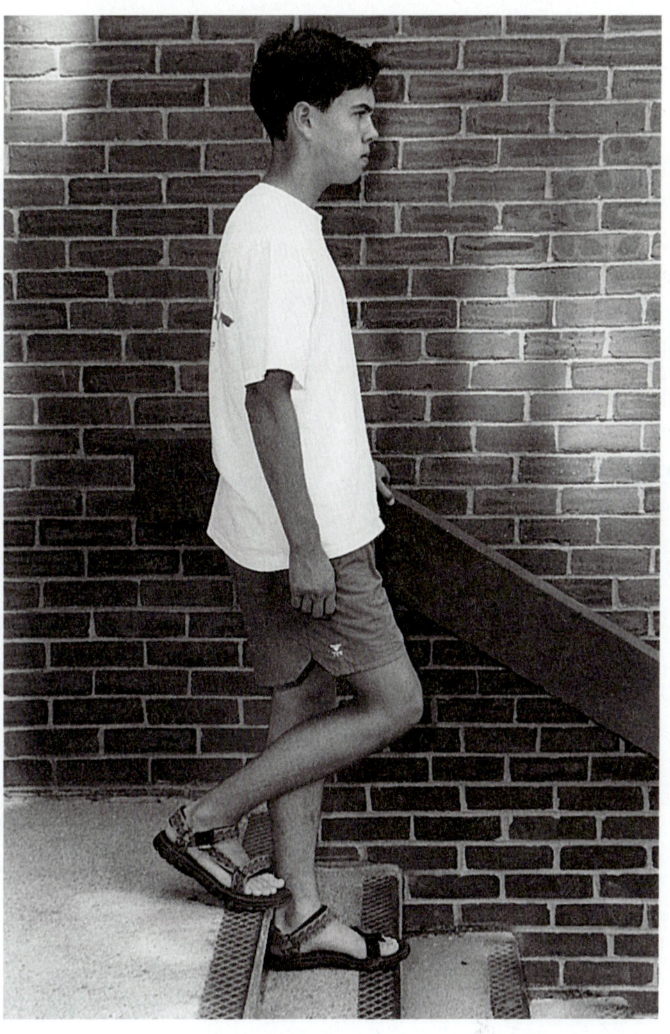

그림 10.59 계단 내려오기는 계단의 높이에 따라 평균 21–36°의 발목 발등굽힘을 필요로 한다.

Hemmerich 등은 30명의 인도인을 대상으로 한 연구에서, 약 40°의 발등굽힘이 발등굽힘과 함께 무릎꿇기와 쭈그려 앉기에 요구된다고 했다. 양반다리 앉기는 최대 25~30°의 발바닥굽힘과 25°의 안쪽번짐의 각도를 필요로 한다. 건강관리 종사자는 다양한 문화의 사람에 대해 인지할 필요가 있고, 이것은 재활을 위한 다양한 ROM 목표를 필요로 한다.

발목과 발의 적절한 ROM도 보행 동안 균형에 필요한 것으로 보인다. Mecagni 등은 64~87세의 지역거주민 34명을 대상으로 한 연구에서, 발목 ROM이 균형 감소와 낙상의 위험요소와 관련이 있음을 확인했다. Performance Oriented Mobility Assessment (POMA) 보행 검사의 상관관계는 모든 발목 움직임이 보행 동안의 균형 유지에 영향을 주었다: 안쪽번짐 (피어슨 상관계수 r=0.50, 무릎을 굽힘한 상태에서 측정된 발등굽힘 (r=0.44), 발바닥굽힘 (r=0.42), 가쪽번짐 (r=0.32). 능동보조 ROM은 수동 ROM에 비해 높은 상관관계를 가졌다. 가장 높은 상관관계는 총 능동보조 ROM과 POMA 보행 검사 사이에서 일어났다 (r=0.63). 균형 검사에서 양쪽 발목 ROM이 편측 발목 ROM보다 더 높은 상관관계를 보였는데, 이것은 균형에 대한 2개의 제한된 발목의 영향은 한 개의 제한된 발목의 영향보다 더 크다는 것을 의미한다.

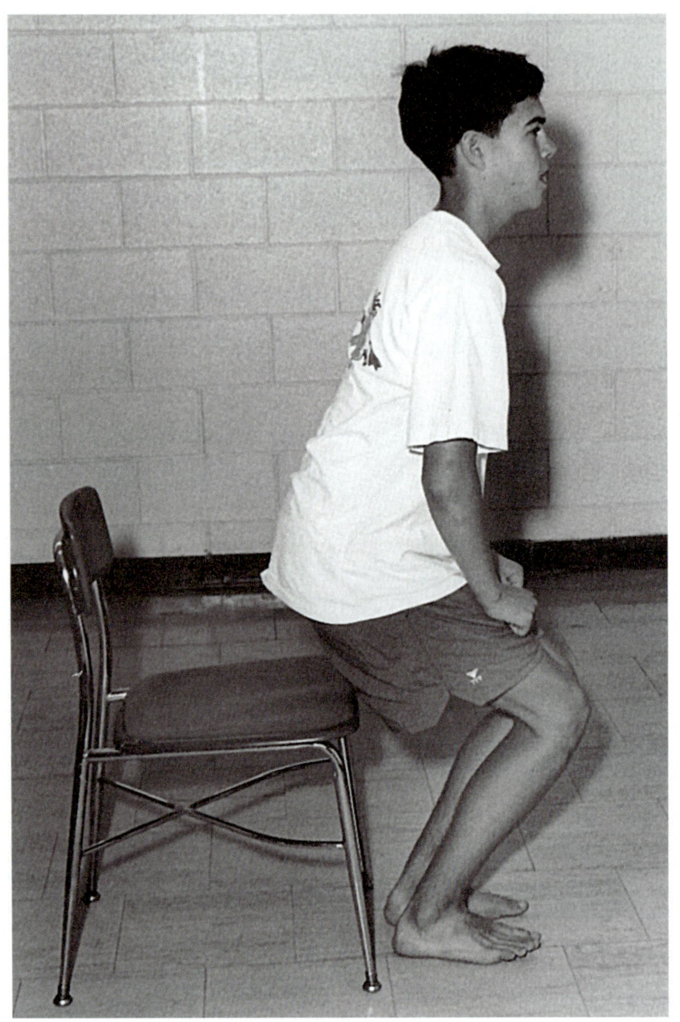

그림 10.60 의자에서 일어서기는 좌석 높이에 따라 완전한 발등굽힘 ROM을 필요로 한다. 좌석의 높이가 낮을수록, 더 큰 발등굽힘 ROM이 요구된다.

신뢰도와 타당도 (Reliability and Validity)

발목의 ROM과 근육길이의 측정에 대한 신뢰도 연구들은 건강한 사람과 환자를 대상으로 이루어졌다. 이들 연구는 유니버설 측각기, 경사계, 또는 특수 측정도구와 기법을 사용해 왔다. 부가적으로 중간발목관절과 목말밑관절에서 일어나는 복합 움직임을 포함한 발의 ROM 측정, 목말밑관절의 ROM, 목말밑관절의 중립위 및 발앞쪽의 위치에 대한 신뢰도도 연구되었다. 이들 연구의 몇몇 결과가 표 10.9와 표 10.10에 제시되어 있고, 다음 단락에서 간략하게 설명할 것이다. 발가락의 ROM 측정에 대한 신뢰도와 발목, 발 및 발가락의 ROM 측정에 대한 타당도는 거의 연구되지 않았다.

유니버설 측각기로 측정한 발목과 발의 움직임에 대한 신뢰도 (Reliability of Measuring Ankle and Foot Motions With Universal Goniometers)

2004년에 Martin과 McPoil은 발목 발등굽힘과 발바닥굽힘의 ROM의 측각기 측정에 대한 현존 문헌들을 고찰했다. 발등굽힘과 발바닥굽힘 ROM 측정에 대한 good-excellent의 검사간 신뢰도를 지지하는 충분한 근거가 발견되었고, 발등굽힘 ROM 측정에 대한 검사자간 신뢰도는 어느 정도의 근거를 가졌지만, 발바닥굽힘 ROM에 대한 검사자간 신뢰도의 근거는 많지 않았다. 그들은 피검자의 진단 (뇌성마비를 제외한)이 검사간 신뢰도에 영향을 주었음을 확인했다. 측정의 이전의 훈련이 검사간 신뢰도에 긍정적인 효과를 가진 것처럼 보였다. 그러나 그들은 문헌고찰을 토대로 변화를 감지하는 발목 측정의 반응성이 불확실하고, 환자를 대상으로 한 부가적인 연구가 필요하다는 결론을 내렸다.

건강한 사람 (Healthy Populations)

많은 연구들이 유니버설 측각기로 건강한 사람으로 대상으로 한 발목과 발의 ROM 측정의 신뢰도에 초점을 맞추었다. 선택된 자료들은 표 10.9와 표 10.10에 요약되어 있고, 아래 단락에서 설명될 것이다. 다른 신체 부위와 마찬가지로, 발등굽힘, 발바닥굽힘, 안쪽번짐 및 가쪽번짐의 ROM 측정에 대한 검사간 신뢰도가 검사자간 신뢰도 보다 더 높았는데, 이것은 발목과 발의 ROM을 반복측정할 때 동일한 검사자가 측정을 수행하는 것이 다른 검사자가 수행하는 것보다 추후 관리적인 측면에서 더 좋다는 것을 의미한다. 잘 정의된 표식점의 사용과 일관성 있는 방법이 신뢰도를 향상시키는데 도움이 되었다. 개별 발목이나 발의 움직임은 다른 움직임보다 더 신뢰성이 있는 것으로 일관성 있게 밝혀지지 않았다. 발등굽힘과 안쪽번짐과 같은 작은 범위의 발목과 발 움직임 경우에는, 등급내 상관계수 (ICC)와 피어슨 상관계수 (r)가 제한된 가변성에 의해 영향을 받을 것이고, 예상보다 더 낮은 것이다. 측정 표준오차와 최소감지변화와 같은 신뢰도의 절대 측정이 더 정확할 것이고, 이들 관절의

표 10.9 건강한 사람과 환자에 대한 발목과 발 ROM 측정의 검사간 신뢰도: 유니버설 측각기 사용

연구	N	표본	방법	움직임	r	ICC	절대 수치 (°)
건강한 사람							
Boone 등[78]	12	건강한 남성	AROM; 4명 검사자 (PT); 유니버설 측각기 (정강뼈와 2번 발허리뼈의 앞쪽면 배치)	발의 안쪽번짐		.80	검사자에 대한 SD=0.6 총 SD=3.8
Bovens 등[79]	8	건강한 성인	AROM; 3명 검사자 (의사); 누운 자세 (무릎 자세에 대해 언급이 없었음); 유니버설 측각기	 발등굽힘 발바닥굽힘 안쪽돌림 가쪽돌림	검사자 (1,2,3) .64, .74, .75 .82, .86, .87 .83, .91, .93 .57, .66, .75		반복측정 SD: 2.1, 2.4, 3.0 3.5, 3.7, 3.9 4.4, 4.4, 5.0 3.2, 3.2, 5.6
Clapper and Wolfe[80]	20	건강한 성인	AROM; 1명 검사자 (PT); 누운 자세 (무릎을 편한 자세); 2개의 장비: 유니버설 측각기와 Ortho Ranger 경사계	유니버설 측각기: 발등굽힘 발바닥굽힘 Ortho Ranger 경사계: 발등굽힘 발바닥굽힘		 .92 .96 .80 .93	
Jonson and Gross[34]	18	건강한 성인	AAROM; 2명 검사자 (PT); 엎드린 자세 (무릎을 편한 자세); 유니버설 측각기	발등굽힘		.74	평균 절대차이= 1.7
Kilgour 등[81]	25	건강한 아동 (9–17세)	PROM; 1명 검사자 (PT); 누운 자세 (무릎을 편한 자세와 굽힘한 자세); 유니버설 측각기 (10 cm의 팔); 회기내 측정	발등굽힘: 무릎을 굽힘한 자세 무릎을 폄한 자세		 .97 - .98 .95 - .98	평균 절대차이= 2.7 2.2
Macedo and Magee[17]	12	건강한 성인	PROM; 1명 검사자; 무릎을 굽힘하고 앉은 자세에서의 발등굽힘과 발바닥굽힘; 무릎을 폄하고 누운 자세에서의 안쪽번짐과 가쪽번짐; 유니버설 측각기	발등굽힘 발바닥굽힘 안쪽번짐 가쪽번짐		.77 .90 .68 .69	SEM = 2.5, MDC95 = 6.8 SEM = 4.6, MDC95 = 12.8 SEM = 3.9, MDC95 = 10.7 SEM = 6.2, MDC95 = 17.2
McPoil and Cornwall[46]	27	건강한 성인	1명 검사자 (PT); 무릎을 90°로 굽힘한 상태와 무릎을 폄한 상태; 유니버설 측각기	발등굽힘 무릎을 굽힘한 자세 무릎을 폄한 자세 목말밑관절의 안쪽번짐 목말밑관절의 가쪽번짐		 .97 .98 .95 .96	
Mecagni 등[28]	8	건강한 노인 (64–87세)	1명 검사자 (PT); 유니버설 측각기 (Norkin과 White 방법)	발등굽힘 발바닥굽힘 안쪽번짐 가쪽번짐		.97 .99 .93 .94	
Menadue 등[9]	30	4주내 발목 손상이 없는 사람 (60개 발목)	AROM; 3명 검사자 (운동과학자, PT, PT 학생); 앉은 자세에서의 안쪽번짐과 가쪽번짐; 엎드린 자세에서의 목말밑관절의 안쪽번짐과 가쪽번짐; 유니버설 측각기 (회기내)	 안쪽번짐 가쪽번짐 목말밑관절의 안쪽번짐 목말밑관절의 가쪽번짐		검사자 (1,2,3) .92, .91, .96 .90, .82, .93 .94, .94, .94 .94, .83, .88	 SEM = 2.1, 2.6, 1.9 SEM = 2.1, 2.9, 2.2 SEM = 1.4, 1.6, 1.2 SEM = 1 .0, 1.4, 1.2

van Gheluwe 등[82]	30	건강한 성인	5명 검사자 (족부의사); 무릎을 굽힘하고 엎드린 자세; 각도기; Root 방법; 왼쪽 다리.	발등굽힘 목말밑관절의 안쪽번짐 목말밑관절의 가쪽번짐		.86 – .98 .90 – .95 .89 – .97	SEM = 0.7 – 1.6 SEM = 1.3 – 1.9 SEM = 1.1 – 2.2
환자							
Allington 등[83]	24	경직성 뇌성마비 아동 (3–14세)	PROM; 2명 검사자 (PT); 유니버설 측각기; 엄격한 프로토콜을 이용한 누운 자세	발등굽힘 무릎을 굽힘한 자세 무릎을 폄한 자세 발바닥굽힘 목말밑관절의 안쪽번짐 목말밑관절의 가쪽번짐	검사자 (1, 2) .93, .95 .94, .95 .85, .86 .76, .78 .84, .90		평균 측정 오차: 4, 4 4, 4 5, 5 6, 6 7, 9
Diamond 등[84]	25	당뇨병 환자	PROM; 2명 검사자 (PT); 발등굽힘을 위한 ST JN에서 무릎을 폄한 엎드린 자세; 안쪽번짐과 가쪽번짐을 위한 해부학적 중립위; 유니버설 측각기	 발등굽힘 목말밑관절의 안쪽번짐 목말밑관절의 가쪽번짐		(L, R) .96, .89 .96, .92 .96, .96	SEM: 1, 3 2, 2 1, 1
Elveru 등[85]	43	정형외과 질환이나 신경외과 질환을 가진 환자 (12–81세)	PROM; 14명 검사자 (PT); 발등굽힘과 발바닥굽힘의 자세; 무릎을 폄하고 엎드린 자세의 안쪽번짐과 가쪽번짐; 해부학적 중립위와 ST JN; 유니버설 측각기 (5인치의 팔)	발등굽힘 발바닥굽힘 목말밑관절의 안쪽번짐 목말밑관절의 가쪽번짐		.90 .86 .74, .62* .75, .59*	
Kilgour 등[81]	25	경직성 양하지 마비 아동 (9–17세)	PROM과 AROM; 1명 검사자 (PT); 무릎을 굽힘한 상태와 무릎을 폄한 상태의 누운 자세; 유니버설 측각기 (10 cm 팔); 회기내 측정	발등굽힘 (PROM): 무릎을 굽힘한 자세 무릎을 폄한 자세 발등굽힘 (AROM): 무릎을 폄한 자세		 .98 – .99 .96 – .99 .96 – .98	평균 절대차이 3.3 2.0 3.3
Mutlu 등[86]	38	경직성 뇌성마비 아동 (1–9세)	PROM; 2명 검사자 (PT); 누운 자세; 유니버설 측각기	발등굽힘		.81, .83, .90	
Pandya 등[87]	150	뒤센형 근이영양증 아동	PROM; 5명 검사자 (PT); 유니버설 측각기; 누운 자세; AAOS 방법 (1개월 걸쳐 3번 측정)	발등굽힘		.90	
Salsich 등[55]	34	17명의 당뇨병 환자와 17명의 건강한 성인	AROM; 1명 검사자 (PT); 무릎을 폄하고 엎드린 자세; 유니버설 측각기	발등굽힘		.95	
Youdas 등[88]	38	정형외과 질환 환자 (13–71세)	AROM; 10명 검사자 (PT); 표준 자세 없음; 검사의 무릎을 폄한 자세 87.7% 유니버설 측각기	발등굽힘: 단일 측정 2번 측정의 평균 발바닥굽힘: 단일 측정 2번 측정의 평균		 .64 – .92 .78 – .96 .47 – .96 .64 – .98	

ICC=등급내 상관계수; AAOS=미국정형외과협회; AROM=능동 ROM; PROM=수동 ROM; r=피어슨 상관계수; SEM=측정의 표준오차; L=왼쪽과 R=오른쪽; PT=Physical Therapist; ST JN=목말밑관절 중립위; cm=센치미터

표 10.10 건강한 사람과 환자에 대한 발목과 발 ROM 측정의 검사자간 신뢰도: 유니버설 측각기 사용

연구	N	표본	방법	움직임	r	ICC	절대 수치 (°)
건강한 사람							
Boone 등[78]	12	건강한 남성	AROM; 4명 검사자 (PT); 유니버설 측각기 (정강뼈와 2번 발허리뼈의 앞쪽면 배치)	발의 안쪽번짐		.69	검사자 SD=2.4 총 SD=4.4
Bovens 등[79]	8	건강한 성인	AROM; 3명 검사자 (의사); 누운 자세 (무릎 자세에 대해 언급이 없었음); 유니버설 측각기				반복측정 SD:
				발등굽힘	.63		3.3
				발바닥굽힘	.76		4.4
				안쪽돌림	.80		6.0
				가쪽돌림	.56		4.4
Jonson and Gross[34]	18	건강한 성인	AAROM; 2명 검사자 (PT); 엎드린 자세 (무릎을 편한 자세); 유니버설 측각기	발등굽힘		.65	평균 절대차이=2.4
Leard et al[89]	18	건강한 성인	2명 검사자 (PT 학생); 유니버설 측각기	발등굽힘:			
				무릎을 굽힘한 자세		.71	SEM = 12.1
				무릎을 폄한 자세		.45	SEM = 12.4
Menadue 등[9]	30	4주내 발목 손상이 없는 사람 (60개 발목)	AROM; 3명 검사자 (운동과학자, PT, PT 학생); 앉은 자세에서의 안쪽번짐과 가쪽번짐; 엎드린 자세에서의 목말밑관절의 안쪽번짐과 가쪽번짐; 유니버설 측각기 (회기내)	안쪽번짐		.73	SEM = 4.6
				가쪽번짐		.62	SEM = 4.5
				목말밑관절의 안쪽번짐		.54	SEM = 4.1
				목말밑관절의 가쪽번짐		.41	SEM = 2.8
van Gheluwe 등[82]	30	건강한 성인	5명 검사자 (족부의사); 무릎을 펴하고 엎드린 자세; 각도기; 왼쪽 다리.	발등굽힘		.26	SEM = 3.7
				목말밑관절의 안쪽번짐		.28	SEM = 4.9
				목말밑관절의 가쪽번짐		.46	SEM = 2.8
환자							
Allington 등[83]	24	경직성 뇌성마비 아동 (3–14세)	PROM; 2명 검사자 (PT); 유니버설 측각기; 엄격한 프로토콜을 이용한 누운 자세	발등굽힘			평균 측정 오차:
				무릎을 굽힘한 자세	.95		4
				무릎을 폄한 자세	.94		5
				발바닥굽힘	.84		5
				목말밑관절의 안쪽번짐	.80		6
				목말밑관절의 가쪽번짐	.93		5
Diamond 등[84]	25	당뇨병 환자	PROM; 2명 검사자 (PT); 발등굽힘를 위한 ST JN에서 무릎을 편한 엎드린 자세; 안쪽번짐과 가쪽번짐을 위한 해부학적 중립위; 유니버설 측각기			(L, R)	SEM:
				발등굽힘		.87, .74	2, 3
				목말밑관절의 안쪽번짐		.89, .86	3, 3
				목말밑관절의 가쪽번짐		.78, .79	4, 2

Elveru 등[85]	43	정형외과 질환이나 신경외과 질환을 가진 환자 (12–81세)	PROM; 14명 검사자 (PT); 발등굽힘과 발바닥굽힘의 자세; 무릎을 폄하고 엎드린 자세의 안쪽번짐과 가쪽번짐; 해부학적 중립위와 ST JN; 유니버설 측각기 (5인치의 팔)	발등굽힘 발바닥굽힘 목말밑관절의 안쪽번짐 목말밑관절의 가쪽번짐	.50 .72 .32, .15* .17, .12*	
McWhirk and Glanzman[90]	25	경직성 뇌성마비 아동 (2–18세)	PROM; 2명 검사자 (PT); 유니버설 측각기 (Norkin과 White 방법)	발등굽힘	.87	평균 절대차이= 3.6 (95% CI = 1.2)
Mutlu 등[86]	38	경직성 뇌성마비 아동 (1–9세)	PROM; 2명 검사자 (PT); 누운 자세; 유니버설 측각기	발등굽힘	.88	
Pandya 등[87]	150	뒤센형 근이영양증 아동	PROM; 5명 검사자 (PT); 유니버설 측각기; 누운 자세; AAOS 방법 (1개월 걸쳐 3번 측정)	발등굽힘	.73	
Smith-Oricchio and Harris[91]	20	최근 발목 문제 (뼈 또는 물렁조직)를 가진 환자	PROM; 3명 검사자 (PT); 엎드린 자세; 유니버설 측각기	목말밑관절의 안쪽번짐 목말밑관절의 가쪽번짐	.42 .25	
Youdas [88]	38	정형외과 질환 (13–71세)	AROM; 10명 검사자 (PT); 표준 자세 없음; 유니버설 측각기 2번 측정의 평균	발등굽힘: 발바닥굽힘:	.28 .25	

ICC=등급내 상관계수; AROM=능동 ROM; AAROM=능동보조 ROM; PROM=수동 ROM; r=피어슨 상관계수; SEM=측정의 표준오차; L=왼쪽과 R=오른쪽; PT=물리치료사; ST JN=목말밑관절 중립위

ROM 측정에서 예상 오차를 결정하는데 임상가에게 도움이 될 것이다. 신뢰도를 평가하는데 이용되는 통계적 방법에 대한 더 많은 정보를 알고 싶으면 3장에 참고하기 바란다.

Bovens 등은 신체 전반에 있는 9개 관절의 움직임 측정에 대한 신뢰도 연구에서, 발등굽힘, 발바닥굽힘, 발의 안쪽번짐과 가쪽번짐을 측정하기 위해 유니버설 측각기를 사용했다. 3명의 검사자 (의사)와 8명의 건강한 피검자가 연구에 참여했다. 그들은 ICC 값으로 봤을 때 특히 안쪽번짐과 가쪽번짐에 대한 신뢰도가 excellent 했다. 동일 검사자에 의한 발등굽힘의 반복 측정 표준편차는 2.1°였고, 가쪽번짐은 5.6°였다. 서로 다른 검사자에 의한 발등굽힘의 반복 측정 표준편차는 3.3°로서 약간 더 컸고, 안쪽번짐의 표준편차는 6.0°였다 (표 10.9와 표 10.10 참고).

Boone 등은 팔다리 관절의 6개 능동 움직임 (발의 안쪽번짐도 포함하고)을 측정한 신뢰도를 검사했다. 4명의 물리치료사가 4주 동안 1주일에 한번씩 12명의 건강한 남성을 대상으로 관절 움직임을 측정하기 위해 유니버설 측각기를 사용했다. 그들은 몇몇 관절과 움직임이 다른 연구에 비해 더 신뢰성 있게 측정될 수 있음을 확인했다. 발의 안쪽번짐에 대한 검사간 신뢰도 (ICC=0.80)는 엉덩관절과 손목의 움직임보다 더 좋았지만, 어깨관절, 팔꿈치, 무릎의 움직임보다는 좋지 않았다. 대부분의 움직임과 관절은 마찬가지로, 발의 안쪽번짐 측정에 대한 검사자간 신뢰도는 검사간 신뢰도보다 낮았다 (표 10.9와 표 10.10 참고). 2명의 물리치료사가 검사자간 신뢰도를 위해 31명의 피검자를 측정했고, 물리치료사 중의 한 명은 검사간 신뢰도를 결정하기 위해 25명 피검자를 다시 측정했다.

Macedo와 Magee는 건강한 여성 12명의 사전 연구에서, 무릎을 굽힘하고 앉은 자세에서의 수동 발목 발등굽힘과 발바닥굽힘 ROM과 무릎을 폄하고 누운 자세에서의 안쪽번짐과 가쪽번짐 ROM을 포함한, 30개의 다른 움직임 측정에 대한 검사자간 신뢰도를 검사했다. 한 명의 물리치료사가 유니버설 측각기로 반복 측정을 했고, 다른 검사자가 그 결과를 읽고 기록했다. 신뢰도는 fair에서 excellent까지 였고, ICC의 값은 0.68~0.90이었다 (표 10.9 참고). 측정의 표준오차는 발등굽힘 (2.5°)에서 가장 좋았고, 그 다음 순으로 안쪽번짐 (3.9°), 발바닥굽힘 (4.6°), 가쪽번짐 (6.2°)이었다.

Mcpoil와 Cornwall은 27명의 건강한 성인을 대상으로 한 연구에서, 무릎을 굽힘하고 또 무릎은 폄한 상태에서의 발목 발등굽힘 ROM과 목말밑관절의 안쪽번짐과 가쪽번짐 ROM 측정에 대한 검사간 신뢰도를 검사했다. 측정은 경험이 많은 한 명의 물리치료사에 의해 측각기로 한 회기당 2회 이루어졌고, 다른 검사자는 그 결과를 읽고 기록했다. 검사간 신뢰도는 excellent 했고, 4개 움직임 모두에서 ICC의 값은 0.95이상이었다. 보행 동안 발뒤쪽의 동적 움직임을 예견하기 위해 총 17개의 정적 측정이 이루어졌다 (표 10.9 참고).

Mecagni 등은 유니버설 측각기로 건강한 8명의 지역 노인 (평균 연령 74.7세)을 대상으로 발등굽힘, 발바닥굽힘, 안쪽번짐 및 가쪽번짐 ROM 측정의 사전 신뢰도 연구를 수행했다. 검사간 신뢰도는 excellent 했고, 모든 ICC의 값은 0.93 이상이었다. 본 책의 2003년 판에서 설명한 방법을 이 연구에 사용했다 (표 10.9 참고).

Menadue 등은 앉은 자세에서 목말밑관절과 중간발목관절의 능동 안쪽번짐과 가쪽번짐의 ROM을 평가했고, 엎드린 자세에서의 목말밑관절의 능동 안쪽번짐과 가쪽번짐의 ROM을 평가했다. 사용된 방법은 본 책의 1985년 판을 기준으로 했다. 30명의 건강한 피검자의 양쪽 발목이 3명의 검사자 (유니버설 측각기 사용)에 의해 측정되었다. 각 움직임에 대한 3번의 반복 측정이 1주와 2주 간격의 2번 회기에서 이루어졌다. 회기내 검사간 신뢰도는 good에서 excellent까지 였고, ICC의 범위는 0.83~0.94이고, SEM은 1.0~2.9°였다 (표 10.9 참고). 검사자간 신뢰도는 poor (ICC=0.41)에서 fair (ICC=0.73)였고, SEM은 2.8~4.6°였다 (표 10.10 참고). 회기 측정간의 신뢰도는 낮았고, 검사간 신뢰도 ICC는 0.42~0.80이고, SEM은 2.1~5.4°였다. 그들은 뼈표식점 찾기의 어려움 (특히 목말밑관절 움직임)과 능동 ROM 도안의 피검자 노력의 차이가 측정 오류에 영향을 주었다고 시사했다.

Clapper와 Wolf는 1명의 검사자로 하여금 20명의 피검자를 대상으로 연구하여, 발등굽힘과 발바닥굽힘의 측정에 유니버설 측각기와 전자 경사계인 Ortho Ranger (Orthotronics, Daytona Beach, FL)를 이용한 결과, 그들이 신뢰성 있는 장비임을 확인했다. 그러나 등급내 상관계수 (ICC)는 유니버설 측각기에서 높았다. 능동 발등굽힘 측정

(유니버설 측각기)의 ICC는 0.92였고, Ortho Ranger의 ICC는 0.80이었다. 유니버설 측각기로 측정한 발바닥굽힘 측정의 ICC는 0.96이었고, Ortho Ranger의 ICC는 0.93이었다 (표 10.9 참고).

Van Gheluwe 등은 족부의학에서 수행되는 생체역학적 측정의 검사간 신뢰도와 검사자간 신뢰도를 평가했다. 발목의 발등굽힘, 목말밑관절의 안쪽번짐 (뒤침), 가쪽번짐 (엎침)이 각도기로 측정되었다. 5명의 족부의사가 한 회기동안 각 움직임을 2번씩 측정을 했다. 검사간 신뢰도는 excellent 했고, 모든 ICC는 0.86 이상이었고, SEM은 2.2° 미만이었다. 검사자간 신뢰도는 poor였고, ICC는 0.21~0.46이었다. 발등굽힘의 SEM은 3.7°이고, 가쪽번짐은 2.8°, 안쪽번짐은 4.9°이었다 (표 10.9와 표 10.10 참고).

Alanen 등은 7~14세의 245명 건강한 아동을 대상으로 발목의 ROM을 측정하기 위해 유니버설 측각기를 사용했다. 신뢰도를 평가하기 위해 동일 검사자 (의사)는 3~6일 후에 27명 아동을 측정했다. 수동 발등굽힘이 무릎을 폄한 자세와 무릎을 굽힘한 자세의 엎드린 자세에서 해부학적 표식점으로부터 직접 평가되었다. 발바닥굽힘은 누운 자세에서 평가되었다. 안쪽번짐과 가쪽번짐도 엎드린 자세에서 평가되었지만, 표식점을 추적하는 방법을 사용했고, 측각기로 측정했다. 체중부하 상태의 발등굽힘이 포토그래프로 측정되었다. ICC의 범위는 오른쪽 가쪽번짐의 0.51에서 양쪽 발목 체중부하의 발등굽힘 측정의 0.88이었다.

환자 (Patient Populations)

많은 연구들이 뇌성마비 아동에 대한 수동 ROM 측정의 신뢰도를 검사했다. 뇌성마비 아동에 대한 4개의 연구가 표 10.9와 표 10.10에 포함되었고, 아래 단락에 간략히 요약되어 있다. 이들 대부분의 연구 소견을 토대로, 동일 검사자와 서로 다른 검사자 (특히, 측각기 정렬에 대한 자세와 표식점이 잘 정의되었을 때)는 경직성 뇌성마비 아동을 대상으로 발목 발등굽힘 ROM의 신뢰성 있는 각도 측정을 얻을 수 있다. 측정 동안 환자의 자세를 잘 유지하기 위해 보조검사자가 필요하다. 경험많은 검사자는 경험이 적은 검사자보다 더 신뢰성 있는 결과를 생산하는 것 같다.

Allington, Leroy와 Doneux은 2명의 검사자로 하여금 3~14세의 경직성 뇌성마비 24명을 대상으로 발목관절 ROM의 검사간 신뢰도와 검사자간 신뢰도, 그리고 재생산성을 평가하는 엄격한 프로토콜을 따랐다. 유니버설 측각기와 눈대중에 대한 검사간 신뢰도와 검사자간 신뢰도에 대한 피어슨 상관계수는 무릎을 굽힘한 자세와 무릎을 폄한 자세의 발등굽힘에서 excellent (r>0.90) 했다. 유니버설 측각기와 눈대중에 대한 발바닥굽힘의 검사간 신뢰도와 검사자간 신뢰도에 대한 상관계수는 good (r>0.80)이었고, 안쪽번짐과 가쪽번짐의 상관계수는 fair에서 good까지 였다. 발등굽힘과 발바닥굽힘의 SEM은 4~5°였다. 가쪽번짐에 대한 SEM은 6~9°였다. 안쪽번짐에 대한 SEM은 5~9°였다. 그들에 따르면, 유니버설 측각기와 눈대중이 신뢰성이 있다고 하더라도, 평균측정오류 5°와 표준편차 5°는 임상의사결정에서 고려된 0~10°의 오차를 생산했다 (표 10.9와 표 10.10 참고).

Kilgour 등은 6~17세의 경직성 양하지 뇌성마비 아동 25명과 같은 연령대의 건강한 아동 25명을 대상으로 무릎을 굽힘한 자세와 무릎을 폄한 자세에서 측정된 수동 발목 발등굽힘의 검사간 신뢰도를 확인했다. 그리고 뇌성마비 아동은 무릎을 폄한 자세에서의 능동 발목 발등굽힘의 측정도 받았다. 10 cm의 팔을 가진 유니버설 측각기를 이용한 반복 측정은 같은 회기 동안 1명의 물리치료사와 2명의 보조검사자에 의해 이루어졌다. 그 다음 7일 이후 다시 한 번 더 측정되었다. 같은 회기 동안 측정된 모든 반복 측정은 높은 신뢰도를 보였고, ICC는 0.95이상이었고, 평균 절대 차이는 2.2~3.3°였다. 7일 간격으로 이루어진 발등굽힘 측정의 비교는 낮은 신뢰도를 보였고, ICC는 무릎을 굽힘한 자세의 0.51에서 무릎을 폄한 자세의 0.74였다. 평균 절대 차이도 낮은 신뢰도를 보였고, 4.3~6.0°까지 증가했다. 2번 측정의 평균은 한번 측정에 비해 회기간 신뢰도를 향상시키지 못했다.

McWhirk와 Glanzman은 강직성 뇌성마비 25명 (2~18세)을 대상으로 발목 발등굽힘 측정의 검사자간 신뢰도를 평가했다. 2명의 물리치료사가 같은 날 서로를 도우며 연속으로 측정했고, 한 사람은 관절의 끝지점에서 다리를 유지했다. 검사자간 신뢰도는 very good이었고, ICC는 0.87이었고 평균 절대차이는 3.6°였다. 평균 절대 차이의 신뢰구간 95%는 ±1.2°였다 (표 10.10 참고).

Mutlu, Livanelioglu와 Gunel은 38명 아동 (18-108개월)을 대상으로 3명의 물리치료사로 하여금 발목 발등굽힘 측정의 검사간 신뢰도와 검사자간 신뢰도를 평가하도록 했다. 물리치료사들은 1주일 간격으로 2번의 회기에서 360°의 유니버설 측각기를 이용하여 발등굽힘을 1회 측정했다. 검사간 신뢰도는 피어슨 상관계수 (r)와 ICCs를 이용하여 결정되었다. r 값은 0.65~0.81이었고 ICCs는 0.81~0.90으로 경험이 매우 검사자의 수준과 같은 최고 수준의 신뢰도를 얻었다. 검사자간 신뢰도 r 값은 0.65~0.75, ICC는 0.88로 매우 좋았다. 각 검사자는 다른 물리치료사 (보조검사자)에 의해 도움을 받았고, 보조검사자는 피검자의 자세를 유지했고, 그 결과를 기록했다. 이들 연구와 이전 연구의 소견을 토대로, 경직성 뇌성마비 아동을 대상으로 신뢰성 있는 측정을 얻을 수 있을 것 같다 (표 10.9와 표 10.10 참고).

정형외과 질환을 가진 환자를 대상으로 여러 번의 발목과 발 ROM 측정의 신뢰도 연구가 이루어졌다 (표 10.9와 표 10.10 참고). Elveru 등은 물리치료사 14명으로 하여금 신경학적 문제 뿐만 아니라, 정형외과적 문제가 있는 환자 43명을 대상으로 발목의 수동 ROM을 측정하기 위해 유니버설 측각기를 사용했다. 발등굽힘과 발바닥굽힘에 대한 검사간 신뢰도의 ICC 값은 good에서 excellent했고, 발등굽힘의 검사자간 신뢰도는 poor (ICC=0.50)였고, 발바닥굽힘의 검사자간 신뢰도는 fair (ICC=0.72)였다. 안쪽번짐과 가쪽번짐에 대한 검사간 신뢰도는 fair 였고, ICC는 각각 0.74와 0.75였다. 반면 검사자간 신뢰도는 poor으로써 ICC는 각각 0.32와 0.17이었다. 피검자 진단도 발등굽힘 측정 신뢰도에 영향을 미쳤다. 오차의 근원은 물리치료사에 의해 가해진 변할 수 있는 힘의 양, 신경학적 환자의 운동 저항감, 검사자가 측각기를 잡고 있는 동안 발과 발목에 요구되는 자세를 유지시키기 위한 어려움 등으로 확인되었다.

Youdas, Bogard, Suman 등은 정형외과 문제를 가진 38명을 대상으로 10명의 검사자로 하여금 발등굽힘과 발바닥굽힘의 능동 ROM에 대한 검사간 신뢰도와 검사자간 신뢰도를 연구하도록 했다. 그들은 유니버설 측각기와 눈대중의 측정을 비교했다. 같은 검사자가 유니버설 측각기를 이용해 반복 측정을 했을 때의 신뢰도는 fair-excellent 였다. 한 번 측정의 신뢰도가 두 번 측정의 평균 신뢰도보다 더 높았다. 다른 검사자가 동일 환자를 대상으로 발목 ROM을 측각기와 눈대중으로 측정했을 때 상당한 측정 오차가 발견되었다 (표 10.9와 표 10.10 참고). 측정 방법이 표준화되지 않아서, 물리치료사는 다양한 자세와 측각기 정렬을 이용했다. 그들은 발목의 ROM을 반복 측정할 때는 동일 검사자가 측각기를 사용하도록 권장했다.

Smith-Oricchio와 Harris는 발꿈치 움직임과 정적 자세의 검사자간 신뢰도를 결정하기 위해 최근의 정형외과 문제를 가진 20명을 대상으로 연구했다. 3명의 물리치료사는 엎드린 환자를 대상으로 목말밑관절의 수동 안쪽번짐과 가쪽번짐을 측정했고, 검사자간 신뢰도는 poor였고, ICC는 각각 0.42와 0.25였다. 양발 서기와 한발 서기 때의 정적 발꿈치 자세 측정의 검사자간 신뢰도는 각각 0.91과 0.75였고, ROM 측정보다 좋았다.

당뇨병 환자도 발목과 발의 ROM 신뢰도 연구에 많이 이용되었다. 건강한 사람과 다른 환자와 마찬가지로, 검사간 신뢰도가 excellent 했고, 반면 검사자간 신뢰도는 fair-good 이었다. Diamond 등은 건강한 사람과 당뇨병 환자를 대상으로 발목 발등굽힘과 목말밑관절의 안쪽번짐과 가쪽번짐 측정의 신뢰도를 측정했다. 2명의 물리치료사가 검사자간 신뢰도를 위해 31명의 피검자를 측정했고, 1명의 물리치료사가 검사간 신뢰도를 위해 25명의 피검자를 측정했다. 양쪽 검사자는 데이터 수집에 앞서 광범위한 훈련에 참여했다: 특별한 측정 프로토콜을 따랐다. McPoil과 Brocato이 기술했듯이, 발등굽힘 측정은 목말밑관절의 중립위에서 이루어졌다. 목말밑관절의 안쪽번짐과 가쪽번짐은 해부학적 중립위에서 측정되었다. 검사간 신뢰도는 excellent 했고, ICC는 0.89~0.96였다. 그리고 SEM은 1~3°였다. 검사자간 신뢰도는 fair-good 했고, ICC는 0.74~0.89였다. 그리고 SEM은 1~4°였다. Salsich 등은 당뇨병과 말초신경병리를 가진 성인 17명과 같은 연령대 대조군 17명을 대상으로 능동 ROM을 측정했을 때 검사간 신뢰도가 excellent 했음을 확인했다. 이때 피검자는 무릎을 펴하고 엎드린 자세를 취했다 (표 10.9와 표 10.10 참고).

발목 움직임 측정의 신뢰도: 경사계 (Reliability of Measuring Ankle Motion With Inclinometers)

몇몇 연구들은 경사계를 이용한 발목과 발 ROM 측정의 신뢰도에 대해 초점을 맞추었다. 일반적으로 경사계는 체중부하 자세의 ROM 측정에 이용되어 왔다. Bennell 등은 13

명의 건강한 젊은 성인을 대상으로 발등굽힘을 측정하기 위해 무릎을 굽힘한 체중부하 상태의 런지 자세를 이용했고, 검사간 신뢰도와 검사자간 신뢰도를 측정했다. 4명의 검사자는 수직과 정강뼈의 앞쪽면 사이의 각도를 측정하기 위해 경사계를 이용했고, 또 그들은 벽과 런지한 엄지발가락 사이의 최대 거리를 측정하기 위해 줄자를 이용했다. 4명 검사자의 양쪽 평가 방법에 대한 검사간 신뢰도와 검사자간 신뢰도는 매우 높았다 (ICC=0.97~0.99).

Konor 등은 20명의 건강한 젊은 성인을 대상으로 무릎을 굽힘하는 런지 자세에서 발목의 발등굽힘을 측정하는 3가지 방법을 이용했다. 훈련을 받은 운동과학과 학생들이 각각의 방법을 이용하여 3번의 측정을 수행했다. 디지털 경사계, 유니버설 측각기 및 줄자의 검사간 신뢰도는 good-excellent 였다. 오른쪽 발목에 대한 이들 장비의 ICC는 각각 0.96, 0.85, 0.98이었다. 그리고 왼쪽 발목에 대한 ICC는 각각 0.97, 0.96, 0.99이었다. 경사계의 SEM은 1.4°와 1.3°이었고, 유니버설 측각기의 SEM은 2.8°와 1.8°이었다. 그리고 의 SEM은 0.6 cm와 0.4 cm이었다. 수직과 정강뼈거친면 사이의 각도를 측정한 경사계는 평균 38.8°를 가졌고, 지면과 종아리뼈 가쪽 중간선의 각도를 측정한 유니버설 측각기는 평균 43.2°를 가졌다. 줄자는 엄지발가락과 벽 사이의 최대 거리를 측정하기 위해 사용되었다.

Van der Worp 등은 42명의 달리기 선수 (22명 남성과 20명 여성)를 대상으로 무릎을 폄한 런지 자세에서 뒤쪽 다리의 발등굽힘 측정에 대한 신뢰도를 검사했다. 경사계를 이용해 정강뼈 앞쪽 중간선과 수직 사이의 각도를 측정했다. 2명의 물리치료사가 한 회기내에서 2번의 측정을 수행했다. 검사간 신뢰도와 검사자간 신뢰도는 높았고, 각각의 ICC는 0.86과 0.88이었다. 흥미롭게도, 검사자간 측정오차 (SEM=2.4°)는 검사간 측정오차 (SEM=8.7°)보다 좋았다. 이것은 검사자의 경험, 훈련이전이 효율성, 표준화된 측정 프로토콜, 모든 건강한 사람의 통합을 반영한다.

목말밑관절 중립위 측정의 신뢰도 (Reliability of Measuring the Subtalar Joint Neutral Position)

많은 연구의 초점이 되어온 목말밑관절의 중립위는 본 책이나 또는 많은 연구, AAOS, AMA 그리고 Clarkson을 포함한 많은 연구에서 사용되어지는 목말밑관절의 0°시작자세와는 다르다. 목말밑관절의 중립위는 발꿈치뼈가 가쪽번짐하는 각도보다 두 배로 안쪽번짐된 것으로 정의한다. Elveru 등에 따르면, 목말밑관절의 중립위는 목말뼈머리를 촉진할 수 없거나 목말발배관절의 안쪽면과 가쪽면이 균등하게 폄할 때 발견될 수 있다. 이 자세는 일반적으로 발에 석고고정을 하거나, 관절 움직임을 측정하는데 사용되어 왔다. 그러나 Elveru, Rothstein, Lamb 등은 목말밑관절의 중립위에서 안쪽번짐과 가쪽번짐의 수동 ROM 측정에서 일관된 신뢰도의 감소를 발견했다 (표 10.9와 표 10.10 참고). Elveru, Rothstein, Lamb의 연구와 계속되는 연구에서 얻은 정보의 근거로, 본 책은 Elveru 등에 의해 정의된 목말밑관절의 중립위를 사용하지 않기로 했다.

Bailey, Perillo, Forman은 20~30세의 여성 2명과 남성 13명의 지원자를 대상으로 목말밑관절의 중립위를 연구하기 위해 X선 단층 촬영을 사용했다. 그들은 목말밑관절의 중립위는 전체 ROM과 관련하여 상당한 변수가 있고, 최대 가쪽번짐된 자세가 전체 ROM의 1/3이 항상 아님을 발견했다. 게다가, 중립위는 피검자에 따라서 또는 피검자의 오른쪽과 왼쪽에 따라서도 바뀐다는 것을 알았다.

Picciano, Rowlands, Worrell은 검사간 신뢰도와 검사자간 신뢰도를 결정하기 위해, 열린사슬과 닫힌 사슬로 목말밑관절의 중립위 측정을 시행했다. 2명의 물리치료과 학생들은 평균 연령 27세인 15명의 지원자의 양쪽 발목을 대상으로 측정했다. 그 학생들은 데이터 수집 전에 유니버설 측각기 사용에 대한 교육을 2시간 받았다. 측정방법은 Elveru 등의 연구를 기초로 했다. 한 명의 검사자에 대한 목말밑관절 중립위에서 열린 사슬로 측정한 검사간 신뢰도는 0.27의 ICC이었고, 다른 한 명 검사자에 대한 검사간 신뢰도는 0.06이었다. 검사자간 신뢰도는 0.00이었다. 닫힌 사슬 측정에 대한 검사간 신뢰도와 검사자간 신뢰도는 poor였다. 그들은 목말밑관절의 중립위에서 비숙련된 검사자에 의한 측정된 목말밑관절 중립위의 신뢰도는 낮았다고 결론을 내렸다. 그들은 임상가들은 측정에 대한 훈련을 받아야 하고, 신뢰성이 있는 측정을 위해 반복적으로 훈련해야 한다고 제안했다. 그러나 Torburn, Perry, Gronley은 목말밑관절 중립위의 나쁜 신뢰도 (poor)로 목말밑관절의 중립위를 책임 짓는 검사자의 능력보다는 유니버설 측각기를 사용한 측정

기술의 부정확함을 제안했다. 3명의 검사자에 대한 목말밑관절 중립위의 검사자간 신뢰도의 ICC는 0.76이었다. 이 연구에서, 검사자는 자세를 기록하기 위해 10명의 피검자를 엎드린 자세로 취하게 한 후 목말뼈머리를 촉진하고 전자 측각기를 사용했다.

Keenan, App와 Bach은 Elveru 등이 주장한 엎드린 자세를 이용하여 24명의 건강한 사람 24명을 대상으로 비체중부하의 목말밑관절 중립위에서 안쪽번짐과 가쪽번짐을 측정했다. 경험 많은 4명의 임상가들이 유니버설 측각기를 이용하여 두 번의 서로 다른 경우에서 정적 측정과 동적 측정을 실시했다. 정적 측정에 대한 검사–재검사에 대한 검사자간 신뢰도는 낮았다. 동적 측정에 대한 눈대중도 낮은 신뢰도를 보였다. 경험이 많은 사람의 신뢰도는 전체적으로 매우 높았으나, 경험이 1년된 사람의 신뢰도는 매우 낮았다. 그러나 정적 측정에서는 이와 같은 경향이 나타나지 않았다.

이전 연구의 낮은 신뢰도와는 대조적으로, McPoil과 Cornwall은 2명의 검사자가 측정한 목말밑 안쪽번짐과 가쪽번짐 ROM 측정에서 높은 검사자간 신뢰도를 확인했다. 경험이 많은 1명의 물리치료사가 27명의 건강한 젊은 성인을 대상으로 반복 측정했을 때 평균의 ICC는 0.97이었다. 목말밑관절 중립위의 측정은 이 연구에 포함된 17개의 정적 자세 중의 하나였다. Smith-Oricchi와 Harris는 최근의 정형외과 문제를 가진 20명을 대상으로 유니버설 측각기를 이용해 목말밑관절의 중립위를 측정했고, 검사자간 신뢰도가 낮았음 (ICC=0.60)을 확인했다. 목말밑관절의 중립위는 촉진을 통해, 그리고 목말뼈의 안쪽면과 가쪽면이 동등해질 때까지 목말밑관절을 움직여 봄으로써 확인되었다.

발허리발가락관절 움직임 측정의 신뢰도: 유니버설 측각기 (Reliability of Measuring Metatarsophalangeal (MTP) Motion With Universal Goniometers)

Hopson은 21~45세의 건강한 성인 20명을 대상으로 엄지 MTP의 폄 ROM을 측정하기 위해 4가지 임상 방법을 이용했다. 그는 2인치의 팔을 가진 유니버설 측각기를 이용하여 수동 ROM을 측정하기 위해 각 측정 방법을 3번 실시했고, 분석을 위해 평균값을 구했다. 누운 자세에서 2가지의 비체중부하 방법을 이용했다. 즉, 측각기를 1번 발허리뼈와 몸쪽마디뼈의 안쪽면과 등쪽면에 배치했다. 앉은 자세에서 발꿈치를 가능한 많이 들어올리거나 발바닥굽힘하는 부분 체중부하 방법을 이용했다. 완전 체중부하 방법은 선 자세 (보폭 길이의 끝지점)에서 이루어졌다. 이들 모든 측정 방법은 신뢰성이 있는 것으로 밝혀졌지만 ($r>0.91$) 서로 교환하여 사용할 수는 없다. 그들은 모든 ROM 값이 보행때 요구되는 엄지 MTP 폄보다 적어도 24%이상 컸다는 결론을 내렸고, 그들은 이들 4가지 방법 중 어떤 방법도 환자가 보행을 할 때 그 관절의 충분한 ROM을 가지고 있는지를 결정하는데 적절할 수 있다고 했다.

McPoil과 Cornwall은 27명의 건강한 성인을 대상으로 엄지 MTP 폄 ROM을 측정했다. 유니버설 측각기를 이용한

표 10.11 건강한 사람과 환자에 대한 1번째 발허리발가락관절 (MTP) ROM 측정의 검사간 신뢰도: 측각기 사용

연구	N	표본	방법	움직임	r	ICC	절대 수치 (°)
건강한 사람							
Hopson 등[18]	20	건강한 남성	PROM; 1명 검사자; 2가지 자세; 부분 체중부하와 완전 체중부하; 유니버설 측각기; 2가지 정렬 (발의 안쪽면과 등쪽면)	폄:			
				안쪽 정렬		.95	
				등쪽 정렬		.91	
				부분 체중부하		.95	
				완전 체중부하		.98	
McPoil and Cornwall[46]	27	건강한 성인	1명 검사자 (의사); 유니버설 측각기; 비체중부하	폄		.99	

ICC=등급내 상관계수; PROM=수동 ROM; r=피어슨 상관계수; SEM=측정의 표준오차; WB=비체중부하; PT=물리치료사

엄지 MTP 폄 ROM 측정에 대한 검사간 신뢰도는 높은 신뢰성을 보였다 (ICC=0.99).

발목, 발 및 MTP 관절 측정의 타당도: 유니버설 측각기 (Validity of Measuring Ankle, Foot, and MTP Joint Motions With Universal Goniometers)

우리는 방사선 측정과 측각기 측정을 비교함으로써 발목과 발 ROM 값의 측각기 측정에 대한 동시 타당도 연구들을 알지 못했다.

엄지 MTP에 대한 측각기 측정과 방사선 측정 및 CT 스캔 측정을 비교한 동시 타당도가 연구되었다. Buell 등은 표준 ROM 값을 설정한 커다란 연구의 일부였던 건강한 10명의 20개 발을 방사선으로 촬영한 연구를 통해 엄지 MTP의 굽힘과 폄을 측정하는 임상 방법들을 비교했다. 임상 방법은 1번 발허리뼈와 몸쪽마디뼈의 안쪽 긴축에 측각기를 정렬시켰는데, 이 방법은 방사선 측정 때 이용된 관절 각도 측정 방법과 비슷하다. MTP 움직임에 대한 방사선 측정과 임상 측각기 방법 사이의 평균 차이는 능동 폄과 능동보조 굽힘의 1°과 능동보조의 폄과 능동 굽힘의 5°까지 다양했다. 그들은 능동과 능동보조의 MTP 폄에 대한 임상 측각기 방법과 방사선 측정의 값이 매우 밀접한 상관관계를 가지고 있고, 이들 임상 방법이 타당하다고 시사했다. 차이에 영향을 줄 수 있는 임상 측정과 방사선 측정 사이의 보조 압박 적용과 발의 고정에서 차이가 있었다. 일관성을 위해 이완된 서기 자세나 앉은 자세에서 몸쪽마디뼈와 1번 발허리뼈를 일직선으로 놓는 방법이 각도를 형성하는 배치하는 방법보다 권장되었다.

Kwon 등은 CT 스캔과 발허리뼈와 몸쪽마디뼈의 등쪽면 중간선에 배치된 측각기를 이용하여 2-4번 MTP의 정적 각도 자세를 비교했다. 29명 (27개의 망치발가락과 31명의 비-망치발가락)을 대상으로 발가락을 이완시킨 채 발목을 발바닥굽힘 30°로 보드에 고정시켰다. 이들 2 장비로 얻어진 MTP 각도의 동시 타당도는 good-excellent 였고, ICC는 0.84~0.90이었다. 그러나 CT 스캔에 의한 각도 측정은 측각기로 얻어진 각도보다 8.6~10.4°이상이었다. 측각기 측정의 과소평가는 발등에 있는 물렁조직 때문인 것으로 여겨진다. 그들은 이들 결과를 통해 MTP의 등쪽면 배치가 2-4번 발가락의 MTP 관절 각도를 측정하는 좋은 정렬법이었다고 결론을 내렸다. 그러나 그들은 측각기 측정법을 CT 측정법과 상호 교환해서 사용할 수 없다고 했다.

참고문헌

1. Martin, RL: The Ankle and Foot Complex. In Levangie, PK, and Norkin, CC: Joint Structure and Function: A Comprehensive Analysis, ed 5. FA Davis, Philadelphia, 2011.
2. Neumann, DA: Kinesiology of the Musculoskeletal System, ed 2. Mosby, St. Louis, MO, 2009.
3. Standring, S (ed): Gray's Anatomy, ed 41. Elsevier, New York, 2016.
4. Kaltenborn, FM: Manual Mobilization of the Extremity Joints, ed 7. Olaf Norlis Bokhandel, Oslo, 2011.
5. Cyriax, JM, and Cyriax, PJ: Illustrated Manual of Orthopaedic Medicine. Butterworths, London, 1983.
6. Magee, DJ: Orthopedic Physical Assessment, ed 4. Elsevier, Philadelphia, 2006.
7. Bohannon, RW, Tiberio, D, and Zito, M: Selected measures of ankle dorsiflexion range of motion: Differences and intercorrelations. Foot Ankle 10:99, 1989.
8. American Academy of Orthopaedic Surgeons: Joint Motion: Method of Measuring and Recording. AAOS, Chicago, 1965.
9. Menadue, C, et al: Reliability of two goniometric methods of measuring active inversion and eversion range of motion at the ankle. BMC Musculoskelet Disord 7:60, 2006.
10. Astrom, M, and Arvidson, T: Alignment and joint motion in the normal foot. J Orthop Sports Phys Ther 22:216, 1995.
11. Buell, T, Green, DR, and Risser, J: Measurement of the first metatarsophalangeal joint range of motion. J Am Podiatr Med Assoc 78 (9):439, 1988.
12. American Medical Association: Guides to the Evaluation of Permanent Impairment, ed 3 (revised). AMA, Chicago, 1988.
13. Alanen, JT, et al: Ankle joint complex mobility of children 7–14 years old. J Pediatr Orthop 21:731, 2001.
14. Greene, WB, and Heckman, JD (eds): The Clinical Measurement of Joint Motion: American Academy of Orthopaedic Surgeons, Chicago, 1994.
15. Boone, DC, and Azen, SP: Normal range of motion of joints in male subjects. J Bone Joint Surg Am 61:756, 1979.
16. Roass, A, and Andersson, GB: Normal range of motion of the hip, knee, and ankle joints in male subjects, 30–40 years of age. Acta Orthop Scand 53:205, 1982.
17. Macedo, LG, and Magee, DJ: Effects of age on passive range of motion of selected peripheral joints in healthy adult females. Physiother Theory Pract 25 (2):145, 2009.
18. Hopson, M, McPoil, TG, and Cornwall, MW: Motion of the first metatarsophalangeal joint: Reliability and validity of four measurement techniques. J Am Podiatr Med Assoc 85 (4):199, 1995.
19. Kwon, OY, et al: Reliability and validity of measures of ha mmer toe deformity angle and tibial torsion. Foot (Edinb) 19 (3):149, 2009.
20. Kumar, S, et al: Normal range of motion of hip and ankle in Indian population. Acta Orthop Traumatiol Turc 45 (6):421, 2011.
21. Waugh, KG, et al: Measurement of selected hip, knee and ankle joint motions in newborns. Phys Ther 63:1616, 1983.
22. Wanatabe, H, et al: The range of joint motion of the extremities in healthy Japanese people: The differences according to age. Nippon Seikeigeka Gakkai Zasshi 53:275, 1979. (Cited in Walker, JM: Musculoskeletal development: A review. Phys Ther 71:878, 1991.)
23. Boone, DC: Techniques of measurement of joint motion. (Supplement to Boone, DC, and Azen, SP: Normal range of motion in male subjects. J Bone Joint Surg Am 61:756, 1979.)
24. Soucie, JM, et al: Range of motion measurements: Reference values and a database for comparison studies. Haemophilia 17:500, 2011.
25. Walker, JM: Musculoskeletal development: A review. Phys Ther 71:878, 1991.
26. Boone, DC, Walker, JM, and Perry, J: Age and sex differences in lower extremity joint motion. Presented at the National Conference, American Physical Therapy Association, Washington, DC, 1981.
27. Nigg, BM, et al: Range of motion of the foot as a function of age. Foot Ankle 613:336, 1992.
28. Mecagni, C, et al: Balance and ankle range of motion in co mmunity-dwelling women aged 64–87 years: A correlational study. Phys Ther 80:1004, 2000.
29. Freemont, AJ, and Hoyland, JA: Morphology, mechanisms and pathology of musculoskeletal ageing. J Pathol 211:252, 2007.
30. James, B, and Parker, AW: Active and passive mobility of lower limb joints in elderly men and women. Am J Phys Med Rehabil 68:162, 1989.
31. Gajdosik, RL, VanderLinden, DW, and Williams, AK: Influence of age on length and passive elastic stiffness: Characteristics of the calf muscletendon unit of women. Phys Ther 79:827, 1999.
32. Gajdosik, RL, et al: Slow passive stretch and release characteristics of the calf muscles of older women with limited dorsiflexion range of motion. Clin Biomech 19:398, 2004.
33. Moseley, AN, Crosbie, J, and Adams, R: Normative data for passive plantarflexion-dorsiflexion flexibility. Clin Biomech (Bristol, Avon) 16:514, 2001.
34. Jonson, SR, and Gross, MT: Intraexaminer reliability, interexaminer reliability and mean values for nine lower extremity skeletal measures in healthy midshipmen. J Orthop Sports Phys Ther 25:253, 1997.
35. Vandervoort, AA, et al: Age and sex effects on the mobility of the human ankle. J Gerontol 476:M17, 1992.
36. Bell, RD, and Hoshizaki, TB: Relationships of age and sex with range of motion of seventeen joint actions in humans. Can J Appl Sport Sci 6:202, 1981.
37. Walker, JM, et al: Active mobility of the extremities of older subjects. Phys Ther 64:919, 1984.
38. Baggett, BD, and Young, G: Ankle joint dorsiflexion: Establishment of a normal range. J Am Podiatr Med Assoc 83:251, 1993.
39. Grimston, SK, et al: Differences in ankle joint complex range of motion as a function of age. Foot Ankle 14:215, 1993.
40. Saxena, A, and Kim, W: Ankle dorsiflexion in the adolescent. J Am Podiatr Med Assoc 93:312, 2003.
41. van der Worp, MP, et al: Reproducibility of and sex differences in co mmon orthopaedic ankle and foot tests in runners. BMC Musculoskelet Disord 15:171, 2014.
42. Park, W, et al: Obesity effect on male active joint range of motion. Ergonomics 53:102, 2010.
43. Macedo, LG, and Magee, DJ: Differences in range of motion between dominant and nondominant sides of upper and lower extremities. J Manipulative Physiol Ther 31:577, 2008.
44. Bennell, K, et al: Hip and ankle range of motion and hip muscle strength

in young female ballet dancers and controls. Br J Sports Med 33:340, 1999.

45. Ekstrand, MD, et al: Lower extremity goniometric measurements: A study to determine their reliability. Arch Phys Med Rehabil 63:171, 1982.
46. McPoil, TG, and Cornwall, MW: The relationship between static lower extremity measurements and rearfoot motion during walking. J Orthop Sports Phys Ther 24:309, 1996.
47. Riemann, BL, et al: The effects of sex, joint angle, and the gastrocnemius muscle on passive ankle joint complex stiffness. J Athl Train 93:312, 2003.
48. Lattanza, L, Gray, GW, and Kanter, RM: Closed versus open kinematic chain measurements of subtalar joint eversion: Implications for clinical practice. J Orthop Sports Phys Ther 9:310, 1988.
49. Nawoczenski, DA, Baumhauer, JF, and Umberger, BR: Relationship between clinical measurements and motion of the first metatarsophalangeal joint during gait. J Bone Joint Surg 81:370, 1999.
50. Kaufman, KR, et al: The effect of foot structure and range of motion on musculoskeletal overuse injuries. Am J Sports Med 27:585, 1999.
51. Morrison, KE, and Kaminski, TW: Foot characteristics in association with inversion ankle injury. J Athl Train 42:135, 2007.
52. Wilson, RW, and Gansneder, BM: Measures of functional limitation as predictors of disablement in athletes with acute ankle sprains. J Orthop Sports Phys Ther 30:528, 2000.
53. Chesworth, BM, and Vandervoort, AA: Comparison of passive stiffness variables and range of motion in uninvolved and involved ankle joints of patients following ankle fractures. Phys Ther 75:253, 1995.
54. Reynolds, CA, et al: The effect of nontraumatic i mmobilization on ankle dorsiflexion stiffness in rats. J Orthop Sports Phys Ther 23:27, 1996.
55. Salsich, GB, Mueller, MJ, and Sahrmann, SA: Passive ankle stiffness in subjects with diabetes and peripheral neuropathy versus an age matched comparison group. Phys Ther 80:352, 2000.
56. Rao, SR, et al: Increased passive ankle stiffness and reduced dorsiflexion range of motion in individuals with diabetes mellitus. Foot Ankle Int 27:617, 2006.
57. Hastings, MK, et al: Effects of a tendo-Achilles lengthening procedure on muscle function and gait characteristics in a patient with diabetes mellitus. J Orthop Sports Phys Ther 30:85, 2000.
58. Pathokinesiology Service and Physical Therapy Dept: Observational Gait Analysis, ed 4. LAREI, Ranchos Los Amigos National Rehabilitation Center, Downey, CA, 2001.
59. Murray, MP: Gait as a total pattern of movement. Am J Phys Med Rehabil 46:290, 1967.
60. Ostrosky, KM: A comparison of gait characteristics in young and old subjects. Phys Ther 74:637, 1994.
61. McPoil, TG, and Cornwall, MW: Applied Sports Biomechanics in Rehabilitation Running. In Zachazewski, JE, Magee, DJ, and Quillen, WS (eds): Athletic Injuries and Rehabilitation. WB Saunders, Philadelphia, 1996.
62. Begg, RK, and Sparrow, WA: Ageing effects on knee and ankle joint angles at key events and phases of the gait cycle. J Med Eng Tech 30 (6):382, 2006.
63. Hageman, PA, and Blanke, DJ: Comparison of gait of young women and elderly women. Phys Ther 66 (9):1382, 1986.
64. Locke, M, et al: Ankle and subtalar motion during gait in arthritic patients. Phys Ther 64:504, 1984.
65. Livingston, LA, Stevenson, JM, and Olney, SJ: Stairclimbing kinematics on stairs of differing dimensions. Arch Phys Med Rehabil 72:398, 1991.
66. Protopapadaki, A, et al: Hip, knee, ankle kinematics and kinetics during stair ascent and descent in healthy young individuals. Clin Biomech 22:203, 2007.
67. Lark, SD, et al: Knee and ankle range of motion during stepping down in elderly compared to young men. Eur J Appl Physiol 91:287, 2004.
68. Ikeda, ER, Schenkman, ML, and O'Riley, P: Influence of age on dynamics of rising from a chair. Phys Ther 71:473, 1991.
69. Rodosky, MW, Andriacchi, TP, and Andersson, GB; The influence of chair height on lower limb mechanics during rising. J Orthop Res 7:266, 1989.
70. He mmerich, A, Brown, H, and Smith, S: Hip, knee and ankle kinematics of high range of motion activities of daily living. J Orthop Res 24:770, 2006.
71. Kapoor, A, et al: Range of movements of lower limb joints in crosslegged sitting posture. J Arthroplasty 23 (3):451, 2008.
72. Winter, DA, et al: Biomechanical walking pattern changes in the fit and healthy elderly. Phys Ther 70:340, 1990.
73. Murray, MP, Kory, RC, and Clarkson, BH: Walking patterns in healthy old men. J Gerontol 24:169, 1969.
74. Janssen, WGM, Bussmann, HBJ, and Stam, HJ: Determinants of the sitto-stand movement: A review. Phys Ther 82 (9):866, 2002.
75. Martin, RL, and McPoil, TG: Reliability of ankle goniometric measurements: A literature review. J Am Podiatr Med Assoc 95:564, 2005.
76. Portney, LG, and Watkins, MP: Foundations of Clinical Research: Applications to Practice, ed. 3. Pearson Prentice Hall, Upper Saddle River, NJ, 2009.
77. Eliasziw, M, et al: Statistical methodology for the concurrent assessment of interrater and intrarater reliability: Using goniometric measurement as an example. Phys Ther 74:777, 1994.
78. Boone, DC, et al: Reliability of goniometric measurements. Phys Ther 68:1355, 1978
79. Bovens, AMPM, et al: Variability and reliability of joint measurements. Am J Sports Med 18 (1):58, 1990.
80. Clapper, MP, and Wolf, SL: Comparison of the reliability of the Orthoranger and the standard goniometer for assessing active lower extremity range of motion. Phys Ther 68:214, 1988.
81. Kilgour, G, McNair, P, and Stott, NS: Intrarater reliability of lower limb sagittal range-of-motion measures in children with spastic diplegia. Dev Med Child Neurol 45:391, 2003.
82. van Gheluwe, B, et al: Reliability and accuracy of biomechanical measurements of the lower extremity. J Am Podiatric Med Assoc 92 (6):317, 2002.
83. Allington, NJ, Leroy, N, and Doneux, C: Ankle joint range of motion measurements in spastic cerebral palsy children: Intraobserver and interobserver reliability and reproducibility of goniometry and visual estimation. J Pediatr Orthop 11:2236, 2002.
84. Diamond, J, et al: Reliability of a diabetic foot evaluation. Phys Ther 69 (10):797, 1989.

85. Elveru, RA, Rothstein, J, and Lamb, RL: Goniometric reliability in a clinical setting: Subtalar and ankle joint measurements. Phys Ther 68:672, 1988.
86. Mutlu, A, Livanelioglu, A, and Gunel, MK: Reliability of goniometric measurements in children with spastic cerebral palsy. Med Sci Monit 23:CR323, 2007.
87. Pandya, S, et al: Reliability of goniometric measurements in patients with Duchenne muscular dystrophy. Phys Ther 65 (9):1339, 1985.
88. Youdas, JW, Bogard, CL, and Suman, VJ: Reliability of goniometric measurements and visual estimates of ankle joint range of motion obtained in a clinical setting. Arch Phys Med Rehabil 74:1113, 1993.
89. Leard, JS, Crane, BA, and Ball, KA: Intrarater and interrater reliability of 22 clinical measures associated with lower quarter malalignment. J Manipulative Physiol Ther 32 (4):270, 2009.
90. McWhirk, LB, and Glanzman, AM: Within-session inter-rater reliability of goniometric measures in patients with spastic cerebral palsy. Pediatr Phys Ther 18:262, 2006.
91. Smith-Oricchio, K, and Harris, BA: Interrater reliability of subtalar neutral, calcaneal inversion and eversion. J Orthop Sports Phys Ther 12 (1):10, 1990.
92. McPoil, TG, and Brocato, RS: The Foot and Ankle: Biomechanical Evaluation and Treatment. In Gould, JA, and Davies, GJ (eds): Orthopaedic and Sports Physical Therapy. CV Mosby, St. Louis, 1985.
93. Bennell, K, et al: Interrater and intrarater reliability of a weight-bearing lunge measure of ankle dorsiflexion. Aust Physiother 44:175, 1998.
94. Konor, mm, et al: Reliability of three measures of ankle dorsiflexion range of motion. Int J Sports Phys Ther 7 (3):279, 2012.
95. Clarkson, HM: Musculoskeletal Assessment: Joint Range of Motion and Manual Muscle Strength, ed. 3. Lippincott Williams & Wilkins, Philadelphia, 2005.
96. Elveru, RA, et al: Methods for taking subtalar joint measurements: A clinical report. Phys Ther 68:678, 1988.
97. Bailey, DS, Perillo, JT, and Forman, M: Subtalar joint neutral: A study using tomography. J Am Podiatry Assoc 74:59, 1984.
98. Picciano, AM, Rowlands, MS, and Worrell, T: Reliability of open and closed kinetic chain subtalar joint neutral positions and navicular drop test. J Orthop Sports Phys Ther 18:553, 1993.
99. Torburn, L, Perry, J, and Gronley, JAK: Assessment of rearfoot motion: Passive positioning, one-legged standing, gait. Foot Ankle Int 19:688, 1998.
100. Keenan, A-M, and Bach, TM: Clinician's assessment of the hindfoot: A study of reliability. Foot Ankle Int 27:451, 2006.

제 IV 부

척추와 턱관절의 검사

TESTING OF THE SPINE AND TEMPOROMANDIBULAR JOINT

학습목적

제Ⅳ부를 공부하면, 여러분은 다음을 할수 있을 것이다:

1. 다음을 확인할 수 있을 것이다:
   - 각 척추와 턱관절의 운동에 대한 적절한 운동면과 운동축을 알 수 있다.
   - 각 목뼈, 등허리뼈 및 허리뼈와 턱관절의 정상 ROM을 알 수 있다.
   - 예상되는 정상 끝느낌을 알 수 있다.
   - ROM의 끝지점을 제한하는 구조물 (수축성 구조물과 비수축성 구조물)을 알 수 있다.

2. 다음을 서술할 수 있을 것이다:
   - 각 목뼈, 등허리뼈, 허리뼈의 움직임과 근육길이 검사에 이용되는 검사자세를 기술할 수 있다.
   - 측각기, 줄자, 목뼈 ROM 장비, 경사계 등의 정렬을 서술할 수 있다.
   - 제한된 움직임의 관절주머니 패턴을 서술할 수 있다.
   - 선택된 기능 활동에 필요한 ROM을 서술할 수 있다.

3. 다음을 설명할 수 있을 것이다:
   - 연령, 성별 및 기타 요소들이 ROM에 어떤 영향을 줄 수 있는지를 설명할 수 있다.
   - 적절한 고정의 부족이나 부적절한 자세취하기 등과 같이 측정에서 발생할 수 있는 실수가 검사결과에 어떤 영향을 줄 수 있는지를 설명할 수 있다.

4. 측각기, 줄자, 경사계 (이중과 단일), CROM 장비를 이용하여 목뼈 ROM 측정을 수행할 수 있다.

5. 측각기, 줄자, 경사계를 이용하여 등허리뼈와 허리뼈의 ROM 측정을 수행할 수 있다.

6. 자를 이용하여 턱관절의 ROM 평가를 수행할 수 있다.

7. 척추와 턱관절 측정의 검사간 신뢰도와 검사자간 신뢰도를 평가할 수 있다.

8. 측각기, 줄자, 이중 또는 단일의 경사계, CROM 장비 및 자를 이용하여 측정한 ROM의 신뢰도와 타당도에 대해 토론할 수 있다.

11장에서 13장은 목뼈, 등허리뼈, 허리뼈 및 턱관절의 ROM 측정에 대한 공통된 임상 기법을 제시하고 있다. 척추의 개별 후관절의 ROM과 끝느낌에 대한 평가는 포함되지 않았다.

제 11 장

목뼈
The Cervical Spine

구조와 기능 (Structure and Function)

고리-뒤통수관절과 고리-중쇠관절 (Atlanto-Occipital and Atlantoaxial Joints)

고리뒤통수관절은 깊게 오목한 좌우측 고리뼈 (C1)의 관절면과 볼록한 좌우측의 뒤통수뼈융기에 의해 이루어진다 (그림 11.1).

고리중쇠관절은 분리된 세 개의 관절로 이루어져 있다; 정중앙의 고리중쇠관절과 두 개의 가쪽 관절. 정중앙의 고리중쇠관절은 치아돌기 (C2의 치아돌기)의 앞쪽 관절면과 고리뼈 (C1)의 안쪽 관절면이 이루는 관절이고, 두 개의 가쪽 관절은 중쇠뼈 (C2)의 위쪽 관절면과 약간 볼록한 고리뼈의 아래쪽 관절면이 이루는 관절이다 (그림 11.2).

그림 11.1 고리뒤통수관절의 가쪽면은 고리뼈 (C1)의 위쪽관절돌기와 이에 상응하는 뒤통수뼈융기를 보여주고 있다. 관절공간은 관절돌기를 보여 사이클 위해 넓게 표현되었다.

고리뒤통수관절과 고리중쇠관절의 앞쪽은 앞쪽-뒤통수막과 앞쪽 고리중쇠막에 의해 보강되고 (그림 11.3A), 뒤쪽은 뒤쪽 고리뒤통수막, 뒤쪽 고리중쇠막, 그리고 덮개막에 의해 보강되고 있다 (그림 11.3B).

뼈운동형상학 (Osteokinematics)

고리뼈와 뒤통수뼈가 이루는 고리뒤통수관절은 융기관절로서, 끄덕임 (nodding)으로 알려진 능동 굽힘-폄을 허용한다. 그리고 약간의 축성돌림과 옆굽힘도 일어난다. 굽힘-폄은 안가축을 중심으로 시상면에서 일어난다. 굽힘의 끝지점은 큰구멍 앞쪽고리와 치아돌기의 충돌에 의해 제한된다. 굽힘은 뒤쪽 목근육과 덮개막의 긴장에 의해 제

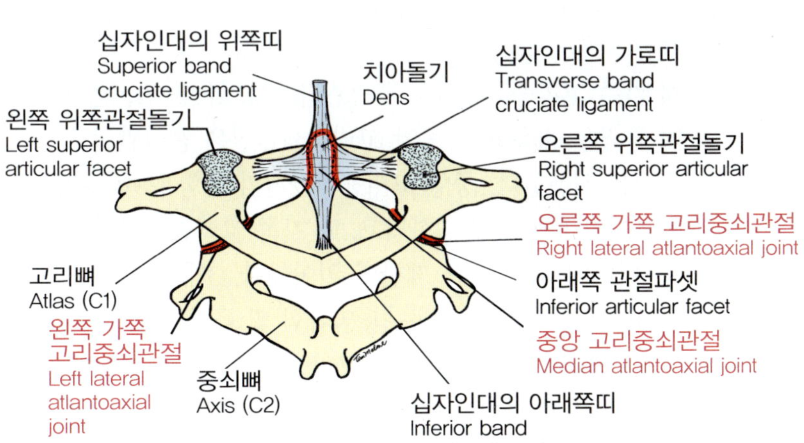

그림 11.2 고리중쇠관절의 뒤쪽면은 3개의 분리된 관절을 보여주고 있다: 정중 고리중쇠관절과 2개의 가쪽 관절. 중앙 관절은 치아돌기의 앞쪽파셋과 고리뼈의 안쪽면에 의해 이루어지는 관절이다. 2개의 가쪽 관절은 중쇠뼈의 좌우 위쪽관절돌기와 고리뼈의 좌우 아래쪽관절돌기에 의해 이루어지는 관절이다 (또한 십자인대의 위쪽띠, 아래쪽띠 및 가로띠가 보여지고 있다).

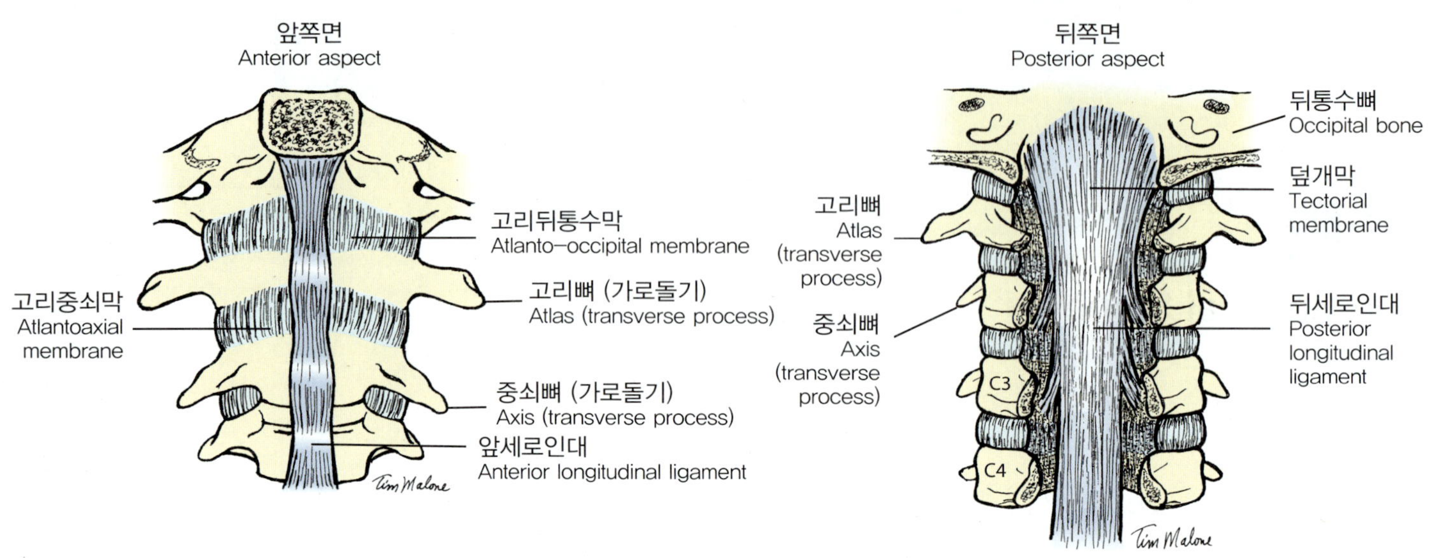

그림 11.3 (A) 앞고리뒤통수막과 앞고리중쇠막은 고리뒤통수관절과 고리중쇠관절의 앞쪽면을 지지하는데 도움을 준다. (B) 뒤고리뒤통수막과 뒤고리중쇠막은 고리뒤통수관절과 고리중쇠관절의 뒤쪽면을 지지하는데 도움을 준다.

한되고, 또 목구멍에 부딪히는 턱밑조직에 의해 제한된다. 폄은 뒤통수밑근을 압박하는 뒤통수뼈에 의해 제한된다. 결합된 굽힘-폄은 20~30°로 보고되었고, 대개 머리를 끄덕임할 때 일어나는 움직임이다. 그러나 Cailliet에 따르면, 굽힘의 ROM은 10°이고, 폄의 범위는 30°이다. 고리뒤통수관절에서의 최대돌림은 전체 목뼈돌림의 약 2.5~5%이다. 옆굽힘은 대략 10°이다. 3차원 MRI 연구에 따르면, 고리뒤통수관절의 돌림과 옆굽힘은 좌우 각각 약 평균 2°라고 보고되었다.

2개 가쪽 고리중쇠관절은 평면관절로서, 굽힘-폄, 옆굽힘 및 돌림을 허용한다. 중앙 고리중쇠관절은 중쇠관절로서 돌림을 허용한다. 중앙 고리중쇠관절의 돌림은 주로 2개의 날개인대에 의해 제한되고, 또 가쪽 고리중쇠관절의 관절주머니에 의해 작은 제한이 일어난다. 3개의 관절에서 일어나는 움직임은 굽힘-폄, 옆굽힘 및 돌림이다. 머리목뼈 돌림의 약 55%의 범위가 고리중쇠관절에서 일어나고, 반면 나머지 돌림은 C2-C7에서 일어난다. 3차원 MRI를 이용한 생체내 연구에 따르면, 고리중쇠관절에서 일어나는 좌우 돌림의 범위는 평균 36°이다. 다른 연구에 따르면, 좌우 각각의 돌림은 45°이다.

척추의 일부 움직임은 다른 움직임과 결합되는 짝운동(coupled motion)이 일어난다. 이런 짝운동은 부위에 따라 다르게 일어난다. 짝운동은 한 축을 중심으로 일어나는 움직임이 다른 축을 중심으로 일어나는 움직임과 결합되어 일어나는 움직임이다. 고리뒤통수관절과 고리중쇠관절에서 일어나는 짝운동인 옆굽힘은 축성돌림과 반대방향으로 일어난다. 폄과 축성돌림의 짝운동도 위의 양쪽관절에서 일어난다.

관절운동형상학 (Arthrokinematics)

머리가 고리뼈 위에서 움직이는 고리뒤통수관절에서는 (볼록 관절면이 오목 관절면 위에서 움직이는), 뒤통수뼈융기가 머리의 움직임과 같은 방향으로 구르기를 하고, 반대 방향으로 활주를 한다. 예를 들어, 굽힘을 할 때 뒤통수뼈융기는 고리뼈의 관절면 위에서 앞쪽으로 구르기를 하고, 뒤쪽 방향으로 활주를 한다. 반대로 폄을 할 때는, 뒤통수뼈융기가 고리뼈의 관절면 위에서 뒤쪽으로 구르기를 하고, 앞쪽 방향으로 활주를 한다. 머리는 뒤쪽으로 움직인다.

가쪽 고리중쇠관절에서, 고리뼈의 아래쪽관절돌기는 볼록하고, 상응하는 중쇠뼈의 위쪽관절돌기는 오목하다. 중앙 관절에서는, 고리뼈가 십자인대의 가로띠와 함께 고리를 형성하고 있고, 이런 고리는 돌림의 축으로 작용하는 치아돌기를 중심으로하여 돌림을 한다. 치아돌기는 중쇠뼈 앞쪽활의 가운데 부위에 있는 작은 파셋을 가지고 있다.

관절주머니 패턴 (Capsular Pattern)

고리뒤통수관절의 관절주머니 패턴은 폄과 옆굽힘이 동일하게 제한되고, 돌림과 굽힘에는 제한이 없다.

척추사이관절과 후관절 (Intervertebral and Zygapophyseal (Facet) Joints)

척추사이관절은 이웃한 척추뼈의 척추몸통의 위쪽면과 아래쪽면과 그 사이에 있는 척추사이원반이 이루는 관절이다 (그림 11.4). 관절의 앞쪽은 폄을 제한하는 앞세로인대에 의해 보강된다 (그림 11.5), 뒤쪽은 굽힘을 제한하는 뒤세로인대 (그림 11.6), 황색인대, 목덜미인대, 가시위인대 및 가시사이인대, 그리고 등의 폄근에 의해 보강된다.

후관절은 아래쪽 척추뼈의 좌우 위쪽관절돌기와 위쪽 척추뼈의 좌우 아래쪽관절돌기에 의해 형성된다 (그림 11.7). 좌우 각각의 관절은 자신만의 관절주머니과 인대를 가지고 있다. 관절주머니는 느슨한 편이고 큰 ROM을 가지고 있다. 황색인대는 관절주머니의 보강을 돕는다.

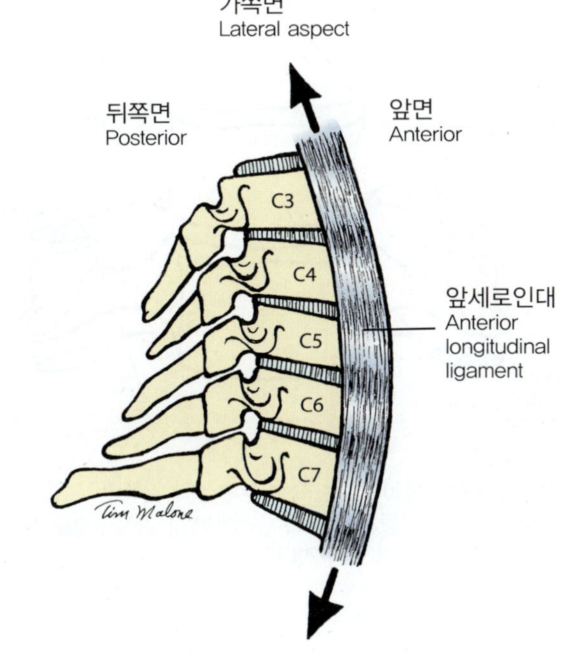

그림 11.5 앞세로인대는 척추사이원반의 앞쪽을 보강하고, 극단적인 폄의 ROM을 막는데 도움을 준다.

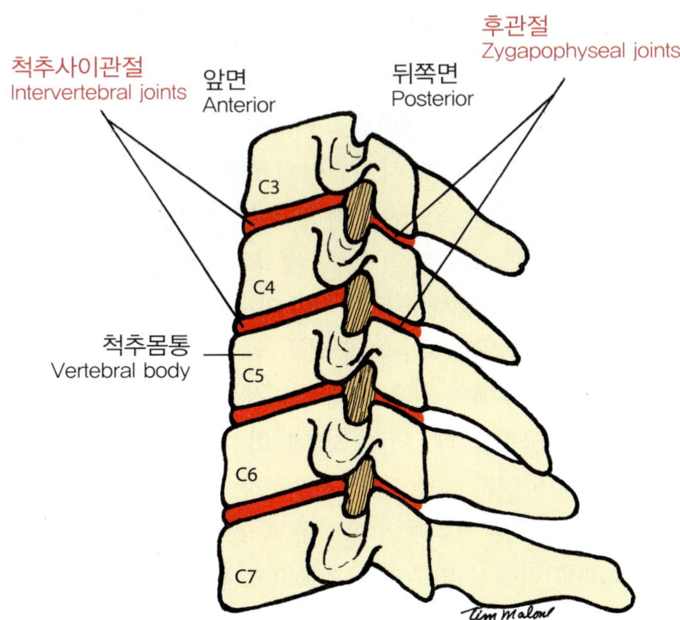

그림 11.4 목뼈의 가쪽면은 C3–C7까지의 척추사이관절과 후관절을 보여주고 있다. 척추사이원반은 이들 척추사이관절 안에 위치한다.

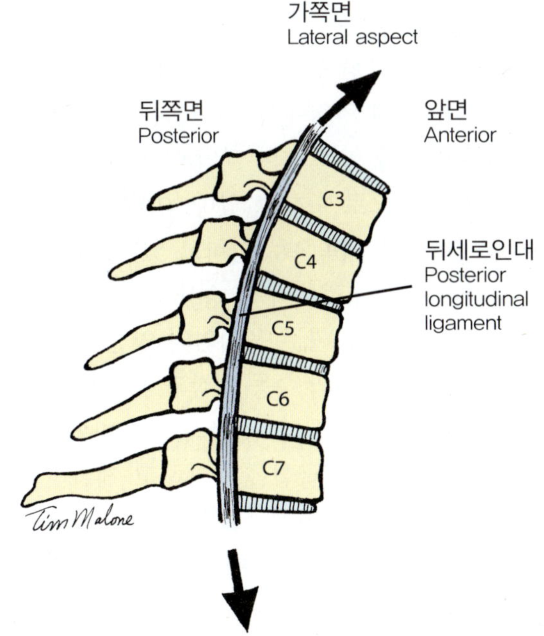

그림 11.6 뒤세로인대는 척추사이원반의 뒤쪽면을 보강하고, 극단적인 굽힘의 ROM을 막는데 도움을 준다.

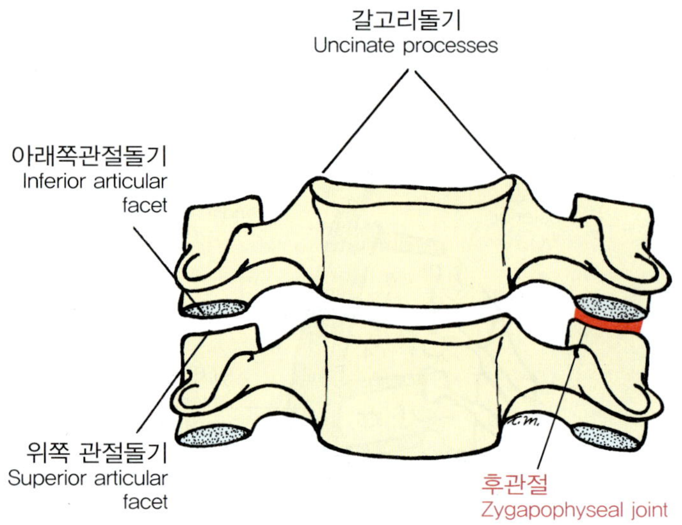

그림 11.7 2개의 목뼈 사이에 있는 좌우 후관절의 앞쪽면. 위쪽 척추뼈의 아래쪽관절돌기와 아래쪽 척추뼈의 위쪽관절돌기에 의해 명확하게 척추뼈가 분리되어 있다.

뼈운동형상학 (Osteokinematics)

White와 Panjabi에 의하면, 하나의 척추뼈는 이웃한 척추뼈에 대해 3개의 축을 따라 그리고 중심으로 6개의 방향으로 움직일 수 있다. 일련의 척추뼈에서 일어나는 활주와 경사(구르기)의 복합 효과는 큰 ROM (굽힘–폄, 옆굽힘 및 돌림을 포함한)을 허용한다.

척추사이관절은 연골성 결합 형태의 관절이다. 후관절은 평면관절이다. 목뼈 영역에서, 후관절은 가로면과 45°의 방향을 이루고 있다. 위쪽 척추뼈의 아래쪽 후관절 (파셋)은 앞쪽과 아래쪽으로 향하고 있다. 아래쪽 척추뼈의 위쪽 후관절은 뒤쪽과 위쪽으로 향하고 있다. 파셋의 방향은 영역에 따라 다양하고, 척추의 경사와 활주의 방향을 결정한다. 반면 원반의 크기는 움직임의 양을 결정한다. 부가적으로 많은 물렁조직의 수동 긴장과 뼈의 접촉이 척주 움직임을 통제하고 제한한다. 일반적으로, 비록 부위별 다양성이 존재하지만, 앞쪽굽힘을 통제하고 제한하는 물렁조직으로는 가시위인대, 가시사이인대, 후관절의 관절주머니, 황색인대, 뒤세로인대, 척추사이원의 섬유테의 뒤쪽섬유, 등 근육 등이 있다.

폄은 가시돌기간의 뼈접촉과 후관절의 관절주머니, 섬유테의 앞쪽 섬유, 앞세로인대, 몸통 앞쪽 근육 등의 수동 긴장에 의해 제한된다. 옆굽힘은 가로사이인대와 척추만곡의 볼록면에 대한 움직임과 반대되는 쪽의 섬유테의 수동 긴장에 의해 제한되고, 또 갈고리관절에 의해서도 제한된다. 돌림은 섬유테의 섬유들에 의해 제한된다.

1차 움직임과 2차 움직임의 짝운동은 중간목뼈와 아래쪽 목뼈에서 일어난다. 예를 들어, C2–C6의 1차 운동인 왼쪽 옆굽힘을 할 때 동측 방향의 축성돌림 (가시돌기가 오른쪽으로 움직인다)이 함께 일어난다. 축성돌림을 할 때 짝운동으로 일어나는 옆굽힘도 축성돌림과 같은 방향으로 일어나고, C2–T1까지 모든 레벨에서 일어난다. Ishii 등은 C2–C5를 축성돌림할 때 폄이 함께 일어나고, 반면 C5–T1을 축성돌림할 때는 굽힘이 함께 일어남을 확인했다.

Demaille-Wlodka 등은 232명을 대상으로 큰 연구에서, 6개 연령그룹에 대한 1차 운동의 양을 확인했고, 또 1차 운동에 대한 짝운동의 퍼센트를 확인했다. 척추에서 발견된 최소의 짝운동은 폄을 할 때 함께 일어난 옆굽힘의 13.42%이었고, 반면 최대 짝운동은 오른쪽 옆굽힘할 때 일어난 축성돌림의 142%였다. Crisco와 비슷하게, 그들은 옆굽힘과 축성돌림이 항상 짝운동으로 일어남을 확인했다. 그러므로 우리가 목뼈 ROM을 측정할 때, 1차 운동과 함께 일어나는 짝운동을 인식해야 한다.

관절운동형상학 (Arthrokinematics)

척추사이관절은 한 척추뼈에 대한 다른 척추뼈의 작은 양의 활주와 경사를 허용한다. 척추사이관절에서 일어나는 모든 움직임에서, 척추사이원반의 속질핵은 척추뼈의 경사와 활주에 대한 축으로써 작용한다. 굽힘은 원반 위에서 일어나는 위쪽 척추뼈의 앞쪽 경사와 앞쪽 활주의 결과이다. 폄은 뒤쪽 경사와 뒤쪽 활주의 결과이다.

후관절은 아래쪽 척추뼈의 좌우 위쪽 파셋 위에서 일어나는 위쪽 척추뼈의 좌우 아래쪽 파셋의 작은 양의 활주를 허용한다. 굽힘할 때, 위쪽 척추뼈의 아래쪽 파셋은 아래쪽 척추뼈의 위쪽 파셋 위에서 앞쪽과 위쪽으로 활주한다. 폄할 때는, 위쪽 척추뼈의 아래쪽 파셋이 아래쪽 척추뼈의 위쪽 파셋 위에서 뒤쪽과 아래쪽으로 활주한다. 옆굽힘과 돌림을 할 때, 위쪽 척추뼈의 한쪽 아래쪽 파셋은 척추가 옆굽힘하는 쪽의 아래쪽 척추뼈의 위쪽 파셋 위에서 아래쪽과 뒤쪽으로 활주한다. 위쪽 척추뼈의 반대쪽 아래쪽 파셋은 아래쪽 척추뼈의 위쪽 파셋 위에서 위쪽과 앞쪽으로 활주한다.

관절주머니 패턴 (Capsular Pattern)

C2–C7에 대한 관절주머니 패턴은 통증에 의해 인지되고, 굽힘 (대개 최소의 제한이 발생함)을 제외한, 모든 굽힘에서 동등한 제한이 있다. 편측 파셋 문제에 대한 관절주머니 패턴은 반대쪽 옆굽힘과 동측 돌림에서 가장 큰 제한이 일어난다. 예를 들어, 만약 오른쪽 후관절에 문제가 있다면, 왼쪽 옆굽힘과 오른쪽 돌림이 가장 심하게 제한된다.

목뼈 ROM의 측정은 여러 관절의 구조물, 명확한 표식점의 부족, 중립위에 대한 개념 부족, 등뼈 움직임과 분리해야 하는 목뼈 움직임을 위한 고정의 부족 등과 관련된다. 목뼈 ROM의 정확한 측정을 가능하게 하는 도구와 방법에 대한 연구가 지속되고 있다. 연구 소견 단락의 표 11.1-표 11.8은 다른 자료에서 나온 정상 목뼈 ROM의 값을 제공하고 있고, 또 연령과 성별에 따른 ROM 값을 제공하고 있다.

동작범위 검사절차: 목뼈

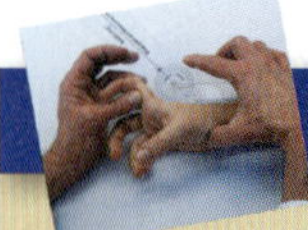

검사절차를 위한 뼈표식점 (Landmarks for Testing Procedures)

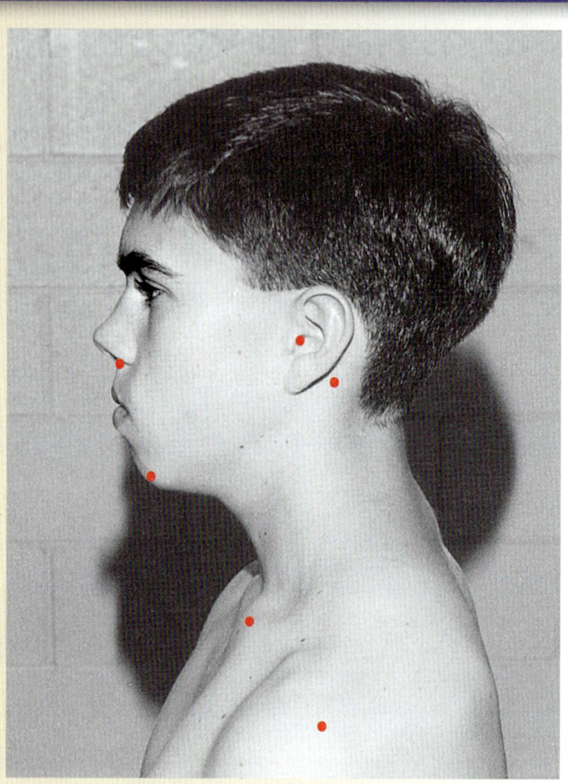

그림 11.8 유니버설 측각기와 줄자로 목뼈 ROM을 측정할 때의 표면해부학 표식점. 표식점 라벨에 대해 알고 싶으면 그림 11.9을 참고하기 바란다.

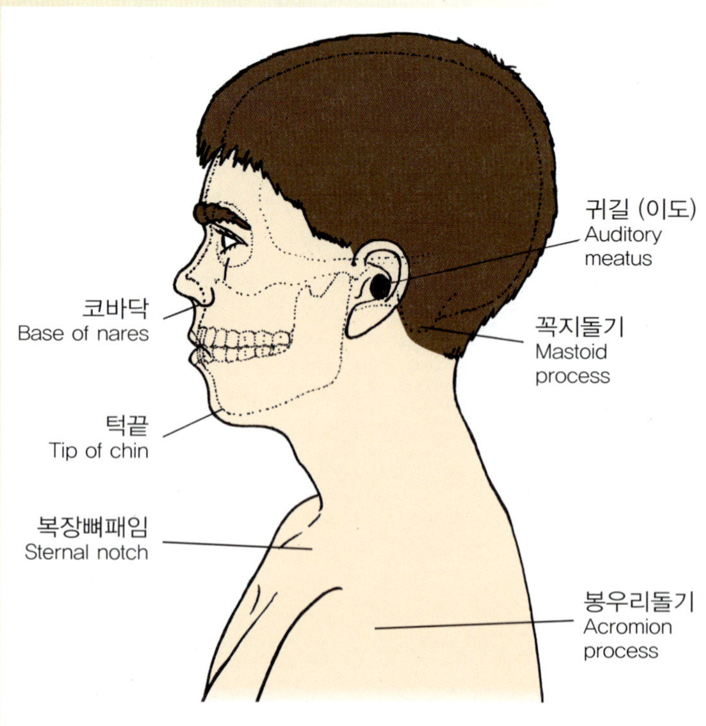

그림 11.9 목뼈의 굽힘과 폄을 측정할 때 유니버설 측각기의 배치에 대한 뼈표식점

검사절차를 위한 뼈표식점 (Landmarks for Testing Procedures) – 계속

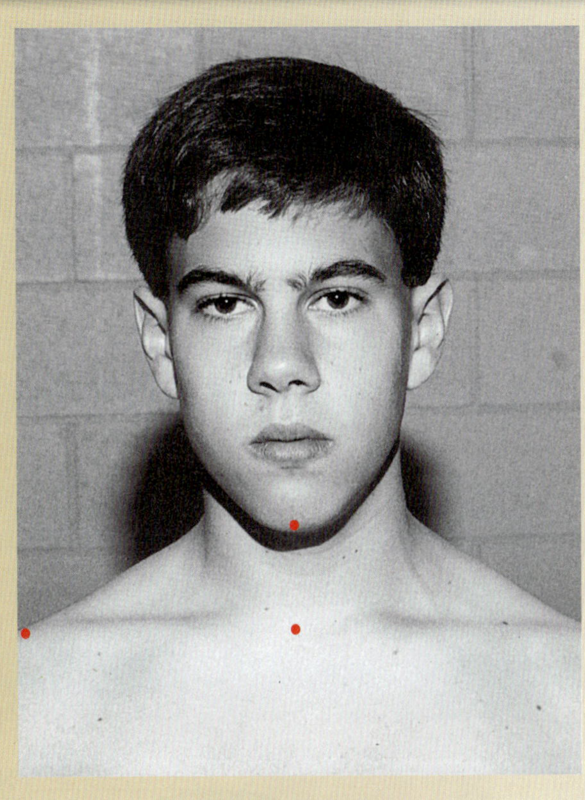

그림 11.10 줄자로 목뼈 ROM을 측정하는데 이용되는 표면해부학 표식점: 턱끝, 복장뼈패임, 봉우리돌기. 옆굽힘을 측정하는데 사용되는 꼭지돌기가 그림 11.8과 그림 11.9에서 보여진다.

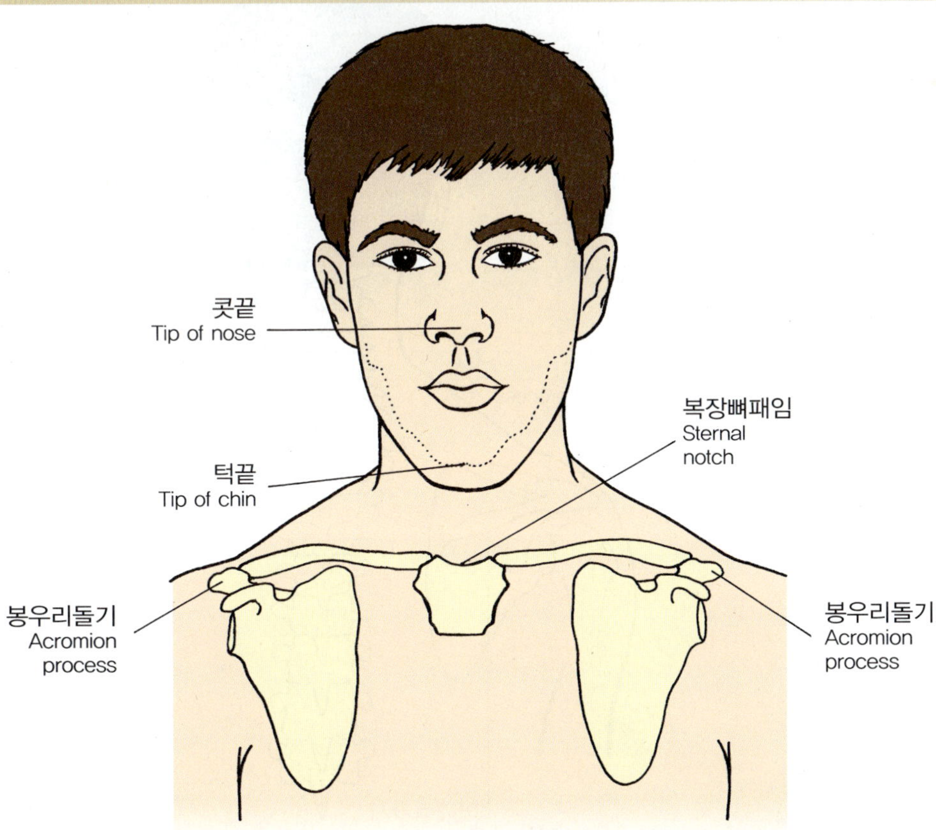

그림 11.11 유니버설 측각기와 줄자로 목뼈 ROM을 측정하는데 이용되는 해부학적 뼈표식점.

검사절차를 위한 뼈표식점 (Landmarks for Testing Procedures) – 계속

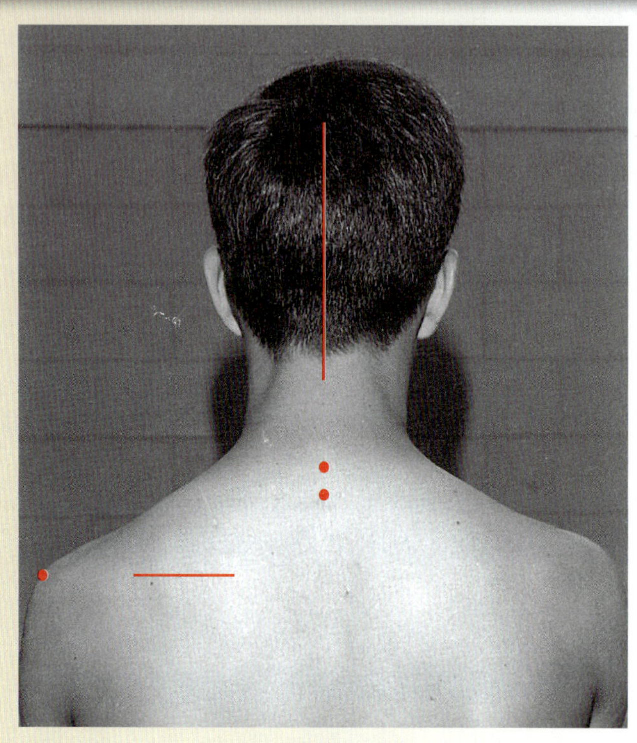

그림 11.12 피검자의 머리와 목뼈의 뒤쪽면은 유니버설 측각기로 옆굽힘을 측정하는데 이용되는 표면해부학 표식점과 경사계로 굽힘과 폄을 측정하는데 이용되는 표면해부학을 보여준다.

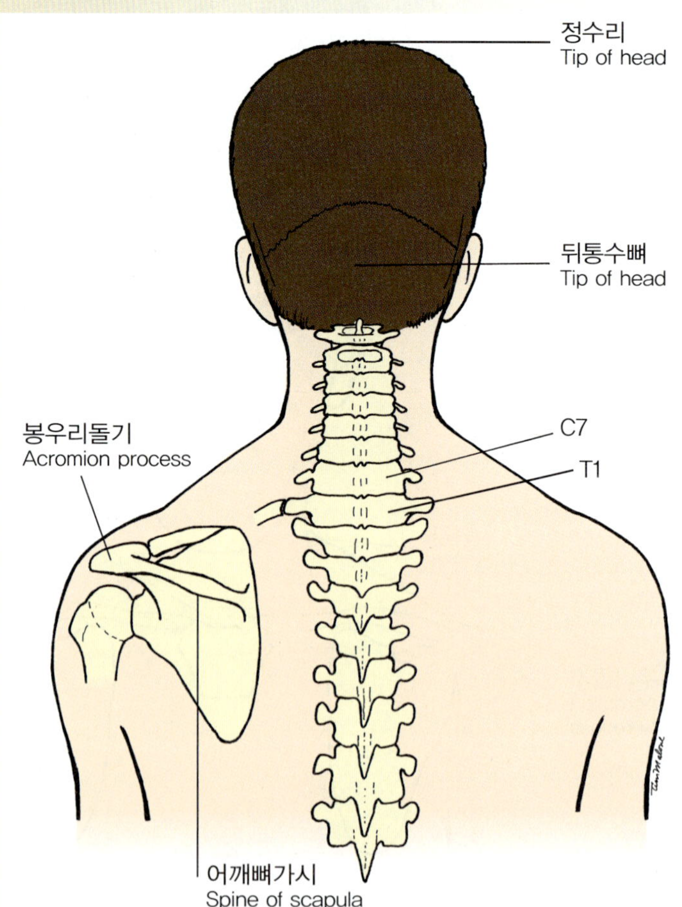

그림 11.13 유니버설 측각기와 C7을 정렬하고, 또 경사계와 T1 가시돌기를 정렬하는데 이용되는 해부학적 뼈표식점

목뼈 굽힘: 유니버설 측각기 (CERVICAL FLEXION: UNIVERSAL GONIOMETER)

굽힘은 안가축을 중심으로 시상면에서 일어난다. 유니버설 측각기로 측정된 성인의 평균 목뼈 굽힘 ROM은 약 40°이다. 정상 값에 대한 부가적인 정보를 알고 싶으면, 연구 소견 단락의 표 11.3에 있는 Youdas 등을 참고하기 바란다.

검사자세 (Testing Position)

피검자는 의자등받이에 등뼈와 허리뼈를 잘 지지하고 앉는다. 이때 양발은 지면바닥에 잘 부착되어야 한다. 양 손이 허벅지 위에 편안하게 놓이도록 어깨를 이완해야 한다. 머리는 돌림과 옆굽힘의 0° 자세를 취한다.

고정 (Stabilization)

검사자세는 고정하는데 도움을 준다. 능동 ROM 동안, 검사자는 등뼈의 앞쪽굽힘을 막기 위해 자유로운 손으로 팔이음뼈나 복장뼈를 고정한다. 수동 ROM을 할 때, 검사자는 양 손을 측정에 이용한다. 이때 만약 부가적인 고정이 필요할 때는 스트랩으로 가슴과 의자등받이를 함께 묶는다.

검사움직임: 수동 ROM (Testing Motion: Passive ROM)

한 손을 피검자의 뒤통수에 대고, 다른 손으로 턱을 잡는다. 머리가 앞쪽으로 움직이도록 부드럽지만 견고하게 피검자의 뒤통수를 민다. 굽힘 ROM이 일어나도록 피검자의 턱을 가슴 쪽으로 당긴다 (그림 11.14). 저항이 느껴질 때 ROM을 중단하고, 부가적인 굽힘 시도는 몸통의 앞쪽굽힘을 일으킨다.

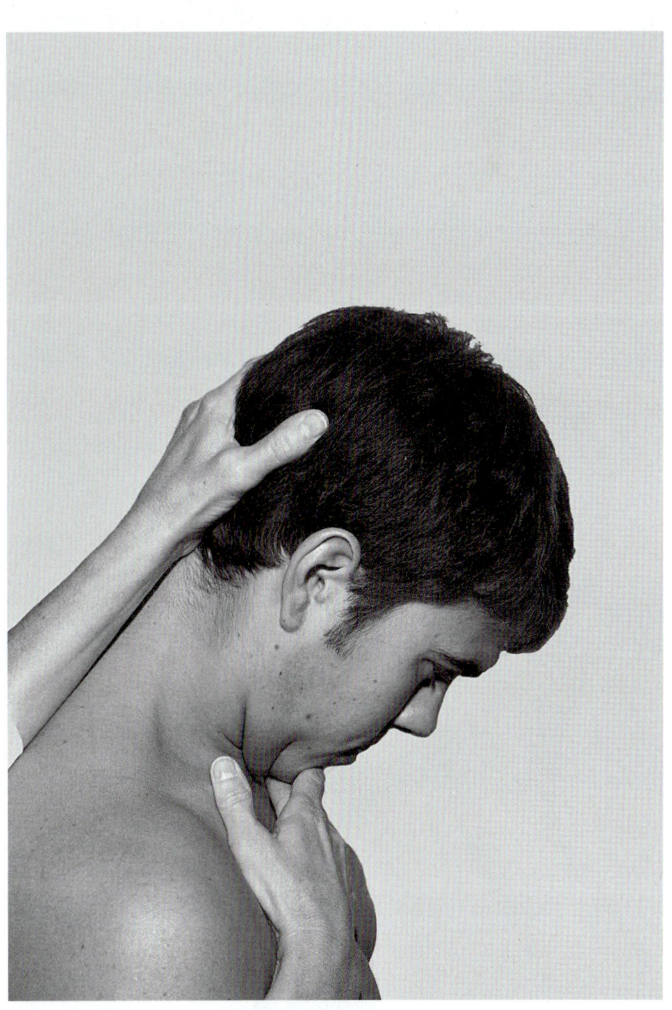

그림 11.14 목뼈 굽힘 ROM의 끝지점.

검사움직임: 능동 ROM (Testing Motion: Active ROM)

피검자에게 저항이 느껴질 때까지 또는 몸통이 앞쪽으로 굽힘하기 시작할 때까지 턱을 가슴 쪽으로 당기고 머리를 앞쪽굽힘하도록 주문한다.

정상 끝느낌 (Normal End-Feel)

끝느낌은 팽팽한 느낌이다. 왜냐하면 뒤쪽 인대 (가시위인대, 가시아래인대, 황색인대, 목덜미인대 등), 척추사이원반 섬유테의 뒤쪽섬유, 후관절의 관절주머니 등의 신장과 목구멍에 대한 턱밑조직의 충돌, 그리고 다음과 같은 근육들 (목엉덩갈비근, 머리가장긴근, 목가장긴근, 위머리빗근, 큰뒤머리곧은근, 작은뒤머리곧은근, 머리반가시근, 목반가시근, 목널판근, 머리널판근, 머리가시근, 목가시근, 위등세모근 등)의 수동장력 때문이다.

측각기 정렬 (Goniometer Alignment)

그림 11.15와 그림 11.16을 참고한다.

1. 측각기의 **중심축**을 귓구멍에 배치한다.
2. 측각기의 **몸쪽팔**을 지면과 수직되게 또는 수평되게 정렬한다.
3. 측각기의 **먼쪽팔**을 콧바닥에 정렬한다.

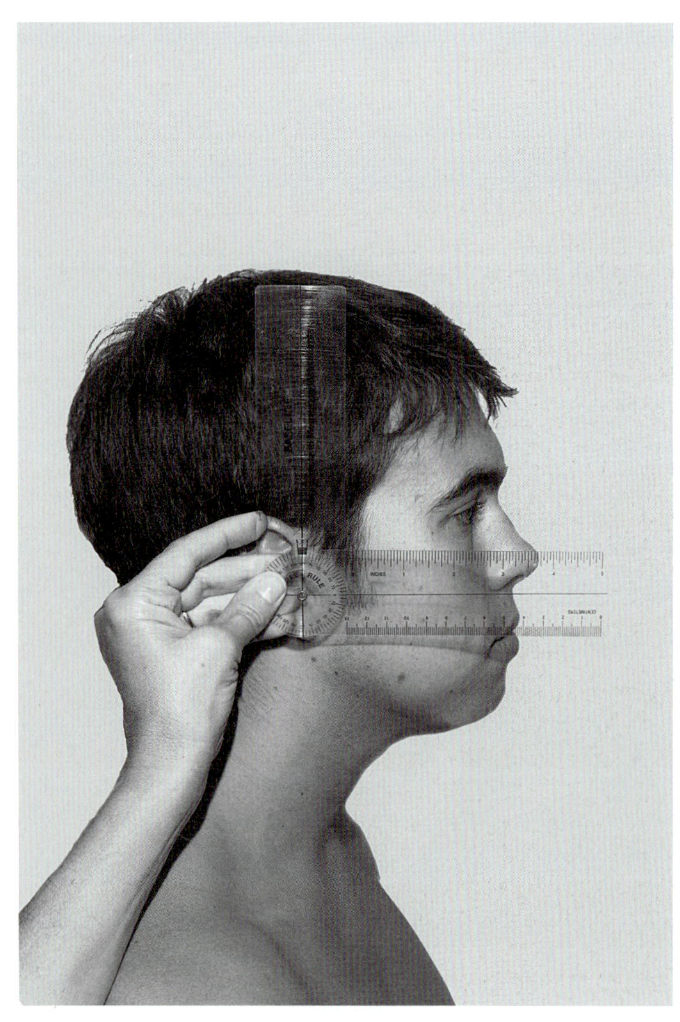

그림 11.15 측각기 몸쪽팔은 지면과 수평되고, 먼쪽팔은 콧바닥에 정렬된다. 목뼈 굽힘 ROM 측정을 위한 이런 0점 시작자세가 측각기의 눈금으로 90°이지만, 읽는 것은 0°로 전환하고 기록한다.

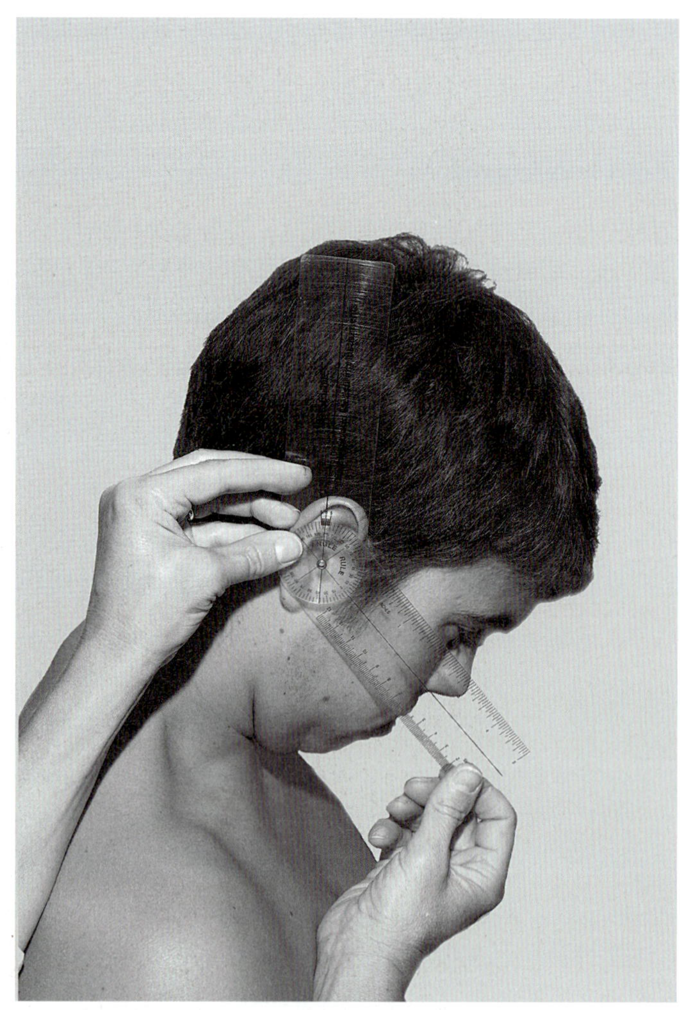

그림 11.16 측각기는 ROM의 끝지점이 135°로 읽혀지지만, 기록은 0~45°로 한다.

목뼈 굽힘: 줄자 (CERVICAL FLEXION: TAPE MEASURE)

14~31세를 대상으로 했을 때 줄자로 측정되는 평균 목뼈 굽힘 ROM은 1.0~4.3 cm이다. 정상 값을 위해 연구 소견 단락의 표 11.2를 참고하기 바라지만, 명심해야 할 것은 연구자들에 의해 사용된 표식점이 여러분이 사용하는 표식점과 동일한 지를 체크할 필요가 있다는 것이다.

몇몇 연구자들은 임상에서 줄자로 측정한 목뼈 ROM의 정확성과 재생산성에 대해 의문을 가지고 있고, 다른 연구자들인 Malmstrom 등과 Alaranta 등은 줄자 방법을 계속 사용하고 있다. 이런 측정 방법은 Koning 등에 의해 재생산성에 문제가 있는 것으로 간주되어 왔고, Whitcroft 등은 정확성이 떨어져서 임상에서 사용하지 않는다고 했다. 모든 임상가들이 다른 측정 수단으로의 접근을 가지고 있지 않기 때문에 우리는 본 단락에 줄자 방법을 포함시켰다. 줄자 사용의 중요한 점은 ROM의 변화를 얻을 수 있도록 반복 측정마다 동일한 표식점을 정확하게 사용하고 표시한다는 점이다.

검사자세 (Testing Position)

피검자는 의자등받이에 등뼈와 허리뼈를 잘 지지하고 앉는다. 이때 양발은 지면바닥에 잘 부착되어야 한다. 양 손이 허벅지 위에 편안하게 놓이도록 어깨를 이완해야 한다. 머리는 돌림과 옆굽힘의 0° 자세를 취한다.

고정 (Stabilization)

검사자세는 고정하는데 도움을 준다. 능동 ROM 동안, 검사자는 등뼈의 앞쪽굽힘을 막기 위해 자유로운 손으로 팔이음뼈나 복장뼈를 고정한다. 수동 ROM을 할 때, 검사자는 양 손을 측정에 이용한다. 이때 만약 부가적인 고정이 필요할 때는 스트랩으로 가슴과 의자등받이를 함께 묶는다.

검사움직임: 수동 ROM (Testing Motion: Passive ROM)

한 손을 피검자의 뒤통수에 대고, 다른 손으로 턱을 잡는다. 머리가 앞쪽으로 움직이도록 부럽지만 견고하게 피검자의 뒤통수를 민다. 굽힘 ROM이 일어나도록 피검자의 턱을 가슴 쪽으로 당긴다 (그림 11.14 참고). 저항이 느껴질 때 ROM을 중단하고, 부가적인 굽힘 시도는 몸통의 앞쪽굽힘을 일으킨다.

검사움직임: 능동 ROM (Testing Motion: Active ROM)

저항이 느껴지거나 몸통의 앞쪽힘이 일어나기 시작할 때까지 피검자에게 턱을 가슴 쪽으로 당기고 머리를 앞쪽으로 굽힘하도록 주문한다.

측각기 정렬 (Goniometer Alignment)

1. 시작 검사자세에서는, 피부 표시 연필을 이용하여 다음 표식점을 표시한다: 복장뼈패임의 아래쪽 가장자리와 턱끝의 중간지점
2. ROM 끝지점에서는, **턱끝** 표시점과 **복장뼈패임**의 아래쪽 가장자리 표시점 사이의 거리를 측정한다. 굽힘하는 동안 입을 다물도록 지시한다 (그림 11.17).

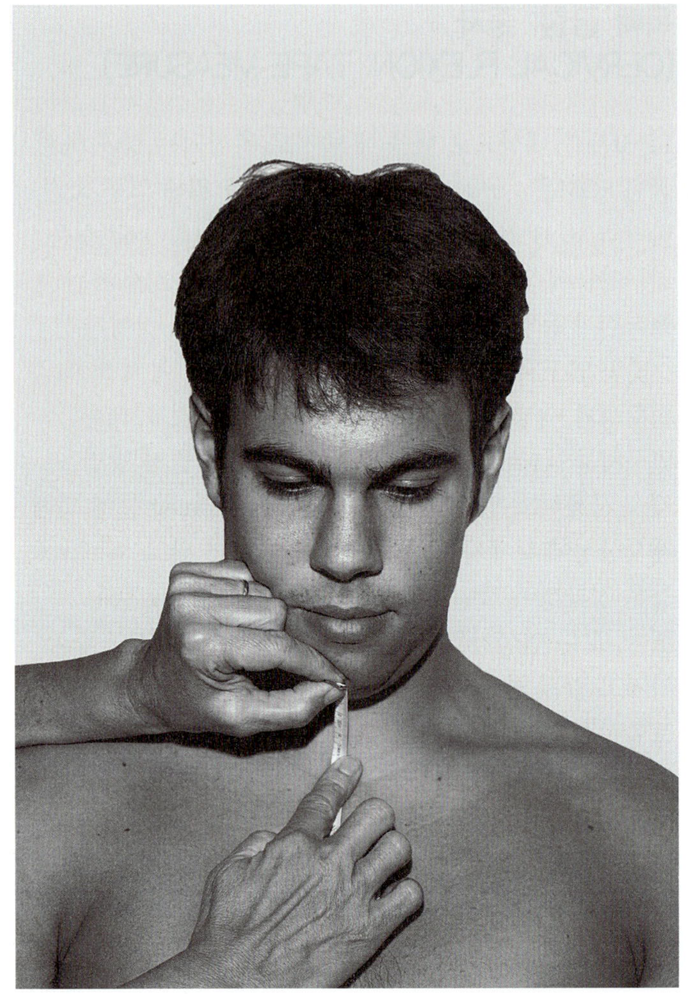

그림 11.17 검사자는 목뼈 굽힘인 턱끝과 복장뼈패임까지의 거리를 측정하기 위해 줄자를 사용한다.

목뼈 굽힘: 이중 경사계 (CERVICAL FLEXION: DOUBLE INCLINOMETERS)

미국의사협회의 Guides to the Evaluation of Permanent Impairment 5판은 목뼈 손상을 결정하기 위해 이중 경사계의 사용을 권장했다. 그러나 보다 최근 판인 6판(2008년)에서는 경사계를 이용한 ROM 측정을 더 이상 권장하지 않지만, 피검자의 임상적 진전을 모니터하는데 경사계의 사용을 지지하고 있다. 이중 경사계나 단일 경사계는 상대적으로 쉽게 사용할 수 있다. 다음 단락에서 설명될 단일 경사계는 좋은 신뢰도와 타당도를 보였다(연구 소견 단락을 참고하기 바란다). 이중 경사계의 사용에 대한 부가적인 연구가 필요할 것이다. 이중 경사계로 측정된 성인의 정상 목뼈 굽힘의 ROM 값은 약 50°였다.

검사자세 (Testing Position)

피검자는 의자등받이에 등뼈와 허리뼈를 잘 지지하고 앉는다. 이때 양발은 지면바닥에 잘 부착되어야 한다. 양 손이 허벅지 위에 편안하게 놓이도록 어깨를 이완해야 한다. 머리는 돌림과 옆굽힘의 0° 자세를 취한다.

고정 (Stabilization)

검사자세는 고정하는데 도움을 준다. 능동 ROM 동안, 검사자는 등뼈의 앞쪽굽힘을 막기 위해 자유로운 손으로 팔이음뼈나 복장뼈를 고정한다. 수동 ROM을 할 때, 검사자는 양 손을 측정에 이용한다. 이때 부가적인 고정이 필요할 때는 스트랩으로 가슴과 의자등받이를 함께 묶는다.

검사움직임: 능동 ROM (Testing Motion: Active ROM)

등뼈를 곧게 유지하면서, 턱을 당기고 머리를 앞쪽굽힘하도록 피검자에게 주문한다.

정상 끝느낌 (Normal End-Feel)

목뼈 굽힘: 유니버설 측각기를 참고하기 바란다.

이중 경사계 정렬 (Double Inclinometer Alignment)

피검자에 2개의 경사계가 배치되고, 측정을 시작하기 전에 경사계의 눈금은 0°에 맞춰져야 한다. 경사계를 0°에 맞추기 위해서는, 버블이나 포인트가 0의 눈금에 가도록 다이얼을 조절해야 한다.

1. **1개의 경사계**를 T1 가시돌기 바로 위에 배치하고, 눈금을 0°에 맞춘다 (그림 11.18). 검사자는 움직이는 내내 경사계를 척추뼈에 견고하게 접촉시켜야 한다.
2. **두 번째 경사계**를 정수리에 견고하게 배치하고, 눈금을 0°에 맞춘다. 검사자는 움직이는 내내 경사계를 정수리에 견고하게 접촉시켜야 한다.
3. 운동의 끝지점에서는, 각 경사계의 다이얼에 있는 눈금을 읽는다. ROM은 2개 경사계에서 읽히는 눈금 사이의 차이값이다 (그림 11.19).

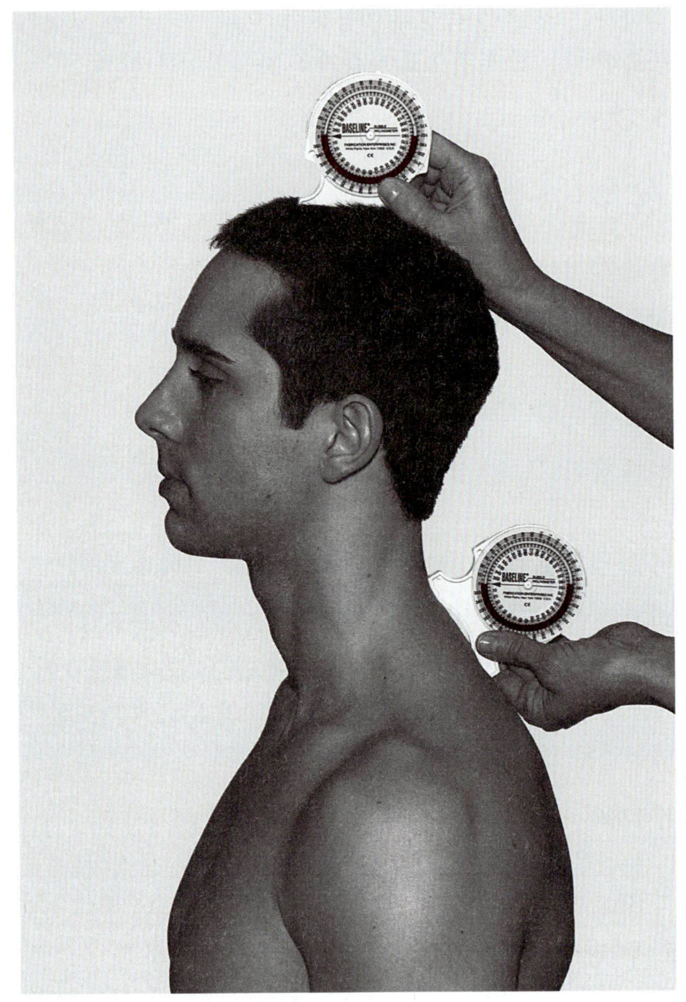

그림 11.18 목뼈 굽힘 ROM 측정을 위한 시작자세에서의 이중 경사계 배치. 아래쪽 경사계는 T1 가시돌기 위에 배치된다. 체액 경사계의 액체에 잘 집중하도록 사진에 적색 칼라를 첨가했다.

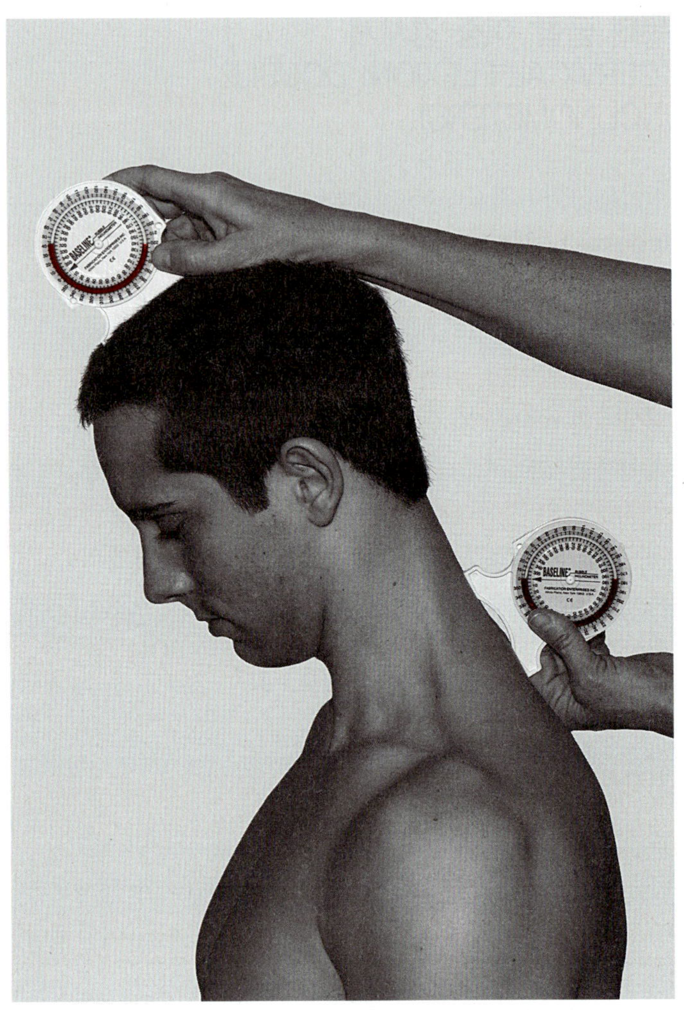

그림 11.19 목뼈 ROM의 끝지점에 배치된 이중 경사계의 정렬.

목뼈 굽힘: 단일 경사계 (CERVICAL FLEXION: SINGLE INCLINOMETER)

단일 경사계를 이용한 여러 자료에서 나온 굽힘 ROM 측정의 값은 57~90°였다. 부가적인 정상 값에 대한 정보를 알고 싶으면, 연구 소견 단락의 표 11.3을 참고하기 바란다. 머리에 스트랩으로 부착된 Myrin single inclinometer로 이루어진 측정을 포함하고 있다.

검사자세 (Testing Position)

피검자는 의자등받이에 등뼈와 허리뼈를 잘 지지하고 앉는다. 이때 양발은 지면바닥에 잘 부착되어야 한다. 양 손이 허벅지 위에 편안하게 놓이도록 어깨를 이완해야 한다. 머리는 돌림과 옆굽힘의 0° 자세를 취한다.

고정 (Stabilization)

검사자세는 고정하는데 도움을 준다. 능동 ROM 동안, 검사자는 등뼈의 앞쪽굽힘을 막기 위해 자유로운 손으로 팔이음뼈나 복장뼈를 고정한다. 수동 ROM을 할 때, 검사자는 양 손을 측정에 이용한다. 이때 만약 부가적인 고정이 필요할 때는 스트랩으로 가슴과 의자등받이를 함께 묶는다.

검사움직임: 능동 ROM (Testing Motion: Active ROM)

등뼈를 곧게 유지하면서, 턱을 당기고 머리를 앞쪽굽힘하도록 피검자에게 지시한다.

정상 끝느낌 (Normal End-Feel)

목뼈 굽힘: 유니버설 측각기를 참고하기 바란다.

단일 경사계 정렬 (Single Inclinometer Alignment)

1. 1개의 경사계를 정수리에 견고하게 배치하고, 눈금을 0°에 맞춘다. 검사자는 움직이는 내내 경사계를 정수리에 견고하게 접촉시켜야 한다.
2. 운동의 끝지점에서는, 경사계의 다이얼에 있는 눈금을 읽고 기록한다 (그림 11.21).

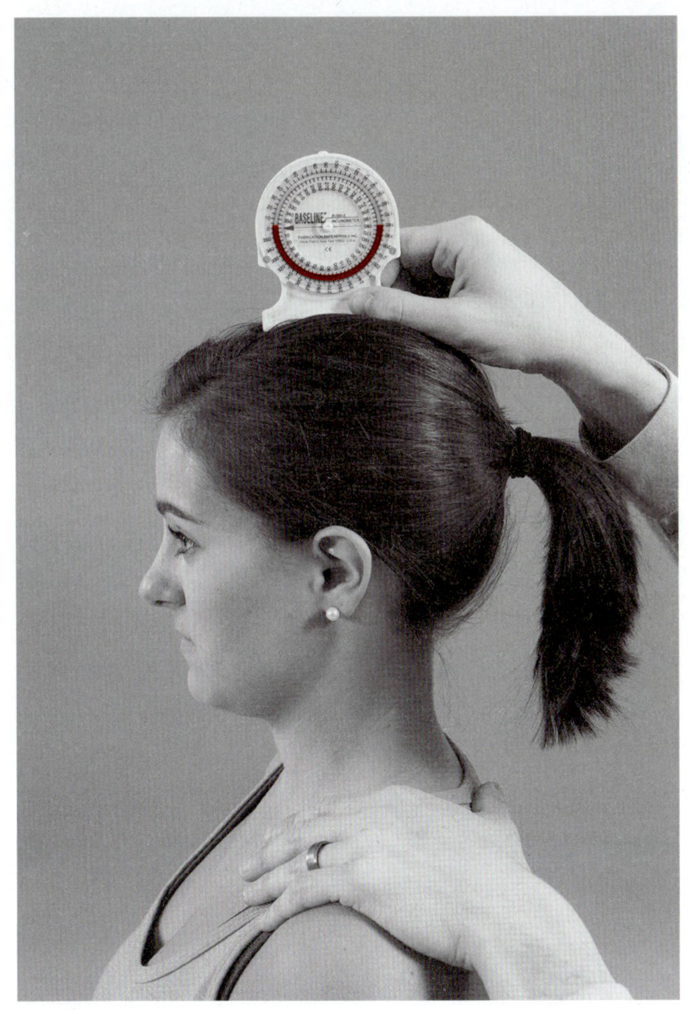

그림 11.20 목뼈 굽힘 ROM 측정을 위한 시작자세에서의 단일 경사계 배치. 피검자는 앉은 자세를 취한다. 경사계를 정수리에 배치하고, 체액이 0°에 맞춰지도록 다이얼을 돌린다.

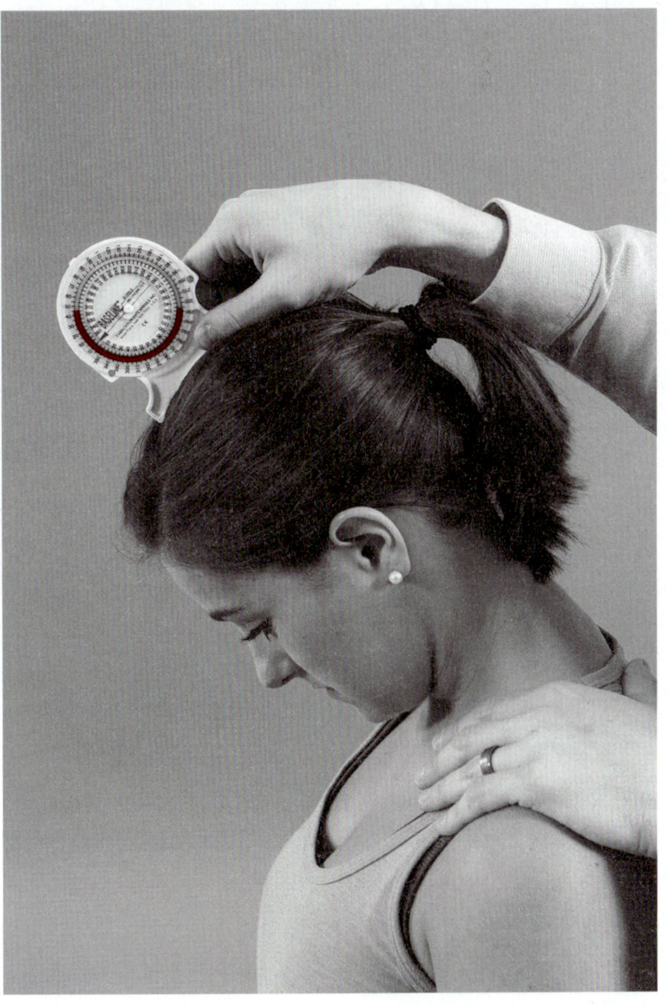

그림 11.21 가슴쪽으로 목을 앞쪽굽힘하도록 피검자에게 주문한다. 가능하면 턱을 가슴 가까이로 가져가서 유지한다. 움직임 동안 척추와 몸통은 고정되어야 한다. 경사계는 ROM 내내 머리에 견고하게 고정되어야 한다.

목뼈 굽힘: CROM 장비 (CERVICAL FLEXION: CERVICAL RANGE OF MOTION DEVICE)

CROM 장비로 측정된 평균 굽힘 ROM은 11~19세에서 64°이고, 80~89세 집단에서는 40°였다. 연령과 성별에 따른 부가적인 굽힘 ROM 값을 원한다면, 연구 소견 단락의 표 11.1에 있는 Tousignant등을 참고하기 바란다; 표 11.3에 있는 Youdas 등을 참고하기 바란다. 표 11.6의 완전 사이클 굽힘–폄 ROM을 위해서는 Nilsson 등을 참고하기 바란다.

측정을 하기 전에 CROM 장비에 익숙해져야 한다. CROM은 2개 중력 경사계와 나침반 경사계를 지지하는 머리 장치로 이루어졌다. 1개의 중력 경사계는 머리 측면에서 시상면상으로 배치되고, 굽힘과 폄을 측정하는데 이용된다. 다른 중력 경사계는 이마면 위에서 이마면 상으로 배치되고, 옆굽힘을 측정하는데 이용된다. 나침반 경사계는 중력 바늘을 가지고 있고, 정수리 위에서 가로면상에 배치되고, 돌림을 측정하는데 이용된다. 나침반 경사계를 사용할 때 목 장치에는 2개의 강한 자석이 들어 있고, 목을 둘러서 배치되며, 정확성을 확보하기 위해 이용된다.

검사자세 (Testing Position)

피검자는 등받이가 수직된 의자에 앉는다. 이때 등받이에 등의 중간부위가 접촉되어야 한다. 이때 양발은 지면바닥에 잘 부착되어야 한다. 양 손이 허벅지 위에 편안하게 놓이도록 어깨를 이완해야 한다.

고정 (Stabilization)

검사자세는 고정하는데 도움을 준다. 능동 ROM 동안, 검사자는 등뼈의 앞쪽굽힘을 막기 위해 자유로운 손으로 팔이음뼈나 복장뼈를 고정한다. 수동 ROM을 할 때, 검사자는 양 손을 측정에 이용한다. 이때 만약 부가적인 고정이 필요할 때는 등뼈를 고정하고, 움직임에 대한 영향을 막아 사이클 위해 스트랩으로 가슴과 의자등받이를 함께 묶는다.

목뼈 CROM 장비의 정렬 (CROM Device Alignment)

1. CROM 장비를 피검자의 머리와 코 위에 조심스럽게 배치하고, 벨크로의 끈으로 피검자의 뒤통수를 가로질러 단단히 부착한다 (그림 11.22). 장비는 프리사이즈이고, 그것은 검사자가 좋은 피트를 얻는데 상대적으로 쉽다.
2. 머리 측면에 놓인 경사계가 0°의 눈금에 맞춰지도록 머리를 위치시키고, 양쪽 귀, 양쪽 귓불 및 양쪽 귓구멍이 수평을 이루는지, 그리고 입과 턱이 수직으로 정렬되는지를 체크해야 한다.
3. 움직임 끝지점에서, 머리 측면에 놓인 경사계 다이얼을 읽고, 읽은 눈금을 기록한다.

검사움직임: 수동 ROM (Testing Motion: Passive ROM)

굽힘 ROM 동안 머리가 앞쪽과 아래쪽으로 움직이도록 부럽지만 견고하게 피검자의 뒤통수를 민다 (그림 11.23). 움직임의 끝지점에서, 머리쪽의 경사계 다이얼을 읽고, 읽은 눈금을 기록한다.

검사움직임: 능동 ROM (Testing Motion: Active ROM)

등뼈를 곧게 유지하면서, 턱을 당기고 머리를 앞쪽굽힘하도록 피검자에게 지시한다.

정상 끝느낌 (Normal End-Feel)

목뼈 굽힘: 유니버설 측각기를 참고하기 바란다.

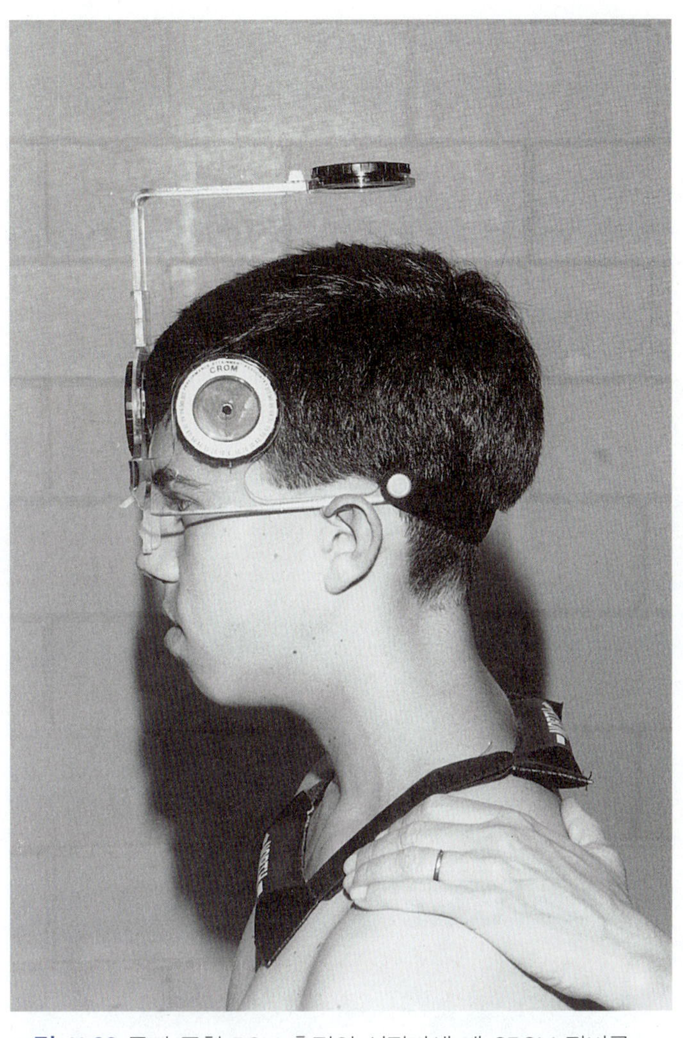

그림 11.22 목뼈 굽힘 ROM 측정의 시작자세 때 CROM 장비를 피검자의 머리에 배치한다. 2개의 강한 자석이 들어 있는 목 장치(neck piece)를 목을 둘러 배치한다. 머리 측면에 배치된 중력 경사계의 다이얼은 0°눈금에 위치되어야 한다.

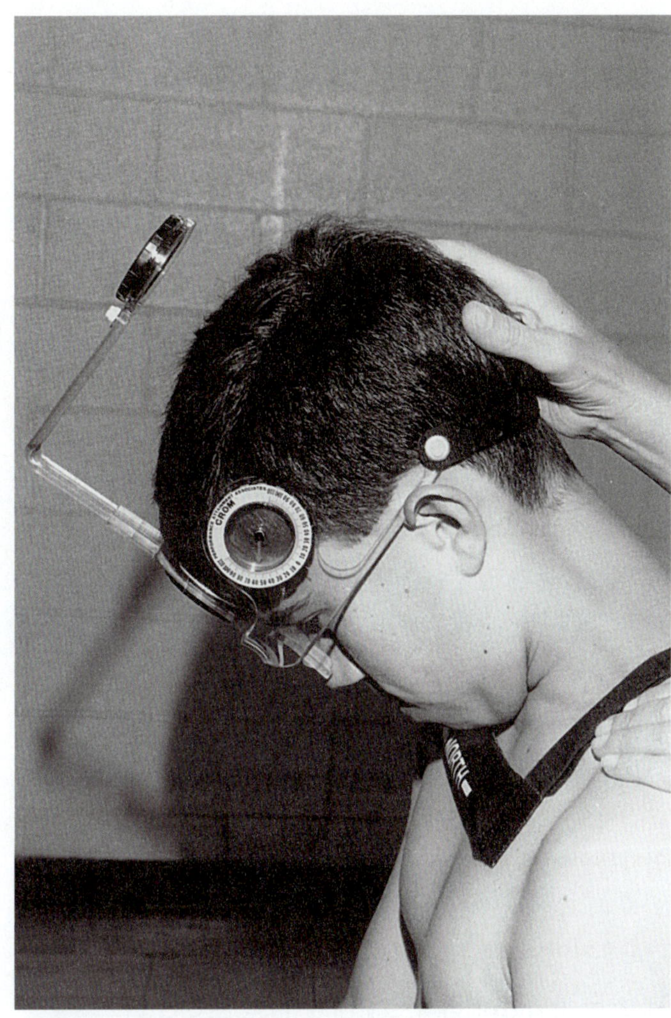

그림 11.23 검사자는 한 손으로 몸통을 고정하고, 다른 손으로 굽힘 ROM의 끝지점을 유지시킨다.

목뼈 폄: 유니버설 측각기 (CERVICAL EXTENSION: UNIVERSAL GONIOMETER)

폄은 안가축을 중심으로 시상면에서 일어난다. 유니버설 측각기로 측정된 성인의 평균 목뼈 폄 ROM은 약 50°이다. 정상 값에 대한 부가적인 정보를 알고 싶으면, 연구 소견 단락의 표 11.1에 있는 Youdas 등을 참고하기 바란다.

검사자세 (Testing Position)

피검자는 의자등받이에 등뼈와 허리뼈를 잘 지지하고 앉는다. 이때 양발은 지면바닥에 잘 부착되어야 한다. 머리는 돌림과 옆굽힘의 0°자세를 취한다.

고정 (Stabilization)

검사자는 등뼈와 허리뼈의 폄을 막기 위해 자유로운 손으로 팔이음뼈나 가슴을 고정한다. 대개 고정은 피검자의 협력과 의자등받이를 통해 달성된다. 가슴과 의자등받이를 묶는 스트랩이 필요할 수도 있다.

검사움직임: 수동 ROM (Testing Motion: Passive ROM)

한 손을 피검자의 뒤통수에 대고, 다른 손으로 턱을 잡는다. 폄 ROM을 하기 위해 부드럽지만 견고하게 피검자의 뒤통수를 민다 (그림 11.24). 저항이 느껴질 때 ROM을 중단하고, 부가적인 폄의 시도는 몸통의 폄을 일으킨다.

검사움직임: 능동 ROM (Testing Motion: Active ROM)

머리의 중립위에서 시작하고, 피검자에게 턱을 들어올리도록 주문하고, 그 다음 위쪽을 쳐다보고 몸통을 움직이지 않는 범위내에서 가능하면 많이 머리를 뒤쪽으로 움직이도록 주문한다. 피검자는 어깨를 움직이거나 의자등받이를 압박하는 양을 변화시켜서는 안 된다.

정상 끝느낌 (Normal End-Feel)

끝느낌은 팽팽한 느낌이다. 왜냐하면 앞세로인대, 척추사이원반 섬유테의 앞쪽섬유, 후관절의 관절주머니, 그리고 다음과 같은 근육의 수동 긴장 때문이다: 목빗근, 머리긴근, 목긴근, 앞머리곧은근, 앞목갈비근 등. 극단적인 폄은 가시돌기간의 충돌에 의해 제한된다.

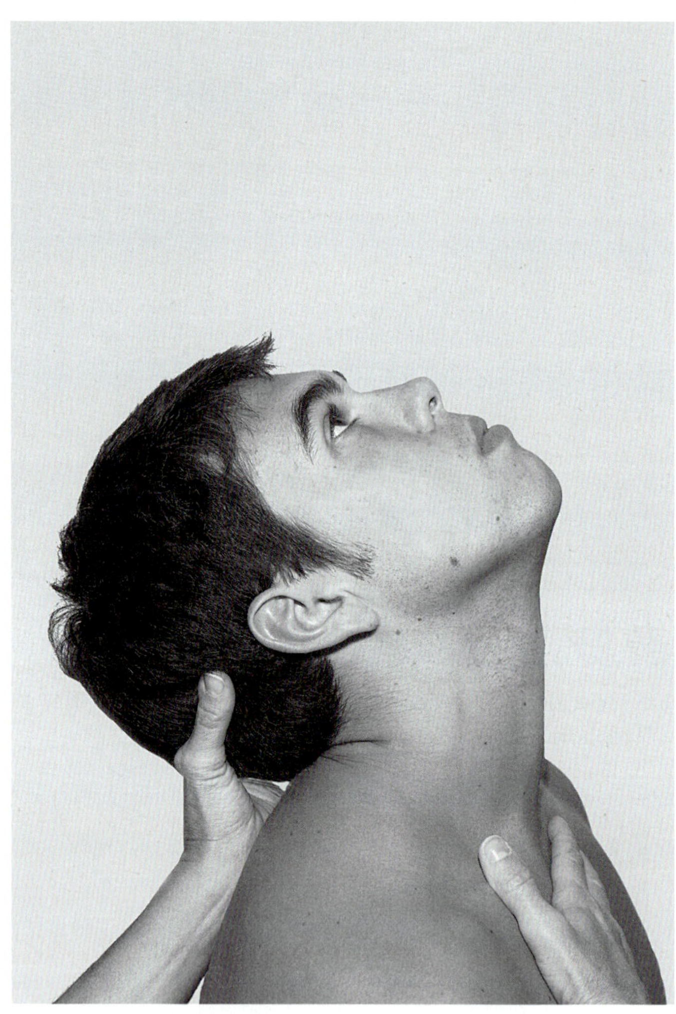

그림 11.24 목뼈 폄 ROM의 끝지점. 검사자는 피검자의 뒤통수를 잡아줌으로써 목뼈의 돌림과 옆굽힘을 막는데 도움을 준다.

측각기 정렬 (Goniometer Alignment)

그림 11.25와 그림 11.26을 참고한다.

1. 측각기의 **중심축**을 귓구멍에 배치한다.
2. 측각기의 **몸쪽팔**을 지면과 수직되게 또는 수평되게 정렬한다.
3. 측각기의 **먼쪽팔**을 콧바닥에 정렬한다.

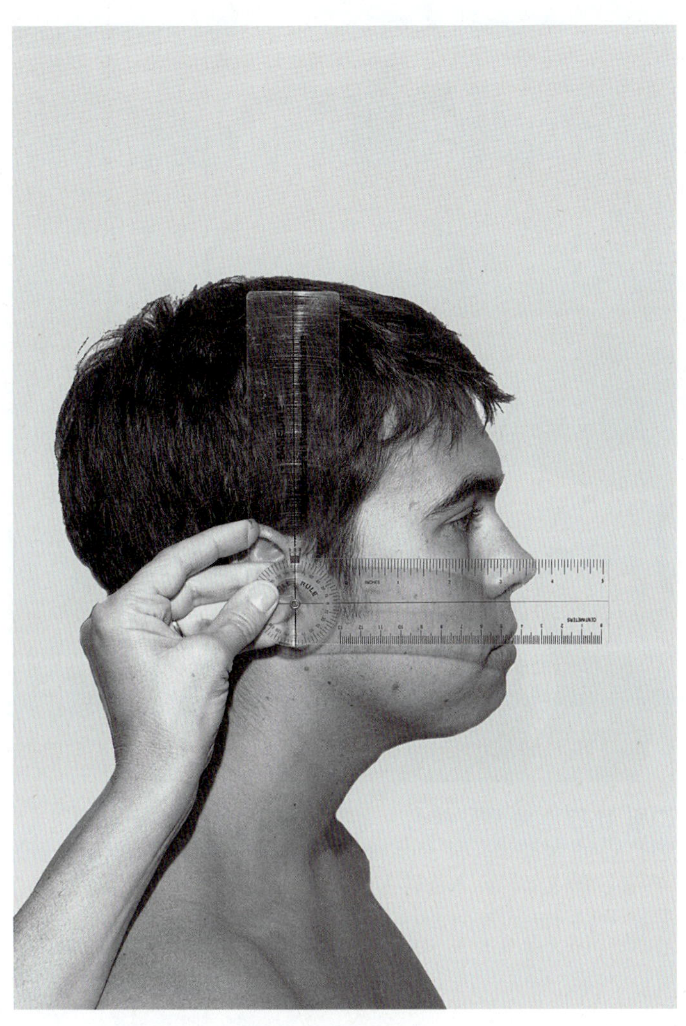

그림 11.25 목뼈 폄 ROM을 위한 0점 시작자세일 때, 측각기의 눈금은 90°이지만, 이 눈금은 0°로 읽히고, 기록한다.

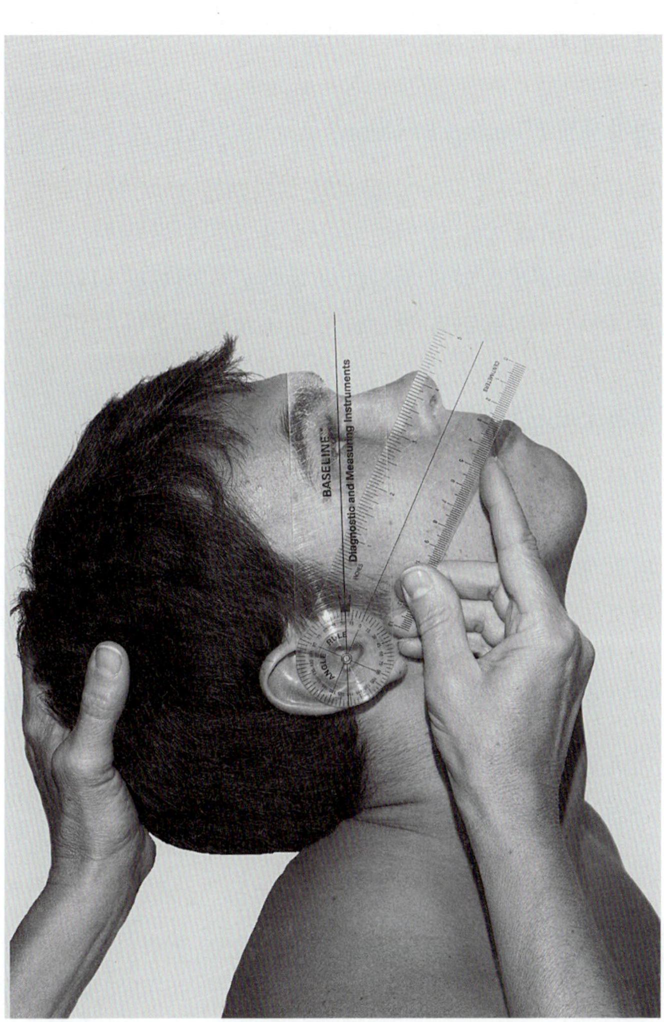

그림 11.26 목뼈 폄 ROM의 끝지점에서, 검사자는 측각기 몸쪽팔의 수직 정렬을 유지하고, 귓구멍 바닥과 먼쪽팔을 유지한다.

목뼈 폄: 줄자 (CERVICAL EXTENSION: TAPE MEASURE)

줄자로 측정되는 성인 목뼈 폄의 평균 ROM은 18.5~22.4 cm이다. 부가적인 정보를 위해서 연구 소견 단락의 표 11.2를 참고하기 바란다.

검사자세 (Testing Position)

피검자는 의자등받이에 등뼈와 허리뼈를 잘 지지하고 앉는다. 이때 양발은 지면바닥에 잘 부착되어야 한다. 양 손이 허벅지 위에 편안하게 놓이도록 어깨를 이완해야 한다. 머리는 돌림과 옆굽힘의 0° 자세를 취한다.

고정 (Stabilization)

검사자는 등뼈와 허리뼈의 폄을 막기 위해 자유로운 손으로 팔이음뼈나 가슴을 고정한다. 대개 고정은 피검자의 협력과 의자등받이를 통해 달성된다. 가슴과 의자등받이를 묶는 스트랩이 필요할 수도 있다.

검사움직임: 능동 ROM (Testing Motion: Active ROM)

머리의 중립위에서 시작하고, 피검자에게 턱을 들어올리도록 주문하고, 그 다음 위쪽을 쳐다보고 몸통을 움직이지 않는 범위내에서 가능하면 많이 머리를 뒤쪽으로 움직이도록 주문한다. 피검자는 어깨를 움직이거나 의자등받이를 압박하는 양을 변화시켜서는 안 된다.

정상 끝느낌 (Normal End-Feel)

목뼈 폄: 유니버설 측각기를 참고하기 바란다.

줄자 측정 (Tape Measure Alignment)

1. 시작 검사자세에서는, 피부 표시 연필을 이용하여 다음 표식점을 표시한다: 복장뼈패임의 아래쪽 가장자리와 턱끝의 중간지점
2. ROM 끝지점에서는, **턱끝** 표시점과 **복장뼈패임**의 아래쪽 가장자리 표시점 사이의 거리를 측정한다. 굽힘하는 동안 입을 다물도록 지시한다 (그림 11.27).

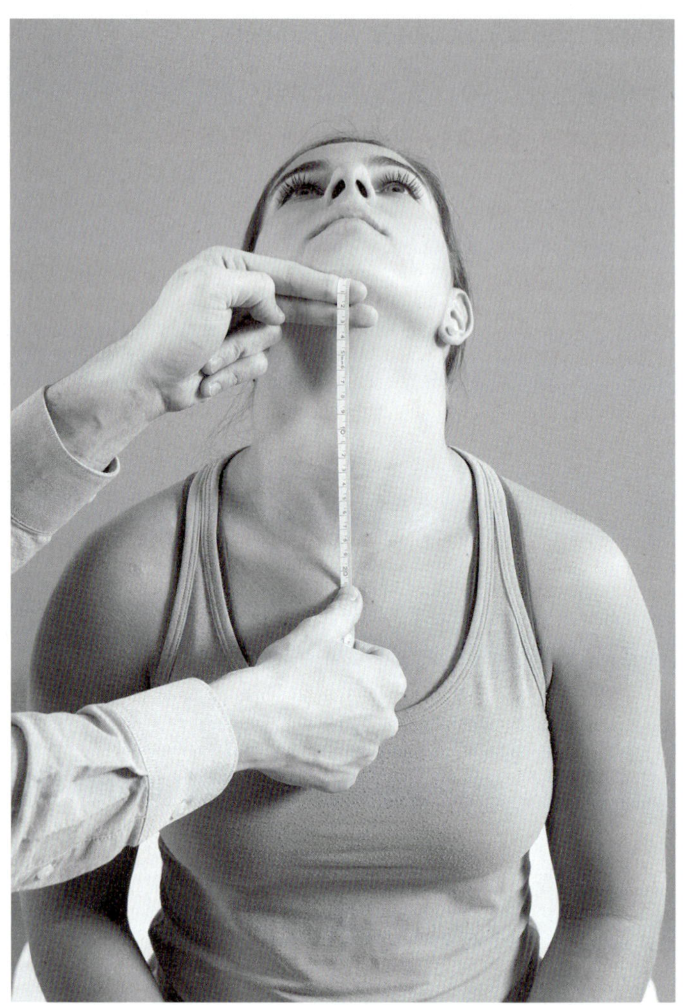

그림 11.27 목뼈 폄을 측정하기 위해 줄자를 사용할 때, 줄자의 한쪽 끝을 피검자의 턱 끝에 배치하고, 다른 쪽 끝을 복장뼈패임 부위에 배치한다 두 기준점 사이의 거리를 측정한다. 측정하는 동안 피검자는 입을 다물어야 한다.

목뼈 폄: 이중 경사계 (CERVICAL EXTENSION: DOUBLE INCLINOMETERS)

검사자세 (Testing Position)

피검자는 의자등받이에 등뼈와 허리뼈를 잘 지지하고 앉는다. 이때 양발은 지면바닥에 잘 부착되어야 한다. 양 손이 허벅지 위에 편안하게 놓이도록 어깨를 이완해야 한다. 머리는 돌림과 옆굽힘의 0° 자세를 취한다.

고정 (Stabilization)

검사자는 등뼈와 허리뼈의 폄을 막기 위해 자유로운 손으로 팔이음뼈나 가슴을 고정한다. 대개 고정은 피검자의 협력과 의자등받이를 통해 달성된다. 가슴과 의자등받이를 묶는 스트랩이 필요할 수도 있다.

검사움직임: 능동 ROM (Testing Motion: Active ROM)

등뼈를 곧게 유지하면서, 머리를 폄하도록 피검자에게 지시한다.

정상 끝느낌 (Normal End-Feel)

목뼈 폄: 유니버설 측각기를 참고하기 바란다.

이중 경사계 정렬 (Double Inclinometer Alignment)

1. **1개의 경사계**를 어깨뼈가시나 T1의 가쪽에 배치하고, 눈금이 0°이 되도록 다이얼을 맞춘다 (만약 경사계가 T1에 배치된다면, 완전한 폄시 뒤통수와 경사계가 접촉될 수 있다).
2. **두 번째 경사계**를 정수리에 견고하게 배치하고, 눈금을 0°에 맞춘다 (그림 11.28).
3. 운동의 끝지점에서는, 각 경사계의 다이얼에 있는 눈금을 읽는다. ROM은 2개 경사계에서 읽히는 눈금 사이의 차이값이다 (그림 11.29).

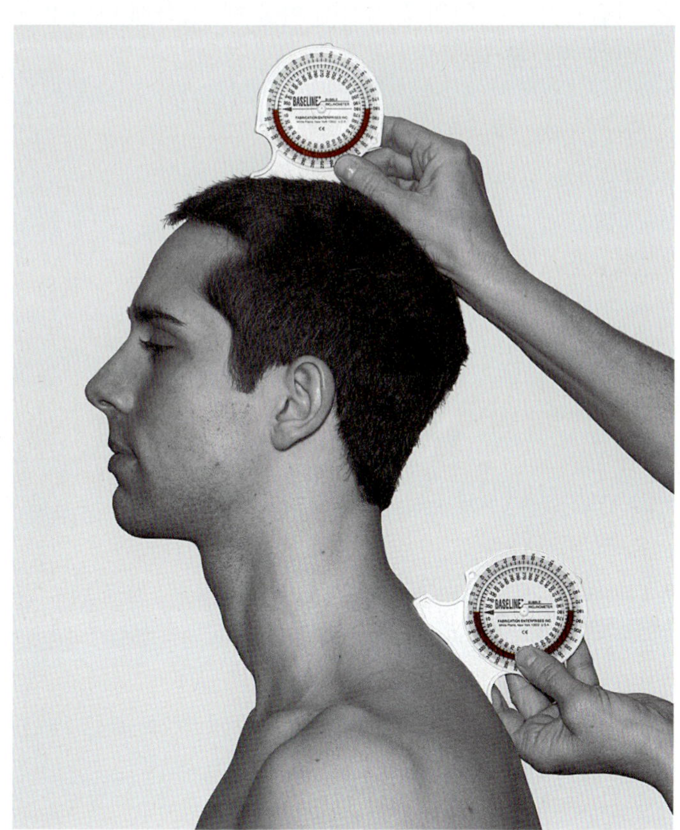

그림 11.28 목뼈 폄 ROM 측정을 위한 시작자세에서의 이중 경사계 배치. 검사자는 움직임을 하기 전에 양쪽 경사계의 눈금을 0°로 맞춘다.

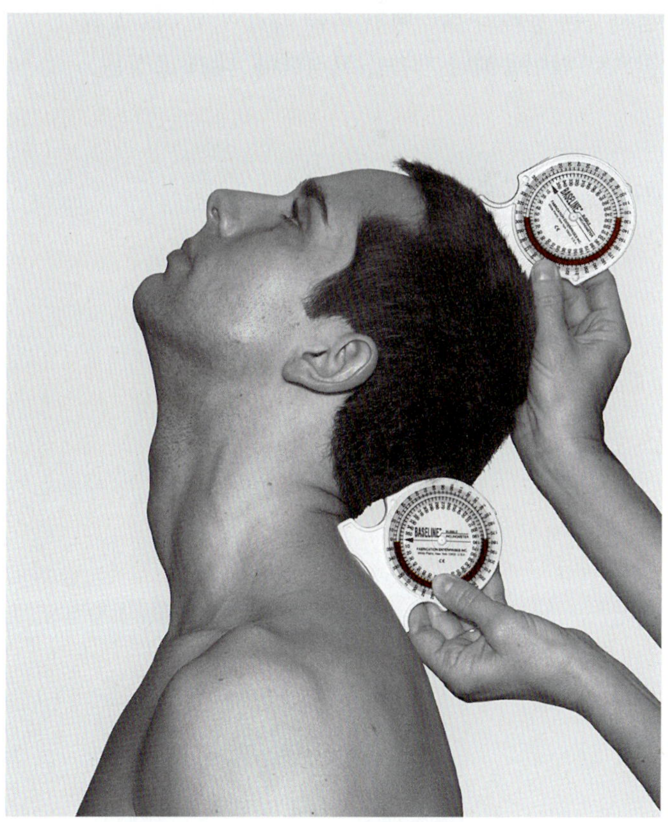

그림 11.29 목뼈 폄 ROM의 끝지점에 배치된 이중 경사계의 정렬

목뼈 폄: 단일 경사계 (CERVICAL EXTENSION: SINGLE INCLINOMETER)

Pringle에 따르면, 단일 경사계로 측정된 성인의 평균 목뼈 폄 ROM은 51°였다. Myrin single inclinometer를 이용해 측정한 Balogen 등과 Malmstrom 등에 따르면, 목뼈 폄 ROM은 64~67°였다. Myrin single inclinometer를 이용한 ROM에 대한 부가적인 정보를 알고 싶으면, 연구 소견 단락의 표 11.1을 참고하기 바란다.

검사자세 (Testing Position)

피검자는 의자등받이에 등뼈와 허리뼈를 잘 지지하고 앉는다. 이때 양발은 지면바닥에 잘 부착되어야 한다. 양 손이 허벅지 위에 편안하게 놓이도록 어깨를 이완해야 한다. 머리는 돌림과 옆굽힘의 0° 자세를 취한다.

고정 (Stabilization)

검사자는 등뼈와 허리뼈의 폄을 막기 위해 자유로운 손으로 팔이음뼈나 가슴을 고정한다. 대개 고정은 피검자의 협력과 의자등받이를 통해 달성된다. 가슴과 의자등받이를 묶는 스트랩이 필요할 수도 있다.

검사움직임: 능동 ROM (Testing Motion: Active ROM)

등뼈를 곧게 유지하면서, 머리를 펌하도록 피검자에게 지시한다.

정상 끝느낌 (Normal End-Feel)

목뼈 폄: 유니버설 측각기를 참고하기 바란다.

단일 경사계 정렬 (Single Inclinometer Alignment)

1. 1개의 경사계를 정수리에 견고하게 배치하고, 눈금을 0°에 맞춘다. 검사자는 움직이는 내내 경사계를 정수리에 견고하게 접촉시켜야 한다 (그림 11.30).
2. 피검자에게 먼저 턱을 들어올리도록 지시하고, 그 다음, 몸통을 움직이지 않고 머리를 뒤쪽으로 가능하면 많이 움직이도록 지시한다 (그림 11.31).
3. 피검자가 움직임의 끝지점에 이를 때, 경사계 다이얼에 대한 정보를 읽는다.

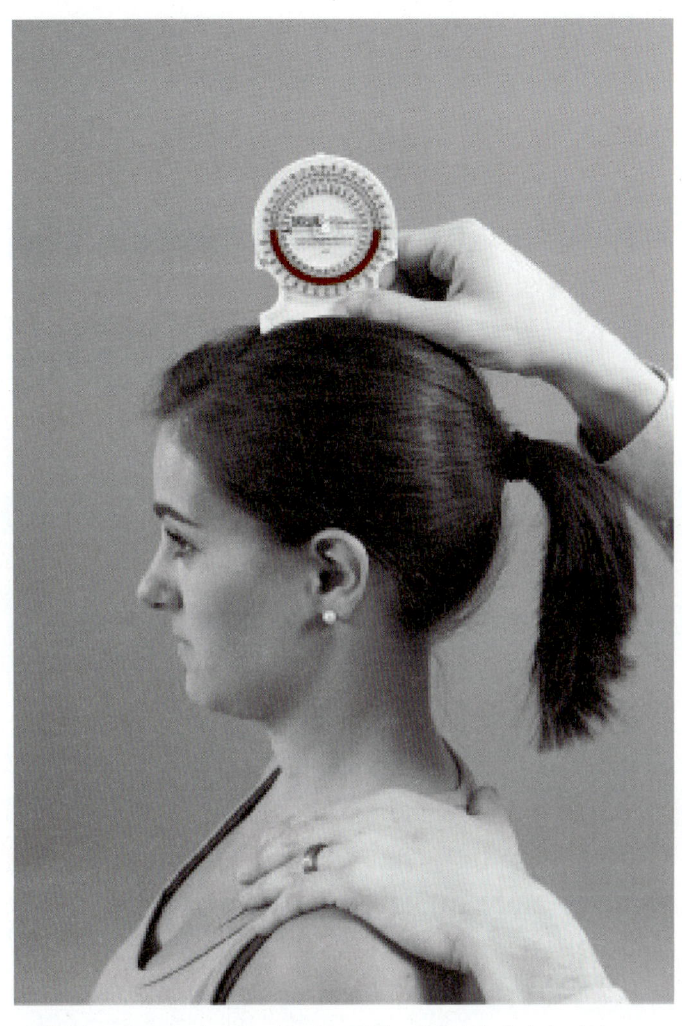

그림 11.30 목뼈 폄 ROM 측정을 위한 시작자세에서의 단일 경사계 배치. 피검자는 앉은 자세를 취하고, 경사계를 정수리에 배치한다. 체액이 0°에 맞춰지도록 다이얼을 돌린다.

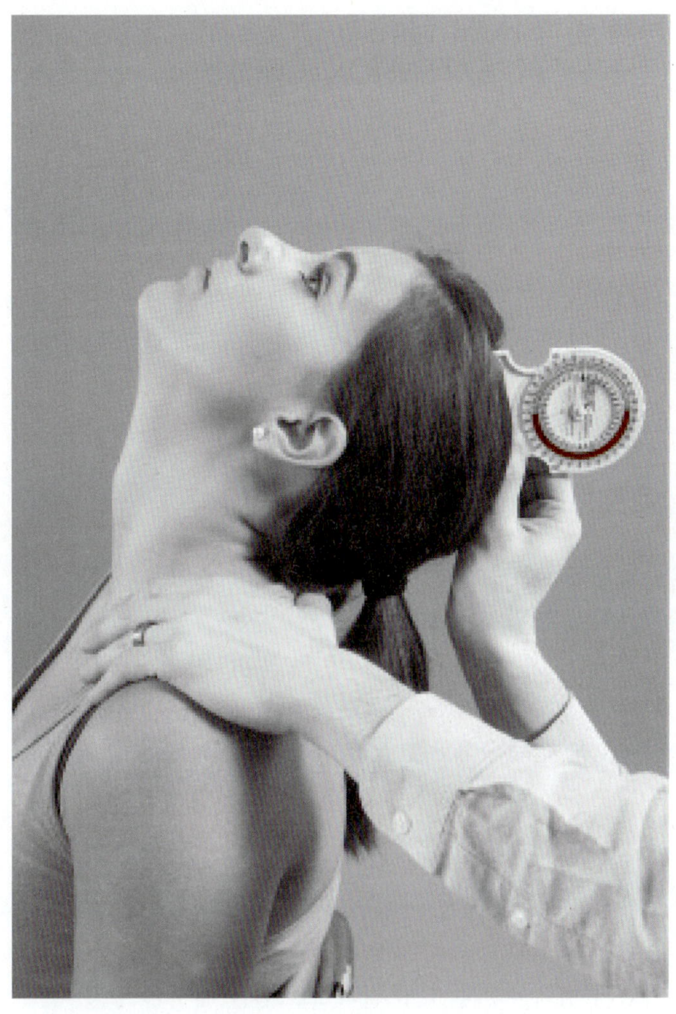

그림 11.31 뒤통수가 가능하면 윗등에 닿도록 피검자에게 머리를 뒤쪽으로 움직이도록 주문하면서, 경사계를 견고하게 잡는다. 각도는 경사계의 체액에 의해 표현된다.

목뼈 폄: CROM 장비 (CERVICAL EXTENSION: CROM)

CROM 장비로 측정된 평균 굽힘 ROM은 남성 11-19세에서 86°이고, 남성 80-89세 집단에서는 49°였다. 연령과 성별에 따른 부가적인 폄 ROM 값을 원한다면, 연구 소견 단락의 표 11.1에 있는 Tousignant 등을 참고하기 바란다; 표 11.4와 표 11.5에 있는 Youdas 등을 참고하기 바란다. 표 11.6의 완전 사이클 굽힘–폄 ROM을 위해서는 Nilsson 등을 참고하기 바란다.

검사자세 (Testing Position)

피검자는 등받이가 수직된 의자에 앉아야 한다. 이때 등받이에 등의 중간부위가 접촉되어야 한다. 이때 양발은 지면바닥에 잘 부착되어야 한다. 양 손이 허벅지 위에 편안하게 놓이도록 어깨를 이완해야 한다. 머리를 수평으로 이루어야 하고, 응시를 똑바로 하고, 입과 턱은 수직으로 정렬되고, 양쪽 눈은 수평으로 정렬되어야 한다.

고정 (Stabilization)

등뼈를 고정하고 움직임에 영향을 주는 것을 막기 위해, 가슴과 양쪽 어깨를 가로질러 스트랩을 배치할 수 있다.

검사움직임: 수동 ROM (Testing Motion: Passive ROM)

폄 ROM 동안 피검자의 머리가 뒤쪽과 아래쪽으로 가이드한다.

검사움직임: 능동 ROM (Testing Motion: Active ROM)

피검자에게 턱을 위로 들어올리도록 주문하고, 그 다음, 저항이 느껴질 때까지 가능하면 많이 머리를 뒤쪽으로 많이 움직이도록 주문한다.

정상 끝느낌 (Normal End-Feel)

목뼈 폄: 유니버설 측각기를 참고하기 바란다.

목뼈 CROM 장비의 정렬 (CROM Device Alignment)

1. 코장치가 콧등 위에 배치되도록 그리고 뒤통수를 가로질러 벨크로가 잘 맞춰지도록 조심스럽게 CROM 장비를 피검자의 머리에 배치한다 (그림 11.32).
2. 머리 측면에 놓인 중력 경사계가 0°의 눈금에 맞춰지도록 머리를 위치시킨다.
3. 움직임 끝지점에서, 머리 측면에 위치한 경사계 다이얼을 읽고, 읽은 눈금을 기록한다 (그림 11.33).

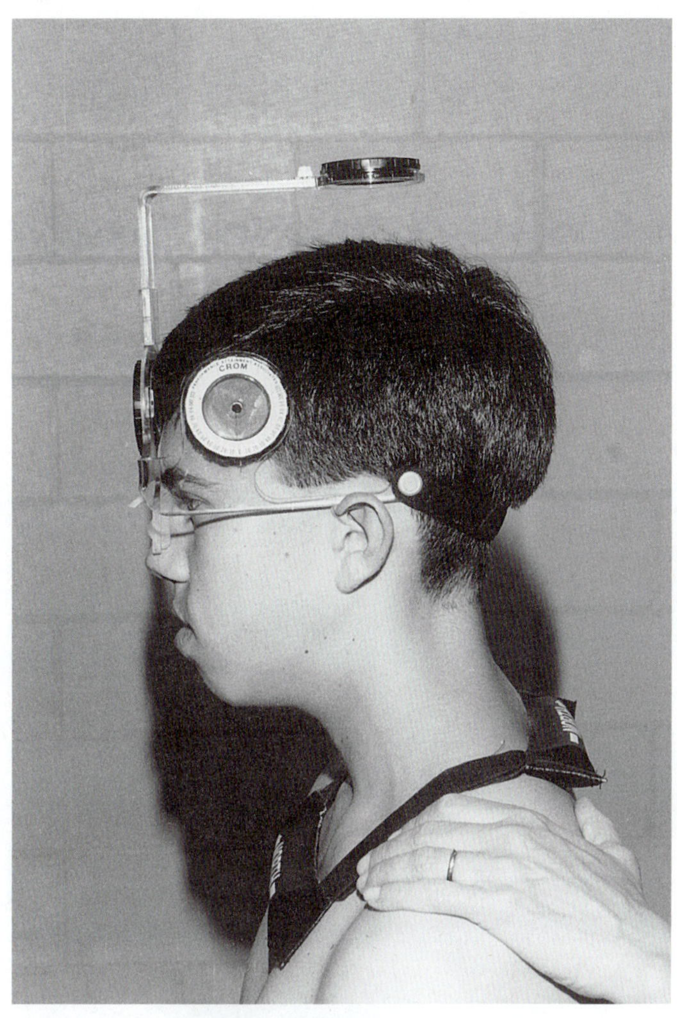

그림 11.32 목뼈 폄 ROM 측정의 시작자세 때 CROM 장비를 피검자의 머리에 배치한다. 움직임을 시작하기 전에, 머리의 측면에 배치된 중력 경사계를 0°로 맞춘다.

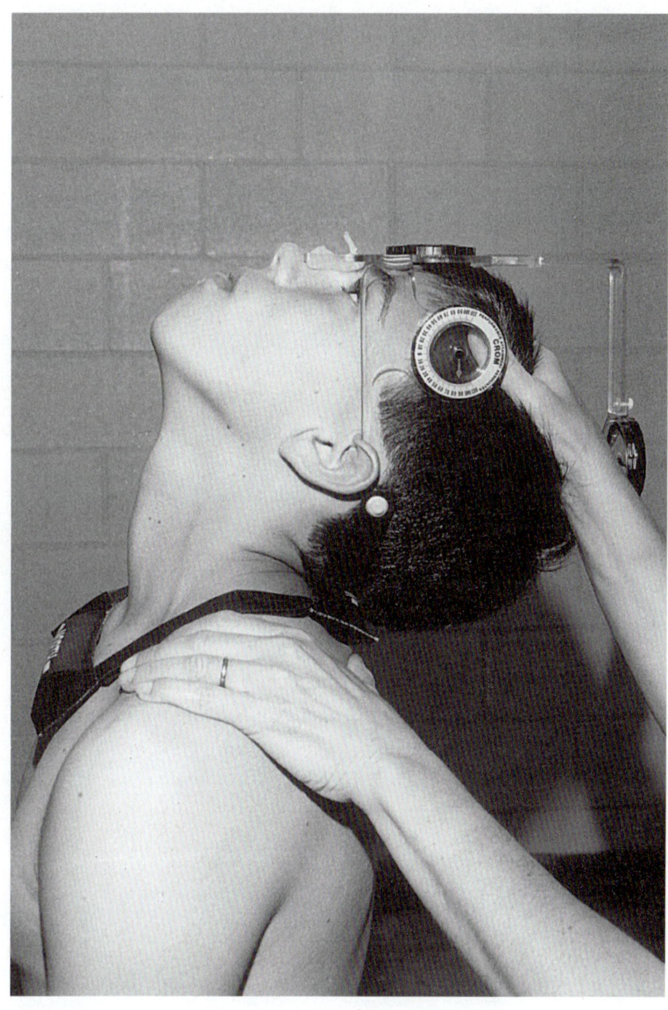

그림 11.33 목뼈 폄 ROM 측정의 끝지점에서, 검사자는 한손으로 몸통을 고정하고, 다른 손을 정수리에 배치하고, ROM 끝지점을 유지한다.

목뼈 옆굽힘: 유니버설 측각기 (CERVICAL LATERAL FLEXION: UNIVERSAL GONIOMETER)

옆굽힘은 앞뒤축을 중심으로 이마면에서 일어난다. 유니버설 측각기로 측정했을 때 성인의 평균 목뼈 옆굽힘 ROM의 값은 22°였다. 부가적인 정상 ROM 값에 대한 연구 소견 단락의 표 11.1에 있는 Youdas 등을 참고하기 바란다.

검사자세 (Testing Position)

피검자는 의자등받이에 등뼈와 허리뼈를 잘 지지하고 앉는다. 이때 양발은 지면바닥에 잘 부착되어야 한다. 양 손이 허벅지 위에 편안하게 놓이도록 어깨를 이완해야 한다. 머리는 돌림과 옆굽힘의 0° 자세를 취한다. 목뼈는 굽힘, 폄 및 돌림이 0° 자세를 취한다.

고정 (Stabilization)

허리뼈와 등뼈의 옆굽힘을 방지하기 위해 팔이음뼈와 가슴을 고정한다.

검사움직임: 수동 ROM (Testing Motion: Passive ROM)

정수리와 머리 측면 (움직임 방향과 반대되는 쪽)을 잡는다. 머리를 어깨쪽으로 움직인다. 움직이는 동안 머리가 돌림, 앞쪽굽힘 및 폄되지 않도록 한다 (그림 11.34). 저항이 느껴질 때 움직임을 끝내고, 부가적인 움직임을 일으키는 시도는 몸통의 옆굽힘을 초래한다.

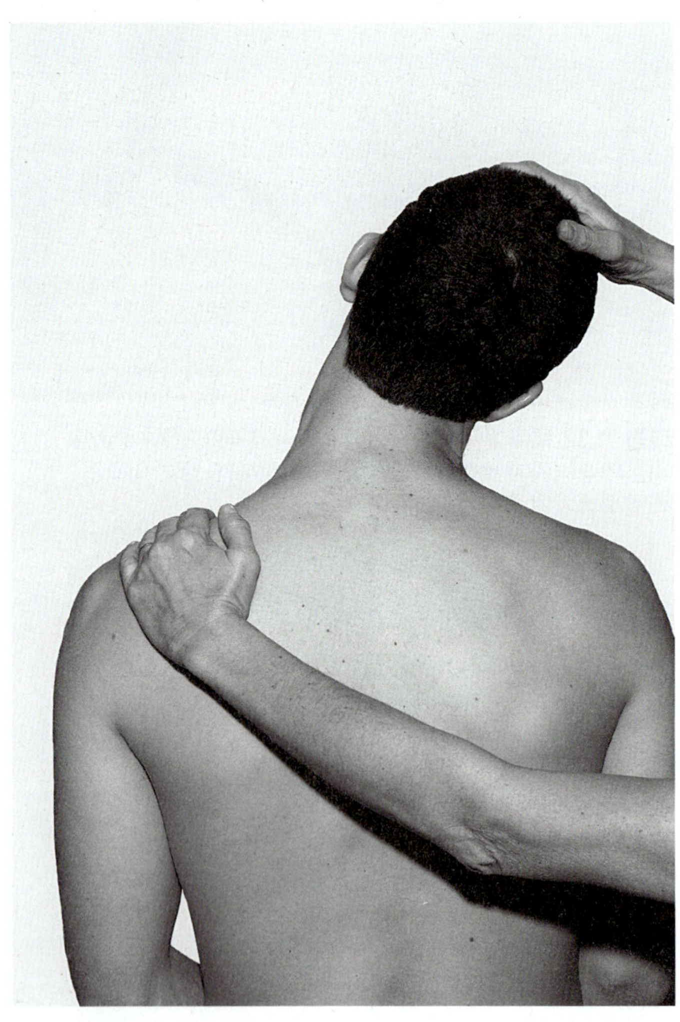

그림 11.34 목뼈 옆굽힘 ROM의 끝지점. 검사자는 등뼈와 허리뼈의 옆굽힘을 방지하기 위해 손으로 피검자의 왼쪽 어깨를 잡는다. 검사자는 다른 손으로 피검자의 머리를 가쪽으로 당김으로써 목뼈 옆굽힘을 유지한다.

검사움직임: 능동 ROM (Testing Motion: Active ROM)

움직이는 동안 머리가 돌림, 앞쪽 움직임 및 폄이 일어나지 않도록 하고, 귀가 어깨에 닿도록 피검자는 움직인다.

정상 끝느낌 (Normal End-Feel)

끝느낌은 팽팽한 느낌이다. 왜냐하면 가로사이인대와 가쪽 섬유테 섬유, 다음과 같은 반대쪽 근육의 수동 긴장 때문이다: 목긴근, 앞목갈비근, 그리고 목빗근.

측각기 정렬 (Goniometer Alignment)

그림 11.35와 그림 11.36을 참고한다.

1. 측각기의 **중심축**을 C7의 가시돌기에 놓는다.
2. 측각기의 **몸쪽팔**을 지면과 수직되도록 등뼈 가시돌기에 정렬한다.
3. 뒤통수뼈융기를 기준점으로 하여, 측각기의 **먼쪽팔**을 머리의 등쪽면 중간선에 정렬한다.

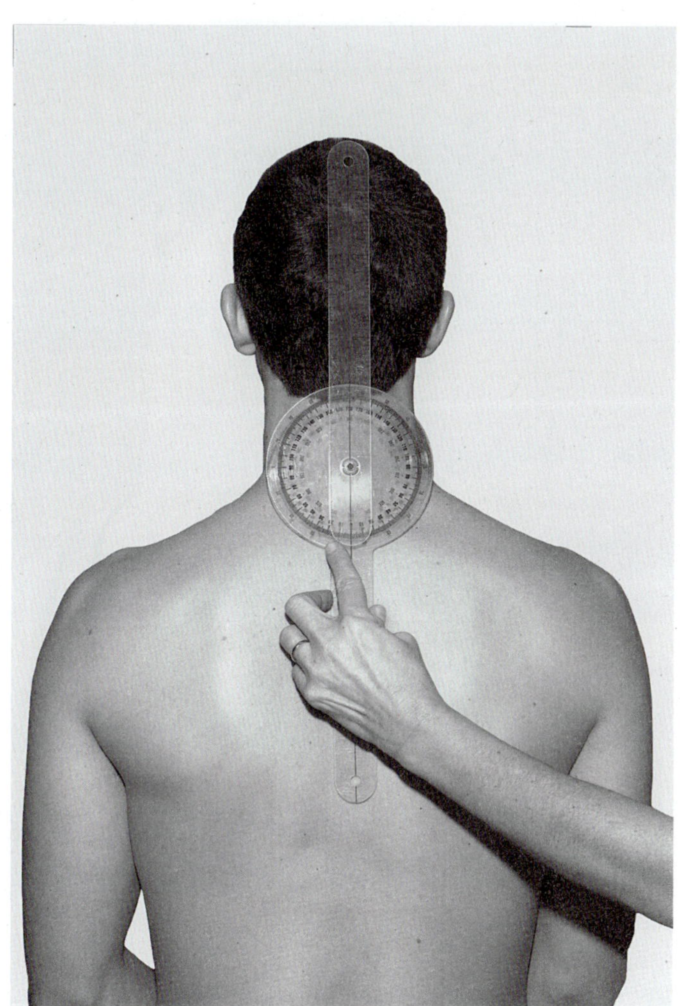

그림 11.35 목뼈 옆굽힘 ROM 측정의 시작자세 때, 측각기 몸쪽팔을 바닥과 수직으로 정렬한다.

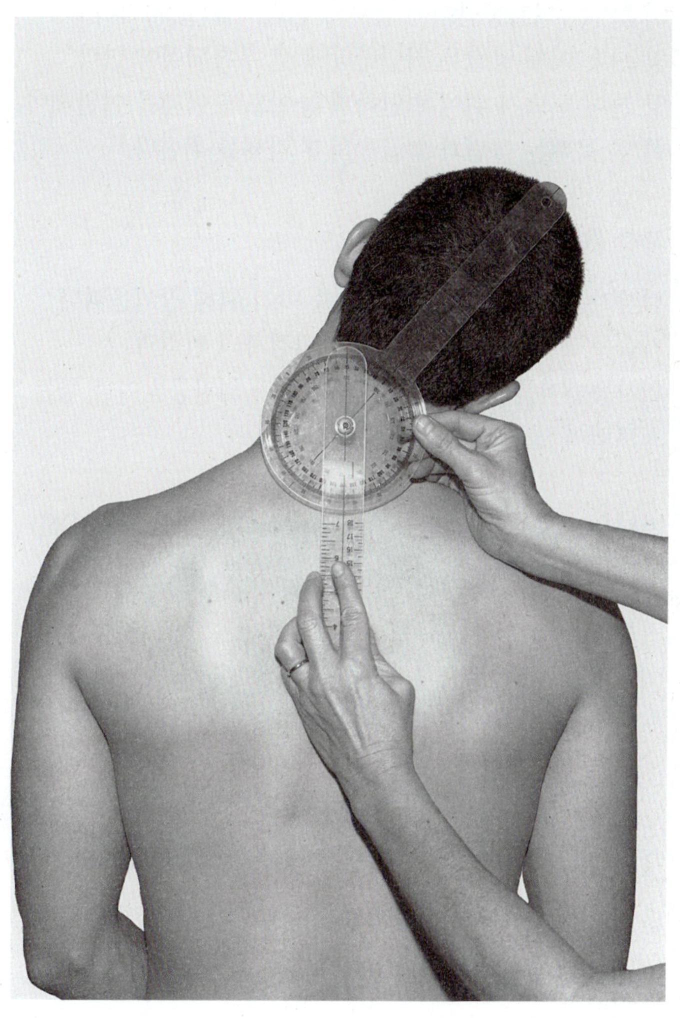

그림 11.36 목뼈 옆굽힘 ROM 측정의 끝지점에서, 검사자는 측각기의 몸쪽팔을 그대로 유지한다.

목뼈 옆굽힘: 줄자 (CERVICAL LATERAL FLEXION: TAPE MEASURE)

14~31세의 피검자를 줄자로 측정한 목뼈 옆굽힘의 평균 ROM은 11~13 cm였다. 정상 ROM 값에 대한 부가적인 정보를 알고 싶으면, 연구 소견 단락의 표 11.2을 참고하기 바란다.

검사자세 (Testing Position)

피검자는 의자등받이에 등뼈와 허리뼈를 잘 지지하고 앉는다. 이때 양발은 지면바닥에 잘 부착되어야 한다. 양 손이 허벅지 위에 편안하게 놓이도록 어깨를 이완해야 한다. 목뼈는 돌림과 옆굽힘의 0° 자세를 취한다.

고정 (Stabilization)

검사자는 등뼈와 허리뼈의 폄을 막기 위해 팔이음뼈나 가슴을 고정한다. 대개 고정은 피검자의 협력과 의자등받이를 통해 달성된다. 가슴과 의자등받이를 묶는 스트랩이 필요할 수도 있다.

검사움직임: 수동 ROM (Testing Motion: Passive ROM)

정수리와 머리 측면 (움직임 방향과 반대되는 쪽)을 잡는다. 머리를 어깨 쪽으로 움직인다. 움직이는 동안 머리가 돌림, 앞쪽굽힘 및 폄되지 않도록 한다. 저항이 느껴질 때 움직임을 끝내고, 부가적인 움직임을 일으키는 시도는 옆굽힘을 초래한다.

검사움직임: 능동 ROM (Testing Motion: Active ROM)

움직이는 동안 머리가 돌림, 앞쪽 움직임 및 폄이 일어나지 않도록 하고, 귀가 어깨에 닿도록 피검자는 움직인다.

정상 끝느낌 (Normal End-Feel)

목뼈 옆굽힘: 유니버설 측각기를 참고하기 바란다.

줄자 측정 (Tape Measure Alignment)

피검자의 꼭지돌기와 봉우리돌기의 가쪽끝에 표시를 하기 위해 피부 표시 연필을 이용한다. 목뼈 옆굽힘 ROM의 끝지점에서, 위 두 지점 사이의 거리를 측정한다 (그림 11.37).

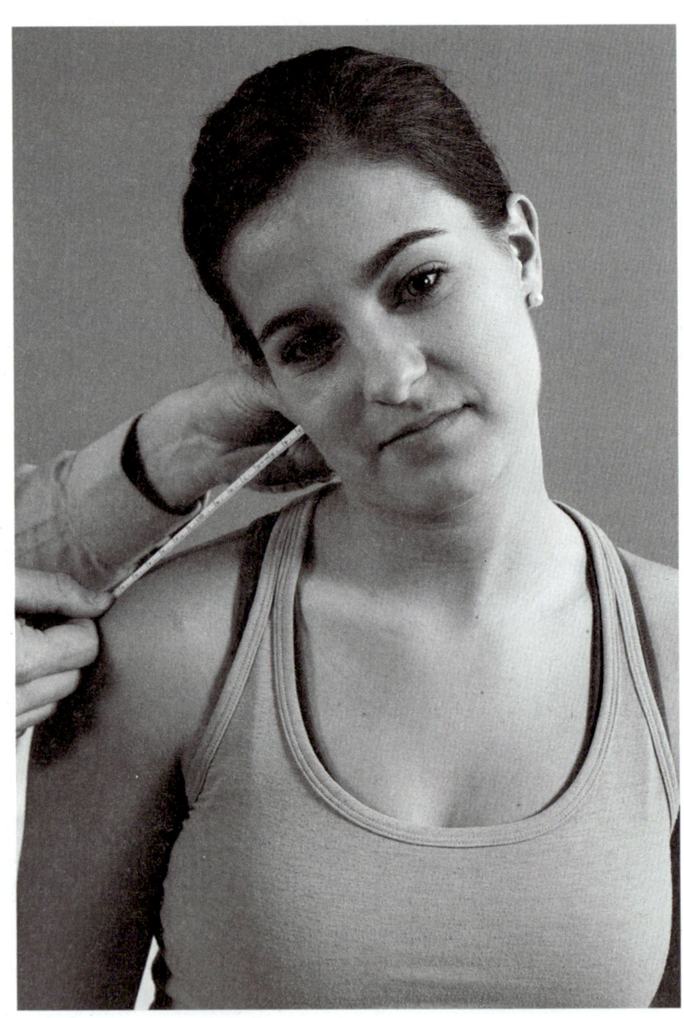

그림 11.37 목뼈 옆굽힘 ROM의 끝지점에서, 꼭지돌기와 봉우리돌기 끝 사이의 거리를 측정하기 위해 줄자를 이용하고 있다.

목뼈 옆굽힘: 이중 경사계 (CERVICAL LATERAL FLEXION: DOUBLE INCLINOMETERS)

검사자세 (Testing Position)

피검자는 양발을 지면바닥에 붙이고, 양 손이 허벅지 위에 편안하게 놓이도록 어깨를 이완해야 한다. 경사계가 T1 위에 직접 배치되도록 T1까지 옷을 탈의해야 한다.

고정 (Stabilization)

검사자는 등뼈와 허리뼈의 폄을 막기 위해 팔이음뼈나 가슴을 고정한다. 대개 고정은 피검자의 협력과 의자등받이를 통해 달성된다. 가슴과 의자등받이를 묶는 스트랩이 필요할 수도 있다.

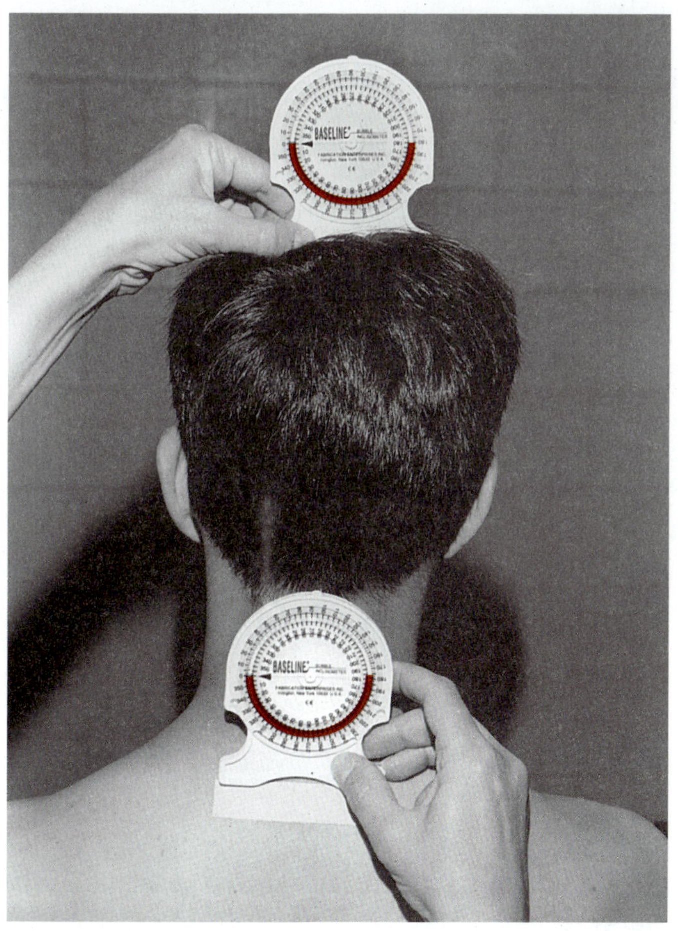

그림 11.38 목뼈 옆굽힘 ROM 측정을 위한 시작자세에서의 이중 경사계 배치. 1개 경사계를 T1 가시돌기에 직접 배치한다. 경사계의 정렬을 돕기 위해 그 레벨에 테이프 조각을 붙인다. 검사자는 움직임을 하기 전에 양쪽 경사계의 눈금을 0°로 맞춘다.

검사움직임: 능동 ROM (Testing Motion: Active ROM)

어깨를 이완하면서 몸통을 곧게 한 후, 귀가 어깨에 닿게 하도록 피검자를 교육한다. 저항이 느껴질 때 움직임을 끝내고, 부가적인 움직임 시도는 몸통의 옆굽힘을 초래한다.

정상 끝느낌 (Normal End-Feel)

목뼈 옆굽힘: 유니버설 측각기를 참고하기 바란다.

이중 경사계 정렬 (Double Inclinometer Alignment)

1. **1개의 경사계**를 T1 가시돌기 위에 배치한다. 경사계의 눈금이 0°에 위치하도록 다이얼을 조절한다 (그림 11.38).
2. **두 번째 경사계**를 피검자의 정수리에 배치하고, 경사계의 눈금이 0°에 위치하도록 다이얼을 조절한다.
3. 움직임의 끝지점에서, 각 경사계의 다이얼에 대한 정보를 읽고 기록한다. ROM은 2개 경사계 눈금 사이의 차이값이다 (그림 11.39).

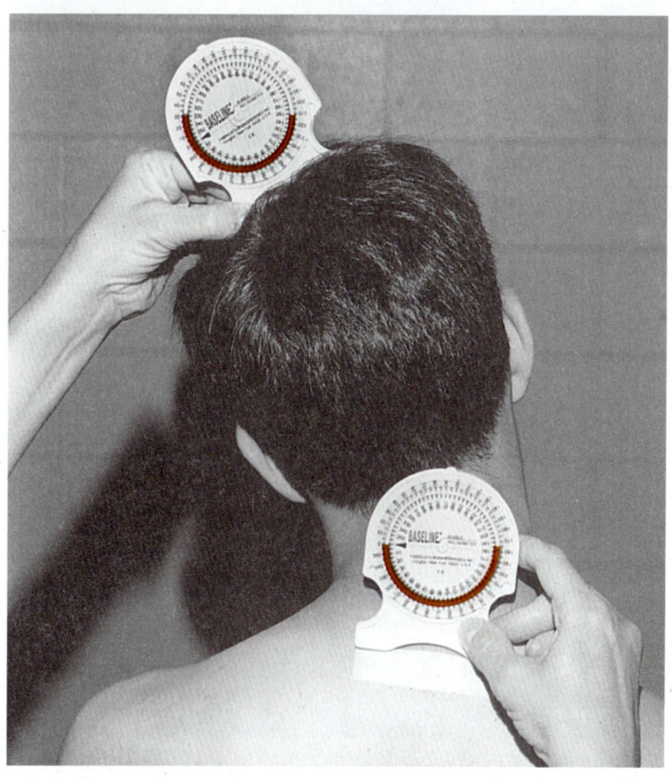

그림 11.39 가능하면 귀를 왼쪽 어깨 쪽으로 많이 가져가도록 하면서 머리를 왼쪽으로 기울일 때 검사자는 머리 위에 놓인 경사계를 잘 고정시켜야 한다. 오른쪽으로도 움직임을 반복해 본다. 양쪽 어깨는 움직이는 동안 이완되어야 한다.

목뼈 옆굽힘: 단일 경사계 (CERVICAL LATERAL FLEXION: SINGLE INCLINOMETER)

Pringle에 따르면, 단일 경사계로 측정된 성인의 평균 목뼈 옆굽힘 ROM은 48°였다.

Myrin single inclinometer를 이용해 측정한 Balogen 등과 Malmstrom 등에 따르면, 목뼈 옆굽힘 ROM은 41~42°였다. Myrin single inclinometer를 이용한 ROM에 대한 부가적인 정보를 알고 싶으면, 표 11.1을 참고하기 바란다.

검사자세 (Testing Position)

피검자는 양발을 지면바닥에 붙이고, 양 손이 허벅지 위에 편안하게 놓이도록 어깨를 이완해야 한다.

검사움직임: 능동 ROM (Testing Motion: Active ROM)

마치 귀를 어깨에 닿게 하듯이, 피검자에게 머리를 옆으로 기울이도록 지시한다. 이때 몸통을 곧게 유지한다. 저항이 느껴질 때 움직임을 끝내고, 부가적인 움직임 시도는 몸통의 옆굽힘을 초래한다.

경사계 정렬 (Inclinometer Alignment)

1. 경사계를 피검자의 정수리에 배치하고, 경사계의 눈금이 0°에 위치하도록 다이얼을 조절한다 (그림 11.40).
2. 움직임이 일어나는 내내 경사계를 머리 위에 잘 고정시킨다.
3. 움직임의 끝지점에서, 경사계의 다이얼에 대한 정보를 읽고 기록한다 (그림 11.41).

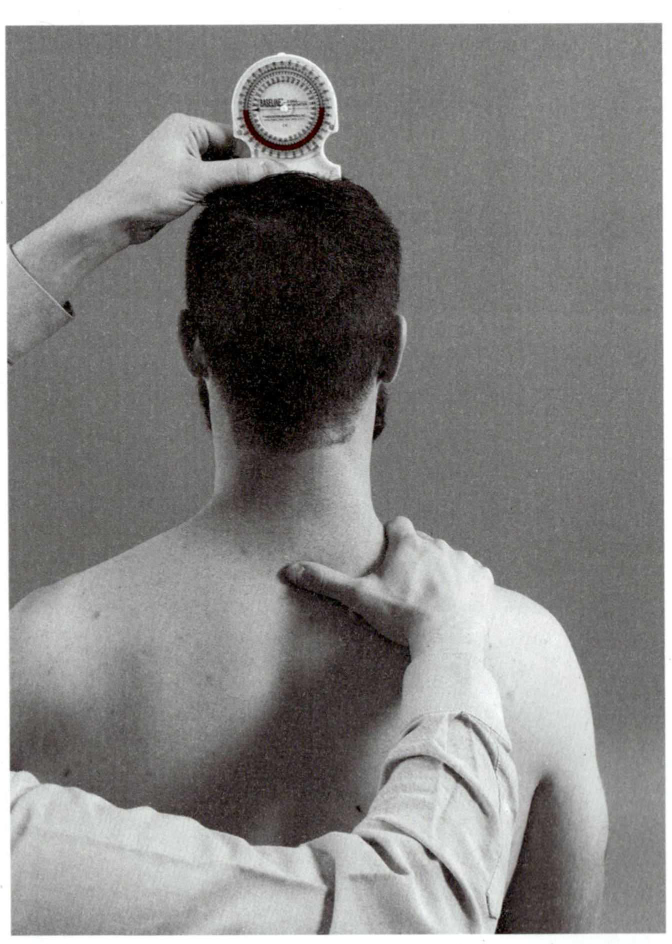

그림 11.40 단일 경사계로 측정하는 목뼈 옆굽힘 ROM 측정의 시작자세. 피검자는 앉은 자세를 취하고, 피검자의 정수리에 경사계를 배치한다. 경사계의 포인터가 0의 눈금을 가르키도록 다이얼을 조절한다.

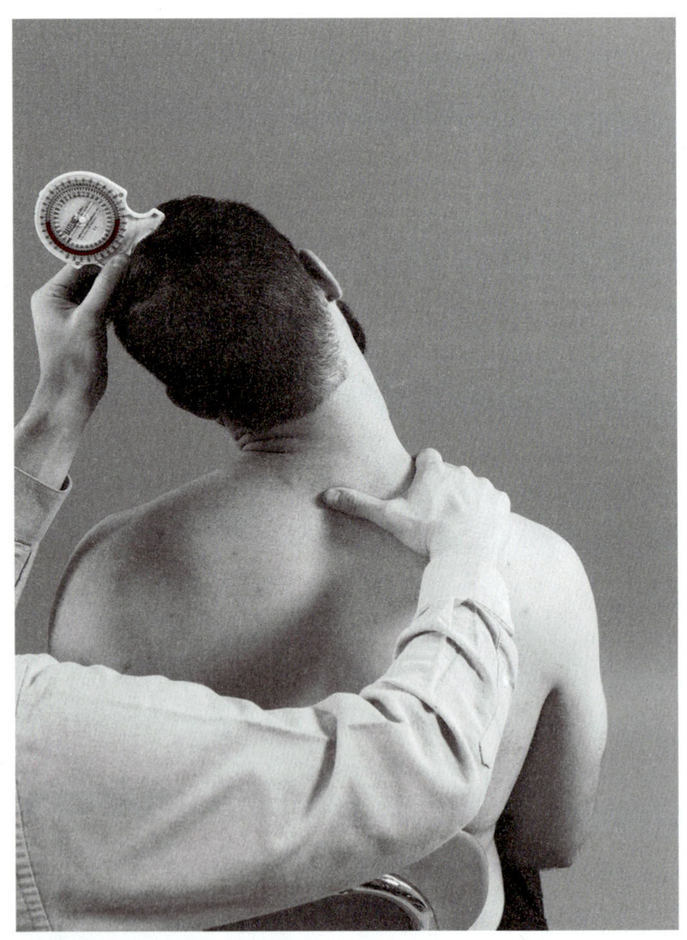

그림 11.41 가능하면 귀를 왼쪽 어깨 쪽으로 많이 가져가도록 하면서 머리를 왼쪽으로 기울일 때 검사자는 머리 위에 놓인 경사계를 잘 고정시켜야 한다. 오른쪽으로도 움직임을 반복해 본다. 양쪽 어깨는 움직이는 동안 이완되어야 한다.

목뼈 옆굽힘: CROM 장비 (CERVICAL LATERAL FLEXION: CROM DEVICE)

CROM 장비로 측정된 평균 옆굽힘 ROM은 11~19세에서 45°이고, 80~89세의 남성 집단에서는 24°였고, 여성 집단에서는 26°였다. 연령과 성별에 따른 부가적인 옆굽힘 ROM 값을 원한다면, 연구 소견 단락의 표 11.1에 있는 Tousignant등을 참고하기 바란다; 표 11.4와 표 11.5에 있는 Youdas 등을 참고하기 바란다. 표 11.7의 완전 사이클 굽힘–폄 ROM을 위해서는 Nilsson 등을 참고하기 바란다.

검사자세 (Testing Position)

피검자는 등받이가 수직된 의자에 앉아야 한다. 이때 등받이에 등의 중간부위가 접촉되어야 한다. 이때 양발은 지면바닥에 잘 부착되어야 한다. 양 손이 허벅지나 무릎 위에 편안하게 놓이도록 어깨를 이완해야 한다. 머리를 수평으로 이루어야 하고, 응시를 똑바로 하고, 입과 턱은 수직으로 정렬되고, 양쪽 눈은 수평으로 정렬되어야 한다. 등뼈를 고정하고 움직임에 영향을 주는 것을 막기 위해, 가슴과 양쪽 어깨를 가로질러 스트랩을 배치할 수 있다.

CROM 장비의 정렬 (CROM Device Alignment)

1. 코장치가 콧등 위에 배치되도록 그리고 뒤통수를 가로질러 밴드가 잘 맞춰지도록 조심스럽게 CROM 장비를 피검자의 머리에 배치한다.
2. 위에 기술된 검사자세를 피검자가 잘 취하도록 한다. 이마에 배치된 중력 경사계가 0°의 눈금에 맞춰지도록 머리를 위치시킨다 (그림 11.42).

검사움직임: 수동 ROM (Testing Motion: Passive ROM)

머리를 옆굽힘하도록 가이드한다 (그림 11.43). 움직임의 끝지점에서, 이마에 배치된 경사계의 눈금을 읽고, 기록한다.

검사움직임: 능동 ROM (Testing Motion: Active ROM)

머리를 앞쪽으로 굽힘과 폄하지 않고, 또 머리를 돌림하지도 않고, 머리를 측면으로 기울이도록 피검자를 교육한다. 움직임의 끝지점에서, 이마에 배치된 경사계의 눈금을 읽고, 기록한다.

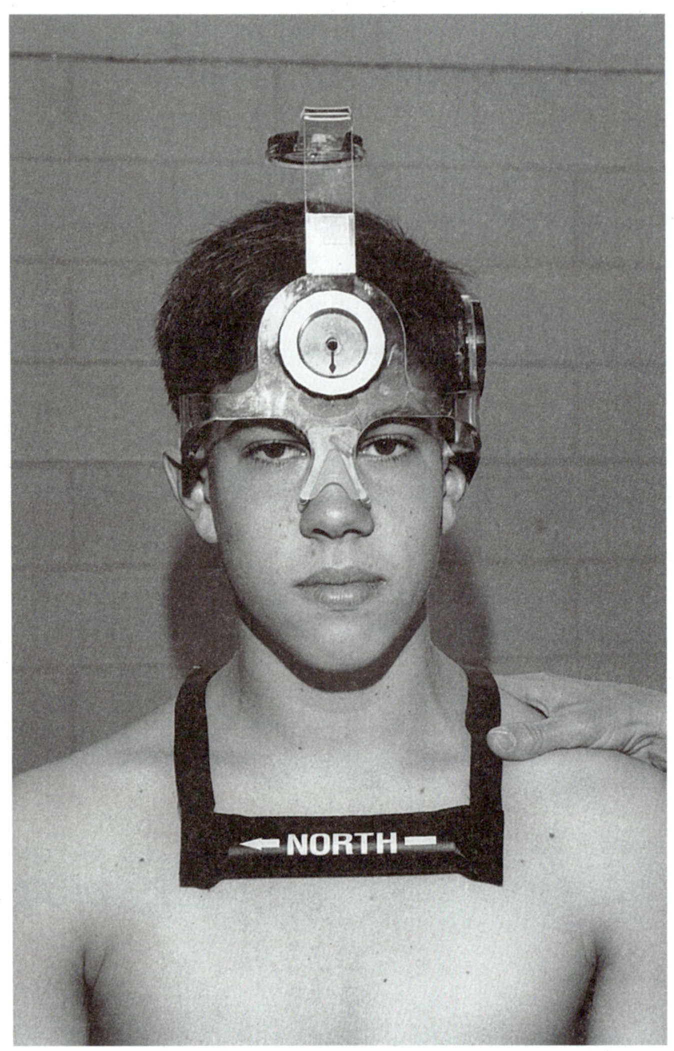

그림 11.42 목뼈 옆굽힘 ROM 측정의 시작자세 때 CROM 장비를 피검자의 머리에 배치한다. 움직임을 시작하기 전에, 이마에 배치된 중력 경사계를 0°로 맞춘다.

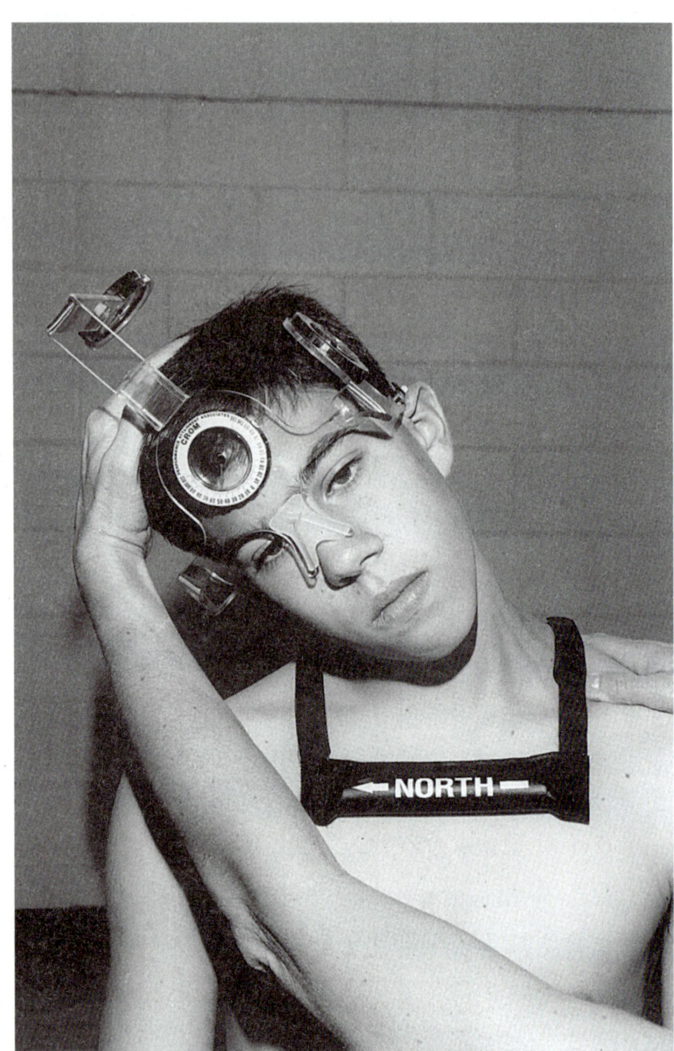

그림 11.43 CROM 장비로 측정한 목뼈 폄 ROM 측정의 끝지점에서, 검사자는 한 손으로 피검자의 어깨를 고정하고, 다른 손을 정수리에 배치하고, ROM 끝지점을 유지한다.

목뼈 돌림: 유니버설 측각기 (CERVICAL ROTATION: UNIVERSAL GONIOMETER)

돌림은 수직축을 중심으로 가로면상에서 일어난다. 유니버설 측각기로 측정된 성인 목뼈 돌림 ROM은 50°였다. 부가적인 정보를 알고 싶으면, 연구 소견 단락의 표 11-1에 있는 Youdas 등을 참고하기 바란다. Magee는 돌림의 ROM이 70~90° 사이라고 했지만, 목뼈돌림이 50° 이후에는 반대쪽 척추동맥의 비틀림을 조심하라고 했다. 동측 척추동맥은 45°의 돌림에서도 비틀릴 수 있다.

검사자세 (Testing Position)

피검자는 의자등받이에 등뼈와 허리뼈를 잘 지지하고 앉는다. 목뼈는 굽힘, 폄 및 옆굽힘의 0° 자세를 취한다.

고정 (Stabilization)

등뼈와 허리뼈의 돌림을 방지하기 위해 어깨와 팔이음뼈를 고정한다. 몸통 돌림을 막기 위해 가슴을 가로지르는 끈을 이용할 수도 있다.

검사움직임: 수동 ROM (Testing Motion: Passive ROM)

그림 11.44처럼, 피검자의 턱을 잡고 어깨 쪽으로 턱을 돌림으로써 머리를 돌림한다. 저항이 느껴질 때 움직임을 끝내고, 부가적인 움직임 시도는 몸통의 돌림을 초래한다.

검사움직임: 능동 ROM (Testing Motion: Active ROM)

피검자에게 몸통을 돌림하지 않고, 턱을 어깨쪽으로 돌려 머리를 돌림하도록 주문한다. 고정은 위와 동일하다.

정상 끝느낌 (Normal End-Feel)

끝느낌은 팽팽한 느낌이다. 왜냐하면 날개인대, 후관절의 관절주머니, 다음과 같은 반대쪽 근육들의 신장 때문이다: 머리긴근, 목긴근, 앞목갈비근. 동측 목빗근의 수동 장력도 극단적인 돌림을 막아준다.

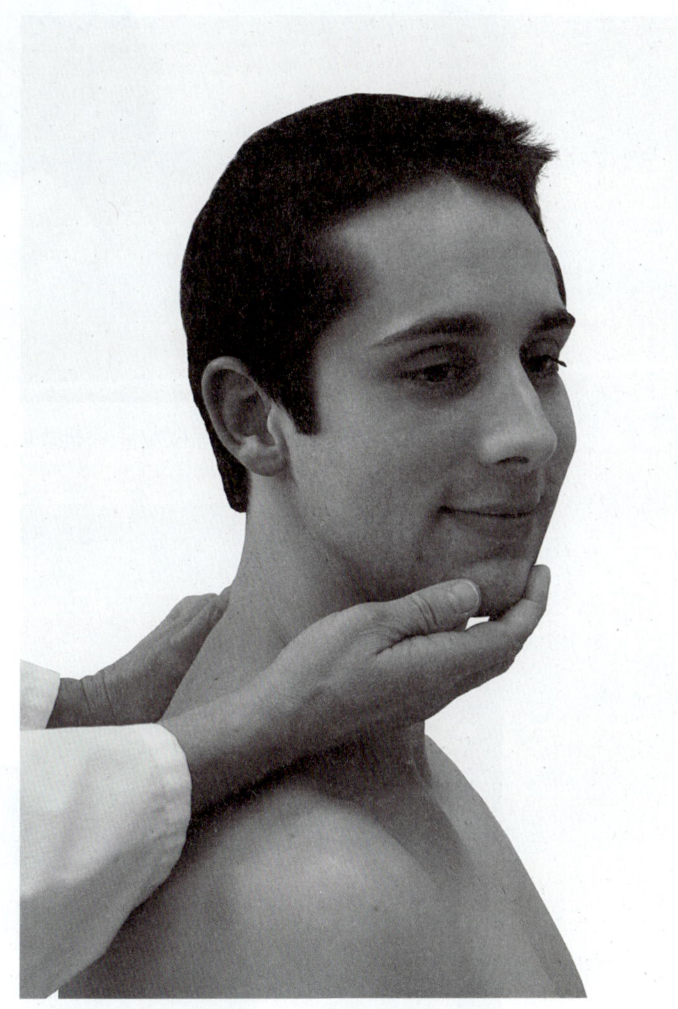

그림 11.44 목뼈 돌림 ROM의 끝지점. 검사자는 한 손으로 돌림을 유지하고 목의 굽힘과 폄을 방지한다. 검사자는 다른 손으로 왼쪽 어깨를 잡고, 등뼈와 허리뼈의 돌림을 방지한다.

측각기 정렬 (Goniometer Alignment)

그림 11.45와 그림 11.46을 참고한다.

1. 측각기의 **중심축**을 정수리 중심에 배치한다.
2. 측각기의 **몸쪽팔**을 좌우 봉우리돌기를 잇는 가상의 선상에 정렬한다.
3. 측각기의 **먼쪽팔**을 코끝에 정렬한다.

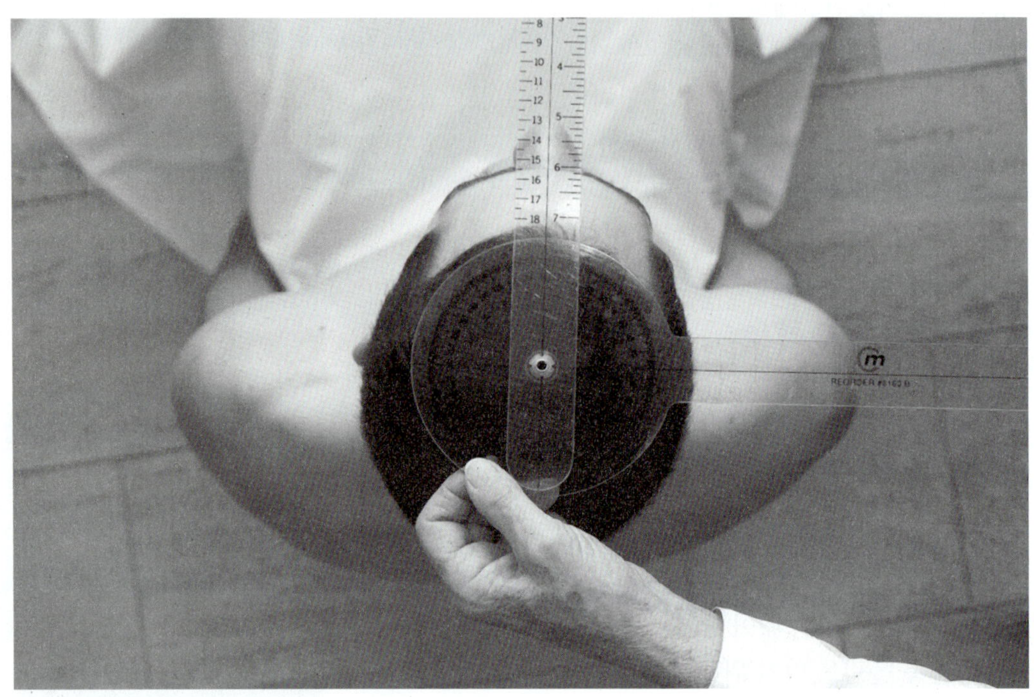

그림 11.45 측각기로 목뼈 돌림 ROM을 측정할 때, 검사자는 피검자 뒤쪽에 위치한다.

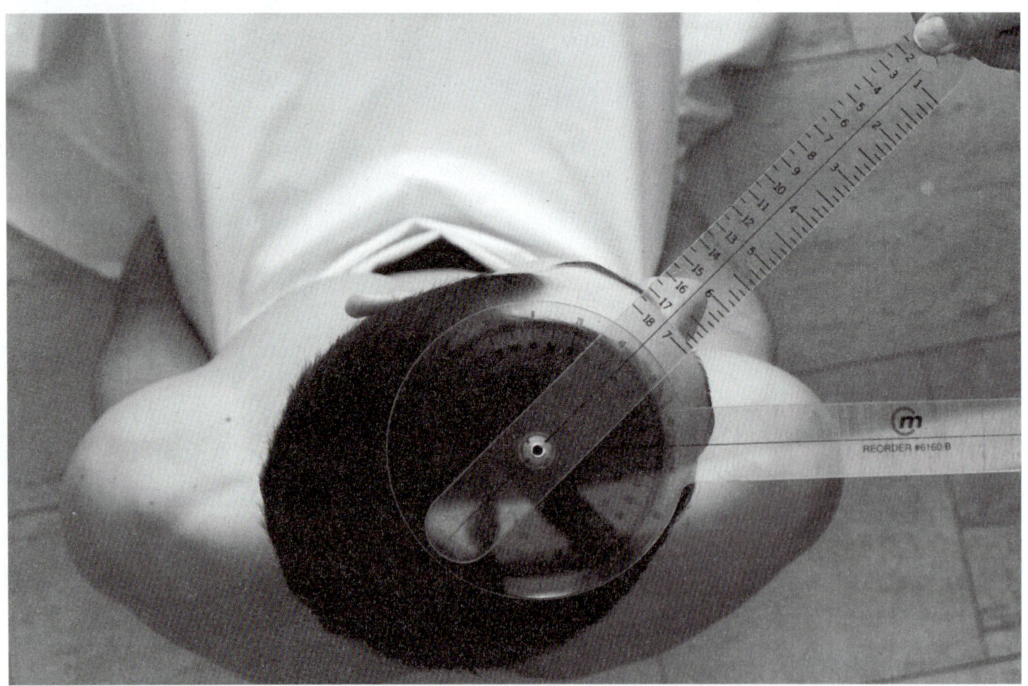

그림 11.46 목뼈 돌림 ROM 측정의 끝지점에서, 검사자는 한 손으로 코끝에 정렬된 측각기 먼쪽팔을 유지한다. 검사자는 양쪽 봉우리돌기를 잇는 가상의 선상에 놓인 측각기의 몸쪽팔을 다른 손으로 잘 유지한다.

목뼈 돌림: 줄자 (CERVICAL ROTATION: TAPE MEASURE)

14~31세의 피검자를 줄자로 측정한 목뼈 돌림의 평균 ROM은 11~13.2°였다. 더 많은 정보를 알고 싶으면, 연구 소견 단락의 표 11.2을 참고하기 바란다.
피부 표시 연필로 턱끝과 봉우리돌기의 끝을 표시한다. 피검자는 전방을 똑바로 쳐다보고 몸통을 움직이지 않고, 머리를 가능하면 많이 오른쪽으로 돌림한다. 움직임의 끝지점에서 위에서 표시한 두 지점 사이의 거리를 측정한다 (그림 11.47). 피검자는 중립위로 다시 머리를 돌림한 후, 반대쪽인 왼쪽으로 머리를 돌림한다.

목뼈 돌림: 단일 경사계 (CERVICAL ROTATION: SINGLE INCLINOMETER)

AMA에 따르면, 경사계로 측정한 좌우 각각의 정상 목뼈 돌림 ROM은 80°였다.
Malmstrom 등은 22~58세를 대상으로 했을 때 좌우 목뼈 돌림의 ROM이 76°였음을 확인했고, Alaranta 등은 35~54세 508명의 근로자를 대상으로 했을 때 평균 ROM이 75°였음을 확인했다.

검사자세 (Testing Position)

피검자는 누운 자세를 취하고, 머리는 돌림, 옆굽힘, 굽힘 및 폄의 중립위 자세를 취한다.

경사계 정렬 (Inclinometer Alignment)

1. 경사계를 이마에 배치하고, 경사계의 눈금이 0이 되도록 한다 (그림 11.48).
2. 피검자가 머리를 돌림할 때 검사자는 경사계를 견고하게 유지한다 (그림 11.49).

검사동작 (Testing Motion)

머리를 앞쪽, 뒤쪽 및 옆쪽으로 기울이지 않고, 돌림하도록 피검자에게 지시한다. ROM은 움직임의 끝지점에서 읽혀지는 경사계의 눈금이다.

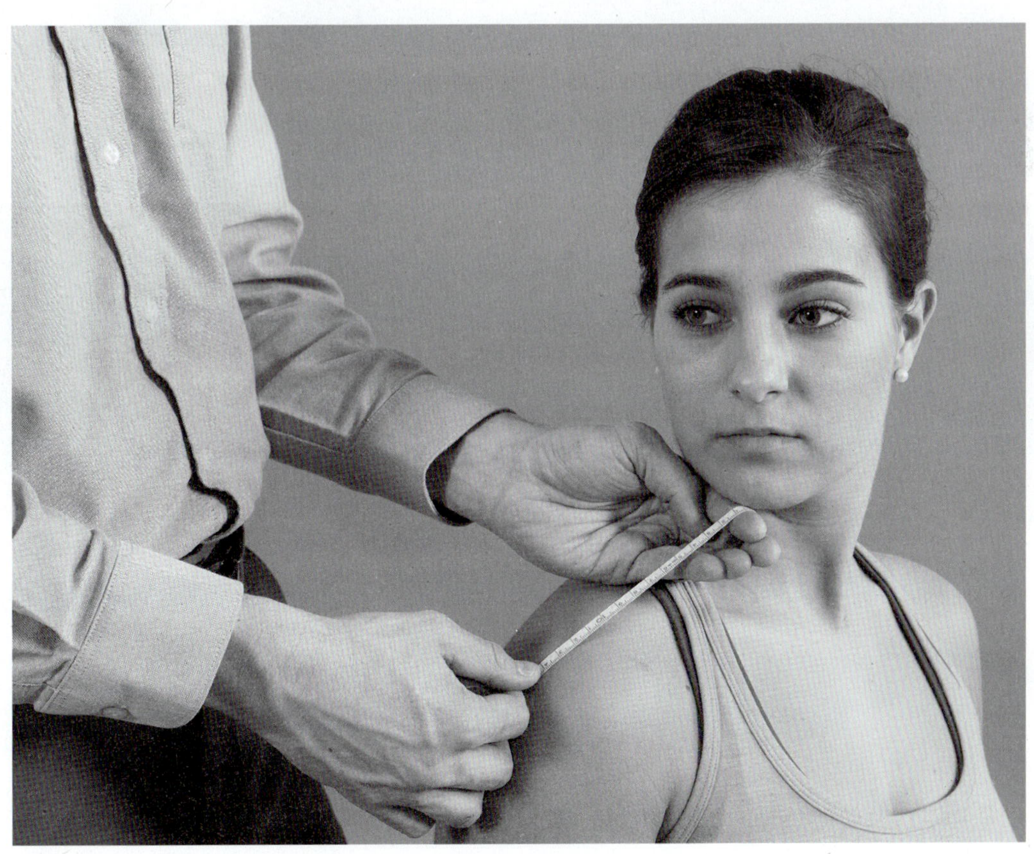

그림 11.47 오른쪽 목뼈 돌림 ROM의 끝지점에서, 검사자는 줄자를 이용해 턱끝과 오른쪽 봉우리돌기끝 사이의 거리를 측정한다.

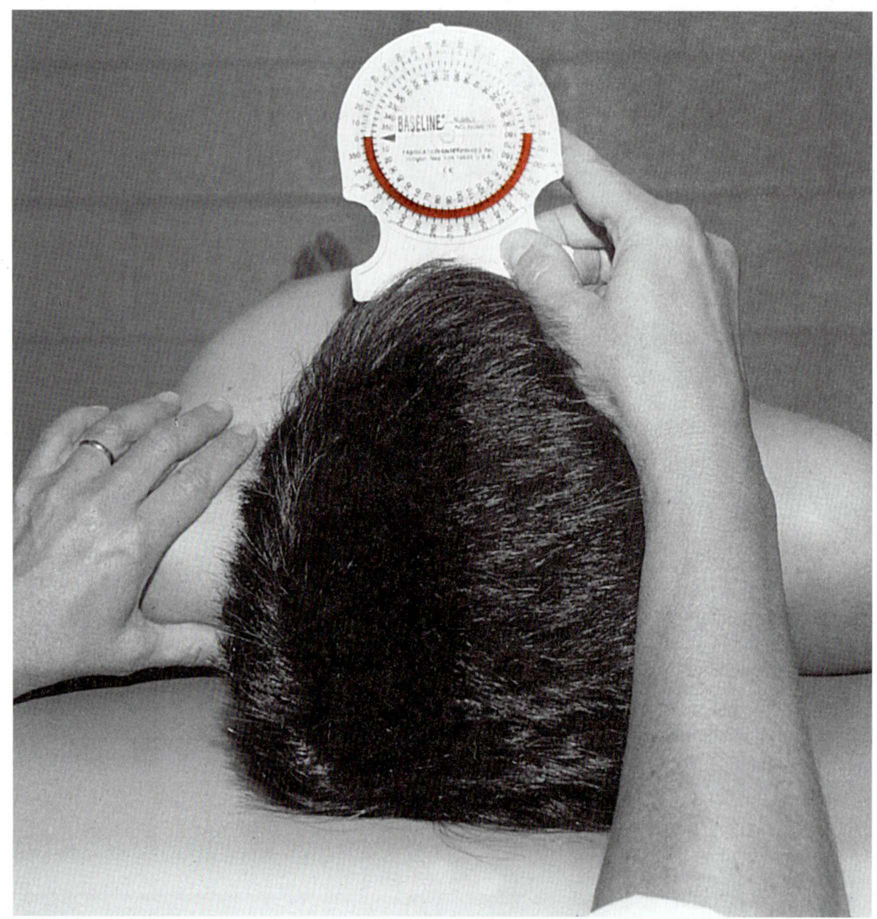

그림 11.48 목뼈 돌림 ROM 측정의 시작자세 때의 경사계 정렬. 1개의 경사계만이 측정 때 사용된다.

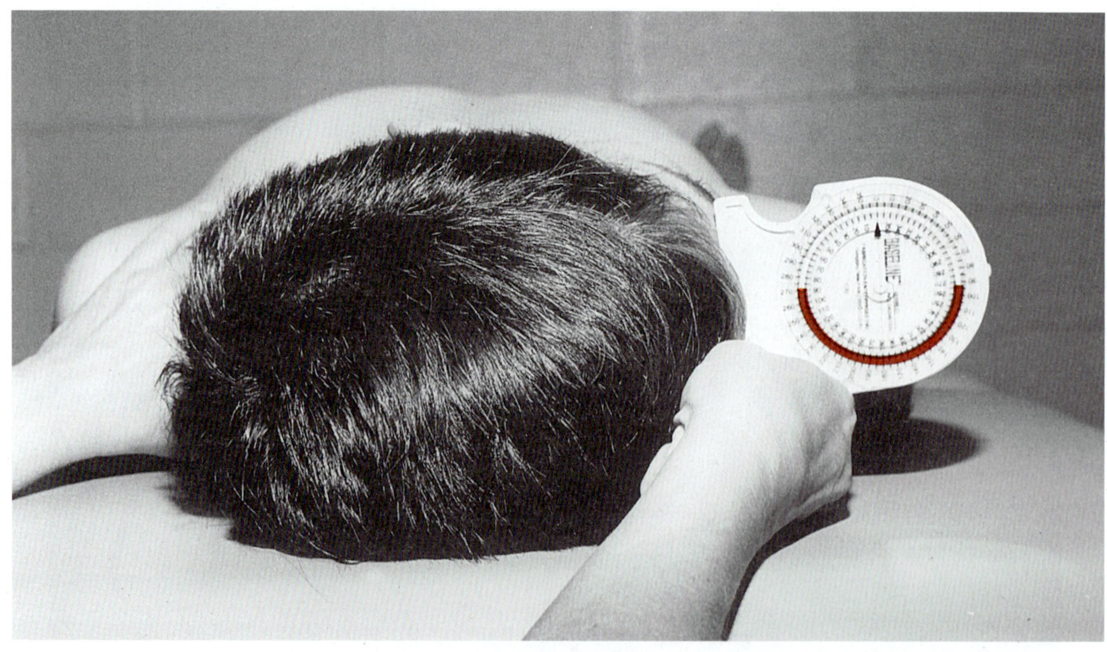

그림 11.49 목뼈 돌림 ROM 측정의 끝지점에서의 경사계 정렬. 다이얼의 눈금이 돌림 ROM의 값과 동일하다.

목뼈 돌림: CROM 장비 (CERVICAL ROTATION: CROM DEVICE)

CROM 장비로 측정된 오른쪽 돌림 ROM의 평균값은 11~19세 여성의 75°에서 80세 남성의 46°까지였다. 연령과 성별에 따른 부가적인 돌림 ROM 값을 원한다면, 연구 소견 단락의 표 11.1에 있는 Tousignant 등을 참고하기 바란다; 표 11.4와 표 11.5에 있는 Youdas 등을 참고하기 바란다. 표 11.8의 완전 사이클 굽힘-폄 ROM을 위해서는 Nilsson 등을 참고하기 바란다.

검사자세 (Testing Position)

피검자는 등받이가 수직된 의자에 앉아야 한다. 이때 등받이에 등의 중간부위가 접촉되어야 한다. 이때 양발은 지면바닥에 잘 부착되어야 한다. 양 손이 허벅지 위에 편안하게 놓이도록 어깨를 이완해야 한다. 머리를 수평으로 이루어야 하고, 응시를 똑바로 하고, 입과 턱은 수직으로 정렬되고, 양쪽 눈은 수평으로 정렬되어야 한다. 등뼈를 고정하고 움직임에 영향을 주는 것을 막기 위해, 가슴과 양쪽 어깨를 가로질러 스트랩을 배치할 수 있다.

CROM 장비의 정렬 (CROM Device Alignment)

1. 코장치가 콧등 위에 배치되도록 그리고 뒤통수를 가로질러 밴드가 잘 맞춰지도록 조심스럽게 CROM 장비를 피검자의 머리에 배치한다.
2. 마그네틱 요크가 북쪽을 가르키도록 어깨 위에 마그네틱 요크를 배치한다 (그림 11.50).
3. 나침반 경사계가 수평을 이루도록 하기 위해, 양쪽 중력 경사계의 눈금이 0°에 위치하도록 피검자의 머리를 위치시킨다.
4. 나침반 경사계가 수평을 이룬 후에는, 포인터가 0°에 맞춰지도록 나침반 경사계의 돌림 메터를 돌림한다.

검사움직임: 수동 ROM (Testing Motion: Passive ROM)

피검자의 머리가 돌림되도록 가이드하고, 움직임의 끝지점에서 정수리에 배치된 경사계의 눈금을 읽는다 (그림 11.51).

검사움직임: 능동 ROM (Testing Motion: Active ROM)

피검자는 전방을 응시한 후, 머리를 앞쪽, 뒤쪽 및 옆쪽으로 기울이지 않도록 한 상태에서, 가능하면 턱이 어깨 쪽으로 많이 돌림하도록 지시한다. 이때 어깨는 이완되어야 한다.

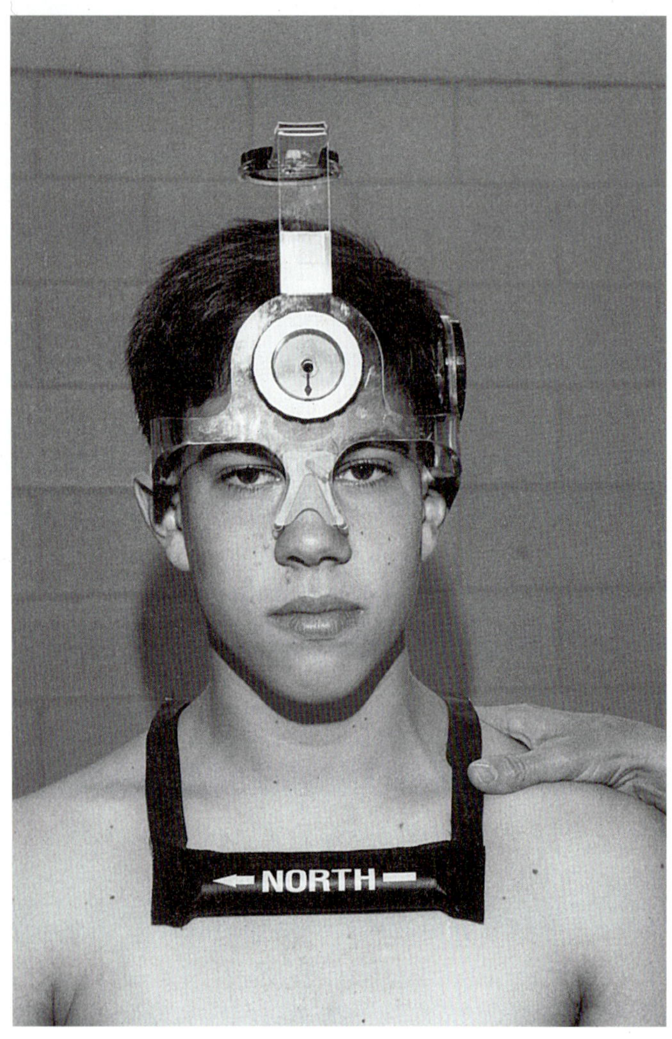

그림 11.50 목뼈 폄 ROM 측정의 시작자세 때 CROM 장비를 피검자의 머리에 배치한다. 움직임을 시작하기 전에, 머리의 측면에 배치된 중력 경사계를 0°로 맞춘다.

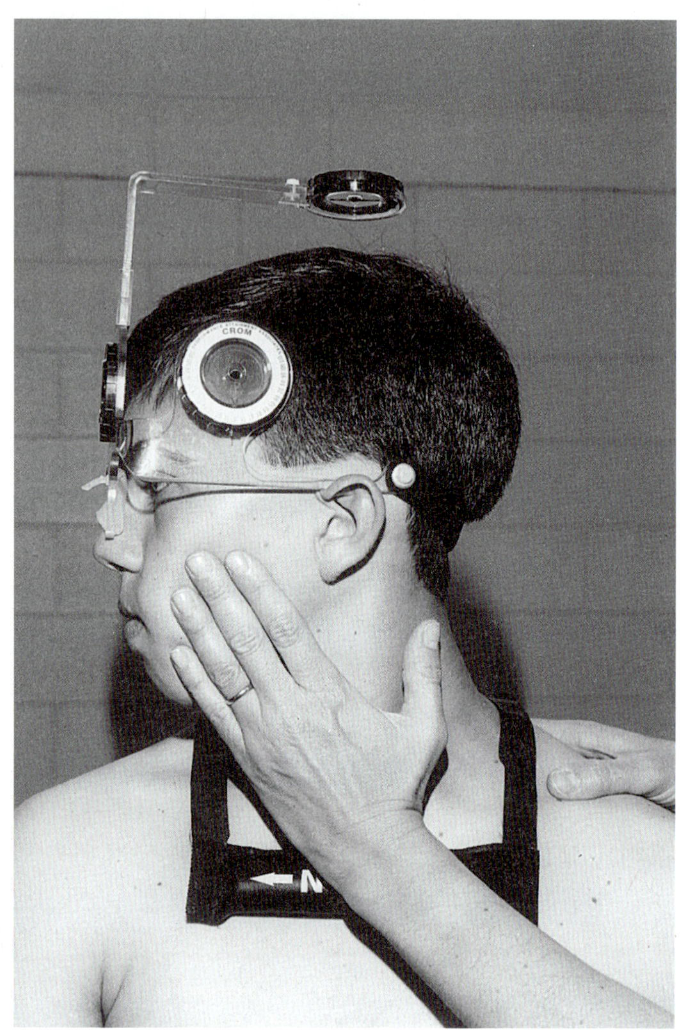

그림 11.51 오른쪽 목뼈 돌림 ROM의 끝지점에서, 검사자는 한 손으로 어깨를 고정하고, 다른 손으로 돌림 ROM의 끝지점에서 그 자세를 유지한다. 검사자는 CROM 장비의 정수리에 배치된 경사계의 눈금을 읽는다. 돌림 ROM은 ROM의 끝지점에서 읽혀지는 눈금이다.

연구 소견 (Research Findings)

목뼈 ROM의 측정은 다양한 관절구조, 명확한 표식점의 부족, 중립위에 대한 부족, 등뼈 움직임과 분리하는 표준화 방법의 결손 등 때문에 어렵다. 목뼈 ROM의 정확한 측정을 가능하게 하는 도구와 방법에 대한 연구들도 계속 이루어지고 있다. 비록 표준 데이터를 제공하고, 신뢰도와 타당도의 값을 증명하는데 이용될 수 있는 연구들이 상대적으로 적을지라도, 오늘날에 유니버설 측각기가 임상에서 가장 많이 사용되고 있다. Youdas 등의 연구들에서 나온 유니버설 측각기를 이용한 표준 ROM 값이 표 11.1에 수록되어 있다.

줄자와 단일 경사계도 임상에서 이용될 수 있다. 비록 이들 양쪽 ROM 측정 방법이 여러 연구자들에 의한 좋은 리뷰를 가졌지만, 이들 장비는 다른 연구자들에 의해 권장되지 않았다. 줄자를 이용한 ROM 측정은 표 11.2에 수록되어 있다.

CROM 장비가 상당한 인기를 얻었는데, 그 이유는 좋은 검사간 신뢰도와 검사자간 신뢰도, 그리 긍정적인 타당도를 가졌기 때문이다. Audette 등과 Williams 등의 문헌 고찰에서 볼 때, CROM은 방사선 측정에 비해 좋은 재생산성, 재반응성 및 타당도를 가졌다. CROM을 이용한 목뼈 움직임에 대한 표준 ROM 값은 표 11.3, 표 11.4와 표 11.5에 수록되어 있다.

연령, 성별 및 기타 요소의 효과 (Effects of Age, Gender, and Other Factors)

연령 (Age)

많은 연구자들이 목뼈 ROM (짝운동을 포함)에 대한 연령의 효과를 조사했지만, 검사 집단 사이의 차이와 연구에 이용된 장비와 절차의 다양성이 그들의 결과를 비교하기 어렵게 만들었다. 그러나 대부분의 연구자들은 성인의 경우에는 목뼈 ROM이 연령의 증가로 감소되고 있다는 경향에 동의한다 (표 11.3-표 11.8). 2 연구에서 발견된 유일한 제외는 축성 돌림 (고리중쇠관절에서 주로 발생하는)으로써, 이것은 아래쪽 목뼈의 돌림에서 일어난 연령과 관련된 감소를 보상하기 위해 동일하거나 증가된 축성 돌림을 보인다. 연령은 성별보다 목뼈 ROM에 강한 영향을 미치는 것으로 보인다. 간단한 문헌 연구들이 ROM에 대한 연령의 효과에 초점을 맞추고 있고, 이것들은 아래의 단락에서 설명될 것이다.

O'Driscoll과 Tomenson은 경사계를 이용하여 모든 연령대의 목뼈 ROM을 연구했다. 그들은 0~79세의 여성 79명과

표 11.1 목뼈 ROM: 정상값 (°)

	Youdas 등[26]		Balogun 등[14]		Malmström 등[15]		Tousignant 등[23]	
	유니버설 측각기; 평균 연령=59세 n=20		Myrin 단일 경사계; 평균 연령=22세 n=21		Myrin 단일 경사계; 22~58세 n=60		CROM; 평균 연령=51세 n=55	
움직임	*평균*	*(SD)*	*평균*	*(SD)*	*평균*	*(SD)*	*평균*	*(SD)*
굽힘	40	(12)	32	(13)	65	(8)	47	(11)
폄	50	(14)	64	(17)	67	(12)	50	(14)
오른쪽 옆굽힘	22	(8)	41	(9)	41	(7)	30	(9)
왼쪽 옆굽힘	22	(7)	42	(9)	42	(7)	33	(9)
오른쪽 돌림	51	(11)	64	(17)	76	(9)	56	(10)
왼쪽 돌림	49	(9)	68	(15)	76	(8)	56	(12)

CROM=CROM 장비; SD=표준편차

표 11.2 줄자로 측정된 목뼈 ROM: 정상값 (cm)

	Hsieh and Yeung*[13]		Balogun 등[†14]
	14–31세		18–26세
	검사자 1 n=17	검사자 2 n=17	n=21
움직임	*평균 (SD)*	*평균 (SD)*	*평균 (SD)*
굽힘	1.6 (1.7)	1.8	4.3 (2.0)
폄	22.4 (1.6)	20.8 (2.4)	18.5 (2.0)
오른쪽 옆굽힘	11.0 (1.9)	11.5 (2.1)	12.9 (2.4)
왼쪽 옆굽힘	10.7 (1.9)	11.1 (2.1)	12.8 (2.5)
오른쪽 돌림	11.6 (1.7)	12.6 (2.5)	11.0 (2.5)
왼쪽 돌림	11.2 (1.9)	13.2 (2.4)	11.0 (2.5)

SD=표준편차

* 검사자 1 (경험자)의 측정 오차의 99% 신뢰구간 범위는 1.4–2.6 cm이었다. 검사자 2 (비경험자)의 측정 오차의 99% 신뢰구간 범위는 1.9–3.3 cm이었다.

† 검사간 신뢰도의 피어슨 상관계수는 0.26–0.88이었고, 검사자간 신뢰도는 0.30–0.92였다.

남성 80명을 측정하여, 연령의 증가로 ROM이 감소하고, 남성과 여성에서 차이가 있었음을 확인했다. Feipel 등은 비교적 큰 숫자의 피검자 (250명)와 광범위한 연령 범위 (14~70세)를 포함된 또 다른 연구에서, 연령 증가에 따라 모든 목뼈 움직임에서 상당한 감소가 있었음을 확인했다. Kuhlman은 70~90세의 피검자 42명과 20-30세의 피검자 31명을 비교한 결과, 돌림을 포함한 모든 움직임에서 노인층이 젊은층보다 훨씬 적은 움직임이 나타났음을 발견했다. ROM에 연령의 효과를 연구하기 위해, Sforza 등은 청년 20명 (평균 연령 23세)과 남성 중년층 20명 (평균 연령 37세)을 대상으로 연구하여 모든 목뼈 AROM이 젊은층과 노인층 사이에 감소가 나타났음을 발견했다.

Youdas 등은 CROM 장비를 이용해 11-89세 337명의 남성과 여성의 9개 연령 그룹 대상으로 능동 목뼈 움직임을 측정했다 (표 11.3~표 11.5 참고). 그들은 연령이 10년 증가할 때마다, 남녀 모두 5°의 능동 폄 감소와 3°의 능동 굽힘, 옆굽힘 및 돌림 등의 감소를 확인했다. 예를 들어, 남녀 모두 가장 높은 연령층인 80~89세 그룹이 가장 젊은층인 11~19세 그룹보다 약 20°의 목뼈 굽힘 감소를 가졌다. 부가적으로, 그들은 굽힘을 제외한 모든 연령층에서 유의한 성별의 차이를 확인했다. 굽힘의 경우는 여성이 남성보다 약 2~5°더 큰 ROM을 가졌다.

Bible 등은 20~75세의 건강한 성인 60명 (남성 30명과 여성 30명)의 기능 과제 동안 일어난 능동 목뼈 움직임을 측정하기 위해 전자측각기와 torsimeter를 사용했다. 그들은 감소된 각 운동면의 능동 ROM의 유의한 예측요소로서 연구의 한 부분인 다변량 분석을 수행했다.

Swinkels-Meewisse 등의 연구 목적은 CROM 장비를 이용하여 목뼈의 능동 ROM의 정상값을 얻는 것이고, 또 목뼈 ROM에 대한 연령과 성별의 효과를 검사하는 것이었다. 20~60세의 건강한 400명 피검자가 100명 (남녀 50명씩)씩 세부 그룹으로 나뉘어졌다. 50~60세 그룹은 40대 이하의 젊은층과 비교해 볼 때 모든 운동면의 능동 ROM에서 유의하게 감소되었다. 50대 이상의 고령층과 40~50세 그룹을 비교해 볼 때, 폄과 옆굽힘을 제외한 나머지 ROM에서 유의한 감소가 일어났다. 부가적으로 20~29세 그룹과 다른 연령대 사이에서 옆굽힘과 폄에서 유의한 차이가 있었다. 연구자들이 스트랩이나 의자등받이로 등뼈를 고정하지 못했기 때문에, ROM 소견의 일부에 위쪽 등뼈의 움직임도 참여했을 것이다. 그러나 선형 회귀분석에 따르면,

표 11.3 11–89세 남녀의 반-사이클 능동 목뼈 굽힘 ROM에 대한 연령의 효과: CROM를 이용한 정상값 (°)

11–19세 n=40		20–29세 n=42		30–39세 n=41		40–49세 n=42		50–59세 n=40		60–69세 n=40		70–79세 n=40		80–89세 n=38	
평균	(SD)	평균	(SD)	평균	(SD)	평균	(SD)	평균	(SD)	평균	(SD)	평균	(SD)	평균	(SD)
64	(9)	54	(9)	47	(10)	50	(11)	46	(9)	41	(8)	39	(9)	40	(9)

SD=표준편차; CROM=CROM 장비
(출처: Adapted from Youdas, JW, 등. Reprinted from Physical Therapy with the permission of the American Physical Therapy Association.)

표 11.4 11–49세 남녀의 반-사이클 능동 목뼈 굽힘 ROM에 대한 연령과 성별의 효과: CROM를 이용한 정상값 (°)

	11–19세				20–29세				30–39세				40–49세			
	남성 n=20		여성 n=20		남성 n=20		여성 n=20		남성 n=20		여성 n=21		남성 n=20		여성 n=22	
움직임	평균	(SD)	평균	(SD)	평균	(SD)	평균	(SD)	평균	(SD)	평균	(SD)	평균	(SD)	평균	(SD)
폄	86	(12)	84	(15)	77	(13)	86	(11)	68	(13)	78	(14)	63	(12)	78	(13)
오른쪽 옆굽힘	45	(8)	49	(7)	45	(7)	46	(7)	43	(9)	47	(8)	38	(11)	42	(9)
왼쪽 옆굽힘	46	(7)	47	(7)	41	(7)	43	(5)	41	(10)	44	(8)	36	(8)	41	(9)
오른쪽 돌림	74	(8)	75	(10)	70	(6)	75	(6)	67	(7)	72	(6)	65	(10)	70	(7)
왼쪽 돌림	72	(7)	71	(10)	69	(7)	72	(6)	65	(9)	66	(8)	62	(8)	64	(8)

SD=표준편차; CROM=CROM 장비
(출처: Adapted from Youdas, JW, 등. Reprinted from Physical Therapy with the permission of the American Physical Therapy Association.)

표 11.5 50–89세 남녀의 반-사이클 능동 목뼈 굽힘 ROM에 대한 연령과 성별의 효과: CROM를 이용한 정상값 (°)

	50–59세				60–69세				70–79세				80–89세			
	남성 n=20		여성 n=20		남성 n=20		여성 n=20		남성 n=20		여성 n=20		남성 n=20		여성 n=18	
움직임	평균	(SD)	평균	(SD)	평균	(SD)	평균	(SD)	평균	(SD)	평균	(SD)	평균	(SD)	평균	(SD)
폄	60	(10)	65	(16)	57	(11)	65	(13)	54	(14)	55	(10)	49	(11)	50	(15)
오른쪽 옆굽힘	36	(5)	37	(7)	30	(5)	33	(10)	26	(7)	28	(7)	24	(6)	26	(6)
왼쪽 옆굽힘	35	(7)	35	(6)	30	(5)	34	(8)	25	(8)	27	(7)	24	(7)	23	(7)
오른쪽 돌림	61	(8)	61	(9)	54	(7)	65	(10)	50	(10)	53	(9)	46	(8)	53	(11)
왼쪽 돌림	58	(9)	63	(8)	57	(7)	60	(9)	50	(9)	53	(9)	47	(9)	51	(11)

SD=표준편차; CROM=CROM 장비
(출처: Adapted from Youdas, JW, 등. Reprinted from Physical Therapy with the permission of the American Physical Therapy Association.)

연령이 모든 방향의 움직임에 영향을 주었다는 것이다.

Salo 등은 20~59세의 건강한 여성 220명의 ROM을 측정하기 위해 Cervical Measurement System (CMS)로 불리는 CROM 장비를 사용했다. 그들은 수동 ROM이 연령의 증가에 따라 모든 움직임 방향에서 선형적으로 감소됨 (굽힘은 제외)을 확인했다.

Simpson 등, Park 등, Yukawa 등은 목뼈 ROM에 대한 연령의 효과를 평가하기 위해 방사선 측정을 사용했다. Simpson 등은 195명 (15~93세의 여성 133명과 남성 62명)을 대상으로 굽힘-폄 방사선 사진을 통해 목뼈 분절 ROM의 다변량 분석을 수행했다. 연령은 C2-C6 분절에서 ROM과 역관계를 가졌고, 10년 간격으로 중쇠뼈밑 ROM이 5°씩 감소되었다.

Park 등은 젊은층 (20~29세)과 중년층 (50~59세)의 목뼈 ROM을 비교했다. 총 791명 중에서 104명의 증상이 없는 성인이 무작위로 선택되었고, 중립위, 굽힘 자세 및 폄 자세에서 측면 방사선 측정을 받았다. 굽힘과 폄을 할 때 위쪽 목뼈와 아래쪽 목뼈의 ROM에서 2그룹 사이에 유의한 차이가 없었지만, 중간목뼈에서는 2그룹 사이에 유의한 차이가 있었다: 고령층에서 ROM의 감소가 뚜렷했다. 노인층의 이런 ROM 변화는 중간목뼈에서 나타난 소견과 비슷했다: 증상이 있는 퇴행성 변화와 증상이 없는 퇴행성 변화를 일으킨다.

Yukawa 등 1230명 (남성 616명과 여성 614명)의 건강한 일본인을 대상으로 목뼈 움직임을 수행하도록 하고 목뼈의 앞뒤 방사선 촬영, 측면 촬영, 굽힘 촬영, 폄 촬영을 실시했다. 굽힘과 폄의 X선이 목의 최대 굽힘과 폄에서 이루어졌다. C2-C7 ROM은 30대에서는 약 68°였고, 80대에서는 45°로 감소되었다. 폄 ROM은 연령이 증가함에 따라 굽힘 ROM보다 더 많이 감소되었다. 이런 감소는 C2-C7 정렬의 증가로 보상되는 것처럼 보인다.

Pellecchia와 Bohannon은 79세 이상의 노인 피검자에서는 옆굽힘 평균값이 25° 보다 적은 것에 반하여 30세 미만의 젊은 피검자에서는 42°를 초과하는 것을 발견했다. Nilsson, Hartvigsen과 Christensen은 20~60세의 건강한 남녀 90명을 대상으로 한 연구에서 연령 증가와 절반-사이클 목뼈 수동 관절범위의 감소는 연령의 기능으로써 단순 회귀선의 사용에 의해 설명될 수 있다고 결론을 내렸다. Chen 등은 목뼈 ROM에 대한 연령의 효과를 다룬 문헌고찰을 통해 능동 목뼈 ROM이 10년마다 4° 감소하는 것으로 결론을 내렸다. 이런 결과는 Youdas 등이 발견한 3~5°의 감소에 매우 근접했다.

여성의 3그룹 (15~19세의 22명, 20~30세의 25명, 35~45세의 16명)이 Tommasi 등의 연구에 참여했다. 모든 능동 목뼈 ROM이 광전자 움직임분석 시스템으로 얻어졌다. 모든 주요 움직임이 항상 짝운동과 연관되었음을 그들이 확인했다. 예를 들어, 옆굽힘은 축성 돌림과 굽힘-폄과 함께 이루어졌고, 반면 축성 돌림을 할 때는 폄과 옆굽힘이 크게 관찰되었다. 굽힘-폄의 전체 움직임은 연령이 증감할 때 약 10°감소되었지만, 그 차이는 통계학적으로 유의하지 않았다. 그러나 연령 관련 감소의 일반적인 경향이 관찰되었다. 가장 큰 감소는 머리와 목의 폄에서 발견되었고, 각 연령 그룹에서 약 4°가 감소되었다.

Hole, Cook 및 Bolton은 목뼈 폄의 가동성 손실은 6~7%이었고 굽힘과 옆굽힘의 가동성 소실은 10년당 약 4%으로 동일하다고 했다. 증상이 없는 남성과 여성 84명의 연구에서 20~29세와 30~39세 사이에서는 폄, 옆굽힘, 돌림의 감소가 나타났다. Demaille-Wlodyka 등은 15~65세의 건강한 지원자 232명을 대상으로 한 연구에서 모든 목뼈 움직임이 25세 후에는 감소되었고, 연령의 효과가 의미 있었다고 했다. Nilsson 등은 21~60세 (평균 연령 3세)의 건강한 남성과 여성 90명을 대상으로 CROM 장비를 이용하여 PROM을 측정했다. 그들은 연령이 증가함에 따라 PROM이 감소했고, 이것은 단순선형회귀에 의해 설명 될 수 있다고 했다.

다른 연구자들은 ROM에 대한 연령의 효과를 특정 운동과 특정 연령에서 일어났다는 근거를 제시했다. 그러나 이런 근거는 약간의 논쟁의 여지가 있다. Trott 등은 연령의 증가와 모든 움직임 (굽힘-폄, 옆굽힘, 축성 돌림)의 평균에서 유의한 감소가 있음을 발견했다. 그러나 대부분의 짝운동은 연령에 의해 영향을 받지 않는다고 했다. Trott 등의 소견과는 달리, Demaille-Wlodyka 등은 짝운동이 연령의 증가로 감소되는 경향을 확인했다. Tommasi 등은 옆굽힘의 주된 움직임과 함께 쌍운동의 돌림이 연령 증가로 유의하게 감소되었음을 확인했다.

표 11.6 완전 사이클 목뼈 굽힘–폄 ROM에 대한 연령과 성별의 효과: 정상값 (°)

	Nilsson 등†24		Dvorak 등‡35		Castro 등§41		Nilsson 등24		Dvorak 등35		Castro 등41	
	남성 n=31		남성 n=86		남성 n=71		여성 n=59		여성 n=64		여성 n=86	
연령 그룹 (세)	*평균*	*(SD)*	*평균*	*(SD)*	*평균*	*(SD)*	*평균*	*(SD)*	*평균*	*(SD)*	*평균*	*(SD)*
20-29	129	(6)	153	(20)	149	(18)	128	(12)	149	(12)	152	(15)
30-39	120	(8)	141	(11)	135	(26)	120	(12)	156	(23)	141	(12)
40-49	110	(6)	131	(19)	129	(21)	114	(10)	140	(13)	125	(13)
50-59	111	(8)	136	(16)	116	(14)	117	(19)	127	(15)	124	(24)
60-69	—		116	(19)	110	(16)	—		133	(8)	117	(15)
70-79	—		—		102	(13)	—		—		121	(21)
80+	—		—		—		—		—		98	(11)

SD=표준편차
* 본 표의 값들은 총 굽힘–폄 ROM을 의미한다.
† Nilson 등은 수동 ROM을 측정하기 위해 CROM 장비를 사용했다.
‡ Dvorak 등은 수동 ROM을 측정하기 위해 CA–6000 Spine Motion Analyzer를 사용했다.
§ Castro 등은 능동 ROM을 측정하기 위해 CMS 50인 초음파 근거 좌표 측정 시스템을 사용했다.

표 11.7 완전 사이클 목뼈 옆굽힘 ROM에 대한 연령과 성별의 효과: 정상값 (°)

	Nilsson 등†24		Dvorak 등‡35		Castro 등§41		Nilsson 등24		Dvorak 등35		Castro 등41	
	남성 n=31		남성 n=86		남성 n=71		여성 n=59		여성 n=64		여성 n=86	
연령 그룹 (세)	*평균*	*(SD)*	*평균*	*(SD)*	*평균*	*(SD)*	*평균*	*(SD)*	*평균*	*(SD)*	*평균*	*(SD)*
20-29	122	(4)	101	(13)	92	(14)	116	(18)	100	(9)	90	(13)
30-39	111	(12)	95	(10)	89	(23)	108	(14)	106	(18)	86	(18)
40-49	102	(15)	84	(14)	74	(15)	99	(11)	88	(16)	77	(12)
50-59	104	(12)	88	(29)	70	(12)	97	(7)	76	(10)	69	(15)
60-69	—		74	(14)	65	(14)	—		80	(18)	68	(12)
70-79	—		—		47	(12)	—		—		70	(14)
80+	—		—		—		—		—		50	(18)

SD=표준편차
* 본 표의 값들은 총 옆굽힘 ROM을 의미한다.
† Nilson 등은 수동 ROM을 측정하기 위해 CROM 장비를 사용했다.
‡ Dvorak 등은 수동 ROM을 측정하기 위해 CA–6000 Spine Motion Analyzer를 사용했다.
§ Castro 등은 능동 ROM을 측정하기 위해 CMS 50인 초음파 근거 좌표 측정 시스템을 사용했다.

표 11.8 완전 사이클 목뼈 돌림 ROM에 대한 연령과 성별의 효과: 정상값 (°)

	Nilsson 등[†24]		Dvorak 등[‡35]		Castro 등[§41]		Nilsson 등[24]		Dvorak 등[35]		Castro 등[41]	
	남성 n=31		남성 n=86		남성 n=71		여성 n=59		여성 n=64		여성 n=86	
연령 그룹 (세)	*평균*	*(SD)*	*평균*	*(SD)*	*평균*	*(SD)*	*평균*	*(SD)*	*평균*	*(SD)*	*평균*	*(SD)*
20-29	174	(13)	184	(12)	161	(16)	174	(13)	182	(10)	160	(14)
30-39	166	(12)	175	(10)	156	(32)	167	(13)	186	(10)	150	(15)
40-49	161	(21)	157	(20)	141	(15)	170	(10)	169	(14)	142	(15)
50-59	158	(10)	166	(14)	145	(11)	163	(12)	152	(16)	139	(19)
60-69	—		146	(13)	136	(18)	—		154	(15)	126	(14)
70-79	—		—		121	(14)	—		—		135	(16)
80+	—		—		—		—		—		113	(21)

SD=표준편차
* 본 표의 값들은 총 돌림 ROM을 의미한다.
† Nilson 등은 수동 ROM을 측정하기 위해 CROM 장비를 사용했다.
‡ Dvorak 등은 수동 ROM을 측정하기 위해 CA-6000 Spine Motion Analyzer를 사용했다.
§ Castro 등은 능동 ROM을 측정하기 위해 CMS 50인 초음파 근거 좌표 측정 시스템을 사용했다.

Lantz, Chen 및 Buch는 52명의 남성과 여성이 결합된 연구에서 연령의 유의한 효과를 발견했고, 30대가 40대보다 굽힘-폄과 돌림의 ROM이 더 컸다는 것을 발견했다. Dvorak 등은 건강한 남녀 (20~60세) 150명을 대상으로 한 ROM 연구에서 30대 그룹과 40대 그룹 사이에 가장 큰 ROM의 감소가 있었음을 확인했다. 어느 정도 비슷한 결과는 25~63세 남성 51명과 25~60세 여성 50명의 목뼈 움직임에 대한 연령의 효과를 조사한 Peolsson 등에 의해 발견되었다. 그들은 25~34세 그룹에서 55~64세 그룹까지 모든 운동면에서의 AROM이 약 30° 감소되었음을 확인했다. AROM의 감소는 모든 운동면에서 통계학적으로 유의했지만, 폄은 명확했고 굽힘은 덜 명확했다 (0.3°/년).

Dvorak 등, Peolsson 등, Trott 등의 소견과 반대로, Trott 등은 60명의 건강한 남녀 (20~59세)를 대상으로 한 연구에서, 굽힘-폄의 가장 큰 감소가 20대 그룹과 30대 그룹 사이에서 발생했다고 했다.

Pearson과 Walmsley와 Walmsley, Kimber와 Culham은 내밈과 뒷당김의 목뼈 움직임을 포함시킨 유일한 연구자들이었다. Pearson과 Walmsely는 노인층이 뒷당김에서 적은 ROM을 가졌다고 했으나 그들은 중립위에서는 연령에 따른 차이가 없음을 확인했다. 이와 반대로 Pearson과 Walmsley의 소견과는 반대로, Walmsely, Kimber, Culham은 내밈과 뒷당김 모두에서 연령과 관련된 감소를 발견했다.

Quek 등은 목뼈 기능부전을 가진 51명의 노인을 대상으로 등뼈 뒤굽음증과 머리 앞쪽 쏠린 자세 사이의 연관성을 연구했다. 노인층에서 나타나는 등뼈 뒤굽음증은 머리 앞쪽 쏠린 자세와 관련이 있었고, 또 머리 앞쪽 쏠린 자세는 목뼈 굽힘과 폄의 ROM의 감소와 관련이 있었다.

ROM의 감소는 노인층에서 나타났고, 그것은 아동이 가지는 것과 달랐다. Arbogast 등은 67명의 어린 아동을 대상으로 CROM 장비를 통해 목뼈 굽힘과 오른쪽 돌림과 왼쪽 돌림의 능동 ROM을 측정했고, 3~12세 사이에서 ROM이 약간 증가되었음을 확인했다. Ohman과 Beckung은 23명 (10명의 여아와 13명의 남아)의 영아를 대상으로 돌림과 옆굽힘의 수동 ROM을 측정했고, 그 아동이 3.5~5세까지 되었을 때 다시 측정했다. 영아때의 수동 ROM과 현재의 수동 ROM을 비교했다. Arbogast 등의 소견과는 달리, Ohman과 Beckung은 5세가 될 때까지 옆굽힘 수동 ROM에서 변화를 확인하지 못했지만, 돌림에서는 유의한 감소가 일어났음을 확인했다.

두 연구 사이의 연령 차이가 돌림과 관련된 소견의 차이에 영향을 주었다.

Seacrist 등은 8대 카메라 모션 캡쳐 시스템 (반사 마커 사용)을 이용해 목뼈 움직임을 정량화했다: 등뼈에 대한 머리의 굽힘 각도를 캡쳐했다). 연구에 참여한 사람들은 건강한 여아 10명 (6~12세), 9명의 남아 (6~12세), 10명의 여성 (21~40세) 및 9명의 남성 (20~36세)이었다. 여아의 수동 목뼈 굽힘은 111°였고, 여성 성인의 수동 목뼈 굽힘은 103°, 남아였다. 그리고 남아의 수동 목뼈 굽힘은 104°였고, 남성의 수동 목뼈 굽힘은 94°였다. 일반적으로, 그들은 수동 목뼈 굽힘이 남녀 모두에서 연령의 증가에 따라 감소했고, 여성이 남성보다 더 큰 ROM을 가졌음을 확인했다.

Lynch-Caris 등은 8~10세의 106명을 대상으로 능동 ROM을 측정하기 위해 CROM 장비를 이용했다. 굽힘의 능동 ROM은 66° (SD=13)였고, 폄의 능동 ROM은 85° (SD=14), 옆굽힘의 능동 ROM은 58° (SD=8), 돌림의 능동 ROM은 77° (SD=7) 였다. 관찰된 데이터는 성인을 위한 AMA 지침과 달랐지만, 10세를 위한 기준 값 범위 내에 해당되었다.

성별 (Gender)

목뼈 ROM에 대한 연령의 효과를 살펴본 대부분의 동일 연구자들도 성별의 효과를 연구했지만, 그런 연구 결과는 연령에 대한 연구 결과보다 일관성이 떨어지고, 논란이 있는 것 같다. 어떤 연구에 따르면, 비록 차이가 작고 일반적으로 유의하지 않을지라도, 남성보다 여성이 더 큰 ROM을 가지는 경향이 있다. 몇몇 예에서 보면, 어떤 연령대의 어떤 움직임이 다른 움직임보다 더 영향을 받는다는 점에서 성별의 효과는 특정 움직임과 특정 연령대에 국한되는 것 같다.

Castro가 목뼈 ROM에서 유의한 성별 차이를 발견했던 연구자중의 한 명이지만, 그는 70~79세의 피검자를 대상으로 주로 옆굽힘과 굽힘–폄의 움직임에서 차이가 발생했음을 확인했다 (표 11.6과 표 11.7 참고). Nilsson, Hartvigsen과 Christensen은 옆굽힘 ROM에서 유의한 성별 차이를 발견했지만, 표 11.7에서 볼 수 있듯이 이 연구에서 남성은 여성보다 더 큰 가동성을 가졌다. Lantz, Chen과 Buch은 20~39세의 건강한 남녀 56명을 대상으로 연구했다. 그들은 왼쪽 옆굽힘과 오른쪽 옆굽힘의 전체에서 성별간에 차이를 발견하지 못했지만, 능동과 수동의 굽힘–폄과 축성 돌림 ROM에서 여성이 같은 연령대의 남성보다 더 컸음을 확인했다. 여성은 같은 연령의 남성보다 능동 굽힘–폄에서 평균적으로 12.7°가 더 컸고, 축성돌림에서는 6.5°가 더 컸다. 또한 여성은 모든 목뼈 움직임에서 더 큰 수동 ROM을 가졌다. Dvorak 등은 40~49세의 여성이 같은 연령의 남성보다 모든 움직임에서 ROM이 더 컸음을 발견했다. 그러나 20~29세, 60~69세, 70~79세 및 80~89세의 연령대에서는, 성별 사이에 목뼈 ROM의 차이가 없음을 발견했다.

Ferrario 등은 여성 30명과 남성 30명을 대상으로 목뼈 움직임을 측정하기 위해 디지털 광전자 장비를 사용했고, 여성이 남성보다 모든 움직임에서 큰 ROM을 가졌다는 사실을 발견했다. Demaille-Wlodyka은 15~79세 건강한 피검자 232명을 대상으로 연구하여, 여성이 축성 돌림을 제외하고, 굽힘–폄과 옆굽힘의 움직임에서 남성보다 더 큰 ROM을 가졌다는 것을 확인했다.

Abelin-Genevois 등은 위쪽 목뼈 각도와 아래쪽 목뼈 각도, 그리고 C7의 경사를 측정하기 위해 150개의 완전 척추 사진을 무작위로 선택했다. 목뼈 전체 (C1–C7) 앞굽음증을 제외하고, 목뼈 정렬은 2그룹 (평균 8.8세와 평균 14.2세) 사이에서 유의한 차이를 가졌음이 밝혀졌다. 유의한 성별 차이가 모든 목뼈 각도에서 발견되었다.

Simpson 등은 133명 (여성 68%와 남성 32%)을 대상으로 다변량 분석을 실시했고, 환자의 성별이 위쪽 목뼈에서만 ROM의 유의한 예측자였음을 확인했다. 남성의 C2–C3 ROM은 여성의 ROM과 비교했을 때 평균적으로 약 1.3° 감소되었음을 확인했다. 성별이 ROM에 큰 영향을 주지 않는 것 같다.

Yukawa 등은 1200명의 건강한 일본인 (616명의 남성과 614명의 여성)을 대상으로 한 연구에서, 남성과 여성 사이의 C2–C7 정렬과 ROM에서 유의한 차이가 있었음을 확인했다. 중립위에 기반한 남성의 전체 ROM의 축은 연령의 증가에 따라 변하지 않았지만, 여성의 경우는 폄 쪽으로 이동했다.

Seacrist 등은 초기의 연구에서 여성이 같은 연령대의 남성보다 더 큰 굽힘 (평균 8~9°)을 가졌음을 확인했다.

이전의 연구와는 달리, 많은 연구자들은 목뼈 ROM에 대한 성별의 효과가 없었음을 확인했다. Ordway 등은 무의미한 성별 효과를 확인했고, Pellecchia와 Bohannon은 목 문제의 병력을 가진 15~95세의 135명을 대상으로 한 연구를 통해 목 통증과 성별이 ROM에 효과를 가지지 않았다는 결론을 내렸다. Arbogast 등도 또한 3~12세의 어린이 67명을 대상으로 성별의 효과가 없었음을 확인했다. Hole, Cook과 Bolton은 20~69세의 건강한 남녀 84명을 대상으로 성별이 목뼈 ROM에 큰 영향을 주지 않음을 확인했다. Mannion도 남녀 10명의 적은 수의 피검자를 대상으로 모든 목뼈 움직임의 능동 ROM에 대해 성별의 효과가 없었음을 확인했다. 위의 연구자들과 일치되게, Swinkels와 Swinkels-Meewisse도 20~60세의 400명의 건강한 참여자를 대상으로 한 능동 목뼈 ROM에 대한 연령과 성별 연구에서, 성별의 효과가 없었음을 확인했다. Prushansky, Deryi와 Jabarreen은 15명의 여성과 15명의 남성을 비교해 높은 목뼈 ROM 값을 기록했고, 이것은 오른쪽 옆굽힘과 왼쪽 옆굽힘에서만 유의함을 확인했다.

능동 ROM과 수동 ROM (Active Versus Passive ROM)

미국의학협회의 Guides to the Evaluation of Permanent Impairment 5판과 6판은 AROM의 수행을 권장했다. 이들의 저자들은 통증, 부상에 대한 두려움, 그리고 동기 부여 등이 피검자의 AROM 능력에 영향을 미칠 수 있다고 했다; 따라서, 그들은 환자가 최대한의 노력을 하도록 권장해야 한다고 강조한다. 환자가 능동적으로 완전 ROM을 수행할 수 있다면, PROM을 수행할 이유는 없다.

PROM보다 AROM을 사용하는 다른 이유는 AROM이 PROM보다 신뢰성이 높고 가변성이 적은 것으로 나타났다고 다음의 연구자들에 의해 조사되었기 때문이다. Assink 등은 증상이 있는 지원자 30명과 증상이 없는 지원자 30명을 대상으로 AROM 측정의 급내상관계수 (ICCs)가 PROM 측정의 ICCs보다 높다는 것을 알아냈다. 증상이 없는 피검자의 경우에는 PROM이 AROM보다 일반적으로 크게 나타났다. 증상이 있는 피검자의 경우에는 5° 이내의 대응관측값의 비율은 낮은 17%의 폄 PROM에서 높은 60%의 돌림 AROM 까지 다양하게 나타났다.

Nilsson Christensen과 Hartvigsen은 증상이 없는 14명의 지원자 (23~45세 남성 7명과 여성 7명)에게 반-사이클 PROM을 측정하기 위해 CROM 장비를 사용했다. 모든 움직임은 중립 0°에서 두 검사자에 의해 측정되었고, 검사간 신뢰도는 오른쪽 옆굽힘 r=0.61에서 폄에 대한 r=0.85에 이르기까지 수용하는 것으로 판명되었다. 상관관계가 왼쪽 돌림 r=0.29에서 굽힘에 대한 r=0.71에 이르기까지 여섯 방향 중 4개의 방향이 0.60보다 낮기 때문에, 검사자간 신뢰도를 받아들일 수 없었다.

Nilsson, Christensen과 Hartvigsen는 이전 연구의 문제점을 해결하기 위해 연구를 실시했다. 검사자는 광범위한 훈련에 참여했고, 20~28세의 14명 피검자를 35명 (17 남성 18 여성)으로 증가시켰다. 여섯 개의 측정 중 3개가 r이 0.60 미만이어서 반-사이클 PROM에 대한 검사간 신뢰도는 여전히 받아들일 수 없었다. 완전 사이클 PROM에 대한 검사간 신뢰도는 3개의 운동면에서 r 값이 0.61~0.88으로 훨씬 좋아졌다. 반-사이클 움직임이 나쁜 검사간 신뢰도 (poor)의 수동 ROM 보다 더 많은 기여 하는 것처럼 나타났다.

Bergman 등은 증상이 있는 58명과 증상이 없는 그룹의 남성과 여성 48명을 대상으로 PROM 검사와 AROM 검사를 비교하여 가장 높은 변동을 확인했다. 12주 동안 변동은 증상이 있는 그룹의 수동 옆굽힘 20.4°에서부터 증상이 없는 그룹의 수동 돌림 85.2°까지 다양했다. PROM 측정에서 발생하는 변동의 상당한 양은 연구자들에게 PROM이 중재 연구의 결과 수치로서 사용할지에 의문을 들게 만들었다. Demaille-Wlodyka 등은 피검자의 가동성을 과대평가하기 때문에 PROM을 사용하지 않을 것을 권장했다.

검사자세 (Testing Position)

잘 정의된 목뼈 중립위의 결손은 ROM의 끝지점 (완전 사이클 움직임)에서 시작하는 운동과 비교해 중립위 (반-사이클 움직임)에서 시작하는 목뼈 운동의 낮은 신뢰도의 원인이 된다고 생각되었다. 반-사이클 움직임의 예는 굽힘이고, 완전 사이클 움직임의 예는 굽힘-폄이다.

보다 나은 중립위를 정의하기 위해 시도된 연구는 방사선 촬영이나 운동분석기를 사용했다. Ordway 등의 방사선 연구에서 그들은 목뼈가 중립위일 때, 위쪽 분절은 굽힘에서, 아래쪽 분절은 점진적으로 감소된 굽힘을 가진다고 했다; 게다가, C6와 C7의 목뼈는 주목할 만한 양의 폄을 가진다. Miller, Polissar와 Hass는 다른 방사선 연구에서 목뼈는 단단입천장이 수평면에 있을 때, 중립위라고 했다. 이런 소견이 흥미로울 지라도, 그들은 방사선 촬영을 하지 않는 임상가들에게 어떤 도움을 주지 못했다.

임상적으로 관련이 있는 두 개의 연구는 CA-6000 척추 분석기를 사용했다. 이 운동 분석기는 3개의 운동면과 부합하는 3차원 좌표계로서 0°의 중립위를 제공할 수 있다. Christensen과 Nilsson은 건강한 38명 (20~30세)을 대상으로 눈과 입을 닫은 상태의 중립 척추 자세를 재현하는 그들의 능력이 매우 좋았음을 확인했다. 3개 운동면의 중립 0°로부터의 평균 차이는 시상면에서 2.7°이었고, 가로면에서 1.0°이고, 이마면에서 0.65°이었다. 환자는 자신의 중립위를 찾을 수 있으나, 이 연구의 피검자는 건강한 사람이고, 중립위를 재현할 수 있는 환자의 능력은 알려지지 않았다.

2013년, Wibault 등은 목 원반 질환 (CDD)과 관련된 신경뿌리 병리환자 71명과 건강한 사람 173명을 대상으로 머리 재위치의 정확성을 비교하기 위해, 그리고 건강한 사람의 레이저와 CROM 장비 사이의 준거타당도를 평가하기 위해 CROM 장비를 사용했다. CDD 환자에 대한 CROM 장비의 검사-재검사 신뢰도 (ICC)는 0.79~0.85였고, SEM은 1.4~2°였다. 이들 결과는 CDD 환자의 머리 재위치 정확성을 정량화하는 CROM 장비의 사용을 지지한다.

Solinger, Chen과 Lantz는 20명의 목뼈 움직임을 측정할 때 머리 중립위를 표준화하는 시도를 했다. 그들은 굽힘과 폄에 대한 중립위로서, 눈꼬리가 귀의 위쪽 각 (두피와 만나는)에 정렬될 때라고 정의했다. 옆굽힘의 중립위는 머리의 축이 수직으로 정렬되는 지점으로 정의되었다. 덜 엄격한 머리 중립위를 사용할 때 수집된 자료와 비교해서, Solinger와 Chen, Lantz는 머리 위치를 표준화함으로써 돌림과 옆굽힘에 대한 신뢰도가 3%에서 15%로 증가되었음을 확인했지만, 굽힘-폄에 대한 신뢰도는 14% 까지 감소되는 것을 확인했다.

Demaille-Wlodyka 등은 연령이나 성별도 목 ROM 후 원래 자세인 중립위로 되돌아가는 232명의 건강한 사람 능력에 영향을 주지 않았음을 확인했다. Owens은 평균 연령 28세인 학생 48명 (36명의 남성과 12명의 여성)을 대상으로 머리 위치를 측정하기 위해 컴퓨터 인터페이스 전자측각기를 사용했고, 뒤쪽 목 근육의 능동 수축이 표적 중립위를 약 2.1° 벗어나도록 만들었음을 확인했다. 이런 소견은 척추옆근 수축의 최근 이력이 굽힘-폄의 머리 재위치에 영향을 줄 수 있음을 보여주다. Pearson과 Walmsley는 30명의 건강한 피검자를 대상으로 3Space Isotrak system을 이용한 연구에서, 목 뒷당김의 반복 운동 이후에 머리가 안정 자세로 되돌아가는데 유의한 차이가 있었음을 확인했다. 그러나 목 뒷당김 ROM에서의 이런 차이는 통계학적으로 유의하지 않았다.

검사자가 인지해야 할 다른 자세성 문제는 Lantz, Chen과 Buch에 의해 확인되었다. 그들은 앉은 자세에서 실시된 모든 운동면의 목뼈 ROM 측정이 선 자세에서 측정하는 것보다 약 2.6° 더 컸음을 확인했다. 완전 사이클 움직임의 측정과는 반대로, 중립 0°를 시작자세로 하여 굽힘과 폄을 측정할 때, 앉은 자세와 선 자세 사이에서 커다란 차이가 일어났다. 축성 돌림의 경우에는 앉은 자세와 선 자세 사이에서 유의한 차이가 없었다.

Dunleavy와 Goldberg는 만성 목 문제를 가진 50세 이상의 성인을 대상으로 목 ROM에 대한 HAB (습관적으로 이루어진 비지지성 앉은 자세)의 영향을 똑바로 앉은 자세 (ER)와 비교했다. 36명의 검사가 5명 검사자에 의해 2가지 앉은 자세에서 3번 수행되었다. HAB 자세와 ER 자세에서 모든 ROM을 측정했을 때, 폄, 총 돌림, 총 옆굽힘 및 오른쪽 옆굽힘의 ROM에서 유의한 증가가 일어났고, 반면 굽힘에서는 감소가 일어났다. 폄은 ER 자세에서 3.6°까지 증가했고, 굽힘은 ER 자세에서 7.4°까지 감소했다. 총 옆굽힘은 ER 자세에서 3.3° 증가했고, 오른쪽 옆굽힘은 2.7°까지 증가했다. 이 연구의 결과는 목 ROM을 측정할 때 사용된 앉은 자세를 기록할 필요가 있을 뿐만 아니라, HAB 자세보다 ER 자세에서 측정하는 것이 더 중요한다는 것을 의미한다.

신체 크기 (Body Size)

Castro 등은 뚱뚱한 피검자가 그렇지 않은 피검자만큼 가동성이 좋지 않다는 것을 발견했다. 모든 운동면에서 일어나는 목의 ROM은 체중이 증가함에 따라 감소했다. Chibnall, Duckro와 Baumer는 42명의 남녀를 대상으로 특정 해부학적 표식점 (예를 들어, 턱과 봉우리돌기) 사이의 거리에 의해 반영된 신체 크기가 줄자로 측정된 ROM 측정에 영향을 주었다고 확인했다. 피검자 간의 신체 크기 다양성은 표식점 사이에 큰 거리를 가진 피검자의 ROM을 과소평가하게 하고, 표식점 사이의 작은 거리를 가진 피검자의 ROM을 과대평가하게 하는 결과를 초래한다. 그들은 피검자 사이의 검사결과를 비교할 때 간격비 (POD)를 사용해야 한다고 결론을 내렸다. POD (휴식 시의 ROM 값과 ROM 끝지점에서의 값 사이의 거리를 휴식 시의 값으로 나누는 것) 사용은 줄자로 얻어지는 ROM에 대한 신체 크기의 효과를 제거하는데 도움을 준다. 분명한 것은 한 명 피검자의 진전만을 측정할 때는 POD의 계산이 필요하지 않는 것이다. Peolsson 등은 남성과 여성의 폄과 남성의 굽힘을 제외하고, 신체질량지수 (BMI)와 AROM 사이에서 유의한 상관관계를 찾지 못했다.

Brink 등은 15~17세의 학생 194명을 대상으로 연구하여, 증가된 머리 굽힘, 목 굽힘 및 몸통 굽힘의 결합이 체중과 BMI의 증가와 유의한 연관성을 가지고 있었음을 확인했다. 3차원 자세분석 장비는 학생들이 컴퓨터 작업을 하는 동안 5개의 자세 각도 (머리 굽힘, 목 굽힘, 머리 옆굽힘, 머리목 각도 및 몸통 굽힘)를 캡쳐했다. 몸통 굽힘은 가장 가변적인 각도이었는데, 그 이유는 학생들이 앉은 자세에서 컴퓨터를 사용할 때 큰 범위의 몸통 굽힘을 일으키기 때문이다.

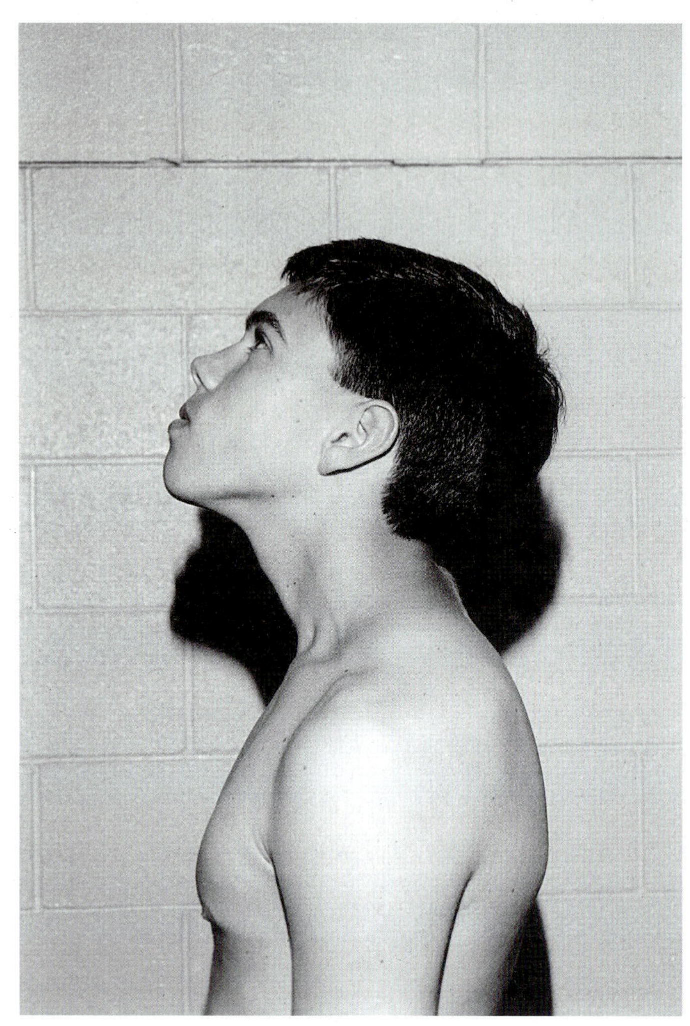

그림 11.52 천장을 쳐다보는 경우는 목뼈 폄 ROM의 40~50°을 필요로 한다. 만약 목뼈 폄이 제한되면, 그 사람은 천장을 쳐다보기 위해 전체 척추를 폄해야 할 것이다.

기능적 ROM (Functional Range of Motion)

목뼈 운동은 레저나 작업활동과 대부분의 일상생활활동에 꼭 필요하다. Bennett, Schenk와 Simmons는 대학생 28명에게 13가지 ADL을 수행하게 하고, 목뼈 ROM을 측정하기 위해 CROM 장비를 사용했다. 다음의 활동을 할 때 가장 큰 목뼈의 움직임이 요구된다: 머리를 돌려 차를 후진할 때, 신발을 신을 때, 길을 건널 때. 별을 응시하거나 천장을 쳐다볼 때는 완전한 목 폄 ROM을 필요로 하고 (그림 11.52), 또 물을 마실 때가 음식을 먹을 때보다 더 큰 목의 폄을 필요로 한다. 전화기 사용은 옆굽힘과 돌림을 필요로 하고, 목욕이나 몸 단장도 상당한 양의 목 움직임을 필요로 한다. 음식 먹기, 책읽기, 글씨 쓰기, 컴퓨터 사용 등은 상대적으로 작은 굽힘, 폄 및 돌림을 필요로 한다.

Bible 등은 60명의 건강한 사람 (20~73세의 여성 30명과 남성 30명)을 대상으로 15개 기능 과제를 수행하는 동안 목뼈의 ROM을 측정하기 위해 비침습성 전자측각기와 torsimeter를 사용했다. ADL 동안 사용된 능동 목뼈 ROM은 13-32°의 굽힘-폄과 13~21°의 옆굽힘, 13~57°의 돌림이 일어났다. Bennett의 소견과 비슷하게, 차를 후진할 때가 모든 ADL 중에서 가장 큰 ROM을 필요로 했다: 32°의 굽힘-폄 (32%), 20°의 옆굽힘 (26%), 57°의 돌림 (92%)이 일어났다. 계단 내려가기는 계단 오르기보다 시상면의 움직임과 돌림을 더 필요로 했다. 바닥에 있는 물건을 집을 때 쭈그려 앉기는 허리를 굽힘하는 것보다 옆굽힘과 돌림의 움직임이 적게 일어났다. 선 자세에서 앉을 때가 앉은 자세에서 설 때보다 더 많은 옆굽힘을 필요로 했다.

Cobian 등도 일반적인 ADL을 수행할 때 요구되는 최대 목 움직임, 누적 목 움직임 및 평균 목 움직임을 측정하는 연구를 수행했다. 10명의 건강한 성인 (남녀 각각 5명, 평균 연령 22.8세)이 16개 ADL을 수행했고, 8대 카메라 광학적 운동 캡쳐 시스템을 이용하여 3차원 운동형상학을 기록했다. 대부분의 활동은 목뼈 움직임의 20~40%을 사용했다. Bible 연구와 Bennett 연구의 소견과 비슷하게, 차를 후진할 때가 가장 큰 목뼈 움직임 (돌림의 93%)을 필요로 했다. 차량을 쳐다보는 것 (Bible 연구와 Bennett 연구에서는 포함되지 않았음)은 그들 연구에서 가장 큰 목뼈 움직임 (113°)을 사용했다.

Cobian 등의 또 다른 연구에서는, 10명의 젊은 성인은 Wisconsin Analysis of Spine Motion Performence system 으로 불리는 휴대용 운동 측정 시스템을 착용하여 주요 각 운동축을 중심으로 일어나는 움직임을 기록했다. 참여자들은 5일 동안 장비를 착용하고, 해당 시간 동안의 ADL을 기록했다. 대부분의 운동 활동 (92%)과 직업 활동 (90%)은 25°미만의 옆굽힘을 필요로 했고, 더 큰 움직임은 굽힘–폄과 돌림에서 일어났다. 그러나 이들 움직임의 어느 것도 50°을 초과하지 못했다. 가장 낮은 ROM 중간값을 일으킨 활동은 자동차 운전이었고, 옆굽힘, 굽힘–폄 및 돌림의 움직임은 각각 8, 9 및 10°였다.

Shugg, Jackson과 Dickey는 목이 중립위를 벗어난 상태로 운전하는 시간의 양을 결정하고, 또 다양한 차량의 운전사에 의해 사용된 최대 목뼈 돌림 각도에 대한 정보를 얻기 위한 연구를 수행했다. 연구에 따르면, 차사고 당시 목이 돌림되었을 때가 목이 중립위를 취했을 때보다 더 심한 손상이 일어났다고 한다. 28세의 여성 10명과 43세의 남성 1명이 이마와 복장뼈에 센서가 달린 3 Space Isotrak Ⅱ (Polhemus Inc. Colchester, VT)를 착용했다: 운전사의 자세와 머리 위치가 비디오로 촬영되었다. 결과에 따르면, 고속도로를 운전할 때보다 시내 운전할 때가 목이 장시간 중립위를 벗어났다고 했지만, 전반적인 목뼈 ROM은 매우 가변적이었다.

Cote 등은 Connecticut 주의 6개 시설에서 일하는 근로자 736명 (221명 여성과 515명 남성)을 대상으로 ROM을 포함한 신체 수행 수치를 얻었다. 목뼈 ROM 검사는 등받이가 있는 의자에 앉은 자세에서 CROM 장비로 이루어졌다. 목뼈와 척추 가동성의 수치는 다른 근로자 집단과 비교해 볼 때 큰 차이를 보였다. 남성 근로자는 목 유연성에 있어서 연령-예정 감소를 갖지 못했고, 여성 근로자는 연령이 증가함에 따라 점진적인 척추 유연성을 가졌다. 그들은 건강한 근로자 효과 (근력과 가동성)가 선택된 피검자 그룹에서 나온 소견에 중요한 역할을 한다고 결론을 내렸다.

테니스의 서빙, 야구의 캐칭과 히팅, 카누와 카약 등과 같은 스포츠 활동은 모든 운동면의 완전한 목뼈 ROM을 필요로 했다. 다른 유형의 스포츠 활동도 ROM에 영향을 미칠 수 있다. 예를 들어, Guth는 40명의 수영선수와 40명의 비운동선수를 대상으로 목뼈 돌림 ROM을 비교했다. 14~17세의 수영선수는 14~17세의 대조군의 ROM보다 전체 돌림 ROM에서 평균적으로 9° 큰 것으로 나타났다.

수영선수에서 발견된 목뼈 ROM의 증가와는 대조적으로, 럭비 선수는 단일 시즌 동안 목뼈 ROM의 감소를 가졌고, 선수경력이 많을수록 ROM이 감소되었다. 영국 프리미어십 클럽의 22명 럭비 선수의 교차 연구에서, Lark과 McCarthy는 집단 평균과 시즌 동안의 변화를 비교했다. 변화의 백분율은 ROM의 감소를 의미했고, 시즌의 후반부에서 주로 일어났다. 대부분 ROM의 상대적 변화는 오른쪽 옆굽힘에서 일어났다. Lark과 McCarthy는 오프 시즌 기간이 목뼈 ROM의 회복을 허용하기에 충분하지 않는 시간이었음을 확인했다. 럭비 포워드는 급성 채찍질 손상과 비슷한 목뼈 ROM을 가졌고, 회복되는데 충분한 재활이 필요했다.

페인트칠하기나 도배 등과 같은 작업 활동은 목뼈 폄과 굽힘의 완전한 ROM을 요구한다. 목뼈 돌림의 완전한 ROM은 자동차나 트럭의 안전한 운전에 필수적이다 (그림 11.53).

신뢰도와 타당도 (Reliability and Validity)

Jordan의 논문은 목뼈 ROM을 측정하는데 사용된 방법과 도구, 그리고 신뢰도 연구의 검토에 대한 우수성을 제시했다. 그는 다음과 같은 연구에 많은 문제점이 있었음을 확인했다: 적절한 표본 크기의 부족, 부적절한 통계방법, 그리고 움직임의 수행과 측정에 대한 표준화 프로토콜의 부족

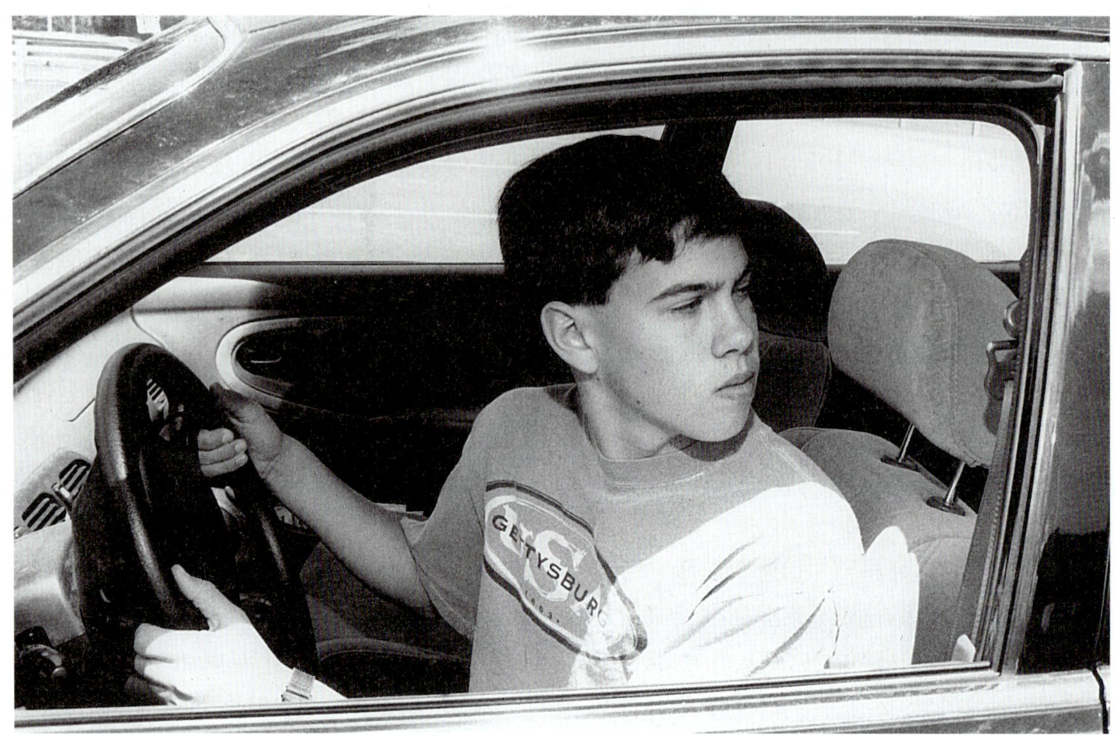

그림 11.53 어깨 너머로 고개를 돌림하기 위해서는 최소 60~70°을 필요로 한다. 만약 돌림 ROM이 제한되면, 교통 상황을 체크하기 위해서는 몸통 전체를 돌림해야 할 것이다.

등이다. 이런 문제점으로는 연구들을 비교하기 어렵고, 그들이 생산한 데이터의 이용을 할 수 없었다. 체계적 문헌 고찰은 목뼈 ROM 수치에 대한 신뢰도와 타당도의 상당한 데이터를 제공했다.

다양한 방법과 도구들이 머리와 목의 움직임을 평가하기 위해 사용되어 왔다. 다른 신체부위와 비슷하게, 일반적으로 검사간 신뢰도는 사용된 도구에 관계없이 검사자간 신뢰도보다 더 좋았다. 또한 어떤 움직임이 다른 움직임보다 더 신뢰성 있게 측정되었다. 예를 들어, 굽힘-폄과 오른쪽 옆굽힘-왼쪽 옆굽힘과 같이 끝지점에서 측정된 완전 사이클 움직임은 중립위에서 측정된 굽힘과 같은 반-사이클 움직임보다 더 신뢰성 있게 측정되었다. 이런 소견은 중립위의 다양성과 검사자가 피검자의 머리 위치를 중립위로 배치시키는 표준화의 부족 때문일 수 있다. 그러나 완전 사이클 움직임을 측정하는 유일한 문제는 완전 사이클 측정이 임상가에게 편측 움직임 제한에 대한 정보를 제공하지 않는 것이다.

Nilsson은 반-사이클 움직임을 측정할 때의 검사간 신뢰도가 good이었지만, 검사간 신뢰도는 poor 였음을 확인했다. Nilsson, Christensen과 Hartvigsen은 반-사이클 움직임의 수동 ROM 측정에 대한 검사자간 신뢰도 (r=0.39−0.70)는 낮게 나왔지만, 완전 사이클 움직임의 수동 ROM 측정에 대한 검사자간 신뢰도는 수용할 만 했다 (r=0.61−0.70). Jordan 등은 목뼈 ROM을 측정하기 위해 3차원 Fastrak시스템을 사용했고, 두 명의 검사자가 40명의 건강한 피검자를 대상으로 완전 사이클 움직임의 검사자간 신뢰도 (급내상관계수 (ICCs)=0.81−0.89)가 반-사이클 움직임의 검사자간 신뢰도 (ICCS=0.61−0.80)보다 더 좋다는 것을 발견했다. 한 검사자가 32명의 건강한 피검자를 3번 측정하여 완전 사이클 움직임에 대한 검사간 신뢰도인 ICCs는 0.76~0.82이었고 반-사이클 움직임의 ICCs는 0.54~0.70이었다.

Malmstrom 등은 Zebris ultrasonic system과 Myrin 경사계를 이용하여, 22~58세의 건강한 지원자 60명 (남성 25명과 여성 35명)을 대상으로 연구하여 완전 사이클 움직임이 반-사이클 움직임보다 낮은 가변성을 보인다는 사실을 발견했다. 완전 사이클 움직임의 ICCs는 0.92~0.97이었고,

반-사이클 움직임의 ICCs는 0.88~0.93이었다. 완전 사이클 움직임도 반-사이클 움직임보다 Zebris로 더 나은 동시 타당도를 보였다.

Damaille-Wlodyka는 232명의 피검자를 연구하여, 완전 사이클 움직임이 반-사이클 움직임보다 타당도가 좋았지만, 편측 제한을 평가하는데는 반-사이클 움직임이 좋다. Piva 등은 목 통증 환자 30명에게 단일 중력 측각기 (single gravity goniometer)를 적용하여 반-사이클 움직임을 측정했고, 측정의 표준오차 (SEM)은 3.7°의 오른쪽 옆굽힘에서 5.6°의 폄까지 다양했다. ICCs는 0.78의 굽힘에서 0.91의 축성 돌림이었고, 검사자간 신뢰도는 가로면과 시상면의 능동 ROM 측정에 대해 중등도의 신뢰도를 가졌다.

Chen 등에 의하면, 목뼈 ROM 측정의 진짜 타당도를 얻는 것이 불가능한데, 그 이유는 방사선 측정의 신뢰도와 타당도에 대한 연구가 많지 않았기 때문이다. 타당성이 있는 기준이 존재하지 않는다. 그러나 여전히 많은 연구자들은 방사선 측정을 기준으로 여기고 있다.

다양한 도구과 방법의 신뢰도나 타당도를 평가해 온 몇몇 연구들을 다음 단락에서 고찰할 것이다. "high (수)", "good (우)", "fair (미)", "poor (양)" 및 "수용 불가 (가)"의 용어들이 신뢰도의 여러 등급들이다:

- 신뢰도 high는 ICC 0.90~0.99를 의미한다.
- 신뢰도 good는 ICC 0.80~0.89를 의미한다.
- fair는 ICC 0.70~0.79를 의미한다.
- low 또는 poor 는 ICC 0.60~0.69를 의미한다.
- 수용불가는 ICC 0.60 미만을 의미한다.

이들 신뢰도 등급의 정의는 다음 연구에서 가장 흔하게 사용되는 용어처럼 보인다. 몇몇 연구자들은 Porteny와 Watkins에 의한 설명을 사용해 왔다: 0.75이상의 상관계수는 좋은 신뢰도를 의미하고, 0.75미만의 상관계수는 poor-moderate의 신뢰도를 의미한다.

유니버설 측각기의 신뢰도
(Reliability of the Universal Goniometer)

Tucci 등은 경험 많은 두 명의 검사자로 하여금 10명의 피검자를 대상으로 유니버설 측각기를 사용하여 목뼈 움직임을 측정했다. 목뼈 ROM 측정의 검사자간 ICCs는 −0.08의 굽힘에서 0.82의 폄이었다.

Youdas, Carey와 Garrett는 21~84세의 정형외과 환자 60명을 대상으로 반-사이클 AROM을 측정했다. 환자를 20명씩 3그룹으로 나누었다. 피검자들은 목 부위의 물렁조직 탄성을 증가시키기 위해 각 운동면의 움직임을 5번씩 반복 수행했다. Tucci 등의 소견과 달리, 굽힘의 검사간 신뢰도의 ICC는 0.83이었고, 폄의 ICC는 0.86, 오른쪽 옆굽힘의 ICC는 0.85이었고, 왼쪽 옆굽힘의 ICC는 0.84이었고, 오른쪽 돌림의 ICC는 0.90이었고, good 등급이었다. 검사간 신뢰도는 왼쪽 돌림의 ICC는 0.78으로 fair 등급 이었다. 폄, 왼쪽 옆굽힘과 오른쪽 옆굽힘의 검사자간 신뢰도는 fair 등급이었다 (ICC=0.72−0.79). 굽힘, 왼쪽 돌림과 오른쪽 돌림의 검사자간 신뢰도는 poor등급이었다 (ICC=0.54−0.62).

Pile 등은 28~73세의 강직성 척추염 (활동성이 적은) 환자 10명을 대상으로 반-사이클의 옆굽힘, 굽힘 및 폄을 측정하기 위해 유니버설 측각기를 사용했다. 3명의 물리치료사와 류머티스 전문가, 류머티스 전문의들이 검사자로 활동했다. 검사간 신뢰도를 위해 각 검사자는 1명의 환자를 4번씩 측정했다. 그들은 검사간 신뢰도 계수를 제시하지 못했다. 오른쪽 옆굽힘에 대한 검사자간 신뢰도 계수는 0.74이다; 왼쪽 옆굽힘의 검사자간 신뢰도는 0.68이었다. 옆굽힘 측정 때에 이용된 표식점은 복장뼈패임이었고, 측각기의 축이었다. 코와 이마를 잇는 선은 측각기의 몸쪽팔이었다. 굽힘과 폄의 측정은 본 책이 제시한 측각기 방법으로 이루어졌다. 굽힘에 대한 검사자간 신뢰도 계수는 수용 불가 (0.21)였고, 폄에 대한 상관계수는 약간 좋았지만 (0.59), 여전히 good 등급은 아니었다.

Maksymowych 등은 평균 연령 42.7세의 강직성 척추염 환자 44명을 대상으로 유니버설 플라스틱 측각기를 사용하여 완전 사이클의 돌림 AROM을 측정했다. 모든 측정은 이른 아침의 강직을 피하기 위해 중간 아침에서 두 명의 검사자 (훈련된 임상 간호사와 류머티스 전문가)에 의해 측정되었다. 두 검사자의 검사간 신뢰도는 high 등급 (각각의 ICC는 0.98와 0.97)이었고, 검사자간 신뢰도도 high 등급 (ICC는 0.95)이었다.

Yankai와 Manosan는 유니버설 측각기와 중력 측각기를 비교하기 위해 20~30세 지원자 20명 (16명 여성과 4명 남성)을 대상으로 연구했다. 피검자는 나무 의자 (등받이가 중간 등뼈까지 이르는)에 등을 대고 똑바로 앉았고, 목을 폄할 때 몸통의 폄을 막고, 목을 굽힘할 때 몸통의 굽힘을 막기 위해 스트랩으로 몸통을 고정했다. 측정은 4년 경험을 가진 2명의 물리치료과 학생에 의해 이루어졌다. 3번째 학생은 모든 측정값을 읽고 기록했다. 2번의 회기는 2주 간격으로 이루어졌고, 각 피검자는 2명의 검사자에 의해 2개의 도구로 2번씩 측정되었다. 유니버설 측각기를 이용한 회기내 검사간 신뢰도는 high 등급 (ICC=0.80−0.99)이었고, 중력측각기를 이용했을 때의 검사간 신뢰도는 very high 등급 (ICC=0.80−0.99)이었다. 양쪽 장비에 대한 회기간의 검사자간 신뢰도는 high 등급에서 very high 등급였다. 양쪽 장비에 대한 회기내 검사자간 신뢰도는 high 등급에서 very high 등급에 이르렀다. 그러나 목뼈 폄의 유니버설 측각기 측정은 양쪽 회기에서 very high 등급의 검사자간 신뢰도를 가졌다.

Whitcroft 등은 유니버설 측각기, 줄자 및 눈대중을 비교하는 기준 도구로서 CROM 장비를 이용했다. CROM 장비와의 일치 정도를 보여주기 위해 Spearman의 상관계수를 이용했다. 해부학적 표식점 대신에 고정된 표식점을 이용했을 때, 유니버설 측각기는 굽힘과 옆굽힘에 대한 0.91의 상관계수를 가졌고, 줄자는 굽힘에 대한 0.29의 상관계수를 가졌다. 그리고 눈대중은 오른쪽 옆굽힘에 대한 0.35의 상관계수를 가졌다. 폄, 굽힘 및 오른쪽 돌림에 대한 눈대중의 상관계수는 수용불가였다 (각각 0.11, 0.10, 0.32).

유니버설 측각기의 타당도 (Validity of the Universal Goniometer)

문헌을 고찰해 보았을 때, 유니버설 측각기에 대한 타당도 연구는 없었고, 방사선 촬영이 기준으로 이용되었다.

줄자의 신뢰도 (Reliability of the Tape Measure)

측정에 이용된 표식점이 연구에 따라 다양하다는 사실은 다음 정보의 유용성을 감소시킨다. 표식점과 방법은 타당한 비교를 이루는 표준화를 필요로 했다. 표 11.2의 연구자들과 다른 연구자에 의한 표식점과 연구의 결과는 아래 문단에서 설명된다.

Hsieh과 Yeung은 평균 연령 18세의 건강한 지원자 34명 (남성 27명과 여성 7명)을 대상으로 반-사이클 AROM을 측정하기 위해 두명의 검사자 (한 명의 경험자와 한 명의 비경험자)를 이용했다. 굽힘과 폄을 위한 연구에 사용된 표식점은 복장뼈패임과 턱이었다. 돌림의 표식점은 어깨봉우리돌기와 턱이고, 옆굽힘의 표식점은 어깨봉우리돌기와 귓볼의 가장 낮은 지점이었다. 한 명의 검사자는 피검자 17명을 측정했고, 다른 검사자는 다른 그룹의 피검자 17명을 측정했다. 경험 있는 검사자의 검사간 신뢰도 계수 (r)는 0.80~0.95이었고 비경험 검사자의 검사간 신뢰도는 0.78에서 0.91이었다. 경험이 있는 검사자의 99% 신뢰구간 (CI)에 대한 측정오차는 시상면에서 약 ±1 cm이었고, 다른 움직임에서 ±2 cm이었다. 시상면 움직임에 대한 비경험 검사자의 측정오차는 약 ±2-3 cm이고 다른 움직임은 ±3 cm으로 측정오차가 높았다.

Balogun 등은 물리치료학과 학생 21명을 대상으로 반-사이클 AROM을 측정하기 위해 3명의 물리치료사를 고용했다. 검사-재검사 간격은 4일에서 110일까지 였다. 목뼈 굽힘을 측정하는 데 사용된 표식점은 턱끝과 복장뼈패임이다. 옆굽힘 측정의 표식점은 귓불의 가장 낮은 지점과 어깨 앞쪽의 움푹 들어간 곳이었다. 돌림의 표식점은 턱의 위쪽과 어깨 앞쪽의 움푹 들어간 곳이다. 목 굽힘 측정에 대한 검사간 신뢰도 (r)은 3명의 물리치료사 모두에서 poor 등급이었다. 폄에 대한 검사간 신뢰도는 두 명의 물리치료사에서는 good 등급이었고 한 명은 fair 등급이었다. 왼쪽과 오른쪽의 돌림에 대한 검사간 값은 r=0.58~0.86이었다. 첫 번째와 두 번째 기간 사이의 간격이 너무 긴 것은 검사간 값에 부정적인 영향을 주었다. 검사자간 값은 회기 I의 r=0.35~0.90이었고, 회기 II의 왼쪽 옆굽힘 r=0.47이었고, 폄에 대한 r 값은 0.92이었다.

Haywood 등은 강직성 척추염 환자 159명을 대상으로 반-사이클 AROM을 측정하기 위해 플라스틱 줄자를 사용했다. 그들은 오른쪽과 왼쪽의 돌림을 측정하기 위해 표식점으로 코끝과 봉우리빗장관절을 이용했다. ROM은 최대로 돌림된 자세의 측정값에서 중립위의 줄자 측정값을 뺀 값이다. 신뢰도 연구에는 환자 55명이 참여했다. 검사간 신뢰도 (2주 간격으로 측정된 검사-재검사)는 high 등급 (ICC>0.90)이었지만, 중립위에 대한 검사간 신뢰도는 수용불가였다.

Maksymowych 등은 세 개의 다른 국가에서 강직성 척추염 환자 263명을 대상으로 완전 사이클의 돌림 AROM을 측정했다. 신뢰도 연구에는 환자 44명이 참여했다. 돌림 측정에 사용된 표식점은 오른쪽 귀의 귓구슬 (이주)과 복장뼈위패임이었다. 측정은 완전 오른쪽 돌림 (D1)에서 완전 왼쪽 돌림 (D2) 까지 줄자 도구로 이루어졌다. 완전 사이클 돌림 ROM은 두 측정 (D1−D2) 사이의 거리로 정의되었다. 두명의 검사자에 대한 검사간 신뢰도는 good 등급이었고 (각각의 ICC는0.80와 0.89); 검사자간 신뢰도도 good 등급 (ICC=0.82)이었다. Viitanen 등은 두 명의 물리치료사로 하여금 특발성 강직성 척추염 남성 환자 52명을 대상으로 돌림과 옆굽힘을 측정하도록 했다. 목뼈의 옆굽힘에 대한 검사간 신뢰도와 검사자간 신뢰도는 excellent 등급이었다 (각각 ICC = 0.96와 ICC = 0.97)이고, 돌림에 대한 검사간 신뢰도와 검사자간 신뢰도는 각각 ICC=0.98과 ICC=0.97이었다.

줄자의 타당도 (Validity of the Tape Measure)

연구자들은 줄자 방법을 폭넓게 이용할 것을 권장했다. Balogun 등은 Myrin Reference 측각기 (경사계)로 측정한 것과 줄자로 측정한 것을 비교했다. 3명의 각 검사자의 r 값은 경사계 방법보다 줄자 방법에서 더 높았다. Viitanen 등은 목 돌림과 옆굽힘의 줄자 측정과 후관절의 변화, 원반의 칼슘화, 척추인대의 골화 등과 같은 방사선학의 변화를 비교했다. 목의 돌림과 옆굽힘 측정은 목뼈의 방사선 변화와 유의한 연관성을 보였다. 그러므로 연구자들은 줄자 측정 방법이 질병의 심각도와 진전을 평가하는데 적절한 방법이라고 했다.

Maksymowych 등은 플라스틱 유니버설 측각기로 측정한 목뼈 돌림 AROM과 줄자로 측정한 목뼈 AROM을 비교했다. 그들은 줄자 방법이 측정의 기준인 유니버설 측각기와 비교될 수 있음을 확인했다.

경사계의 신뢰도 (Reliability of the Inclinometer)

Viitanen 등은 평균 연령 44.7세의 강직성 척추염 남성 환자 52명을 대상으로 AROM을 측정하기 위하여 Myrin 중력 측각기를 사용했다. 두명의 물리치료사가 연속으로 환자를 측정했다. 검사간 신뢰도와 검사자간 신뢰도 모두 high 등급이었다 (ICCs=0.89−0.98). Balogun 등은 Myrin 중력 측각기를 사용하여 반-사이클 움직임의 AROM을 측정하기 위해 3명의 검사자를 고용했다. 건강한 학생 21명을 몇일 (4~110사이) 기간 동안 측정했다. 모든 움직임에 대한 검사간 신뢰도 계수 (r) 값은 수용불가의 굽힘 (r=0.31)에서부터 good 등급 (r=0.86)의 폄까지였다. 두번의 검사 기간을 걸친 왼쪽 돌림의 검사자간 신뢰도 계수는 수용불가 (r=0.26)였고, 폄은 good 등급 (r=0.84)이었다.

Malmstrom 등은 22~58세의 "목이 건강한" 지원자 60명 (35명 여성과 25명 남성)을 대상으로 완전 사이클과 반-사이클의 AROM을 측정하기 위해 단일 Myrin 중력 측각기를 사용했다. 완전 사이클의 굽힘−폄, 옆굽힘 및 돌림에 대한 검자간 신뢰도는 high 등급이었고, ICC는 0.90이었다. 반-사이클의 왼쪽 돌림에 대한 검사간 신뢰도는 낮았고, ICC는 0.69였다. 폄에 대한 ICC는 0.89였다.

Alaranta 등은 반-사이클의 굽힘, 폄 및 옆굽힘의 ROM을 측정하기 위해 피검자의 헬멧에 벨크로로 액체 단일 경사계[MIE (Medical Research Ltd, London)]를 사용했다. 중력 경사계를 헬멧에 부착했고, 피검자는 돌림을 측정받기 위해 누운 자세를 취했다. 99명의 피검자가 검사간 신뢰도의 연구에 참여했고, 1명의 물리치료사가 1년 간격으로 모든 피검자를 2번 측정했다. 반-사이클의 굽힘과 폄 ROM에 대한 상관계수의 r 값은 0.68이었고, 옆굽힘의 값은 0.61이었다. 그리고 돌림의 값은 0.37로서 수용불가등급이었다. 2명의 물리치료사가 1 주일 간격으로 측정한 검사자간 신뢰도의 연구에 48명의 피검자가 참여했다. 완전 사이클인 굽힘−폄의 움직임에 대한 r 값은 0.69이었고, 왼쪽-오른쪽 돌림의 r 값은 0.86으로 다양했다.

Hole, Cook과 Bolton도 20~69세의 건강한 지원자 30명의 AROM을 측정하기 위해 2명의 검사자로 하여금 MIE 단일 경사계를 사용하도록 했다. 굽힘−폄, 오른쪽 옆굽힘, 그리고 오른쪽 돌림에 대한 검사간 신뢰도는 high 등급이었고 (ICC=0.93−0.94), 왼쪽 옆굽힘과 왼쪽 돌림에 대한 검사간 신뢰도는 good 등급 (ICC=0.84-0.88)이었다. 왼쪽 돌림뿐만 아니라 굽힘−폄, 오른쪽과 왼쪽 옆굽힘에 대한 검사자간 신뢰도는 good 등급 (ICC=0.81-0.86)이었다. 그러나 오른쪽 돌림에 대한 검사자간 신뢰도는 fair 등급 (ICC=0.76)이었다. Piva 등은 머리, 어깨뼈, 목 등의 증상을 가진 18~75

세 환자 30명을 대상으로 중력 측각기 (MIE)를 이용하여 반-사이클 AROM을 측정했다. ICC값은 fair 등급에서 good 등급까지 다양했다 (ICC=0.78−0.91). 그들은 최소감지변화 (MDC)가 임상에서 사용될 수 있는 것으로 판단했고, MDC의 범위는 9°의 왼쪽 돌림에서 16°의 굽힘과 폄을 가졌다.

목 통증을 가진 19명 환자와 20명의 건강한 사람이 격일로 2명의 물리치료사에 의해 검사를 받았다. 다음의 움직임을 정량화하기 위해 단일 중력 측각기 (Medical Research Limited, Leeds, UK)가 사용되었다: 목의 능동 굽힘, 폄, 옆굽힘 등. 각 움직임은 회기내 검사간 신뢰도를 평가하기 위해 3번의 측정을 받았고, 각 검사자는 회기간의 검사자간 신뢰도를 구하기 위해 3번 측정의 평균값을 구했다. 건강한 사람에 대한 모든 목 ROM의 검사간 신뢰도 상관계수 (ICC) 범위는 0.95~0.98이었고, 목 환자의 범위는 0.94~0.98이었다. 양쪽 그룹의 검사자간 신뢰도는 중간 정도였다: 건강한 사람 (ICC=0.45−0.79)과 목 환자 (ICC=0.47−0.78). 건강한 사람에 대한 최소감지변화의 범위는 5~15°였고, 목 환자의 범위는 9~21°였다.

Hoving 등은 목의 통증, 목의 강직, 또는 양쪽 모두를 가진 18~70세의 환자 32명을 대상으로 완전 사이클 AROM을 측정하기 위해 Cybex Electronic Digital Inclinometer-320 (EDI−320)를 사용했다. 3개 운동면의 움직임에 대한 검사간 신뢰도는 high 등급이었다. 두명의 검사자에 의해 이루어진 옆굽힘에 대한 ICC의 값은 0.93이었고, 한 명 검사자에 의해 이루어진 굽힘−폄에 대한 ICC의 값은 0.97이었다. 검사자간 신뢰도는 ICC의 값이 0.89 이상으로서 good-high 등급이었다. 검사자 중 한 명에 대한 검사간 일치 결과에 따르는 최소감지차이 (SDD)는 굽힘−폄이 11.1°, 옆굽힘이 10.4°, 그리고 돌림이 13.5°이었다. 따라서 한명의 물리치료사가 측정을 할 때 이런 값보다 더 큰 변화는 측정 오차로 감지될 수 있다. 두 명의 다른 검사자가 측정할 경우에는 SDD의 값이 높게 나타났다. Prushanksy, Deryi와 Jabarreen은 상대적으로 단순하고 값싼 도구로 능동 목 ROM을 측정하기 위해 기준 도구인 Zebris CMS 70P를 사용한 단일 경사계로 측정했다. 그들은 평균 연령 24세의 건강한 남녀 각각 15명을 대상으로 6개의 주요 움직임을 7일 간격의 2번의 회기에 걸쳐 측정했다. 1차 회기 때는 양쪽 도구인 디지털 경사계 (D1)와 Zebris 70P로 측정했고, 2차 회기 때는 D1만으로 측정했다. 시상면과 이마면에서는 2 도구 사이에 뚜렷한 차이를 발견할 수 없었지만, D1으로 측정된 돌림은 Zebris로 측정된 돌림 보다 유의하게 더 컸다. 장비 사이의 등급간 상관계수는 다음과 같다: 오른쪽 옆굽힘에 대한 D1의 ICC=0.72, 왼쪽 옆굽힘의 ICC=0.62, 굽힘의 ICC=0.77, 폄의 ICC=0.83. 돌림에 대한 상관계수는 poor 등급이었다. 연구자들은 돌림에 대한 poor 등급이 나타난 이유로서, D1은 돌림을 측정하기 위해 누운 자세를 취했고, Zebris 는 앉은 자세를 취했기 때문이라고 생각했다. 검사-재검사 D1 측정의 검사간 재생산성은 모든 운동면에서 good-excellent 등급이었고, 0.82의 왼쪽 옆굽힘 ICC에서 0.94의 폄 ICC 까지 다양했다. SEM의 범위는 오른쪽 돌림의 1.6°에서 굽힘의 2.6°까지였다. 그들은 상대적으로 저렴한 도구인 D1이 건강한 사람을 대상으로 했을 때 재생산성이 좋고, 시상면과 이마면의 움직임에서 타당성이 좋았다고 결론을 내렸다.

경사계의 타당도 (Validity of the Inclinometer)

Bredenkamp-Herrmann은 2~68세의 16명을 대상으로 수동 목뼈의 굽힘과 폄 ROM에 대한 방사선 측정을 했다. 방사선 측정값을 진자측각기 (경사계)로 얻은 값과 비교했다. 등급내 상관계수는 0.98로서 두 도구의 방법 사이에서 높은 일치를 보여주었다.

Bush 등은 방사선 측정과 시상면의 목 움직임과 이마면의 목 움직임을 측정한 경사계 측정을 비교했다. 가로면의 움직임 측정은 CT 스캔과 비교했다. 그들은 경사계 측정의 타당도가 방사선 측정의 ±5°의 범위내에 있었음을 확인했다. 이런 기준을 토대로, 단일 경사계 방법과 이중 경사계 방법이 굽힘을 측정하는데 적절했다고 결론을 내렸다; 단일 경사계와 단일 고정방법만이 폄을 측정하는데 타당했다. 옆굽힘 또는 돌림을 측정하는 적절한 방법은 없다고 했다. 단일 경사계 방법은 3가지 방법중에서 가장 타당도가 높게 나타났다.

Lantz, Chen과 Buch는 Dualer 디지털 이중 경사계와 CA-6000 전자 측각기를 비교했다. 두 도구를 동시에 사용한 측정이 1주 간격으로 두 번 이상 수행되었다. 두 도구의 동시 타당도는 굽힘, 폄 및 옆굽힘에서 거의 동일한 평균값을 보였다. 같은 회기 동안 비교된 도구 사이의 ICC는 high 등급이었다.

Malmstrom 등은 Myrin 중력 측각기와 3차원 초음파 움직임 장치인 Zebris CMS 30/70P 시스템 (Zebris Medizintechnik GmbH, Isny, Germany)을 비교했다. 22~58세의 건강한 지원자 60명 (35 여성 25 남성)을 대상으로 완전 사이클의 AROM을 측정하기 위해 위의 두 도구를 사용했다. 검사-재검사 ICC는 high 등급이었고, 도구내 신뢰도는 0.90 이상이었다. 동시 타당도에 대한 ICC는 0.93 이상이었다. 그들은 자신의 연구가 임상 활동에 Myrin의 지속적인 사용을 지지한다는 결론을 내렸다.

CROM 장비의 신뢰도 (Reliability of the CROM Device)

Capuano-Pucci는 1981년에 CROM 장비의 초기 연구로서 평균 23.5세의 피검자 20명 (여성 16명과 남성 4명)을 대상으로 2명의 검사자로 하여금 반-사이클 AROM을 측정하도록 했다. 그들은 첫 번째 검사자에 대한 6개의 반-사이클 움직임 중 4개의 움직임에서, 그리고 두 번째 검사자에 대해 6개의 움직임 중 5개의 움직임에서 검사간 신뢰도가 good 등급이었음을 확인했다. 검사자간 신뢰도의 모든 상관계수는 0.80 이상으로 좋은 결과를 보였고, 이 결과는 검사간 신뢰도 점수보다 약간 높은 결과였다. 이런 흔하지 않은 결과는 검사자간의 간격은 단지 2분이었던 반면, 동일 검사자에 의한 첫 번째와 두 번째 측정 사이의 간격이 2일이라는 점도 기인한 것 같다. 이 연구를 포함한 이 부분에 대한 연구의 자세한 정보는 표 11.9와 표 11.10 에서 찾아 볼 수 있다.

Youdas, Carey와 Garrett의 1991년 연구에서, 11명의 물리치료사가 한 시간 동안 CROM 장비 훈련받고, 정형외과 질환자 60명 (39명의 여성과 21명의 남성)을 대상으로 반-사이클 AROM을 측정했다. 21~84세의 환자 60명을 20명씩 3그룹으로 나누었고, 두 명의 물리치료사가 각각 두 번씩 검사를 실시했다. 굽힘과 폄에 대한 검사 결과는 검사간 신뢰도가 high 등급이었고, 검사자간 신뢰도가 good 등급이었다. 왼쪽 옆굽힘의 검사간 신뢰도는 good 등급 (ICC=0.84)이고, 오른쪽 옆굽힘의 신뢰도는 high 등급 (ICC =0.92)이었다. 왼쪽 옆굽힘의 검사자간 신뢰도는 fair 등급이었고, 오른쪽 옆굽힘의 검사자간 신뢰도는 good 등급이었다. 오른쪽과 왼쪽 돌림의 검사간 신뢰도는 high 등급이었고, 왼쪽 돌림의 검사자간 신뢰도는 good 등급이었고, 오른쪽 돌림의 검사자간 신뢰도는 high 등급이었다.

Youdas 등은 11~97세의 건강한 피검자 337명 (여성 171명과 남성 166명)을 대상으로 반-사이클 AROM을 측정하기 위해 다섯 명의 검사자를 고용했다. 각 피검자는 각 움직임을 3번씩 반복 측정을 받았고, 3명의 검사자들이 각 피검자들을 1분 단위로 검사했다. 굽힘의 검사간 신뢰도는 low 등급 (ICC=0.76)이었고, 폄의 검사간 신뢰도는 high 등급 (ICC=0.94)이었다. 그리고 왼쪽과 오른쪽 옆굽힘의 신뢰도는 good 등급이었다. 또한 왼쪽 돌림의 신뢰도의 ICC 값은 0.84이었고, 오른쪽 돌림의 ICC 값은 0.80으로써 돌림의 검사간 신뢰도는 good 등급이었다. 왼쪽 굽힘을 제외한 모든 반-사이클의 목 움직임 측정에 대한 검사자간 신뢰도는 good 등급이었고, 왼쪽 돌림의 검사자간 신뢰도는 poor 등급 (ICC=0.66)이었다.

Nilsson은 23~45세의 지원자 14명을 대상으로 반-사이클 PROM을 측정했다. 각 피검자는 20분의 간격으로 3번씩 측정을 받았다. 검사간 신뢰도의 수용범위는 r=0.61~0.86으로 간주되었다. 5번 측정의 평균값과 6개의 움직임 중 4개의 움직임이 0.60이하의 r 값이라는 사실을 근거로, 검사자간 신뢰도는 수용 불가 (r= 0.29−0.66)이었다.

Hole, Cook과 Bolton은 완전 사이클 AROM에 대한 신뢰도를 위해 증상이 없는 피검자 84명 중 30명을 선택했다. 굽힘과 폄의 완전 사이클 움직임에 대한 검사간 신뢰도는 high 등급 (ICC=0.96)이었고, 검사자간 신뢰도는 good 등급 (ICC=0.88)이었다. 오른쪽-왼쪽 옆굽힘의 완전 사이클 ROM에 대한 검사간 신뢰도는 high 등급 (ICC=0.96)이었고, 검사자간 신뢰도도 good 등급 (ICC=0.84)이었다. 왼쪽-오른쪽 돌림의 완전 사이클 움직임에 대한 검사간 신뢰도와 검사자간 신뢰도는 high 등급 (ICC=0.92)이었다.

Nilsson, Christensen과 Hartvigsen은 20~28세의 17명 남성과 18명 여성을 대상으로 반-사이클 과 완전 사이클의 PROM을 측정했다. CROM 장비를 0으로 맞추는 동안 피검자는 눈을 감고 머리를 편안한 자세로 휴식을 취했다. 완전 사이클 움직임의 검사자간 신뢰도는 수용범위 (r= 0.61~0.88)였으나, 단일 사이클 움직임 측정에 대한 검사자간 신뢰도의 r 값은 0.39~0.70였다. Rheault 등은 CROM 장비로 반-사이클 폄 AROM을 측정한 두 검사자 사이에 0.5~3.6°의 아주 미세한 차이가 있었음을 발견했다.

표 11.9 검사간 신뢰도: CROM 장비를 이용한 목뼈 ROM

연구	N	표본	검사자	움직임	ICC (또는 r)	SEM (°)	LOA (°)	MDC (°)
건강한 사람								
Audette 등[28]	20	건강한 남성 9명, 여성 11명; 평균 연령 37세	확인되지 않음	굽힘 AROM	0.89	2.8		6.5
				폄 AROM	0.98	2.2		5.1
				오른쪽 옆굽힘 AROM	0.97	1.6		3.6
				왼쪽 옆굽힘 AROM	0.97	1.8		4.2
				오른쪽 돌림 AROM	0.92	2.6		6.1
				왼쪽 돌림 AROM	0.95	2.1		4.9
Capuano-Pucci 등[97]	20	건강한 사람; 평균 연령 23.5세	21명	굽힘 AROM				
				검사자 1	[0.63]			
				검사자 2	[0.91]			
				폄 AROM				
				검사자 1	[0.90]			
				검사자 2	[0.82]			
				오른쪽 옆굽힘 AROM				
				검사자 1	[0.79]			
				검사자 2	[0.89]			
				오른쪽 돌림 AROM				
				검사자 1	[0.85]			
				검사자 2	[0.62]			
Fletcher and Bandy[30]	25	건강한 남성 8명, 여성 17명; 평균 연령 26.4세	1명 물리치료사와 1명 운동 트레이너	굽힘 AROM	0.87	2.8		6.5
				폄 AROM	0.90	4.0		9.3
				오른쪽 옆굽힘 AROM	0.92	2.5		5.9
				왼쪽 옆굽힘 AROM	0.92	2.5		5.9
				오른쪽 돌림 AROM	0.90	2.4		5.5
				왼쪽 돌림 AROM	0.94	2.3		5.4
Florêncio 등[108]	20	건강한 여성 평균 연령 22세	3명	굽힘	0.70			
				폄	0.81			
				오른쪽 옆굽힘	0.88			
				왼쪽 옆굽힘	0.81			
				오른쪽 돌림	0.69			
				왼쪽 돌림	0.79			
Nilsson[31]	14	건강한 사람; 연령 23–45세		굽힘 PROM	[0.76]			6°*
				폄 PROM	[0.85]			5°
				오른쪽 옆굽힘 PROM	[0.61]			5°
				오른쪽 돌림 PROM	[0.75]			6°

Olson 등[109]	12	건강한 사람; 연령 21–47세		굽힘 폄 오른쪽 옆굽힘 오른쪽 돌림	0.88 0.99 0.98 0.99			
Peolsson 등[47]	30	건강한 사람; 평균 연령 32.3세	2명 물리치료사	굽힘–폄 AROM 오른쪽–왼쪽 옆굽힘 AROM 오른쪽–왼쪽 돌림 AROM	0.94 – 0.96 0.88 – 0.95 0.93 – 0.95			
Youdas 등[12]	6	건강한 사람; 평균 연령 27.2세	5명 물리치료사	굽힘 폄 오른쪽 옆굽힘 오른쪽 돌림	0.88 0.94 0.85 0.80			
환자								
Dunleavy and Goldberg[72]	32	3개월 이상 목 통증; 평균 연령 59세		습관 자세 곧은 자세	0.87 – 0.96 0.88 – 0.96	2.4 – 6.4 2.1 – 4.2	6.6 – 17.7 5.8 – 11.6	
Fletcher and Bandy[30]	22	목 통증; 남성 7명과 여성 15명; 평균 연령 33.6세	1명 물리치료사와 1명 운동 트레이너	굽힘 폄 오른쪽 옆굽힘 왼쪽 옆굽힘 오른쪽 돌림 왼쪽 돌림	0.88 0.92 0.93 0.89 0.92 0.96	4.1 3.0 2.5 3.9 3.3 2.9		9.6 7.0 5.9 9.1 7.6 6.7
Williams 등[99]	38 19 M, 19 F	채찍질 손상 이후 1개월; 평균 연령 38세	1명 물리치료사	굽힘 AROM 폄 AROM 오른쪽 돌림 AROM 오른쪽 옆굽힘 AROM 굽힘 PROM 폄 PROM 오른쪽 돌림 PROM 오른쪽 옆굽힘 PROM	0.99 0.99 0.98 0.98 0.98 0.99 0.99 0.98	1.4 1.6 2.0 1.3 2.1 1.8 1.9 1.6	– 4.3 – 2.9 – 5.0 – 5.0 – 6.4 – 4.5 – 4.2 – 3.0 – 6.5 – 4.6 4.3 – 4.4 – 6.9 – 5.1 – 4.4 – 4.0	
Youdas 등[26]	60, 20명씩 3그룹	정형외과질환: 평균 연령: 55.9세 평균 연령: 60.7세 평균 연령: 60.8세	11명 물리치료사	굽힘 AROM 폄 AROM 오른쪽 옆굽힘 AROM 오른쪽 돌림 AROM	0.95 0.90 0.92 0.93			

ICC=등급간 상관계수; r=피어슨 상관계수; LOA= 일치한계; MDC=최소차이감지; SEM= 측정 표준오차; AROM=능동 ROM; PROM=수동 ROM

표 11.10 검사자간 신뢰도: CROM 장비를 이용한 목뼈 ROM

연구	N	표본	검사자	움직임	ICC (또는 r)	SEM (°)	LOA (°)	MDC (°)
건강한 사람								
Florêncio 등[108]	20	건강한 여성; 평균 연령 22세	3명	굽힘	0.85			
				폄	0.91			
				오른쪽 옆굽힘	0.93			
				왼쪽 옆굽힘	0.89			
				오른쪽 돌림	0.76			
				왼쪽 돌림	0.81			
Nilsson[31]	14	건강한 사람; 연령 23–45세		굽힘 PROM	[0.71]			
				폄 PROM	[0.55]			
				오른쪽 옆굽힘 PROM	[0.58]			
				오른쪽 돌림 PROM	[0.66]			
Nilsson[65]	35	건강한 사람; 연령 20–28세	2명	굽힘 PROM	0.65			
				폄 PROM	0.54			
				오른쪽 옆굽힘 PROM	0.64			
				오른쪽 돌림 PROM	0.41			
				굽힘–폄 PROM	0.60			
				오른쪽과 왼쪽 옆굽힘 PROM	0.69			
				오른쪽과 왼쪽 돌림 PROM	0.88			
Olson 등[109]	12	건강한 사람; 연령 21–47세	2명	굽힘	0.58	4		
				폄	0.97	3		
				오른쪽 옆굽힘	0.96	2		
				오른쪽 돌림	0.96	3		
Peolsson 등[47]	30	건강한 사람; 평균 연령 32.3세	2명 물리치료사	굽힘–폄 AROM	0.90, 0.95			
				오른쪽과 왼쪽 옆굽힘 AROM	0.90, 0.90			
				오른쪽과 왼쪽 돌림 AROM	0.75, 0.90			
Youdas 등[12]	20	건강한 사람; 평균 연령 33세	5명 물리치료사	굽힘 AROM	0.83			
				폄 AROM	0.90			
				오른쪽 옆굽힘 AROM	0.87			
				오른쪽 돌림 AROM	0.82			

환자							
Williams 등[99]	196 M, 13 F	채찍질 손상 이후 1 개월; 평균 연령 41세	2명 물리치료사	굽힘 AROM	0.83	6.5	−21.6−16.1
				폄 AROM	0.88	6.3	−18.9−18.0
				오른쪽 돌림 AROM	0.92	4.9	−13.5−15.5
				오른쪽 옆굽힘 AROM	0.82	3.7	−12.0−10.0
				굽힘 PROM	0.90	5.4	−16.9−14.0
				폄 PROM	0.96	3.9	−9.5−12.8
				오른쪽 돌림 PROM	0.89	6.1	−10.3−19.9
				오른쪽 옆굽힘 PROM	0.77	4.8	−16.6−7.9
Youdas 등[26]	60, 20명씩 3그룹	정형외과질환:	11명 물리치료사	굽힘 AROM	0.86		
		평균 연령: 55.9세		폄 AROM	0.86		
		평균 연령: 60.7세		오른쪽 옆굽힘 AROM	0.88		
		평균 연령: 60.8세		오른쪽 돌림 AROM	0.92		

ICC=등급간 상관계수; r=피어슨 상관계수; LOA= 일치한계; MDC=최소차이감지; SEM= 측정 표준오차
* 단일 피검자 측정에 대한 95% 신뢰구간

Lindell, Eriksson과 Strender은 경험이 많은 물리치료사와 훈련을 받지 않은 검사자의 수행을 비교했다. 훈련을 받지 않는 검사자는 CROM 장비 사용에 대해 4시간 동안 반-사이클 목뼈 굽힘, 폄, 돌림 측정을 포함해 10개의 검사를 연습했다. 연구의 피검자는 목과 허리 통증이 있는 환자 30명과 20명의 건강한 피검자 20명이었다. 각 측정에 대한 2°의 SEM을 포함하여, 굽힘에 대한 검사간 신뢰도는 good 등급 (ICC=0.86)이었고, 폄은 high 등급 (ICC=0.98)이었다. 굽힘에 대한 다른 검사자의 검사간 신뢰도의 ICC 값은 0.62이었고, 폄의 값은 0.80이었다. 오른쪽 돌림에 대한 ICC는 high 등급이었고; 왼쪽 돌림에 대한 ICC는 good 등급이었다. 다른 검사자의 왼쪽과 오른쪽 돌림에 대한 ICC는 good 등급이었고, 물리치료사에 비해 SEM의 값이 약간 높게 나타났다. 그들은 목뼈 굽힘과 폄의 검사자간 신뢰도가 poor 등급이었기 때문에, 도수 고정이 필요하다고 했다. 도수 고정을 요구했던 다른 검사 또한 검사자간 신뢰도가 poor 등급였지만, 전체적으로 의학적 교육을 받지 않은 검사자들의 10번의 측정중 7번 측정의 결과가 만족할 만 했다.

Audette 등은 목 ROM을 측정하는 CROM 장비의 검사-재검사 신뢰도와 Fastrack 전자 3차원 시스템과의 동시 타당도를 검사했다. 23~71세의 9명 남성과 11명 여성이 연구에 참여했고, CROM 장비의 검사-재검사 신뢰도를 평가하기 위해 48시간의 간격을 두고 이루어진 2번의 회기 동안 데이터 수집이 이루어졌다. 모든 움직임에 대한 검사-재검사 신뢰도는 good-excellent 등급이었고, ICC의 값은 굽힘의 0.89에서 폄의 0.98까지 다양했다. 90% 신뢰구간에서 MDC의 범위는 오른쪽 옆굽힘의 3.6°에서 굽힘의 6.5°까지였다. 그들은 목 움직임 측정에서 6.5°이상의 변화가 실제 변화를 의미한다고 했다.

Williams 등의 연구 목적은 아급성 채찍질 손상 질환 (WAD)을 가진 그룹의 AROM과 PROM을 측정하는 CROM 장비의 재생산성을 평가하는 것이다. 5~10년의 경험을 가진 2명의 물리치료사가 2시간 동안 CROM 장비의 사용에 대한 훈련을 받고 건강한 사람을 대상으로 측정을 실시했다. 중등도의 통증과 장애를 가진 38명의 환자가 검사간 측정에 임했고, 이들 중 19명만이 검사자간 연구에 임했다. 그들은 CROM 장비가 WAD 환자의 AROM과 PROM 측정에 신뢰성 있는 장비라고 결론을 내렸다.

CROM 장비의 타당도 (Validity of the CROM Device)

Ordway등은 20~49세의 건강한 지원자 20명을 대상으로 CROM 장비, 3차원 시스템과 방사선 촬영을 이용하여 굽힘-폄의 완전 사이클 AROM을 동시에 측정했다. 그들은 CROM 장비 측정과 뒤통수뼈 라인과 몸통의 수직 사이의 방사선 각도에서 의미 있는 차이를 발견할 수 없었고, 3차원 시스템과 뒤통수뼈 라인과 C7 몸통 사이의 방사선 각도에서도 차이를 발견할 수 없었다. 그러나 CROM 장비와 3차원 시스템을 이용한 굽힘과 폄 측정 사이에서는 큰 차이가 나타났다. 따라서 이들 방법으로 서로 교환해 할 수 없다. 그들은 3가지 방법으로 완전 사이클의 굽힘-폄을 측정할 수 있었지만, CROM 장비와 위쪽 등뼈 움직임을 최소화시키기 위해 자세를 표준화시켜야 한다고 주장했다. 3차원 시스템을 이용한 내밈과 뒷당김의 측정은 방사선 측정과 비슷한 값을 가졌으나, CROM 장비를 이용한 측정에서 유의한 오차가 생겼다. CROM 장비의 장점은 3Space 시스템 보다 비용도 적게 들고 사용하기도 쉽다는 점이다.

Tousignant는 18~25세의 건강한 참여자 31명을 대상으로 CROM 장비의 목표 타당도를 결정하기 위해 반-사이클의 굽힘과 폄에 대한 방사선 촬영을 시도했다. CROM 장비 측정은 폄 ($r=0.98$, $P<0.001$)과 굽힘 ($r=0.97$, $P<0.001$)에서 방사선 촬영으로 얻어진 측정값과 높은 상관관계를 보였기 때문에 굽힘과 폄의 측정에 대한 CROM 장비의 타당도를 뒷받침 해준다.

Tousignant등의 다른 연구는 옆굽힘의 반-사이클 AROM을 대상으로 CROM의 측정이 방사선 측정과 아주 좋은 선형관계가 있음을 확인했다. 4시간의 CROM 장비 사용방법을 배운 물리치료사가 목 통증 환자 24명을 대상으로 오른쪽과 왼쪽의 옆굽힘을 측정했다. CROM 장비와 방사선 측정 사이의 상관관계는 계수는 good 등급이었고, 왼쪽 옆굽힘의 r 값은 0.82이었고, 오른쪽 옆굽힘의 r 값은 0.84이었다. 옆굽힘 측정에 대한 CROM 장비의 목표 타당도가 좋은 지지를 받았다.

Tousignant 등은 다른 목표 타당도 연구에서, CROM 장비와 Optotrak (an optoelectronic system)을 이용한 반-사이클 AROM 측정을 비교했다. 연구에서 참여한 피검자는 지역에 거주하는 여성 34명 (21~85세)과 남성 21명 (19~80세)

이었다. 그 결과, Optotrak으로 얻은 값과 CROM 장비로 측정한 목뼈 돌림 사이에는 아주 선명한 선형관계가 나타났다. CROM 장비와 Optotrak의 피어슨 상관 계수 (r)는 돌림과 다른 목뼈 움직임에서도 아주 좋은 결과를 가졌다. 이런 소견을 바탕으로, 그들은 건강한 피검자의 반-사이클의 돌림 측정에 대해 CROM 장비의 타당도를 뒷받침한다고 결론을 내렸다.

Hole, Cook과 Bolton은 목뼈 움직임에 대한 두 도구의 동시타당도와 신뢰도를 결정하기 위해 완전 사이클 AROM에 대한 단일 중력 경사계 (MIE) 측정과 CROM 장비의 측정을 비교했다. 증상이 없는 피검자 84명이 이 연구에 참여했다. 시상면과 이마면의 능동 움직임을 측정할 때, 두 도구 사이의 결과는 일치했고, 그리고 동시 타당도는 오른쪽-왼쪽 옆굽힘과 굽힘-폄을 지지했으나, 가로면의 돌림 측정에서는 일치하지 않았다. 그들은 이런 이유를 움직임이 MIE로 인해 확대 설명되어 있기 때문이라고 설명했다.

Audette 등은 20명의 건강한 사람을 대상으로 CROM 장비와 Fastrack 전자 3차원 시스템의 동시 타당도를 검사했다. CROM 장비 측정과 Fastrack 측정 사이의 피어슨 상관계수는 모든 목 움직임에서 0.93~0.99 였다. 5.3°차이의 굽힘을 제외하고는 모든 움직임에서의 평균차이는 0.9~1.2° 사이에 있었다. 그들은 CROM 장비와 Fastrack이 좋은 동시 타당도를 가졌다는 결론을 내렸다.

CA-6000 전자측각기의 신뢰도 (Reliability of the CA-6000 Electrogoniometer)

Lantz, Chen과 Buch는 건강한 학생들을 대상으로 CA-6000을 이용하여 능동과 수동 반-사이클 움직임을 측정했다. 완전 사이클 움직임의 AROM에 대한 검사간 신뢰도의 ICC 범위는 fair 등급 (0.76)에서 high 등급 (0.97)까지 였고, 완전 사이클 움직임의 PROM에 대한 ICC 범위는 poor 등급 (0.58)에서 high 등급 (0.95)이었다. 완전 사이클 AROM의 검사자간 ICC는 범위 good 등급 (0.84)에서 high 등급 (0.91)으로써 완전 사이클 PROM 의 ICC 범위는 fair 등급 (0.74)에서 good 등급 (0.86)인 것과 비교해 볼 때 더 높았음을 알 수 있었다.

Solinger, Chen과 Lantz는 20~40세의 건강한 피검자 20명을 대상으로 반-사이클과 완전 사이클 AROM을 측정했다. 각 피검자의 ROM은 두 명의 경험이 있는 검사자에 의해 두 번씩 측정을 받았다. 옆굽힘과 돌림의 완전 사이클 움직임에 대한 검사자간 신뢰도와 검사간 신뢰도의 ICCs 범위는 0.93~0.97로 high 등급이었던 반면, 반-사이클 움직임의 검사자간 신뢰도와 검사간 신뢰도의 ICCs 범위는 0.83~0.95로 good 등급에서 high 등급이었다. 신뢰도의 값은 완전 사이클 움직임에 비해 중립 위에서 측정한 값이 일관되게 낮게 나타났다. ICCs의 값을 통해 돌림과 옆굽힘에서 사용된 전자측각기가 매우 믿을 만 하다는 것을 알 수 있었지만, 굽힘-폄의 경우는 수용가능한 수준이었다 (0.75~0.93). 한 명의 검사자에 의해 측정된 경우에도 중립 위에서 굽힘이 가장 신뢰할 수 있는 측정이었다.

Christensen과 Nilsson은 2명의 검사자로 하여금 40명을 대상으로 AROM 측정에 대한 검사간 신뢰도와 검사자간 신뢰도를 연구한 결과, 그들 신뢰도는 good 등급이었음을 확인했다. PROM의 검사간 신뢰도도 good 등급이었고, 완전 사이클 움직임의 검사자간 신뢰도도 good 등급이었다.

CA-6000 Spine Motion Analyzer 전자측각기의 타당도 (Validity of the CA-6000 Spine Motion Analyzer Electrogoniometer)

Mannion 등은 CA-6000 Spine Motion Analyzer로 측정된 목 ROM과 Zebris CMS System이라 불리는 3차원 초음파 운동장치로 측정된 목 ROM 값을 비교했다. 양쪽 시스템에 의한 초기 측정에는 19명이 지원했고, 3일 후에 동일한 측정이 이루어졌다. 검사-재검사 신뢰도는 각 장비에서 good 등급이었지만, 각 장비에 의해 얻어진 측정에서 유의한 작은 차이 (1~10%)가 발생했다.

Petersen 등은 CA-6000 Spine Motion Analyzer와 방사선 측정에서 아주 큰 차이가 있었음을 확인했다.

CROM 측각기와 ARCON TM 기능 능력 평가 시스템을 이용한 교차 신뢰도 연구가 20~70세의 54명 (목 통증 환자 26명과 목 통증이 없는 사람 26명)을 대상으로 수행되었다. 누운 자세에서 측정된 돌림을 제외한, 모든 움직임이 앉은 자세에서 측정되었다. 양쪽 그룹의 검사간 신뢰도와 검사자간 신뢰도는 high 등급이었고, ICC의 범위는 0.75~0.92였다.

눈대중의 신뢰도 (Reliability of Visual Estimation)

눈대중의 신뢰도에 대한 연구는 신경학적 질환자를 대상으로 한 Viikari-Juntura와 정형외과적 질환자를 대상으로 한 Youdas, Carey와 Garrett에 의해 이루어졌다. Viikari-Juntura는 목 조영술의 의뢰를 받은 13~66세의 52명의 남녀 신경학적 질환자를 대상으로 연구했다. 목 ROM의 눈대중을 실시한 2명의 검사자의 검사자간 신뢰도는 fair 등급이었다. 정상 ROM, 제한된 ROM, 뚜렷하게 제한된 ROM의 범주에서 검사간 일치에 대한 가중 Kappa 신뢰도 상관계수의 범위는 0.50~0.56이었다.

Youdas, Carey와 Garrett는 21-84세의 정형외과 환자 60명을 대상으로 했다. 능동 굽힘과 폄에 대한 눈대중의 검사자간 신뢰도는 poor 등급 (ICC=0.42)이었다: 왼쪽 옆굽힘은 0.63이었고, 오른쪽 옆굽힘은 0.70이었다. 왼쪽 돌림의 검사자간 신뢰도는 poor 등급 (ICC=0.69)이었고, 오른쪽 돌림은 good 등급 (ICC=0.82)이었다.

Whitcroft 등은 유니버설 측각기, 줄자, 눈대중 등으로 측정한 ROM을 비교할 때 기준 도구로서 CROM 장비를 이용했다. ROM 장비와의 일치 정도를 보여주기 위해 Spearman의 상관계수를 이용했다. 폄, 오른쪽 돌림과 왼쪽 돌림에 대한 눈대중의 상관계수는 수용불가였다 (각각 0.11, 0.32, 0.28).

스마트폰 애플리케이션의 신뢰도와 타당도 (Reliability and Validity of Smartphone Applications)

우리는 ROM을 평가하는데 이용되는 스마트폰에 대한 정보를 가지고 있다. 비록 이들 도구가 신뢰성과 타당성을 제공할 수 있는지에 대한 부가적인 연구가 필요하지만, 인체 기능을 평가하는 대부분의 사람은 이들 도구의 사용에 의심을 갖지 않는다.

Quek 등은 상업용 안드로이드 폰 애플리케이션 사용의 타당성을 위한 기준으로써 3차원 동작 분석 시스템 (3DMA)을 사용했다. 첫날에는 21명의 피검자 (11명의 남성과 10명의 여성, 평균 연령 31세)가 측정에 임했고, 검사간 신뢰도를 평가하기 위해 1~7일 후에는 16명의 피검자가 측정에 임했다. 참여자는 등받이가 곧은 의자에 앉아서 모든 움직임을 능동적으로 수행했다. 목의 굽힘, 폄, 오른쪽과 왼쪽의 옆굽힘에 대한 ICC는 0.82~0.90이었지만, 움직임에 대한 결과는 나쁜 편이었다.

Tousignant-Laflamme 등은 2명의 검사자로 하여금 아이폰과 CROM 장비 (기준 장비)를 이용해 28명의 건강한 참여자를 대상으로 목의 ROM을 두번 측정하도록 했다. 가장 높은 ICC는 검사자 1에서 관찰되었고, 그들의 범위는 0.66~0.84 였다. 굽힘의 ICC 값은 0.78이었고, 폄의 ICC 값은 0.84였다. 그들은 모든 목의 움직임에 대한 측정 방법으로써 아이폰의 사용을 권장하지 않는다는 결론을 내렸는데, 그 이유는 아이폰이 검사간 신뢰도가 good 등급이었고, 시상면과 이마면의 움직임에 대해 moderate에서 good 등급이었지만, 돌림에 대한 타당도가 poor 등급이었기 때문이다.

요약 (Summary)

본 장에서 설명된 목 ROM을 측정하는 기법은 장점과 단점을 모두 가지고 있다. 유니버설 측각기, 줄자는 가격이 싸고, 구하기 쉬우며, 운반이 용이하고, 사용하기 편리하다. 그러므로 다른 도구보다 임상에서 많이 사용되고 있다. 일반적으로, 검사간 신뢰도는 검사자간 신뢰도보다 더 좋은 편이다. 따라서 만약 환자의 진전을 알아보기 위해 이 방법을 환자에게 사용한다면, 동일 검사자가 가능하다면 같은 시간에 측정을 하도록 권장한다.

목뼈 ROM을 측정하는 개별 도구의 가격과 이용성을 고려해볼 때, 유니버설 측각기의 검사간 신뢰도가 다른 도구의 측정과 비교될 수 있는 가치를 가지기 때문에, 우리가 유니버설 측각기의 사용을 권장했고, 또 단일 경사계, 이중 경사계 방법 CROM 장비의 사용을 본 책에서 소개했다. 많은 연구들이 CROM 장비의 사용을 지지하고 있지만, 다른 장비에 대해 가격이 비싼 편이다. 만약 다른 피검자의 ROM을 비교하기 위해 줄자를 사용한다면, 거리의 비율 계산 (POD)이 측정에 대한 다른 신체 크기의 효과를 제거하는데 도움이 되어야 한다 (연구 소견의 신체 크기 단락을 참고하기 바란다).

참 고 문 헌

1. Bogduk, N, and Mercer, S: Biomechanics of the cervical spine. I: Normal kinematics. Clin Biomech 15:633, 2000.
2. Magee, DJ: Orthopedic Physical Assessment, ed 4. WB Saunders, Elsevier Health Sciences USA, Philadelphia, 2006.
3. Goel, V, et al: Moment-rotation relationships of the ligamentous occipito-atlanto-axial complex. J Biomech 21:673, 1988.
4. Cailliet, R: Soft Tissue Pain and Disability, ed 3. FA Davis, Philadelphia, 1991.
5. Crisco, JJ, Panjabi, mm, and Dvorak, J: A model of the alar ligaments of the upper cervical spine in axial rotation. J Biomech 24:607, 1991.
6. Ishii, T, et al: Kinematics of the upper cervical spine in rotation: In vivo three-dimensional analysis. Spine 29:E139, 2004.
7. Ishii, T, et al: Kinematics of the cervical spine in lateral bending: In vivo three-dimensional analysis. Spine 31:155, 2006.
8. White, A, and Panjabi, M: Clinical Biomechanics of the Spine, ed 2. JB Lippincott, Philadelphia, 1990.
9. Neumann, DA: Kinesiology of the Musculoskeletal System: Foundations for Rehabilitation, ed 2. Mosby, St. Louis, 2010.
10. Ishii, T, et al: Kinematics of the subaxial cervical spine in rotation: In vivo three-dimensional analysis. Spine 29:2826, 2004.
11. Demaille-Wlodyka, S, et al: Cervical range of motion and cephalic kinesthesis: Ultrasonographic analysis by age and sex. Spine 32:E254, 2007.
12. Youdas, JW, et al: Normal range of motion of the cervical spine: An initial goniometric study. Phys Ther 72:770, 1992.
13. Hsieh, C-Y, and Yeung, BW: Active neck motion measurements with a tape measure. J Orthop Sports Phys Ther 8:88, 1986.
14. Balogun, JA, et al: Inter- and intratester reliability of measuring neck motions with tape measure and Myrin gravity-reference goniometer. J Orthop Sports Phys Ther 10:248.
15. Malmström, E-M, et al: Zebris versus Myrin: A comparative study between a three-dimensional ultrasound movement analysis and an inclinometer/compass method: Intradevice reliability, concurrent validity, intertester comparison, intratester reliability, and intraindividual variability. Spine 28:E433, 2003.
16. Alaranta, H, et al: Flexibility of the spine: Normative values of goniometric and tape measurements. Scand J Rehabil Med 26:147, 1994.
17. de Koning CH, et al: Clinimetric evaluation of active range of motion measures in patients with non-specifi c neck pain: A systematic review. Eur Spine J 17:905, 2008.
18. Whitcroft, KL, et al: Comparison of methods of measuring active cervical range of motion. Spine 35:E976, 2010.
19. American Medical Association: Guides to the Evaluation of Permanent Impairment, ed 5. AMA, Chicago, 2000.
20. Rondinelli, R: Guides to the Evaluation of Permanent Impairment, ed 6. American Medical Association, Chicago, 2008.
21. Pringle, RK: Intra-instrument reliability of 4 goniometers. J Chiropr Med 2:91, 2003.
22. American Occupational Medicine Association (AOMA): Range of Motion (ROM) Booklet, 2010. Retrieved from https://www.scribd.com /doc/281488439/ROM-Booklet
23. Tousignant, M, et al: Criterion validity study of the cervical range of motion (CROM) device for rotational range of motion on healthy adults. J Orthop Sports Phys Ther 36:242, 2006.
24. Nilsson, N, Hartvigsen, J, and Christensen, HW: Normal ranges of passive cervical motion for women and men 20-60 years old. J Manipulative Physiol Ther 19:306, 1996.
25. Walmsley, RP, Kimber, P, and Culham, E: The effect of initial head position on active cervical axial rotation range of motion in two age populations. Spine 21:2435, 1996.
26. Youdas, JW, Carey, JR, and Garrett, TR: Reliability of measurements of cervical spine range of motion—comparison of three methods. Phys Ther 71:98, 1991.
27. CROM Procedure Manual: Procedure for Measuring Neck Motion With the CROM. Performance Attainment Association, St Paul, MN, 1988. Retrieved from http://www.spineproducts.com/pdf/CROmmanual.pdf
28. Audette, I, et al: Validity and between-day reliability of the cervical range of motion (CROM) device. J Orthop Sports Phys Ther 40:318, 2010.
29. Williams, MA, et al: A systematic review of reliability and validity studies of methods for measuring active and passive cervical range of motion. J Manipulative Physiol Ther 33:138, 2010.
30. Fletcher, JP, and Bandy, WD: Intrarater reliability of CROM measurement of cervical spine active range of motion in persons with and without neck pain. J Orthop Sports Phys Ther 38:640, 2008.
31. Nilsson, N: Measuring passive cervical motion: A study of reliability. J Manipulative Physiol Ther 18:293, 1995.
32. Rheault, W, et al: Intertester reliability of the fl exible ruler for the cervical spine. J Orthop Sports Phys Ther 10:254, 1989.
33. Tousignant, M, et al: Validity study for the cervical range of motion device used for lateral fl exion in patients with neck pain. Spine 27:812, 2002.
34. O'Driscoll, S, and Tomenson, J: The cervical spine. Clin Rheum Dis 8:617, 1982.
35. Dvorak, J, et al: Age and gender related normal motion of the cervical spine. Spine 17:S393, 1992.
36. Pearson, ND, and Walmsley, RP: Trial into the effects of repeated neck retractions in normal subjects. Spine 20:1245, 1995.
37. Trott, P, et al: Three-dimensional analysis of active cervical motion: The effect of age and gender. Clin Biomech 11:201, 1996.
38. Pellecchia, G, and Bohannon, R: Active lateral neck fl exion range of motion measurements obtained with a modifi ed goniometer: Reliability and estimates of normal. J Manipulative Physiol Ther 21:443, 1998.
39. Chen J, et al: Meta-analysis of normative cervical motion. Spine 24:1571, 1999.
40. Feipel, V, et al: Normal global motion of the cervical spine: An electrogoniometric study. Clin Biomech 14:462, 1999.
41. Castro, WH, et al: Noninvasive three-dimensional analysis of cervical spine motion in normal subjects in relation to age and sex: An experimental examination. Spine 25:443, 2000.
42. Kuhlman, KA: Cervical range of motion in the elderly. Arch Phys Med Rehabil 74:1071, 1993.
43. Arbogast, KB, et al: Normal cervical spine range of motion in children 3–12 years old. Spine 32:E309, 2007.

44. Hole, D, Cook, J, and Bolton, J: Reliability and concurrent validity of two instruments for measuring cervical range of motion: Effects of age and gender. Man Ther 1:36, 1995.
45. Lantz, CA, Chen, J, and Buch, D: Clinical validity and stability of active and passive cervical range of motion with regard to total and unilateral uniplanar motion. Spine 24:1082, 1999.
46. Sforza, C, et al: Three-dimensional analysis of active head and cervical spine range of motion: Effect of age in healthy male subjects. Clin Biomech 17:611, 2002.
47. Peolsson, A, et al: Intra- and inter-tester reliability and range of motion of the neck. Physiother Can 52:233, 2000.
48. Seacrist, T, et al: Passive cervical spine fl exion: The effect of age and gender. Clin Biomech 27:326, 2012.
49. Salo, PK, et al: Quantifying the effect of age on passive range of motion of the cervical spine in healthy working-age women. J Orthop Sports Phys Ther 39:478, 2009.
50. Quek, J, et al: Effects of thoracic kyphosis and forward head posture on cervical range of motion in older adults. Man Ther 18:65, 2013.
51. Simpson, AK, et al: Quantifying the effects of age, gender, degeneration, and adjacent level degeneration on cervical spine range of motion using multivariate analyses. Spine 33:183, 2008.
52. Park, MS, et al: Age-related changes in cervical sagittal range of motion and alignment. Global Spine J 4:151, 2014.
53. Yukawa, Y, et al: Age-related changes in osseous anatomy, alignment, and range of motion of the cervical spine. Part I: Radiographic data from over 1,200 asymptomatic subjects. Eur Spine J 21:1492, 2012.
54. Bible, JE, et al: Normal functional range of motion of the cervical spine during 15 activities of daily living. J Spinal Disord Tech 23:15, 2010.
55. Swinkels, RA, and Swinkels-Meewisse, IE: Normal values for cervical range of motion. Spine 39:362, 2014.
56. To mmasi, DG, et al: Active head and cervical range of motion: Effect of age in healthy females. Spine 34:1910, 2009.
57. Öhman, AM, and Beckung, ER: A pilot study on changes in passive range of motion in the cervical spine, for children aged 0–5 years. Physiother Theory Pract 29:457, 2013.
58. Lynch-Caris, T, et al: Establishing reference values for cervical spine range of motion in pre-pubescent children. J Biomech 41:2714, 2008.
59. Ferrario, VF, et al: Active range of motion of the head and cervical spine: A three-dimensional investigation in healthy young adults. J Orthop Res 20:122, 2002.
60. Abelin-Genevois, K, et al: Cervical spine alignment in the pediatric population: A radiographic normative study of 150 asymptomatic patients. Eur Spine J 23:1442, 2014.
61. Ordway, NR, et al: Cervical fl exion, extension, protrusion, and retraction: A radiographic segmental analysis. Spine 24:240, 1999.
62. Mannion, A, et al: Range of global motion of the cervical spine: Intraindividual reliability and the infl uence of measurement device. Eur Spine J 9:379, 2000.
63. Prushansky, T, Deryi, O, and Jabarreen, B: Reproducibility and validity of digital inclinometry for measuring cervical range of motion in normal subjects. Physiother Res Int 15:42, 2010.
64. Assink, N, et al: Interobserver reliability of neck-mobility measurement by means of the fl ock-of-birds electromagnetic tracking system. J Manipulative Physiol Ther 28:408, 2005.
65. Nilsson, N, Christensen, HW, and Hartvigsen, J: The interexaminer reliability of measuring passive cervical range of motion, revisited. J Manipulative Physiol Ther 19:302, 1996.
66. Bergman, GJ, et al: Variation in the cervical range of motion over time measured by the "fl ock of birds" electromagnetic tracking system. Spine 30:650, 2005.
67. Miller, JS, Polissar, NL, and Haas, M: A radiographic comparison of neutral cervical posture with cervical fl exion and extension ranges of motion. J Manipulative Physiol Ther 19:296, 1996.
68. Christensen, HW, and Nilsson, N: The ability to reproduce the neutral zero position of the head. J Manipulative Physiol Ther 22:26, 1999.
69. Solinger, AB, Chen, J, and Lantz, CA: Standardized initial head position in cervical range-of-motion assessment: Reliability and error analysis. J Manipulative Physiol Ther 23:20, 2000.
70. Wibault, J, et al: Using the cervical range of motion (CROM) device to assess head repositioning accuracy in individuals with cervical radiculopathy in comparison to neck-healthy individuals. Man Ther 18:403, 2013.
71. Owens, EF, et al: Head repositioning errors in normal student volunteers: A possible tool to assess the neck's neuromuscular system. Chiropr Osteopat 14:5, 2006.
72. Dunleavy, K, and Goldberg, A: Comparison of cervical range of motion in two seated postural conditions in adults 50 or older with cervical pain. J Man Manip Ther 21:33, 2013.
73. Chibnall, JT, Duckro, PN, and Baumer, K: The infl uence of body size on linear measurements used to refl ect cervical range of motion. Phys Ther 74:1134, 1994.
74. Brink, Y, et al: The spinal posture of computing adolescents in a real-life setting. BMC Musculoskelet Disord 15:212, 2014.
75. Bennett, SE, Schenk, RJ, and Si mmons, ED: Active range of motion utilized in the cervical spine to perform daily functional tasks. J Spinal Disord Tech 15:307, 2002.
76. Cobian, DG, et al: Active cervical and lumbar range of motion during performance of activities of daily living in healthy young adults. Spine 38:1754, 2013.
77. Cobian, DG, et al: Task specifi c frequencies of neck motion measured in healthy young adults over a 5 day period. Spine 34:E202, 2009.
78. Shugg, JA, Jackson, CD, and Dickey, JP: Cervical spine rotation and range of motion: Pilot measurements during driving. Traffi c Inj Prev 12:82, 2011.
79. Cote, M, et al: Reference values for physical performance measures in the aging working population. Hum Factors 56:228, 2014.
80. Guth, EH: A comparison of cervical rotation in age-matched adolescent competitive swi mmers and healthy males. J Orthop Sports Phys Ther 21:21, 1995.
81. Lark, SD, and McCarthy, PW: The effects of a single game of rugby on active cervical range of motion. J Sports Sci 27:491, 2009.
82. Lark, S, and McCarthy, P: Active cervical range of motion recovery following the rugby off-season. J Sports Med Phys Fitness 50:318, 2010.
83. Jordan, K: Assessment of published reliability studies for cervical spine range-of-motion measurement tools. J Manipulative Physiol Ther 23:180, 2000.

84. Jordan, K, et al: The reliability of the three-dimensional FASTRAK measurement system in measuring cervical spine and shoulder range of motion in healthy subjects. Rheumatology 39:382, 2000.
85. Piva, SR, et al: Inter-tester reliability of passive intervertebral and active movements of the cervical spine. Man Ther 11:321, 2006.
86. Portney, L, and Watkins, M: Foundations of Clinical Research: Applications to Practice, ed 2. Prentice-Hall, Upper Saddle River, NJ, 2000.
87. Tucci, SM, et al: Cervical motion assessment: A new, simple and accurate method. Arch Phys Med Rehabil 67:225, 1986.
88. Pile, K, et al: Clinical assessment of ankylosing spondylitis: A study of observer variation in spinal measurements. Rheumatology 30:29, 1991.
89. Maksymowych, WP, et al: Development and validation of a simple tapebased measurement tool for recording cervical rotation in patients with ankylosing spondylitis: Comparison with a goniometer-based approach. J Rheumatol 33:2242, 2006.
90. Yankai, A, and Manosan, P: Reliability of the universal and invented gravity goniometers in measuring active cervical range of motion in normal healthy subjects. Int J Applied Biomedical Engineering 2:49,
91. Haywood, K, et al: Spinal mobility in ankylosing spondylitis: Reliability, validity and responsiveness. Rheumatology 43:750, 2004.
92. Viitanen, J, et al: Clinical assessment of spinal mobility measurements in ankylosing spondylitis: A compact set for follow-up and trials? Clin Rheumatol 19:131, 2000.
93. Shahidi, B, et al: Reliability and group differences in quantitative cervicothoracic measures among individuals with and without chronic neck pain. BMC Musculoskelet Disord 13:215, 2012.
94. Hoving, JL, et al: Reproducibility of cervical range of motion in patients with neck pain. BMC Musculoskelet Disord 6:59, 2005.
95. Bredenkamp-Herrmann, D: Validity study of head and neck fl exionextension motion comparing measurements of a pendulum goniometer and roentgenograms. J Orthop Sports Phys Ther 11:414, 1989.
96. Bush, KW, et al: Validity and intertester reliability of cervical range of motion using inclinometer measurements. J Man Manip Ther 8:52, 2000.
97. Capuano-Pucci, D, et al: Intratester and intertester reliability of the cervical range of motion device. Arch Phys Med Rehabil 72:338, 1991.
98. Lindell, O, Eriksson, L, and Strender, L-E: The reliability of a 10-test package for patients with prolonged back and neck pain: Could an examiner without formal medical education be used without loss of quality? A methodological study. BMC Musculoskelet Disord 8:31, 2007.
99. Williams, MA, et al: Reproducibility of the cervical range of motion (CROM) device for individuals with sub-acute whiplash associated disorders. Eur Spine J 21:872, 2012.
100. Ordway, NR, et al: Cervical sagittal range-of-motion analysis using three methods: Cervical range-of-motion device, 3Space, and radiography. Spine 22:501, 1997.
101. Tousignant, M, et al: Criterion validity of the cervical range of motion (CROM) goniometer for cervical fl exion and extension. Spine 25:324, 2000.
102. Christensen, HW, and Nilsson, N: The reliability of measuring active and passive cervical range of motion: An observer-blinded and randomized repeated-measures design. J Manipulative Physiol Ther 21:341, 1998.
103. Petersen, cm, et al: Agreement of measures obtained radiographically and by the OSI CA-6000 Spine Motion Analyzer for cervical spinal motion. Man Ther 13:200, 2008.
104. Law, EYH, and Chiu, TT-W: Measurement of cervical range of motion (CROM) by electronic CROM goniometer: A test of reliability and validity. J Back Musculoskelet Rehabil 26:141, 2013.
105. Viikari-Juntura, E: Interexaminer reliability of observations in physical examinations of the neck. Phys Ther 67:1526, 1987.
106. Quek, J, et al: Validity and intra-rater reliability of an Android phone application to measure cervical range-of-motion. Measurements 5:6, 2014.
107. Tousignant-Lafl a mme, Y, et al: Reliability and criterion validity of two applications of the iPhone to measure cervical range of motion in healthy participants. J Neuroeng Rehabil 10:69, 2013.
108. Florêncio, LL, et al: Agreement and reliability of two non-invasive methods for assessing cervical range of motion among young adults. Rev Bras Fisioter 14 (2):175, 2010. Epub 2010 May 14.
109. Olson, SL, et al: Tender point sensitivity, range of motion, and perceived disability in subjects with neck pain. J Orthop Sports Phys Ther 30:13, 2000.

제12장

등뼈와 허리뼈
The Thoracic and Lumbar Spine

구조와 기능 (Structure and Function)

등뼈 (Thoracic Spine)

12개의 등뼈는 뒤쪽으로 볼록한 만곡을 형성한다 (그림 12.1A). 이런 시상면상의 만곡을 등뼈 뒤굽음이라고 하고, 방사선상으로 평가할 때 20~50°의 만곡을 가지고 있다. 만곡을 구성하는 등뼈는 많은 독특한 특징을 가지고 있다. T1-T10의 등뼈는 아랫방향으로 향한 가시돌기를 가지고 있고, T5-T8의 가시돌기는 중첩되어 있다. 반면 T11과 T12의 가시돌기는 허리뼈의 가시돌기처럼 수평으로 향하고 있다. T1-T10의 가로돌기는 크고, 끝이 뭉텅하여 갈비뼈와 관절을 이루는 갈비뼈 관절면을 지지해 주고 있다. 갈비뼈와 관절을 이루기 위한 한쌍의 반관절면 (위쪽과 아래쪽의 갈비척추 관절면)은 T2-T9 척추몸통의 뒤가쪽 모서리에 위치한다.

등뼈의 척추사이관절과 후관절은 목뼈에서 설명된 것과 동일한 구조물을 가지고 있다. 다른 점은 위쪽관절돌기의 면이 뒤쪽과 약간의 가쪽 및 머리쪽으로 향하고 있다. 위쪽 관절돌기의 파셋은 약간 볼록한 편이고, 반면 아래쪽 관절돌기의 파셋은 약간 오목한 편이다. 아래쪽 관절돌기의 파셋은 앞쪽과 약간의 안쪽과 꼬리쪽으로 향하고 있다. 부가적으로, 관절주머니는 목뼈의 관절주머니보다 더 타이트하다.

갈비척추관절은 갈비뼈머리에 있는 약간 볼록한 갈비뼈 위쪽과 아래쪽의 반관절면과 그에 상응하는 아래쪽 척추와 위쪽 척추의 척추몸통에 있는 반관절면에 의해 형성된다 (그림 12.1B). T2-T8에서, 갈비척추관절의 파셋 (관절면)은 위쪽 척추뼈의 척추몸통에 있는 오목한 반관절면과 아래쪽 척추뼈의 척추몸통에 있는 오목한 반관절과 관절을 이룬다. 갈비척추관절의 일부 파셋은 척추사이원반과도 관절을 이룬다. 반면, 1번 갈비뼈, 11번 갈비뼈와 12번 갈비뼈는 하나의 등뼈와 관절을 이룬다. 방사인대 (그림 12.1B 참고)와 뒤세로인대에 의해 강화되는 얇은 섬유성 관절주머니는 갈비척추관절을 둘러싸고 있다. 관절주머니 안에는 관절내인대가 있는데, 이것은 갈비뼈머리를 속질핵에 유지시킨다.

갈비가로관절은 1번 갈비뼈에서 10번 갈비뼈에 있는 갈비뼈결절과 T1-T10의 가로돌기에 있는 갈비뼈7에 있는 갈비뼈파셋 사이의 관절이다. 1번 갈비뼈-7번 갈비뼈의 갈비뼈결절은 약간 볼록하고, 그에 상응하는 가로돌기의 갈비뼈파셋은 약간 오목하다. T7-T10의 갈비뼈파셋과 척추뼈파셋의 관절면은 아주 평편하다. 갈비가로관절의 관절주머니는 안쪽, 가쪽 및 위쪽 갈비가로인대에 의해 보강되고 있다.

뼈운동형상학 (Osteokinematics)

T1-T6 후관절의 파셋이 이마면상에 위치하기 때문에, 이 영역의 굽힘과 폄을 제한한다. 아래 등뼈의 관절 파셋은 시상면 쪽으로 더 향해 있어, 어느 정도의 굽힘과 폄을 허용한다. 위쪽 등뼈와 중간 등뼈에서는 갈비뼈와 갈비뼈관절이 옆굽힘을 제한하지만, 아래쪽 등뼈에서는 옆굽힘과 돌림이 상대적으로 자유로운데, 그 이유는 이들 분절이 갈비뼈에 의해 제한받지 않기 때문이다. 일반적으로, 등뼈는 목뼈보다 덜 유연한데, 그 이유는 중첩된 가시돌기, 타이트한 관절주머니 및 갈비우리에 의한 움직임이 제한되기 때문이다.

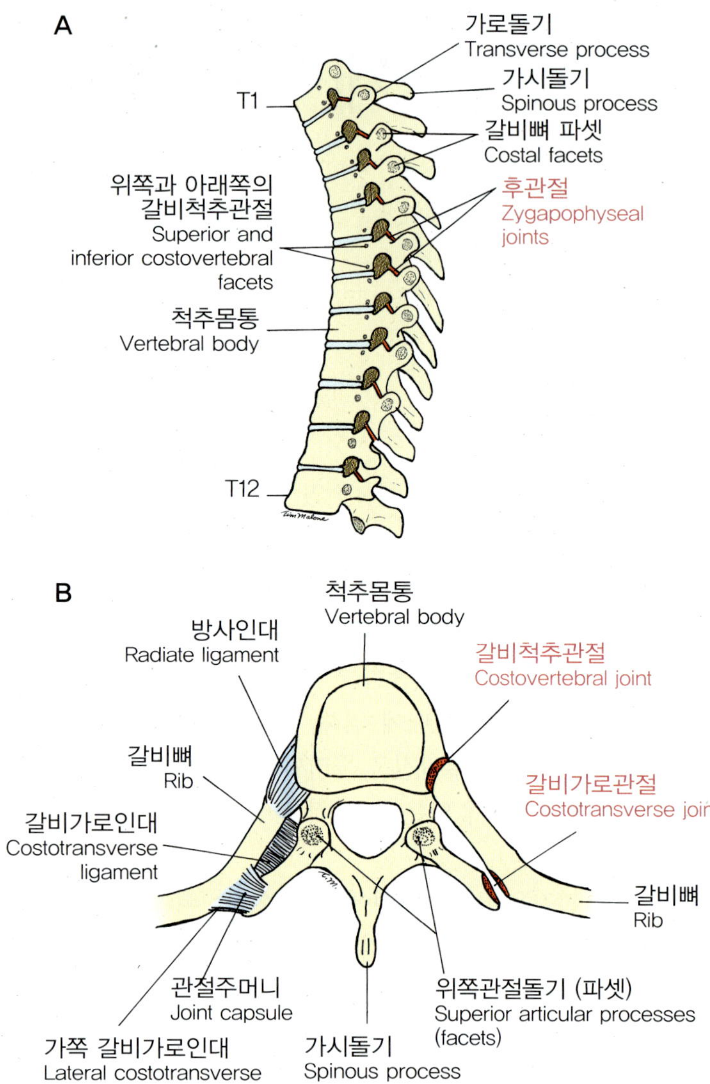

그림 12.1 (A) 등뼈의 가쪽면은 시상면상에 있는 뒤쪽 방향으로 볼록한 척추 만곡을 보여주고 있다. 갈비뼈 파셋은 T1–T10 가로돌기의 커다란 끝단에 있고, 갈비척추 파셋은 척추몸통의 위쪽면과 아래쪽면의 가쪽 모서리에 위치한다. 후관절은 위쪽 척추뼈의 아래쪽 파셋과 아래쪽 척추뼈의 위쪽 파셋에 의해 이루어진다. (B) 등뼈의 위쪽면은 척추뼈와 갈비뼈 사이의 관절을 보여준다: 좌우 갈비척추관절, 좌우 가로돌기의 갈비뼈 파셋과 그에 상응하는 갈비뼈의 갈비뼈결절 사이에 있는 갈비가로관절.

관절운동형상학 (Arthrokinematics)

굽힘을 할 때, 위쪽 등뼈의 척추몸통은 아래쪽 등뼈 위에서 앞쪽으로 기울어지고, 약간 돌림한다. 후관절에서, 위쪽 등뼈의 아래쪽 관절돌기의 파셋은 아래쪽 등뼈의 위쪽 관절돌기의 파셋 위에서 위쪽으로 활주한다. 폄을 할 때는 반대의 움직임이 일어난다. 위쪽 척추뼈는 뒤쪽으로 경사와 활주를 하고, 아래쪽 파셋은 아래쪽 등뼈의 위쪽 파셋 위에서 아래쪽으로 활주한다.

오른쪽으로 옆굽힘할 때, 위쪽 척추뼈의 오른쪽 아래쪽 파셋이 아래쪽 척추뼈의 오른쪽 위쪽 파셋 위에서 아래쪽 방향으로 활주한다. 반대쪽에서는, 위쪽 척추뼈의 왼쪽 아래쪽 파셋이 아래쪽 척추뼈의 왼쪽 위쪽 파셋 위에서 위쪽 방향으로 활주한다.

축성돌림을 할 때, 위쪽 척추뼈는 아래쪽 척추뼈 위에서 돌림하고, 위쪽 척추뼈의 아래쪽 파셋은 아래쪽 척추뼈의 위쪽 파셋 위에서 충돌한다. 예를 들어, 왼쪽으로 돌림할 때, 위쪽 척추의 오른쪽 아래쪽 파셋은 아래쪽 척추의 오른쪽 위쪽 파셋과 충돌한다. 돌림과 활주는 갈비척추관절에서 갈비뼈와 척추몸통 사이에서 일어난다. 갈비가로관절에서 약간의 돌림이 갈비뼈 관절면과 가로돌기 사이에서 일어날 수 있다. 아래쪽 관절 (T7-T10)에서 일어나는 더 많은 돌림은 활주에서 허용된다. 갈비뼈관절의 움직임은 폐의 환기에 중요한 작용을 하지만, 등뼈의 유연성을 어느 정도 허용한다.

관절주머니 패턴 (Capsular Pattern)

등뼈의 관절주머니 패턴은 앞쪽굽힘보다 폄, 옆굽힘 및 돌림의 제한이 더 크다.

허리뼈 (Lumbar Spine)

허리뼈의 몸통은 몸통의 무게를 지지해야 하기 때문에 다른 척추뼈의 몸통보다 더 크다. 허리뼈의 가시돌기는 넓고 두꺼운 편이고, 수평으로 뻗어 있다 (그림 12.2A). 5번 허리뼈는 앞쪽이 뒤쪽보다 더 높은 쐐기형태의 몸통을 가진 다른 4개의 허리뼈와 다르다. 5번 허리뼈의 아래쪽 파셋은 엉치뼈와의 관절을 위해 넓은 공간을 가지고 있다.

후관절의 위쪽 파셋은 오목하고, 안쪽과 뒤쪽으로 향하고 있다. 아래쪽 파셋은 볼록하고 가쪽과 앞쪽 방향으로 향하고 있다. 관절주머니는 강하고, 엉덩허리인대와 등허리근막이 추가되는 것을 제외하고는 본질적으로 등뼈와 똑같다. 그리고 허리뼈에서는 뒤세로인대가 덜 발달되어 있다. 가시위인대는 위쪽 허리뼈에서만 잘 발달되어 있다.

그러나 가로사이인대는 허리뼈 영역에서 잘 발달되어 있고, 앞세로인대는 허리뼈에서 가장 강하다 (그림 12.2B). 가시사이인대는 이웃한 가시돌기를 연결하고 있고, 엉덩허리인대는 허리엉치관절을 안정화시키고, 앞쪽 전위를 방지한다.

뼈운동형상학 (Osteokinematics)

L1-L4의 후관절 파셋 (관절면)은 주로 시상면상에 위치하기 때문에, 굽힘과 폄을 허용하고 돌림과 옆굽힘을 제한한다. 그러나 굽힘이 폄보다 더 많이 제한된다. 굽힘과 폄을 할 때, 가장 큰 움직임은 L4-L5에서 일어나고, 반면 가장 큰 굽힘은 L5-S1 사이에서 일어난다. 돌림과 옆굽힘이 가장 크게 일어나는 부위는 위쪽 허리뼈이고, 옆굽힘이 없거나 가장 작게 일어나는 부위는 허리엉치관절인데, 그 이유는 파셋의 방향 때문이다.

관절운동형상학 (Arthrokinematics)

Bogduk에 따르면, 척추사이관절의 굽힘은 8-13°의 앞쪽 돌림 (경사)과 1~3 mm의 앞쪽 활주, 약간의 축성 돌림으로 구성된다. 위쪽 척추몸통이 아래쪽 척추몸통 위에서 앞쪽으로 돌림하고, 기울어지고, 활주한다 (그림 12.3A). 굽힘할 때 후관절에서는, 위쪽 척추뼈의 아래쪽 파셋 (관절돌기)이 아래쪽 척추뼈의 위쪽 파셋 위에서 위쪽 방향으로 활주한다. 폄을 할 때는, 반대 동작이 일어난다: 위쪽 척추뼈의 척추몸통이 아래쪽 척추뼈의 척추몸통 위에서 뒤쪽으로 기울어지고 활주한다. 그리고 위쪽 척추뼈의 아래쪽 파셋은 아래쪽 척추뼈의 위쪽 파셋 위에서 아래쪽 방향으로 활주한다 (그림 12.3B).

옆굽힘할 때, 위쪽 척추뼈는 아래쪽 척추뼈 위에서 가쪽으로 기울어지고 활주한다. 오른쪽으로 옆굽힘할 때, 위쪽 척추뼈의 오른쪽 아래쪽 파셋은 아래쪽 척추뼈의 오른쪽 위쪽 파셋 위에서 아래쪽 방향으로 활주한다. 위쪽 척추뼈의 왼쪽 아래쪽 파셋은 아래쪽 척추뼈의 왼쪽 위쪽 파셋 위에서 위쪽 방향으로 활주한다.

축성 돌림을 할 때, 위쪽 척추뼈는 아래쪽 척추뼈 위에서 돌림하고, 위쪽 척추뼈의 아래쪽 파셋은 아래쪽 척추뼈의 위쪽 파셋과 충돌한다. 왼쪽으로 돌림할 때, 위쪽 척추뼈의 오른쪽 아래쪽 파셋이 아래쪽 척추뼈의 오른쪽 위쪽 파셋과 충돌한다.

관절주머니 패턴 (Capsular Pattern)

허리뼈의 관절주머니 패턴은 옆굽힘의 제한이 가장 크고, 그 다음이 굽힘과 폄의 제한이다.

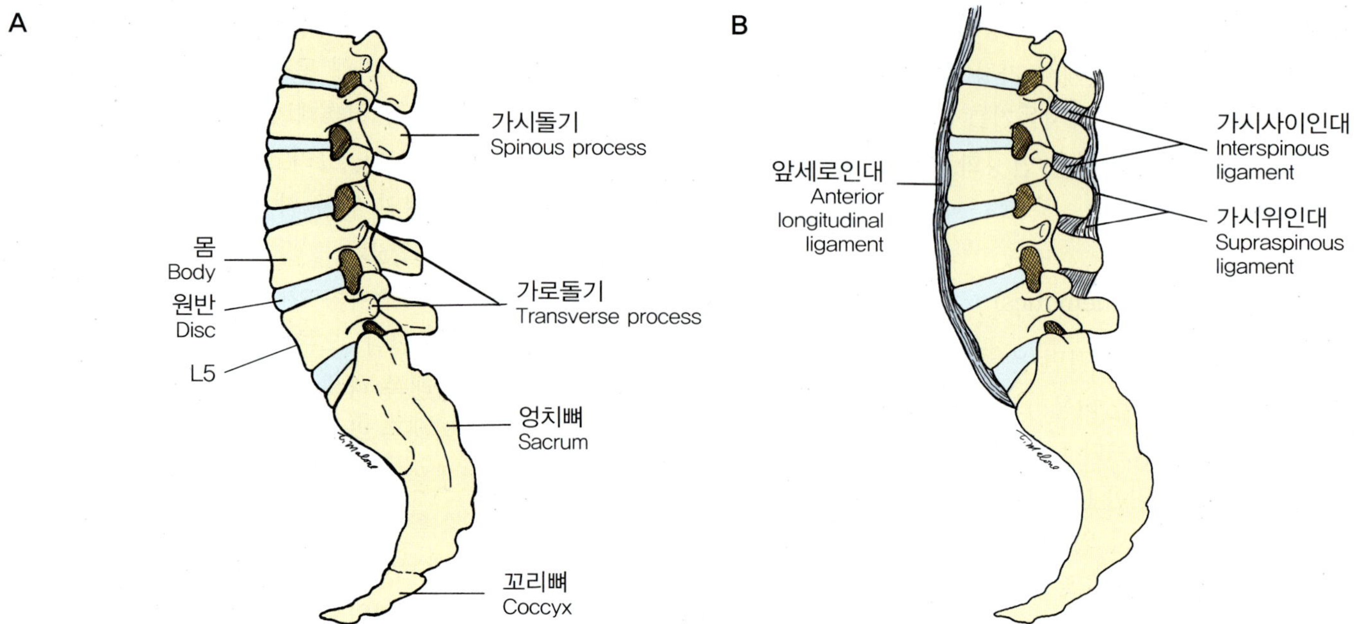

그림 12.2 (A) 허리뼈의 가쪽면은 앞쪽으로 볼록한 척추 만곡을 보여 준다. 그리고 넓고 두껍고 수평 방향의 가시돌기와 커다란 척추몸통을 보여준다. (B) 가쪽면은 앞세로인대, 가시위인대 및 가시사이인대도 보여준다.

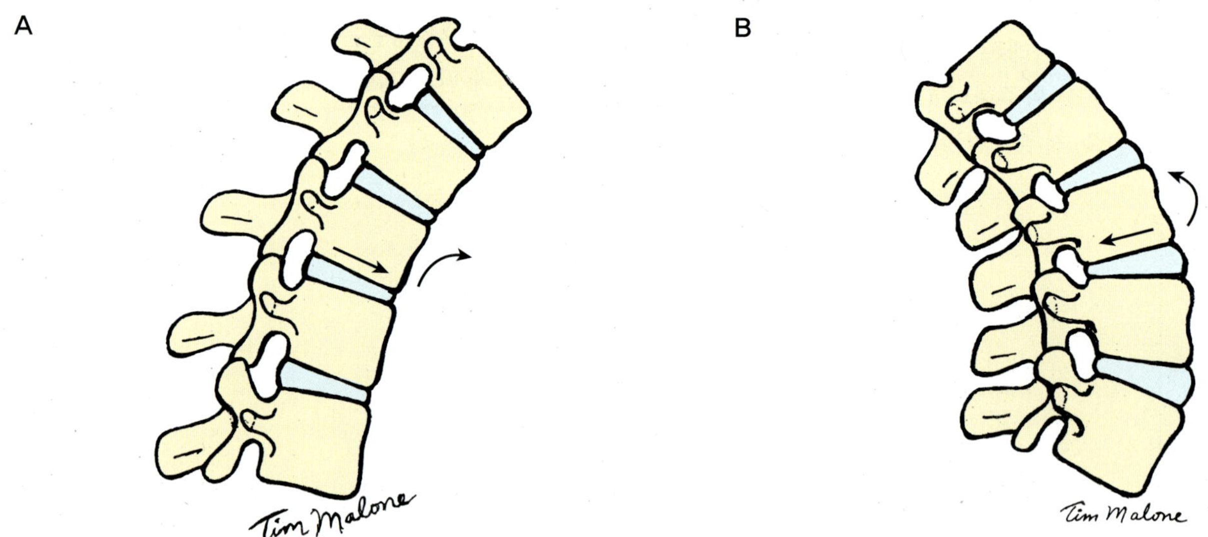

그림 12.3 (A) 굽힘을 할 때, 위쪽 척추뼈의 척추몸통이 아래쪽 척추뼈의 척추몸통 위에서 앞쪽으로 돌림하고, 기울어지고, 활주한다. (B) 폄을 할 때는 반대 동작이 일어난다: 위쪽 척추뼈의 척추몸통이 아래쪽 척추뼈의 척추몸통 위에서 뒤쪽으로 돌림하고, 기울어지고, 활주한다. 그리고 위쪽 척추뼈의 아래쪽 파셋이 아래쪽 척추뼈의 위쪽 파셋 위에서 아랫방향으로 활주한다.

동작범위 검사절차: 등뼈와 허리뼈

등뼈와 허리뼈의 측정은 여러 관절의 구조물, 명확한 표식점의 부족, 중립위에 대한 개념 부족, 엉덩관절의 움직임과 분리해야 하는 등뼈와 허리뼈의 움직임을 위한 고정의 부족 등과 관련되어 복잡하다. 이런 차이가 임상에서 ROM을 측정하는데 이용되는 다음과 같은 다양한 측정 방법을 야기시킨다: 줄자 방법, 수정-수정-Schober 검사 (MMST), 유니버설 측각기, 단일 경사계 방법 및 이중 경사계 방법 등. 이들 방법이 선택되었는데, 그 이유는 비용이 저렴하고, 상대적으로 쉽게 이용할 수 있고, 수용할 수 있는 신뢰도를 가지고 있기 때문이다. 미국의사협회의 Guides to the Evaluation of Permanent Impairment 5판은 척추의 장애를 결정하기 위해 이중 경사계 방법을 이용하여 척추 가동성을 측정하도록 권장했다. 그러나 6판은 환자의 진전을 추적할 때만 이중 경사계 방법을 사용하도록 권장하고 있고, 장애를 평가할 때는 사용하지 않도록 한다. 그 이유는 이중 경사계 방법의 신뢰도와 타당도에 대한 근거가 충분하지 않기 때문이다. 우리는 본 책에 이중 경사계 방법을 포함시켰는데, 그 이유는 환자 상태를 모니터링하는데 이중 경사계 방법이 유용하기 때문이다.

다양한 도구를 이용한 정상 등뼈와 허리뼈의 ROM 값은 연구 소견 단락에서 설명된다. 표 12.1은 여러 연구로부터 나온 성인의 ROM 값을 제공하고, 표 12.2-표 12.6은 등뼈와 허리뼈의 ROM에 대한 연령과 성별의 효과를 다룬 정보를 제공한다. 이런 정보를 설명한 다음에는, 기능적 ROM과 여러 도구와 검사 방법에 대한 연구를 리뷰하고 있다. 다음의 검사절차에서는 능동 ROM을 측정한다.

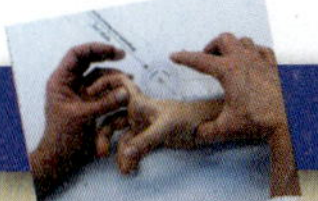

검사절차를 위한 뼈표식점 (Landmarks for Testing Procedures)

등뼈와 허리뼈의 표면과 뼈표식점이 그림 12.4와 그림 12.5에서 보여진다.

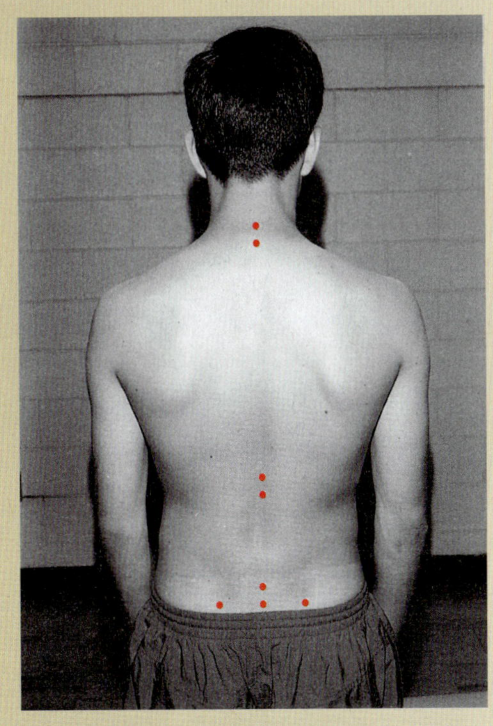

그림 12.4 등허리 움직임의 측정을 위해 배치되는 줄자, 유니버설 측각기, 경사계의 정렬을 위한 표면해부학적 표식점. C7, T1, T12, L1, L5, S2 등의 가시돌기와 좌우 PSIS 위에 점이 찍혀 있다.

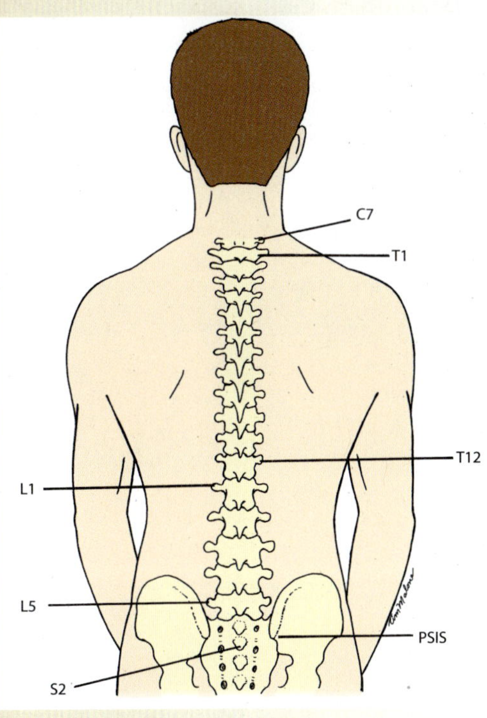

그림 12.5 등허리 움직임의 측정을 위해 배치되는 줄자, 유니버설 측각기, 경사계의 정렬을 위한 해부학적 뼈표식점.

등허리뼈의 굽힘 (THORACOLUMBAR FLEXION)

굽힘은 안가축을 중심으로 시상면상에서 일어난다.

검사자세 (Testing Position)

피검자에게 양 발을 어깨너비로 벌림하여 선 자세를 취하도록 한다. 이때 목뼈, 등뼈 및 허리뼈는 옆굽힘과 돌림의 0° 자세를 유지한다.

고정 (Stabilization)

검사자는 골반의 앞쪽경사를 막기 위해 골반을 고정해야 한다.

검사동작 (Testing Motion)

피검자가 무릎을 곧게 폄하고 양 팔을 이완한 채 (그림 12.6), 몸통을 점진적으로 앞쪽 굽힘하도록 지시한다. 부가적으로 더 많은 굽힘을 할 때 피검자가 저항을 느끼거나 골반이 앞쪽으로 경사되기 시작하면, 굽힘의 움직임을 끝낸다.

정상 끝느낌 (Normal End-Feel)

끝느낌은 팽팽한 느낌인데, 그 이유는 뒤세로인대 (등뼈 부위), 황색인대, 가시위인대, 가시사이인대, 척추사이원판 속질핵의 뒤쪽섬유, 후관절 관절주머니의 신장 때문이다. 등허리근막과 다음 근육들의 수동 긴장이 끝느낌에 영향을 준다: 등가시근, 등반가시근, 허리엉덩갈비근, 등엉덩갈비근, 가시사이근, 가로사이근, 등가장긴근, 뭇갈래근 등. T1-T6 후관절 파셋의 방향이 위쪽 등뼈의 굽힘을 제한한다.

노트: 변화가 확인되지 않으면, 등허리뼈의 굽힘 단락에서 설명된 동일한 검사자세, 고정, 검사동작, 정상 끝느낌을 다음의 굽힘 측정 방법에도 사용한다.

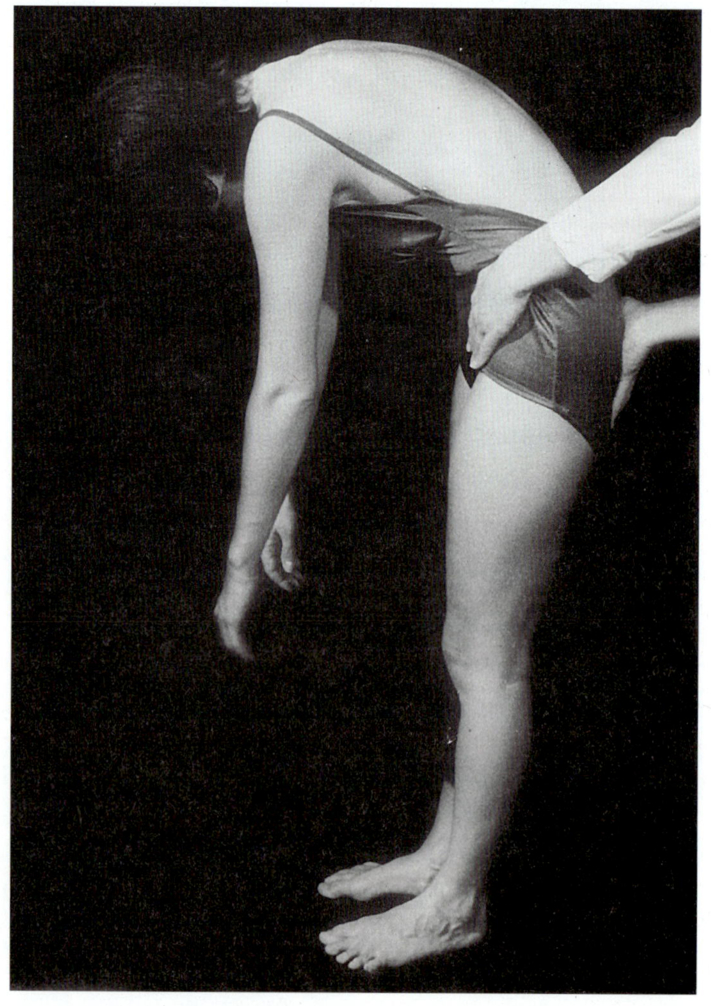

그림 12.6 등허리뼈 굽힘 ROM의 끝지점에 있는 피검자. 검사자는 골반의 앞쪽경사를 막기 위해 골반을 고정하고 있다.

등허리뼈의 굽힘: 줄자 (THORACOLUMBAR FLEXION: TAPE MEASURE)

T1-S1 사이의 건강한 성인의 평균 측정값은 4인치 (10 cm)로 간주된다.
이 측정을 위한 다음의 절차는 T1-S2 (S1 대신에)를 이용한다. S2가 S1보다 더 쉽게 확인되기 때문에 측정의 신뢰도를 향상시킨다. S2의 가시돌기는 PSIS와 수평을 이루고, S1과 S2 사이에는 움직임이 없다.

절차 (Procedure)

1. 피검자는 선 자세를 취하고, 피부 표시 연필로 T1 가시돌기와 S2 가시돌기를 표시한다.
2. 2개 (T1과 S2)의 가시돌기 사이에 줄자를 정렬시키고, ROM을 시작할 때의 거리를 기록한다 (그림 12.7).
3. 피검자가 굽힘 ROM을 수행할 때, 검사자는 줄자를 제자리에 잘 고정시킨다 (줄자가 움직임에 잘 적응할 수 있도록 풀어준다).
4. ROM의 끝지점에서의 거리를 기록한다 (그림 12.8). 첫 번째 측정과 두 번째 측정 사이의 차이값이 등허리뼈의 굽힘 ROM을 의미한다.

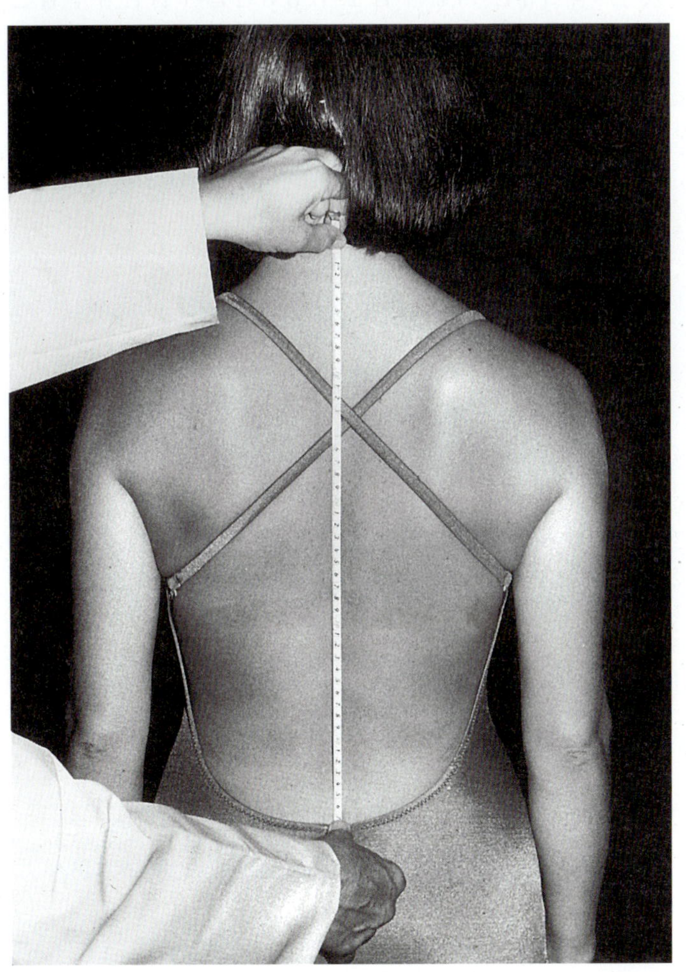

그림 12.7 등허리뼈의 굽힘 ROM을 측정하기 위한 시작자세에서의 줄자 정렬.

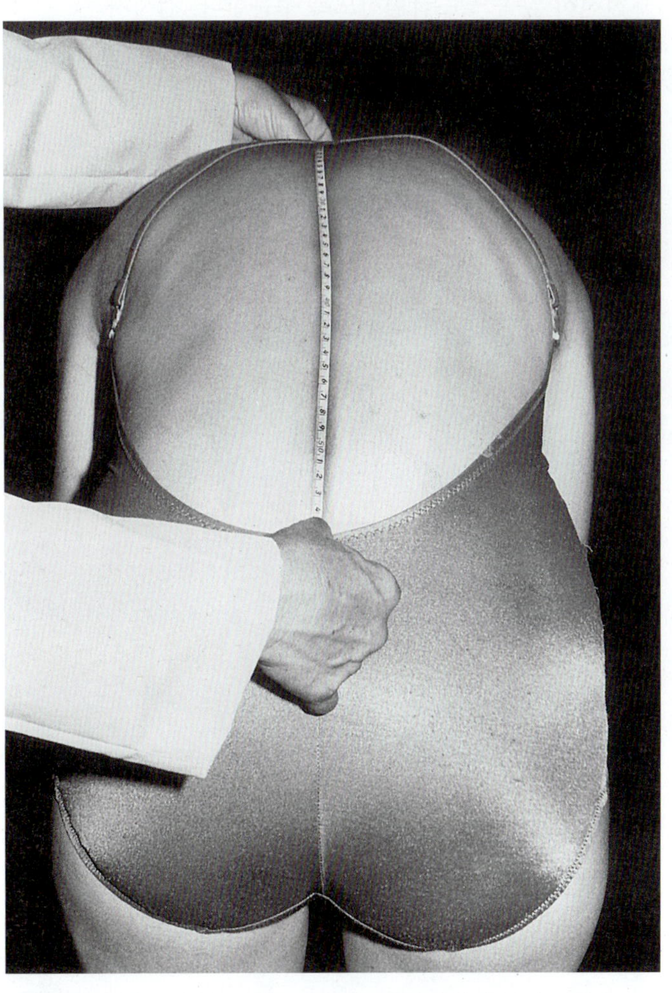

그림 12.8 등허리뼈의 굽힘 ROM의 끝지점에서의 줄자 정렬. 금속 줄자 케이스는 검사자의 오른손 안에 있다 (사진으로는 확인을 할 수 없다).

등허리뼈의 굽힘: 손가락–지면 (THORACOLUMBAR FLEXION: FINGERTIP-TO-FLOOR)

평균 53세의 건강한 여성 70명을 대상으로 한 Quack 등의 연구에서, 손가락과 지면 사이의 거리는 0.1 cm였다. 22~55세의 남성 6명과 여성 14명을 대상으로 한 Lindell 등의 연구에서, ROM 값은 2.2 cm였다.

절차 (Procedure)

1. 피검자에게 양 발을 붙이고 똑바로 선 자세를 취하도록 주문하고, 그 다음 손이 지면에 가능한 많이 닿도록 천천히 앞쪽으로 굽힘하도록 주문한다. 검사자는 골반을 고정하지 않고, 엉덩관절의 움직임을 허용한다.
2. 움직임의 끝지점에서, 줄자 또는 자를 이용하여 가운데손가락의 끝과 지면바닥과의 수직거리를 측정한다 (그림 12.9).

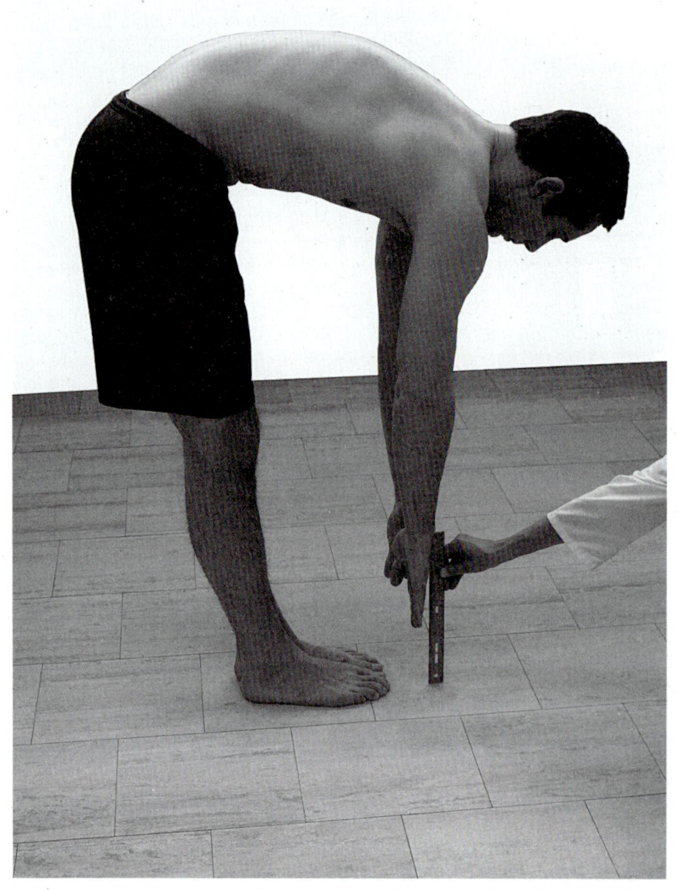

그림 12.9 몸통과 엉덩관절 굽힘의 끝지점에서, 검사자는 가운데손가락끝과 지면 사이의 거리를 줄자나 자로 측정한다. 본 사진에서 피검자는 능동 운동을 하는 동안 골반을 앞쪽경사하고 엉덩관절을 굽힘하고 있다.

Artun 등의 연구에 따르면, 청소년의 앞쪽굽힘: 손가락-지면 거리는 임상적으로 수용할 수 있는 등급내 상관계수 (ICC=0.75)를 가졌고, 또 높은 검사자간 신뢰도 (ICC=0.91)를 가졌다고 했다.

Artun 등의 연구와 비슷하게, Perret 등도 앞쪽굽힘: 손가락-지면 검사가 훌륭한 검사간 신뢰도/타당도와 검사자간 신뢰도 (ICC=0.99)/타당도를 가졌음을 확인했다. 그러나 이 검사는 전신의 유연성을 평가할 때만 이용될 수 있다. 그 이유는 척추의 굽힘과 엉덩관절의 굽힘이 결합된 검사이고, 이것들을 분리할 수 없기 때문이다.

등허리뼈의 굽힘: 이중 경사계 (THORACOLUMBAR FLEXION: DOUBLE INCLINOMETERS)

AMA에 따르면, 등허리뼈의 정상 굽힘 ROM은 60°이다.

절차 (Procedure)

1. 피검자는 선 자세를 취한다. 피부 표시 연필로 T1 가시돌기와 S2 가시돌기에 표시를 한다.
2. 1개의 경사계를 T1 가시돌기에 배치하고, 두 번째 경사계를 S2에 배치한다. 그런 다음, 두개 경사계의 눈금을 0에 맞춘다 (그림 12.10).
3. 움직임의 끝지점에서, 두 경사계의 눈금 수치를 읽고 기록한다 (그림 12.11). 두 개 경사계의 눈금 차이가 등허리뼈의 굽힘 ROM을 나타낸다.

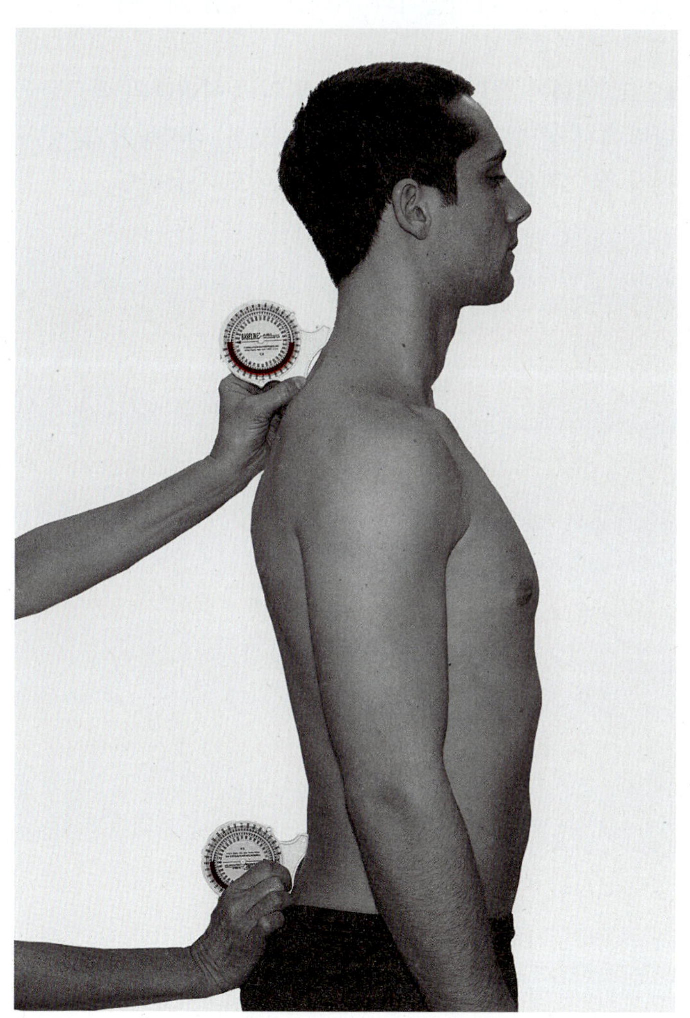

그림 12.10 두 개의 경사계를 이용해 등허리뼈의 굽힘을 측정하는 시작자세.

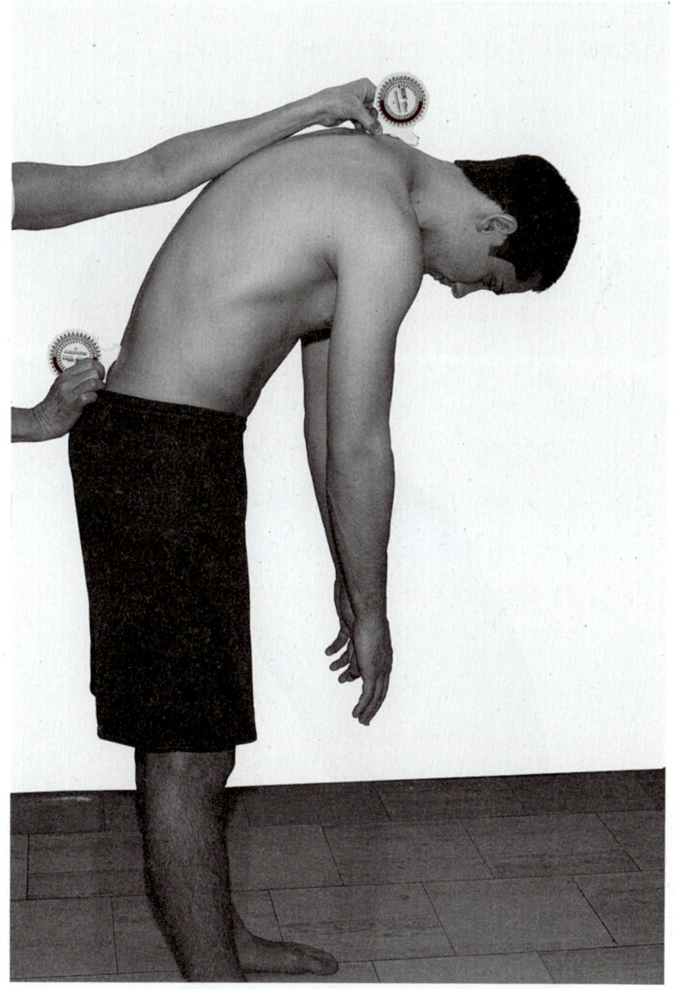

그림 12.11 등허리뼈의 굽힘 ROM 끝지점에서의 경사계 정렬.

등허리뼈의 폄 (THORACOLUMBAR EXTENSION)

폄은 안가축을 중심으로 시상면상에서 일어난다.

검사자세 (Testing Position)

피검자는 양 발을 어깨너비로 벌리고 똑바른 선 자세를 취한다. 이때 목뼈, 등뼈, 허리뼈는 옆굽힘과 돌림의 0° 자세를 유지한다.

고정 (Stabilization)

뒤쪽경사를 방지하기 위해, 골반을 고정한다.

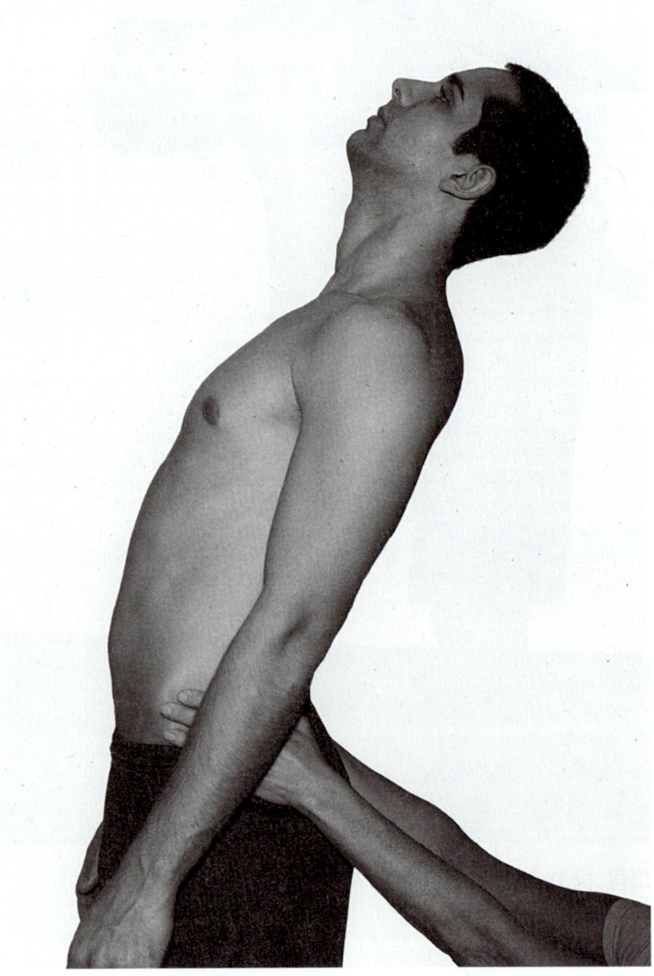

그림 12.12 등허리뼈 폄 ROM의 끝지점에서, 검사자는 골반의 뒤쪽경사를 막기 위해 양 손으로 엉덩뼈능선을 잡는다. 만약 피검자가 균형문제나 다리 근육의 약증을 가지고 있으면, 엎드린 자세나 옆으로 누운 자세에서 측정을 실시할 수도 있다.

검사동작 (Testing Motion)

피검자에게 등허리뼈를 가능하면 많이 펴하도록 지시한다 (그림 12.12). 골반이 뒤쪽경사를 하기 시작할 때 폄 ROM을 끝낸다.

정상 끝느낌 (Normal End-Feel)

끝느낌은 팽팽한 느낌이다. 그 이유는 후관절의 관절주머니, 섬유테의 앞쪽섬유, 앞세로인대, 배곧은근, 배바깥빗근의 신장 때문이다. 끝느낌이 딱딱할 수도 있는데, 이것은 가시돌기와 후관절의 충돌 때문이다.

➧**노트:** 변화가 확인되지 않으면, 위의 등허리뼈의 폄 단락에서 설명된 동일한 검사자세, 고정, 검사동작 및 정상 끝느낌을 다음의 폄 측정 방법에도 사용한다.

등허리뼈의 폄: 줄자 (THORACOLUMBAR EXTENSION: TAPE MEASURE)

절차 (Procedure)

1. 피검자는 양 발을 어깨너비로 벌리고 무릎을 펴하여 선 자세를 취한다. T1 가시돌기와 S2 가시돌기를 표시하기 위해 피부 표시 연필을 사용한다.
2. 양쪽 가시돌기 사이에 줄자를 정렬시키고 측정값을 기록한다 (그림 12.13).
3. 움직임 동안, 줄자의 정렬을 잘 유지하고, ROM의 끝에서 측정된 값을 기록한다 (그림 12.14). 움직임의 시작때 측정된 값과 움직임의 끝지점에서 측정된 값의 차이가 등허리뼈 폄의 ROM 값이다.

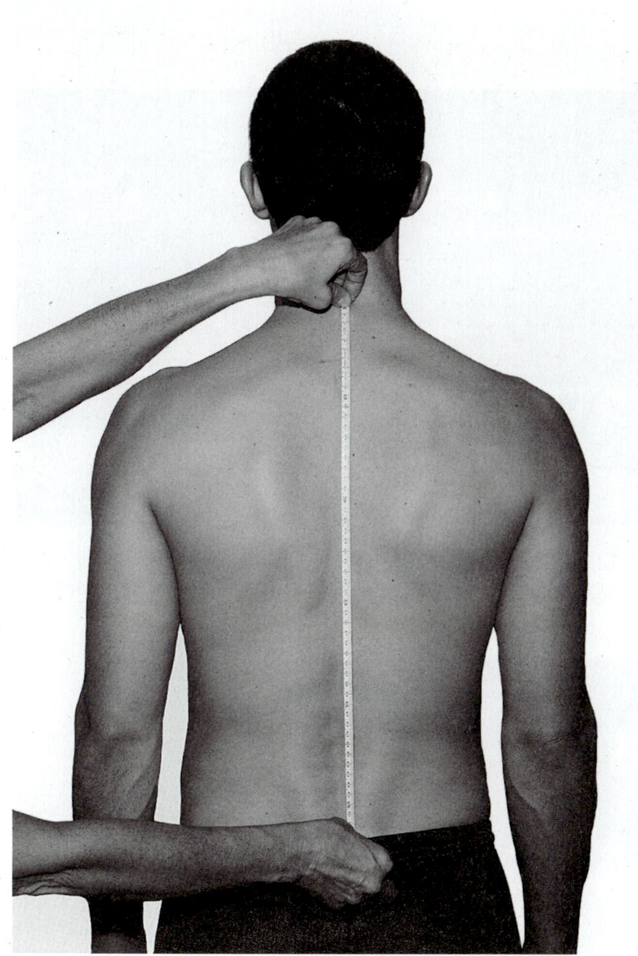

그림 12.13 등허리뼈의 폄 ROM 측정의 시작자세 때 줄자 정렬. 피검자가 폄을 할 때, 검사자의 손에 있는 줄자의 케이스 안으로 줄자가 들어간다.

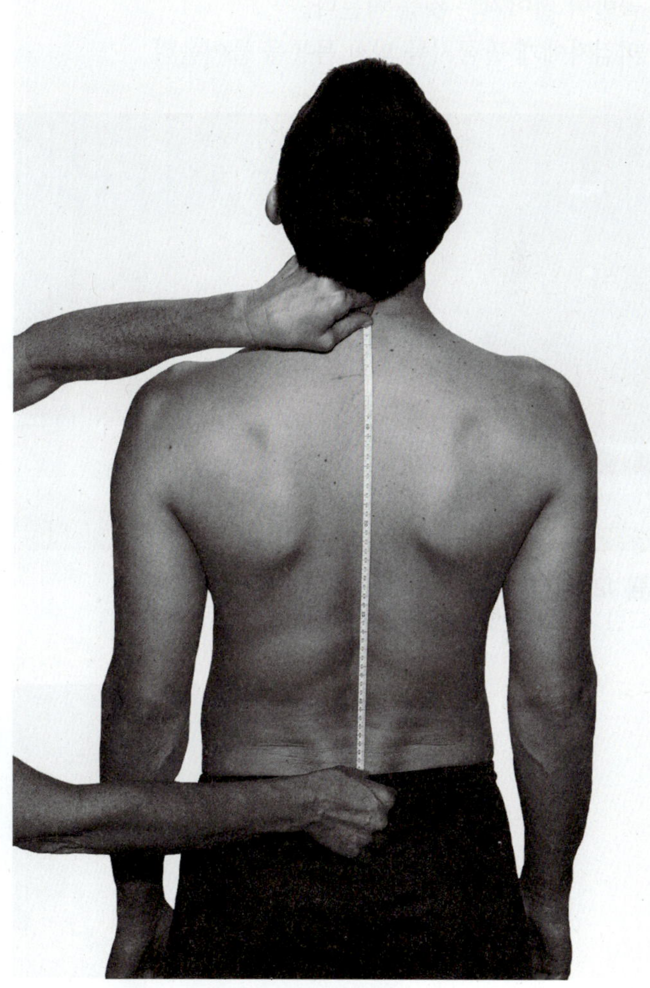

그림 12.14 등허리뼈 폄 ROM의 끝지점에서는, 이들 표식점 사이의 거리는 시작자세때 보다 짧아질 것이다.

등허리뼈의 폄: 엎드린 자세에서의 푸쉬-업 (THORACOLUMBAR EXTENSION: PRONE PUSH-UP)

절차 (Procedure)

1. 피검자에게 검사대 위에서 엎드린 자세를 취하도록 주문한다. 이때 양 손을 어깨높이로 배치한다 (그림 12.15).
2. 스트랩이나 벨트로 골반을 묶어서 검사대로부터 골반이 떨어지는 것을 막는다.
3. 피검자에게 팔꿈치를 펴서 몸통을 들어올려 등허리뼈가 폄되도록 지시한다 (그림 12.16).
4. 검사자는 피검자의 복장뼈패임과 검사대 사이의 간격을 줄자로 측정한다. 이때 줄자가 수직으로 배치되는지를 확인하고, 측정값을 기록한다 (그림 12.17).

이 검사를 수행하려면, 피검자가 엎드린 자세를 편안하게 취할 수 있고, 또 좋은 팔 근력을 피검자가 가지고 있어야 한다. 만약 피검자가 팔의 근력이 약하다면, 이 검사를 수행할 수 없다.

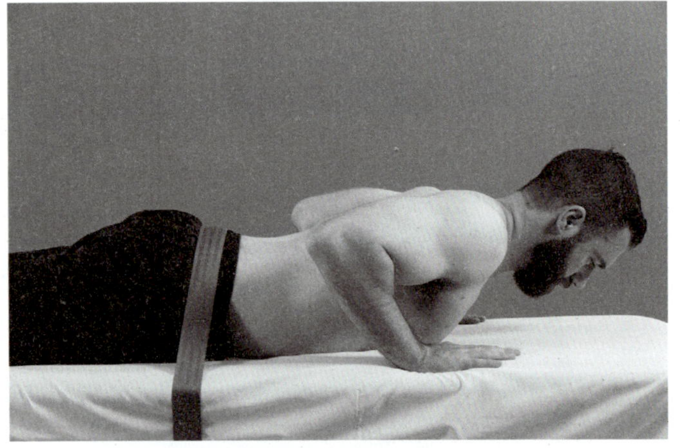

그림 12.15 피검자는 손바닥을 어깨높이에 위치시키고 엎드린 자세를 취한다.

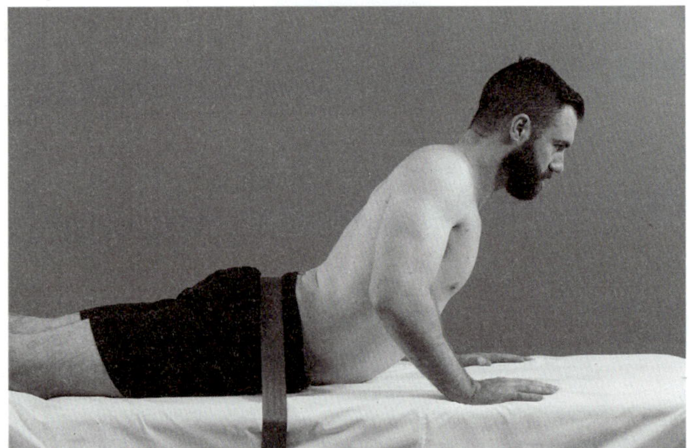

그림 12.16 피검자는 가능하면 몸통을 높이 들어올리기 위해 팔꿈치를 폄한다. 그리고 측정할 때까지 이 자세를 취해야 한다.

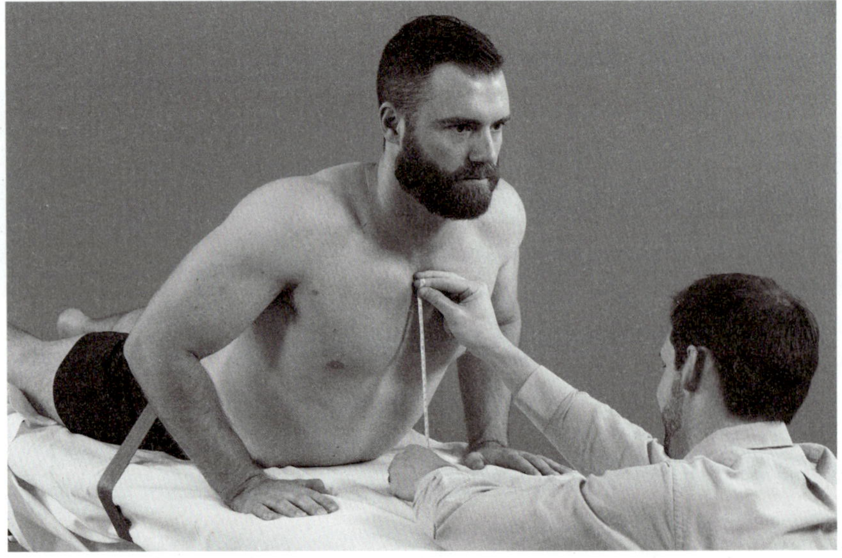

그림 12.17 검사자는 복장뼈패임에 줄자를 배치하여 복장뼈패임과 검사대 사이의 높이를 측정한다. 이때 줄자는 수직으로 정렬되어야 한다.

등허리뼈의 폄: 이중 경사계 (THORACOLUMBAR EXTENSION: DOUBLE INCLINOMETERS)

AMA에 따르면, 등허리뼈의 정상 폄 ROM은 25°이다.

절차 (Procedure)

1. 피검자는 선 자세를 취한다. 피부 표시 연필로 T1 가시돌기와 S2 가시돌기에 표시를 한다.
2. 1개의 경사계를 T1 가시돌기에 배치하고, 두 번째 경사계를 S2에 배치한다. 그런 다음, 두개 경사계의 눈금을 0에 맞춘다 (그림 12.18).
3. 움직임의 끝지점에서, 두 경사계의 눈금 수치를 읽고 기록한다 (그림 12.19). 두 개 경사계의 눈금 차이가 등허리뼈의 폄 ROM을 나타낸다.

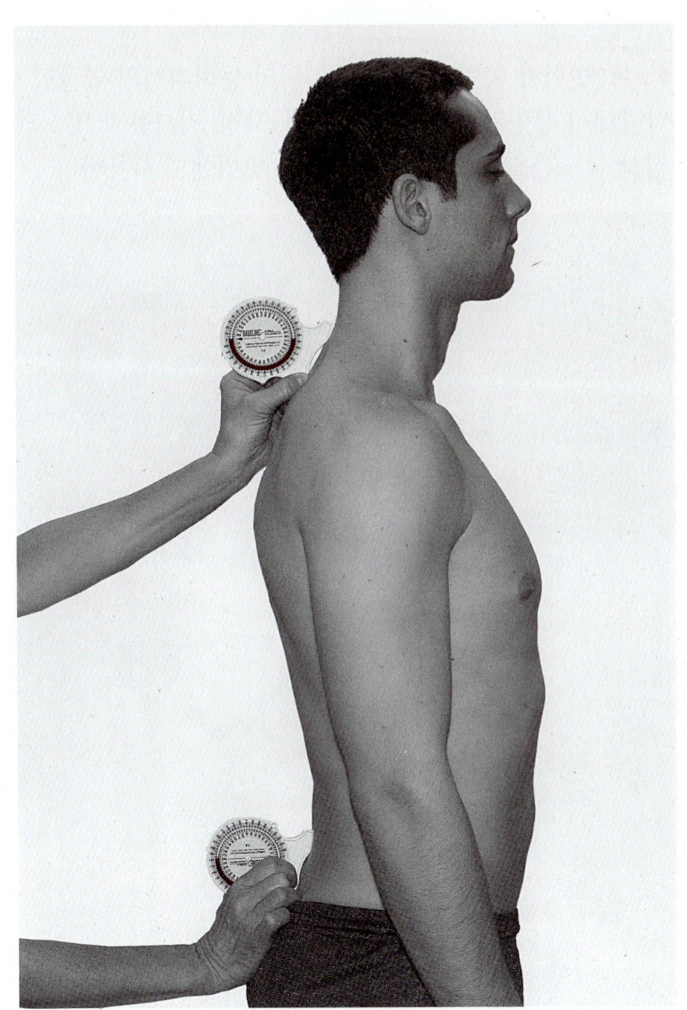

그림 12.18 등허리뼈 폄 ROM의 시작자세때 두 개 경사계 정렬을 0°에 맞춘다.

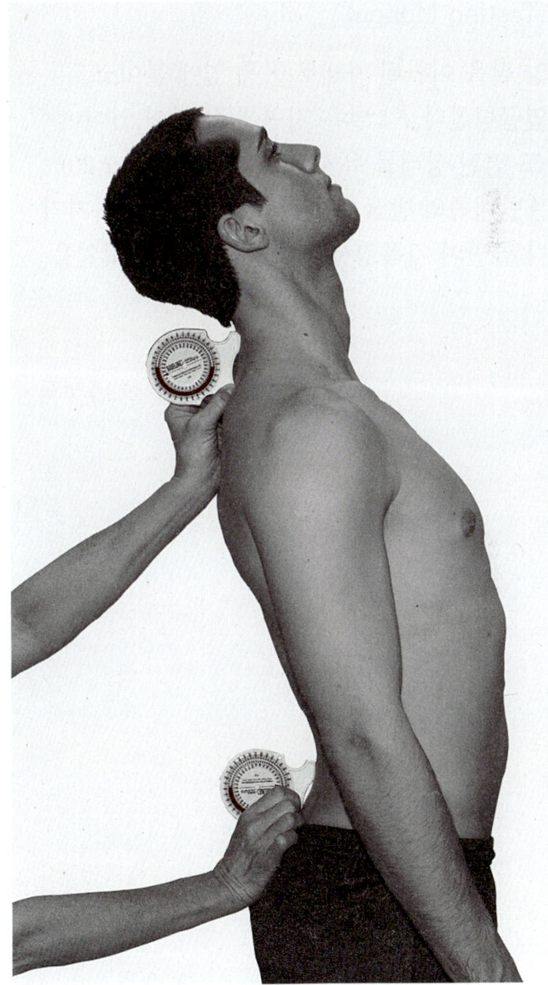

그림 12.19 등허리뼈 폄의 끝지점 때 경사계 정렬.

등허리뼈의 옆굽힘 (THORACOLUMBAR LATERAL FLEXION)

검사자세 (Testing Position)

피검자는 양 발을 어깨너비로 벌리고, 목뼈, 등뼈 및 허리뼈는 굽힘, 폄 및 돌림의 0° 자세를 취한다.

고정 (Stabilization)

골반의 가쪽경사를 막기 위해 골반을 고정한다.

검사동작 (Testing Motion)

피검자는 양 팔을 이완된 자세로 몸통 옆에 붙이고, 한쪽으로 옆굽힘한다. 양 발은 지면에 잘 붙어 있어야 하고, 무릎도 폄된 상태를 유지해야 한다 (그림 12.20). 옆굽힘하는 반대쪽의 발꿈치가 지면으로부터 떨어지기 시작할 때나 골반이 가쪽경사지기 시작할 때 움직임을 멈춘다.

정상 끝느낌 (Normal End-Feel)

끝느낌은 팽팽한 느낌이다. 그 이유는 섬유테의 반대쪽 섬유, 후관절의 관절주머니, 가로사이인대, 등허리근막, 그리고 배바깥빗근, 등가장긴근, 허리엉덩갈비근, 등허리갈비근, 허리네모근, 뭇갈래근, 목가시근, 아래뒤톱니근 등과 같은 근육의 신장 때문이다. 또한 끝느낌이 딱딱할 수도 있는데, 그 이유는 동측 후관절의 파셋들이 충돌되기 때문이고 (오른쪽 옆굽힘을 할 때, 오른쪽 파셋), 위쪽등뼈에 있는 갈비뼈와 갈비관절의 제한 때문이다.

노트: 변화가 확인되지 않으면, 위의 등허리뼈의 옆굽힘 단락에서 설명된 동일한 검사자세, 고정, 검사동작 및 정상 끝느낌을 다음의 옆굽힘 측정 방법에도 사용한다.

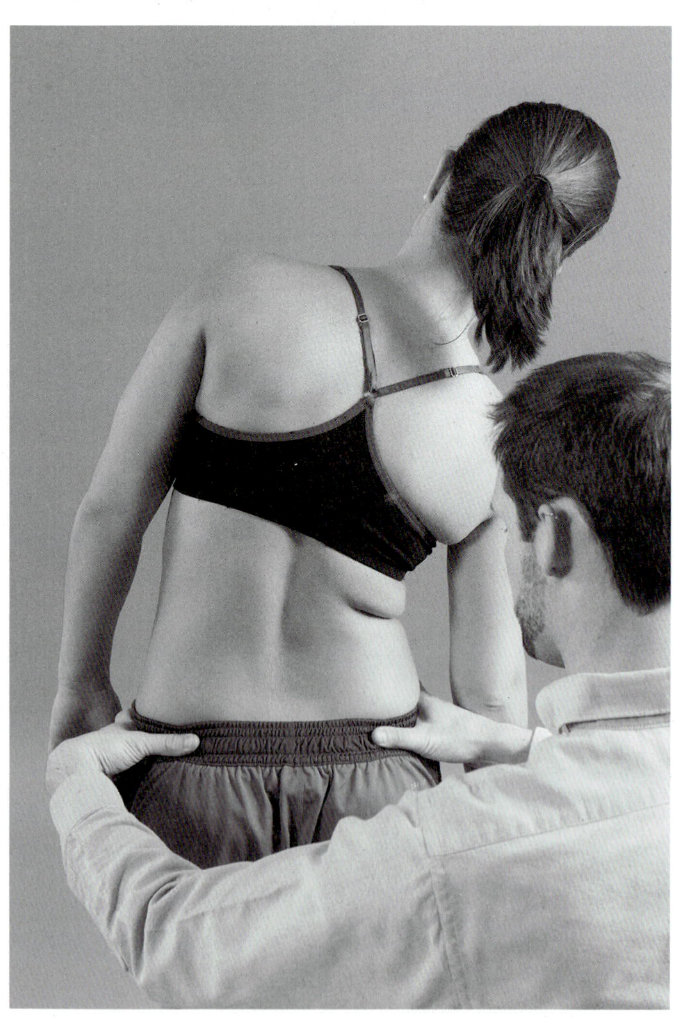

그림 12.20 등허리뼈 옆굽힘 ROM의 끝지점. 검사자는 골반의 가쪽경사를 막기 위해 양 손을 골반의 측면에 배치한다.

등허리뼈의 옆굽힘: 유니버설 측각기 (THORACOLUMBAR LATERAL FLEXION: UNIVERSAL GONIOMETER)

미국정형외과학회 (AAOS)에 따르면, 양쪽 옆굽힘의 ROM은 젊은 여성의 경우는 35°이고, 젊은 남성의 경우는 38°다 (연구 소견 단락의 표 12.1을 참고하기 바란다). Fitzgerald 등은 옆굽힘의 정상 ROM이 37.6° (20~29세)에서 18.0° (70~79세)라고 했다. 부가적인 정보를 알고 싶으면, 연구 소견 단락에 있는 표 12-2를 참고하기 바란다. Sahrmann에 따르면, 등허리뼈 옆굽힘 ROM의 3/4 이상이 등뼈에서 일어난다는 것이다.

절차 (Procedure)

1. 피검자는 똑바른 선 자세를 취한다. 피부 표시 연필을 사용해서 T1과 S2의 가시돌기에 점을 찍는다.
2. 측각기의 **중심축**을 S2 가시돌기 뒤쪽면에 배치한다 (그림 12.21).
3. 측각기의 **몸쪽팔**을 바닥과 수직되게 정렬한다.
4. 측각기의 **먼쪽팔**을 T1 가시돌기 뒤쪽면에 정렬한다 (그림 12.22).
5. 측각기를 읽고 측정값을 기록한다.

그림 12.21 등허리뼈 옆굽힘 측정의 시작자세 때 정렬된 측각기.

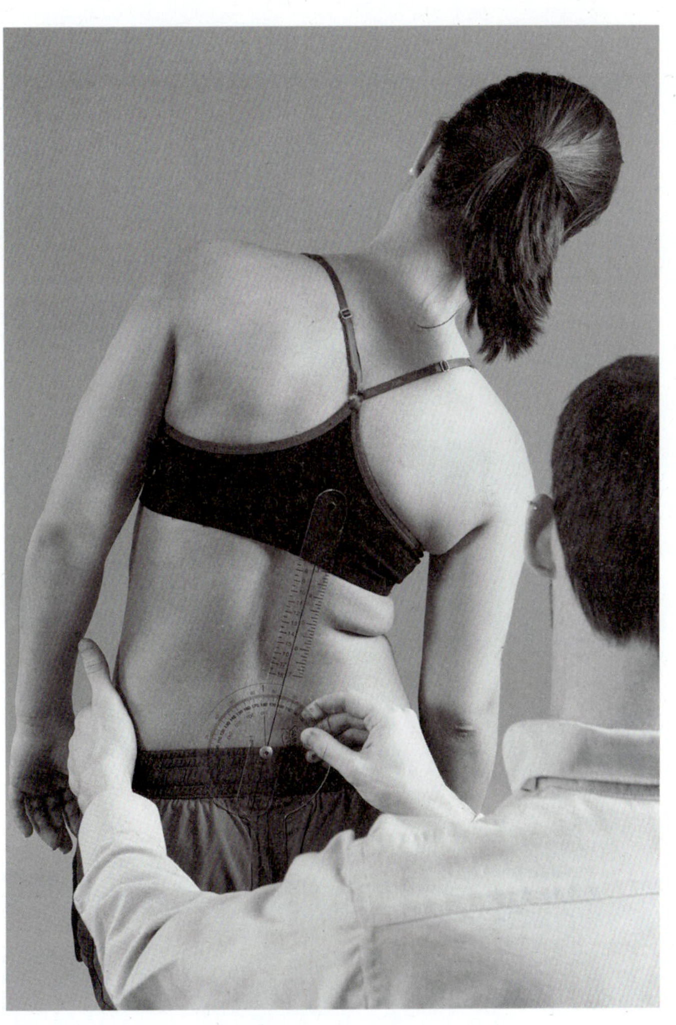

그림 12.22 등허리뼈 옆굽힘 측정의 끝지점에서는, 검사자는 측각기의 먼쪽팔이 T1에 잘 유지되도록 한다. 검사자는 먼쪽팔을 T1에 배치한다. 검사자는 먼쪽팔을 척주에 정렬시키지 않는다. 사진에서 보듯이, 아래쪽 등뼈와 위쪽 허리뼈는 옆굽힘하는 동안 왼쪽으로 볼록해진다.

등허리뼈의 옆굽힘: 손가락-지면 (THORACOLUMBAR LATERAL FLEXION: FINGERTIP-TO-FLOOR)

증상이 없는 39명에 대한 정상 값은 평균 21.6 cm (5.6인치)이다. 이 방법의 문제점은 피검자의 신체 비율에 영향을 받는다는 것이다. 그러므로 이것은 한 사람의 피검자를 여러 번 반복 측정하여 비교하는 것으로 사용해야 하며, 다른 피검자와 비교해서는 안 된다.

절차 (Procedure)

1. 피검자는 양 발을 어깨너비로 벌리고, 벽에 대고 선 자세를 취한다. 양 팔을 자연스럽게 이완하여 몸통 옆에 위치시킨다.
2. 양발을 바닥에 붙이고, 무릎을 곧게 펴하고, 등과 어깨를 벽에 붙인 상태에서 가능하면 많이 한쪽으로 옆굽힘하도록 지시한다.
3. ROM의 끝지점에서, 가운데손가락의 끝이 닿는 다리높이에 표시를 하고, 줄자나 자를 이용해 표시점과 지면 사이의 높이를 측정한다. 다른 방법으로는, 가운데손가락의 끝과 지면사이의 거리를 측정하는 방법이다 (그림 12.23).

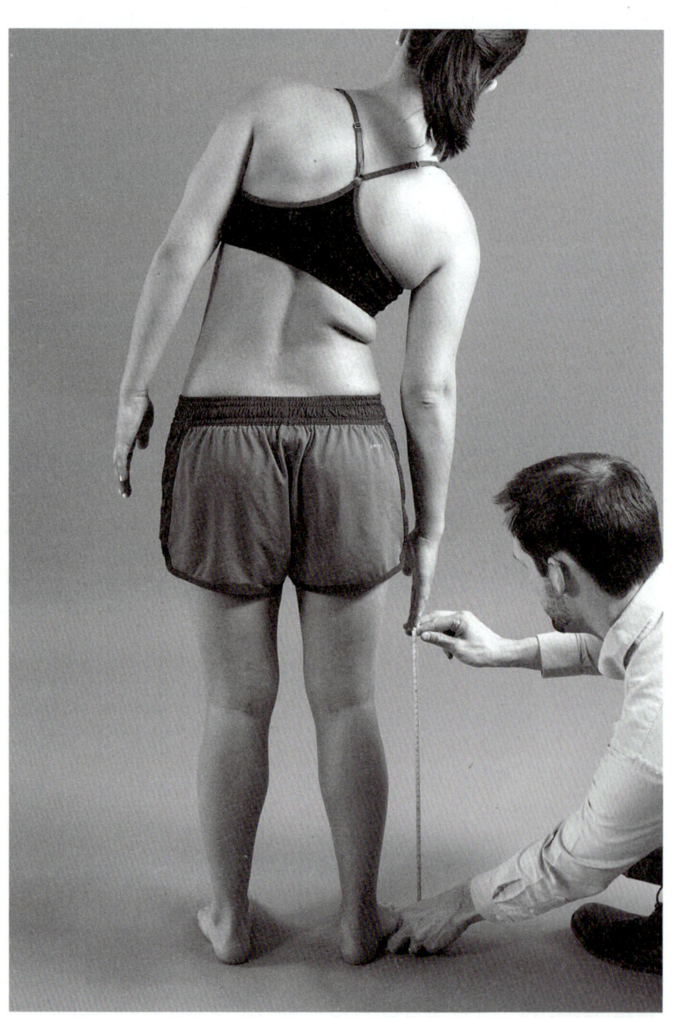

그림 12.23 등허리뼈 옆굽힘 ROM의 끝지점에서, 검사자는 줄자를 이용해 가운데손가락의 끝지점과 지면 사이의 간격을 측정한다. 골반의 가쪽경사가 일어나서는 안된다.

등허리뼈의 옆굽힘: 손가락-허벅지 (THORACOLUMBAR LATERAL FLEXON: FINGERTIP-TO-THIGH)

이 방법은 손가락-지면 (fingertip-to-floor) 검사의 변형으로써, 사람의 신체 크기 차이를 고려하기 위해 개발되었다. 11~16세 아동의 정상 평균값은 좌우 옆굽힘에서 21.0 cm였고, 39명의 건강한 성인에서 얻은 ROM 값은 21.6 cm였다. Lindell 등은 22~55세 건강한 성인 20명을 대상으로 연구하여 유사한 값을 얻어냈다. 오른쪽 옆굽힘은 21.2 cm이고 왼쪽 옆굽힘은 21.0 cm이다. Alaranta 등은 35~59세의 119명의 사무직과 생산직 근로자들 조사하여 평균 값이 19.1 cm임을 확인했다. 이 절차에 대한 신뢰도 정보를 알고 싶으면, 연구 소견 단락의 표 12.7을 참고하기 바란다.

절차 (Procedure)

1. 피검자는 양 발을 어깨 너비로 벌리고 등을 벽에 대고 선 자세를 취한다. 양 팔은 자연스럽게 몸통 옆에 내려놓는다.
2. 가운데손가락의 끝지점이 닿는 허벅지 부위에 표시를 한다 (그림 12.24).
3. 피검자에게 양 발을 지면에 붙이고 무릎을 폄한 상태에서 최대한 많이 옆굽힘하도록 지시한다.
4. ROM의 끝에서, 가운데손가락의 끝이 닿는 허벅지 부위를 표시한다 (그림 12.25).
5. 줄자나 자를 이용하여 허벅지에 표시된 2 지점사이의 거리를 측정한다 (그림 12.26). 이 두 점 사이의 거리가 등허리뼈의 옆굽힘 ROM 값을 의미한다.

그림 12.24 등허리뼈 옆굽힘 ROM을 측정하는 시작자세에서, 검사자는 가운데손가락의 끝이 닿는 허벅지 지점을 표시한다.

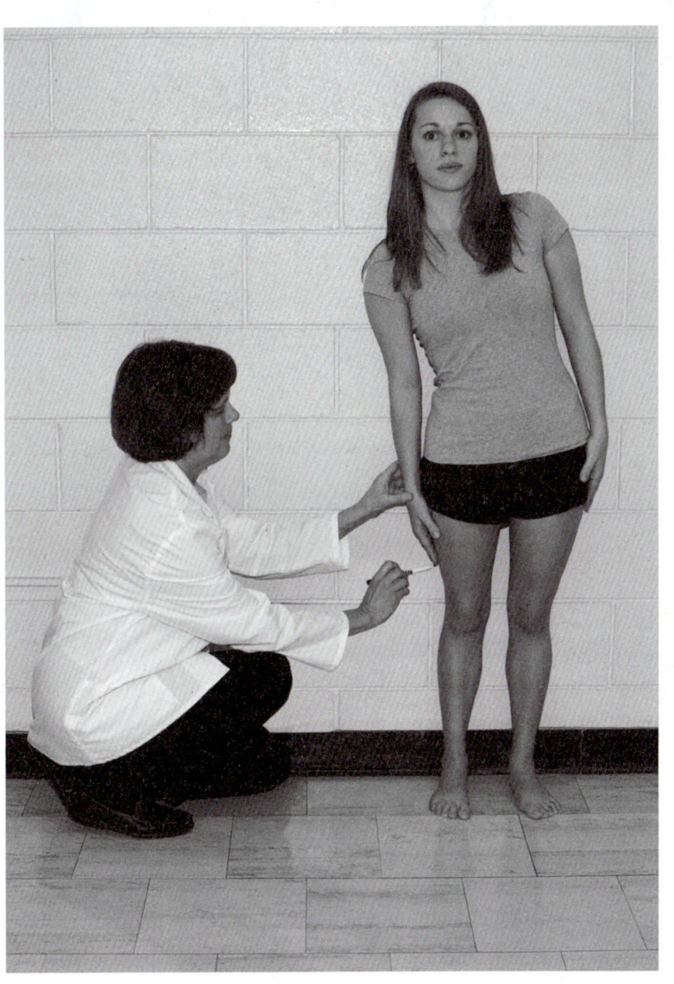

그림 12.25 등허리뼈 옆굽힘 ROM을 측정하는 끝지점에서, 검사자는 가운데손가락의 끝이 닿는 허벅지 지점에 두 번째 표시를 한다.

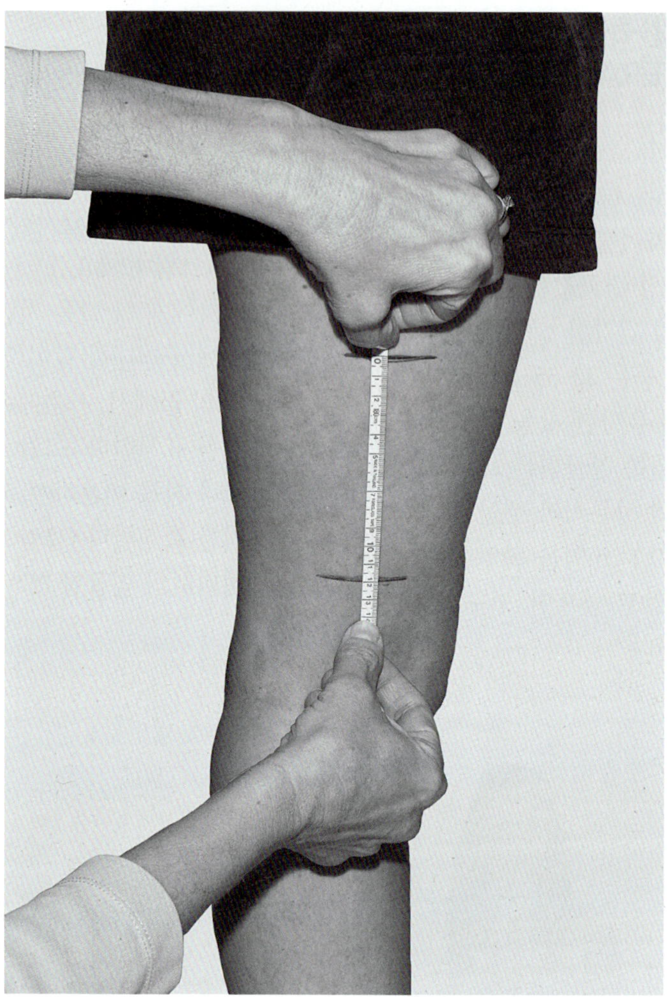

그림 12.26 검사자는 ROM 값을 얻기 위해 줄자나 자를 이용해 허벅지에 표시된 2 지점사이의 거리를 측정한다.

등허리뼈의 옆굽힘: 이중 경사계 (THORACOLUMBAR LATERAL FLEXION: DOUBLE INCLINOMETERS)

AMA에 따르면, 등허리뼈의 옆굽힘 정상 ROM값은 25° 이다.

절차 (Procedure)

1. 피검자는 선 자세를 취한다. 피부 표시 연필로 T1 가시돌기와 S2 가시돌기에 표시를 한다.
2. 1개의 경사계를 T1 가시돌기에 배치하고, 두 번째 경사계를 S2에 배치한다. 그런 다음, 두개 경사계의 눈금을 0에 맞춘다 (그림 12.27).
3. 피검자에게 양쪽 발을 지면에 붙이고, 무릎을 편한 상태에서 최대한 옆굽힘하도록 지시한다 (그림 12.28).
4. 움직임의 끝지점에서, 두 경사계의 눈금 수치를 읽고 기록한다. 옆굽힘의 ROM을 얻기 위해 등뼈에 배치된 경사계 눈금에서 엉치뼈에 배치된 경사계 눈금의 값을 뺀다.
5. 반대쪽 옆굽힘을 측정하기 위해 위의 과정을 반복한다.

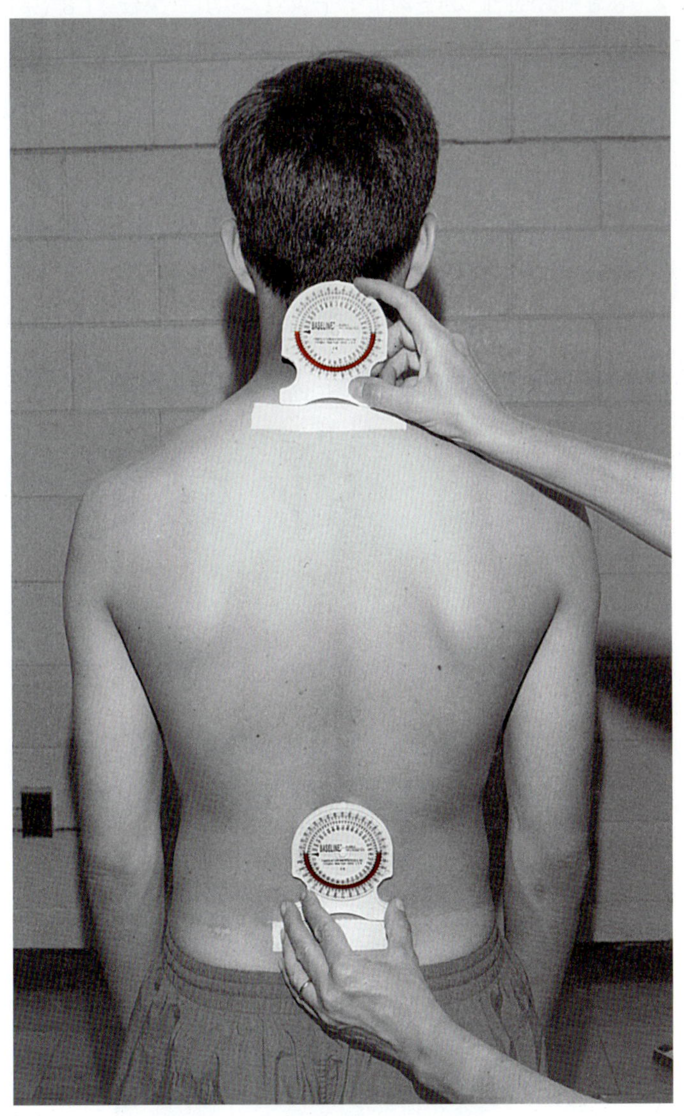

그림 12.27 등허리뼈 옆굽힘의 측정을 위한 시작 자세. 양쪽 경사계의 눈금은 0에 맞춰져 있다.

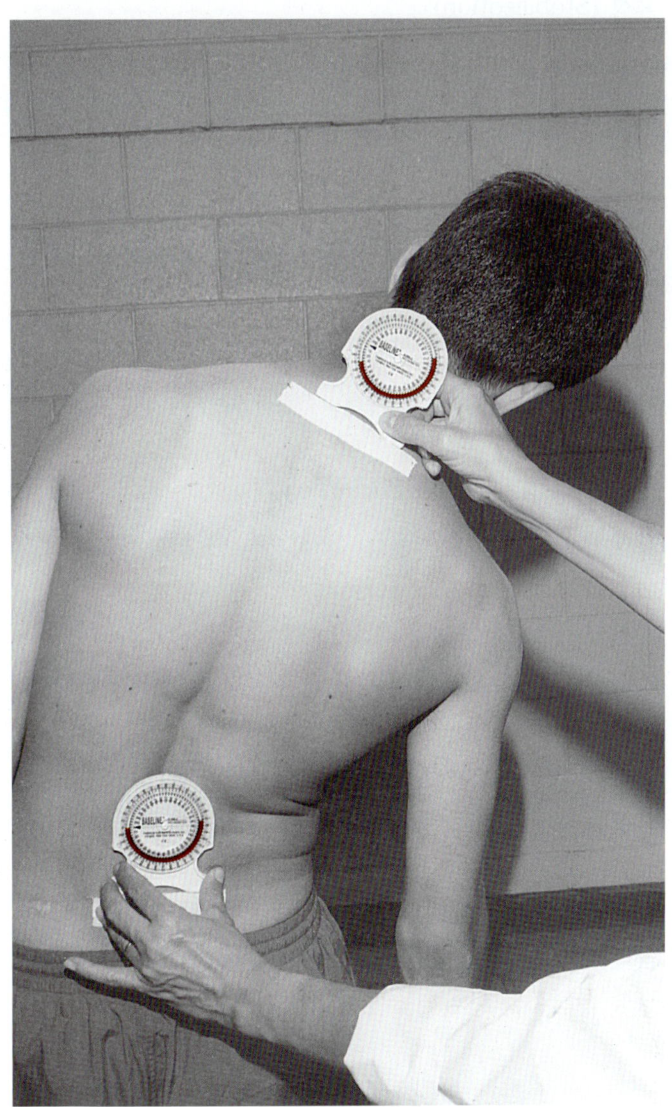

그림 12.28 등허리뼈 옆굽힘 ROM의 끝지점. ROM을 얻기 위해 T1에 배치된 경사계 눈금값에서 엉치뼈에 배치된 경사계 눈금의 값을 뺀다.

등허리뼈의 돌림 (THORACOLUMBAR ROTATION)

돌림은 수직축을 중심으로 가로면에서 일어난다.

검사자세 (Testing Position)

피검자는 골반의 고정을 돕기 위해 양 발을 바닥에 붙이고 의자에 앉는다. 척추의 돌림이 허용되도록 등받이가 없는 의자에 앉는 것이 좋다. 목뼈, 등뼈 및 허리뼈의 자세는 굽힘, 폄 및 옆굽힘의 0° 자세이다.

고정 (Stabilization)

돌림을 방지하기 위해 골반을 고정한다. 척추의 굽힘, 폄 및 옆굽힘을 피한다.

검사동작 (Testing Motion)

몸통을 곧게 유지하고 양 발이 지면에 닿은 상태에서 최대한 돌림을 하도록 피검자에게 지시한다 (그림 12.29). 검사자가 골반이 돌림하기 시작하는 것을 느낄 때 움직임을 멈춘다.

정상 끝느낌 (Normal End-Feel)

끝느낌은 팽팽한 느낌이다. 그 이유는 반대쪽 섬유테 섬유와 후관절 관절주머니의, 갈비가로관절과 갈비척추관절의 관절주머니, 가시위인대, 가시사이인대, 엉덩허리인대, 그리고 다음과 같은 근육들의 신장 때문이다: 배곧은근, 배바깥빗근, 배속빗근, 뭇갈래근, 등반가시근과 돌림근. 끝느낌이 딱딱할 수도 있는데, 그 이유는 후관절의 파셋이 충돌하기 때문이다.

노트: 변화가 확인되지 않으면, 위의 등허리뼈의 돌림 단락에서 설명된 동일한 검사자세, 고정, 검사동작 및 정상 끝느낌을 다음의 돌림 측정 방법에도 사용한다.

등허리뼈의 돌림: 유니버설 측각기 (THORACOLUMBAR ROTATION: UNIVERSAL GONIOMETER)

AMA에 따르면, 측각기를 이용했을 때, 등허리뼈 돌림의 정상 ROM 값은 45°이다. 그림 12.30과 그림 12.31을 참고하기 바란다.

절차 (Procedure)

1. 피검자는 등받이가 없는 의자 위에 앉는다. 측각기의 중심축을 피검자의 머리뼈 중앙에 배치한다.
2. 엉덩뼈능선에 있는 2개의 뚜렷한 결절을 잇는 가상선과 나란하게 측각기의 몸쪽팔을 정렬한다.
3. 좌우 봉우리돌기를 잇는 가상의 선에 측각기의 먼쪽팔을 정렬한다.
4. 최대한 많이 한쪽으로 몸통을 돌림하도록 지시한다. 이때 몸통은 곧게 유지되어야 하고, 또 양 발이 지면에 붙어 있어야 한다. 검사자는 골반이 돌림하기 시작할 때 움직임을 멈추도록 한다.

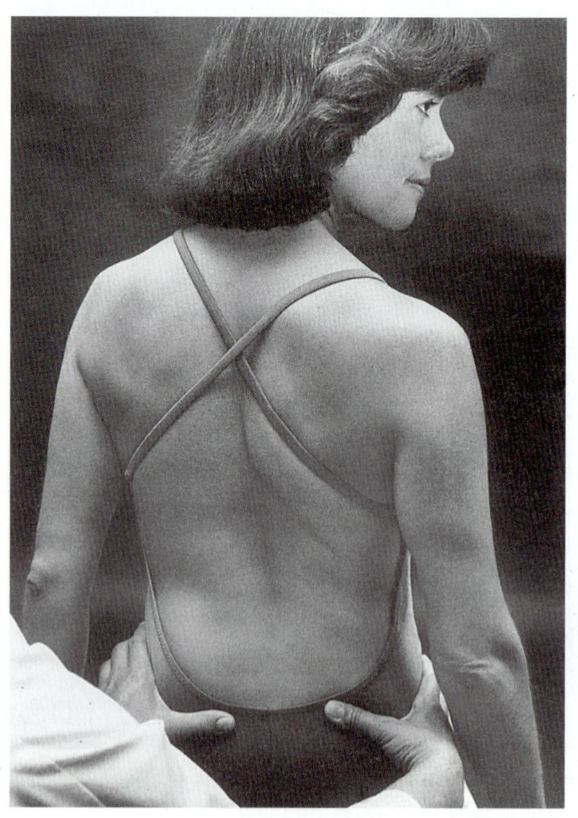

그림 12.29 등허리뼈 돌림 ROM의 끝지점. 피검자는 척추의 돌림이 방해받지 않고 일어날 수 있도록 등받이가 없는 낮은 스툴 위에 앉는다. 검사자는 골반 돌림을 막기 위해 엉덩뼈능선에 양 손을 배치한다.

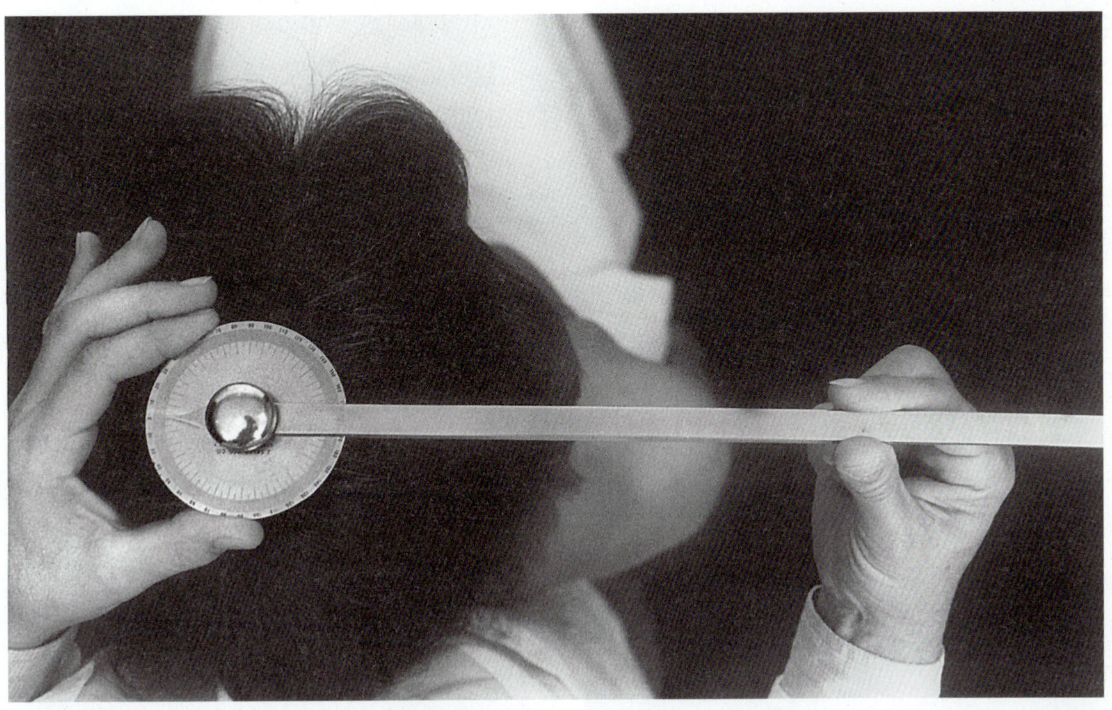

그림 12.30 돌림 ROM의 측정을 위한 시작자세에서, 검사자는 피검자 뒤에 위치한다. 검사자는 측각기 축을 정수리 부위에 배치한다. 검사자는 한 손으로 좌우 봉우리돌기를 잇는 가상의 선에 정렬된 측각기 팔을 잡는다. 피검자는 봉우리돌기가 엉덩뼈 결절 위에 놓이도록 자세를 취해야 한다.

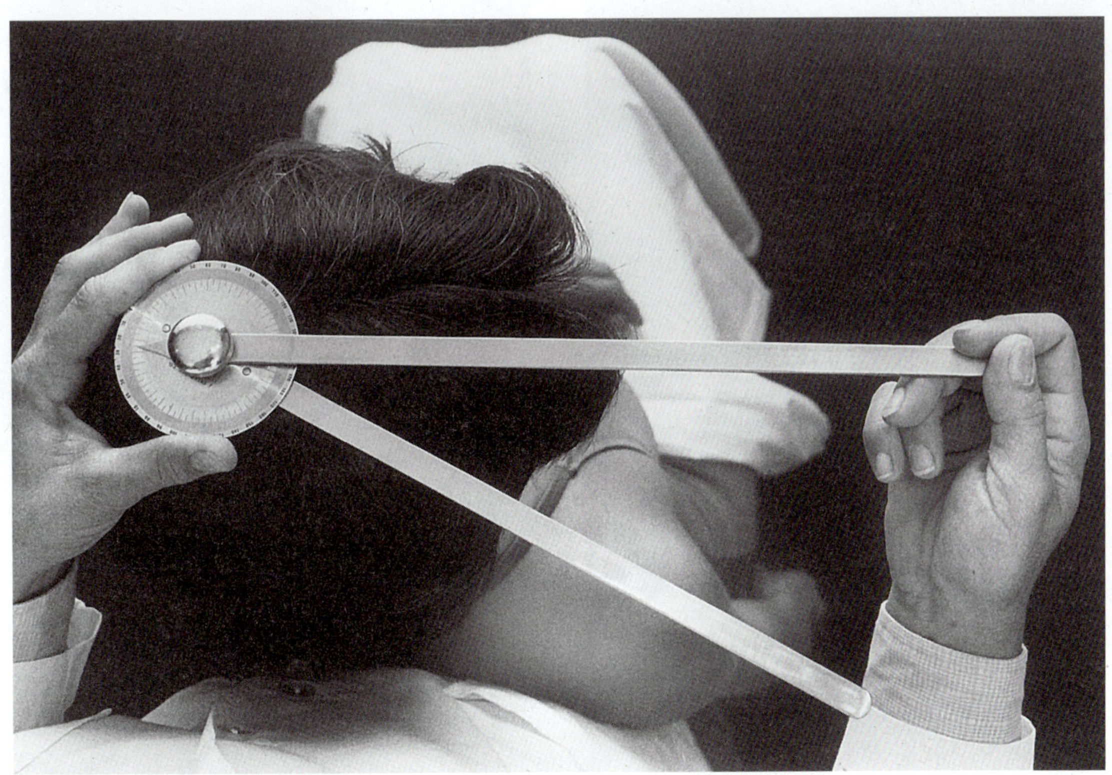

그림 12.31 돌림 ROM의 끝지점에서는, 검사자는 측각기의 몸쪽팔을 엉덩뼈결절과 나란하게 정렬시키고, 또 측각기의 먼쪽팔을 오른쪽 봉우리돌기에 정렬시킨다.

등허리뼈의 돌림: 이중 경사계 (THORACOLUMBAR ROTATION: DOUBLE INCLINOMETERS)

이 검사법은 주로 등뼈의 움직임을 측정하는 것이다. 유연성이 좋고 균형이 좋은 젊은 사람에게만 이 방법을 적용해야 한다.

절차 (Procedure)

1. 피부 표시 연필을 이용해, T1 가시돌기와 S2 가시돌기를 표시한다.
2. 선 자세에서 피검자의 등이 지면과 나란하도록 몸통을 앞쪽굽힘하도록 지시한다.
3. 1개의 경사계를 T1 가시돌기 위에 배치하고, 두 번째 경사계를 S2 위에 배치한다. 두 경사계의 눈금을 0에 맞춘다 (그림 12.32).
4. 피검자에게 편하지 않고 최대한 많이 돌림하도록 지시한다 (그림 12.33). 검사자는 피검자가 움직이는 동안 경사계가 등에서 떨어지지 않도록 잘 유지시켜야 한다.
5. 움직임의 끝지점에서 경사계의 눈금을 읽는다. 2 경사계 눈금 사이의 차이값이 돌림의 ROM이다.

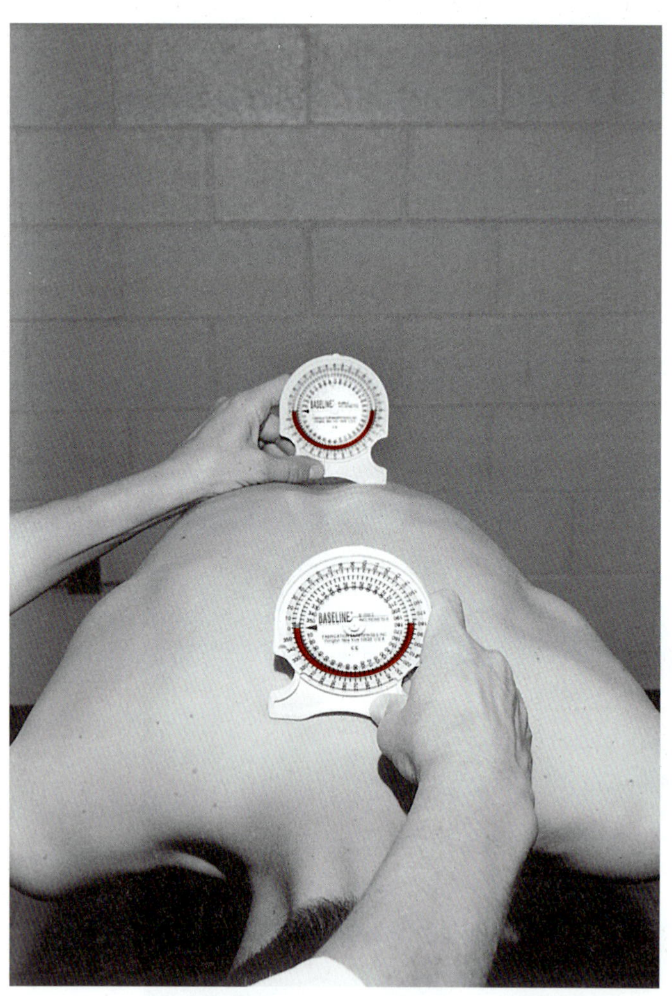

그림 12.32 등허리뼈 돌림 ROM을 측정하는 시작자세. 경사계의 눈금을 0에 맞춘다. 이 자세는 많은 사람에게 불편한 자세이기 때문에, 증상이 악화되면 이 자세를 취해서는 안 된다.

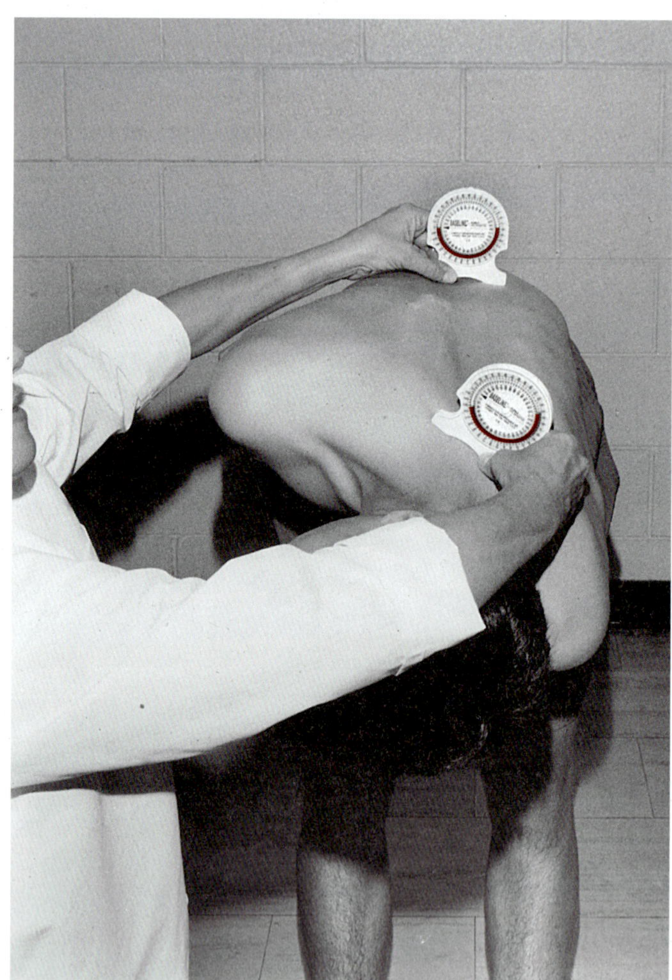

그림 12.33 등허리뼈 돌림 ROM의 끝지점에서 보여지는 경사계의 정렬.

허리뼈의 굽힘 (LUMBAR FLEXION)

검사자세 (Testing Position)

피검자는 선 자세를 취하고, 목뼈, 등뼈 및 허리뼈는 옆굽힘과 돌림의 0° 자세를 취한다.

고정 (Stabilization)

앞쪽경사를 막기 위해 골반을 고정한다.

검사동작 (Testing Motion)

피검자에게 무릎을 곧게 폄한 상태에서, 허리를 앞쪽으로 굽힘하도록 주문한다.

정상 끝느낌 (Normal End-Feel)

끝느낌은 팽팽한 느낌인데, 그 이유는 황색인대, 섬유테의 뒤쪽섬유, 후관절 관절주머니, 등허리근막, 엉덩허리인대, 뭇갈래근, 허리네모근, 허리엉덩갈비근 등의 신장 때문이다: 안쪽과 가쪽의 가시사이근과 가로사이근의 위치가 굽힘을 제한한다는 것을 알려주지만, 그것들의 실제 작용은 알려져 있지 않다.

노트: 변화가 확인되지 않으면, 허리뼈의 굽힘 단락에서 설명된 동일한 검사자세, 고정, 검사동작, 정상 끝느낌을 다음의 굽힘 측정 방법에도 사용한다.

허리뼈의 굽힘: 수정-수정 Schober 검사 또는 단순화된 피부 당김법 (LUMBAR FLEXION: MODIFIEDMODIFIED SCHOBER TEST (MMST) OR SIMPLIFIED SKIN DISTRACTION TEST)

15~18세 남성의 정상 MMST 값은 6.7 cm이고, 여성의 정상 MMST 값은 5.8 cm이다. Jones 등은 11~16세의 건강한 피검자 89명의 연구에서 약간 더 큰 7.7 cm였음을 확인했다.

절차 (Procedure)

1. 피검자는 선 자세를 취한다. 좌우 PSIS의 중간지점에 첫 번째 표시를 하고 (이 표시는 S2 가시돌기에 해당할 것이다), 줄자를 배치한다. 두 번째 표시 지점은 첫 번째 표시 지점으로부터 위쪽으로 15 cm 떨어진 지점이다 (그림 12.34)*.
2. 위쪽 표시 지점과 아래쪽 표시 지점 사이에 줄자를 배치한다 (그림 12.35). 피검자에게 무릎을 폄한 상태에서 최대한 앞쪽으로 굽힘하도록 주문한다. 피검자가 움직이는 동안 줄자를 잘 유지한다. 그러나, 줄자는 움직임에 잘 적응할 수 있도록 잘 풀려야 한다.
3. 굽힘 ROM의 끝지점에서, 두 표시 지점사이의 거리를 확인한다 (그림 12.36). ROM은 움직임의 끝지점에서 측정된 거리의 값과 15 cm의 차이값이다.

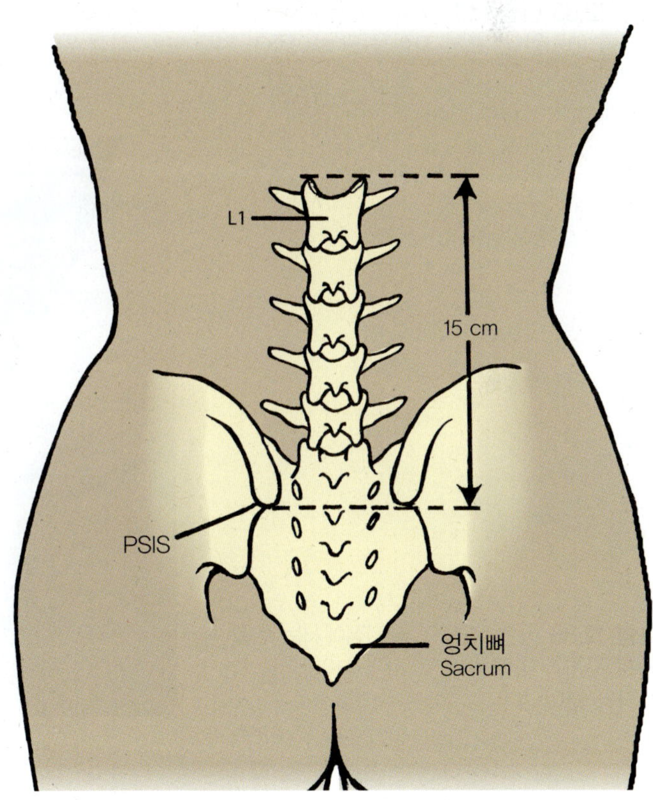

그림 12.34 좌우 PSIS를 잇는 점선을 긋고, 줄자의 아래쪽 끝을 그곳에 배치한다. 15 cm 표시 지점의 위치는 본 피검자에서 5개 허리뼈를 모두 보여주고 있다.

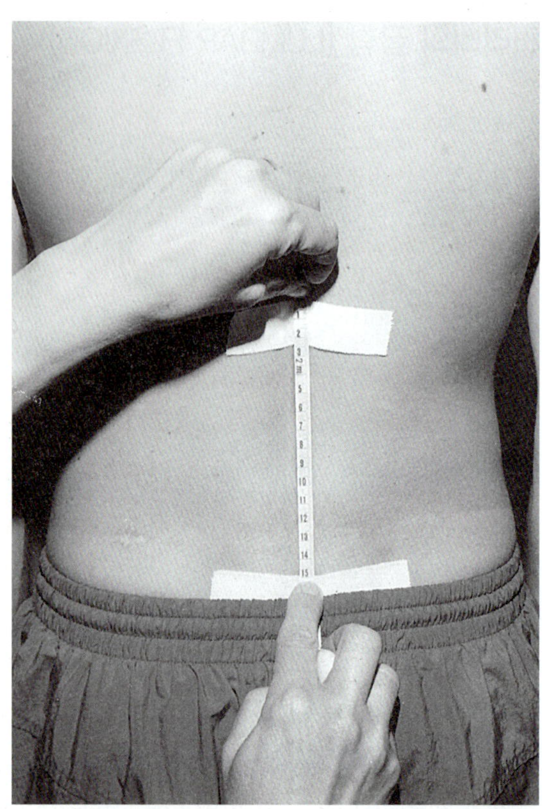

그림 12.35 굽힘 ROM의 시작자세에서 위쪽 표시 지점과 아래쪽 표시 지점 사이에 줄자를 배치한다. 표시 지점을 잘 보여주기 위해 표시 지점 위에 종이 테이프를 부착한다.

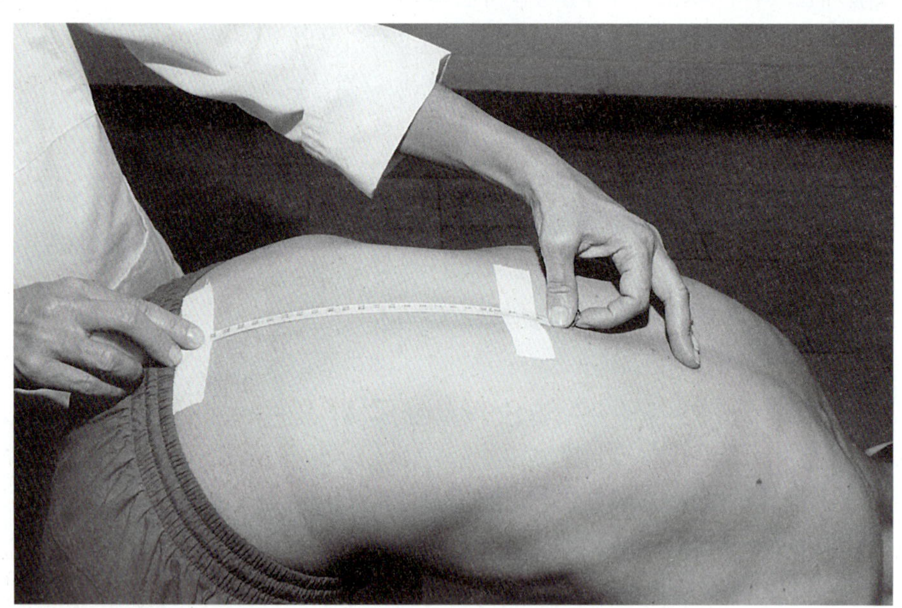

그림 12.36 굽힘 ROM의 끝지점에서는 위쪽 표시 지점과 아래쪽 표시 지점 사이에서 줄자가 늘어난다.

원래 Schober 검사의 경우, 검사자는 등에 2개의 표시 지점만 만든다. 첫 번째 표시 지점은 허리엉치 이음부이고, 2번째 표시점은 첫 번째 표시점으로부터 위쪽으로 10 cm 떨어진 지점이다. Macrae와 Wright은 Schober 검사법을 수정하기로 결정했다 (수정 Schober 검사). 그 이유는 원래 방법에서 피부 움직임의 문제가 있었기 때문이다. 그들은 허리엉치 이음부 아래 부위의 피부가 견고하게 부착되었다고 믿었기 때문에 3개의 표시점을 사용하기로 결심했다 - 첫 번째 표시점은 허리엉치 이음부이고, 두 번째 표시점은 10 cm 위쪽의 지점이고, 세 번째 표시점은 허리엉치 이음부로부터 아래쪽으로 5 cm 떨어진 지점이다. 줄자를 맨 위쪽 표시점과 맨 아래쪽 표시점 사이에 배치했다. 그러나 Adrichem과 Van der Korst는 허리엉치 이음부를 정확하게 확인하는 것이 어렵기 때문에, 또다른 Schober 검사법의 수정 버전인 수정-수정 Schober 검사법을 개발했다. MMST가 가장 단순한 피부 당김 검사법으로 간주되고, 우리는 이 검사법을 사용하고 있다.

허리뼈의 굽힘: 이중 경사계 (LUMBAR FLEXION: DOUBLE INCLINOMETERS)

AMA에 따르면, 정상 성인의 굽힘 ROM은 60°이다. Neumann은 허리뼈 굽힘 ROM이 약 40~50°이라고 언급했고, Loebl은 15~30세의 경우 66°였음을 확인했다. Ng 등은 평균 29세의 건강한 35명을 대상으로 한 연구에서 평균 값이 52°였음을 확인했다.

절차 (Procedure)

1. 피검자는 선 자세를 취한다. 피부 표시 연필로 T12 가시돌기와 S2 가시돌기에 표시를 한다.
2. 1개의 경사계를 T12 가시돌기에 배치하고, 두 번째 경사계를 S2에 배치한다. 그런 다음, 두개 경사계의 눈금을 0에 맞춘다 (그림 12.37).
3. 피검자에게 무릎을 편한 상태에서 최대한 앞쪽 굽힘하도록 지시한다. 피검자가 움직이는 동안 경사계를 잘 고정시켜야 한다.
4. 굽힘 ROM의 끝지점에서의 경사계 정보를 확인한다 (그림 12.38). T12에 놓인 경사계의 눈금에서 S2에 놓인 경사계의 눈금값을 뺀다. 엉치뼈에 놓인 경사계의 눈금은 엉덩관절 굽힘 ROM의 값으로 간주되기 때문에, 그 값을 빼는 것이다.

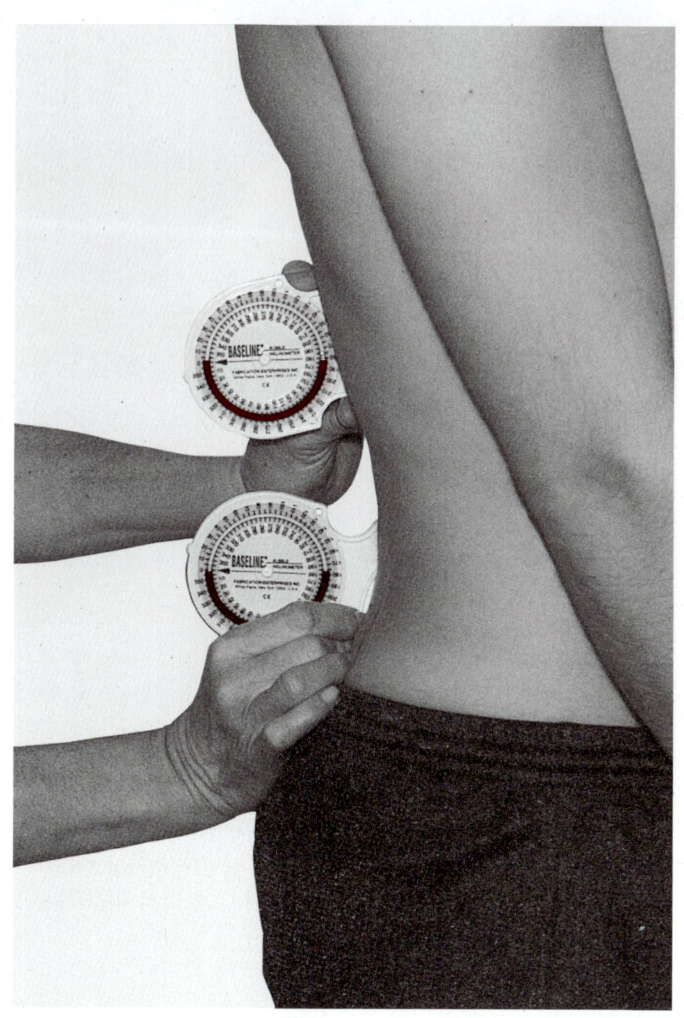

그림 12.37 허리뼈 굽힘 ROM을 측정하기 위한 시작자세. 양쪽 경사계의 눈금을 0에 맞춘다.

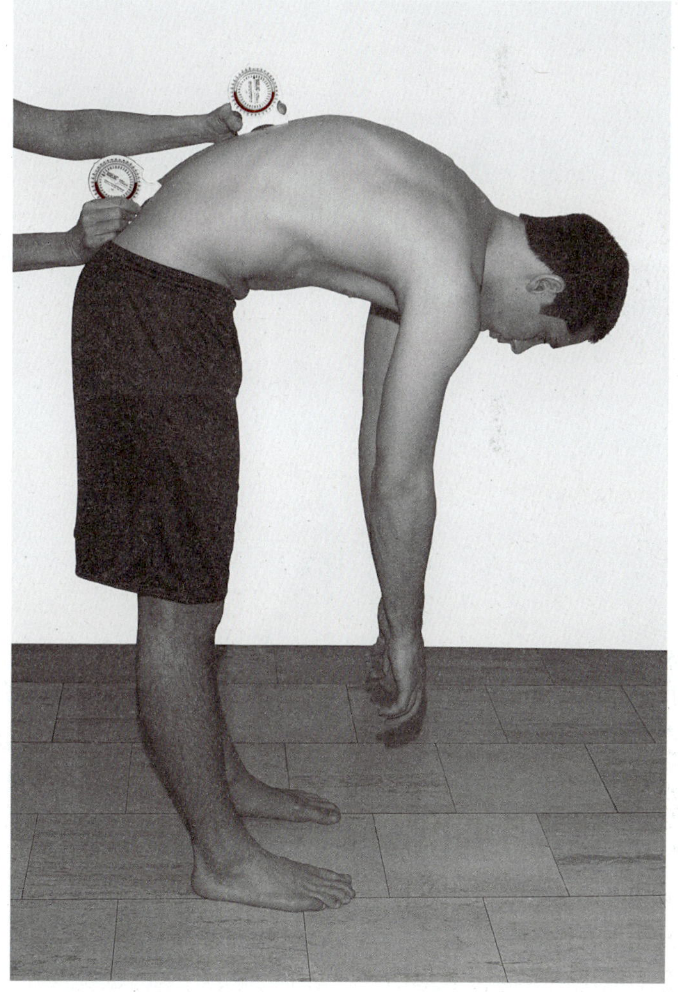

그림 12.38 허리뼈 굽힘의 끝지점. 경사계가 T12와 S2의 가시돌기 위에 그대로 배치되어 있다. 허리뼈 굽힘 ROM을 얻기 위해 S2에서 측정된 값을 T12에서 측정된 값에서 뺀다.

허리뼈의 굽힘: 단일 경사계 (LUMBAR FLEXION: SINGLE INCLINOMETER)

절차 (Procedure)

1. 피검자는 선 자세를 취한다. 피부 표시 연필로 T12 가시돌기와 S2 가시돌기에 표시를 한다. 경사계를 T12 가시돌기 위에 배치하고, 눈금을 0으로 맞춘다 (그림 12.39).
2. 피검자에게 무릎을 펴하고 양 발을 어깨너비로 벌린 상태에서 최대한 앞쪽 굽힘하도록 지시한다. 피검자가 움직이는 동안 경사계를 잘 고정시키고, 움직임의 끝지점에서 T12의 경사계를 측정한다 (그림 12.40).

다음페이지 계속

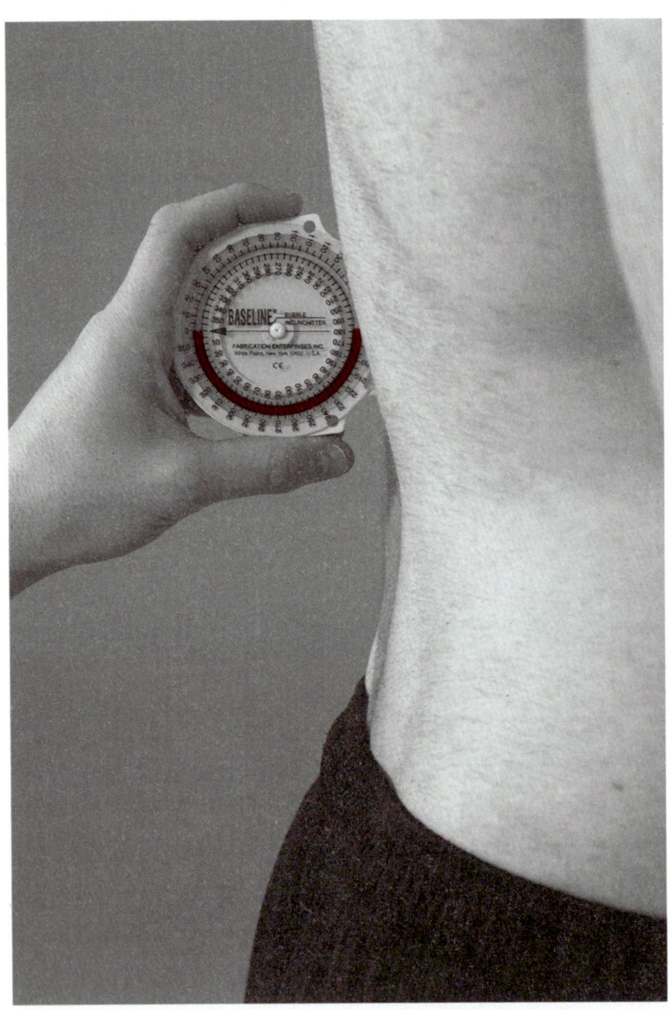

그림 12.39 1개의 경사계를 이용한 허리뼈 굽힘 ROM 측정의 시작자세. 경사계를 T12에 배치하고 눈금을 0에 맞춘다.

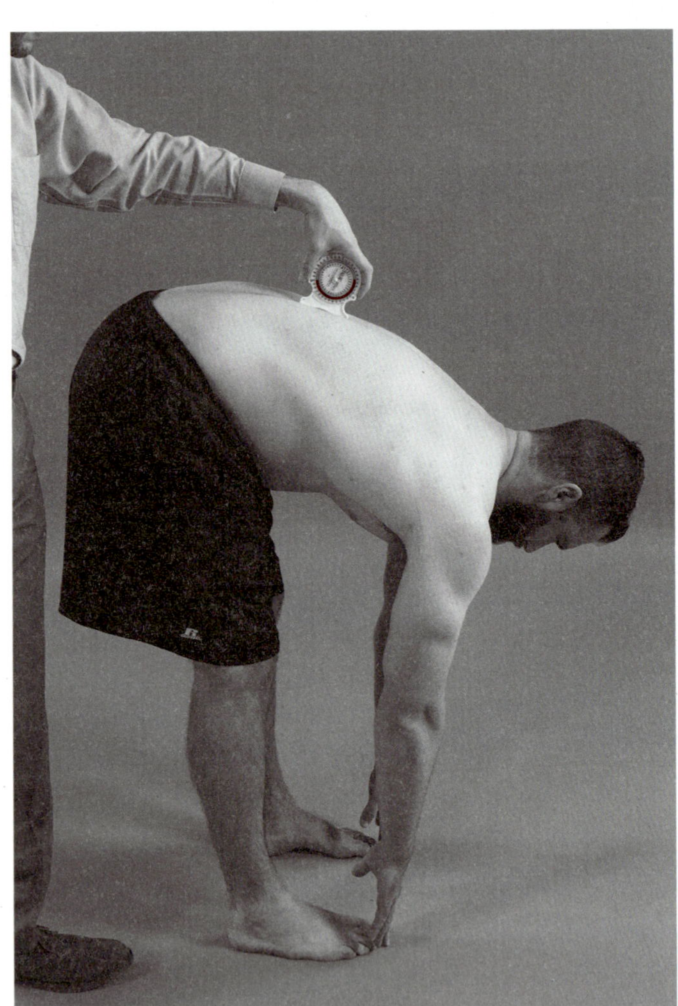

그림 12.40 굽힘하는 내내 경사계를 T12에 잘 고정시켜야 한다. 굽힘의 끝지점에서 T12의 값을 얻는다. 그런 다음 다시 피검자는 선 자세로 되돌아온다.

3. 피검자에게 다시 똑바로 선 자세를 취하도록 한다. 그리고 경사계의 눈금을 0에 맞춘다 (그림 12.41).
4. 피검자에게 앞쪽으로 굽힘하도록 지시한다. 이때 검사자는 움직임이 끝날 때까지 S2에 놓인 경사계를 잘 고정한다. 그리고 움직임의 끝지점에서 S2의 측정값을 얻는다 (그림 12.42).
5. 굽힘 ROM을 얻기 위해 T12 측정으로부터 S2 (엉덩관절 움직임)의 측정값을 뺀다.

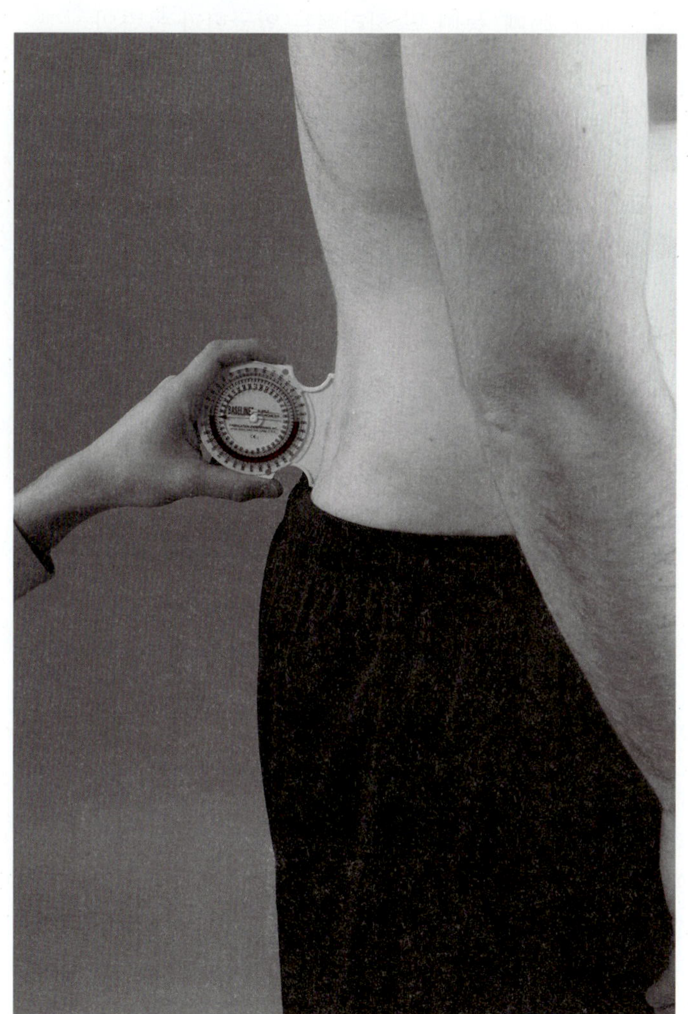

그림 12.41 경사계를 S2에 배치하고, 눈금을 0에 맞춘다.

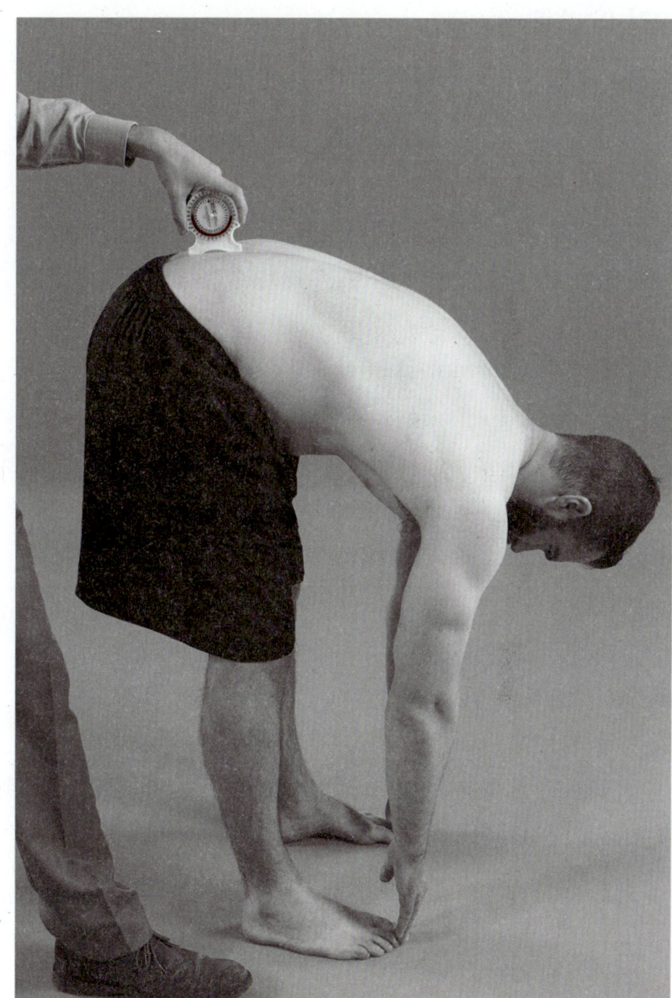

그림 12.42 피검자는 다시 앞쪽굽힘을 한다. 굽힘을 하는 동안 경사계는 S2에 잘 고정되어 있어야 한다. 움직임의 끝지점에서 눈금을 읽는다. 허리뼈 굽힘 ROM을 얻기 위해 T12에서 얻은 값에서 S2에 얻은 값을 뺀다.

허리뼈의 폄 (LUMBAR EXTENSION)

Neumann은 허리뼈 폄 ROM이 약 15~20°라고 했다.

검사자세 (Testing Position)

피검자는 선 자세를 취하고, 목뼈, 등뼈 및 허리뼈는 옆굽힘과 돌림의 0° 자세를 유지한다.

고정 (Stabilization)

뒤쪽경사를 방지하기 위해 골반을 고정한다.

검사동작 (Testing Motion)

피검자에게 척추를 최대한 폄하도록 주문한다. 골반이 뒤쪽으로 경사지기 시작할 때 폄 ROM을 끝낸다.

정상 끝느낌 (Normal End-Feel)

끝느낌은 팽팽한 느낌인데, 그 이유는 후관절의 관절주머니, 섬유테의 앞쪽섬유, 앞세로인대, 배곧은근, 배바깥빗근과 배속빗근의 신장 때문이다. 끝느낌이 딱딱할 수도 있는데, 그 이유는 가시돌기들이 충돌하기 때문이다.

노트: 변화가 확인되지 않으면, 위의 허리뼈의 폄 단락에서 설명된 동일한 검사자세, 고정, 검사동작 및 정상 끝느낌을 다음의 폄 측정 방법에도 사용한다.

허리뼈의 폄: 수정-수정 Schober 검사 또는 단순화된 피부당김법 (LUMBAR EXTENSION: MODIFIED-MODIFIED SCHOBER TEST OR SIMPLIFIED SKIN ATTRACTION TEST)

절차 (Procedure)

1. 피검자는 양 발을 어깨너비로 벌리고 선 자세를 취한다. 목뼈, 등뼈 및 허리뼈는 옆굽힘과 돌림의 0°자세를 취한다.
2. 검사자는 좌우 PSIS 사이에 줄자를 고정해야 하고, 엉치뼈의 중간지점에 첫 번째 표시를 한다; 이 표시지점은 S2 가시돌기에 해당한다. 두 번째 표시 지점은 첫 번째 표시 지점으로부터 위쪽으로 15 cm 떨어진 지점이다.
3. 첫 번째 표시 지점과 두 번째 표시 지점 사이에 줄자를 배치한다 (그림 12.43). 그리고 피검자에게 최대한 앞쪽으로 굽힘하도록 주문한다. 피검자가 폄을 할 때, 검사자는 줄자가 줄자 케이스 안으로 당겨 들어가도록 잡는다.
4. 폄 ROM의 끝지점에서, 두 표시 지점사이의 거리를 기록한다 (그림 12.44). ROM은 움직임의 끝지점에서 측정된 거리의 값과 15 cm의 차이값이다.

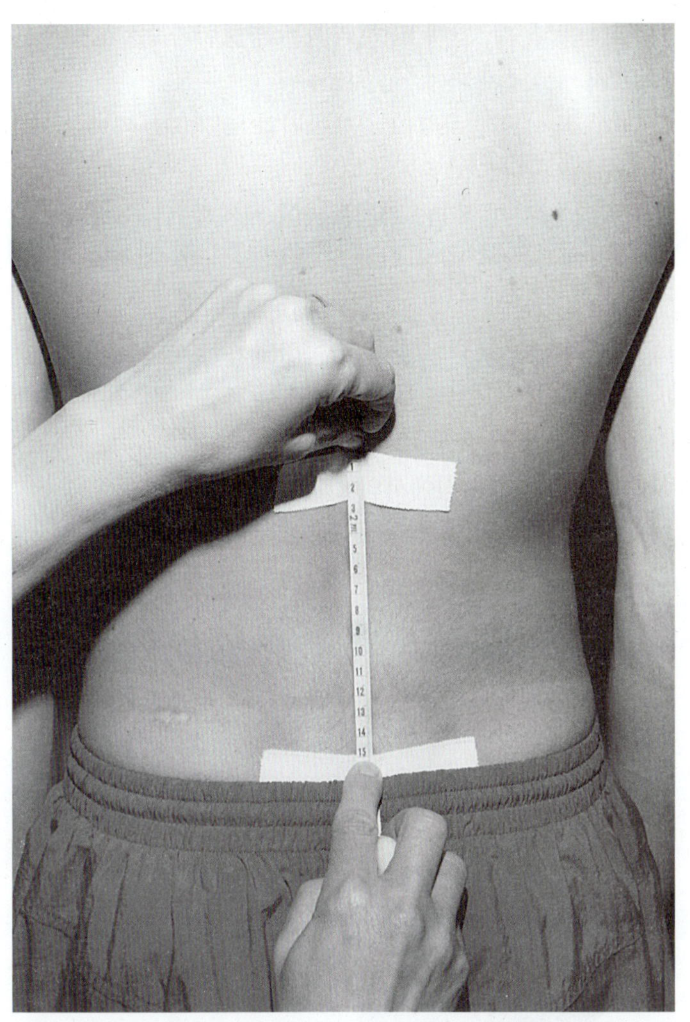

그림 12.43 허리뼈 폄 ROM의 측정을 위한 수정-수정 Schober 검사 (MMST)의 시작 자세때 줄자 정렬.

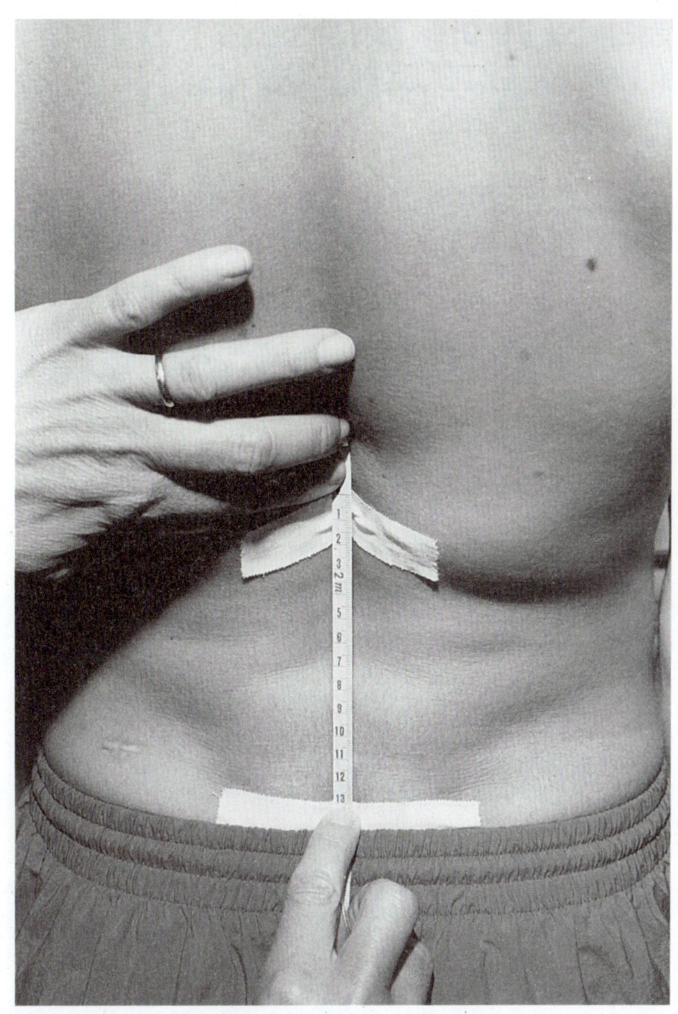

그림 12.44 허리뼈 폄 ROM 측정을 위한 수정-수정 Schober 검사 (MMST)의 끝지점때의 줄자 정렬.

허리뼈의 폄: 이중 경사계 (LUMBAR EXTENSION: DOUBLE INCLINOMETERS)

젊은 성인 남성 (15~30세)의 정상 폄의 ROM은 38°이고, 중년 남성 (31~60세)의 정상 ROM은 35°이었다. 60세 이상의 남성 정상 폄의 ROM은 33°였다. 젊은 성인 여성의 정상 폄의 ROM은 42°이고, 중년 여성의 정상 ROM은 40°이었다. 60세 이상의 여성 정상 폄의 ROM은 36°였다. AMA에 따르면, 성인의 정상 ROM은 20-25°였고, 이것은 Loebl의 값보다 상당히 작은 편이었다.

절차 (Procedure)

1. 피검자는 양 발을 어깨너비로 벌리고 선 자세를 취한다. 목뼈, 등뼈 및 허리뼈는 옆굽힘과 돌림의 0° 자세를 취한다.
2. 피부 표시 연필로 T12 가시돌기와 S2 가시돌기에 표시를 한다.
3. 1개의 경사계를 T12 가시돌기에 배치하고, 두 번째 경사계를 S2에 배치한다. 그런 다음, 두개 경사계의 눈금을 0에 맞춘다 (그림 12.45).
4. 피검자에게 최대한 앞쪽 굽힘하도록 지시한다. 피검자가 움직이는 동안 경사계를 잘 고정시켜야 한다 (그림 12.46).
5. 폄 ROM의 끝지점에서의 2개 경사계의 눈금을 읽고 기록한다. 허리뼈 폄 ROM을 얻기 위해, T12의 눈금에서 S2의 눈금을 뺀다.

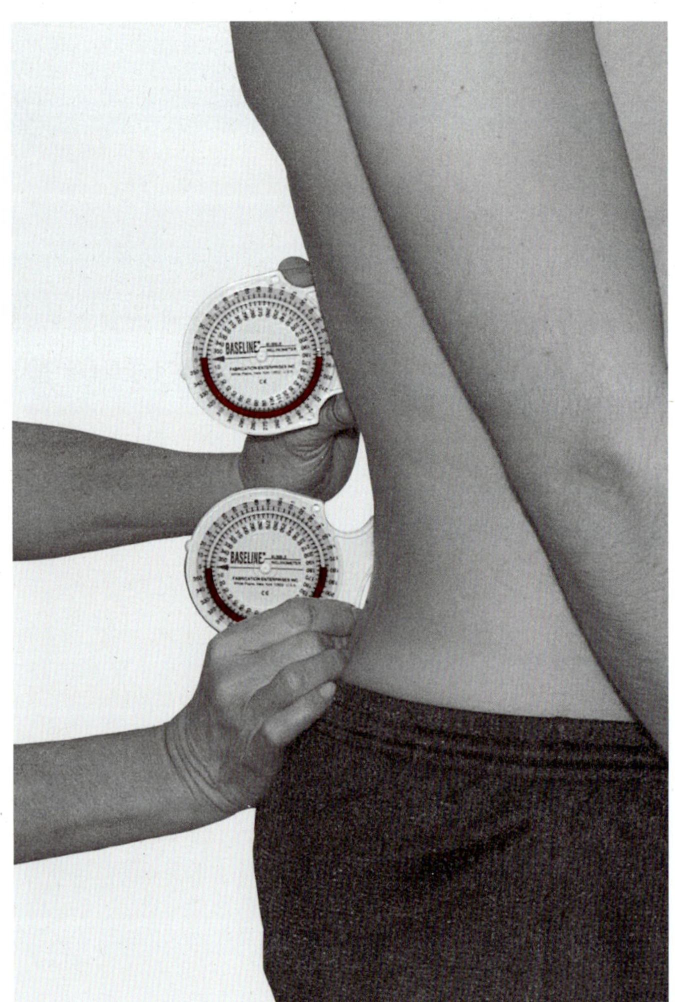

그림 12.45 2개의 경사계를 T12 가시돌기와 S2 가시돌기 위에 각각 배치한다. 허리뼈 폄 ROM 측정을 위한 시작 자세.

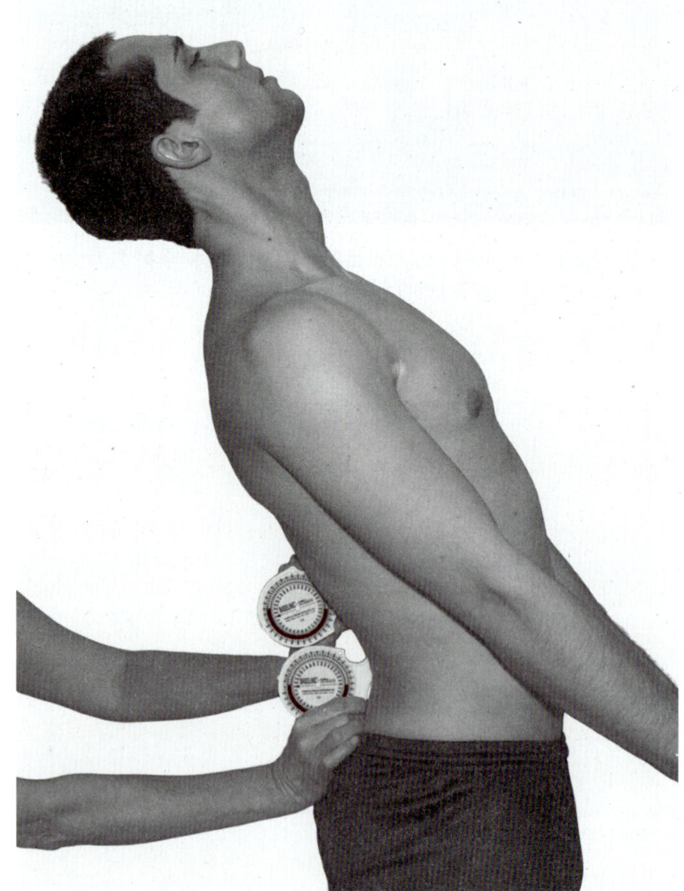

그림 12.46 허리뼈 폄 ROM의 끝지점에서, 경사계의 눈금을 읽고 기록한다. 허리뼈 폄 ROM을 얻기 위해, T12의 눈금에서 S2의 눈금을 뺀다.

허리뼈의 폄: 단일 경사계 (LUMBAR EXTENSION: SINGLE INCLINOMETER)

절차 (Procedure)

1. 피검자에게 양 손으로 엉덩이를 잡고 선 자세를 취하도록 주문한다. 피부 표시 연필로 T12 가시돌기와 S2 가시돌기에 표시를 한다.
2. 경사계를 T12 가시돌기 위에 배치하고, 눈금을 0으로 맞춘다 (그림 12.47).
3. 피검자에게 최대한 뒤쪽으로 펴하도록 주문한다. 피검자가 움직이는 동안 T12에 놓인 경사계를 잘 고정시키고, 움직임의 끝지점에서 경사계의 눈금을 읽는다 (그림 12.48).
4. 피검자에게 다시 똑바로 선 자세를 취하도록 한다. 그리고 경사계의 눈금을 0에 맞춘다 (그림 12.49).
5. 피검자에게 뒤쪽으로 펴하도록 지시한다. 이때 검사자는 움직임이 끝날 때까지 S2에 놓인 경사계를 잘 고정한다. 그리고 S2의 측정값을 얻는다 (그림 12.50).
6. 폄 ROM을 얻기 위해 T12 측정으로부터 S2 (엉덩관절 움직임)의 측정값을 뺀다.

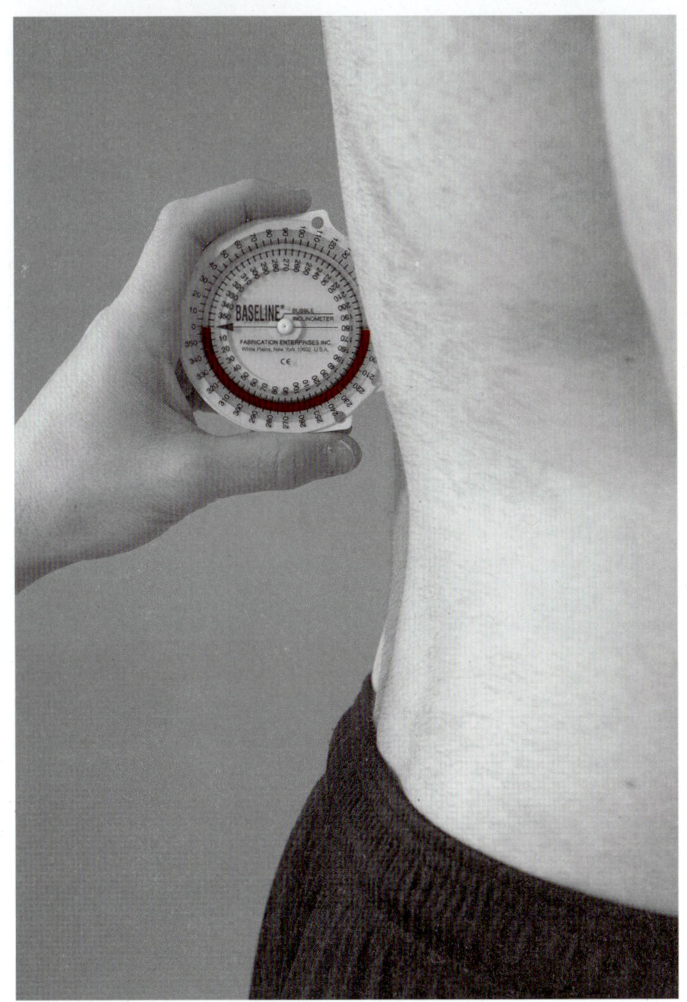

그림 12.47 1개의 경사계를 이용한 허리뼈 폄 ROM 측정의 시작자세. 경사계를 T12에 배치하고 눈금을 0에 맞춘다.

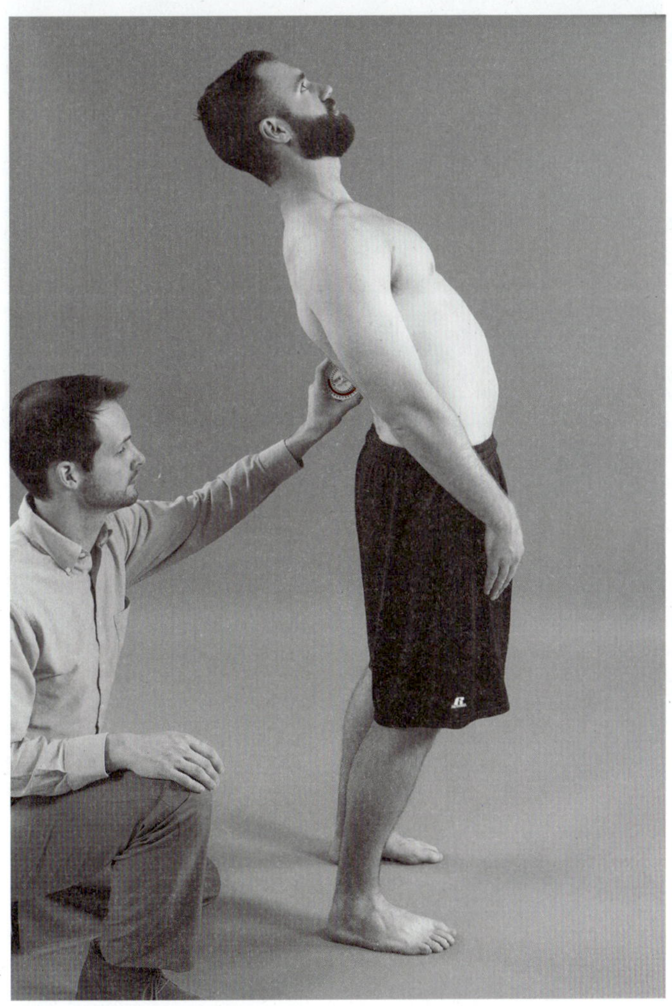

그림 12.48 피검자가 뒤쪽으로 폄할 때, 경사계를 T12에 잘 고정시켜야 한다. 폄의 끝지점에서 T12의 값을 얻는다. 그런 다음 다시 피검자를 선 자세로 되돌아오게 주문한다. S2에 경사계를 배치하고 뒤쪽으로 다시 폄하도록 주문한다. 그리고 끝지점에서 S2의 눈금을 읽는다.

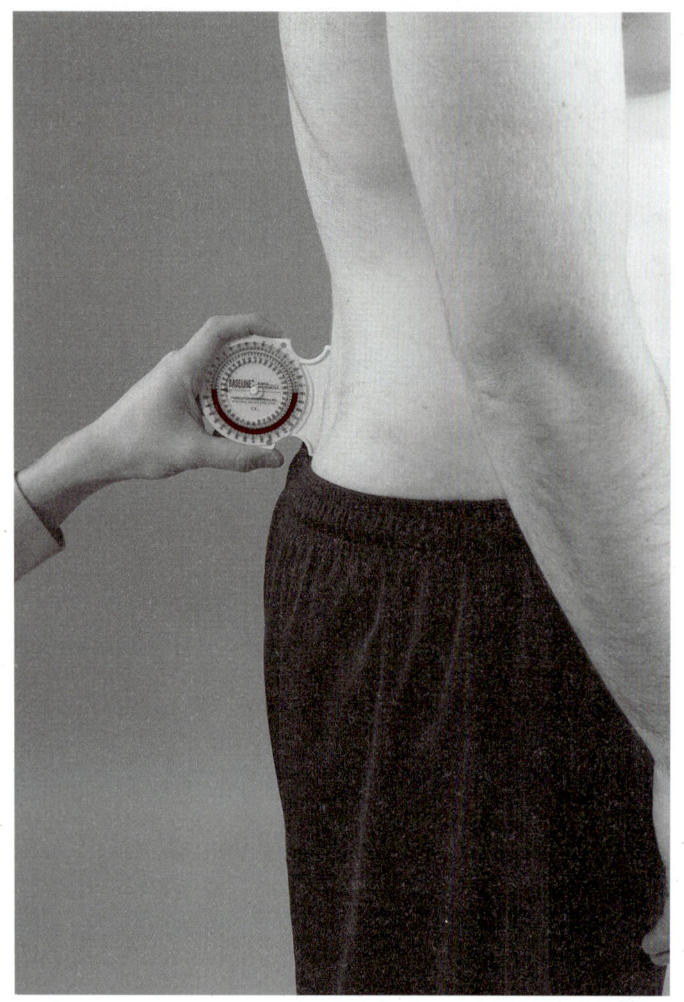

그림 12.49 다시 시작자세를 취하게 한 후, 경사계를 S2에 배치하고, 눈금을 0에 맞춘다.

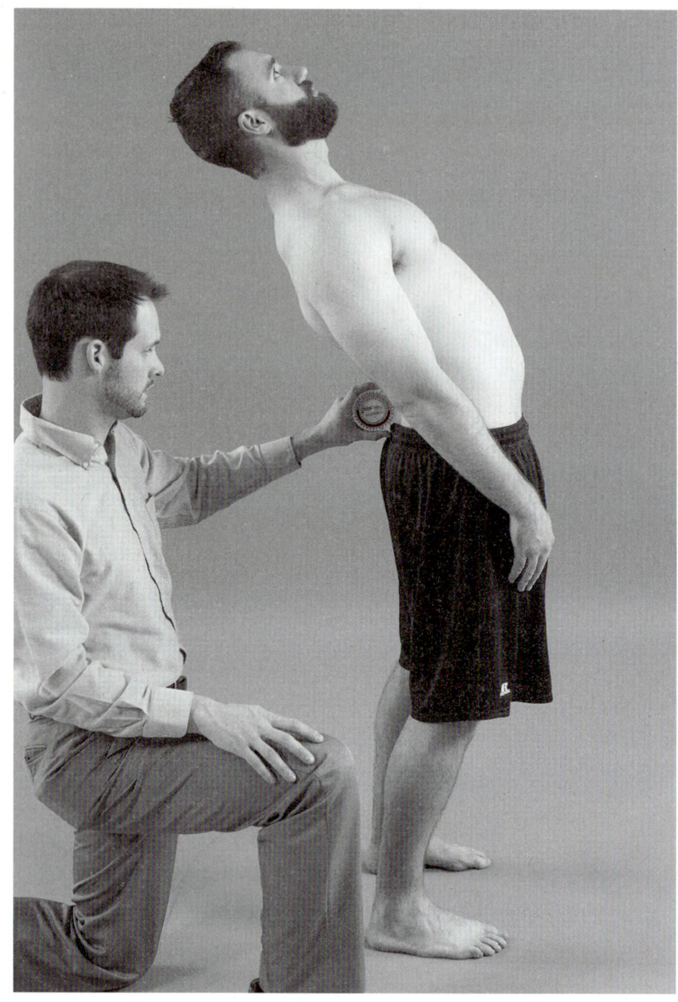

그림 12.50 피검자는 다시 뒤쪽으로 폄을 한다. 폄을 하는 동안 경사계는 S2에 잘 고정되어 있어야 한다. 움직임의 끝지점에서 눈금을 읽는다. 허리뼈의 폄 ROM을 얻기 위해 T12에서 얻은 값에서 S2에 얻은 값을 뺀다.

허리뼈의 옆굽힘 (LUMBAR LATERAL FLEXION)

검사자세 (Testing Position)

피검자는 양 발을 어깨너비로 벌리고 선 자세를 취한다. 목뼈, 등뼈 및 허리뼈가 옆굽힘과 돌림의 0° 자세를 취한다.

고정 (Stabilization)

가쪽경사를 방지하기 위해 골반을 고정한다.

검사동작 (Testing Motion)

피검자에게 척추를 최대한 옆굽힘하도록 주문한다. 골반이 가쪽경사하기 시작할 때, 옆굽힘의 ROM을 중단한다.

정상 끝느낌 (Normal End-Feel)

끝느낌은 팽팽한 느낌이다. 왜냐하면 엉덩허리인대의 반대쪽 띠, 반대쪽 등허리근막, 반대쪽 섬유테, 후관절 관절주머니의 신장 때문이다. 다음의 반대쪽 근육은 중력이 움직임에 영향을 주기 시작할 때 옆굽힘에 저항하고 조절하기 위해 원심성으로 수축하게 될 것이다: 허리네모근, 가시사이근, 허리엉덩갈비근 등. 끝느낌이 딱딱할 수도 있는데, 그 이유는 동측 후관절의 파셋이 충돌하기 때문이다.

노트: 변화가 확인되지 않으면, 위의 허리뼈의 옆굽힘 단락에서 설명된 동일한 검사자세, 고정, 검사동작 및 정상 끝느낌을 다음의 옆굽힘 측정 방법에도 사용한다.

허리뼈의 옆굽힘: 이중 경사계 (LUMBAR LATERAL FLEXION: DOUBLE INCLINOMETERS)

AMA에 따르면, 좌우 각각의 ROM 값은 25-30° 이다.

절차 (Procedure)

1. 피검자는 양 발을 어깨너비로 벌리고 선 자세를 취한다. 목뼈, 등뼈 및 허리뼈는 옆굽힘과 돌림의 0° 자세를 취한다.
2. 피부 표시 연필로 T12 가시돌기와 S2 가시돌기에 표시를 한다.
3. 1개의 경사계를 T12 가시돌기에 배치하고, 두 번째 경사계를 S2에 배치한다. 그런 다음, 두개 경사계의 눈금을 0에 맞춘다 (그림 12.51).
4. 양 발을 지면에 부착하고 무릎을 편한 상태에서, 피검자에게 최대한 옆굽힘하도록 지시한다 (그림 12.52).
5. 양쪽 경사계의 눈금을 읽고 기록한다. 허리뼈 옆굽힘 ROM을 얻기 위해, T12의 눈금에서 S2의 눈금을 뺀다.
6. 이번에는 반대쪽의 허리뼈 옆굽힘 ROM을 측정하기 위해 위의 측정 과정을 반복해 본다.

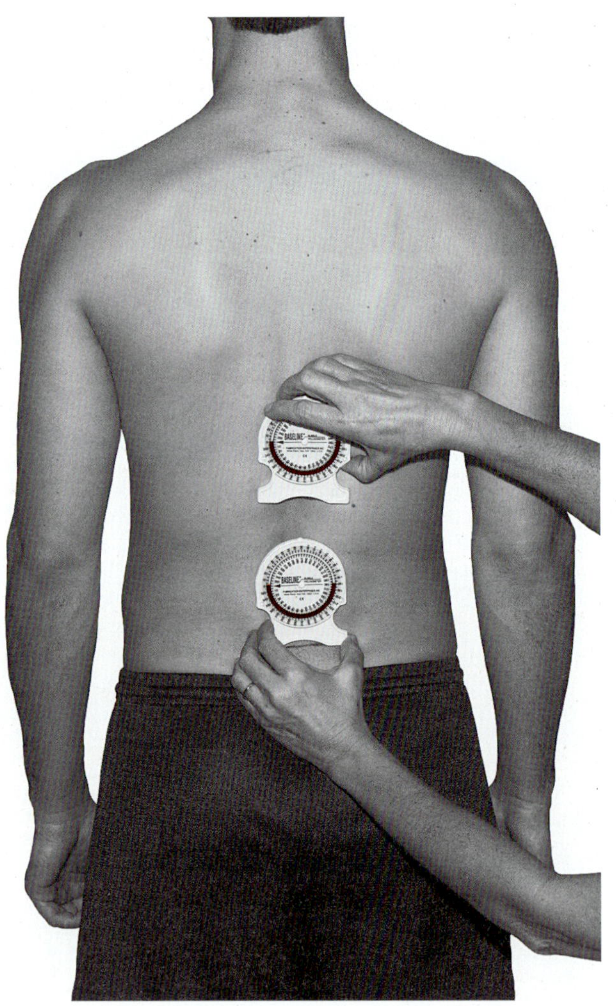

그림 12.51 이중 경사계를 이용한 허리뼈 옆굽힘 ROM의 측정은 1개 경사계를 T12 가시돌기 위에 배치하고, S2 가시돌기 위에 두 번째 경사계를 배치한다.

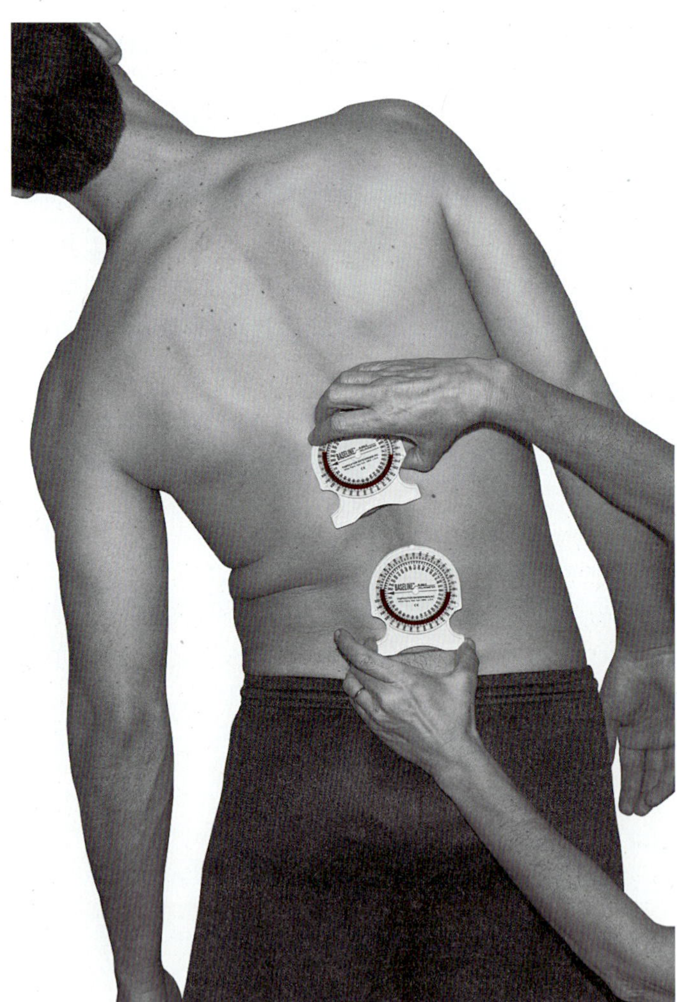

그림 12.52 허리뼈 옆굽힘 ROM의 끝지점에서, 각각의 경사계 눈금을 읽고 기록한다. ROM을 얻기 위해 T12의 눈금값에서 S2의 눈금값을 뺀다.

허리뼈의 옆굽힘: 단일 경사계 (LUMBAR LATERAL FLEXION: SINGLE INCLINOMETER

절차 (Procedure)

1. 피검자에게 양 손으로 엉덩이를 잡고 선 자세를 취하도록 주문한다. 피부 표시 연필로 T12 가시돌기와 S2 가시돌기에 표시를 한다.
2. 경사계를 T12 가시돌기 위에 배치하고, 눈금을 0으로 맞춘다 (그림 12.53).
3. 발이 지면으로부터 떨어지지 않도록 하고, 피검자에게 최대한 옆굽힘하도록 주문한다.
4. 피검자가 움직이는 동안 T12에 놓인 경사계를 잘 고정시키고, 움직임의 끝지점에서 경사계의 눈금을 읽는다 (그림 12.54).
5. 피검자에게 다시 똑바로 선 자세를 취하도록 한다. 그리고 S2에 경사계를 배치하고, 눈금을 0에 맞춘다 (그림 12.55).
6. 다시 피검자에게 옆굽힘하도록 지시한다.
7. 검사자는 움직임이 끝날 때까지 S2에 놓인 경사계를 잘 고정하고, S2의 측정값을 얻는다 (그림 12.56).
8. 옆굽힘 ROM을 얻기 위해 T12 측정으로부터 S2 (엉덩관절 움직임)의 측정값을 뺀다.

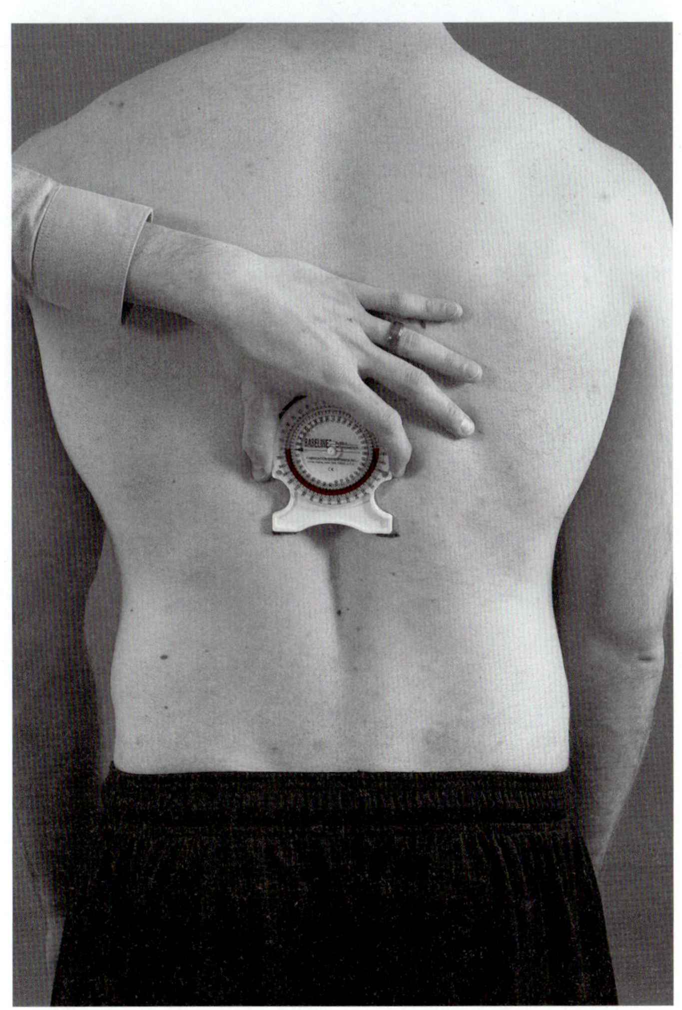

그림 12.53 1개의 경사계를 이용한 허리뼈 옆굽힘 ROM 측정의 시작자세. 경사계를 T12에 배치하고 눈금을 0에 맞춘다.

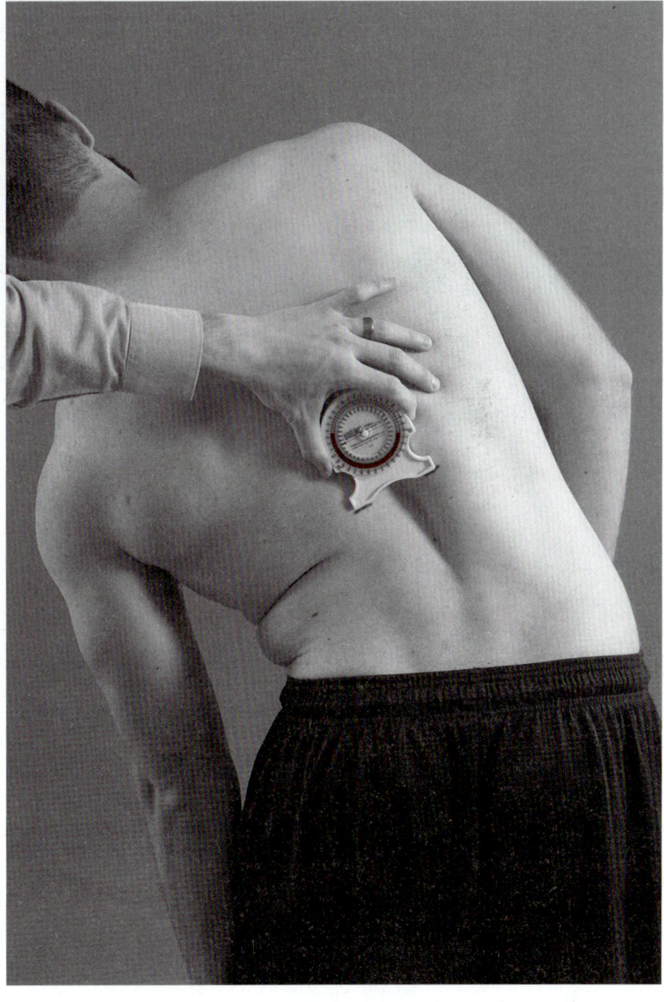

그림 12.54 움직임을 하는 동안 경사계를 T12에 잘 고정시키고, 움직임의 끝지점에서 T12의 값을 얻는다.

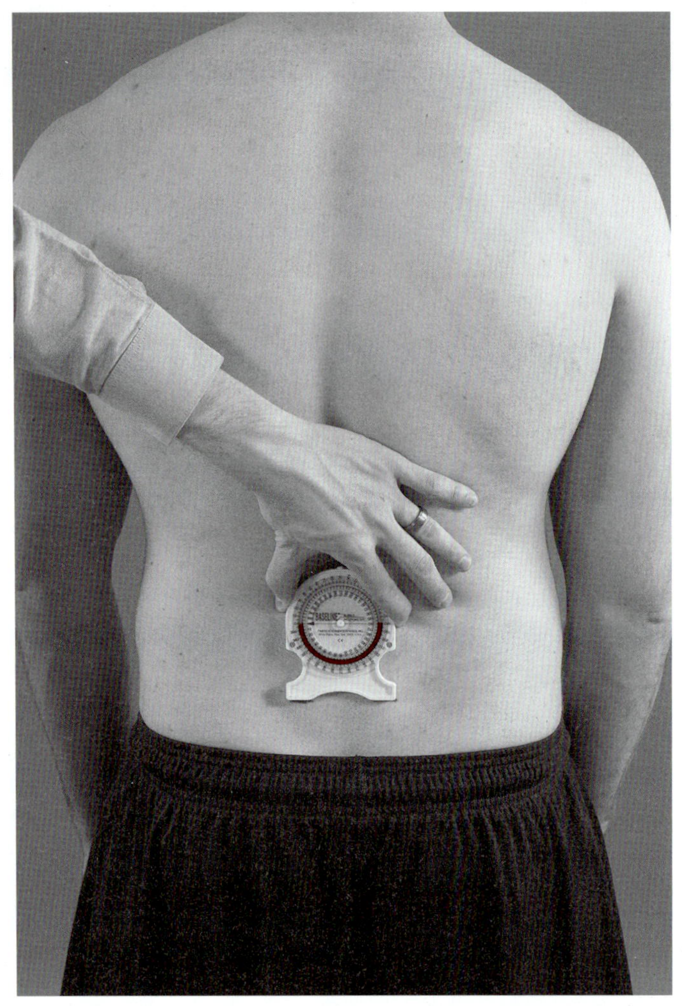

그림 12.55 피검자에게 다시 시작자세를 취하게 한다. 그리고 경사계를 S2에 배치하고, 눈금을 0에 맞춘다.

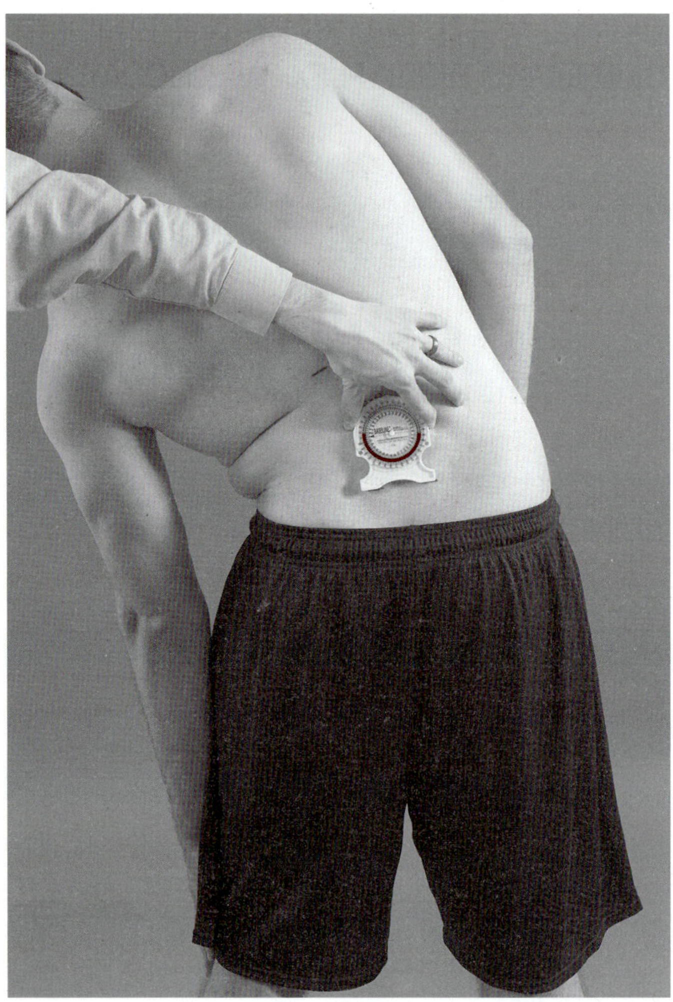

그림 12.56 경사계를 잘 고정하고 피검자에게 다시 옆굽힘하도록 주문한다. 움직임의 끝지점에서, S2에 위치한 경사계의 눈금을 읽는다. 허리뼈의 옆굽힘 ROM을 얻기 위해 T12에서 얻은 값에서 S2에 얻은 값을 뺀다.

연구 소견 (Research Findings)

표 12.1은 AAOS에서 나온 등허리뼈의 ROM 값과 AMA와 다른 자료에서 나온 허리뼈의 ROM을 보여주고 있다.

연령, 성별 및 기타 요소의 효과 (Effects of Age, Gender, and Other Factors)

연령 (Age)

등뼈, 등허리뼈, 허리뼈의 움직임을 알아내기 위해 많은 도구와 방법을 이용해 왔다. 그러므로, 이들 연구를 비교하는 것은 어려운 일이다. 다른 신체 부위와 마찬가지로, ROM에 대한 연령의 효과에 모순되는 근거들이 존재한다. 그러나 대부분의 연구들은 연령과 관련된 ROM 감소가 척추 움직임에서 일어났고, 이런 변화는 같은 관절이나 부위의 다른 움직임보다 특정 움직임에 영향을 미치는 것으로 나타났다.

상대적으로 많은 피검자를 대상으로 하고 폭 넓은 연령 범위의 다음 연구들은 연령의 증가에 따라 가장 큰 감소와 가장 적은 감소를 보였던 움직임에 대해서는 비슷한 결과를 도출했다. 폄은 연령의 증가로 가장 크게 감소되는 움직임 중의 하나로 확인되었고, 돌림은 가장 적게 감소되는 움직임으로 확인되었다. 허리뼈의 굽힘과 옆굽힘도 감소되었지만, 데이터가 일관성이 없고, 다양한 연령대에서 감소되는 것 같다.

McGregor, McCarthy와 Hughes는 비록 연령이 모든 운동면의 움직임에 유의한 효과를 가질지라도, 각각의 움직임에 대한 연령의 효과는 달랐고, 203명의 건강한 사람을 대상으로 한 연구에서 보여진 다양성 중 극히 일부분임을 확인했다. 최대 폄이 가장 많은 영향을 받은 움직임이었고, 연령이 10년 증가할 때마다 유의한 ROM의 감소를 보였다. 40세 이후에 옆굽힘이 감소되었고, 매 10년마다 크게 감소되었다. 굽힘은 30세 이후의 초기에 감소되었지만, 50세 이후 감소될 때까지 비슷한 감소를 보였다. 축성 돌림에는 비슷한 감소나 경향이 발견되지 않았다.

16~90세의 무증상 피검자 405명 (196명의 여성과 209명의 남성)을 대상으로 한 Troke 등의 소견도 그들이 허리뼈의 축성 돌림에서 변화를 발견하지 못했다는 점에서 유사하다. 그러나 허리뼈의 폄은 가장 큰 감소 (약 76%)를 보였다.

남성과 여성의 허리뼈 굽힘 ROM은 전체 연령에서 상당히 적게 감소 (약 40%)되었고, 오른쪽 옆굽힘과 왼쪽 옆

표 12.1 등허리뼈와 허리뼈의 움직임: 여러 자료에서 나온 성인의 정상값 (인치와 °)

도구 척추 부위 연구자 표본	줄자와 측각기 등허리뼈 AAOS*[11]	이중 경사계 허리뼈 AMA†[10]	BROM II 허리뼈 Breum[70] 18–38세	3Space Isotrak 허리뼈 Van Herp[31] 20–29세	경사계 허리뼈 Ng[23] 30세
움직임			*평균 (SD)*	*평균 (SD)*	*평균 (SD)*
굽힘	4 inches	60 degrees	56.3 (1.3) degrees	56.4 (7.1) degrees	52 (90) degrees
폄	20 – 30 degrees	25 degrees	21.5 (8.2) degrees	22.5 (7.8) degrees	19 (9) degrees
오른쪽 옆굽힘	35 degrees	25 degrees	33.3 (5.9) degrees	26.2 (8.4) degrees	31 (6) degrees
왼쪽 옆굽힘	35 degrees	25 degrees	33.6 (6.2) degrees	25.8 (7.8) degrees	30 (6) degrees
오른쪽 돌림	45 degrees			14.4 (5.1) degrees	33 (9) degrees

SD=표준편차; AAOS=미국정형외과협회; AMA=미국의학협회

* 굽힘 측정 (인치)는 기준점으로 C7 가시돌기와 S1 가시돌기를 이용하여 줄자에 의해 측정되었다. 나머지 움직임은 유니버설 측각기로 측정되었다. 단위는 °이다.

† 허리뼈 움직임은 S1와 T12으로부터 측정되었다.

표 12.2 20~79세 피검자에서 허리뼈와 등허리뼈의 움직임에 대한 연령의 효과: 정상값 (cm와 °)

표본	20–29세 n=31		30–39세 n=42		40–49세 n=16		50–59세 n=43		60–69세 n=26		70–79세 n=9	
움직임	*평균*	*(SD)*	*평균*	*(SD)*	*평균*	*(SD)*	*평균*	*(SD)*	*평균*	*(SD)*	*평균*	*(SD)*
굽힘*	3.7	(0.7)	3.9	(1.0)	3.1	(0.8)	3.0	(1.1)	2.4	(0.7)	2.2	(0.6)
폄	41.2	(9.6)	40.0	(8.8)	31.1	(8.9)	27.4	(8.0)	17.4	(7.5)	16.6	(8.8)
오른쪽 옆굽힘	37.6	(5.8)	35.3	(6.5)	27.1	(6.5)	25.3	(6.2)	20.2	(4.8)	18.0	(4.7)
왼쪽 옆굽힘	38.7	(5.7)	36.5	(6.0)	28.5	(5.2)	26.8	(6.4)	20.3	(5.3)	18.9	(6.0)

SD=표준편차
* 굽힘 측정는 Schober 방법에 의해 측정되었다. 단위는 cm이다.
다른 모든 측정은 유니버설 측각기로 측정되었다. 단위는 °이다.
(출처: Adapted from Fitzgerald, GK, 등: Objective assessment with establishment of normal values for lumbar spine range of motion. Phys Ther 63:1776, 1983. With the permission of the American Physical Therapy Association.)

굽힘은 각각 약 43% 감소되었다. 이들 연구자는 일간 변동을 고려하기 위해 하루 중 다양 시간대에서 측정했고, 반-사이클 움직임을 측정하기 위해 CA-6000 Spine Motion Analyzer를 이용했다.

Moll과 Wright은 20~90세의 피검자 237명 (남성 119명, 여성 118명)을 대상으로 허리뼈 폄을 측정하기 위해 피부 마킹과 다림줄을 이용했다. 그들은 정상 값의 광범위한 변화를 발견했지만, 35~90세 사이의 피검자에서 허리뼈 폄의 점진적인 감소를 발견했다.

Van Herp 등은 20~77세의 남녀 100명을 대상으로 3 Space System을 사용하여 T12-S1의 허리뼈 ROM을 측정했다. 그들은 50~59세 남성의 굽힘을 제외하고, 모든 허리뼈 움직임이 연령의 증가로 감소되었음을 발견했다.

Fitzgerald 등은 노인층이 굽힘을 제외한 모든 움직임에서 젊은층보다 상당히 작은 ROM을 가졌음을 확인했다. 변동계수 (coefficients of variation; CV)은 노인층에서 ROM의 변동이 가장 크게 나타났다 (표 12.2).

Alaranta 등은 35~45세 남녀 508명을 대상으로 허리뼈 ROM을 평가하기 위해 줄자와 경사계를 이용했다. 이들 피검자 중 일부는 목과 허리에 통증이 있었지만 모두 적극적으로 참여했다. 노인층과 젊은층을 비교했을 때 허리뼈 굽힘은 10%이상 감소했지만, 옆굽힘은 연령이 증가할수록 가장 많은 감소 (19%)를 보였다. 이런 옆굽힘의 감소는 McGregor, McCarthy와 Hughes의 소견과 비슷했다. McGregor, McCarthy와 Hughes은 굽힘의 감소 (40%)보다 옆굽힘의 감소 (43%)가 약간 더 많았다고 했다.

Dreischarf 등은 323명의 무증상 지원자 (139명의 남성과 184명의 여성)를 대상으로 허리뼈의 형태와 가동성을 평가하기 위해 비침습 측정 시스템을 사용했다. 지원자의 연령은 20~75세였고, 신체질량지수 (BMI)는 26 이상이었다. 허리뼈 앞굽음증은 3가지 자세에서 측정되었다: 선 자세, 최대 굽힘 자세, 상체의 폄 자세.

전체 앞굽음증의 뚜렷한 감소가 각 연령 그룹에서 일어났지만, 가장 작은 앞굽음증의 감소는 20~20세 그룹과 30-39세 그룹에서 일어났다. 전체 앞굽음증은 약 20%까지 유의하게 감소되었고, 젊은층 그룹 (20~29세)과 비교했을 때, 노인층 (50세 이상) 그룹의 굽힘 ROM은 12%까지 감소되었고, 폄 ROM은 31%까지 감소되었다. 이런 감소는 주로 앞굽음증의 중간지점에서 일어났고, 허리엉치 이음부와 등허리 이음부 쪽으로 적게 일어났다. 허리뼈의 가장 아랫부분은 자신의 앞굽음증과 가동성을 유지했고, 반면 중간부분은 납작해지고, 가동성이 작아졌다. 그들은 노화가 전체 ROM 감소에 영향을 주는 중요한 요소임을 확인했다.

Lee 등은 젊은층 (25세)과 노인층 (66세)을 대상으로 선 자세, 누운 자세 및 앉은 자세로 전체 척추를 방사선 촬영했다. 결과에 따르면, 앉은 자세에서 선 자세로 자세가 변화할 때, 양쪽 그룹인 젊은층과 노인층의 허리뼈 앞굽음증은 선 자세 때 증가되었다 (각각 52.8°와 53.0°). 선 자세에서 90° 앉은 자세로 변할 때와 선 자세에서 누운 자세로 변할 때, 허리뼈 앞굽음증은 감소되었다. 앉은 자세에서 등받이를 30, 60 및 90°로 기울였을 때, 허리뼈 앞굽음증은 연령에 관계없이 감소되었다. 그들은 노인층의 척추 가동성 감소가 노화 때문일 수 있다는 결론을 내렸는데, 그 이유는 60대의 위쪽 허리뼈 유연성에 비해 20대의 위쪽 허리뼈 유연성이 더 좋기 때문이다.

Saidu 등은 29~72세의 건강한 나이지리아 남녀 135명을 대상으로 한 허리뼈 가동성의 연구에서 180°측각기와 수정 Schober 방법을 사용했다. 척추 가동성은 모든 연령 그룹 사이에서 유의하게 달랐고, 18년 간격으로 ROM이 감소되었고, 특히 몸통 굽힘과 옆굽힘이 양쪽 성별에서 더욱 그러했다. 가장 유의한 차이는 2개의 가장 젊은층과 2개의 가장 고령층 사이에서 일어났고, 반면 중간층 그룹에서는 유의한 차이가 일어나지 않았다. 그러나 McGregor, McCarthy와 Hughes와 Troke 등의 소견과 비슷하게, 연령의 증가에 따라 가장 크게 감소된 것은 폄이었다.

Bible 등은 18~92세의 250명 환자 (137명의 여성과 121명의 남성)를 대상으로 방사선 사진 분석을 수행했다. 각 레벨 (L1-S1)을 위해 다변량 회귀분석이 수행되었다. 연령은 L2-L3에서 L4-L5까지 ROM과 역관계를 가졌다. Kellgren의 퇴행성 점수는 오직 L5-S1에서만 ROM과 유의한 관계를 가졌다. 결론적으로, 연령은 통계학적으로 ROM의 가장 강력한 요인이었고, 10년마다 상위 4개 분절의 총 시상면 허리뼈 ROM이 약 3°씩 감소되었다.

비록 허리뼈 폄이 굽힘보다 연령이 증가함에 따라 감소되었다는 상당한 근거들이 있다는 것처럼 보이지만, 다음 연구들은 굽힘과 폄의 ROM이 연령의 증가로 감소되었음을 보고되었다. 그러나 이들 연구의 일부에서는, 움직임이 완전 사이클 움직임이었고, 그래서 ROM의 감소가 굽힘에서 일어났는지 아니면 폄에서 일어났는지를 말하기가 어렵다.

초기 연구 중의 하나인 1967년의 Loebl 연구는 15~84세의 126명 남녀를 대상으로 등허리뼈의 시상면 능동 ROM을 측정하기 위해 경사계를 사용했다. 그는 연령이 증가함에 따라 남녀 성별에 관계없이 10년마다 8°의 ROM이 연령과 관련되어 감소되었음을 발견했다.

Sullivan, Dickinson과 Troup은 남녀 1,126명을 대상으로 등허리뼈의 능동 ROM을 측정하기 위해 이중 경사계를 사용했다. 그들에 따르면 성별이 통제되었을 때 연령이 증가함에 따라 굽힘-폄이 감소되었음을 발견했다. 그들은 연령을 고려한 손상 정도를 결정하는 ROM 역치를 제안했다.

1969년, Mocrae와 Wright는 수정 Schober 방법으로 남성 147명과 여성 195명의 앞쪽 굽힘을 측정했다 (18~71세). 그리고 그들은 연령이 증가함에 따라 능동 굽힘이 감소함을 알아냈다.

이전 연구들에 따르면, 등허리뼈와 허리뼈의 ROM이 연령의 증가로 감소했고, 폄과 옆굽힘이 굽힘보다 더 많은 영향을 받는다는 결론과 상당히 일치했다. 많은 연구들은 축성 돌림을 측정하지 않았지만, 측정한 경우에는 ROM이 연령과 관련된 어떠한 변화도 찾을 수 없었다.

다음의 두 연구는 분절 가동성을 연구했다. Gracovetsky 등은 19~64세의 40명 피검자를 대상으로 젊은층과 고령층 사이에서 중요한 차이를 발견했다. 고령의 피검자는 젊은 피검자와 비교해 볼 때 아래쪽 허리뼈의 가동성이 감소했다. 허리뼈의 가동성 감소를 보상하기 위해 골반의 굽힘-폄의 기여도가 증가했다.

Wong 등은 20~76세의 건강한 지원자 100명 (남성 50명, 여성 50명)을 대상으로 척추사이허리뼈의 굽힘과 폄을 평가했다. 그 결과, 허리뼈 분절 움직임은 10°의 폄에서 40°의 굽힘까지 였으며, 이런 ROM은 피검자의 연령이 51세가 될 때까지 변함이 없었다. 노인층에서는 최대 굽힘과 폄 ROM이 감소했지만, 각각의 허리뼈 분절에서는 척추사이의 굽힘-폄 곡선의 기울기가 증가했다.

Kondratek 등은 116명의 여아와 109명의 남아 (5, 7, 9, 11세)를 대상으로 능동 허리뼈 ROM의 표준 값을 찾는 연구를 수행했다. 측정은 BROM Ⅱ (허리 ROM) 장비로 측정되었다. 11세와 5세를 비교했을 때, 굽힘은 남녀 아동 모두에서 다양했고, 뚜렷한 연령 차이가 굽힘에서 관찰되었는데, 11세의 굽힘이 5세보다 적게 일어났다.

유전적 영향 (Genetic Influences)

허리뼈 ROM에 대한 유전적 영향의 결과는 Battie, Levalalti 및 Videman에 의해 조사되었다. 그들은 300명이 일란성 쌍둥이와 이란성 쌍둥이를 대상으로 연구했고, 유전적 영향에 기여하는 허리뼈 ROM의 변인 비율은 47%이었음을 확인했다. 허리뼈 굽힘 ROM의 상당한 양 (64%)은 유전적 영향에 의해 결정되었다. 허리뼈 굽힘 ROM에 대한 유전적 영향의 한 경로는 체중에 대한 유전적 영향을 통해 나타났다. 유전자에 의해 ROM이 영향을 받지만, 허리뼈 폄의 ROM은 주로 환경과 행동 양상에 의해 영향을 받았다. 그러나 폄 ROM 변량의 18%는 유전적 영향으로 설명될 수 있고, 이것은 원반의 퇴행성 변인과 공유한다. 통계학적으로 유의한 연령-조절 유전적 상관관계가 허리뼈 폄과 원반 퇴행 사이에서 발견되었고, 또 허리뼈 굽힘과 체중 사이에서도 발견되었다.

성별 (Gender)

다음의 연구에서, 연구자들은 다양한 도구와 방법을 사용했지만, 학생들 사이의 비교가 어려웠다. 허리뼈의 ROM에 대한 성별의 효과에 관한 연구는 성별의 효과가 특정 움직임과 특정 연령과 관련됨을 의미했지만, 여전히 영향을 받는 움직임에 대해서는 논란이 있다. 그러나 다음의 5개 연구는 적어도 15~65세의 연령에서 남성의 굽힘 ROM이 여성보다 더 컸다는 것에 동의했다. 남성과 여성 사이의 허리뼈 굽힘 ROM 차이는 5세와 11세 사이의 아동에서 뚜렷했다. 80대의 여성과 남성 사이에서는 굽힘 ROM에 대한 성별 사이의 차이가 없었다.

Macrae와 Wright는 모든 연령대의 남성보다 여성이 앞쪽 굽힘이 작았음을 알아냈다. Sullivan, Dickinson과 Troup도 연령을 통제했을 경우, 남성의 앞쪽 굽힘 ROM이 여성보다 더 크다는 것을 확인했다. 그러나 폄 ROM과 모든 ROM은 여성이 남성보다 더 컸음을 발견했다. 그들 연구의 피검자는 15~65세의 건강한 1,126명의 지원자였다. 그들은 남성의 모든 ROM보다 여성의 모든 ROM이 컸음을 알아냈다. 그 차이는 1.5°로서, 임상적으로 유의하지 않았다. 연령과 성별을 결합했을 때는, 굽힘에서는 변량의 14%, 폄은 25%, 그리고 모든 ROM은 20%로 나타났다 (표 12.3). Alaranta 등은 35~45세 남녀 508명을 대상으로 연구한 결과, 남성의 굽힘 ROM이 여성보다 높게 나타났음을 확인했지만, 폄의 경우는 성별의 차이가 없었다.

Kondratek 등은 5~11세의 여아 116명과 남아 109명을 대상으로, 남아와 여아의 능동 허리뼈의 옆굽힘과 돌림, 그리고 가장 어린 여아와 가장 나이가 많은 여아의 능동 허리뼈 굽힘에서 통계상으로 의미 있는 차이를 발견했다. 11세 아동은 앞쪽 굽힘과 옆굽힘의 움직임이 남아보다 낮게 나타났다. Troke 등은 16세 남아의 굽힘 ROM이 여성보다 높다고 했지만, 최고령층 (80~90세)에서는 남성과 여성이 동일했음을 확인했다.

Moll과 Wright의 소견은 Moll과 Wright이 남성의 폄 가동성이 여성의 가동성을 7% 초과했음을 알아냈다는 점에서 이전의 연구와는 반대이다. 연구들 사이의 소견 차이는 연령을 통제하지 않는 Moll과 Wright의 사실로부터 나왔다. 그들은 건선성 관절염 환자의 15~90세의 237명 (119명의 남성과 118명의 여성)을 대상으로 한 연구에서, 허리뼈 폄 ROM을 측정했다 (표 12.4).

Van Herp 등은 20~77세의 100명 피검자 (남성 50명, 여성 50명)를 대상으로 허리뼈 ROM을 조사한 결과, 허리뼈

표 12.3 15~65세 피검자에서 허리뼈의 움직임에 대한 연령과 성별의 효과: 액체 경사계를 이용한 정상값 (°)

표본	16–24세 남성 n=122		15–24세 여성 n=161		25–34세 남성 n=295		25–34세 여성 n=143		35–65세 남성 n=269		35–65세 여성 n=136	
움직임	*평균*	*(SD)*	*평균*	*(SD)*	*평균*	*(SD)*	*평균*	*(SD)*	*평균*	*(SD)*	*평균*	*(SD)*
굽힘	33	(9)	26	(9)	31	(8)	24	(8)	27	(8)	22	(8)
폄	54	(10)	63	(9)	52	(9)	60	(10)	47	(9)	53	(9)

SD=표준편차

(출처: Adapted from Sullivan, MS, Dickinson, CE, and Troup, JDG: The influence of age and gender on lumbar spine sagittal plane range of motion: A study of 1126 healthy subjects. Spine 19:682, 1994.[24])

표 12.4 15~44세 피검자에서 허리뼈와 등허리뼈의 움직임에 대한 연령과 성별의 효과: 정상값 (cm)

표본	15–24세				35–44세				35–44세			
	남성 n=21		여성 n=10		남성 n=13		여성 n=16		남성 n=14		여성 n=18	
움직임	*평균*	*(SD)*	*평균*	*(SD)*	*평균*	*(SD)*	*평균*	*(SD)*	*평균*	*(SD)*	*평균*	*(SD)*
굽힘*	7.23	(0.92)	6.66	(1.03)	7.48	(0.82)	6.69	(1.09)	6.88	(0.88)	6.29	(1.04)
폄*	4.21	(1.64)	4.34	(1.52)	5.05	(1.41)	4.76	(1.53)	3.73	(1.47)	3.09	(1.31)
오른쪽 옆굽힘†	5.43	(1.30)	6.85	(1.46)	5.34	(1.06)	6.32	(1.93)	4.83	(1.34)	5.30	(1.61)
왼쪽 옆굽힘†	5.06	(1.40)	7.20	(1.66)	5.93	(1.07)	6.13	(1.42)	4.83	(0.99)	5.48	(1.30)

SD=표준편차
* 허리뼈 움직임
† 등허리뼈 움직임
(출처: Adapted from Moll, JMH, and Wright, V: Normal range of spinal mobility: An objective clinical study. Ann Rheum Dis 30:381, 1971. The authors used skin markings and a plumbline on the thorax for lateral flexion.)

굽힘–폄, 옆굽힘, 축성 돌림의 경우 여성이 남성보다 더 큰 유연성을 가졌음을 확인했다. 굽힘과 폄을 따로 분리할 수 없기 때문에 어떤 움직임이 증가했는지를 확인하기 어렵다.

Intolo 등은 109명 여성과 154명 남성의 데이터를 제공했던 16개 연구를 체계적으로 리뷰했다. 40~50세와 60세 이후 성별관련 감소가 굽힘, 폄, 옆굽힘에서 일어났다. 남성의 20~70세에서 폄 ROM은 평균 8°까지 감소되었고, 굽힘은 16.3°까지 감소되었다. 20~70세의 여성은 폄 ROM의 경우 남성보다 큰 감소를 가졌지만, 굽힘의 경우는 작은 감소를 가졌다. 여성의 경우는 폄 ROM이 40세 이후의 10년마다 감소되었고, 남성이 경우는 50세 이후의 10년마다 감소되었다. 양쪽 성별은 돌림 ROM에서 연령의 효과를 보이지 않았다.

Dreischarf 등은 무증상의 323명 남녀를 선 자세에서 굽힘과 폄을 수행하도록 한 결과, 전체 앞굽음증의 감소가 일어났고, 여성이 남성 (6.7°감소)보다 7.9°의 유의한 감소를 보였다. 남녀 모두, 20~29세와 30~39세 사이에서만 작은 앞굽음증의 감소가 일어났다. 39세 이후에는, 여성만이 지속적인 앞굽음증 감소를 보였고, 남성의 주된 감소는 30~39세와 40~49세 사이에서 일어났다. 남성에서 일어난 가장 작은 앞굽음증 감소는 40~49세 그룹이었고, 통계학적 차이는 발견되지 않았다. 반면, 여성의 20~29세와 40~49세 사이에서는 유의한 앞굽음증 감소가 일어났다.

이전의 연구와는 반대로, 3개의 연구는 성별이 허리뼈 ROM에 영향을 주지 않는다고 보고했다. Loebl은 15~84세의 126명의 남녀를 대상으로 허리뼈 굽힘과 폄을 측정한 결과, 성별이 중요한 문제인지를 찾지 못했다. Bookstein 등은 6~11세의 초등학생 75명을 대상으로 허리뼈의 폄 ROM 검사를 했다. 그들은 연령이나 성별의 의한 차이점을 발견하지 못했지만, 6세 집단에서는 연령과 성별의 상호적 차이를 확인했다. 6세 여아의 허리뼈 폄 ROM은 4.1 cm, 남아는 2.1 cm였다. Wong 등은 다른 성별과 연령의 허리뼈 굽힘-폄을 평가하기 위해 전자측각기와 비디오 투시검사를 이용했다. 21~51세와 노인층의 건강한 지원자 총 100명 (남성 50명, 여성 50명)을 대상으로 연구했지만, 움직임 패턴에서 통계학적으로 성별간의 의미 있는 차이는 찾을 수 없었다.

인종과 민족성 (Race and Ethnicity)

Trudelle-Jackson 등은 20~83세의 917명을 대상으로 연구했다. 허리뼈 굽힘과 폄 ROM의 표준값은 백인 여성과 미국계 흑인 여성에서 달랐고, 다음의 3 연령그룹에서도 달랐다: 20~39세 (n=126), 40-59세 (n=412) 및 60세 이상 (n=228). 초기 휴식자세의 영향을 배제하기 위해 완전한 폄 자세와 완전한 굽힘 자세에서 전자 측각기 (BEP-Ⅶ)로 측정했다. 147명의 아프리카계 미국인 흑인 여성의 허리뼈 폄의 60°는 619명의 백인 여성의 허리뼈 폄 52°보다 컸지만, 단지 2°의 차이가 굽힘에 대한 두 여성 그룹에서 발견되었다. 그들은 다른 인종의 여성에 대한 손상 레벨을 견적하기 위해서는 다른 기준을 사용해야 한다고 제안했는데, 그 이유는 허리뼈 굽힘과 폄에 대한 표준값이 다르기 때문이다.

작업과 생활양식 (Occupation and Lifestyle)

다음의 단락에서, 허리뼈 ROM에 대한 생활 양식의 한 예가 리뷰되었고, 작업의 효과에 대해서는 2 연구가 리뷰되었다.

Sjolie는 도로 접근이 어려운 38명의 청소년과 도로 접근이 쉬운 50명을 대상으로 그들 사이의 허리 근육의 근력과 허리와 엉덩관절의 가동성을 비교했다. 그리고 그는 허리 가동성을 측정하기 위해 수정 Schober 방법을 사용했다. 그 결과에 따르면, 도로 접근이 어려운 시골에 살고 있는 청소년은 도시에 살고 있는 청소년보다 적은 허리의 폄 ROM과 뒤넙다리근의 유연성을 가지고 있었다. 스쿨버스 사용과 신체 수행능력 사이에 역관계가 존재한다는 가설을 확인했다. 스쿨버스가 운영한 거리는 뒤넙다리근의 유연성과 다른 엉덩관절 움직임과 역관계를 이루었지만, 아래쪽 허리뼈의 굽힘과는 역관계가 아니었다. 보행이나 자전거 타기에서 레저 활동은 허리 근육의 근력, 아래쪽 허리뼈의 폄 ROM과 엉덩관절의 굽힘 폄과 정관계를 이루었다.

Freidrich 등은 24~49세의 남성 하수도 근로자 22명을 대상으로 허리를 굽힘하고 걷는 동안, 척추 자세에 대한 포괄적인 실험을 실시했다. 구부정한 자세로 일하는 것이 척추 질환과 관련된 위험 요소 중의 하나로서 확인되었다. 150 cm에서 105 cm로 감소된 표준화된 하수도 높이에 대한 5가지 자세 수준이 비디오 운동분석 시스템에 의해 측정된다. 결과에 따르면, 정상 보행의 평상시 앞굽음 자세에서 가벼운 뒤굽음 자세 (150 cm 까지의 높이 제한)로 변할 때 허리뼈가 갑자기 변화되었다. 천장 높이가 감소될 때, 목은 점진적으로 앞굽음이 폄되는 자세를 취할 것이고, 등뼈는 폄되고 일자 형태를 띨 것이다. 그리고 허리뼈는 조금 더 뒤굽음될 것이다. 예상했듯이, 천장 높이의 감소로 고령의 노동자는 허리뼈의 감소된 분절 가동성과 목 앞굽음의 증가를 보였다.

미국 산업에서 허리뼈 원반 퇴행 (LDD)은 무거운 신체 하중과 관련이 있다. 다음 연구들은 두 그룹 피검자에게 LDD의 용량 관련 발생률을 연구하기 위해 MRI를 사용했다: 무거운 하중을 운반하는 평균 연령 51.2세의 과일 슈퍼마켓 노동자 393명과 클리닉내에서 보행하는 평균 연령 49.3세의 호흡질환자 160명. 참여자들은 하중 무게를 기준으로 3그룹으로 할당되었다: 가벼운 하중 그룹 (n=185), 중간 하중 그룹 (n=184), 무거운 하중 그룹 (n=184). L1-L2에서 L5-S1까지의 개별 원반이 원반 탈수화, 섬유테 열상, 원반 높이, 좁아짐, 원반의 팽대와 돌출, 퇴행, 척수사이구멍의 좁아짐, 압박하는 신경뿌리 등을 위해 평가되었다. 중간 하중에 의한 원반 팽대는 L2-L3와 L3-L4에서 관찰되었고, 무거운 하중에 의한 원반 팽대와 신경뿌리 압박은 L4-L5와 L5-S1에서 관찰되었다. 탈수화는 L4-L5에서 가장 많이 관찰되었고 (69%), 그 다음이 L5-S1이었다 (63.7%). 그리고 원반 팽대는 L4-L5에서 가장 많이 발생했다 (61%). 이들 결과는 역학적 하중이 원반 병리와 그리고 누적 하중과 LDD 사이의 용량-반응 관계에 중요한 역할을 한다는 가설을 지지했다.

기능적 ROM (Functional Range of Motion)

기능적 ROM은 ADL 수행에 필수적이고, 표준값에 대한 지식은 치료사와 환자의 동기부여에 대한 지침을 제공하는데 필수적이다.

Bible 등은 20~70세의 60명 건강한 지원자 (30명 여성과 30명 남성)를 대상으로 허리뼈의 ROM을 측정하기 위해 비침습 전자 측각기와 torsiometer를 사용했다. 이들 지원자는 4그룹으로 할당되었다. 지원자들에게 모든 운동면에서 일어나는 최대 허리뼈 ROM을 수행하도록 주문했고, 또 ADL 활동에 요구되는 기능적 ROM 요건을 결정하기 위해 15개의 ADL을 수행하도록 주문했다. 15개의 모든 ADL을 수행하는데 요구되는 기능적 ROM의 범위는 3~49°의 굽힘-폄 (중간값 9°), 2-11°의 옆굽힘 (중간값 6°), 그리고 2~7°의 돌림 (중간값 5°) 였다. 굽힘 기법과 쭈그려앉기 기법을 사용하는 바닥으로부터 2파운드의 원형 무게를 들어올리는 활동은 대다수의 ROM을 필요로 했다. 그러나 쭈그려 앉기와 물건 집어 들기는 무릎을 편한 채 몸통을 숙이는 것에 비해 시상면의 움직임을 덜 한다 (각각 42°와 48°).

Hsieh와 Pringle은 평균 연령 26.5세의 건강한 48명을 대상으로 ADL 수행에 요구되는 허리뼈 움직임의 양을 측정하기 위해 CA-6000 Spinal Motion Analyzer (orthopedic Systems, Inc., Hayward, CA)를 이용했다. 활동으로는 선 자세에서 앉은 자세, 앉은 자세에서 선 자세, 양말 신기와 바닥에 놓인 물건 줍기 등이 있다. 활동을 위한 피검자의 최대 굽힘 각도는 선 자세에서의 최대 굽힘 각도로 표준화되었다. 선 자세에서 앉은 자세와 앉은 자세에서 선 자세(그림 12.57)는 약 56~66%의 허리뼈 굽힘을 요구했다. 앉은 자세에서 선 자세로의 이동은 평균 34.6°였고, 반대로 선 자세에서 앉은 자세로의 이동은 평균 48°였다. 양말 신기 (그림 12.58)는 허리 굽힘의 90% (mean=56.4°와 SD=15°)를 요구했고, 바닥에 놓인 물건 줍기 (그림 12.59)는 허리 굽힘의 95% (평균 60.4°)를 요구했다. 이 결과를 볼 때, 허리뼈 ROM의 제한이 옷 입기와 다른 행동을 독립적으로 수행하기 위한 개인의 능력에 어떻게 영향을 미치는지 이해할 수 있다.

Levine 등은 20명의 건강한 여성 대학생 (평균 연령 23.4세)을 대상으로 허리 척추 움직임의 변화를 결정하기 위해 서기, 걷기, 그리고 뛰기를 3가지 경사각도의 트레드밀에서 수행했다. Vicon 동작 분석장치에서 나온 결과에 따르면, 전체 허리뼈 ROM은 보행때보다 달리기할 때 크게 나타났고, 수평면 각도나 오르막 각도보다는 내리막 각도에서 보행할 때가 더 높게 나타났다. 최대 허리뼈 폄 (골반 앞쪽경사)은 3가지 경사 각도의 트레드밀에 서 있을 때 나타났다.

Guoan 등의 연구에서, 그들은 8명의 건강한 지원자를 대상으로 제한되지 않는 기능적 체중부하 활동을 하는 동안 척추뼈 움직임을 측정하기 위해 영상 기법과 MRI를 사

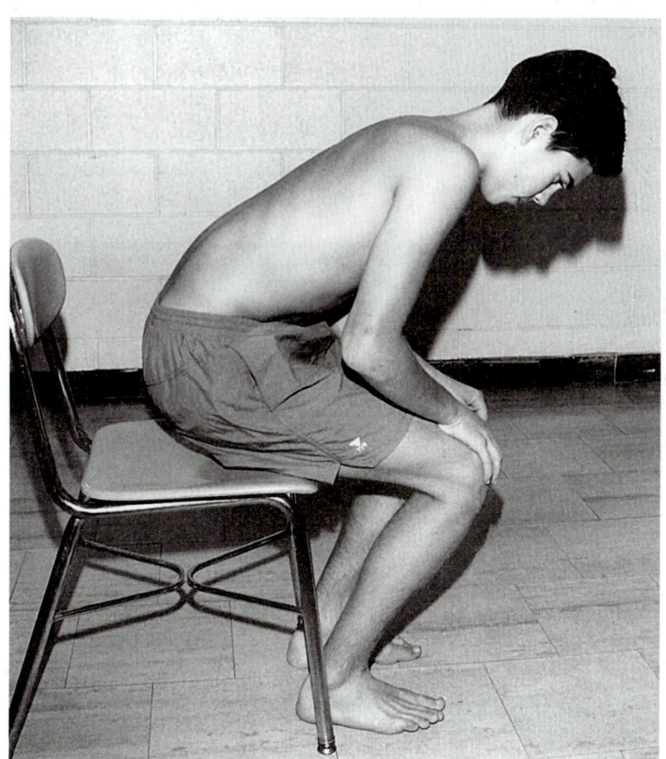

그림 12.57 앉은 자세에서 선 자세로의 이동은 평균 35°의 허리뼈 굽힘을 요구한다.

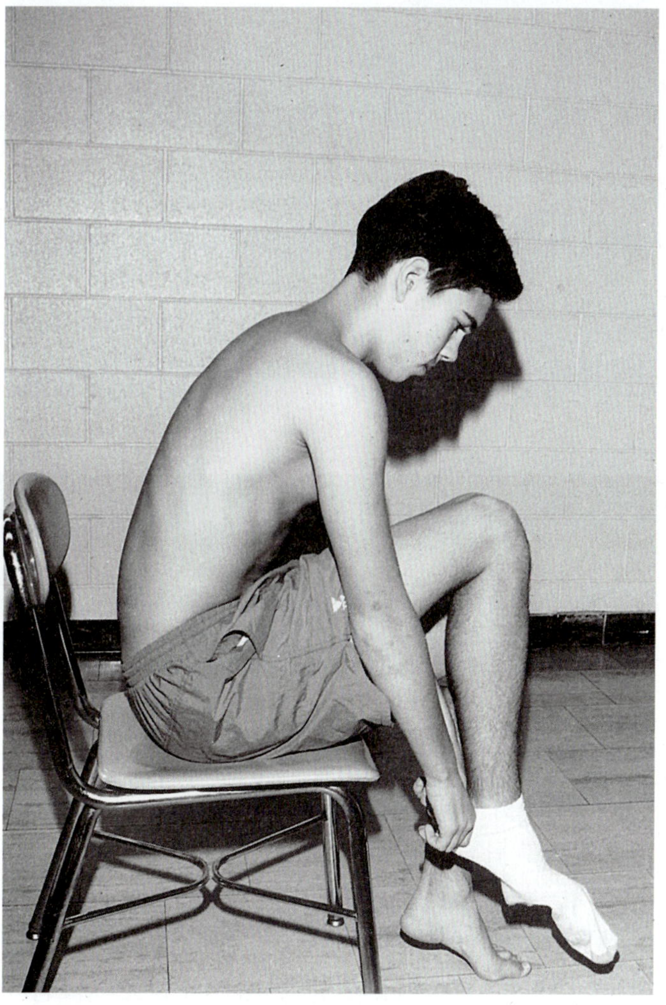

그림 12.58 양말 신기는 평균 56°의 허리뼈 굽힘을 요구한다.

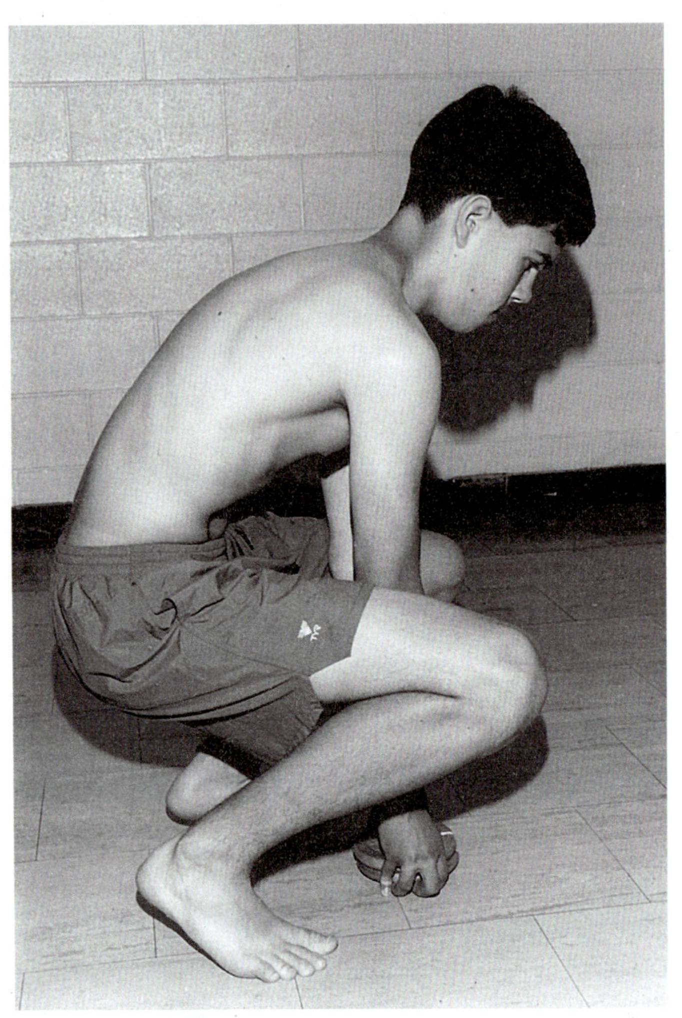

그림 12.59 바닥에 놓인 물건을 집는 것은 평균 60°의 허리뼈 굽힘을 요구한다.

용했다. 굽힘-폄, 왼쪽-오른쪽 옆굽힘, 왼쪽-오른쪽 돌림 이외에 짝운동도 측정했다. 굽힘-폄 움직임의 결과에 따르면, 위쪽 허리뼈 (L2-L3)는 5.4°의 굽힘였고, 중간 허리뼈 (L3-L4)는 4.3°의 굽힘였고, 아래쪽 허리뼈 (L4-L5)는 1.9°였다. 왼쪽-오른쪽 옆굽힘을 하는 동안에는 L4-L5가 L2-L3와 L3-L4보다 컸지만, 유의한 차이를 보이지 않았다. 부가적으로, L4-L5는 L2-L3보다 돌림에서 유의하게 큰 ROM을 가졌다 ($P<0.05$).

신뢰도와 타당도 (Reliability and Validity)

신뢰도와 타당도에 대한 다음 단락은 측정을 얻는데 사용된 도구와 방법에 따라 나뉘어져 왔다. 그러나 단락들 사이에 일부 중첩되는 부분이 있는데, 그 이유는 몇몇 연구자들이 한 연구에서 다양한 도구와 방법을 사용했기 때문이다.

등뼈 ROM을 측정하기 위해 많은 도구들이 이용되었다. Johnson 등은 18~45세의 지원자 15명의 남성과 30명의 여성을 대상으로 5가지의 등뼈 돌림 ROM 기법을 수행했다. 3명의 검사자가 다음의 자세들에서 돌림을 측정하기 위해 투명한 표준 유니버설 측각기 (20 cm)를 사용했다: 앉은 자세에서 나무막대를 몸통 앞쪽과 등 뒤쪽에 배치하고, 절반 무릎꿇기 자세에서 나무막대를 몸통 앞쪽과 등 뒤쪽에 배치하고, 네발기기 자세 등. 후자의 검사 자세에서의

표 12.5 등뼈: 돌림 측정에 대한 검사간 신뢰도와 검사자간 신뢰도

검사간 신뢰도 (같은 날)	ICC	SEM	MDC	검사자간 신뢰도 (동일 회기)	ICC	SEM	MDC
앉은 자세에서의 돌림 (나무막대를 뒤쪽에 배치)	0.94	0.76	2.10	앉은 자세에서의 돌림 (나무막대를 뒤쪽에 배치)	0.85	2.03	5.61
앉은 자세에서의 돌림 (나무막대를 앞쪽에 배치)	0.8	1.74	4.83	앉은 자세에서의 돌림 (나무막대를 앞쪽에 배치)	0.87	1.72	4.77
절반 무릎꿇기 자세에서의 돌림 (나무막대를 뒤쪽에 배치)	0.95	0.78	2.16	절반 무릎꿇기 자세에서의 돌림 (나무막대를 뒤쪽에 배치)	0.92	1.26	3.49
절반 무릎꿇기 자세에서의 돌림 (나무막대를 앞쪽에 배치)	0.92	1.18	3.27	절반 무릎꿇기 자세에서의 돌림 (나무막대를 앞쪽에 배치)	0.94	1.03	2.84

ICC=등급내 상관계수; SEM=측정의 표준오차; MDC=최소감지변화

(출처: Adapted from Johnson, KD, 등: Reliability of thoracic spine rotation range-of-motion measurements in healthy adults. J Athl Train 47 (1):52, 2012.)

지원자들은 상체를 지지하기 위해 팔꿈치와 아래팔을 바닥에 배치한다. 버블 경사계를 T1-T2에 위치한 어깨뼈가시에 배치하고, 지원자는 머리를 돌림하는 쪽의 동측 손을 머리 뒤쪽에 배치한 후 네발기기자세를 유지하면서 머리를 돌림한다.

허리뼈 잠김 자세는 가장 작은 돌림 ROM (40.8°)을 산출했고, 가장 큰 돌림 ROM (60.6°)은 나무막대를 몸통 앞쪽에 배치한 절반 무릎꿇기 자세에서 일어났다. 모든 검사간 ICC와 검사자간 ICC의 값은 0.85이상이었고, 모든 기법은 앉은 자세, 절반 무릎꿇기 자세, 허리뼈 잠김 자세에서의 등뼈 돌림 측정에 대한 낮은 측정 표준오차 (3°미만)와 최소감지변화 (6°미만)를 가졌다.

일부 지원자는 절반 무릎꿇기 자세 (나무막대를 몸통 앞쪽과 뒤쪽에 각각 배치하고)를 취할 때 균형을 유지하는데 어려움을 겪었다. 사실, 지원자가 무릎 꿇기 자세를 취하는데 막을 수 있는 질환이 있으면, 절반 무릎 꿇기 자세 검사를 방해할 것이다 (표 12.5 참고).

다음의 도구들이 등뼈 뒤굽음을 측정하기 위해 사용되었다: 투명 디지털 플라스틱 측각기, 경사계, flexicurve kyphosis angle과 flexicurve index, Debrunner kyphometer, SpinalMouse, 줄자, 비디오 카메라, arcometer 및 방사선 촬영 등. Azadinia 등은 뒤굽음증 환자 105명을 대상으로 Cobb 각도를 사용했다. 디지털 경사계와 flexicurve도 뒤굽음증을 측정하기 위해 사용되었다. 디지털 경사계는 30세 이상의 젊은 환자와 50세 이상의 고령층 환자에게 타당한 도구였고, 반면 이들 양쪽 연령 그룹에서 flexicurve의 타당도는 poor 등급이었다. 디지털 경사계는 같은 연령 그룹에서 높은 등급의 검사간 신뢰도와 검사자간 신뢰도를 가졌고, 반면 flexicurve는 수용가능한 검사간 신뢰도를 가졌고, poor 등급의 검사자간 신뢰도를 가졌다.

Greendale 등은 118명 지원자의 기준으로써 수정 Cobb 각도를 사용했고, 다음의 측정도구를 이용했다: Debrunner 뒤굽음 각도, flexicurve index 및 flexicurve kyphosis angle. Azadinia 등의 소견과는 달리, 결과에 따르면, 이들 모든 측정도구는 강하고 비슷한 타당도와 신뢰도를 가졌던 이 연구에 사용되었다.

Barrett, McCreesh와 Lewis는 2개의 중력 경사계, flexicurve index, flexicurve kyphosis angle을 이용한 등뼈 뒤굽음을 측정했다. 경사계의 발 부분을 T1-T2의 가시돌기와 T12-L1의 가시돌기 위에 배치했다. 검사간 신뢰도는 excellent 했고, 모든 방법에서 매우 비슷했지만, flexicurve index와 flexicurve kyphosis angle는 경사계보다 높은 검사간 신뢰도를 가졌다. 그러나 검사자간 신뢰도를 위해, 이중 경사계는 excellent 신뢰도를 가졌지만, 다른 2개의 도구는 good 신뢰도만 가졌다.

허리뼈 ROM을 측정하기 위해 비슷한 도구가 이용되었다. 허리뼈에 국한된 도구는 BROM Ⅱ이었다. Littlewood와 May은 낮은 기술 측정 방법이 허리뼈 ROM을 측정하기 위해 타당한지 확인하기 위해 86개의 ROM 연구를 체계적으로 검토했다. 4개의 연구만이 Samo 등, Saur 등, Williams 등, Tousignant 등은 다음 기준을 충족했다: 영어로만 작성되었고, 방사선 사진과 비교하여 타당도를 평가했고, 비특이성 허리통증을 가진 성인을 포함했고, 타당도를 판단할 수 있는 측정 정확도를 포함했다. 그러나 모두는 검사자를 블라인딩하는 기준을 충족하지 못했다. 4개의 연구 중 3개의 연구가 이중 경사계를 사용했고, 나머지 연구는 수정-수정 Schober 검사 (MMST)를 이용했다. Littlewood와 May는 정상적 분석은 수행했지만 메타 분석을 수행하지 않았다. 이중 경사계 방법에 대하여, 이들은 방사선 분석과 비교해 전체 허리 ROM 측정의 타당도에 대한 확증을 제한했다; 허리 굽힘 ROM 측정의 타당도에 대한 모순되는 근거가 발생했다; 그리고 허리 폄 측정의 타당도 부족에 대한 확증이 제한되었다고 결론을 내렸다. MMST에 대해, 그들은 허리 굽힘 ROM 측정의 타당성 부족에 대한 확증이 제한되었다고 했다. 그들은 검사절차의 타당도에 대한 과학적 증거가 필요하다는 결론을 내렸다.

MacDermid 등은 MMST와 비교해 Tracker ME 이중 경사계의 신뢰도와 타당도를 조사했다. 허리통증이 없는 20명의 피검자와 허리 통증 환자 20명이 표본에서 선택되었다. 2명의 검사자가 각 피검자에 대한 시상면 허리뼈 ROM을 측정했다. CDI로 2개의 분리 검사가 이루어졌고, MMST로 하나의 검사가 수행되었다. 검사간 신뢰도는 양쪽 CDI (0.85−0.96의 ICC)과 MMST (ICC=0.84−0.98)에서 high에서 very high 였다. 그러나 CDI 단위가 동일 검사자나 다른 검사자에 의해 재위치될 때, 신뢰도는 poor에서 moderate였다 (ICC=0.16−0.59). MMST의 검사자간 신뢰도는 moderate

에서 high였지만 (ICC=0.75−0.82), 동시 타당도는 CDI와 MMST 사이의 상관관계가 poor 등급의 허리뼈 굽힘을 보였다.

다른 리뷰에서, Essendrop 등은 1980~1999년까지 허리 ROM 측정, 근력과 지구력 측정에 대한 신뢰도의 연구를 위해 데이터베이스를 검증했다. 79개 연구가 포함되었고, 이들 중 6개가 질적 연구에 대한 미리 결정된 기준을 충족하고 허리 ROM 측정에 초점을 맞추었다. 이런 제한된 연구를 기반으로 명확한 결론을 내리는데는 어려움이 있다고 지적했고, 그들은 줄자가 굽힘 측정에 가장 안정적인 도구라고 보고했다. 신뢰할 수 있는 폄 측정은 리뷰된 도구중에서 어떤 도구로도 측정하기 어렵다. 개개인이 아닌 그룹을 비교할 때, 줄자와 Cybex EDI 320 측각기가 몸통 옆굽힘 측정에 신뢰할 수 있다. 몸통 돌림 측정은 이중 경사계, Myrin 경사계, 줄자, 유니버설 측각기를 포함하여 모든 도구에서 대부분 신뢰할 수 없었다.

경사계의 신뢰도 (Reliability of the Inclinometer)

미국의학협회의 Guides to the Evaluation of Permanent Impairment 5판은 경사계를 사용하는 "측정기법이 신뢰할 만한 척추 가동성 측정을 얻는데 꼭 필요하다."고 언급했다. 그러나 ROM은 더 이상 손상을 정의하는 기초로서 제안되지 않는데, 그 이유는 다양한 결과와 높은 질적 근거를 제공하는 문헌이 없기 때문이다. 허리뼈 ROM은 특정 병리와 영구적 기능 상태를 알려주는 기준으로써 AMA Guide 6판에서는 삭제되었다.

Williams 등의 연구는 줄자로 측정한 것과 경사계로 측정한 것을 비교했다. 그들은 이중 경사계 측정에 대한 검사자간 신뢰도가 의심스러웠음을 확인했다 (표 12.6). 이중 경사계를 사용했을 때의 신뢰도 문제는 경사계를 정확히 유지하기 어렵고, 표식점을 정확하게 확인하는 것이 쉽지 않다는 점이다. 다른 문제점은 검사와 재검사 사이의 기간이 너무 길었고, 검사자가 측정 도구를 사용하는 연습이 부족했다는 것이다.

Loebl은 척추 가동성을 측정하는데 믿을 만한 기술은 방사선 뿐이라고 진술했다. 그러나 방사선은 비싸고 피검자가 위험에 노출될 수 있다; 더군다나, ROM 평가에 대한 방사선의 타당도가 밝혀지지 않았다. 그러므로 연구자들은 허리뼈 움직임에 대한 신뢰가 있고 타당한 측정을 위한 연구에서, 다양한 장비와 방법을 사용했다. Loebl은 9명의 피검자를 대상으로 굽힘과 폄을 측정하기 위해 경사계를 사용했다. 그는 5번 반복된 능동 측정에서, 가장 일치된 피검자의 5°에서 가장 불일치한 피검자의 23°까지 ROM은 다양했음을 알아냈다. 이런 다양성은 하루를 기준으로 측정했을 때보다 시간 기준으로 측정했을 때 감소되었다.

Mayer 등은 18명의 건강한 피검자를 대상으로 14명의 검사자로 하여금 3가지 측정도구를 사용하여 허리뼈 ROM의 측정을 반복하도록 했다: 액체 경사계, kyphometer, 전자 경사계. 이들 3개의 장비는 검사자들 사이에서 동등한 신뢰도를 가졌지만, 현저한 차이를 보였다. 나쁜 검사자간 신뢰도가 가장 두드러지는 변인의 원인이다. 그들은 장비를 배치하는 지점이 검사자들 사이에서 달랐고, 필수 표식점의 위치를 정확하게 찾을 수 없다는 것이 이런 차이의 원인임을 확인했다.

Saur 등은 18~60세의 만성 허리통증 환자 54명을 대상으로 Pleurimeter V 경사계를 사용하여 허리뼈 ROM을 측정했다. 측정은 경사계의 배치 위치로 사용된 T12와 S1의 표식점을 방사선으로 검증한 경우와 그렇지 않은 경우로 이루어졌다. 48명의 환자를 대상으로 완전 사이클의 굽힘-폄에 대한 경사계 측정의 검사자간 신뢰도는 high 등급 (r=0.94)이었고, 반-사이클 굽힘에 대한 검사자간 신뢰도는 good 등급 (r=0.88)이었다. 그러나 폄에 대한 검사자간 신뢰도는 좋지 않았다 (r=0.42). 그들은 Pleurimeter V가 허리뼈 ROM을 측정하기에 신뢰도와 타당도가 있는 방법이었고, 이 도구의 사용은 엉덩관절의 움직임과 척추의 움직임을 구별할 수 있다고 결론지었다.

Chen 등은 3명의 검사자로 하여금 Pleurimeter V (이중 경사계), 목수용 이중 경사계, 전산화되는 단일 센서 경사계를 이용하여 허리뼈 ROM을 측정하도록 했다. 검사자간 신뢰도의 ICC 값은 0.75 미만으로써 poor 등급이었다. 단일 경사계를 제외한 검사간 신뢰도는 0.90보다 낮았다. 그들은 측정 오차의 가장 큰 원인이 검사자와 연관 요소 때문이라고 했고, 이들 3가지 방법이 임상에서 잘 사용되지 않는다는 결론을 내렸다.

Mayer 등은 38명의 건강한 피검자를 대상으로 Cybex EDI-320 (Lumex, Ron Konkoma, NY), 단일 센서 경사계를

표 12.6 등허리뼈와 허리뼈의 ROM에 대한 검사간 신뢰도와 검사자간 신뢰도

연구	n	표본	방법	움직임	검사간 ICC	검사자간 ICC
건강한 사람						
Madson 등[71]	40	건강한 성인; 20–40세; 평균연령 25.5세	BROM*	굽힘	0.67	
				폄	0.78	
				오른쪽 옆굽힘	0.91	
				오른쪽 돌림	0.88	
Kondratek 등[28]	15	건강한 아동; 5–11세	BROM II*	굽힘	0.53 – 0.71	
				폄	0.82 – 0.94	
Petersen 등[77]	21	건강한 피검자; 10–79세	OSI CA–6000†	굽힘	0.90	0.85
				폄	0.96	0.96+
				오른쪽 옆굽힘	0.89	0.85
				오른쪽 돌림	0.95	0.90
Breum 등[70]	47	건강한 성인; 18–38세; 평균연령 26세	BROM	굽힘	0.91	0.77
				폄	0.63	0.35
				오른쪽 옆굽힘	0.89	0.89
				오른쪽 돌림	0.57	
환자						
Nitschke 등[60]	61	허리통증 환자; 20–65세	유니버설 측각기	굽힘	0.92	0.84
				폄	0.81	0.63
				오른쪽 옆굽힘	0.76	0.62
			이중 경사계 +	굽힘		
				폄	0.90	0.52
				오른쪽 옆굽힘	0.70	0.35
					0.90	0.18
Williams 등[17]	15	허리통증을 가진 아동	이중 경사계*	굽힘		0.60
				폄		0.48
Kachingwe and Phillips[72]	91	허리통증을 가진 성인; 평균 연령 = 28세	BROM*; 2명의 검사자	굽힘	0.79, 0.84	0.74
				폄	0.60, 0.74	0.55
				오른쪽 옆굽힘	0.84, 0.85	0.79
				오른쪽 돌림	0.68, 0.76	0.60
				왼쪽 돌림	0.58, 0.69	0.64

SD=표준편차; BROM= BROM 장비; OSI CA–6000=Spinal Motion Analyzer
* Back ROM
† 등허리뼈 ROM

사용하여 피검자의 허리뼈 ROM을 측정했다. 완전 사이클의 시상면 ROM이 가장 정확하게 측정되었고, 폄 ROM의 정확도가 가장 떨어졌다. 허리뼈 시상면 ROM 측정의 임상 효용성은 검사자가 T12와 S1의 위치를 잘 확인하고, 엉치뼈에 경사계를 잘 고정했을 때 좋게 일어난다. 장비 오류는 검사과정과 연관된 오류를 무시함으로써 일어났다. 그들은 비경험의 검사자가 사용할 때 일어나는 오류의 가장 큰 원인을 제거하는 것이 무엇보다 중요한다는 것을 확인했다.

Nitschke 등은 만성 허리통증 환자 남녀 34명을 대상으로, 두 명의 검사자로 하여금 다음의 측정 방법을 비교하도록 했다: 허리뼈 ROM을 위한 이중 경사계 방법 (굽힘,

폄, 옆굽힘)과 등허리뼈 ROM을 위한 플라스틱 긴 팔 측각기 (굽힘, 폄, 옆굽힘, 돌림). 긴팔 측각기로 측정한 굽힘을 제외한, 모든 측정의 검사자간 신뢰도는 나빴다 (표 12.6 참고). 이중 경사계 방법에는 전체적인 오류가 없었다. 그러나 모든 측정에 대한 큰 임의의 (무작위의) 오류는 있었다. 그들은 측정의 표준오차가 ICC보다 신뢰도 지표가 더 낫다는 결론을 내렸다.

Salamh와 Kolber는 중력 경사계와 아이폰 (경사계 애플리케이션)의 신뢰도, 최소감지변화, 동시 타당도에 대한 연구를 수행했다. 2명의 검사자는 30명의 피검자를 대상으로 허리뼈 앞굽음을 측정하기 위해 양쪽 도구를 사용했다. 경사계 (검사간 ICC=0.90, 검사자간 ICC=0.85)와 아이폰 (검사간 ICC=0.96, 검사자간 ICC=0.81)에 대한 검사간 신뢰도와 검사자간 신뢰도는 좋았다. MDC는 7°나 6°이상의 큰 변화가 아이폰이나 경사계를 사용하는 오차의 역치를 초과하는 것을 의미한다.

경사계의 타당도 (Validity of Inclinometers)

Saur 등은 경사계 ROM 측정과 방사선 사진 ROM 측정의 상관관계를 볼 때 굽힘 (r=0.98)과 전체 허리뼈 굽힘-폄 ROM (r=0.97)에서는 선형적인 상관관계를 볼 수 있었지만, 폄에서는 연관성이 좋지 않았다 (r=0.75).

Saur 등의 소견과는 반대로, Samo 등은 경사계 사용에 대한 나쁜 기준 타당도를 보고했다. Samo 등은 30명을 대상으로 허리뼈 ROM 방사선 측정과 다음의 3가지 도구 측정을 비교했다: Pleurimeter V (이중 경사계), 목수용 이중 경사계, 단일 센서 경사계. 방사선과 각 방법 사이의 모든 ICCs는 0.90 이하이었고, 그러므로 그들은 나쁜 기준 타당도를 가졌다고 판단했다.

MacDermid 등은 Tracker ME (이중 경사계 (CDI))와 수정-수정 Schober 검사 (MMST)를 이용하여 허리뼈의 굽힘과 폄 측정에 이용했고, 측정에 대한 동시 타당도, 검사-재검사 신뢰도, 검사간 신뢰도, 검사자간 신뢰도를 결정하기 위해 연구를 수행했다. 평균 연령 26 (8)세의 40명의 피검자를 대상으로 2가지 측정 방법이 이루어졌다. 그룹의 절반은 몇개월 전에 허리통증을 경험했고, 다른 절반은 통증을 경험하지 않았다. 시도간 신뢰도는 CDI (ICC=0.85–0.96)와 MMST (ICC=0.84–0.98) 모두에서 high 등급에서 very high 등급이었다.

그러나 CDI 단위가 동일 검사자 (ICC=0.16–0.59)나 다른 검사자에 의해 재위치되었을 때, 신뢰도는 poor에서 moderate였다. MMST에 대한 검사자간 신뢰도는 moderate에서 high였고 (ICC=0.75–0.82), 이것은 CDI (ICC=0.45–0.52)에 의해 얻어진 상관관계보다 더 좋았다. CDI와 MMST 사이의 상관관계는 굽힘에서는 poor 등급 (0.32)이었고, 폄에서는 poor 등급에서 moderate 등급 (−0.42–0.51)이었다. 그들은 MMST 방법이 CDI 방법보다 더 신뢰성이 있다는 결론을 내렸지만, 동시 타당도와 이 시스템의 신뢰도는 여전히 증명되지 않았다고 결론을 내렸다.

유니버설 측각기의 신뢰도 (Reliability of Universal Goniometers)

Nitschke 등은 허리통증 환자 남녀 34명을 대상으로 이중 경사계와 유니버설 측각기를 이용하여 허리뼈 ROM을 측정했다. 모든 허리뼈 ROM을 측정하기 위해 유니버설 측각기를 사용했다. 유니버설 측각기로 측정한 굽힘을 제외한, 두 도구의 모든 측정에 대한 검사자간 신뢰도는 낮았다 (표 12.6 참고).

Fitzgerald 등은 등허리뼈의 옆굽힘과 폄을 측정하기 위해 유니버설 측각기를 사용했다. 두 검사자는 물리치료학과 학생 17명 지원자를 대상으로 반-사이클 운동을 측정했다. 왼쪽 옆굽힘 측정에 대한 검사자간 신뢰도는 높았고 (r=0.91), 폄에 대한 신뢰도는 약간 높았고 (r=0.88), 오른쪽 옆굽힘에 대한 신뢰도는 중간정도였다 (r=0.76).

Olson과 Goehring는 아래쪽 몸통 돌림을 측정하기 위해, 평균 연령 23.3세의 41명 피검자를 대상으로 특별한 프로토콜과 14인치의 측각기를 이용하는 값싼 방법을 개발하고 검증했다. 오른쪽 돌림의 검사간 신뢰도는 0.59~0.82였고, 왼쪽 돌림의 검사간 신뢰도는 0.76~0.82였다. 오른쪽 돌림의 검사자간 신뢰도는 0.62~0.83였고, 왼쪽 돌림의 검사자간 신뢰도는 0.75~0.77였다.

유니버설 측각기의 타탕도 (Validity of Universal Goniometers)

Wellmon 등에 의해 유니버설 측각기, 경사계, 그리고 2가지 모바일 측각기 애플리케이션 (Goniometer Records와

Goniometer Pro)의 동시 타당도와 검사자간 신뢰도를 측정하는 최근의 연구가 수행되었다. 이들 애플리케이션은 다음의 스마트폰에서 인스텔되었다: 애플의 아이폰, LG의 안드로이드, 삼성의 S111 안드로이드. 인체의 경첩관절 움직임을 측정하는 3개의 표준화된 각도가 각도 변화를 측정하기 위해 구축되었다. 측정은 이들 3개의 도구를 사용해 본 적이 있는 3명의 물리치료사에 의해 이루어졌다. 스마트폰 애플리케이션, 경사계 및 유니버설 측각기에 대한 검사자간 신뢰도도 매우 우수했다 (ICC=0.995−1.000). 동시 타당도도 매우 우수했고, 도구 사이의 차이는 낮았다 (−0.4−1.2°). 스마트폰 때문, 즉 애플리케이션과 검사자의 스킬 때문에 일어날 수 있는 측정의 오차는 2°미만일 것으로 간주된다. 그러므로 연구자들은 ROM 평가 때 일반적으로 일어나는 각도 변화를 측정할 때 2개의 인스텔된 애플리케이션을 가진 3개의 스마트폰은 유니버설 측각기나 경사계와 대체될 수 있다는 결론을 내렸다.

Nattrass 등은 3가지 손상 수치로서 이중 전자 경사계의 허리뼈 측정과 유니버설 측각기의 등허리뼈 측정을 비교했다. 만성 허리통증을 가진 20~65세의 34명 환자를 연구했다. 그 결과, 유니버설 측각기로 측정한 굽힘 ROM만이 50% 이상 크게 나타났다.

수정-수정 Schober 검사의 신뢰도 (Reliability of the Modified-Modified Schober Test)

Williams 등은 만성 허리통증을 가진 평균 연령 36세의 지원자 15명을 대상으로 굽힘과 폄을 측정했다. 그들은 이중 경사계 방법과 당김방법으로 소개된 MMST를 비교했다. MMST에 대한 검사자 1의 검사간 피어슨 상관계수는 0.89이었고, 검사자 2의 피어슨 상관계수는 0.78, 검사자 3의 상관계수는 0.83이었다. MMST에 대한 3명의 물리치료사 검사자간 피어슨 상관계수는 0.72의 굽힘에서 0.77의 폄까지였다. 물리치료사들은 검사를 하기 전에 각 방법에 대한 표준화 절차를 사용하는 훈련을 받았다. 그러므로 MMST는 이중 경사계 방법을 사용하는 것 보다 더 쉽고 빨랐다. MMST 방법을 사용하는 단점 중의 하나는 모든 연령 집단에 맞는 기준을 설정할 수 없다는 점이다.

Tousignant 등은 허리통증이 있는 31명 환자를 대상으로 허리 굽힘 ROM 측정을 얻기 위해 MMST을 사용했다. 그들은 검사간 신뢰도 (ICC=0.95)가 high 등급이었음을 발견했고, 매우 좋은 검사자간 신뢰도 (ICC=0.91)도 발견했다.

MacDermid 등은 Tracker ME인 이중 경사계 (CDI)의 신뢰도와 타당도를 사용했고, 그들은 이 도구를 수정-수정 Schober 검사 (MMST)와 비교했다. 검사간 신뢰도는 CDI (ICC=0.85−0.96)와 MMST (ICC=0.84−0.98) 양쪽 모두에서 high에서 very high이었다. MMST에 대한 검사자간 신뢰도는 moderate에서 high 등급 (ICC=0.75−0.82)이었지만, CDI와 MMST사이의 상관관계를 보여주는 동시 타당도는 허리뼈 굽힘에서 나쁜 편이었다.

수정-수정 Schober 검사의 타당도 (Validity of the Modified-Modified Schober Test)

MMST을 이용한 허리 굽힘과 폄을 측정할 때는 찾기 쉬운 표식점을 사용하기 때문에 MMST가 MST와 Schober 검사보다 더 나은 방법이라 했다; 그러나 타당도를 확인할 수 있는 많은 연구가 요구된다. Tousignant 등은 허리통증 환자 31명 대상으로 허리 굽힘 ROM 측정을 얻기 위해 MMST을 사용했다. 그들은 기준으로써 X-ray에서 계산 측정과 이들 측정을 비교했다. 이 비교는 MMST가 적당한 타당도 (r=0.67; 95% 신뢰구간=0.44−0.84)를 가졌음을 보여주었다. 1 cm의 최소측량감지변화 (MMDC)가 이들 환자 그룹에서 excellent 한 것으로 나타났지만, 적당한 타당도 결과 때문에, 그들은 더 많은 연구가 검사의 타당도를 수립하는데 필요하다고 제안했다.

폄을 위한 Prone Press-Up 검사의 신뢰도 (Reliability of Prone Press-Up Test for Extension)

Bandy와 Reese는 다음 두 조건하에서 허리 폄을 측정하기 위해 엎드려서 상체들어올리기의 신뢰도를 비교했다: 골반 움직임을 제어할 수 있는 스트랩 적용과 그렇지 않는 경우. 이 연구는 평균 연령 26세의 장애가 없는 63명을 대상으로 했다. 폄 ROM 측정은 경험이 있는 검사자와 학생 그룹으로 나누어 줄자로 이루어졌다. 검사간 신뢰도는 경험이 있는 그룹에서는 스트랩 적용 (ICC=0.91)과 스트랩 비적용 (ICC=0.90) 모두에서 우수했고, 학생 그룹에서도 좋게 나왔다. 스트랩 적용과 스트랩 비적용 모두에서 검사자간 신뢰도가 좋게 나왔다 (각각, ICC=0.87와 ICC=0.85).

불행하게도, 이 검사는 매우 어린 아동이나 연령이 많은 노인층, 그리고 팔의 약증을 가진 사람에게는 적용할 수 없다. 본 책에서는 이 검사법을 등허리 움직임의 측정으로서 소개하고 있다.

앞쪽굽힘을 위한 fingertip-to-floor 검사의 신뢰도와 타당도 (Reliability and Validity of the Fingertip-to-Floor Test for Forward Flexion)

Perret 등의 신뢰도 연구는 평균 연령 52세의 허리통증 환자 32명을 대상으로 했다. 검사간 신뢰도와 검사자간 신뢰도 모두 우수했다 (ICC=0.99). 타당도 연구에는 허리통증 환자 10명 (평균 연령 42세)만이 참여했다. 두 가지의 측면 방사선 촬영: 하나는 중립위 서기에서 환자의 척주 촬영이고, 다른 하나는 완전한 몸통 굽힘 자세에서 촬영한 것이다. 몸통 굽힘의 타당도 검사의 Spearman의 상관계수는 우수했다 (r=0.96). 민감도 연구에는 허리통증 환자 72명이 참여했다. fingertip 검사는 변화에 아주 민감했고, fingertip-to-floor 방법의 민감도는 높게 나타났다.

Haywood 등도 강직성 척추염 환자 77명을 대상으로 앞쪽 굽힘의 fingertip-to-floor검사의 신뢰도, 타당도, 그리고 민감도를 평가했다. 그들은 검사간 신뢰도 (ICC=0.94)와 검사자간 신뢰도 (ICC=0.99)가 우수했음을 확인했다. 또한 검사는 6개월의 건강에서 자기 인식 변화에 가장 민감했다. 그들은 임상 직무와 연구에 이 검사법을 권장한다.

Viitanen 등은 fingertip-to-floor 검사가 X-ray에서 볼 수 있는 등 허리뼈 변화 (디스크의 석회화, 인대의 뼈형성, 골단관절의 변화)와 중요한 연관성이 있다고 했다.

Pile 등은 3명의 물리치료사와 류머티스 학자, 류머티스 전문의로 하여금 10명의 환자를 대상으로 2번 측정을 실시하도록 하여, 시상면의 fingertip-to-floor 검사에 대한 검사자간 신뢰도 (ICC=0.95)가 우수했음을 확인했다.

Lindell 등은 50명의 피검자 (목 통증 또는 허리통증이 있는 30명과 20명의 건강한 참가자)를 대상으로 숙련된 물리치료사와 의학적 경험을 쌓지 않은 연구 조교를 검사자로 하여, 모두 검사자의 검사간 신뢰도 (ICC=0.95와 SEM=0.9)가 우수했음을 확인했다. 검사자간 신뢰도도 ICC 값이 0.95이상이었고, SEM 값도 0.9~1.2 cm이었다.

Gauvin, Riddle과 Rothstein은 의자에 피검자를 배치하고 피검자의 가운데 손가락끝과 의자와 간격을 측정하는 수정된 fingertip-to-floor 검사법을 사용했다. 허리통증 환자 73명이 연구에 참여했고, 검사간 신뢰도 (ICC=0.98)와 검사자간 신뢰도 (ICC=0.95)가 모두 높았다. 수정 fingertip-to-floor 검사법은 많은 사람의 손가락끝이 바닥에 닿을 수 있을 뿐만 아니라 그 보다 더 내려갈 수 있음을 고려해야 하지만, 원래의 fingertip-to-floor 검사법은 이런 상황을 고려할 필요가 없다.

옆굽힘을 위한 fingertip-to-Thigh 검사의 신뢰도 (Reliability of the Fingertip-to-Thigh Test for Lateral Flexion)

Alaranta 등은 35~54세의 508명 사무직과 생산직 근로자를 대상으로 한 연구에서, 1주일 간격으로 실시된 등허리뼈 옆굽힘을 평가하기 위한 fingertip-to-thigh 검사에서 검사자간 신뢰도가 높게 나타났음을 확인했다. 1년 간격으로 이루어진 검사간 신뢰도는 큰 시간적 간격에서도 좋게 나타났다 (표 12.7).

Jones 등은 11~16세의 119명 (허리통증이 있는 30명과 증상이 없는 89명)을 대상으로 연구하여, 오른쪽 옆굽힘과 왼쪽 옆굽힘에 대한 허리통증이 있는 그룹 (r= 0.93−0.95)과 증상이 없는 그룹 (r=0.99) 모두에서 상관계수가 높게 나타났다. 검사와 재검사의 차이의 ±1.96×SD는 검사와 재검사 사이의 의미 차이를 표현하는 합의의 한계는 증상이 없는 어린이의 오른쪽 옆굽힘은 0.16 mm±6.78이었지만, 증상이 있는 어린이는 더 크게 나타났다 (0.50 mm ± 16.93 mm). 그들은 아주 작은 체계적인 성향이 있지만, 모든 측정에서 확률적 오차가 있다는 결론을 내렸다. 이 오차는 증상이 있는 그룹에서 높게 나타났다 (표 12.7 참고).

Lindell 등은 두 검사자로 하여금 50명의 피검자 (허리통증 또는 목 통증이 있는 환자 30명과 건강한 피검자 20명)를 대상으로 연구하도록 했다. 숙련된 물리치료사의 옆굽힘을 위한 fingertip-to-thigh검사에서는 검사간 신뢰도가 우수했고 (ICC=0.94−0.99, SEM=0.5−1.0 cm). 의학적 연습을 쌓지 않은 검사자에서는 신뢰도 값이 중등도 였다 (ICC=0.73−0.86, SEM=1.4−1.6 cm). 검사자간 신뢰도는 ICC가 0.79~0.98이었고, SEM은 0.9~1.5 cm으로써 그룹과 검사에 따라 fair 등급에서 excellent 등급으로 나타났다.

표 12.7 등허리뼈 옆굽힘 ROM의 신뢰도: 줄자 수치

검사	Fingertip–to Thigh		Fingertip–to Thigh		Fingertip–to Thigh		Fingertip–to Floor		Fingertip–to Floor
연구자	Alaranta 등[16]		Lindell 등[7]		Jones 등[15]		Haywood 등[66]		Pile 등[68]
표본	508명 노동자; 35–45세		20명의 건강한 사람과 허리통증이나 목통증을 가진 30명 환자; 22–55세		89명의 건강한 사람과 30명의 LBP 환자; 11–16세		AS 환자; 18–75세		AS 환자; 28–73세
	n=34	n=93	n=20	n=30	n=89	n=30	n=26	n=51	n=10
움직임	*intra R*	*inter R*	*intra ICC*	*inter ICC*	*intra R*	*inter R*	*intra ICC*	*inter ICC*	*inter*
오른쪽과 왼쪽	0.81	0.91							
오른쪽			0.99	0.93	0.99	0.93	0.98	0.98	0.83
왼쪽			0.94	0.95	0.99	0.95	0.95	0.95	0.79

AS=강직성 척추염; ICC=등급내 상관계수; LBP=허리통증; r=피어슨 상관계수; intra=검사간 신뢰도; inter=검사자간 신뢰도
* 어떤 노동자는 허리 통증과 목 통증을 가졌고, 어떤 노동자는 통증을 갖지 않았다.

BROM 장비의 신뢰도 (Reliability of Back Range of Motion Device)

신뢰도의 결과는 확실하고, BROM 장비 구입에 관련된 지출을 보증하기 위해, 측정 방법에 대한 추가적인 연구가 필요하다고 했다. BROM II 장비 (Performance Attainment Associates, Roseville, Minn.)는 기존의 BROM 장비를 개선한 버전이다. BROM II 장비의 신뢰도를 조사한 연구자들의 두 집단에 따르면, 허리뼈 옆굽힘 측정에는 높은 신뢰도를 보였지만, 폄의 측정에서는 낮은 신뢰도를 가졌다는 것이다. Breum, Wiberg와 Bolton은 BROM II 장비가 굽힘과 돌림을 측정하는 데 신뢰할 수 있다는 결론을 내렸고, Madson, Youdas와 Suman은 굽힘이 아닌 돌림의 측정에서 신뢰할 수 있다는 결론을 내렸다 (표 12.6 참고). 그들에 의해 증명된 오류의 잠재적 원인은 굽힘과 폄을 하는 동안 엉치뼈에 배치되는 장비의 손실량 (편차/slippage)과 측정할 때마다 기준점이 변화할 수 있다는 것이다.

Kondratek 등은 아동의 허리 ROM에 대한 몇 가지 연구 중 하나를 수행하기 위해 BROM Ⅱ을 사용했다. 피검자는 5~11세의 성장기에 있는 225명이었다. 아동과 함께 작업했던 경험이 있는 두 물리치료사가 BROM Ⅱ의 사용법을 배웠다. 15명 아동에 대한 검사간 신뢰도는 굽힘에서 수용불가 (ICC는=0.53)였고, 나머지 모든 반-사이클 움직임에 대한 검사간 신뢰도는 good 등급이나 excellent 등급이었다. 두 번째 검사자에 대한 검사간 신뢰도는 굴곡의 ICC는 0.71이었고, 오른쪽 옆굽힘의 ICC는 0.76이고 돌림의 ICC는 0.91이었다.

Kachingwe와 Phillips는 평균 연령 28세의 건강한 남성과 여성 91명을 대상으로 2명의 검사자로 하여금 허리 움직임을 측정하기 위해 BROM을 사용하도록 했다. 옆굽힘에 대한 검사간 신뢰도는 좋게 나왔고 (ICC= 0.85–0.83), 앞쪽 굽힘은 적당하거나 좋게 나왔다 (ICC = 0.84–0.79). 그리고 폄과 돌림에 대해서는 적절하거나 낮게 나왔다 (ICC= 0.76–0.58). 검사자간 신뢰도는 허리의 모든 움직임과 골반 경사에서 적당하거나 낮게 나왔다 (ICC = 0.76–0.58).

운동분석 시스템의 신뢰도 (Reliability of Motion Analysis Systems)

많은 연구자들이 운동분석 시스템인 CA-6000 Spine Motion Analyzer와 FASTRAK을 이용해 연구했다. 두 연구 집단에서는 CA-6000으로 허리뼈 굽힘 측정한 검사간 신뢰도가 매우 높음을 확인했다. 그 중의 한 연구에 따르면, 허리뼈 앞쪽굽힘과 폄에서는 good 등급에서 high 등급인 검사간

신뢰도와 검사자간 신뢰도를 나타냈으나, 돌림에서는 검사자간 신뢰도와 검사자내 신뢰도가 나빴다고 했다.

Steffan 등은 건강한 남성 16명을 대상으로 L3와 L4의 가시돌기 안에 Kirschner 철을 삽입해 부착된 센서를 찾음으로써 허리뼈 앞쪽 굽힘의 분절 운동을 측정하기 위해 FASTRAK 시스템을 이용했다. 분절의 앞쪽 굽힘은 피검자에 따라 큰 변화를 보였다.

Van Herp 등은 20~77세의 건강한 피검자 100명 (남성 50명, 여성 50명 피검자)을 대상으로 ROM을 측정하기 위해 Polhemus Navigation Sciences 3 Space System 을 사용했다. 굽힘, 폄, 옆굽힘 및 돌림을 포함한 기록된 ROM은 좋은 동시 타당도를 의미하는 X-ray 데이터와 일치함을 보여주었다.

다음의 두 연구는 accelerometer, gyroscope, magnetic sensors 등과 같은 착용가능한 센서로 실험한 예이다. 그들은 3차 동작분석 시스템보다 가격은 저렴하지만 복잡한 측정 시스템으로서 지속적인 연구에 이루어질 수 있는 근거들이 있다.

Consumuller 등은 새로운 도구인 Eponics SPINE을 개발했다. 이 장비는 2개의 센서 스트립을 기반으로 이루어진 발전된 스트레인 게이지 시스템 (Spine DMS 시스템)을 채용하고 있다. 후자의 시스템은 24시간 동안 허리뼈와 등허리뼈의 움직임을 비침습적인 방법으로 측정할 수 있다. Built-in accelerometer는 중력에 대한 상체의 위치를 감지하는 부가적인 방향 감지를 허용한다. 새로운 이런 평가 시스템은 휴대할 수 있고 가볍다. 그리고 최대 굽힘, 폄 및 앞굽음은 방사선과 Spinal Mouse의 데이터와 좋은 일치성을 보여 주었다.

Alghtani 등은 척추 움직임을 측정하고 여러 등허리뼈 분절 간의 상대적인 움직임을 서술할 수 있는 동작분석 시스템의 신뢰도를 검증했다. ROM을 측정하기 위해, 센서들을 T1, T4, T8, T12, L3, S1에 배치했다. 등급내 상관계수는 높았고, 모든 움직임의 ICC범위는 0.88~0.99였다.

다른 연구에서 Bedeker 등은 허리뼈의 굽힘 ROM을 측정하기 위해 모바일 측각기 (아이폰 모바일 장비)를 사용했다. T12와 S1의 가시돌기를 표시했고, 그 결과에 따르면, 검사간 신뢰도는 excellent (r=0.920)했고, 검사자간 신뢰도는 good 등급이었다 (r=8.12).

요약 (Summary)

본 장에서 리뷰된 연구들의 표본은 척추 움직임을 측정하는 방법들의 신뢰도와 타당도를 찾는 쪽으로 향하고 있음을 반영한다. 리뷰된 각 방법은 장점과 단점을 가지고, 임상가들은 그들의 임상 상황에 맞게 적절한 방법을 선택해야 한다.

참 고 문 헌

1. Barrett, E, McCreesh, KM, and Lewis, J: Intrarater and interrater reliability of the fl exicurve and manual inclinometer for the measurement of thoracic kyphosis. Rehabil Res Pract 12, 2013.
2. Cyriax, JH, and Cyriax, P: Illustrated Manual of Orthopaedic Medicine. Butterworths, London, 1983
3. Bogduk, N: Clinical Anatomy of the Lumbar Spine and Sacrum, ed 3. Churchill Livingstone, New York, 1997.
4. American Medical Association: Guides to the Evaluation of Permanent Impairment, ed 5. AMA, Chicago, 2000.
5. American Medical Association: Guides to the Evaluation of Permanent Impairment, ed 6. AMA, Chicago, 2008.
6. Quack, C, et al: Do MRI fi ndings correlate with mobility tests? An explorative analysis of the test validity with regard to structure. Eur Spine J 16:803, 2007.
7. Lindell, O, Eriksson, L, and Strender, L-E: The reliability of a 10-test package for patients with prolonged back and neck pain: Could an examiner without formal medical education be used without loss of quality? A methodological study. BMC Musculoskelet Disord 8:31, 2007.
8. Artun, E, et al: Screening of the spine in adolescents: Inter and intra-rater reliability and measurement error of co mmonly used clinical tests. BMC Musculoskelet Disord 15:37, 2014.
9. Perret, C, et al: Validity, reliability, and responsiveness of the fi ngertip-to-fl oor test. Arch Phys Med Rehabil 82:1566, 2001.
10. Gerhardt, J, Cocchiarella, L, and Lea, R: The Practical Guide to Range of Motion Assessment. American Medical Association, Chicago, 2002.
11. American Academy of Orthopaedic Surgeons: Joint Motion: Method of Measuring and Recording. AAOS Chicago, 1993.
12. Fitzgerald, GK, et al: Objective assessment with establishment of normal values for lumbar spine range of motion. Phys Ther 63:1776, 1983.
13. Sahrmann, SA: Diagnosis and Treatment of Movement Impairment Syndromes. Mosby, St. Louis, 2002.
14. Mellin, GP: Accuracy of measuring lateral fl exion of the spine with a tape measure. Clin Biomech 1:85, 1986.
15. Jones, MA, et al: Measurement error associated with spinal mobility measures in children with and without low-back pain. Acta Paediatr 91:1339, 2002.
16. Alaranta, H, et al: Flexibility of the spine: Normative values of goniometric and tape measurements. Scand J Rehabil Med 26:147, 1994.
17. Williams, R, et al: Reliability of the modifi ed-modifi ed Schober and double inclinometer methods for measuring lumbar fl exion and extension. Phys Ther 73:26, 1993.
18. Van Adrichem, JAM, and van der Korst, JK: Assessment of the fl exibility of the lumbar spine: A pilot study in children and adolescents. Scand J Rheumatol 2:87, 1973.
19. Greene, WB, and Heckman, JD (eds): The Clinical Measurement of Joint Motion. American Academy of Orthopaedic Surgeons, Rosemont, IL, 1994.
20. Macrae, IF, and Wright, V: Measurement of back movement. Ann Rheum Dis 28:584,1969.
21. Neumann, DA: Kinesiology of the Musculoskeletal System: Foundations for Rehabilitation. Mosby, St. Louis, 2010.
22. Loebl, WY: Measurement of spinal posture and range of spinal movement. Ann Phys Med 9:103, 1967.
23. Ng, JK, et al: Range of motion and lordosis of the lumbar spine: Reliability of measurement and normative values. Spine 26:53, 2001.
24. Sullivan, MS, Dickinson, CE, and Troup, JDG: The infl uence of age and gender on lumbar spine range of motion. A study of 1126 healthy subjects. Spine 19:682, 1994.
25. Moll, JMH, and Wright, V: Normal range of spinal mobility: An objective clinical study. Ann Rheum Dis 30:381, 1971.
26. Gracovetsky, S, et al: A database for estimating normal spinal motion derived from non-invasive measurements. Spine 20:1036, 1995.
27. McGregor, AH, McCarthy, D, and Hughes, SP: Motion characteristics of the lumbar spine in the normal population. Spine 20:2421, 1995.
28. Kondratek, M, et al: Normative values for active lumbar range of motion in children. Pediatr Phys Ther 19:236, 2007.
29. Troke, M, et al: A normative database of lumbar ranges of motion. Man Ther 10:198, 2005.
30. Troke, M, et al: A new comprehensive normative database of lumbar spine ranges of motion. Clin Rehabil 15:371, 2001.
31. Van Herp, G, et al: Three dimensional lumbar spine kinematics: A study of range of movement in 100 healthy subjects aged 20 to 60+ years. Rheumatology 39:1337, 2000.
32. Dreischarf, M, et al: Age-related loss of lumbar lordosis and mobility: A study of 323 asymptomatic volunteers. PLoS One 9 (12):e116, 2014.
33. Lee, ES, et al. The effect of age on sagittal plane profi le of the lumbar spine according to standing, supine, and various sitting positions. J Orthop Surg Res 9:11, 2014.
34. Saidu, IA, et al: Lumbar spinal mobility changes among adults with increasing age. J Midlife Health 2 (2):365, 2011.
35. Bible, JE, et al: Quantifying the effects of degeneration and other patient factors on lumbar segmental range of motion using multivariate analysis. Spine 15:33 (16):1793, 2008.
36. Wong, KWN, et al: The fl exion-extension profi le of lumbar spine in 100 healthy volunteers. Spine 29:1636, 2004.
37. Battie, MC, Levalalti, E, and Videman, T: Heritability of lumbar fl exibility and the role of disc degeneration and body weight. J Appl Physiol 104 (2):379, 2008.
38. Intolo, P, et al: The effect of age on lumbar range of motion: A systematic review. Man Ther 14:596, 2009.
39 Bookstein, NA, et al: Lumbar extension range of motion in elementary school children [abstract]. Phys Ther 72:S35, 1992.
40. Trudelle-Jackson, E, et al. Lumbar spine fl exion and extension extremes of motion in women of different age and racial groups. Spine 35 (16):1539, 2010.
41. Sjolie, AN: Access to pedestrian roads, daily activities and physical performance of adolescents. Spine 25:1965, 2000.
42. Freidrich, M, et al: Spinal posture during stooped walking under vertical space constraints. Spine 25:1118, 2000.
43. Hung,Y-J, et al: The dose-response relationship between cumulative lifting-load and lumbar disk degeneration based upon magnetic resonance imaging fi ndings. Phys Ther 94:1582, 2014.
44. Bible, JE, et al: Normal functional range of motion of the lumbar spine

during 15 activities of daily living. J Spinal Disord Tech 23 (2):106, 2010.
45. Hsieh, CY, and Pringle, RK: Range of motion of the lumbar spine required for four activities of daily living. J Manipulative Physiol Ther 17:353, 1994.
46. Levine, D, et al: Sagittal lumbar spine position during standing, walking and running at various gradients. J Athl Train 42:29, 2007.
47. Guoan, L, et al: Segmental in vivo-vertebral motion during functional human lumbar spine activities. Eur Spine J, 18 (7):1013, 2009.
48. Johnson, KD, et al: Reliability of thoracic spine rotation range-of-motion measurements in healthy adults. J Athl Train 47 (1):52, 2012.
49. Azadinia, F, et al: The validity and reliability of noninvasive methods for measuring kyphosis. J Spinal Disord Tech 27 (6):E212, 2014.
50. Greendale, GA, et al. The reliability and validity of three non-radiological measures of thoracic kyphosis and their relations to the standing radiological Cobb angle. Osteoporosis 22 (6):1897, 2011.
51. Littlewood, C, and May, S: Measurement of range of movement in the lumbar spine: What methods are valid? A systematic review. Physiotherapy 93:201, 2007.
52. Samo, DG, et al: Validity of three lumbar sagittal motion measurement methods: Surface inclinometers compared with radiographs. J Occup Environ Med 39:209, 1997.
53. Saur, P mm, et al: Lumbar range of motion: Reliability and validity of the inclinometer technique in the clinical measurement of trunk fl exibility. Spine 21:1332, 1996.
54. Tousignant, M, et al: The Modifi ed-Modifi ed Schober test for range of motion assessment of lumbar fl exion in patients with low back pain: A study of criterion validity, intra- and interrater reliability and minimum metrically detectable change. Disabil Rehabil 27:553, 2005.
55. MacDermid, JC, et al: The reliability and validity of the computerized double inclinometer in measuring lumbar mobility. Modifi ed-Modifi ed Schober Test 8:358, 2014.
56. Essendrop, M, et al: Measures of low back function: A review of reproducibility studies. Clin Biomech 17:235, 2002.
57. Mayer, RS, et al: Variance in the measurement of sagittal lumbar range of motion among examiners, subjects, and instruments. Spine 20:1489, 1995.
58. Chen, SP, et al: Reliability of the lumbar sagittal motion measurement methods: Surface inclinometers. J Occup Environ Med 39:217, 1997.
59. Mayer, TG, et al: Spinal range of motion: Accuracy and sources of error with inclinometric measurement. Spine 22:1976, 1997.
60. Nitschke, JE, et al: Reliability of the American Medical Association Guides' Model for Measuring Spinal Range of Motion: Its implication for whole-person impairment ratings. Spine 24:262, 1999.
61. Salamh, PA, and Kolber, M: The reliability, minimal detectable change and concurrent validity of a gravity-based bubble inclinometer and iPhone application for measuring standing lumbar lordosis. Physiother Theory Pract 30 (1):62, 2014.
62. Olson, KA, and Goehring, MT: Intra and interrater reliability of a goniometric lower trunk rotation measurement. J Back Musculoskelet Rehabil 22:157, 2009.
63. Wellmon, GH, et al: Validity and reliability of two goniometric mobile apps: Device application and examiner factors. J Sport Rehabil 5:6, 2015.
64. Nattrass, CL, et al: Lumbar spine range of motion as a measure of physical and functional impairment: An investigation of validity [abstract]. Clin Rehabil 13:211, 1999
65. Bandy, WD, and Reese, NB: Strapped versus unstrapped technique of the prone press-up for measurement of lumbar extension using a tape measure: Differences in magnitude and reliability of measurements. Arch Phys Med Rehabil 85:99, 2004.
66. Haywood, KL, et al: Spinal mobility in ankylosing spondylitis: Reliability, validity and responsiveness. Rheumatology 43:750, 2004.
67. Viitanen, JV, et al: Clinical assessment of spinal mobility measurements in ankylosing spondylitis: A compact set for follow-up and trials? Clin Rheumatol 19:131, 2000.
68. Pile, KD, et al: Clinical assessment of ankylosing spondylitis: A study of observer variation in spinal measurements. Br J Rheumatol 30:29, 1991.
69. Gauvin, MG, Riddle, DL, and Rothstein, JM: Reliability of clinical measurements of forward bending using the modifi ed fi ngertip-to-fl oor method. Phys Ther 70:443, 2000.
70. Breum, J, Wiberg, J, and Bolton, JE: Reliability and concurrent validity of the BROM II for measuring lumbar mobility. J Manipulative Physiol Ther 18:497, 1995.
71. Madson, TJ, Youdas, JW, and Suman, VJ: Reproducibility of lumbar spine range of motion measurements using the back range of motion device. J Orthop Sports Phys Ther 29:470, 1999.
72. Kachingwe, AF, and Phillips, BJ: Inter and intrarater reliability of a back range of motion instrument. Arch Phys Med Rehabil 86:2347, 2005.
73. Steffan, T, et al: A new technique for measuring lumbar segmental motion in vivo: Method, accuracy and preliminary results. Spine 22:156, 1997.
74. Consumuller, T, et al: Comparative evaluation of a novel measure to assess lumbar spine posture and range of motion. Eur Spine J 21 (11):2170, 2012.
75. Alghtani, RS, et al: JM: Reliability of an accelerometer-based device for quantifying multiregional spinal range of motion. J Manipulative Physiol Ther 38 (4):275, 2015.
76. Bedeker, N, et al: Inter and intra reliability of mobile device goniometer for measuring lumbar spine fl exion range of motion. J Back Musculoskelet Rehabil, 27 (2):161, 2014.

제13장

턱관절

The Temporomandibular Joint

구조와 기능 (Structure and Function)

턱관절 (Temporomandibular Joint)

턱관절은 아래턱, 관절원반 및 관자뼈 사이의 관절이다 (그림 13.1A, B). 관절원반은 턱관절을 위쪽 관절과 아래쪽 관절로 나눈다. 큰 위쪽 관절은 볼록한 관절융기, 관자뼈의 오목한 아래턱 오목, 그리고 원반의 위쪽면으로 이루어졌다. 아래쪽 관절은 볼록한 아래턱융기와 오목한 원반의 아래쪽면으로 이루어졌다. 관절원반은 볼록한 아래턱이 관자뼈의 볼록한 관절융기와 관절을 잘 이룰 수 있도록 돕고, 또 관절의 안정성에도 도움을 줄 뿐 만아니라, 턱을 움직이는 동안 아래턱융기의 움직임을 잘 가이드해 준다.

턱관절 (TMJ) 원반 위쪽의 관절주머니는 얇고 느슨한 편이지만, 원반 아래쪽의 관절주머니는 팽팽한 편이다. 짧은 관절주머니 섬유는 관절을 둘러싸고 있고, 아래턱융기와 관절원반 사이와 원반과 관자뼈융기 사이까지 뻗어 있다. 큰 관절주머니 섬유는 관자뼈에서 아래턱까지 뻗어 있다.

턱관절과 관련된 주요 인대로는 관자아래턱인대가 있는데, 이것은 관절주머니의 가쪽을 고정시킨다. 관절주머니의 안쪽에 위치한 붓아래턱인대와 나비아래턱인대는 부속인대로 간주된다 (그림 13.2). 턱관절과 관련된 근육으로는 안쪽날개근과 가쪽날개근, 관자근과 깨물근 (그림 13.3) 뿐만 아니라, 두힘살근, 붓목뿔근, 턱목뿔근, 턱끝목뿔근 등 있다.

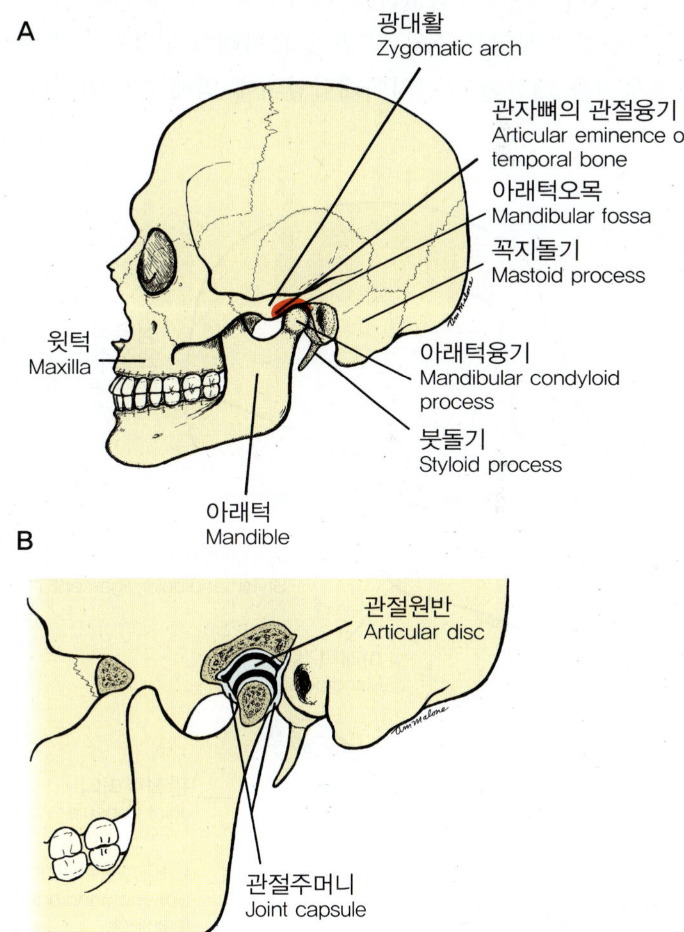

그림 13.1 (A) 머리뼈의 가쪽면은 턱관절과 주위 구조물을 보여주고 있다. (B) 턱관절의 가쪽면은 관절원반과 관절주머니를 보여주고 있다.

뼈운동형상학 (Osteokinematics)

위쪽 관절은 반관절인 활주관절이고, 아래쪽 관절은 경첩관절이다. 전체적으로 볼 때 턱관절은 3개의 축을 중심으로 3개의 운동면에 일어나는 움직임을 가지고 있다. 입을 다무는 운동 이외의 모든 운동은 치아가 약간 벌어진 (프리웨이 스페이스, freeway space), 휴식 자세에서 시작한다. 윗턱과 아래턱 사이의 프리웨이 스페이스는 2~4 mm이고, 아래턱의 앞쪽, 뒤쪽, 가쪽 움직임을 허용한다.

허용되는 기능적 움직임은 아래턱의 내림, 올림, 내밈 (앞쪽 병진; 그림 13.4), 뒷당김 (뒤쪽 병진; 그림 13.5) 및 좌우 치우침 (그림 13.6A,B) 등이다. 입을 닫을 때의 최대 치아 접촉은 중심교합 (centric occlusion)이라 불린다.

턱관절의 보강은 주로 입 벌리기, 아래턱 뒷당김과 가쪽 치우침을 제한하는 관자아래턱인대에 의해 이루어진다.

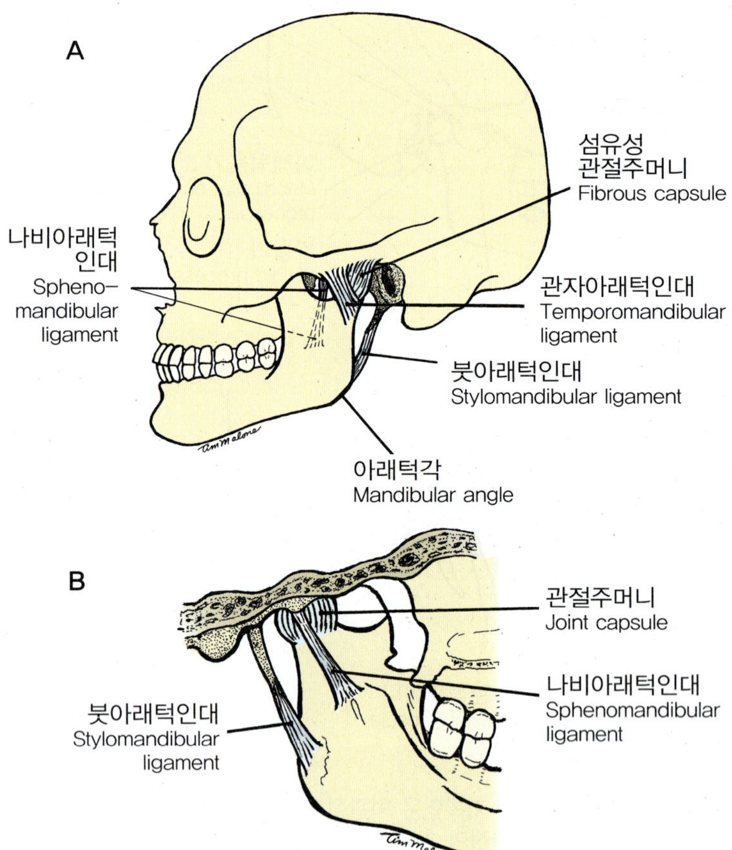

그림 13.2 (A) 턱관절의 가쪽면은 관자아래턱인대의 빗섬유와 붓아래턱인대와 나비아래턱인대를 보여주고 있다.
(B) 턱관절의 안쪽면은 관절주머니의 안쪽 부분과 붓아래턱인대와 나비아래턱인대를 보여주고 있다.

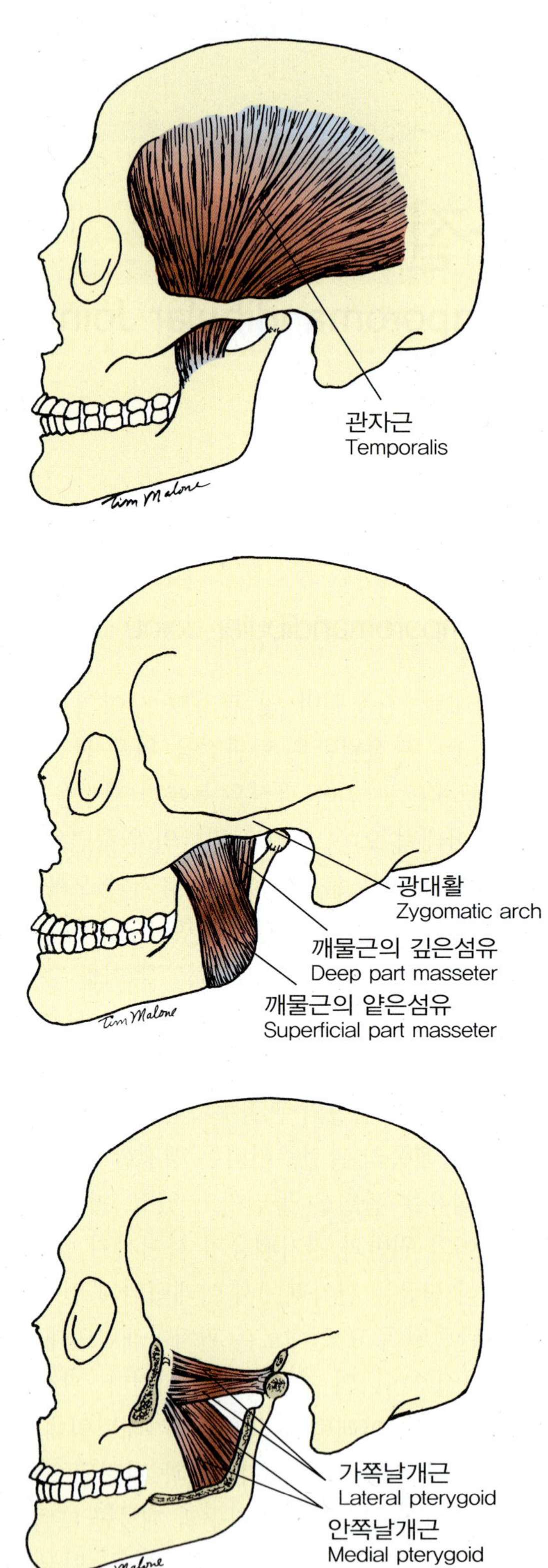

그림 13.3 날개근과 함께 관자근과 깨물근이 저작 작용의 주요 근육으로 간주된다.

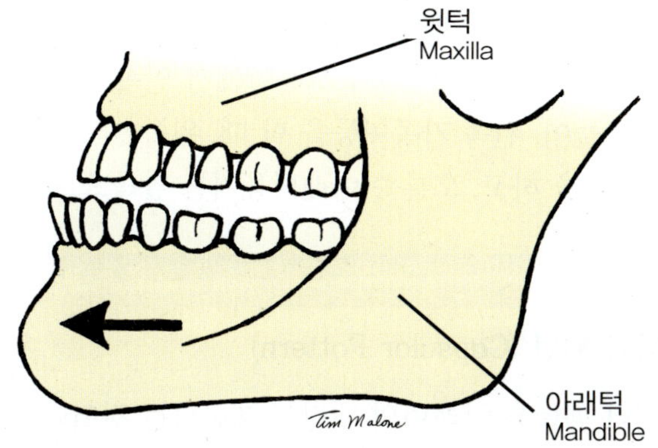

그림 13.4 내밈은 윗턱에 대한 아래턱의 앞쪽 움직임이다.

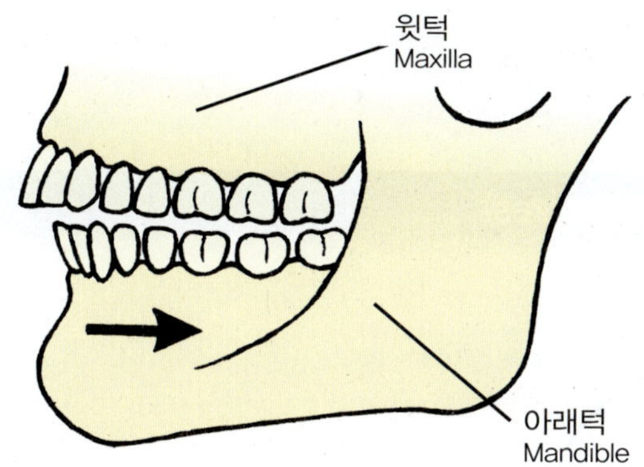

그림 13.5 뒷당김은 윗턱에 대한 아래턱의 뒤쪽 움직임이다.

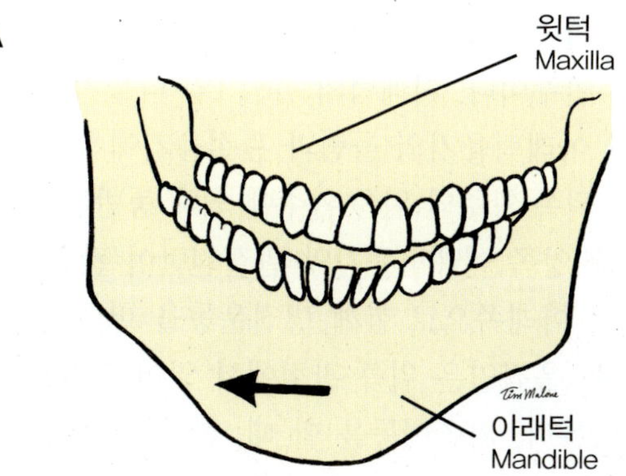

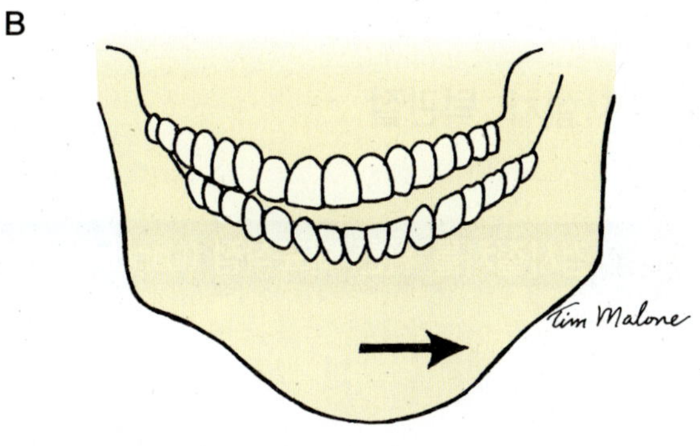

그림 13.6 가쪽이동은 아래턱의 가쪽 움직임이다. (A) 오른쪽 가쪽이동. (B) 왼쪽 가쪽이동.

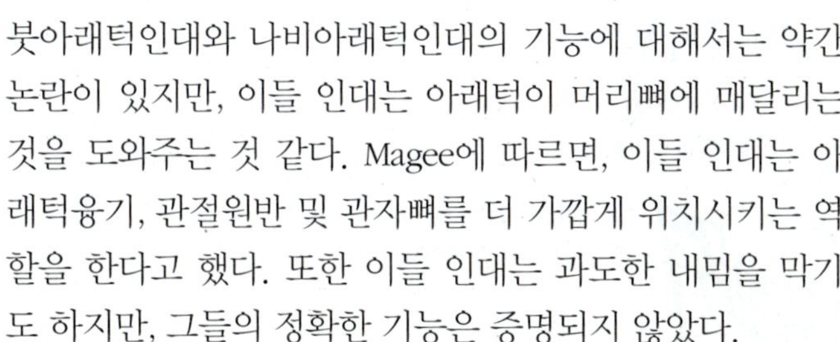

붓아래턱인대와 나비아래턱인대의 기능에 대해서는 약간 논란이 있지만, 이들 인대는 아래턱이 머리뼈에 매달리는 것을 도와주는 것 같다. Magee에 따르면, 이들 인대는 아래턱융기, 관절원반 및 관자뼈를 더 가깝게 위치시키는 역할을 한다고 했다. 또한 이들 인대는 과도한 내밈을 막기도 하지만, 그들의 정확한 기능은 증명되지 않았다.

가쪽날개근의 아래갈래와 두힘살근은 아래턱의 내림을 일으키고, 반면 턱목뿔근과 턱끝목뿔근은 특히 저항에 대항해 움직임을 보조한다. 아래턱의 올림 (입닫기)은 좌우 깨물근, 안쪽날개근 및 관자근의 수축에 의해 이루어진다 (그림 13.3 참고). 아래턱의 내밈은 양쪽 깨물근, 안쪽날개근과 가쪽날개근의 작용으로 일어나고, 이들은 턱목뿔근, 붓목뿔근 및 두힘살근에 의해 도움을 받는다. 뒷당김은 양쪽 관자근의 뒤쪽 섬유와 두힘살근, 깨물근의 중간부위와 깊은부위, 붓목뿔근, 턱목뿔근, 턱끝목뿔근의 작용으로 일어난다. 아래턱의 가쪽이동 (lateral excursion)은 반대쪽 움직임을 일으키는 편측 안쪽날개근과 가쪽날개근에 의해 일어난다. 반면, 편측 관자근의 수축은 동측 가쪽이동을 일으킨다.

목뼈 근육은 턱관절 근육과 결합하여 작용할 수 있는데, 그 이유는 그들이 머리와 목의 사이에 존재하고, 밀접한 기능적 관련성이 있기 때문이다. 머리와 목의 폄은 입의 벌림과 동시에 일어나고, 반대로 머리와 목의 굽힘은 입 닫음을 동반하는 것으로 확인되었다. 목뼈 근육은 턱관절과 목뼈 관절의 움직임을 협응했고, 연구자들은 사전에 프로그래밍된 신경 명령이 턱관절 근육과 목뼈 근육을 동시에 활성화시킨다고 제안했다.

관절운동형상학 (Arthrokinematics)

아래턱의 내림 (입 벌리기)은 시상면에서 일어나고, 아래턱융기의 돌림과 활주에 의해 일어난다. 아래턱융기의 돌림은 관절원반의 아래쪽면에 대한 아래턱융기의 앞쪽과 아래쪽 방향의 활주와 결합된다. 이것은 관절융기를 따라 일어나는 앞쪽 활주이다. 아래턱의 올림 (입 다물기)은 관절원반에 대한 아래턱융기의 돌림과 관절융기에 대한 원반과 아래턱의 뒤쪽 활주와 위쪽 활주에 의해 동반된다.

내밈을 할 때, 양쪽 아래턱융기와 관절원반이 관절융기를 따라 앞쪽과 아래쪽으로 함께 병진운동을 한다. 이런 움직임을 할 때, 움직임은 위쪽 관절에서 일어나고, 돌림은 일어나지 않는다. 가쪽이동을 할 때, 한쪽의 아래턱융기와 관절원반이 관절융기를 따라 아래쪽, 앞쪽 및 안쪽으로 활주한다. 반대쪽 아래턱융기와 관절원반은 수직축을 중심으로 돌림을 하고, 아래턱오목 안에서 안쪽으로 활주한다. 예를 들어, 왼쪽 가쪽이동을 할 때, 왼쪽 아래턱융기는 축성 돌림을 하고, 오른쪽 아래턱융기는 앞쪽으로 활주한다.

관절주머니 패턴 (Capsular Pattern)

관절주머니 패턴은 아래턱의 내림이 제한되는 것이다.

동작범위 검사절차: 턱관절

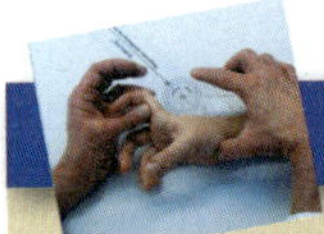

검사절차를 위한 뼈표식점 (Landmarks for Testing Procedures)

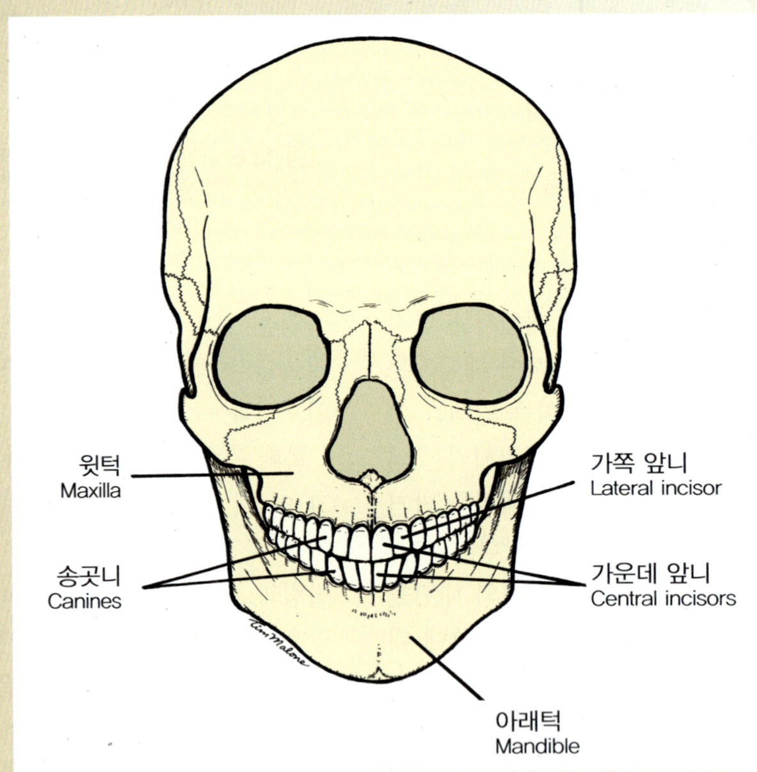

그림 13.7 성인은 28–32개의 영구니를 가지고 있다: 8개의 앞니, 4개의 송곳니, 8개의 앞어금니, 8–12개의 어금니. 가운데 앞니는 TMJ의 움직임을 측정할 때 배치되는 자의 배치에 대한 표식점으로 작용한다.

아래턱 내림 (입 벌리기) (DEPRESSION OF THE MANDIBLE (MOUTH OPENING))

아래턱 내림은 안가축을 중심으로 시상면에서 일어난다. 기능적으로 아래턱은 대략 35~50 mm 정도 내림하는데, 피검자의 위쪽 가운데 앞니와 아래쪽 가운데 앞니 사이에 3개의 손가락이나 2개의 너클 부위가 들어간다. 그러나 정상 활동에 요구되는 입 벌리기는 25~35 mm정도만 되어도 충분하다 (그림 13.8). TMJ 장애를 치료하는 구성원의 학술대회이자 주요 발표대회인 1995년 Permanent Impairment Conference의 합의된 의견에 따르면, 정상 ROM은 40~50 mm이라고 한다. 성인의 입 벌리기에 대한 비슷한 표준 ROM값은 41~58.6 mm이다. 이들 값들은 연구 소견 단락의 표 13.1에 제시되어 있다.

The Research Diagnostic Criteria for Temporomandibular Disorders (RDC/TMD)은 다음과 같이 권고했다: 검사자는 통증 없이 능동적으로 입 벌리기를 할 수 있는지를 관찰하고, 동작을 하는 동안 발생하는 아래턱의 치우침을 완벽하게 설명해 주어야 한다. 능동 입 벌리기를 관찰한 후, 최대 능동 입 벌리기와 최대 수동 입 벌리기를 측정해야 한다.

검사자세 (Testing Position)

피검자는 앉은 자세를 취하고, 목뼈가 굽힘, 폄, 옆굽힘 및 돌림의 0° 자세를 취하도록 한다.

고정 (Stabilization)

목뼈의 굽힘, 폄, 옆굽힘 및 돌림을 막기 위해 피검자의 뒤통수를 고정한다.

검사동작 (Testing Motion)

통증 없는 능동 입 벌리기 (Active Pain-Free Mouth Opening)

피검자에게 통증 없이 천천히 가능하면 입을 크게 벌리도록 주문한다. 아래턱이 가쪽이동하는지를 관찰한다. 정상 능동 움직임이라면, 아래턱을 내리는 동안에 어떠한 가쪽이동도 발생하지 않아야 한다 (그림 13.9). 만약 가쪽이동이 발생한다면, C자 곡선을 그리는지 아니면 S자 곡선을 그리는지를 관찰한다. C자 모양의 가쪽이동이 일어난다면, 가쪽이동은 한쪽에서만 일어나는 것이고 (그림 13.10), 이것을 기록지에 기록해야 한다. S자 모양의 가쪽이동은 한쪽 턱관절에서 일어난 후, 반대쪽 턱관절에서도 가쪽이동이 일어나는 것이다. 가쪽치우침을 기록지에 표시해야 한다 (그림 13.11).

능동 입 벌리기 (Active Mouth Opening)

통증이 발생하더라도, 가능하면 크게 입을 벌림하도록 피검자에게 지시한다.

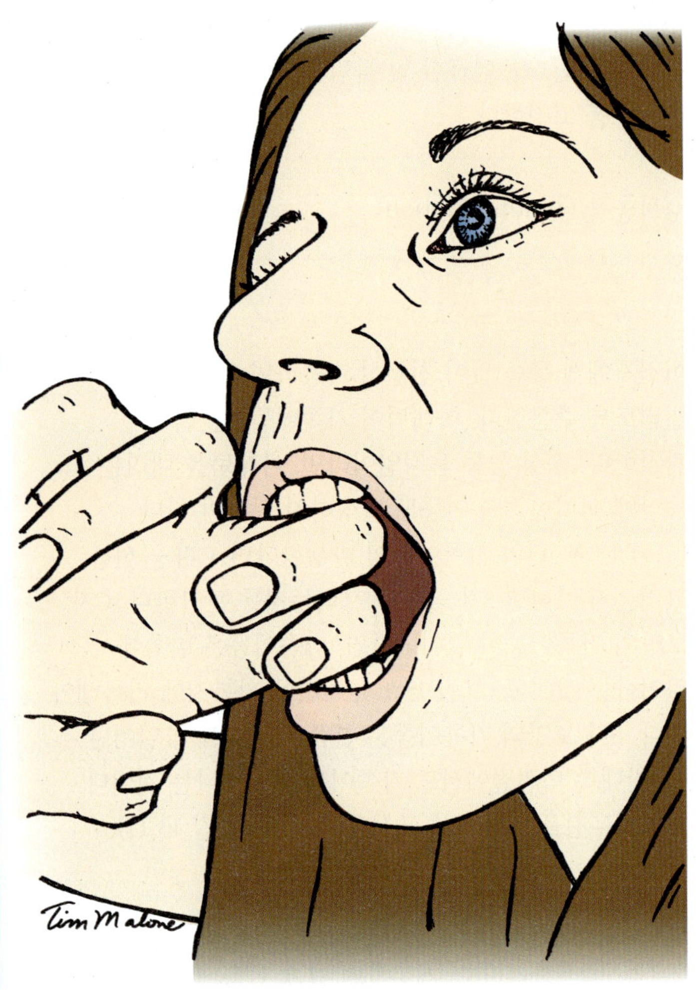

그림 13.8 정상의 입 벌리기는 위쪽 가운데 앞니와 아래쪽 가운데 앞니 사이에 2개의 너클이나 3개의 손가락이 들어갈 만큼 충분해야 한다.

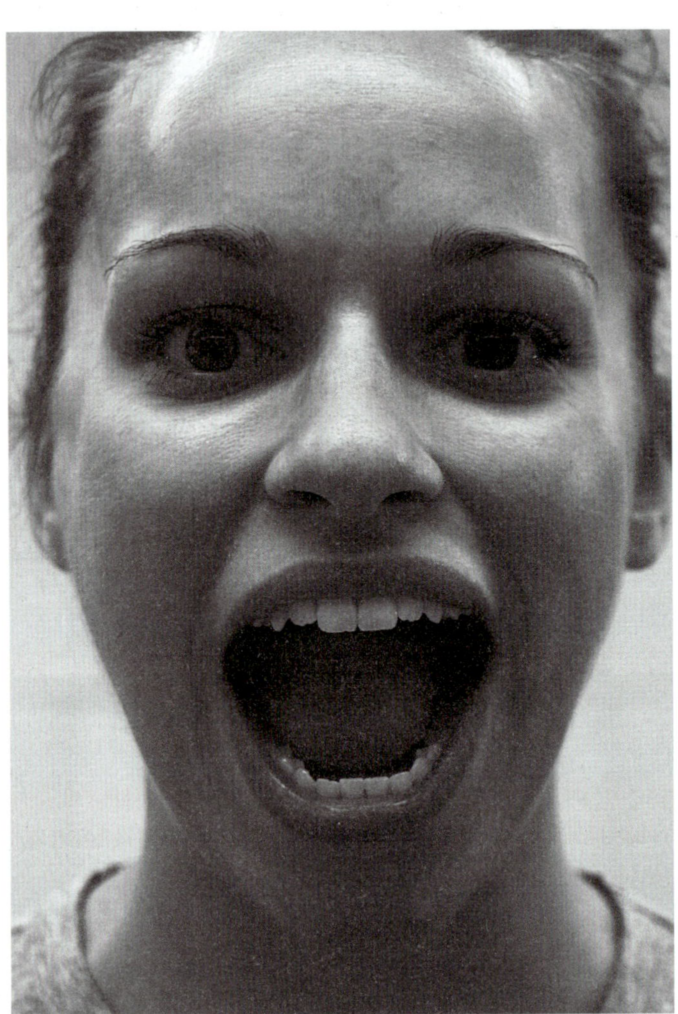

그림 13.9 정상의 최대 능동 입 벌리기.

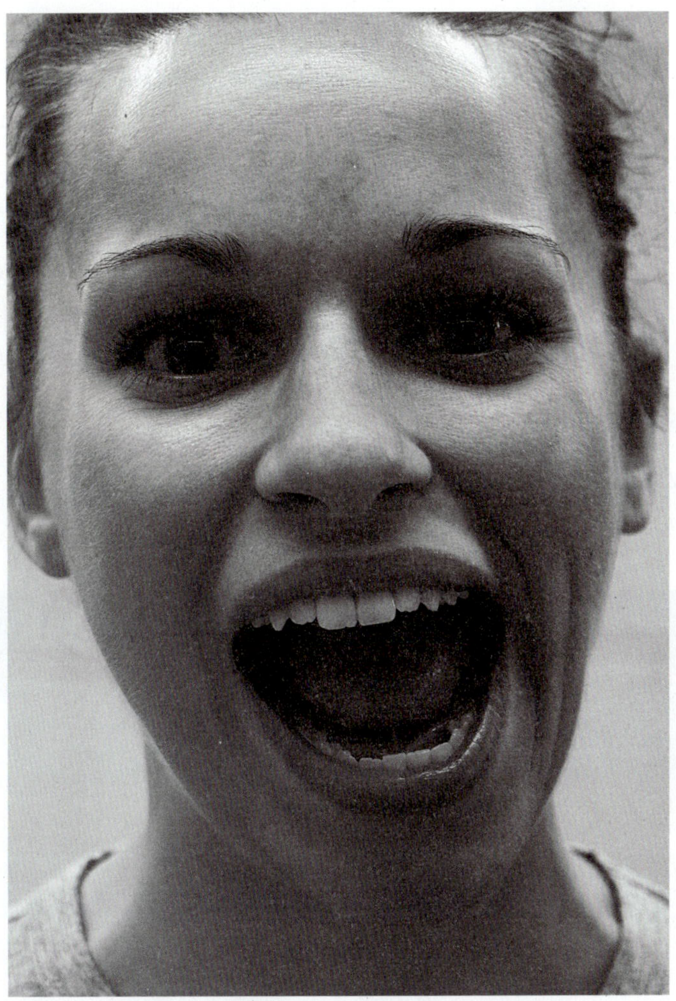

그림 13.10 가쪽이동이 동반된 비정상의 입 벌리기

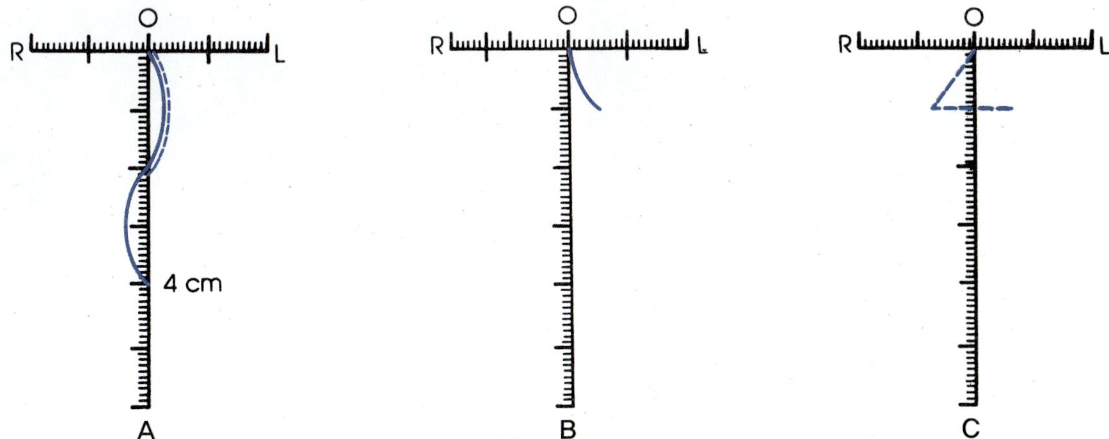

그림 13.11 턱관절 움직임을 기록하는 예제. (A) 입을 벌릴 때 왼쪽과 오른쪽으로 가쪽치우침이 일어나고, 최대 입 벌리기는 4 cm이다. 좌우 방향의 가쪽이동은 동등하고, 1 cm정도이다. 기능적 입 벌리기 때 일어나는 내밈이다 (점선). (B) 입 벌리기가 1 cm로 제한된 경우. 입 벌리기를 할 때 왼쪽으로 가쪽이동. 왼쪽 가쪽이동보다 오른쪽 가쪽이동이 더 큼. (C) 내밈은 1 cm이다. 내밈할 때 오른쪽으로 가쪽이동함 (반대쪽 날개근에 약증이 있는 경우) (출처: Magee, DJ: Orthopedic Physical Assessment, ed 4. WB Saunders, Philadelphia, 2002: 195)

검사동작 (Testing Motion)

수동 입 벌리기 (Passive Mouth Opening)

엄지와 집게손가락으로 아래턱을 잡고, 아래방향으로 아래턱을 당긴다 (그림 13.12). 피검자는 최대 입 벌리기를 함으로써 움직임을 돕는다. 저항이 느껴질 때 움직임을 끝내고, 더 이상의 움직임 시도는 머리의 앞쪽 끄덕임 (목뼈 굽힘)을 초래한다.

정상 끝느낌 (Normal End-Feel)

끝느낌은 팽팽한 느낌이다. 왜냐하면 관절주머니와 뒤쪽 원반조직 (입을 절반 벌려서 귓구멍의 전벽 또는 귓구멍이 함몰되는 부위), 관자아래턱인대, 깨물근, 관자근 및 안쪽날개근의 신장 때문이다.

측정 방법 (Measurement Method)

위쪽 가운데 앞니와 이에 상응하는 아래쪽 가운데 앞니 사이의 수직 거리를 측정하기 위해 자를 사용한다. 정확한 자 배치는 그림 13.13에서 볼 수 있다.

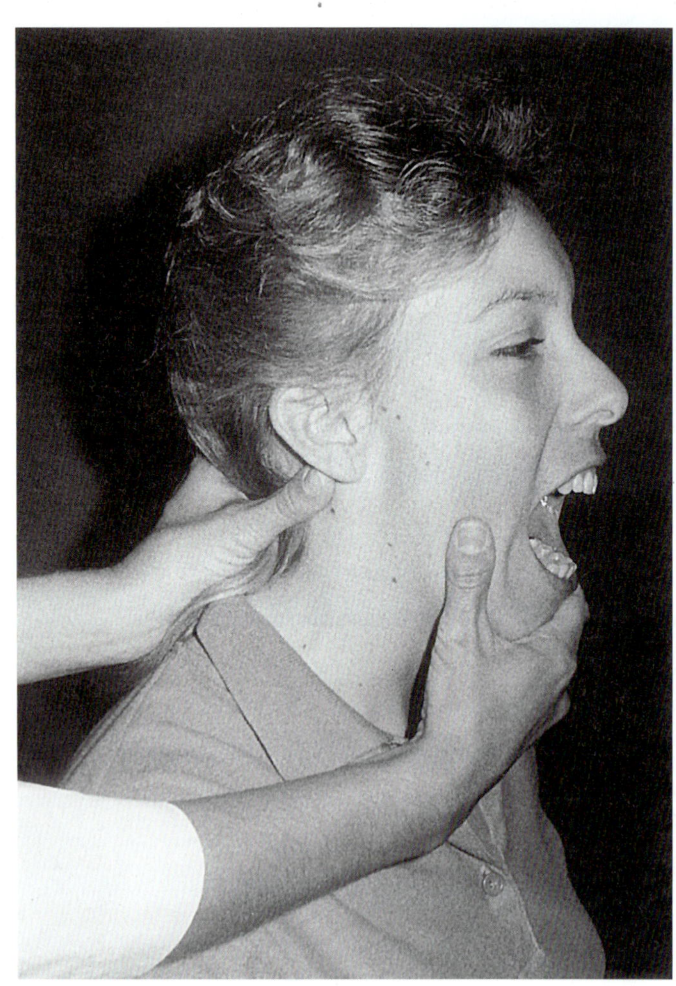

그림 13.12 수동 아래턱 내림 (입 벌리기)의 끝지점에서, 검사자는 한 손으로 아래턱을 아래쪽으로 당김으로써 ROM의 끝지점을 유지한다. 검사자는 목뼈의 움직임을 막기 위해 다른 손을 이용해 피검자의 뒤통수를 고정한다.

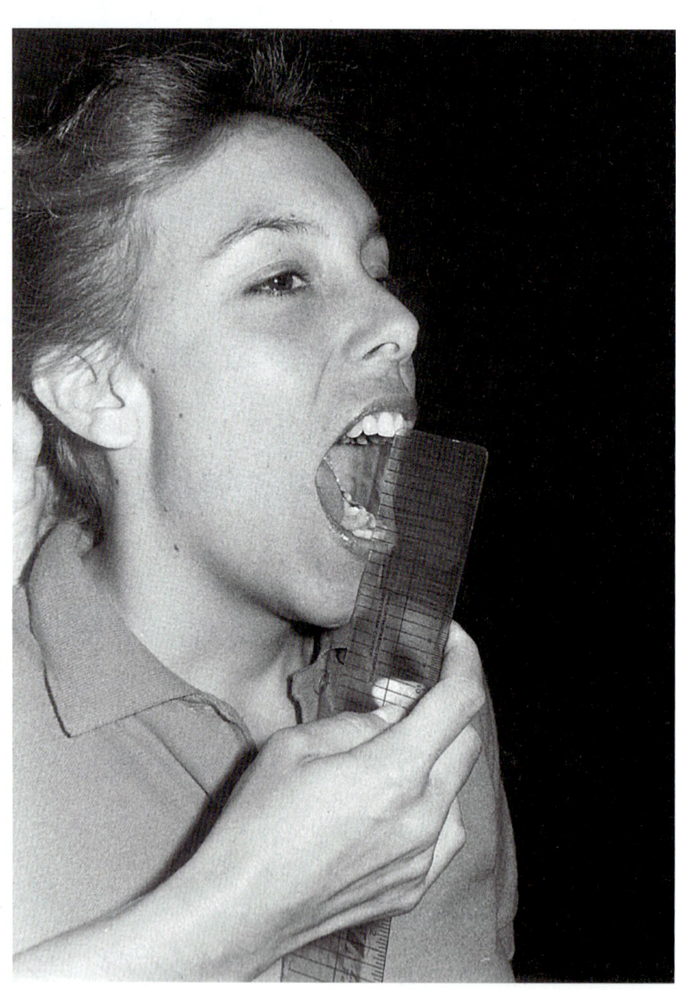

그림 13.13 입 벌리기를 측정하기 위해, 자를 이용해 위쪽 가운데 앞니와 이에 상응하는 아래쪽 가운데 앞니 사이의 수직 거리를 측정한다.

피개 교합 (OVERBITE)

피개 교합은 입을 다물 때 윗니가 아랫니를 덮는 경우를 말하는데, 입 벌리기 검사 때 추가로 측정된다. 이것은 특히, 큰 피개교합을 가진 사람의 정확한 입 벌리기 ROM을 측정할 때 도움을 준다. 연구로부터 나온 대다수의 정상 값은 RDC/TMD에서 권장했듯이, 입 벌리기의 ROM 값에 피개 교합의 ROM 값을 더한 것이다.

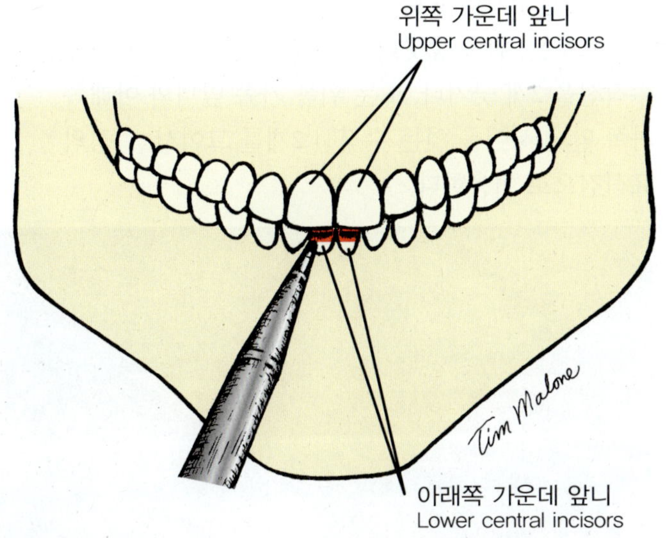

그림 13.14 피개 교합의 크기를 측정하기 위해, 마크 연필을 이용하여 입을 다물었을 때 위쪽 가운데 앞니가 아래쪽 가운데 앞니에 중첩되는 지점에다 수평선을 그린다.

측정 방법 (Measurement Method)

피검자가 입을 다물 때, 무독성의 마크 연필을 사용하여 위쪽 가운데 앞니와 겹쳐진 아래쪽 가운데 앞니에 수평선을 긋는다 (그림 13.14). 선을 그린 후, 피검자에게 입을 약간 벌림하도록 주문한다. 그리고 수평선과 아래쪽 가운데 앞니의 맨 윗면 사이의 피개교합의 양을 측정한다 (그림 13.15).

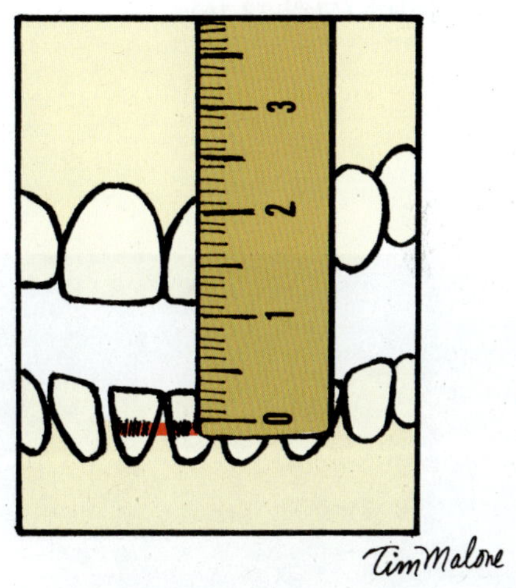

그림 13.15 아래쪽 가운데 앞니에 그려진 수평선에서 아래쪽 가운데 앞니의 맨 윗면까지의 거리로서, 피개 교합을 측정하기 위해, 피검자에게 약간 입을 벌림하도록 주문한다.

아래턱의 내밈 (PROTRUSION OF THE MANDIBLE)

아래턱의 내밈은 수평면에서 일어나는 병진운동이다. 정상적으로 아래쪽 가운데 앞니를 6~9 mm 정도 내밈할 수 있다. 그러나 성인의 정상 ROM은 3~10 mm 범위로도 측정될 수 있다. ROM에 대한 연령과 성별의 효과와 정상 값에 대한 부가적인 정보를 원한다면, 연구 소견 단락의 표 13.2를 참고하기 바란다.

검사자세 (Testing Position)

피검자는 앉은 자세를 취하고, 목뼈가 굽힘, 폄, 옆굽힘 및 돌림의 0° 자세를 취하도록 한다. 이때 턱관절을 약간 벌림한다.

고정 (Stabilization)

목뼈의 굽힘, 폄, 옆굽힘 및 돌림을 막기 위해 피검자의 뒤통수와 목을 고정한다.

검사동작 (Testing Motion)

능동 내밈 (Active Protrusion)

머리를 앞쪽으로 움직이지 않고, 아래턱을 가능하면 많이 앞쪽으로 내밀도록 피검자에게 주문한다.

수동 내밈 (Passive Protrusion)

엄지와 손가락을 이용해 턱을 잡는다. 피검자는 최대로 입을 내밈함으로써 움직임을 돕는다. 저항이 느껴질 때 움직임을 끝내고, 더 이상의 움직임 시도는 머리의 앞쪽 움직임을 초래한다 (그림 13.16).

정상 끝느낌 (Normal End-Feel)

끝느낌은 팽팽한 느낌인데, 그 이유는 관절주머니, 관자아래턱인대, 붓아래턱인대, 나비아래턱인대, 그리고 관자근, 깨물근, 두힘살근, 붓목뿔근, 턱목뿔근 및 턱끝목뿔근의 신장 때문이다.

측정 방법 (Measurement Method)

줄자나 자를 이용해 아래쪽 가운데 앞니와 위쪽 가운데 앞니 사이의 거리를 측정한다 (그림 13.17). 다른 방법으로는, 위쪽 송곳니와 아래쪽 송곳니 사이를 잇는 수직선을 2개 긋거나, 또는 위쪽 가쪽 앞니와 아래쪽 가쪽 앞니 사이를 잇는 수직선 2개를 그어서, 측정의 표식점으로 이용한다.

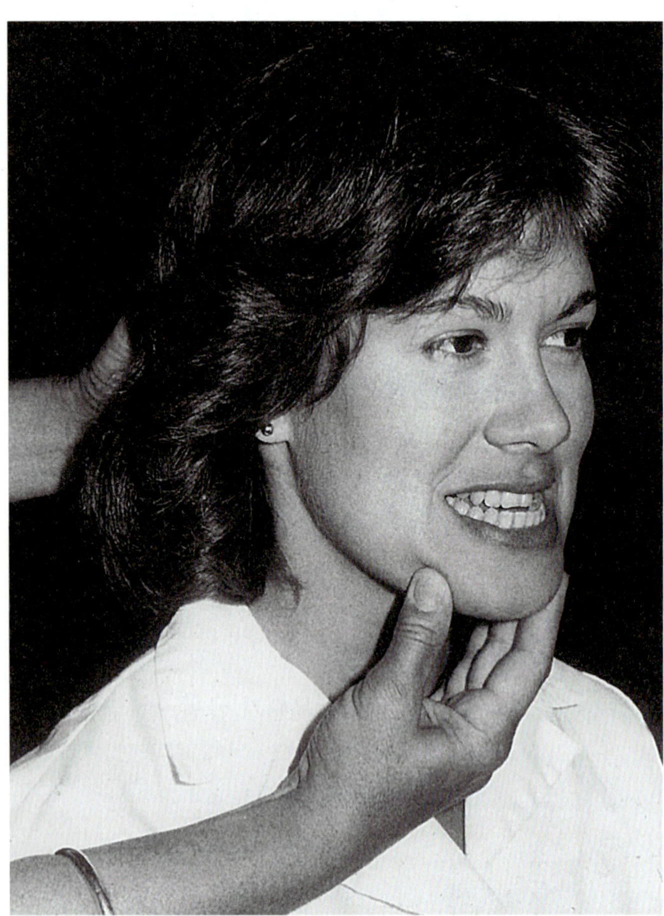

그림 13.16 아래턱 내밈 ROM의 끝지점에서, 검사자는 한 손으로는 뒤통수를 고정하고, 다른 손으로 아래턱을 내밈시킨다.

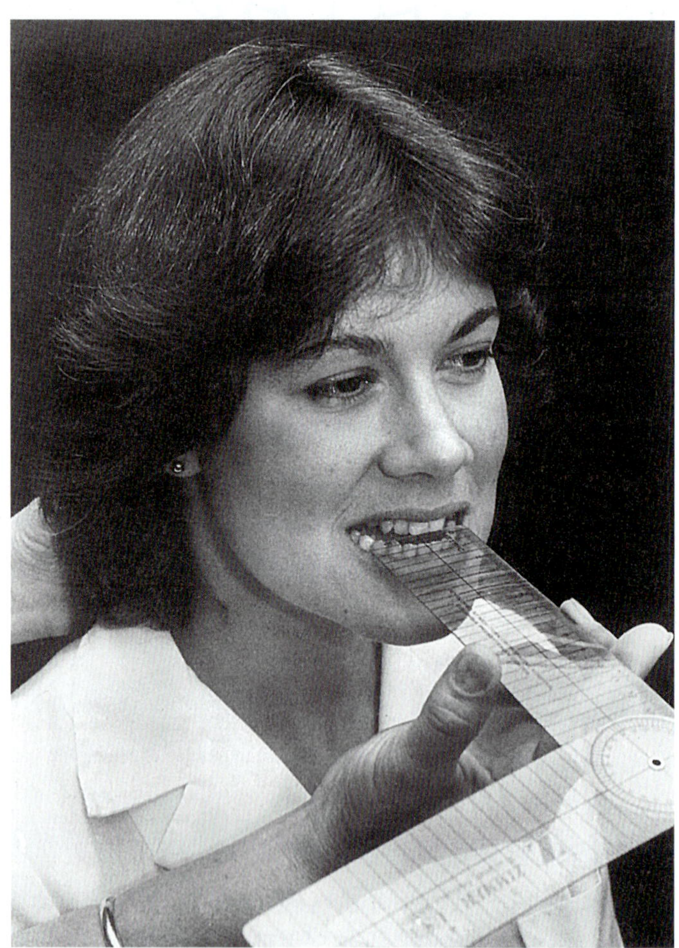

그림 13.17 아래턱 내밈 ROM의 끝지점에서, 검사자는 위쪽 가운데 앞니와 아래쪽 가운데 앞니 사이의 거리를 측정하기 위해 플라스틱 측각기의 끝을 이용한다. 한 손으로는 뒤통수를 고정하고, 다른 손으로 아래턱을 내밈시킨다. 피검자는 ROM의 끝지점을 유지한다.

아래턱의 가쪽이동 (LATERAL EXCURSION OF THE MANDIBLE)

이 움직임은 수평면상에서 일어난다. 왼쪽 또는 오른쪽 가쪽이동은 주로 대칭적이지 않고, 왼쪽 가쪽이동이 오른쪽 가쪽이동보다 더 크다는 증거들이 있다. 한 연구에 따르면, 성인의 정상 ROM은 10~12 mm이고, 다른 연구에 따르면 10~15 mm이었다. Permanent Impairment Conference의 합의된 의견에 따르면, 정상 ROM은 8~12 mm이다. 연령과 성별에 따른 효과와 부가적인 정상값을 알고 싶으면, 연구 소견 단락의 표 13.2를 참고하기 바란다.

검사자세 (Testing Position)

피검자는 앉은 자세를 취하고, 목뼈가 굽힘, 폄, 옆굽힘 및 돌림의 0° 자세를 취하도록 한다. 움직임을 하기 전에 윗니와 아랫니가 서로 닿지 않도록 턱관절을 약간 벌림한다.

고정 (Stabilization)

목뼈의 굽힘, 폄, 옆굽힘 및 돌림을 막기 위해 피검자의 뒤통수와 목을 고정한다.

검사동작 (Testing Motion)

능동 가쪽이동 (Active Lateral Excursion)

피검자에게 가능하면 오른쪽으로 아래턱을 많이 활주하도록 지시한다. 그 다음, 피검자에게 가능하면 왼쪽으로 아래턱을 많이 활주하도록 지시한다.

수동 가쪽이동 (Passive Lateral Excursion)

아래턱을 엄지와 손가락으로 잡고 측면으로 움직여 본다. 저항이 느껴질 때 움직임을 끝내고, 부가적인 움직임 시도는 목뼈의 옆굽힘을 초래한다 (움직임을 하는 동안, 내림, 올림 및 내밈과 뒷당김을 피할 수 있도록 주의해야 한다; 그림 13.18).

정상 끝느낌 (Normal End-Feel)

끝느낌은 팽팽한 느낌인데, 그 이유는 관절주머니, 관자아래턱인대, 관자근, 안쪽날개근과 가쪽날개근 등의 신장 때문이다.

측정 방법 (Measurement Method)

아래쪽 가운데 앞니의 중앙 지점과 위쪽 가운데 앞니의 중앙지점 사이의 가쪽이동 거리를 자로 측정한다 (그림 13.19). 윗턱에 대해 가쪽으로 움직이는 아래턱의 거리는 그림 13.19와 그림 13.20에서처럼, 위쪽 가운데 앞니와 아래쪽 가운데 앞니 사이의 거리를 측정함으로써 명확해진다.

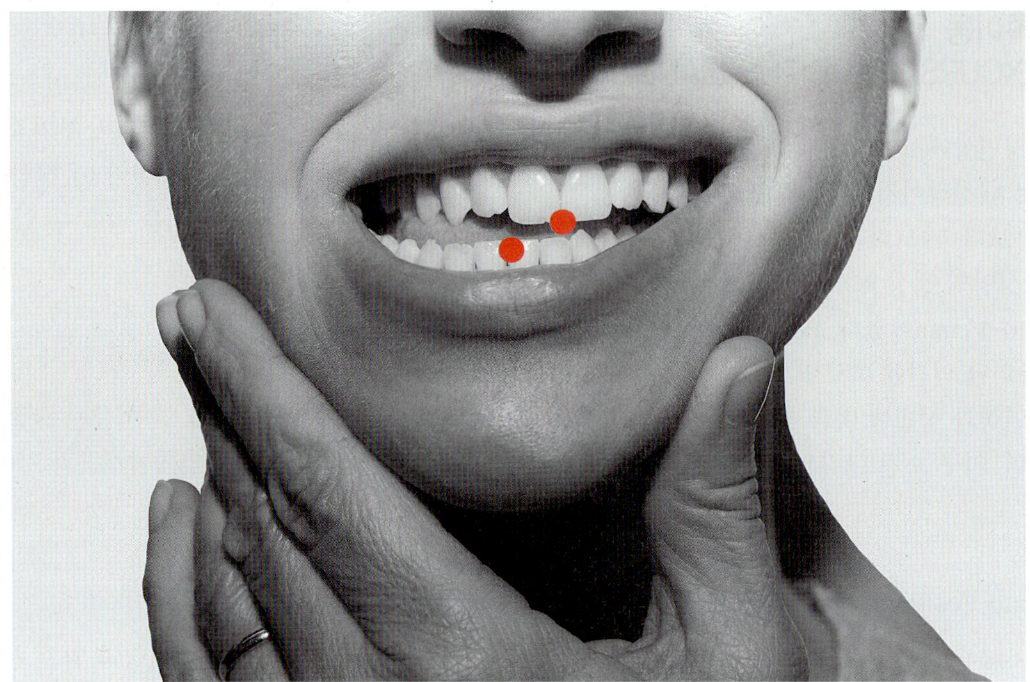

그림 13.18 수동 아래턱 가쪽이동 ROM의 끝지점에서, 검사자는 한 손으로 목의 움직임을 차단하고, 다른 손으로 아래턱을 가쪽으로 당겨서 유지한다.

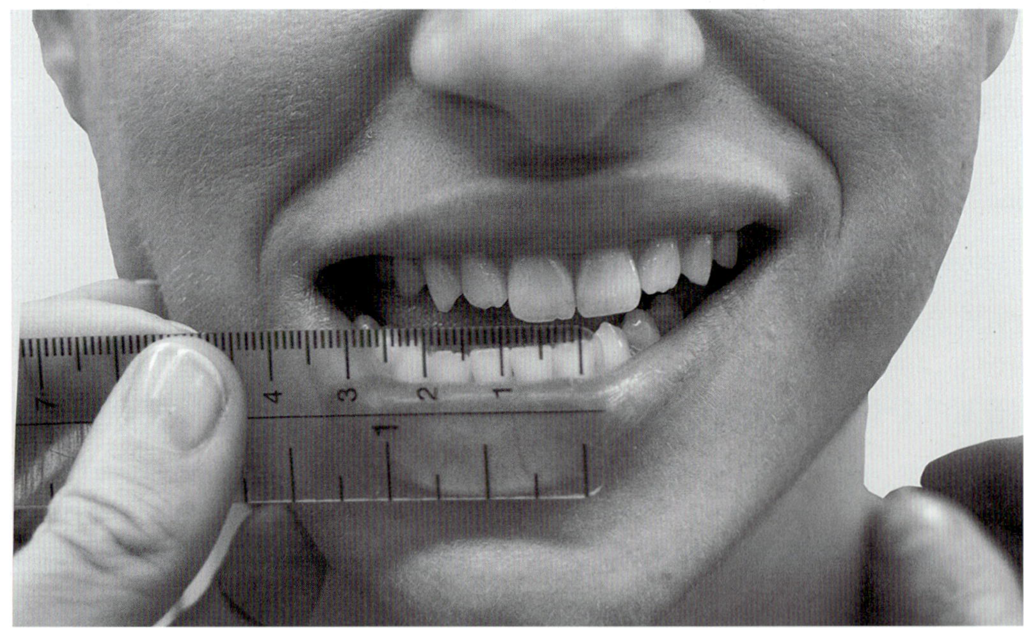

그림 13.19 검사자는 자를 이용해 위쪽의 두개 가운데 앞니의 중앙지점과 아래쪽의 두 개 가운데 앞니의 중앙지점 사이의 가쪽거리를 측정한다. 자를 먼저 윗니에 정렬하는데 그 이유는 가쪽이동할 때 윗니가 움직이지 않기 때문이다.

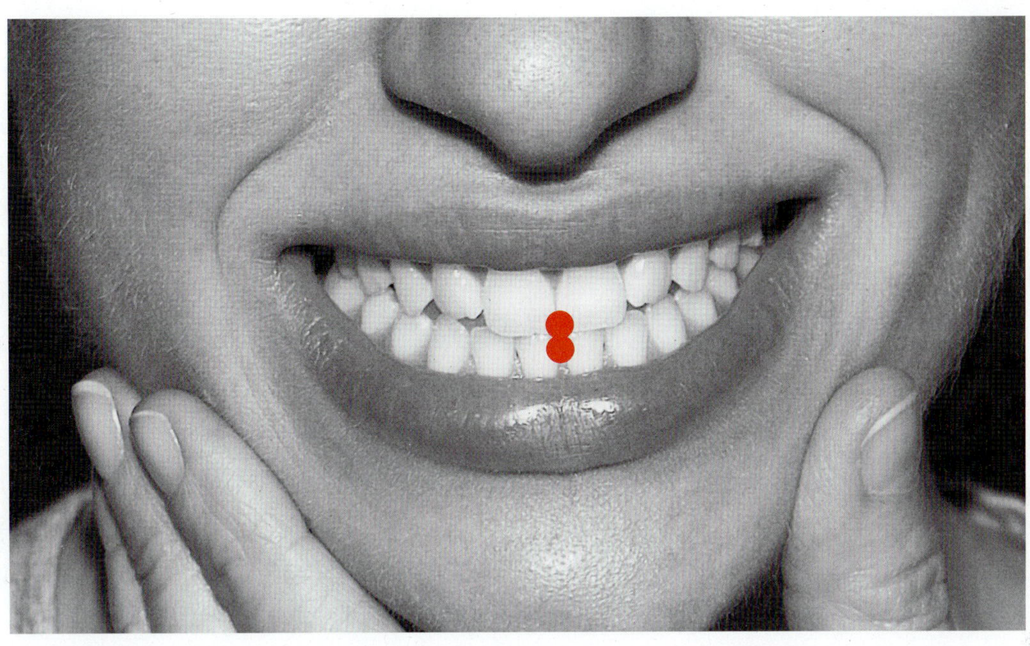

그림 13.20 그림 13.18과 그림 13.19에서 보듯이, 턱을 중립위로 했을 때 위쪽 가운데 앞니와 아래쪽 가운데 앞니의 정렬과 가쪽이동의 끝지점에서의 이들 가운데 앞니의 정렬 사이에 어떤 차이가 있는지를 비교해 본다.

연구 소견 (Research Findings)

턱관절 움직임의 표준 ROM값에 대한 연구는 계속 진행 중이고, 다양한 연령대, 성별, 다양한 피검자 표본집단과 인종 등에 대해 연구가 이루어지고 있다. 이들 연구의 표본은 본 단락에 포함되어 있고, 또 TMJ ROM에 대한 연령과 성별의 효과를 다룬 단락도 제시되어 있다.

아동의 기준값을 결정하기 위해 수행된 한 연구에서, Cortese, Oliver 및 Biondi는 평균 연령 4.6세 남아와 여아의 입 벌리기 정상 범위가 38.6 mm였음을 확인했다. 평균 연령 6.9세의 아동 연구에서는 입 벌리기의 ROM은 42.0 mm 이었다. Hirsch 등은 10~17세의 아동과 청소년을 포함하는 연구에서 입 벌리기의 평균 ROM이 50.6 mm였음을 확인했다.

능동 최대 입 벌리기 ROM의 정상 범위는 표 13.1에 제시되어 있다. 내밈과 가쪽이동에 대한 ROM의 정상 평균값은 표 13.2의 4가지 자료로부터 나왔다.

연령, 성별 및 기타 요소의 효과 (Effects of Age, Gender, and Other Factors)

연령 (Age)

아동의 턱관절 ROM은 3~17세 사이에서 연령이 증가함에 따라 ROM이 증가하는 경향을 띤다. 다른 신체 부위와 마찬가지로, 성인의 ROM은 16세 또는 17세 이후부터는 연령이 증가할수록 증가하기 보다는 오히려 감소한다. 다른 신체 부위와 마찬가지로, 어떤 턱관절 ROM은 성인과 아동의 다른 움직임보다 연령에 더 많은 영향을 받는 것 같다.

Cortese, Oliver 및 Biondi은 3~11세의 남아와 여아 212명을 대상으로 ROM 값을 확인했다. 입 벌리기와 가쪽이동의 ROM은 약간 나이가 많은 아동 (11세)보다 더 어린 아동 (3~4세)에서 더 작았음을 확인했지만, 내밈 ROM에서는 변화가 없었다.

Machedo, Medeiros 및 de Felicio는 브라질 240명의 아동을 3개 연령대 (6~8세, 8~10세, 10.1~12세)로 나누어 아래턱 ROM을 측정하기 위해 디지털 캘리퍼를 사용했다. 전체 샘플의 평균값은 최대 입 벌리기에서 44.5 mm였고, 오른쪽 가쪽이동에서는 7.0 mm였고, 왼쪽 가쪽이동은 7.5 mm였고, 내밈은 7.5 mm였다. 아래턱 ROM의 점진적인 증가는 주로 6~8세와 10.1~12세에서 유의한 차이를 보였다. 성별 사이에는 차이가 없었다.

10~17세 1011명의 독일 남아와 여아, 청소년인구 기반 연구에서, Hirsch 등은 연령이 증가함에 따라 특정 움직임의 ROM이 증가했음을 확인했다. 10-13세 아동 그룹의 최대 능동 입 벌리기와 14~17세 아동 그룹 사이에서 유의한 차이가 있었다. 그리고 나이가 많은 청소년 그룹은 더 큰 입 벌리기 ROM을 가졌다. 그들은 최대 입 벌리기가 매년 0.4 mm씩 증가한다고 했다. 가쪽이동과 내밈도 연령에 영

표 13.1 10~99세 피검자의 최대 능동 입 벌리기 ROM: 정상 직선 거리 (mm)

연구자	Hirsch 등[17]	Marklund and Wänman[19]	Goulet 등[20]	Celic 등[21]	Gallagher 등[22]		Turp 등[15]	
표본	독일 남성과 여성 10–17세 n=1011	스웨덴 남성과 여성 18–48세 n=371	남성과 여성 평균 연령 29세 n=36	크로아티나 남성 19–28세 n=60	아이랜드 남성과 여성: 16–99세		독일 남성과 여성 평균 연령=26.1세	
					남성 n=657	여성 n=856	남성 n=58	여성 n=83
	평균 (SD)	*평균 (SD)*	*평균 (SD)*	*평균 (SD)*	*평균*	*평균*	*평균 (SD)*	*평균 (SD)*
ROM	50.6 (6.4)	55.3 (6.1)	52.6 (6.3)	50.8 (5.0)	43	41	58.6 (7.1)	54.6 (7.9)

SD=표준편차.
* 모든 측정은 줄자로 이루어졌다. 모든 측정은 Gallagher 등에 의한 측정을 제외하고, 피개교합의 양을 포함한다.

표 13.2 아래턱 내밈과 가쪽이동 ROM: 정상 직선 거리 (mm)*

연구자	Hirsch 등[17]	Celic 등[21]	Walker 등[14]	Turp 등[15]	
표본	486명 남성과 525명 여성 10–17세 n=1011	남성과 여성 19–28세 n=60	3명 남성과 12명 여성 21–61세 n=15	남성과 여성 평균 연령=26.1세 n=141 남성 여성	
움직임	*평균 (SD)*	*평균 (SD)*	*평균 (SD)*	*평균 (SD)*	*평균 (SD)*
내밈	8.2 (2.5)	7.9 (2.5)	7.1 (2.3)	–	
왼쪽 가쪽이동	10.6 (2.3)	10.1 (3.0)	8.6 (2.1)	12.1 (2.3)	11.5 (2.4)
오른쪽 가쪽이동	10.2 (2.2)	10.0 (2.8)	9.2 (2.6)	11.0 (2.6)	10.9 (2.1)

SD=표준편차.
* 모든 측정은 줄자로 이루어졌다.

향을 받는다. 가쪽이동은 매년 0.1 mm씩 증가하는 반면, 내밈은 매년 0.1 mm씩 감소했다.

Gallagher 등은 16~99세 아일랜드 성인 1,513명을 대상으로 인구 기반 연구로서 입 벌리기에 대한 연구를 했다. 최대 입 벌리기 ROM은 16~24세 남성의 45 mm에서 65~99세 남성의 41 mm로 감소했다. 사실, 뒷당김을 제외한 모든 턱관절 움직임의 능동 ROM은 100명을 대상으로 한 연구에서, 연령이 증가함에 따라 감소되었다. 그러나 확인되었듯이, ROM의 소실은 단지 4 mm 밖에 없었다.

선행 연구와는 달리, Hassel, Rammelsberg 및 Schmitter는 18~45세의 44명 젊은 성인과 68~96세의 43명 노인환자를 비교하였을 때, 입 벌리기 ROM은 가장 어린 연령 그룹에서 노인 그룹까지 감소하지 않았음을 확인했다. 그러나 내밈과 가쪽이동의 ROM은 정상패턴을 따랐고, 가장 어린 연령 그룹에서 노인층으로 갈수록 감소되었다.

성별 (Gender)

명확한 성별 차이는 성인 16~99세에서 나타났고, 여성보다 남성이 더 큰 ROM을 가졌다. 연구들에 따르면, 성인 남성이 여성보다 가쪽이동 ROM이 더 컸다고 한다. 게다가 Hirsch 등은 10~17세에서 성별의 효과를 감지했다; 즉, 남성이 여성보다 최대 능동 입 벌리기가 상당히 컸다 (1.8 mm). 그러나 Cortese, Oliver 및 Biondi는 3~11세 아동에서는 입 벌리기가 성별에 영향을 받지 않았다고 했다. 어린이들에게서는 성별의 영향이 나타나지 않는다고 했다.

Gallagher 등은 1513명의 아일랜드 남성과 여성을 대상으로 한 입 벌리기 연구에서, 16~99세의 남성 657명이 여성 856명보다 최대 능동 입 벌리기 ROM이 더 컸다고 했다. Lewis, Buschang 및 Throckmorton은 건강한 26세의 남성 (평균=52.1 mm)이 여성 (평균=46.0 mm)보다 상당히 더 큰 입 벌리기 ROM을 가졌다고 한다.

아래턱 길이 (Mandibular Length)

입 벌리기 ROM은 아래턱 길이와 관련이 있는 것 같다. Dijkstra 등은 여성 13명과 남성 15명을 대상으로 한 입 벌리기 연구에서 아래턱을 내림할 때 위쪽 앞니와 아래쪽 앞니 사이의 직선거리가 아래턱의 길이에 영향을 받는다는 것을 확인했다. 후속 연구에서, Dijkstra 등은 13~56세 (평균 연령=27.2세)의 총 91명 (여성 59명과 남성 32명)을 대상으로, 건강한 피검자의 앞니 거리, 아래턱 길이, 입을 벌릴 때의 각도의 관련성에 대해 조사했다. 입 벌리기는 양쪽 아래턱의 길이와 입 벌림의 각도에 모두 영향을 미친다. 그러므로 동일한 입 벌리기 거리를 가진 사람이라도 턱관절 가동성에 대해 서로 다를 수 있다. Lewis, Buschang 및 Throckmorton은 입 벌리기를 할 때 성별 차이의 일부로서 아래턱 길이를 설명되었고, 또 아래턱융기의 병진이동이 성별 차이로 나타남을 설명했다.

아래턱 길이를 조절하기 위해, Miller 등은 아래턱 열림 지수 (TOI)로 알려진, 입 벌리기 지수를 개발했다. 공식은 아래과 같다: TOI= (PO−MVO/PO+MVO)×100이다. 여기에서 PO는 수동 벌리기이고, MVO는 최대 능동 입 벌리기를 의미한다. 후속 연구에서 Miller 등은 턱관절 장애 (TMD)가 없는 대조군과 턱관절 장애 환자의 TOI를 비교했다. 연구의 결과를 토대로, 그들은 TOI가 연령, 성별, 아래턱 길이와는 별개인 것으로 결론을 내렸다. 무증상 피검자 42명의 연구에서, Moipolai, Karic와 Miller는 TOI와 연령, 성별, 아래턱가지의 길이와 턱뼈각 (gonial angle) 사이의 연관성을 평가하기 위해, 공분산 분석을 사용했다. 변인과 TOI 사이에 어떤 연관성도 없었다. 보다 최근의 연구에서, Miller, Karic 및 Myer는 TOI로 근육성 TMD 환자 그룹 사이를 구분할 수 있었고, 진단도구로서 TOI의 가치를 확인했다.

머리와 목의 자세와 움직임 Head and Neck Positions and Motions)

머리와 목의 자세와 움직임은 입을 열고 닫는 동작과 밀접하게 연결되어 있다. 또한, 입 벌리기의 ROM은 머리와 목의 정적 자세에 의해 영향을 받고, 그로 인해 검사자는 TMJ 측정 시 피검자에게 머리와 목의 자세를 인식시켜야 한다. Zafar에 따르면, 턱관절과 머리-목 부위 사이에 기능적 연결이 존재한다; 머리와 목을 폄할 때는 자연스러운 능동의 입 벌리기가 일부 부분으로 작용하고, 반대로 머리와 목을 굽힘할 때는 자연스러운 능동의 입 닫기가 일부분으로 작용한다.

Higbie 등은 18-54세의 건강한 남성 20명과 여성 20명을 대상으로 입 벌리기에 대한 정적 머리 자세 (앞쪽 위치, 중립위, 뒷당김 위치)의 효과를 연구했다. 줄자로 측정된 입 벌리기 ROM은 3개의 위치에서 유의한 차이를 보였다. 입 벌리기는 머리의 앞쪽 위치에서 가장 크게 일어났다 (평균=44.5 mm, SD=5.3); 이것은 위쪽 목뼈의 폄을 포함한다. 중립위에서 약간 작은 입 벌리기의 ROM이 일어났고 (평균=41.5 mm, SD=4.8), 뒷당김 위치에서 가장 작은 ROM이 발생했다 (평균=36.2 mm, SD=4.5). 이것은 위쪽 목뼈의 굽힘을 포함한다. 매일의 신뢰도는 머리 자세에 따라 0.90~0.97의 피어슨 상관계수를 가졌고, 측정의 표준오차는 머리의 자세에 따라 0.77~1.69 mm이었다. 소견의 결과를 토대로 연구자들은 입 벌리기 ROM이 머리 자세에 따라 달라질 수 있다고 결론내렸다. 그러나 그들은 1~2 mm의 오차는 머리 자세와 무관하게 일어날 수 있다고 했다.

턱관절 장애 (Temporomandibular Disorders)

턱관절의 구조와 너무 많이 사용되는 사실 때문에 턱관절은 관련 인대와 근육의 손상, 역학적 문제, 퇴행성 변화가 자주 발생한다. 예를 들어, 관절원반은 압박되고, 변형되고, 찢어질 수 있다; 관절주머니가 비후될 수 있다; 인대가 단축되고 길어질 수 있다; 근육이 염증되고, 수축되고, 발생하고, 비대될 수 있다. 이들 문제는 턱관절 장애 (TMD) 분류에 포함되는 다양한 증상과 징후를 불러일으킨다.

미국 치과 협회에 따르면, TMD는 턱관절 통증, 아래턱 움직임 동안의 턱관절 소리, 입 벌리기, 가쪽이동 및 내밈 때의 아래턱 움직임 제한 등으로 특징되는 장애의 그룹으로 간주된다. 부가적인 증상으로는 근육통과 입을 벌릴 때의 아래턱 움직임 이상 등이다. 아래턱 움직임의 이상은 왼쪽이나 오른쪽으로 적어도 2 mm의 아래턱 위치가 변위되는 것으로 정의된다. 비록 TMD가 성인에서 종종 발견되지만, TMD의 징후와 증상은 아동의 85%까지 나타나고, TMD의 더 높은 발생은 사춘기 여성에게서 나타난다; 월경이 멈춘 후 유병률의 감소가 일어났다. 후자의 소견에 따르면, 여성 호르몬이 턱관절 장애에 중요한 역할을 하는 것으로 알려져 있다.

다른 징후와 증상은 얼굴 통증, 근육통, 편측 또는 양측 TMJ 부위의 압통, 두통, 목의 뻣뻣함 등이다. 또한 TMD는 비록 침범된 여성의 실제 백분율이 연구자들마다 다를지라도, 사춘기 이후의 모든 여성에게서도 빈발하게 나타난다.

성별 선호에 대한 이유들은 다음과 같은 다양한 요소에 의해 영향을 받았다: 여성의 스트레스 수준, 호르몬 영향, 그리고 턱관절에 매우 나쁜 소녀들의 습관 (예, 껌 씹는 습관, 지속적인 팔 기울임, 얼음 깨먹기, 이물질 씹기, 턱 놀이, 이빨 악물기, 이갈이 등.)

Vierola 등은 2012년 Eastern Finland 대학에서 424명의 4~6세 남아와 여아의 연구에서, 그들은 지난 3개월 동안

226명 아동 (53%)이 다리와 머리에서 통증이 발생했음을 확인했다. 통증은 다리에서 가장 많이 발생하고 (35%), 그 다음이 머리 (32%)이다. 성별 차이는 발견되지 않았다.

Karibe와 연구자들은 160명의 어린 환자를 3그룹 (6~12세 그룹, 13~15세 그룹 및 16~18세 그룹) 으로 나누어 검사했다. 그룹 3의 두통과 목 통증을 제외하고, 뚜렷한 성별 차이가 발견되지 않았다. 턱/얼굴의 통증 강도/타이트니스, 두통과 목 통증, 뿐만 아니라, 장기간 턱 벌리기, 부드럽거나 딱딱한 음식 먹기 및 잠자기 등의 ADL 어려움이 세 그룹에서 달랐다. 연령이 높은 청소년은 얼굴 부위의 더 강한 통증과 ADL의 더 큰 어려움을 가지고 있었다.

Su 등은 전자의 환자에서 원반과 뼈의 변화를 결정하기 위해 TMJ MRI의 후향성 차트 리뷰를 수행했다. 그들은 원반 변화가 청소년기 때 더 많이 발병했음을 확인했고, 반면 뼈의 변화는 노인 환자에게서 더 많이 발병했음을 확인했다. 원반의 앞쪽 변위는 가장 흔한 소견이 있었고, 청소년기 때 가장 많이 발병했다.

2011년 9월과 12월 사이, Bagis와 연구자들은 243명의 환자 (171명의 여성과 72명의 남성, 평균 연령=41세)를 검사했고, 환자들은 입 벌리기의 제한에 대한 질문지를 완수했다. 양쪽 성별에서의 가장 흔한 증상은 관자근의 통증이고, 그 다음이 입 벌리기할 때의 통증 (89%)이다. 깨물근에서의 턱관절 통증, 염발음, 항우울 약물의 사용이 남성보다 여성에게서 더 많이 일어났다. 연령 증가와 치아 소실은 턱관절 장애 발생에 대한 뚜렷한 역효과이다.

많은 연구들이 아동, 청소년, 노인 집단의 턱관절 장애에 대해 연구했다. Celic 등은 TMD 장애 환자 180명의 어린 남성과 대조군 60명을 대상으로 아래턱 ROM을 연구했다. 대조군과 TMD 환자 사이의 뚜렷한 차이는 최대 능동 입 벌리기와 능동 가쪽이동과 내밈에서 일어났다. de Sena에 의한 리뷰 연구에 따르면, 증상과 징후 중 턱관절 압통이 발생할 확률은 3~53%이고, 근육통은 5~81%, 관절 소리는 8~48%, 입 벌리기 제한은 2~63%이었다. 이들 연구자들에 따르면, TMD는 더 나은 평가를 필요로 하는데, 그 이유는 진단이 늦어지면 턱관절 관절주머니의 내부 구조물의 불가역적 파괴 상태로 진행할 수 있다. 아마도 이것은 머리 얼굴의 비정상적인 성장과 아래턱 기능제한을 일으킨다.

Cooper와 Kleinberg는 11~70세 4,528명의 남성, 여성 및 아동 환자의 기록을 리뷰했고, TMD 유병률은 21~50세에서 가장 높았음을 확인했다. 그들은 환자의 77%가 여성이라는 점에서 성별 차이를 확인했다.

Marklund와 Wänman은 평균 23세의 114명 남성과 194명 여성의 대학생 연구에서, 1년 동안의 징후와 증상의 지속은 여학생에게서 더 높았다 (77%). 그러나 TMJ 징후와 증상의 1년 발생율 (12%)은 남성과 여성 사이에서 뚜렷한 차이를 갖지 못했다.

상당히 많은 최근의 문헌들이 전세계의 다양한 인구 집단에서 턱관절 기능부전에 전념해 왔다. Schmid-Schwap 등은 평균 41세의 404명 여성 (12~96세)과 평균 41세 (16~78세)의 98명 남성을 대상으로 한 연구에서, 여성이 남성보다 뚜렷하게 더 높은 통증 강도를 보였고, 또 뚜렷하게 작은 입 벌리기를 보였음을 확인했다. 깨물근과 TMJ의 촉진을 통해 여성이 남성보다 더 뚜렷한 압통을 가졌음을 확인했다. 부가적으로, 25세 미만의 연령 그룹과 55~60세 그룹이 최대 유병율을 가졌다는 점에서 여성은 다양한 연령대가 TMD를 가졌고, 반면 남성은 더 고른 연령 분배를 가졌다.

Goncalve 등은 15~65세의 전체 230명 중에서 39%가 적어도 하나의 TMD 증상을 보였음을 확인했다. 25%에서 통증이 발생했고, 턱관절의 소리가 가장 흔한 증상이고, 그 다음이 턱관절 통증과 깨물근의 통증이다.

턱관절 장애의 확인에 이용되는 임상 검사의 진단 정확성을 결정하기 위해 수행된 문헌들의 체계적 리뷰에서, Reneker와 공동 연구자들은 7개 연구 중 3개의 연구만이 높은 질을 가졌음을 확인했다. 7개의 모든 연구는 관절소리와 관절 움직임과 같은 검사를 이용했지만, 어느 연구도 TMD와 비TMD를 연구하지 않았다. 그들은 TMD 진단을 이끌어낼 수 있는 연구에서 명확한 소견이 부족하기 때문에, 사용된 검사를 지지하거나 부정하는 근거가 충분하지 않다는 결론을 내렸다.

신뢰도와 타당도 (Reliability and Validity)

신체의 다른 부위와 마찬가지로, 어떤 TMJ 움직임은 증상의 유무와 관계없이 다른 움직임보다 더 큰 신뢰도를 가지는 것처럼 보인다. 위쪽 중앙앞니와 아래쪽 중앙앞니 사이

표 13.3 줄자를 이용한 아래턱 움직임의 검사자간 신뢰도

연구자	Goulet 등[20]	Walker 등[14]	Walker 등[14]	John 등[53]
표본	10명 남성과 62명 여성 TMD 환자 36명과 비TMD 36명 평균 연령=29세 n=72	2명 남성과 여성 TMD 환자 13명 20–52세 n=15	3명 남성과 비TMD 12명 여성 21–61세 n=15	TMD 남성 11명과 비TMD 25명 여성 17–71세 n=36
움직임	*ICC*	*ICC*	*ICC*	*ICC*
입 벌리기	0.87	0.99	0.98	0.93
오른쪽 가쪽이동	0.59	0.96	0.90	0.73
왼쪽 가쪽이동	0.68	0.94	0.95	0.79
내밈	—	0.98	0.95	0.91

ICC=등급간 상관계수; MTD=아래턱 장애

의 수직거리로서 줄자에 의해 측정된 입 벌리기 (능동과 수동)는 good에서 excellent 까지 좋은 신뢰도를 가졌다 (표 13.3 참고). 내밈의 측정도 good이라는 좋은 신뢰도를 보였지만, 가쪽이동은 poor에서 good까지의 신뢰도를 보였다.

Walker, Bohannon 및 Cameron은 줄자로 측정된 6개의 모든 턱관절 움직임이 신뢰도가 높다고 결론을 내렸다. 측정은 2명의 검사자에 의해 3번 회기 동안 이루어졌고, 각 회기는 일주일 간격으로 이루어졌다. 그들은 턱관절 장애 환자 15명 (여성 13명, 남성 2명, 평균 연령=35.2세)과 턱관절 장애가 없는 15명 (여성 12명, 남성 3명, 평균 연령=42.9세), 총 30명을 대상으로 측정했다. 검사자 1의 검사간 신뢰도 등급내 상관계수 (ICC)는 0.82~0.99였고, 검사자 2의 검사간 신뢰도 등급내 상관계수는 0.70~0.90이었다. 그러나 입 벌리기 측정만이 구조타당도를 가졌고, 턱관절 장애 환자 그룹과 비환자 그룹사이를 구분하는데 유용했다. 턱관절 장애가 없는 피검자를 대상으로 입 벌리기를 할 때 측정한 측정의 기술적 오차는 2.5 mm이다.

Higbie 등도 줄자에 의한 입 벌리기의 ROM 측정이 높은 신뢰도를 가졌다고 확인했다. 2명의 검사자는 평균 연령 32.9세의 20명의 남성과 20명의 여성을 측정했다. 검사간 신뢰도, 검사자간 신뢰도, 검사-재검사 신뢰도 등의 ICC는 머리의 자세에 따라 0.90~0.97이었다. SEM에 따르면, 연구에 사용된 측정 기법에서도 1~2 mm의 오차가 존재했다는 것이다.

Kropmans 등은 턱관절에 통증과 제한이 있는 남성 5명과 여성 20명을 대상으로 입 벌리기를 연구한 결과, 비슷한 높은 신뢰도를 확인했다. 검사간, 검사자간 및 검사-재검사 신뢰도는 0.90~0.96 이었다. 그러나 Walker, Bohannon 및 Cameron의 소견과 그리고 Higbie등의 소견과는 반대로, 그들은 최대 입 벌리기의 최소감지차이가 9~6 mm이었음을 확인했다. 이들 결과를 토대로 했을 때, 임상가는 향상이 일어났다고 말하는 그룹에서 최대 입 벌리기를 할 때 적어도 9 mm의 향상을 측정해야 한다.

RDC/TMD에 의해 설명되었듯이, 검사자가 검사절차 및 기준을 표준화하고, 검사자가 교정 훈련 프로그램에 참여하면 신뢰도는 향상될 것이다. Lobbezoo 등은 교정 훈련이 능동과 수동의 입 벌리기 측정과 내밈 ROM의 검사자간 신뢰도를 good에서 excellent하게 만든다고 했다. 가쪽이동 ROM의 측정만이 fair의 검사자간 신뢰도를 가졌다.

Leher 등의 연구는 무경험의 치과 학생과 교정 프로그램에 참여한 경험이 있는 치과의사 사이의 ROM 측정 신뢰도에서 유의한 차이를 확인할 수 없었다. 그들은 경험보다 교정훈련이 더 중요하다는 결론을 내렸다. 그러나 두 그룹은 가쪽이동에 대해 수용할 수 없는 신뢰도 점수를 가졌다. Lausten, Glaros, Williams는 교정 훈련 후 턱관절 ROM을 측정하는 초보 검사자와 전문 검사자의 능력을 비교했다. 초보 검사자는 높은 신뢰도를 가지고 최대 능동 입 벌리기를 측정할 수 있었다. 그러나 Leher's 결과와 비슷하게, 가쪽이동을 신뢰성 있게 측정할 수 있는 그룹은 없었다.

Baltran-Alocreu 등은 턱관절 ROM 측정에 대한 검사자간 신뢰도와 검사간 신뢰도를 결정하기 위해 무증상의 성인 50명을 대상으로 연구를 수행했다. 그들은 피검자를 누운 자세로 취하게 하고, 머리와 목의 자세를 중립위 자세로 만들었다. 2명의 검사자는 가쪽이동과 내밈을 2단계로 평가할 수 있는 머리아래턱 척도 (얇은 플라스틱 장비)를 이용하여 최대 능동 입 벌리기, 내밈, 가쪽이동 등을 측정했다. 결과에 따르면, 최대 입 벌리기와 내밈의 검사간 신뢰도는 excellent 했고 (ICC=0.99−0.93), 좌우 가쪽이동의 검사간 신뢰도는 중등도였다 (ICC=0.77−0.62). 최대 입 벌리기와 내밈의 검사자간 신뢰도는 excellent 했고 (ICC=0.96−0.92), 가쪽이동의 검사자간 신뢰도는 중등도였다 (ICC=0.71−0.51). 입 벌리기의 SEM은 0.74~0.82 mm이고, 내밈의 SEM은 0.29~0.49 mm이었다. 그들은 턱관절 장애 진단을 받은 환자를 대상으로 머리목의 자세를 이용하여 연구를 수행해야 한다고 제안했다.

참고문헌

1. Hoover, D, and Ritzline, P: The Temporomandibular Joint. In Levangie, PK, and Norkin, CC: Joint Structure and Function: A Comprehensive Analysis, ed 5. FA Davis, Philadelphia, 2011.
2. Iglarsh, ZA, and Synder-Mackler, L: The Temporomandibular Joint and the Cervical Spine. In Richardson, JK, and Iglarsh, ZA (eds): Clinical Orthopaedic Physical Therapy. WB Saunders, Philadelphia, 1994.
3. Williams, PL: Gray's Anatomy, ed 38. Churchill Livingstone, New York, 1995.
4. Neumann, DA: Kinesiology of the Musculoskeletal System: Foundations for Physical Rehabilitation, ed 2, Mosby, Inc., St. Louis, 2010.
5. Otis, CA: Kinesiology: The Mechanics and Pathomechanics of Human Movement. Lippincott Williams & Wilkins, Philadelphia, 2004.
6. Harrison, AL: The Temporomandibular Joint. In Malone, TR, McPoil, T, and Nitz, AJ (eds): Orthopedic and Sports Physical Therapy, ed 3. CV Mosby, St. Louis, 1997.
7. Magee, DJ: Orthopedic Physical Assessment, ed 4. WB Saunders, Philadelphia, 2002.
8. Cailliet, R: Soft Tissue Pain and Disability, ed 3. FA Davis, Philadelphia, 1996.
9. Zafar, H, Nordh, E, and Eriksson, PO: Temporal coordination between mandibular and head-neck movements during jaw opening-closing tasks in man. Arch Oral Biol 45:675, 2000.
10. Zafar, H: Integrated jaw and neck function in man. Studies of mandibular and head-neck movements during jaw opening-closing tasks. Swed Dent J 143 (Suppl):1, 2000.
11. Eriksson, PO, et al: Co-ordinated mandibular and head-neck movements during rhythmic jaw activities in man. J Dent Res 79:1378, 2000.
12. Phillips, DJ, et al: Guide to evaluation of permanent impairment of the temporomandibular joint. Cranio 15 (2):170, 1996.
13. Dworkin, SF, and Le Resche, L: Research diagnostic criteria for temporomandibular disorders. J Craniomandib Disord 6:301, 1992.
14. Walker, N, Bohannon, RW, and Cameron, D: Discriminant validity of temporomandibular joint range of motion measurements obtained with a ruler. J Orthop Sports Phys Ther 30:484, 2000.
15. Turp, JC, Alpaslan, C, and Gerds, T: Is there a greater mandibular movement capacity towards the left? Verifi cation of an observation from 1921. J Oral Rehabil 32:242, 2005.
16. Cortese, SG, Oliver, LM, and Biondi, AM: Determination of mandibular movements in children without temporomandibular disorders. J Craniomandibular Pract 25:200, 2007.
17. Hirsch, C, et al: Mandibular jaw movement capacity in 10–17-yr-old children and adolescents: Normative values and the infl uence of gender, age, and temporomandibular disorders. Eur J Oral Sci 114:465, 2006.
18. Machedo, BCZ, Medeiros, APM, de Felicio, cm: Limites de movimentos mandibulares cm criancas [Mandibular movement in children]. Pro Fono 21 (3):189, 2009.
19. Marklund, S, and Wänman, A: Incidence and prevalence of temporoman-dibular joint pain and dysfunction: A one-year prospective study of university students. Acta Odontol Scand 65:119, 2007.
20. Goulet, J-P, et al: The reproducibility of muscle and joint tenderness detection methods and maximum mandibular movement measurement for the temporomandibular system. J Orofacial Pain 12:17, 1998.
21. Celic, R, et al: Measurement of mandibular movement in patients with temporomandibular disorders and in asymptomatic subjects. Coll Antropol 2 (Suppl):43, 2003.
22. Gallagher, C, et al: The normal range of mouth opening in an Irish population. J Oral Rehabil 31:110, 2004.
23. Hassel, AJ, Ra mmelsberg, P, and Schmitter, M: Inter-examiner reliability in the clinical examination of temporomandibular disorders: Infl uence of age. Co mmunity Dent Oral Epidemiol 34:41, 2006.
24. Thurnwald, PA: The effect of age and gender on normal temporomandibular joint motion. Physiother Theory Pract 7:209, 1991.
25. Lewis, RP, Buschang, PH, and Throckmorton, GS: Sex differences in mandibular movements during opening and closing. Am J Orthod Dentofacial Orthop 120:294, 2001.
26. Dijkstra, PU, et al: Temporomandibular joint mobility assessment: A comparison between four methods. J Oral Rehabil 22:439, 1995.
27. Dijkstra, PU, et al: Infl uence of mandibular length on mouth opening. J Oral Rehabil 26:117, 1999.
28. Miller, VJ, et al: A mouth opening index for patients with temporoman-dibular disorders. J Oral Rehabil 26:534, 1999.
29. Miller, VJ, et al: The temporomandibular opening index (TOI) in patients with closed lock and a control group with no temporomandibular disorders (TMD): An initial study. J Oral Rehabil 27:815, 2000.
30. Moipolai, P, Karic, VV, and Miller, VJ: The effect of gonial angle, ramus length, age and gender on temporomandibular opening index. J Oral Rehabil 30:1195, 2003.
31. Miller, VJ, Karic, VV, and Myers, SL: Differences in initial symptom scores between myogenous TMD patients with high and low TOI scores. J Craniomandibular Pract 24:25, 2006.
32. Higbie, EJ, et al: Effect of head position on vertical mandibular opening. J Orthop Sports Phys Ther 29:127, 1999.
33. Esposito, CJ, Panucci, PJ, and Farman, AG: Associations in 425 patients having temporomandibular disorders. J Kentucky Med Assoc 98:213, 2001.
34. De Sena, MF, et al. Prevalence of temporomandibular dysfunction in children and adolescents. Rev Paul Pediatr 31 (4):1538, 2013.
35. Gavish, A, et al: Oral habits and their association with signs and symptoms of temporomandibular disorders in adolescent girls. J Oral Rehabil 27:22, 2000.
36. Winocur, E, et al: Oral habits among adolescent girls and their association with symptoms of temporomandibular disorders. J Oral Rehabil 28:624, 2001.
37. Rauhala, K, et al: Facial pain and temporomandibular disorders: An epidemiological study of the northern Finland 1966 birth cohort. J Craniomandibular Pract 18:40, 2000.
38. Kutilla, M, et al: TMD treatment need in relation to age, gender, stress and diagnostic subgroup. J Orofac Pain 12:67, 1998.
39. Warren, MP, and Fried, JL: Temporomandibular disorders and hormones in women. Cells Tissues Organs 169:187, 2000.
40. Vierola, A, et al: Clinical signs of temporomandibular disorders and various pain conditions among children 6–8 years of age: The PANIC study. J Orofac Pain 26 (1):17, 2012.

41. Karibe, H, et al: Comparison of subjective symptoms of TMD's in young patients by age and gender. 1 Cranio 30 (2):14, 2012.
42. Su, N, et al: TMJ changes in adolescent TMD patients seen on MRI in a clinical setting. N Y State Dent J 81 (3):27, 2015.
43. Bagis, B, et al: Gender differences in prevalence of signs and symptoms of temporomandibular disorders: A retrospective study of 243 consecutive patients. Int J Med Sci 9 (7):539, 2012.
44. Sonmez, H, et al: Prevalence of temporomandibular dysfunction in Turkish children with mixed and permanent dentition. J Oral Rehabil 28:280, 2001.
45. Alamoudi, N, et al: Temporomandibular disorders among school children. J Clin Pediatr Dent 22:323, 1998.
46. Nilsson, IM: Reliability, validity, incidence and impact of temporomandibular pain disorders in adolescents. Swed Dent J 183 (Suppl):7, 2007.
47. Cooper, BC, and Kleinberg, I: Examination of a large patient population for the presence of symptoms and signs of temporomandibular disorders. J Craniomandibular Pract 25:115, 2007.
48. Schmid-Schwap, M, et al: Sex-specifi c differences in patients with temporomandibular disorders. J Orofac Pain 27 (1):42, 2013.
49. Goncalves, DA, et al: Symptoms of temporomandibular disorders in the population: An epidemiological study. J Orofac Pain 24 (3):270, 2010.
50. Reneker, J, et al: Diagnostic accuracy of clinical tests and signs of temporo-mandibular joint disorders: A systematic review of the literature. J Orthop Sports Phys Ther 41 (6):408, 2011.
51. Kropmans, T, et al: Smallest detectable difference of maximal mouth opening in patients with painfully restricted temporomandibular joint function. Eur J Oral Sci 108:9, 2000.
52. List, T, et al: Recalibration improves inter-examiner reliability of TMD examination. Acta Odontol Scand 64:146, 2006.
53. John, MT, and Zwignenberg, AJ: Interobserver variables in assessment of signs of TMD. Int J Prosthodontics 14:265, 2001.
54. Lobbezoo, F, et al: Use of the research diagnostic criteria for temporoman-dibular disorders for multinational research: Translation efforts and reliability assessments in the Netherlands. J Orofac Pain 19:301, 2005.
55. Leher, A, et al: Is there a difference in the reliable measurement of temporo-mandibular disorder signs between experienced and inexperienced examiners? J Orofac Pain 19:58, 2005.
56. Lausten, LL, Glaros, AC, and Williams, K: Inter-examiner reliability of physical assessment methods for assessing temporomandibular disorders. Gen Dent 52:509, 2004.
57. Baltran-Alocreu, H, et al: Intra-rater and inter-rater reliability of mandibular range of motion measures considering a neutral craniocervical position. J Phys Ther Sci 26 (6):915, 2014.

부록 A

표준 ROM 값

NORMATIVE RANGE OF MOTION VALUES

표 A.1 어깨관절, 팔꿉관절, 아래팔 및 손목 움직임: 평균 값 (°)

연구자	Wanatabe 등*[1]	Boone and Azen[2]	Green and Wolf[3]	Walker 등[4]	Macedo and Magee[5]	AAOS[6]	AMA[7]
	0–2세 n=45	1–54세 n=109 M	18–55세 n=20 (10 M, 10 F)	65–85세 n=60 (30 M, 30 F)	18–59세 n=90F		
움직임							
어깨관절 복합체							
굽힘	172 – 180	167	156	165	188	180	≥180
폄	78 – 89	62	—	44	70	60	≥50
벌림	177 – 187	184	168	165	188	180	≥170
안쪽돌림	72 – 90	69	49	62	94	70	≥80
가쪽돌림	118 – 134	104	84	81	108	90	≥60
팔꿉관절과 아래팔							
굽힘	148 – 158	143	145	143	149	150	≥140
폄	—	1	0	4†	2	0	≥0
엎침	90 – 96	76	84	71	92	80	≥80
뒤침	81 – 93	82	77	74	96	80	≥80
손목							
굽힘	88 – 96	76	73	64	93	80	≥60
폄	82 – 89	75	65	63	86	70	≥60
노쪽치우침	—	22	25	19	18	20	≥20
자쪽치우침	—	36	39	26	41	30	≥30

AAOS=American Academy of Orthopaedic Surgeons; AMA=American Medical Association; M=남성; F=여성
모든 값은 유니버설 측각기로 측정되었다.
* 세로줄의 값은 평균 값을 의미한다.
† 값은 폄 제한을 의미한다.

표 A.2 오목위팔관절의 움직임: 평균값 (°)

연구자	Ellenbecker 등[8]	Ellenbecker 등[8]	Boon and Smith[9]	Macedo and Magee[5]	Lannan 등[10]
	11–17세 n=113 M	11–17세 n=90 F	12–18세 n=50 (18 M, 32 F)	18–59세 n=90 F	21–40세 n=60 (20 M, 40 F)
움직임					
오목위팔관절					
굽힘	—	—	—	41	106
폄	—	—	—	27	20
벌림	—	—	—	85	129
안쪽돌림	51	56	63	64	49
가쪽돌림	103	105	108	94	94

M=남성; F=여성
모든 값은 유니버설 측각기로 측정되었다.

표 A.3 손가락 움직임: 평균값 (°)

연구자	Skarilova and Plevkova*[11]	Mallon et al†[12]	Smahel and Klimova*[13,14]	Hume et al‡[15]	AAOS[6]	AMA[7]
	20–25세 n=200 (100 M, 100 F)	18–35세 n=120 (60 M, 60 F)	18–28세 n=101 (52 M, 49 F)	26–28세 n=35 M		
움직임						
손가락 MCP						
굽힘	91	95	92	100	90	≥90
폄	26	20	25	–	45	≥20
손가락 PIP						
굽힘	108	105	111	105	100	≥100
폄	–	7	–	0	0	≥0
손가락 DIP						
굽힘	85	68	81	85	90	≥70
폄	–	8	–	0	0	≥0

MCP=손목손허리관절; PIP=몸쪽마디뼈사이관절; DIP=먼쪽마디뼈사이관절; AAOS=American Academy of Orthopaedic Surgeons; AMA=American Medical Association; M=남성; F=여성
* 값은 등쪽배치된 금속 측각기로 측정되었음.
† 값은 전산화된 Greenleaf 측각기로 측정되었음.
‡ 값은 등쪽배치된 측각기로 측정되었음.

표 A.4 엄지 움직임: 평균값 (°)

연구자	Skarilova and Plevkova*[11] 20–25세 n=200 (100 M, 100 F)	Skarilova and Plevkova*[11] 20–25세 n=200 (100 M, 100 F)	Jenkins 등†[16] 16–72세 n=119 (50 M, 69 F)	DeSmet 등‡[17] 16–83세 n=101 (43 M, 58 F)	AAOS[6]	AMA[7]
움직임						
엄지 CMC						
벌림	–	–	–	–	70	–
굽힘	–	–	–	–	15	–
폄	–	–	–	–	20, 80	≥35§
엄지 MCP						
굽힘	57	67	59	54	50	≥60
폄	14	23	–	–	0	≥0
엄지 IP						
굽힘	79	86	67	80	80	≥80
폄	23	35	–	–	20	≥10

CMC=손목손허리관절; MCP=손목손허리관절; IP=마디뼈사이관절; AAOS=American Academy of Orthopaedic Surgeons; AMA=American Medical Association; M=남성; F=여성
* 값은 등쪽배치된 금속 측각기로 측정되었음.
† 값은 옆쪽면에 배치된 유니버설 측각기로 측정되었음.
‡ 값은 등쪽배치된 손가락 측각기로 측정되었음.
§ 35°의 ROM 값은 1번째 손허리뼈와 2번째 손허리뼈사이의 최소 분리각 (15°)과 최대 분리각 (50°) 사이의 차이값이다.

표 A.5 엉덩관절과 무릎관절의 움직임: 평균값 (°)

연구자	Waugh 등[18] 6–65세 n=40	Drews 등[1] 12시간–6일 n=54 (26 M, 28 F)	Schwarze and Denton[20] 1–3일 n=1,000 (473 M, 527 F)	Wanatabe 등[1] 4주 n=62	Phelps 등[21] 9개월 n=25 M & F	Boone and Azen[2] 1–54세 n=109	Roach and Miles[22] 25–74세 n=1,683 (821 M, 863 F)	AAOS[6]	AMA[7]
움직임									
엉덩관절									
굽힘	—	—	—	138	—	122	121	120	≥100
폄	46*	28*†	20*	12*	10*	10	19	20	<10*
벌림	—	55‡	78‡	51	—	46	42		>25
모음	—	6‡	15‡	—	—	27	—		>15
안쪽돌림	—	80‡	58	24	52	47	32	45	>20
가쪽돌림	—	114‡	80	66	47	47	32	45	>30
무릎관절									
굽힘	–	–	150	–	–	142	132	135	≥110
폄	15*	20	15*	–	–	–	–	10	<5*

AAOS=American Academy of Orthopaedic Surgeons; AMA=American Medical Association; M=남성; F=여성
* 값은 폄의 제한을 의미한다.
† 옆으로 누운 자세에서 측정되었음.
‡ 누운 자세에서 측정되었음.

표 A.6 발목과 발의 움직임: 평균값 (°)

연구자	Waugh 등[18]	Wanatabe 등[1]	Boone and Azen[2]	McPoil and Cornwall[25]	Mecagni[24]	AAOS[6]	AMA[7]
	6–65세 n=40 (18 M, 22 F)	4–8개월 n=54	1–54세 n=109 M	26.1세 n=27 (9 M, 18 F)	64–87세 n=34 F		
움직임							
발목							
발등굽힘	59	51	13	16	11	20	>10
발바닥굽힘	26	60	56	–	64	50	>20
안쪽번짐	–	–	37	19 (목말밑관절)	26	35	>20 (목말밑관절)
가쪽번짐	–	–	21	12 (목말밑관절)	17	15	>10 (목말밑관절)
1번 MTP							
굽힘	–	–	–	–	–	45	–
폄	–	–	–	86	–	70	>30

AAOS=American Academy of Orthopaedic Surgeons; AMA=American Medical Association; M=남성; F=여성
모든 값은 유니버설 측각기로 측정되었다.

표 A.7 목뼈 움직임: 평균값 (°)

연구자	Youdas 등*[26]						Lantz 등†[27]		Hsieh and Young‡[28]	Balogun 등§[29]		AAOS[6]	AMA[30]
	11–19세 n=40 (20 M, 20 F)		30–39세 n=41 (20 M, 21 F)		70–79세 n=40 (20 M, 20 F)		20–39세 n=63		14–31세 n=34 (27 M, 7F)	18–26세 n=21 (15 M, 6F)			
움직임	M	F	M	F	M	F	Active	passive					
목뼈													
굽힘	64	—	47	—	39	—	60	74	1.0 cm	4.3 cm	32	45	50
폄	86	84	68	78	54	55	56	53	22 cm	19 cm	64	45	60
오른쪽 옆굽힘	45	49	43	47	26	28	43	48	11 cm	13 cm	41	45	45
오른쪽 돌림	74	75	67	72	50	53	72	79	12 cm	11 cm	64	60	80

AAOS=American Academy of Orthopaedic Surgeons; AMA=American Medical Association; M=남성; F=여성
* 값은 CROM 도구에 의해 측정된 능동 ROM 값이다.
† 값은 OSI CA-6000 척추운동 분석기에 의해 측정된 능동 ROM 값과 수동 ROM 값이다.
‡ 값은 줄자로 측정된 값이다.
§ 마지막 세로줄에 있는 값은 줄자로 측정된 값이고, 반면 Myrin 중력 측각기로 측정된 값은 두 번째 세로줄에 기입되어 있다.

표 A.8 엉덩관절과 무릎관절의 움직임: 평균값 (°)

연구자	Haley 등*[30]	Moll and Wright*[32]	Van Adrichem and van der Korst†[32]		Breum 등‡[34]		McGregor 등§[35]		Fitzgerald 등※[36]	AAOS[6]	AMA[7]
	5–9세 n=282 (140 M, 142 F)	15–75세 n=237 (119 M, 118 F)	15–18세 n=66 (34 M, 32 F)		18–38세 n=47 (27 M, 20 F)		50–59세 n=41 (21 M, 20 F)		20–82세 n=172 (168 M, 4 F)		
움직임			M	F	M	F	M	F			
등허리 움직임											
굽힘	6 – 7 cm	5 – 7 cm	7 cm	6 cm	56	54	55	60	—	80	60
폄	—	—	—	—	22	21	2	18	16 – 41	25	25
오른쪽 옆굽힘	—	—	—	—	33	31	30	30	18 – 38	35	25
오른쪽 돌림	—	—	—	—	8	8	26	26	—	45	30

AAOS=American Academy of Orthopaedic Surgeons; AMA=American Medical Association; M=남성; F=여성

* 허리뼈 ROM 값은 수정 Schober 검사로 측정된 값이다.

† 허리뼈 ROM 값은 수정–수정 Schober 검사 (단순화된 피부 당김 검사)로 측정된 값이다.

‡ 첫 번째 세로줄에 있는 허리뼈 ROM 값은 BROM II로 측정된 값이고, 두 번째 세로줄에 있는 허리뼈 ROM값은 이중 경사계에 의해 측정된 값이다.

§ 허리뼈 ROM값은 OSI CA–6000에 의해 측정된 값이다.

※ 등허리 폄과 옆굽힘의 ROM 값은 유니버설 측각기로 측정된 값이다. 하한값은 70–79세의 값이고, 상한값은 20–29세의 값이다.

NB: 등허리 움직임의 AAOS 값은 유니버설 측각기로 측정된 값이고, AMA의 값은 허리뼈 움직임 (굽힘, 폄 및 옆굽힘)을 측정한 이중 경사계의 값이다. 돌림의 AMA 값은 등뼈의 움직임에 대한 값이다.

표 A.9 턱관절 움직임: 평균값 (°)

연구자	Walker 등*[37]	Hirsch 등*[38]		Thurnwald†[39]			
	21–61세 n=15 (3 M, 12 F)	10–17세 n=1,011 (486 M, 525 F)		17–25세 n=50 (25 M, 25 F)		50–65세 n=50 (25 M, 25 F)	
움직임		M	F	M	F	M	F
턱관절 움직임							
입 열림	43	51	51	61	55	58	51
왼쪽 가쪽이동	9	11	10	9	8	8	6
오른쪽 가쪽이동	9	10	10	10	9	7	9
내밈	7	8	8	5	5	5	4

* 값은 11 cm 플라스틱 자에 의해 측정된 능동 ROM 값이다.

† 값은 Vernier 캘리퍼로 측정된 능동 ROM 값이다.

참 고 문 헌

1. Wanatabe, H, et al: The range of joint motion of the extremities in healthy Japanese people: The differences according to age. (Cited in Walker, JM: Musculoskeletal development: A review. Phys Ther 71:878, 1991.)
2. Boone, DC, and Azen, SP: Normal range of motion of joints in male subjects. J Bone Joint Surg 61:756, 1979.
3. Greene, BL, and Wolf, SL: Upper extremity joint movement: Comparison of two measurement devices. Arch Phys Med Rehabil 70:288, 1989.
4. Walker, JM, et al: Active mobility of the extremities in older subjects. Phys Ther 4:919, 1984.
5. Macedo, LG, and Magee, DJ: Effects of age on passive range of motion of selected peripheral joints in healthy adult females. Physiother Theory Pract 25:145, 2009.
6. American Academy of Orthopaedic Surgeons: Joint Motion: Method of Measuring and Recording. AAOS, Chicago, 1965.
7. Rondinelli, RD (ed): Guides to the Evaluation of Permanent Impairment, ed 6. American Medical Association, Chicago 2008.
8. Ellenbecker, TS, et al: Glenohumeral joint internal and external rotation range of motion in elite junior tennis players. J Orthop Sports Phys Ther 24:336, 1996.
9. Boon, AJ, and Smith, J: Manual scapular stabilization: Its effect on shoulder rotational range of motion. Arch Phys Med Rehabil 81:978, 2000.
10. Lannan, D, Lehman, T, and Toland, M: Establishment of normative data for the range of motion of the glenohumeral joint [master's thesis]. Lowell, University of Massachusetts, 1996.
11. Skarilova, B, and Plevkova, A: Ranges of joint motion of the adult hand. Acta Chir Plast 38:67, 1996.
12. Mallon, WJ, Brown, HR, and Nunley, JA: Digital ranges of motion: Normal values in young adults. J Hand Surg 16:882, 1991.
13. Smahel, Z, and Klimova, A: The infl uence of age and exercise on the mobility of hand joints 1: Metacarpophalangeal joint of the threephalangeal fi ngers. Acta Chir Plast 46:81, 2004.
14. Smahel, Z, and Klimova, A: The infl uence of age and exercise on the mobility of hand joints 2: Interphalangeal joints of the three-phalangeal fi ngers. Acta Chir Plast 46:122, 2004.
15. Hume, M, et al: Functional range of motion of the joints of the hand. J Hand Surg 15:240, 1990.
16. Jenkins, M, et al: Thumb joint motion: What is normal? J Hand Surg 23:796, 1998.
17. DeSmett, L, et al: Metacarpophalangeal and interphalangeal fl exion of the thumb: Infl uence of sex and age, relation to ligamentous injury. Acta Orthop Belg 59:37, 1993.
18. Waugh, KG, et al: Measurement of selected hip, knee and ankle joint motions in newborns. Phys Ther 63:1616, 1983.
19. Drews, JE, Vraciu, JK, and Pellino, G: Range of motion of the lower extremities of newborns. Phys Occup Ther Pediatr 4:49, 1884.
20. Schwarze, DJ, and Denton, JR: Normal values of neonatal limbs: An evaluation of 1000 neonates. J Pediatr Orthop 13:758, 1993.
21. Phelps, E, Smith, LJ, and Hallum, A: Normal ranges of hip motion of infants between 9 and 24 months of age. Dev Med Child Neurol 27:785, 1985.
22. Roach, KE, and Miles, TP: Normal hip and knee active range of motion: The relationship of age. Phys Ther 71:656, 1991.
23. Greene, WB, and Heckman, JD (eds): The Clinical Measurement of Joint Motion. American Academy of Orthopaedic Surgeons, Rosemont, IL, 1994.
24. Mecagni, C, et al: Balance and ankle range of motion in community dwelling women aged 64-87 years: A correlational study. Phys Ther 80:1004, 2000.
25. McPoil, TG, and Cornwall, MW: The relationship between static lower extremity measurements and rearfoot motion during walking. Phys Ther 24:309, 1996.
26. Youdas, J, et al: Normal range of motion of the cervical spine: An initial goniometric study. Phys Ther 72:770, 1992.
27. Lantz, CA, Chen, J, and Buch, D: Clinical validity and stability of active and passive cervical range of motion with regard to total and uniplanar motion. Spine 24:1082, 1999.
28. Hsieh, C-Y, and Yeung, BW: Active neck motion measurements with a tape measure. J Orthop Sports Phys Ther 8:88, 1986.
29. Balogun, JA, et al: Inter-and intratester reliability of measuring neck motions with tape measure and Myrin Gravity-Reference Goniometer. J Orthop Sports Phys Ther 9:248, 1989.
30. Cocchiarella, L, and Andersson, GBJ (eds): American Medical Association: Guides to the Evaluation of Permanent Impairment, ed 5. American Medical Association, Chicago 2001.
31. Haley, SM, Tada, WL, and Carmichael, EM: Spinal mobility in young children. Phys Ther 66:1697, 1986.
32. Moll, JMH, and Wright, V: Normal range of spinal mobility: An objective clinical study. Ann Rheum Dis 30:381, 1971.
33. van Adrichem, JAM, and van der Korst, JK: Assessment of fl exibility of the lumbar spine. A pilot study in children and adolescents. Scand J Rheumatol 2:87, 1973.
34. Breum, J, Wiberg, J, and Bolton, JE: Reliability and concurrent validity of the BROM II for measuring lumbar mobility. J Manipulative Physiol Ther 18:497, 1995.
35. Mcgregor, AH, MacCarthy, ID, and Hughes, SP: Motion characteristics of the lumbar spine in the normal population. Spine 20:2421, 1995.
36. Fitzgerald, GK, et al: Objective assessment with establishment of normal values for lumbar spine range of motion. Phys Ther 63:1776, 1983.
37. Walker, N, Bohannon, RW, and Cameron, D: Validity of temporomandibular joint range of motion measurements obtained with a ruler. J Orthop Sports Phys Ther 30:484, 2000.
38. Hirsch, C, et al: Mandibular jaw movement capacity in 10.17-yr-old children and adolescents: Normative values and the infl uence of gender, age, and temporomandibular disorders. Eur J Oral Sci 114:465, 2006.
39. Thurnwald, PA: The effect of age and gender on normal temporomandibular joint movement. Physiother Theory Pract 7:209, 1991.

부록

B

ROM 측정을 위한 요약 가이드

SUMMARY GUIDES FOR MEASURING RANGE OF MOTION

4장: 어깨관절 (The Shoulder)

측각기로 측정하는 어깨관절 ROM 측정의 요약 가이드

움직임	검사자세	고정	축	몸쪽팔 표식점	먼쪽팔 표식점
GH 굽힘	무릎을 굽힘하고 누운 자세; 팔꿈치를 펌하고, 손바닥이 몸통 쪽으로 향하도록 아래팔을 중립위로 한다. 어깨관절을 벌림하지 않는다.	어깨뼈가 뒤쪽경사, 위쪽방향돌림 및 올림되지 않도록 고정한다.	큰뼈돌기	가슴우리의 중간겨드랑이선	위팔뼈의 가쪽 중간선
어깨관절 복합체 굽힘	GH 굽힘과 같음	척추가 폄되지 않도록 가슴우리를 고정한다.	GH 굽힘과 같음	GH 굽힘과 같음	GH 굽힘과 같음
GH 폄	엎드린 자세에서 검사하는 팔 쪽으로 얼굴을 돌림.팔꿈치를 약간 굽힘하고, 손바닥이 몸통 쪽으로 향하도록 아래팔을 중립위로 한다. 어깨관절을 벌림하지 않는다.	어깨뼈가 올림과 앞쪽경사되지 않도록 고정한다.	큰뼈돌기	가슴우리의 중간겨드랑이선	위팔뼈의 가쪽중간선; 기준점으로 가쪽위관절융기를 이용한다.
어깨관절 복합체 폄	GH 폄과 같음	척추가 굽힘되지 않도록 가슴우리를 고정한다.	GH 폄과 같음	GH 폄과 같음	GH 폄과 같음
GH 벌림	누운 자세에서 팔을 가쪽돌림하고 팔꿈치를 폄한다.	어깨뼈가 위쪽방향돌림과 올림되지 않도록 고정한다.	봉우리돌기의 앞쪽면	복장뼈 앞쪽 중간선과 나란하게	위팔뼈의 앞쪽중간선;안쪽위관절융기가 도움을 줄 수 있다.
어깨관절 복합체 벌림	GH 벌림과 같음	척추가 옆굽힘되지 않도록 가슴우리를 고정한다.	GH 벌림과 같음	GH 벌림과 같음	GH 벌림과 같음

598페이지 계속

측각기로 측정하는 어깨관절 ROM 측정의 요약 가이드 (계속)					
움직임	검사자세	고정	축	몸쪽팔 표식점	먼쪽팔 표식점
GH 안쪽돌림	누운 자세에서 어깨를 90°로 벌림하고, 팔꿈치를 90°로 굽힌다. 손바닥은 아래쪽으로 향한다. 위팔뼈먼쪽 밑에 타월을 감아서 배치한다.	어깨뼈가 앞쪽경사나 내밈되지 않도록 고정한다.	팔꿈치머리돌기	바닥과 수직이거나 수평되게	자뼈의 가쪽중간선; 팔꿈치머리돌기와 자뼈붓돌기를 기준점으로 이용한다
어깨관절 복합체 안쪽돌림	GH 안쪽돌림과 같음	어깨관절을 90°로 벌림하고 팔꿈치를 90°로 굽힌한 자세를 유지하고, 위팔뼈 먼쪽을 고정한다; 체중으로 몸통을 고정한다.	GH 안쪽돌림과 같음	GH 안쪽돌림과 같음	GH 안쪽돌림과 같음
GH 가쪽돌림	GH 안쪽돌림과 같음	어깨뼈가 뒤쪽경사나 뒷당김되지 않도록 고정한다.	GH 안쪽돌림과 같음	GH 안쪽돌림과 같음	GH 안쪽돌림과 같음
어깨관절 복합체 가쪽돌림	GH 안쪽돌림과 같음	어깨관절을 90°로 벌림하고 팔꿈치를 90°로 굽힌한 자세를 유지하고, 위팔뼈 먼쪽을 고정한다; 체중과 침대로 몸통을 고정한다.	GH 안쪽돌림과 같음	GH 안쪽돌림과 같음	GH 안쪽돌림과 같음

GH:오목위팔관절

5장: 팔꿉관절과 아래팔 (The Elbow and Forearm)

측각기로 측정하는 팔꿉관절과 아래팔 ROM 측정의 요약 가이드					
움직임	검사자세	고정	축	몸쪽팔 표식점	먼쪽팔 표식점
굽힘	누운 자세; 어깨관절 중립위; 먼쪽위팔뼈 밑에 타월을 감아서 배치함. 아래팔은 완전한 뒤침 자세이다.	어깨관절의 굽힘을 막기 위해 위팔뼈를 고정한다.	위팔뼈의 가쪽 위관절융기	위팔뼈의 가쪽면 중간선, 봉우리돌기의 중앙	노뼈의 가쪽면 중간선, 노뼈머리와 노뼈붓돌기
폄	굽힘과 같음	어깨관절의 폄을 막기 위해 위팔뼈를 고정한다; 패드로 보조한다.	굽힘과 같음	굽힘과 같음	굽힘과 같음
엎침	앉은 자세; 어깨관절 중립위; 팔을 몸통 옆에 붙인다. 팔꿉관절을 90°로 굽힘하고 아래팔을 지지한다; 엄지를 천장쪽으로 향하게 한다.	어깨관절의 안쪽돌림과 벌림을 막기 위해, 위팔뼈의 먼쪽끝을 고정한다.	자뼈붓돌기의 몸쪽과 가쪽	위팔뼈의 앞쪽면 가쪽선과 나란하게	붓돌기 바로 몸쪽의 아래팔 등쪽면
뒤침	엎침과 같음	어깨관절의 가쪽돌림과 모음을 막기 위해, 위팔뼈의 먼쪽끝을 고정한다.	자뼈붓돌기의 몸쪽과 안쪽	위팔뼈의 앞쪽면 가쪽선과 나란하게	붓돌기 바로 몸쪽의 아래팔 배쪽면

6장: 손목 (The Wrist)

유니버설 측각기로 측정하는 손목 ROM 측정의 요약 가이드					
움직임	검사자세	고정	축	몸쪽팔 표식점	먼쪽팔 표식점
굽힘	앉은 자세; 어깨관절 90°굽힘, 팔꿉관절 90°굽힘, 아래팔 중립위 (손바닥이 지면쪽으로 향함). 아래팔을 지지면 위에 배치하고, 손목과 손을 지지면에 닿지 않게 한다. 손목은 노쪽치우침과 자쪽치우침의 0°자세; 손가락은 이완되어야 한다.	팔꿈치와 아래팔의 움직임을 막기 위해 노뼈와 자뼈를 고정한다.	세모뼈 위인 손목의 가쪽면	팔꿈치머리돌기와 자뼈붓돌기를 기준으로 자뼈의 가쪽면 중간선	5번 손허리뼈의 가쪽면 중간선
폄	굽힘과 같음	굽힘과 같음	굽힘과 같음	굽힘과 같음	굽힘과 같음
노쪽치우침	앉은 자세; 어깨관절 90°굽힘, 팔꿉관절 90°굽힘, 아래팔 중립위 (손바닥이 지면쪽으로 향함). 아래팔을 지지면 위에 배치한다. 손목은 굽힘과 폄의 0°자세이다.	팔꿈치의 굽힘과 아래팔의 움직임을 막기 위해 노뼈와 자뼈를 고정한다.	알머리뼈 위인 손목의 등쪽면	가쪽위관절융기를 기준으로 아래팔의 등쪽면 중간선	3번 손허리뼈의 등쪽면
자쪽치우침	노쪽치우침과 같음	팔꿈치의 폄과 아래팔의 움직임을 막기 위해 노뼈와 자뼈를 고정한다.	노쪽치우침과 같음	노쪽치우침과 같음	노쪽치우침과 같음

7장: 손 (The Hand)

유니버설 측각기로 측정하는 손 ROM 측정의 요약 가이드					
움직임	검사자세	고정	축	몸쪽팔 표식점	먼쪽팔 표식점
손가락					
MCP 굽힘	앉은 자세; 아래팔과 손을 지지면 위에 배치한다; 아래팔은 뒤침과 엎침의 0°자세이다; 손목 중립위; MCP는 벌림과 모음의 0°자세; PIP와 DIP는 이완.	손목의 움직임을 막기 위해 손허리뼈를 고정한다.	MCP의 등쪽면	손허리뼈의 등쪽면 중간선	몸쪽마디뼈의 등쪽면 중간선
MCP 폄	MCP 굽힘과 같음	MCP 굽힘과 같음	MCP 굽힘과 같음	MCP 굽힘과 같음	MCP 굽힘과 같음
MCP 벌림	앉은 자세; 아래팔과 손을 지지면 위에 배치한다; 손바닥이 바닥쪽으로 향하도록 아래팔을 완전히 엎침한다; 손목 중립위; MCP는 굽힘과 폄의 0°자세; PIP와 DIP는 이완.	손목의 움직임을 막기 위해 손허리뼈를 고정한다.	MCP의 등쪽면	손허리뼈의 등쪽면 중간선	몸쪽마디뼈의 등쪽면 중간선
MCP 모음	MCP 벌림과 같음	MCP 벌림과 같음	MCP 벌림과 같음	MCP 벌림과 같음	MCP 벌림과 같음

600페이지 계속

유니버설 측각기로 측정하는 손 ROM 측정의 요약 가이드 (계속)

움직임	검사자세	고정	축	몸쪽팔 표식점	먼쪽팔 표식점
손가락					
PIP 굽힘	앉은 자세; 아래팔과 손을 지지면 위에 배치한다; 아래팔은 뒤침과 엎침의 0°자세이다; 손목과 MCP는 중립위.	MCP의 움직임을 막기 위해 몸쪽마디뼈를 고정한다.	PIP의 등쪽면	몸쪽마디뼈의 등쪽면 중간선	중간마디뼈의 등쪽면 중간선
PIP 폄	PIP 굽힘과 같음	PIP 굽힘과 같음	PIP 굽힘과 같음	PIP 굽힘과 같음	PIP 굽힘과 같음
DIP 굽힘	앉은 자세; 아래팔과 손을 지지면 위에 배치한다; 아래팔은 뒤침과 엎침의 0°자세이다; 손목과 MCP PIP는 중립위.	PIP의 움직임을 막기 위해 중간마디뼈를 고정한다.	DIP의 등쪽면	중간마디뼈의 등쪽면 중간선	먼쪽마디뼈의 등쪽면 중간선
DIP 폄	DIP 굽힘과 같음	DIP 굽힘과 같음	DIP 굽힘과 같음	DIP 굽힘과 같음	DIP 굽힘과 같음
엄지					
CMC 굽힘	앉은 자세; 아래팔과 손을 지지면 위에 배치한다; 손바닥을 천장쪽으로 향하도록 아래팔을 완전하게 뒤침한다. 손목 중립위; 엄지가 손의 면에 닿도록 하기 위해 엄지를 두 번째 손허리뼈의 가쪽면에 붙인다. MCP와 IP는 이완되어야 한다.	손목의 움직임을 막기 위해 손목뼈, 먼쪽 노뼈와 자뼈를 고정한다.	1번 CMC의 바닥쪽면	노뼈머리와 노뼈붓돌기를 기준으로, 노뼈의 바닥쪽면 중간선	1번 손허리뼈의 바닥쪽면 중간선. ROM은 시작 자세때 측정된 값과 끝 자세때 측정된 값의 차이값이다.
다른 CMC 굽힘	CMC 굽힘과 같음	CMC 굽힘과 같음	1번 CMC의 바닥쪽면	세모뼈와 콩알뼈의 바닥쪽면	1번 손허리뼈의 바닥쪽면 중간선. ROM은 시작 자세때 측정된 값과 끝 자세때 측정된 값의 차이값이다.
CMC 폄 (노쪽벌림)	CMC 굽힘과 같음	CMC 굽힘과 같음	CMC 굽힘과 같음	CMC 굽힘과 같음	CMC 굽힘과 같음
다른 CMC 폄	CMC 굽힘과 같음	CMC 굽힘과 같음	다른 CMC 굽힘과 같음	다른 CMC 굽힘과 같음	다른 CMC 굽힘과 같음
CMC 벌림 (바닥쪽 벌림)	앉은 자세; 아래팔과 손을 지지면 위에 배치한다; 아래팔과 손목은 중립위. 엄지가 손의 면에 닿도록 하기 위해 엄지를 두 번째 손허리뼈의 가쪽면에 붙이고 그 다음 손의 면쪽으로 움직인다. MCP와 IP는 굽힘과 폄의 0°자세이다.	손목의 움직임을 막기 위해 알머리뼈와 2번 손허리뼈를 고정한다.	1번과 2번 손허리뼈의 중간선 이음부-대개 손배뼈나 노뼈붓돌기의 가쪽면	2번 손허리뼈의 가쪽면 중간선	1번 손허리뼈의 등쪽면 중간선
CMC 모음	CMC 벌림과 같음	CMC 벌림과 같음	CMC 벌림과 같음	CMC 벌림과 같음	CMC 벌림과 같음
MCP 굽힘	앉은 자세; 아래팔과 손을 지지면 위에 배치한다; 손바닥을 천장쪽으로 향하도록 아래팔을 완전하게 뒤침한다. 손목, CMC, IP는 중립위이다.	손목의 움직임과 CMC 굽힘을 막기 위해 1번 손허리뼈를 고정한다.	1번 MCP의 등쪽면	1번 손허리뼈의 등쪽면 중간선	1번 몸쪽마디뼈의 등쪽면 중간선

유니버설 측각기로 측정하는 손 ROM 측정의 요약 가이드 (계속)

움직임	검사자세	고정	축	몸쪽팔 표식점	먼쪽팔 표식점
엄지					
MCP 폄	MCP 굽힘과 같음	손목의 움직임과 CMC 폄을 막기 위해 1번 손허리뼈를 고정한다.	MCP 굽힘과 같음	MCP 굽힘과 같음	MCP 굽힘과 같음
IP 굽힘	앉은 자세; 아래팔과 손을 지지면 위에 배치한다; 손바닥을 천장 쪽으로 향하도록 아래팔을 완전하게 뒤침한다. 손목, CMC, MCP는 중립위이다.	MCP 굽힘을 막기 위해 몸쪽마디뼈를 고정한다.	1번 IP 관절의 등쪽면	1번 몸쪽마디뼈의 등쪽면 중간선	1번 먼쪽마디뼈의 등쪽면 중간선
IP 폄	IP 굽힘과 같음	MCP 폄을 막기 위해 몸쪽마디뼈를 고정한다.	IP 굽힘과 같음	IP 굽힘과 같음	IP 굽힘과 같음

MCP=손허리손가락관절; PIP=몸쪽마디뼈사이관절; DIP=먼쪽마디뼈사이관절; CMC=손목손허리관절; IP=마디뼈사이관절

8장: 엉덩관절 (The Hip)

측각기로 측정하는 엉덩관절 ROM 측정의 요약 가이드

움직임	검사자세	고정	축	몸쪽팔 표식점	먼쪽팔 표식점
굽힘	누운 자세; 엉덩관절의 자세는 벌림, 모음, 돌림의 0°자세이고, 무릎을 굽힘한다.	뒤쪽경사를 막기 위해 골반 (PSIS)를 고정한다.	큰뼈돌기	골반의 가쪽면 중간선	가쪽위관절융기
폄	엎드린 자세; 엉덩관절의 자세는 벌림, 모음, 돌림의 0°자세이고, 무릎을 폄한다.	앞쪽경사를 막기 위해 골반 (ASIS)를 고정한다.	굽힘과 같음	굽힘과 같음	굽힘과 같음
벌림	누운 자세; 엉덩관절의 자세는 벌림, 모음, 돌림의 0°자세이고, 무릎을 폄한다.	가쪽경사 (올라가는)를 막기 위해 골반 (엉덩뼈능선)을 고정한다.	ASIS	양쪽 ASIS를 잇는 선	넙다리뼈와 무릎뼈의 앞쪽면 중간선
모음	누운 자세; 엉덩관절의 자세는 벌림, 모음, 돌림의 0°자세이고, 무릎을 굽힘한다. 반대쪽 엉덩관절을 벌림한다.	가쪽경사 (내려가는)를 막기 위해 골반 (엉덩뼈능선)을 고정한다.	벌림과 같음	벌림과 같음	벌림과 같음
안쪽돌림	앉은 자세; 엉덩관절을 90°로 굽힘하고, 0°의 벌림자세를 취한다. 허벅지를 수평으로 유지하기 위해 먼쪽 넙다리뼈 밑에 타월을 감아서 배치한다.	가쪽경사 (올라가는)를 막기 위해 골반 (엉덩뼈능선)을 고정한다.	무릎뼈의 앞쪽면	바닥과 수직되게	정강뼈의 앞쪽면 중간선 (양쪽복사뼈의 중간선)
가쪽돌림	안쪽돌림과 같음. 완전한 ROM까지 반대쪽 무릎을 굽힘한다.	가쪽경사 (내려가는)를 막기 위해 골반 (엉덩뼈능선)을 고정한다.	안쪽돌림과 같음	안쪽돌림과 같음	안쪽돌림과 같음

PSIS=뒤위엉덩뼈가시; ASIS=앞위엉덩뼈가시

9장: 무릎관절 (The Knee)

유니버설 측각기로 측정하는 무릎관절 ROM 측정의 요약 가이드

움직임	검사자세	고정	축	몸쪽팔 표식점	먼쪽팔 표식점
굽힘	엉덩관절과 무릎관절을 펌하고 누운 자세를 취한다. 타월을 감아서 발목 밑에 배치한다.	움직임 동안 엉덩관절의 굽힘을 허용한다. 그러나 엉덩관절의 돌림, 벌림 또는 모음을 막기 위해 넙다리뼈를 고정한다.	넙다리뼈의 가쪽위 관절융기	가쪽위관절융기와 큰뼈돌기를 기준으로, 넙다리뼈의 가쪽면중간선	가쪽복사뼈와 종아리뼈머리를 기준으로, 종아리뼈의 가쪽면 중간선
폄	위와 동일한 누운 자세를 취한다.	엉덩관절의 중립위를 유지하기 위해 넙다리뼈를 고정한다. 엉덩관절의 굽힘이 일어나서는 안 된다.	굽힘과 같음	굽힘과 같음	굽힘과 같음

10장: 발목과 발 (The Ankle and Foot)

유니버설 측각기로 측정하는 발목과 발 ROM 측정의 요약 가이드

움직임	검사자세	고정	축	몸쪽팔 표식점	먼쪽팔 표식점
발목					
발등굽힘	비체중부하 상태; 앉은 자세; 엉덩관절과 무릎관절을 90° 로 굽힌다; 발은 안쪽번짐과 가쪽번짐의 0°자세이다. 체중부하 상태; 견고한 지면 위에서 엉덩관절을 중립위로 하고 선 자세를 취한다; 발은 안쪽번짐과 가쪽번짐의 0°자세이다.	엉덩관절과 무릎관절의 움직임을 막기 위해 정강뼈와 종아리뼈를 고정한다. 발꿈치를 지면에 붙이고, 무릎을 굽힘하여 앞쪽으로 움직인다.	가쪽복사뼈	종아리뼈머리를 기준으로, 종아리뼈의 가쪽면 중간선	5번 발허리뼈의 가쪽면 중간선과 나란하게
발바닥굽힘	비체중부하 상태의 발등굽힘과 같음		발등굽힘과 같음	발등굽힘과 같음	발등굽힘과 같음
발					
발목뼈 안쪽번짐	앉은 자세; 엉덩관절과 무릎관절을 90°로 굽힌다; 엉덩관절은 돌림의 중립위와 벌림 자세를 취한다.	무릎의 폄과 엉덩관절의 가쪽돌림과 모음을 막기 위해 정강뼈와 종아리뼈를 고정한다.	발목의 앞쪽면 (양쪽 복사뼈 중간지점)	정강뼈거친면을 기준으로 종아리의 앞쪽면 중간선	2번 발허리뼈의 앞쪽면 중간선
발목뼈 가쪽번짐	발목뼈 안쪽번짐	무릎의 굽힘과 엉덩관절의 안쪽돌림과 모음을 막기 위해 정강뼈와 종아리뼈를 고정한다.	발목뼈 안쪽번짐	발목뼈 안쪽번짐	발목뼈 안쪽번짐

유니버설 측각기로 측정하는 발목과 발 ROM 측정의 요약 가이드 (계속)					
움직임	검사자세	고정	축	몸쪽팔 표식점	먼쪽팔 표식점
발					
목말밑관절 (발뒤쪽) 안쪽번짐	발을 침대 밖으로 내어 놓고 엎드린 자세; 엉덩관절과 무릎관절은 중립위이다.	가쪽엉덩관절과 무릎의 돌림과 엉덩관절의 모음을 막기 위해, 정강뼈와 종아리뼈를 고정한다.	발목의 뒤쪽면 (양쪽 복사뼈의 중간지점)	종아리의 뒤쪽면 중간선	발꿈치뼈의 뒤쪽면 중간선
목말밑관절 (발뒤쪽) 가쪽번짐	목말밑관절의 안쪽번짐과 같음	안쪽엉덩관절과 무릎의 돌림과 엉덩관절의 벌림을 막기 위해, 정강뼈와 종아리뼈를 고정한다.	목말밑관절의 안쪽번짐과 같음	목말밑관절의 안쪽번짐과 같음	목말밑관절의 안쪽번짐과 같음
가로발목관절 (발중간) 안쪽번짐	앉은 자세; 엉덩관절과 무릎관절을 90°로 굽힘한다; 엉덩관절은 돌림의 중립위와 벌림 자세를 취한다.	안쪽번짐을 막기 위해 목말뼈와 발꿈치뼈를 고정한다.	발목의 앞쪽면 (양쪽 복사뼈 중간지점보다 약간 먼쪽)	정강뼈거친면을 기준으로 종아리의 앞쪽면 중간선	2번 발허리뼈의 앞쪽면 중간선
가로발목관절 (발중간) 가쪽번짐	가로발목관절의 안쪽번짐과 같음	가쪽번짐을 막기 위해 목말뼈와 발꿈치뼈를 고정한다.	가로발목관절의 안쪽번짐과 같음	가로발목관절의 안쪽번짐과 같음	가로발목관절의 안쪽번짐과 같음
발가락					
MTP 굽힘	누운 자세나 앉은 자세; 발목은 중립위; MCP 관절은 벌림과 모음의 0°자세이다.	발목의 발바닥굽힘과 발의 안쪽번짐이나 가쪽번짐을 막기 위해 발허리뼈를 고정한다.	MTP의 등쪽면	발허리뼈의 등쪽면 중간선	몸쪽마디뼈의 등쪽면 중간선
MTP 폄	MTP 굽힘과 같음	발등굽힘과 발의 안쪽번짐이나 가쪽번짐을 막기 위해 발허리뼈를 고정한다.	MTP 굽힘과 같음	MTP 굽힘과 같음	MTP 굽힘과 같음
MTP 벌림	MTP 굽힘과 같음	발의 안쪽번짐이나 가쪽번짐을 막기 위해 발허리뼈를 고정한다.	MTP의 등쪽면	발허리뼈의 등쪽면 중간선	몸쪽마디뼈의 등쪽면 중간선
MTP 모음	MTP 벌림과 같음	MTP 벌림과 같음	MTP 벌림과 같음	MTP 벌림과 같음	MTP 벌림과 같음
IP 굽힘	누운 자세나 앉은 자세; 발목, 발, MCP 관절은 중립위이다.	발목, 발 및 MTP의 움직임을 막기 위해, 검사쪽의 몸쪽 마디뼈를 고정한다.	검사쪽 관절의 등쪽면	검사쪽 관절의 몸쪽에 있는 마디뼈의 등쪽면 중간선	검사쪽 관절의 먼쪽에 있는 마디뼈의 등쪽 중간선
IP 폄	IP 굽힘과 같음	IP 굽힘과 같음	IP 굽힘과 같음	IP 굽힘과 같음	IP 굽힘과 같음

MTP=발허리발가락관절; IP=마디뼈사이관절

11장: 목뼈 (The Cervical Spine)

유니버설 측각기로 측정하는 목뼈 ROM 측정의 요약 가이드					
움직임	검사자세	고정	축	몸쪽팔 표식점	먼쪽팔 표식점
굽힘	의자등받이로 허리뼈를 지지하고 앉는다.	등뼈가 굽힘되지 않도록 팔이음뼈와 가슴을 고정한다.	귓구멍	바닥과 수직되거나 수평되게	콧바닥에 정렬한다.
폄	굽힘과 같음	등뼈가 폄되지 않도록 팔이음뼈와 가슴을 고정한다. 끈으로 가슴을 묶을 수도 있다.	굽힘과 같음	굽힘과 같음	굽힘과 같음
옆굽힘	굽힘과 같음	등뼈와 허리뼈가 옆굽힘하지 않도록 팔이음뼈와 가슴을 고정한다.	C7 가시돌기	등뼈 가시돌기에 배치하여 바닥과 수직되게 한다.	뒤통수뼈융기를 기준으로, 머리의 등쪽면 중간선에 정렬시킨다.
돌림	굽힘과 같음	등뼈와 허리뼈가 돌림하지 않도록 팔이음뼈와 가슴을 고정한다. 끈으로 가슴을 묶을 수도 있다.	정수리	양쪽 봉우리돌기를 잇는 가상의 선과 나란하게 배치한다.	콧끝 쪽으로 측각기 팔을 배치한다.

12장: 등허리뼈와 허리뼈 (The Thoracic and Lumbar Spine)

줄자로 측정하는 등허리뼈 ROM 측정의 요약 가이드					
움직임	검사자세	고정	자 배치	검사동작	ROM 측정
등허리 굽힘	양 발을 어깨너비로 벌리고 선 자세를 취한다. 이때 팔을 이완시켜 몸통옆에 늘어뜨린다. 척추는 중립위를 취한다.	골반이 앞쪽경사되지 않도록 골반을 고정한다.	T1과 S2의 가시돌기에 표시를 하고, 그들 사이의 거리를 측정하여 기록한다.	피검자에게 천천히 앞쪽으로 몸통을 숙이도록 주문한다. 이때 양 팔은 이완하고 무릎을 펴되어야 한다. T1과 S2사이의 거리를 측정하여 기록한다.	시작자세와 끝자세의 차이값이 ROM을 의미한다.
등허리 폄	양 발을 어깨너비로 벌리고 선 자세를 취한다. 그리고 무릎을 펴하고 척추를 중립위로 배치한다.	골반이 뒤쪽경사되지 않도록 골반을 고정한다.		피검자에게 천천히 뒤쪽으로 몸통을 펴하도록 주문한다. T1과 S2사이의 거리를 측정하여 기록한다.	
등허리 옆굽힘	벽에 등을 대고 양 발을 어깨너비로 벌리고 선 자세를 취한다. 이때 무릎을 펴하고, 양 팔을 이완시켜 몸통옆에 늘어뜨린다.	골반이 가쪽경사되지 않도록 골반을 고정한다.	가운데손가락끝지점에 닿는 허벅지 위를 표시한다.	양 발을 지면에 잘 고정한 상태에서 피검자에게 옆굽힘하도록 주문한다. 가운데손가락끝이 새롭게 닿는 허벅지 지점에 두 번째 표시를 한다.	허벅지에 표시된 첫 번째 지점과 두 번째 지점 사이의 거리가 ROM을 의미한다.

ROM=가동범위; PSIS=뒤위엉덩뼈가시

단일 경사계로 측정하는 허리뼈 ROM 측정의 요약 가이드 (계속)				
움직임	검사자세	검사동작	재검사동작	ROM 측정
허리 굽힘	양 발을 어깨너비로 벌리고, 무릎을 펴하여 선 자세를 취한다. T12에 배치된 경사계의 눈금을 0에 맞춘다. 경사계는 시상면으로 배치한다.	피검자에게 앞쪽으로 굽힘하도록 주문한다. 이때 검사자는 경사계를 T12에 잘 고정시킨다. 움직임 끝지점의 측정값을 기록한다.	피검자에게 다시 똑바른 선 자세를 취하도록 주문한다. S2 (양쪽 PSIS의 중간지점)에 경사계를 배치하고, 그 눈금을 0에 맞춘다. 피검자에게 몸통을 앞쪽으로 굽힘하도록 주문한다. 검사자는 경사계를 잘 고정시켜야 한다. 움직임 끝지점의 측정값을 기록한다.	허리뼈 굽힘 ROM 값을 얻기 위해, T12 측정값에서 S2 (엉덩관절 움직임)의 측정값을 뺀다.
허리 폄	굽힘과 같음	피검자에게 뒤쪽으로 폄하도록 주문한다. 이때 검사자는 경사계를 T12에 잘 고정시킨다. 움직임 끝지점의 측정값을 기록한다.	피검자에게 다시 똑바른 선 자세를 취하도록 주문한다. S2에 경사계를 다시 배치하고, 그 눈금을 0에 맞춘다. 피검자가 몸통을 폄할 대 검사자는 경사계를 잘 고정시켜야 한다. 움직임 끝지점의 측정값을 기록한다.	허리뼈 폄 ROM 값을 얻기 위해, T12 측정값에서 S2 (엉덩관절 움직임)의 측정값을 뺀다
허리 옆굽힘	양 발을 어깨너비로 벌리고, 선 자세를 취한다. T12에 배치된 경사계의 눈금을 0에 맞춘다. 경사계를 이마면으로 배치한다.	피검자에게 양 발을 바닥에 잘 붙이고 옆굽힘하도록 주문한다. 이때 검사자는 경사계를 T12에 잘 고정시킨다. 움직임 끝지점의 측정값을 기록한다.	피검자에게 다시 똑바른 선 자세를 취하도록 주문한다. S2에 경사계를 배치하고, 그 눈금을 0에 맞춘다. 피검자에게 몸통을 옆굽힘하도록 주문한다. 이때 검사자는 경사계를 잘 고정시켜야 한다. 움직임 끝지점의 측정값을 기록한다.	허리뼈 옆굽힘 ROM 값을 얻기 위해, T12 측정값에서 S2 (엉덩관절 움직임)의 측정값을 뺀다

ROM=가동범위

13장: 턱관절 (The Temporomandibular Joint)

줄자나 자로 측정하는 턱관절 ROM 측정의 요약 가이드				
움직임	검사자세	고정	검사동작	ROM 측정
입 열기	목뼈를 중립위로 하고 앉는다.	목뼈가 움직이지 않도록 머리와 목의 뒤쪽면을 잡는다.	아래턱을 가쪽이동하지 않고 입을 열린다.	위쪽 중앙 앞니와 그에 해당되는 아래쪽 중앙 앞니 사이의 수직 거리를 자로 측정한다.
아래턱 내밈	목뼈를 중립위로 하고 턱관절을 약간 벌리고 앉는다.	목뼈가 움직이지 않도록 머리와 목의 뒤쪽면을 잡는다.	머리를 앞쪽으로 움직이지 않고 가능하면 많이 턱을 앞쪽으로 내민다.	아래쪽 중앙 앞니와 그에 해당하는 위쪽 중앙 앞니사이의 거리를 자로 측정한다.
아래턱 가쪽 이동	목뼈를 중립위로 하고 턱관절을 약간 벌리고 앉는다.	목뼈가 움직이지 않도록 머리와 목의 뒤쪽면을 잡는다.	턱을 오른쪽과 왼쪽으로 가능하면 많이 활주시킨다.	아래쪽 앞니의 중앙지점과 위쪽 앞니의 중앙지점 사이의 가쪽 거리를 자로 측정한다.

TMJ=턱관절

부록 C

신체 자세에 의한 관절 측정

JOINT MEASUREMENTS BY BODY POSITION

관절/신체 부위	자세			
	엎드리기	*눕기*	*앉기*	*서기*
어깨관절	폄	굽힘 벌림 안쪽돌림 가쪽돌림		
팔꿉관절		굽힘		
아래팔			엎침 뒤침	
손목			모든 움직임	
손			모든 움직임	
엉덩관절	폄 가쪽돌림* 안쪽돌림*	굽힘 벌림 모음	안쪽돌림 가쪽돌림	
무릎관절		굽힘		
발목과 발	목말밑관절의 안쪽번짐 목말밑관절의 가쪽번짐	발등굽힘 발바닥굽힘 안쪽번짐 가쪽돌림 중간발목관절의 안쪽번짐 중간발목관절의 가쪽번짐	발등굽힘 발바닥굽힘 안쪽번짐 가쪽번짐 중간발목관절의 안쪽번짐 중간발목관절의 가쪽번짐	
발가락		모든 움직임	모든 움직임	
목뼈		돌림†	굽힘 폄 옆굽힘 돌림	
등허리뼈			돌림	굽힘 폄 옆굽힘 돌림‡
턱관절			모든 움직임	

* 다른 자세
† 단일 경사계를 이용하는 측정 자세
‡ 이중 경사계를 이용하는 측정 자세

부록 D

수치 기록 양식

NUMERICAL RECORDING FORMS

- ROM - 팔 (Upper Extremity)
- ROM - 손 (Hand)
- ROM - 다리 (Lower Extremity)
- ROM - 턱관절과 척추 (Temporomandibular Joint and Spine)
- 근육길이 (Muscle Length)

ROM – 팔						
환자 이름 ______________				출생일자 ______		
왼쪽				오른쪽		
			날짜			
			검사자 이니셜			
			어깨관절 복합체			
			굽힘			
			폄			
			벌림			
			안쪽돌림			
			가쪽돌림			
			코멘트:			
			오목위팔관절			
			굽힘			
			폄			
			벌림			
			안쪽돌림			
			가쪽돌림			
			코멘트:			
			팔꿉관절과 아래팔			
			굽힘			
			뒤침			
			엎침			
			코멘트:			
			손목			
			굽힘			
			폄			
			자쪽치우침			
			노쪽치우침			
			코멘트:			

			ROM – 손			
환자 이름 ______				출생일자 ______		
왼쪽				오른쪽		
			날짜			
			검사자 이니셜			
			엄지			
			CMC 굽힘			
			CMC 폄			
			CMC 벌림			
			CMC 맞섬			
			MCP 굽힘			
			IP 굽힘			
			집게손가락			
			MCP 굽힘			
			MCP 폄			
			MCP 벌림			
			PIP 굽힘			
			DIP 굽힘			
			가운데손가락			
			MCP 굽힘			
			MCP 폄			
			MCP 노쪽 벌림			
			MCP 자쪽 벌림			
			PIP 굽힘			
			DIP 굽힘			
			반지손가락			
			MCP 굽힘			
			MCP 폄			
			MCP 벌림			
			PIP 굽힘			
			DIP 굽힘			
			새끼손가락			
			MCP 굽힘			
			MCP 폄			
			MCP 벌림			
			PIP 굽힘			
			DIP 굽힘			
			코멘트:			

ROM – 다리						
환자 이름 ____________________				출생일자 ________		
왼쪽				오른쪽		
			날짜			
			검사자 이니셜			
			엉덩관절			
			굽힘			
			폄			
			벌림			
			모음			
			안쪽돌림			
			가쪽돌림			
			무릎관절			
			굽힘			
			발목과 발			
			발등굽힘			
			발바닥굽힘			
			발목관절의 안쪽번짐			
			발목관절의 가쪽번짐			
			목말밑관절의 안쪽번짐			
			목말밑관절의 가쪽번짐			
			중간발목관절의 안쪽번짐			
			중간발목관절의 가쪽번짐			
			엄지발가락			
			MTP 굽힘			
			MTP 폄			
			MTP 벌림			
			IP 굽힘			
			새끼발가락			
			MTP 굽힘			
			MTP 폄			
			MTP 벌림			
			PIP 굽힘			
			DIP 굽힘			
			코멘트:			

ROM – 턱관절과 척추						
환자 이름 ______________________				출생일자 ________		
왼쪽				오른쪽		
			날짜			
			검사자 이니셜			
			턱관절			
			내림 (입 열기)			
			교합			
			내밈			
			가쪽이동			
			코멘트:			
			목뼈			
			굽힘			
			폄			
			옆굽힘			
			돌림			
			코멘트:			
			등허리뼈			
			굽힘			
			폄			
			옆굽힘			
			돌림			
			코멘트:			
			허리뼈			
			굽힘			
			폄			
			옆굽힘			
			코멘트:			

근육길이						
환자 이름 ______________________				출생일자 ________		
왼쪽				오른쪽		
			날짜			
			검사자 이니셜			
			팔			
			위팔두갈래근			
			위팔세갈래근			
			깊은손가락굽힘근과 얕은손가락굽힘근			
			손가락폄근, 집게폄근, 새끼폄근			
			벌레근, 바닥쪽뼈사이근과 등쪽뼈사이근			
			코멘트:			
			다리			
			엉덩관절 굽힘근 – Thomas 검사			
			넙다리곧은근 – Ely 검사			
			뒤넙다리근 – SLR			
			뒤넙다리근 – 먼쪽 뒤넙다리근 길이 검사			
			넙다리근막긴장근 – Ober 검사			
			넙다리근막긴장근 – 수정 Ober 검사			
			장딴지근 – 비체중부하			
			장딴지근 – 체중부하			
			코멘트:			

찾아보기